직업능력개발원 인증
보건의료정보의 전문가 양성 자격시험

6th Edition

의료정보관리사
(한국직업능력개발원)

한국의료정보교육협회 저

CMIA

Certificate of
Medical
Infromation
Administrator

청구문화사

2020
의료정보관리사
집필위원

이동희 강동대학교
최준영 원광보건대학교
김용걸 대전보건대학교
이병채 용인송담대학교
김경목 삼육보건대학교
이시경 경동대학교
김영민 부산경상대학교
김창환 춘해보건대학교
황재문 강동대학교
석경휴 동강대학교
양옥렬 혜전대학교

Preface

최근 의료기관의 수가 양적 · 질적으로 급속하게 팽창되어 가고 있으며, 과거와는 달리 개원 의사 1인당 환자의 수가 급격하게 감소하고 있는 실정입니다. 이는 병원간의 경쟁심을 심화시키며, 이제는 의료계의 내부 변화와 환자의 요구에 부응하는 병원만이 살아남게 되었습니다. 국내 대형종합병원을 찾는 고객 수가 늘고 지속적으로 성장하는 이유는 진료 뿐만 아니라 대고객 서비스 차별화를 통해 고객만족경영으로 탈바꿈하여 최선을 다하는데 있습니다. 따라서 현재의 의료기관에서 최상의 의료서비스 실현을 위해 경쟁적으로 도입한 것이 의료정보시스템입니다.

한국의료정보교육협회는 17년 전 한국의료정보 분야의 전문 인력을 양성하는데 뒷받침의 역할을 다하고자 설립되어 지난 17년 동안의 짧은 기간에도 불구하고 한국의료정보 분야의 기틀을 마련하기 위하여 우선 의료정보관리사 자격증제도를 기획하여 대한의료정보학회와 공동으로 실시하게 되었습니다.

본서의 기획 · 출판의 배경은 그동안 1, 2, 3, 4차 발간했던 수험서에서 지적되어 오던 문제점과 부족한 점을 충분히 보완하는데 그 의미를 두었으며, 제6차 개정판은 학회와 협회관련 전문분야 교수님들이 총 동원되어 그동안 의료정보관리사 자격증을 준비하는 수험생들이 간결하고 효과적으로 준비할 수 있도록 내용의 통일성과 체계를 세우는데 중점을 두어 우리나라 보건의료분야의 정상의 수험서로서 완성도를 높이고자 하는데 큰 의미를 두었다고 생각합니다.

이제는 그동안 이루어낸 성과물들이 한 순간 보잘 것 없이 사라지지 않도록 우리 모두가 일신하여 자격증의 품격과 공신력을 높이는데 더 노력해야 할 것으로 생각되며, 본 개정판이 의료정보관리사 수험서로 새로운 축이 되어 한국에 의료정보 분야에서 전문인이 되는데 큰 지리매김을 했으면 합니다. 아무쪼록 본서를 중심으로 자격증을 준비하는 수험생들에게 훌륭한 길라잡이가 되어 큰 성과가 있기를 바라며, 부족한 부분은 앞으로 강의와 연구를 통하여 수정 · 보완될 수 있도록 회원여러분들의 많은 지도편달을 부탁드립니다.

끝으로 어려운 여건에서도 오직 수험서의 완성도만을 위해 본 개정판을 기획 · 출판하는데 있어서 우리협회 김학춘 교수님을 비롯하여 각 분야 책임 교수님 그리고 원고집필에 직접 참여하신 석경휴 교수님의 헌신적인 노고에 마음 깊이 감사드립니다.

아울러 출판에 공동으로 참여하여 많은 조언과 협력을 아끼지 않으신 한국의료정보협회 여러 교수님을 비롯한 관계자 여러분과 여러 가지 어려움에도 불구하고 편집과 출판을 맡아 애써주신 청구문화사 사장님과 편집부 관계자들에게도 깊은 감사를 드립니다.

2020년 4월
한국의료정보교육협회
회장 박종선

의료정보전문가 선서

나는 의료정보전문가직에 임하며 일생을 의롭고 정직하게 살며
인류보건에 이바지 할 것을 선서합니다.

나는 의료정보를 관리함에 있어서
국제적인 기본윤리원칙과 정보윤리의 일반원칙을 철저히 준수하겠습니다.

나는 개인정보보호, 기밀성 및 보안유지에 최선을 다하겠습니다.

나는 주어진 책임과 의무를 다하며,
의료정보의 가치를 높이기 위하여 노력하겠습니다.

나는 성심으로 보건의료인들과 협력하겠으며
이를 통해 개인의 생명과 건강을 유지하는네 헌신하겠습니다.

Contents

PART 01 의료정보학

CHAPTER 01 의료정보 기초

PART 03 기초의료학

CHAPTER 6 의학용어

CHAPTER 7 의료관계법규

CHAPTER 8 공중보건

PART 04 병원관리학

CHAPTER 9 병원관리학

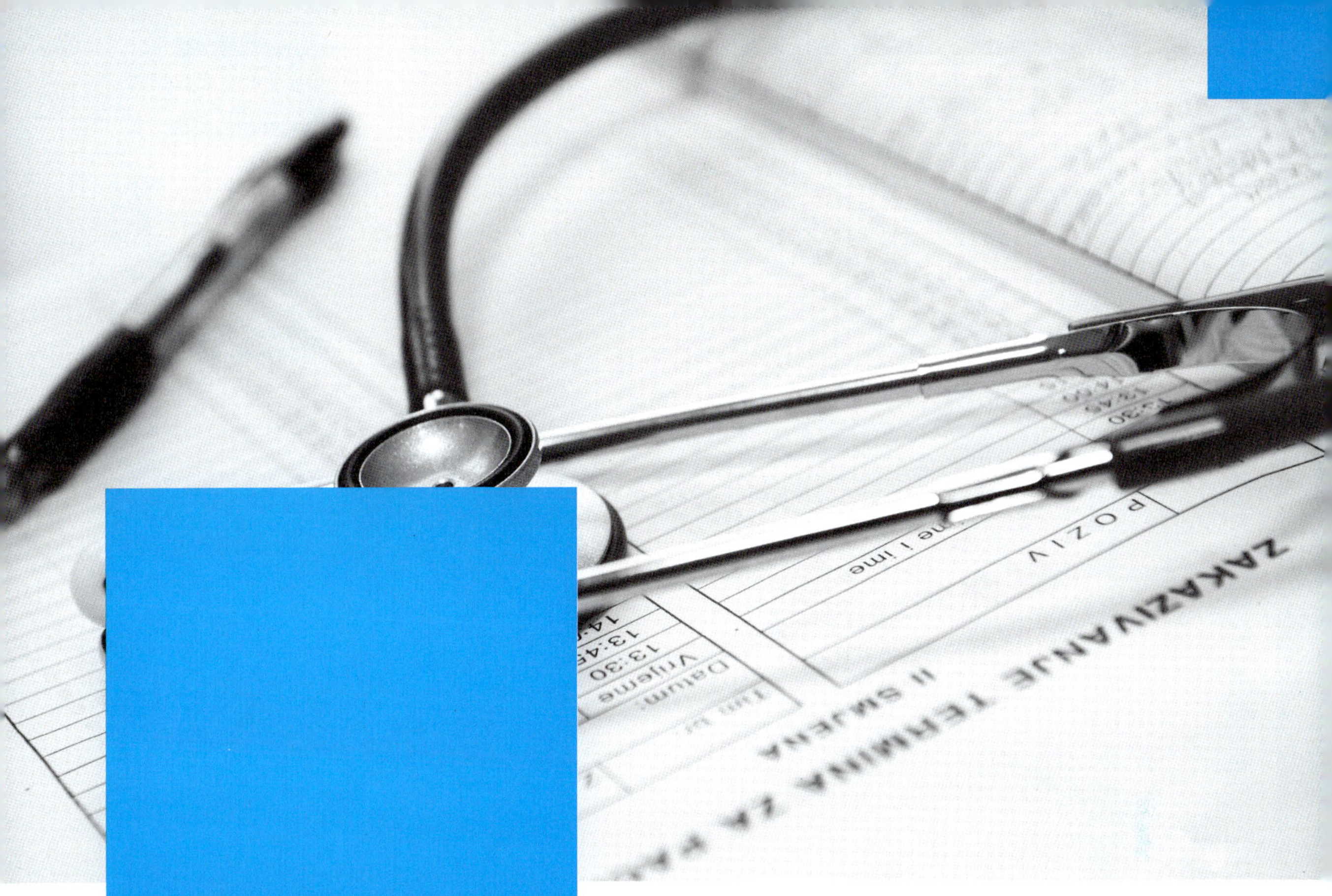

PART 1

의료정보학

Certificate of Medical Information Administrator

Certificate of
Medical
Information
Administrator

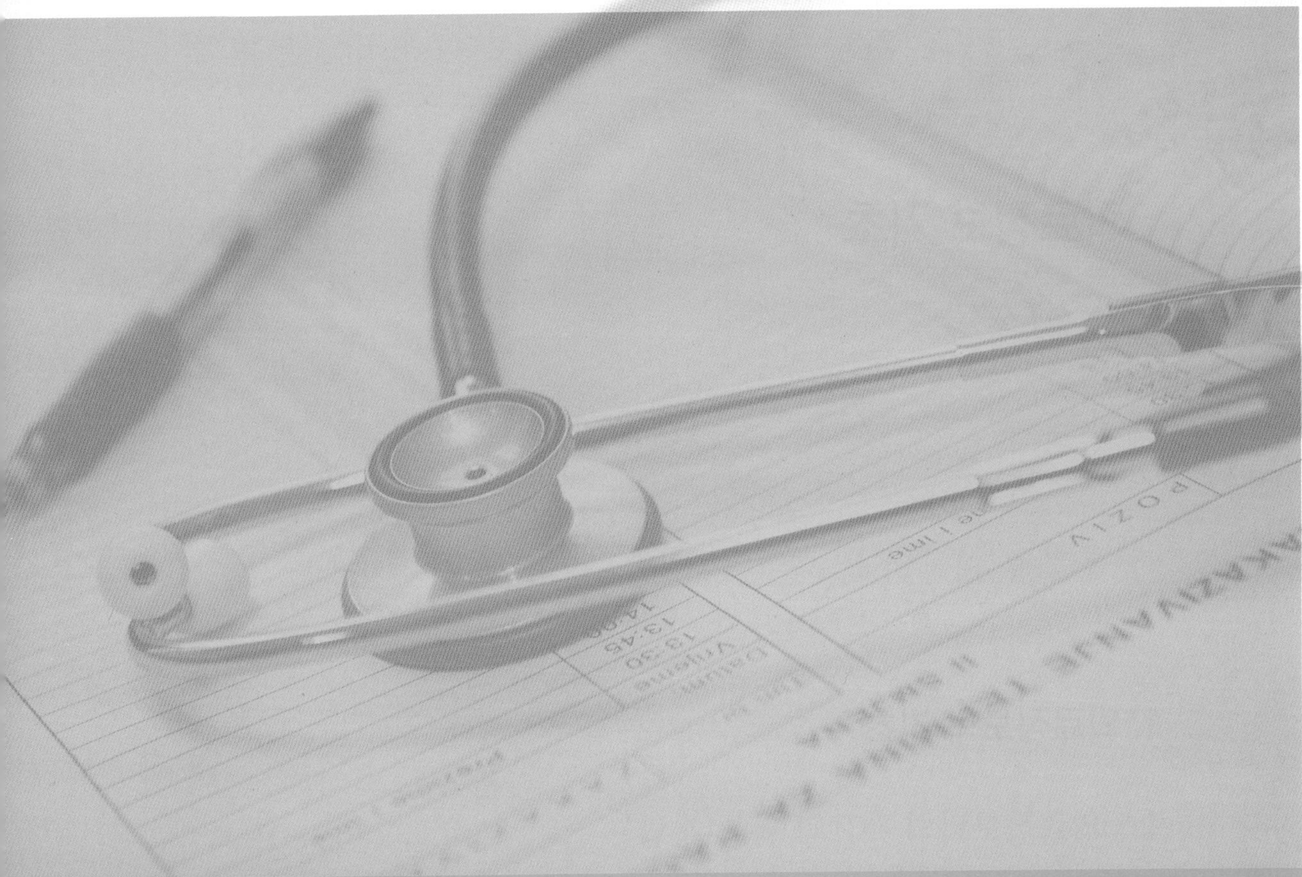

CHAPTER 01
의료정보 기초

Chapter 01

의료정보 기초

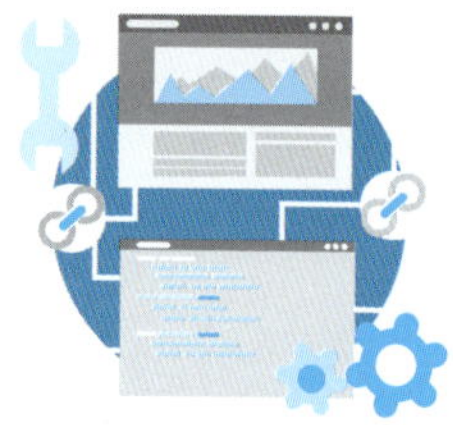

Certificate of Medical Information Administrator

1. 의료정보학 기초

1.1 의료정보학의 개요와 목표(통합)

1.1.1 의료정보학의 개요

- 의료정보학의 사전적 정의: 의료정보학은 의학적 지식의 해석, 의학적 의사결정, 의학적 지식공학 등을 망라하는 분야. 의료정보학의 학문분야가 미시에서 거시에 이르는 "지식에 관한 지식(knowledge about knowledge)"에 대한 것. 또한 기초 생명과학과 임상의학, 그리고 개별 환자의 임상 진료에서, 공중보건학의 제 분야에 이르는 의학의 모든 영역과 관련됨
- 의료정보학의 일반적 정의: 의료정보학은 환자진료, 의학교육, 의학연구, 의료경영, 보건복지 등에 필요한 각종 정보를 효율적으로 체계화하여 관리하는 학문. 따라서 의료정보학은 정보과학, 컴퓨터공학, 의용공학, 기초의학, 인지과학, 교육심리학 등이 망라된 복합적 학문 분야
- 미국의료정보협회(American Medical Informatics Association, AMIA)는 전략적 계획과정(strategic planning process) 기법을 이용하여 1993년에 의료정보학이 미래의 의료행위에 영향을 줄 수 있는 잠재력에 대해서 개괄 적인 목표를 설정
- 목표: 의료관리에 있어서 발생 될 수 있는 여러 가지 형태의 문제점들을 의료정보학의 관점에서 파악하고 분석하여 문제점을 해결할 수 있는 능력을 키움
- 문제점: ① 임상 정보의 수집 ② 임상적 추론에 있어서의 확률 적용 ③ 다른 임상의와의 정보교환방법 ④ 새로운 의학 지식의 유지·보수 ⑤ 의료시술시에 접하게 되는 여러 가지 의문에 대한 해답, ⑥ 예측하지 못한 상황에 접했을 때 대처하는 방안

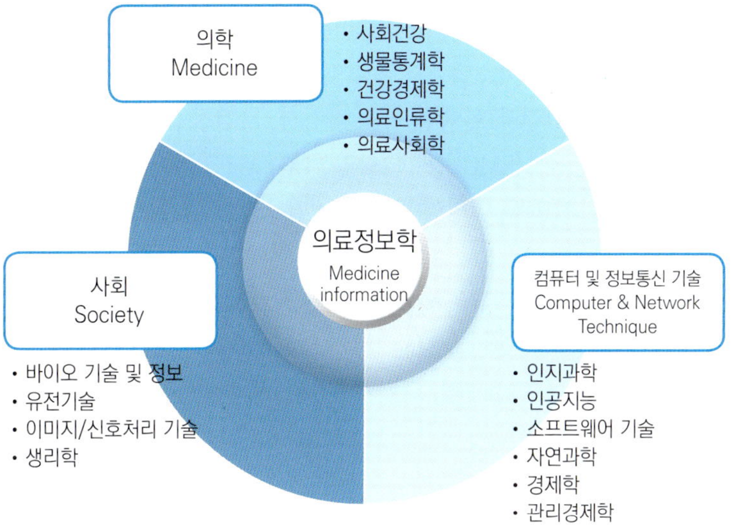

[그림 1-1] **의료정보학의 범위**

(1) 의료정보의 특성

① 외적 환경에 민감
② 업무가 다양하므로 융통성이 있어야 함
③ 정보의 전달이 신속·정확해야 함
④ Batch 처리 보다 On-line 처리 방식이 적합

(2) 양질의 의료정보 기준

① 신속·정확
② 계량화 가능해야 함
③ 정보획득이 용이
④ 목적에 부합: 의료정보체계의 DSS(Decision Support System)
⑤ 병원의 경영 합리화나 의료의 질적 향상에 기여할 수 있는 지원체계

(3) 의료정보처리의 요건

① 정확성: 모든 의료정보에 해당, 데이터의 무결성
② 신속성: 검사결과, 환자서비스에 기여
③ 간편성: 입·출력, 검색 등
④ 보안성: 전산, 통신 등에 의한 정보의 대량 유출 방지

(4) 의료정보처리 방법론

① 전달방법: 언제, 누구, 어떻게(정확·신속성 고려)
② 보존방법: 어디서, 어떤 형태, 기간(법률·비용·연구 등 고려)
③ 검색방법: 효율적 검색(acting, hot data)
④ 편집방법: 가치있는 정보 재창출(data mining)

(5) 의료정보화 범위

현재 의료정보는 진료 중심 정보시스템에서 진료 및 경영 중심의 정보시스템의 형태로 구축

① 임상정보: 의무기록, 병리검사(혈액검사, 조직검사, 가검물검사 등) 결과, 생체신호[심전도(ECG), 뇌전도(EEG), 근전도(EMG) 등], 의학영상(X-ray, CT, MRI, 초음파 등)

② 보건·의료통계: 출생률, 사망률, 전염병 발생률, 건강보험, 질병통계, 의약품/의료기기 DB, 임상실험 관리 DB

③ 컴퓨터 보조교육: 컴퓨터 보조학습(Computer Adided Learing, CAL)

④ 보건의료망: 원격의료, Medi-Net, Medline 등

⑤ 병원관리: 병원경영정보, 의약품관리, 의료기기관리, 고객관계관리, 진료정보관리, 진료행정관리 업무, 통합정보시스템

(6) 의료정보화 대상 업무

의료정보화 대상 업무는 정보화를 통한 보건의료서비스가 주를 이루고 있고, 세분화하여 정리하면 다음과 같음

① 병원업무 정보화: 병원정보, 검사정보, 전자의무기록(EMR), 의학영상

② 건강보험 청구업무 전산화(EDI), 원격의료 및 교육: 응급의료, 감염병 정보, 의료인 평생교육, 국민건강교육

③ 진료정보 공유화, 환자관리와 의사결정에 필요한 전문가 시스템, 유전체 연구 및 활용에 필요한 생명 정보학

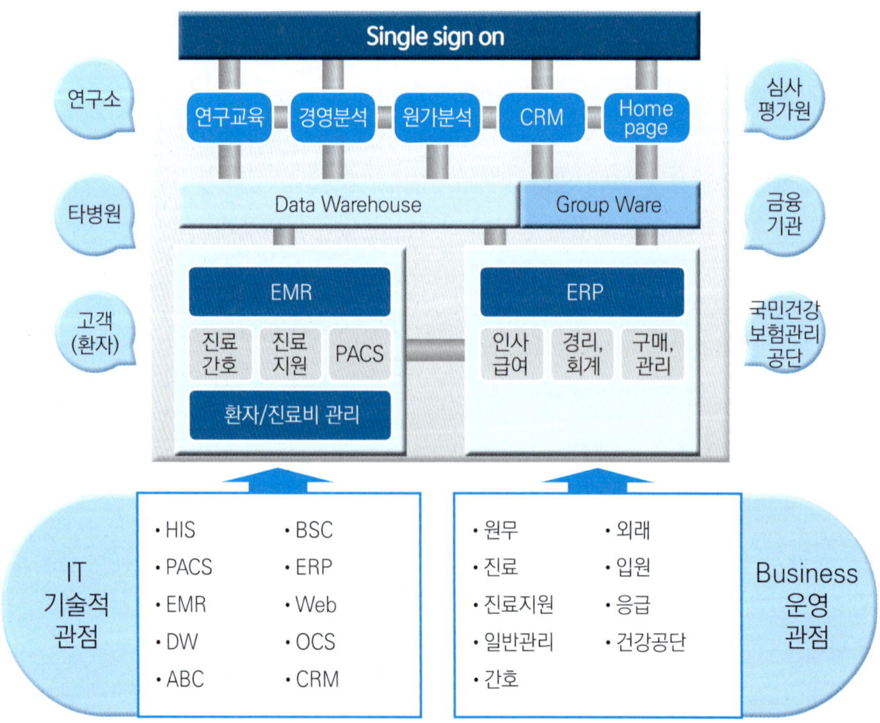

[그림 1-2] **정보화**

④ 의료전자상거래(B2B) 및 물류 관리
⑤ 전자의무기록(EMR): 의료정보화를 위해 가장 기본적인 것 → 의무기록 전산화
⑥ 경영 운영 관리: 원무, 외래, 진료, 입원 응급 일반관리 등

1.1.2 의료정보학의 목표(AMIA 권고)

미국의료정보협회(American Medical Informatics Association, AMIA)는 전략적 계획과정 기법을 이용하여 1993년에 의료정보학이 의료행위에 영향을 줄 수 있는 잠재력에 대하여 최소한의 7개 분야가 목표에 포함 한다고 권고. 의료정보학은 비교적 새로운 학문분야로서 아직 다루워져야 할 분야나 범위 등이 정착되어 않아 [표 1-1]의 7개 분야가 포함되어야 한다고 권고함(AMIA)

[표 1-1] **정보학의 목표**

분야	내용
1. 컴퓨터 조작 방법	일반 개인용 컴퓨터의 조작 방법 및 각종 소프트웨어 사용법, 활용법의 습득
2. 통신망의 이용방법	다른 유관 기관 혹은 정보원을 접근하기 위한전자 통신망의 이용방법 습득
3. 정보의 검색과 관리	전산화된 정보 데이터베이스로부터 정보를 검색하고 관리할 수 있는 능력 배양
4. 컴퓨터 보조 학습(CAL)	평생교육을 위한 컴퓨터 보조 학습장치를 선택하고 활용하는 방안 제시
5. 환자관리와 의사결정	환자관리를 위하여 데이터베이스와 통계 프로그램을 사용하는 방법을 습득하고 의사결정에 도움을 줄 수 있도록 함
6. 의료사무관리	병원 사무관리에 컴퓨터를 활용하는 방안 강구
7. 병원정보 시스템(HIS)	병원 업무의 전산화에 대한 이해와 환자진료에 정보 시스템의 활용 방안 제시

(1) 컴퓨터 조작 방법의 습득

많은 임상의들은 여러 가지 형태로 전산화된 미래의 의료활동을 함. 임상의들은 컴퓨터를 반드시 다룰 줄 알아야 하며 그에 따른 자료의 입력 및 저장된 자료를 관리할 수 있는 능력을 키움

(2) 통신망의 이용 방법

현대는 정보와 통신의 시대. 임상의는 어떻게 다른 곳에 위치하고 있는 컴퓨터로부터 정보를 얻어내며, 어떻게 여러 다른 기관들과 자료를 교환하며 어떻게 다른 동료들과 전자통신을 이용한 정보교환을 할 수 있는가의 방법을 터득함

(3) 정보의 검색과 관리

현대의학은 나날이 발전. 임상의들은 이러한 급격한 변화에 신속히 적응하여 매일같이 홍수같이 쏟아지는 논문이나 보고서를 검색하여 그 지식을 흡수하는 기술 습득이 필요함

(4) 컴퓨터 보조학습(CAL)

컴퓨터 보조학습(Computer Aided Learning, CAL)은 컴퓨터와 컴퓨터에 저장된 여러 가지 학습자료를 이용하여 상호작용하에서 의학 교육을 실시하는 것

(5) 환자관리와 의사결정

의학이 발전함에 따라 각 질환에 대한 검사방법 및 치료방법도 다름. 임상의들은 새로운 검사방법이나 치료방법을 도입할 때마다 나타나는 결과적 현상을 세심히 관찰하고 또한 수집. 얻어진 결과 자료는 그 후 반드시 분석을 해야 하며 새로운 방법에 대한 초기의 가정들과 일치하는가를 검증

(6) 의료사무관리

대학병원이나 종합병원은 물론 특히 개인병원의 임상의들은 환자 진료의 질을 높이기 위해서 그들의 병원에 컴퓨터를 도입. 한 연구결과에 따르면 이러한 컴퓨터에 의한 환자관리는 불필요한 진료를 제거함으로써 궁극적으로는 의료비의 절감효과를 가져옴

① 병원 사무관리에 컴퓨터 활용하는 방안: 원무와 인사시스템, 병원경영지원 등

② 대형병원, 종합병원 및 개인병원 임상의들은 환자 진료의 질 향상: 컴퓨터 도입

③ 컴퓨터는 보험청구를 위시하여 환자의 차트를 데이터베이스화: 치료 효과를 사후에 관찰하며 정기 검진 등을 통해 질환 예방 사용

(7) 병원정보 시스템(Hospital Information System, HIS)

병원도 정보화시대에 접어듬. 한 보고서에 따르면 임상검사실의 검사결과를 컴퓨터 전산망을 통하여 각 담당의에게 전송한 결과 인력의 절감과 신속한 진료에 많은 도움

[표 1-2] **병원업무에 컴퓨터가 많이 쓰이는 분야**

업무	분야
병원 재무 관리 환자 예약 관리 인사 관리 환자 기록 관리 물품 수급 관리	방사선과 임상 검사과 약국 병동

1.2 의료정보학의 역사

1.2.1 국내 의료정보학의 역사

환자 정보의 보안시스템 개발, 재택 진료 포함한 원격진료 확대, 의학교육에서의 IT 기술의 접목

(1) 1980년대의 발전사

건강보험 청구를 위한 건강보험수가시스템 도입으로 보험청구 및 미수금 관리 전산화율이 95%. 1989년도에는 전 국민건강보험이 시작됨

(2) 1990년대의 발전사

1990년대 초 건강보험 수가시스템 도입. 개인 병원급까지 건강보험 수가시스템 도입 원무, 보험청

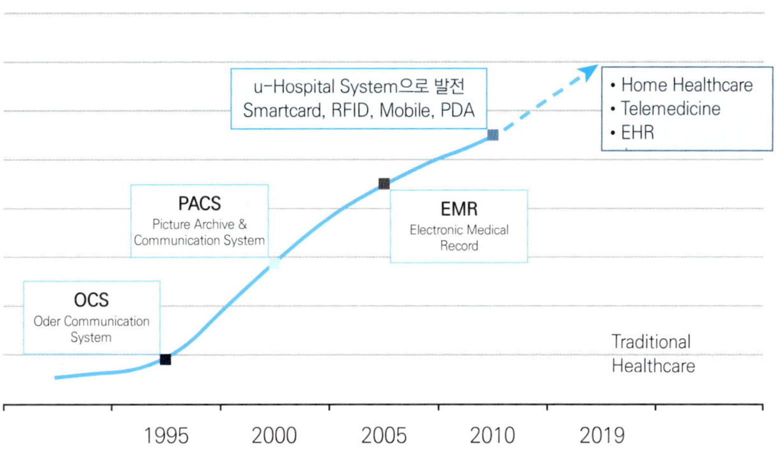

[그림 1-3] **국내 의료정보화의 발전과정**

[표 1-3] **국내 의료정보학**

연대	특징
1980년대	의료보험 청구를 위한 의료보험수가시스템
1990년대 초	일부 대학병원에서 처방전달시스템(OCS) 시도, 개인 병원급 의료보험 수가시스템 도입 붐(전 국민 의료보험)
1990년대 중반	PACS 연구 활발(삼성의료원이 시초), 대형병원 OCS 일반화
1997 ~ 1999	IMF로 인한 전산 투자 위축
2000년대	의약분업 실시(2000), 전자의무기록(EMR)도입, 의약품 처방조제 지원시스템 시행(2008)

구, 외래 및 병실 OCS, 임상병리검사, 약무 등의 업무도 가능해짐.

1990년대 중반에는 대형병원급에서는 OCS가 일반화. PACS는 삼성의료원 시초로, 의료 영상 저장 전송시스템(PACS) 연구는 활발. X-선 결과 의료기관들 공유. 환자가 병원을 옮길 경우 중복 촬영 감소

1.2.2 우리나라 의료정보화의 현황

의료정보화의 대상 업무 ① 임상정보: 의무기록(차트, 슬립), 각종 병리검사(Lab) 결과(혈액검사, 조직검사, 가검물 검사 등), 생체신호(ECG, EEG, EMG 등), 의학영상(X-ray, MRI, CT, 초음파, PET 등) ② 병원관리: 병원경영정보, 의약품관리, 의료기기관리 ③ 보건복지 및 의료통계: 출생률, 사망률, 전염병 발생률, 의료보험, 질병통제, 의약품/의료기 DB, 임상실험 관리 DB ④ 보건의료망: Telemedicine, Medi-Net, Medline ⑤ 컴퓨터 보조교육(CAL, CBT)

그리고 우리나라의 의료정보화의 정보화의 방향은 의료기관 내 정보화, 의료기관긴 정보회가 이루어짐. [그림 1-4]는 국내 의료기관내 정보화 방향과 의료기관 정보 구축 모델을 보여줌.

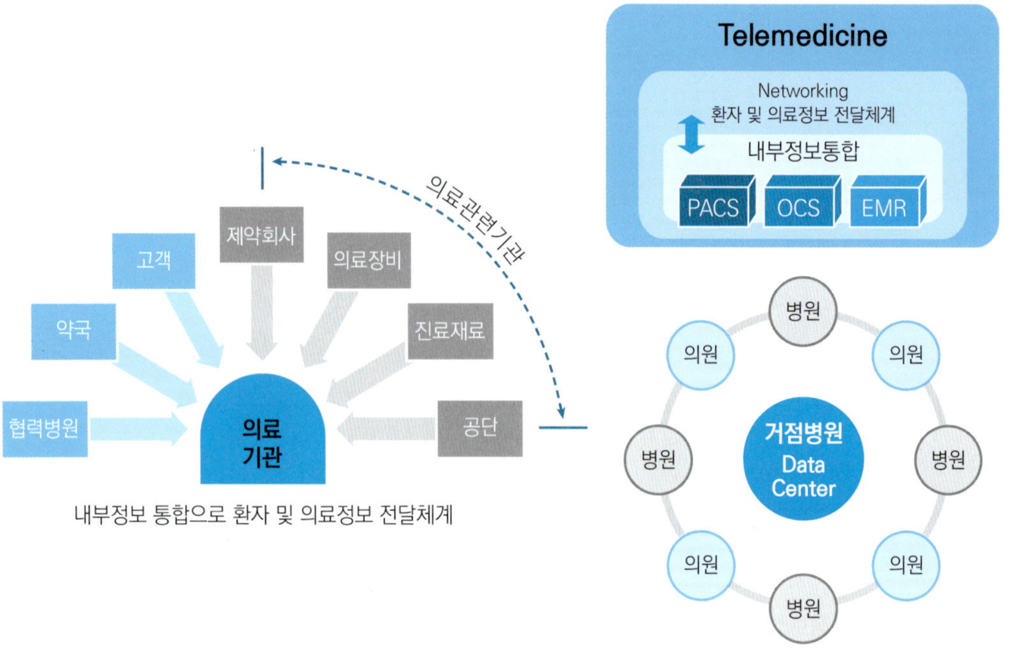

[그림 1-4] **의료기관 정보구축모델**

(1) 병원정보시스템

원무, 보험청구, 외래 및 병실 OCS, 임상병리검사, 약무 등 업무에 대한 각급 의료기관(의원, 병원, 종합병원, 요양기관)의 전산화 분야는 원무, 보험청구, 외래 OCS, 병실 OCS, 임상병리검사, 약무 등

(2) 영상전달시스템

X-선 촬영에 필름을 사용하지 않고 디지털화하여 영상을 직접 컴퓨터에 저장하고 이를 의사들에게 전달하는 PACS는 최근 각 의료기관에서 활발하게 도입. 방사선 영상을 특정 질환에 경험이 있는 외국 의사에게 자문을 쉽게 구함

(3) 원격의료

원격의료에서 가장 역점을 두어 추진할 수 있는 것은 재택 진료. 집에 있는 환자를 병원에 있는 의사가 진찰하고 처방을 내주는 것. 한국은 한때 서울대학교병원 원격치매진료 센터가 일시적으로 운영 2019년 상반기 의사-환자 간 원격의료는 불법의료. 의료계는 의료의 질 하락, 환자정보 유출문제, 낮은 수가로 인한 병의원 도산, 대학병원으로 환자 쏠림현상 등의 문제로 인해 의료계는 원격진료에 대한 문제점을 이슈화하고 있는 실정. 원격의료는 원격진료를 '포함'하는 개념으로, 화상진료, 전화진료, 2차 소견, 데이터 판독이 원격진료라면 원격의료는 원격환자모니터링과 원격수술까지 포함한 영역

(4) 인터넷 건강 정보 사이트

건강의료정보를 제공하는 인터넷 사이트는 수천 개로 추정되고 있으나 대부분 그 내용의 신뢰성이 낮음. 국민들이 믿을 수 있는 사이트를 고르는데 참고가 되도록 인증하는 사업을 의사협회 등 몇몇 단체가 시작

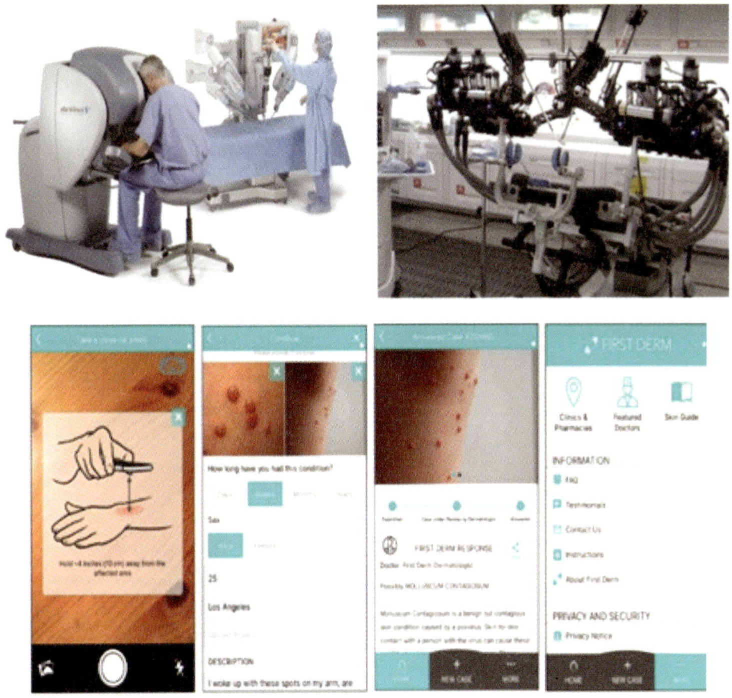

[그림 1-5] **원격의료와 통신기술**

(5) 의료정보의 공유

의료정보를 의사들이 공유하고자 하는 것은 환자가 의료기관을 옮겨도 과거 진료한 기록을 볼 수 있도록 함. 중복검사 등을 줄여 의료비의 상승을 억제하고 의료의 질을 높일 수 있는 일이어서 정부 등 여러 회사들이 관심을 갖고 추진

(6) 전자의무기록

의료정보화를 위해서 가장 기본적인 것이 의무기록의 전자화, 즉 환자진료기록을 컴퓨터로 작성 보관하여 의료정보화 완성

(7) 의료정보화를 위해 필요한 환경

디지털 의료정보화는 의료의 질 향상에 기여할 뿐 아니라 우리나라 보건의료 발전에 큰 영향력을 미침. 의료정보화를 위해 해결해야 할 점

① 법적인 뒷받침. 개인의료정보 보호, 의무기록의 전자서명제도, 전자처방전인정, 원격진료, 책임한계, 전자의무기록의 보관 및 관리에 관한 규정 마련
② 의료기관이 정보화에 투자할 수 있도록 동기를 부여
③ 환자 정보의 보안문제를 해결. 환자 정보의 사용제한 범위를 규정
④ 표준화
⑤ 정보화교육
⑥ 국내 환경에 적합한 정보화의 연구 개발을 위한 고급 연구인력 양성

1.2.3 국외 의료정보학의 역사

의료정보학(Medical Informatics)이란 용어는 1960년대 말에 유럽에서 사용 시작. 의료정보학의 초기 발전은 미국이 근원으로 미국 중심의 역사 고찰

(1) 1950년대의 발전사

의료정보의 처리에 처음 사용한 기술은 1890년 Herman Hollerith가 매 10년마다 시행한 미국 인구 통계조사에 사용하였던 punch-card data processing system. 사회적으로 미국에서 의료보험 제도를 실시 의료보험수가 지급이 원활히 진행되기 시작. 병원 진료수가 청구에 컴퓨터의 사용에 관한 연구도 시작

(2) 1960년대의 발전사

1960년대는 의료정보학 발달의 황금기. 본격적으로 의료 환경에 컴퓨터의 도입. 미국 National Institute of Health(NIH)의 당시 Director인 JA Shannon의 배려로 상당한 연구비가 컴퓨터를 의학연구에 이용하는 연구과제에 할당. 처음으로 유럽에 의료정보학 용어 등장

(3) 1970년대의 발전사

컴퓨터 하드웨어, 네트워크 및 컴퓨터언어의 발전 가속화 의료정보 분야의 응용 또한 활발히 진행. 의료정보시스템 개발과 때를 같이하여 정보통신 표준화의 필요성이 대두. 이는 D Simborg(미국 전화회사 Bell Co.의 연구소 의학부장)가 제창하였고 곧 Health Level 7(HL7)이라는 의료정보통신의 표준화 모임 시작. 또한, American Society of Testing and Materials(ASTM)에서도 전자자료 전송(transmission)의 표준화 시작. 두 표준은 최근 통합작업을 시도함

(4) 1980년대의 발전사

이 시기는 하드웨어, 네트워크 및 데이터베이스 관리시스템 발전이 눈부시게 발달. 병원정보시스템이 등장하여 사용자들의 시스템에 대한 인지도가 높고 상품화된 시스템들이 상당히 진보되고 안정되어 있어 Turn-Key 시스템 도입 선호. 1970년대부터 활발히 연구되어 오던 원격 진료시스템은 시험 가동. 1980년대에 의료정보시스템의 광범위한 사용으로 정보보안이 중요한 사안으로 대두

1980년대 말에 와서 유럽에서 의과대학에서 의료정보학과를 신설 의과대학생들에게 컴퓨터 사용법과 의료정보학에 대한 강좌를 설치. 1990년대에 미국으로 전파 시작. 컴퓨터 시스템을 통한 의료정보 및 문헌검색이 보편화되고 병원정보시스템의 수용 시작

(5) 1990년대의 발전사

1980년대에 이어 신기술과 의학을 접목한 신생의학 분과로 의료정보학 위치가 강화됨. 병원정보시스템은 완숙기에 접어들고 사용자에게 큰 불편을 주지 않으며 병원정보처리 기술통합이 이루어지고 의료정보시스템은 상당히 발전

① ASTM: 1898년 미국에서 조직된 표준화 기구
② HL7: ASTM의 한 부분으로 의료정보 교환 표준안
③ 국제적인 데이터 전송 표준안: HL7, DICOM

[표 1-4] **국외 의료정보학**

연대	특징
1950년대	인구통계조사에 펀치카드시스템 이용. 초보적인 생체신호처리. 의료의사결정시스템 등장
1960년대	의료정보학의 황금기. 유럽에서 처음 의료정보학이라는 용어 등장. 미국에서 본격적으로 의료 환경에 컴퓨터를 도입. 시분할방식 컴퓨터 시스템 개발. 전병원 전산시스템 개발. 국제의료정보학회의 전신인 IMIA 기술위원회 탄생
1970년대	H/W, N/W의 발달. HL7모임 시작. 병원정보시스템의 성숙기
1980년대	PC, DB, 4GL 언어. C/S 기술을 이용한 병원정보시스템의 등장
1990년대	H/W, S/W, Internet의 폭발적인 발전. 사용자 중심 시스템(GUI 사용). 영상정보시스템 추가
21세기	인터넷을 이용한 원격/재택진료. 멀티미디어 환경을 이용한 전자의무기록(EMR) 개발

(6) 현재의 의료정보학 및 의료정보관리

인터넷 등 1990년대의 기술 발달에 힘입어 2000년대는 의료 각 분야의 정보화뿐만 아니라 의학연구, 의학교육 등에 의료정보학 기법 들이 급속히 도입. 환자 진료정보를 정보화시키기 위한 전자의무기록(EMR) 도입이 활발히 시도

환자진료정보를 정보화하기 위한 전자의무기록 개발 도입이 시도되고, 재택진료를 포함한 원격진료 확대 등 중요 발전 방향으로 멀티미디어 환경 이용 전자의무기록(EMR)이 가속화

정보화로 축적된 의료정보를 필요한 사람과 기관들이 공유할 수 있도록 하는 공유화 사업. 이에 따 활용, 유전의학 연구의 동반자로 발전한 생명정보학 및 IC 카드의 활용 등도 중요한 발전 분야

1.3 인터넷의 의료정보

- 의료정보의 전통적 의미: 의료인을 위한 의학정보
- 의료정보의 현대적 의미: 의료서비스의 공급자뿐만 아니라 소비자도 이용의 주체가 되는 의료이용 선반에 관한 정보

1.3.1 인터넷의 이해

(1) 인터넷의 개념

① 인터넷: 전 세계에 걸쳐 수많은 컴퓨터들이 연결된 네트워크의 네트워크

② TCP/IP(Transmission Control Protocol/Internet Protocol)라는 프로토콜

- 인터넷에 연결된 컴퓨터들 서로간의 통신을 위한 방법 또는 기술
- 컴퓨터 간의 주고받는 메시지를 전송할 때 에러가 발생하지 않도록 알맞은 크기로 나누어져 전송하고 이를 받아서 다시 원래의 정보로 변환하는 것을 규약

(2) 인터넷의 발전

1969년 ARPAnet이란 컴퓨터 통신망 구축 운용하던 것이 인터넷의 기원

(3) 국내 인터넷 현황

① 1982년 서울대학교 중형 컴퓨터 PDP11과 KIET(전자통신연구소 전신)의 중형 컴퓨터 VAX 11/780을 연결한 전산망 SDN(System Development Network)이 한국 인터넷의 시초

② 한국인터넷진흥원(www.nic.or.kr): 국내 인터넷의 기능 유지와 이용 활성화를 위하여 IP주소 및 도메인 등록 서비스를 수행. 국제적으로 한국을 대표한 인터넷 공식기구로 상위 인터넷 정보센터(APNIC, InterNIC)와의 정보교환, 업무협력, 기술교류 등의 활동을 수행

(4) 인터넷 접속 방식

① 인터넷은 컴퓨터간의 접속 네트워킹인 인터네트워킹(inter-networking) 의미

② IP 주소는 네트워크 환경에서 컴퓨터를 유일하게 식별하는 식별자

1.3.2 인터넷 서비스 분야

(1) 인터넷 정보서비스

① 전자우편(e-mail): 세계 어느 곳에서든지 음성, 화상, 프로그램 등 정보 교환

② 파일전송(FTP): 인터넷을 통해 파일을 주고받는 기본 프로토콜

③ 원격접속(telnet): 원격 컴퓨터에 접속을 가능하게 해주는 인터넷 프로토콜

④ 인터넷뉴스(usenet, newsnet): News 서버를 통한 전세계의 정치, 경제, 문화 등의 다양한 분야에 걸친 뉴스모임에 참여하고 그 뉴스를 활용

⑤ 메일링 리스트(mailing list): 전자우편으로 list server에 정보 구독신청

⑥ 인터넷 대화(world chatting, powwow, Internet Relay Chat, IRC)

⑦ Archie 서비스: 분산되어 있는 파일이나 프로그램에 대한 정보를 검색할 수 있는 데이터베이스 검색 서비스

⑧ Gopher 서비스: 인터넷을 통해 전 세계에 분산되어 있는 각종 유형의 정보를 검색하고 볼 수 있게 해줄 수 있는 메뉴 방식의 정보 서비스

⑨ WAIS(Wide Area Information Service): 특정 데이터베이스 등을 키워드로 고속 검색할 수 있으며 색인된 자료를 찾는데 유용한 서비스

(2) WWW(World Wide Web)

WWW는 간단히 W3 또는 웹(Web)이라고 부름. 웹은 웹브라우저를 통해 접근할 수 있는 각종 정보들의 집합체. HTML로 작성된 홈페이지 데이터는 인터넷에서 상호 링크하여 복잡한 컴퓨터 네트워크를 형성

① Hypermedia: 문서에 대한 다른 미디어(image, sound, movie)를 포함

② HTML(Hyper Text Markup Language): 웹상의 문서들을 연결하기에 사용되는 문서의 형식

③ HTTP(Hyper Text Transfer Protocol): 하이퍼텍스트 전송 규약

④ URL(Uniform Resource Locator): 정보나 서비스에 대한 접근 방법, 존재하는 위치, 자료 파일의 이름 등의 요소를 표시(Web상의 주소)

⑤ Web server(H/W, S/W), Browser(Internet Explorer, Chrome, Safari, Firefox, Opera, Vivaldi, Torchbrowser 등)

1.3.3 인터넷 의료정보 사이트

(1) 인터넷 의료정보의 개념

인터넷에서 필요한 의료정보를 찾아내는 것으로, 건강과 관련된 WWW 구축 사이트가 매우 많음

(2) 인터넷 의료정보의 질 관리

① 인터넷을 통한 의료정보는 두 가지 유형

- 교육적, 자료적 의미에서의 의료정보 제공
- 상담과정을 거쳐 생산해 내는 의료정보 제공

(3) 의학문헌의 인터넷 검색

① 정보의 홍수(5,000여종의 의학전문잡지) 속에서 필요한 정보를 신속하게 검색

② 오늘날 문헌검색은 환자의 진료에 있어 가장 중요한 진단 기술

③ 현대 사회는 지식의 양(know-how)보다 검색능력(know-where)이 필요

④ 다양한 의학문헌정보의 가치 평가(근거중심의학)

(4) 문헌자료의 종류

문헌은 자료의 형태에 따라 일차자료와 이차자료로 구분함

구분	내용
일차 자료	단행본(books), 연속간행물(serials), 참고도서(reference books), 연구보고서(research reports), 회의자료(conference proceedings), 정부간행물(official publications), 특허장(patents), 학위논문(theses, dissertations), 표준치(standards)
이차 자료	색인(index), 초록(abstract), 개요(synopsis) 등

(5) 의학문헌의 종류

종류	의미
증례보고	의학 연구의 시초가 되는 경우 자신의 경험을 논문 형식으로 정보를 제공
원저	독창적인 자신의 연구 자료나 실험 등으로 연구된 논문
종설	특정 과제에 관하여 문헌상의 정보를 기초로 하여 정리하는 의미를 갖는 논문
기타	짧은 증례보고(brief case report), 짧은 노트(brief note), 기법노트(technical note), 연구단보(brief communication, short report), 편집인에게 편지(letter to the editor)

(6) 문헌정보의 검색키

문헌정보의 검색키

- 저자명, 서명, 청구번호, 주제명, 등록번호, 출판사, 발행연도 등
- 국제 표준 도서번호(ISBN), 국제표준 연속간행물 번호(ISSN)
- 최근 원문서비스와 함께 전문(full text) 검색도 가능

(7) 근거중심의학(evidence based medicine)

① 개별 임상 경험과 연구에서 얻어진 임상의 근거 중에서 최선의 것을 통합하여 개개인의 환자에 적용하는 것

② 임상에서의 의문점을 질문으로 형태화 해답이 될 수 있는 문헌 검색 타당성 및 유용성 평가 임상에 적용 진료행위 평가

1.3.4 국내 의료정보 검색

의학 문헌 검색이 가능한 웹사이트들은 의학도서관 홈페이지에 대부분 링크 시킴. 사이트 방문 시 국내 의학회지를 홈페이지에 전산화하여 주소로 연결

다음의 웹 주소들은 링크가 아닌 실제 자신의 홈페이지에 여러 종류의 의학·보건학 관련 학회지들의 제목과 초록 및 전문까지도 구축하여 안내함

(1) 국가지정 의과학연구정보센터(http://www.medric.or.kr)

과학기술부 한국과학재단이 추진하고 있는 전문연구정보센터사업(Specialized Research Information Center, SRIC)의 일환 국내 유일 의학 분야 전문 연구정보센터로 지정 현재 많은 의학 연구 문헌을 DB 연동

(2) KoreaMed(http://www.koreamed.org)

미국에서 제공하는 퍼브메드(PUBMED)와 같은 기능

(3) 한국보건사회연구원(https://www.kihasa.re.kr/)

한국의 사회보장정책의 국가 비전 선도와 국가 정책에 대한 기여도 제고를 위한 연구과제를 시행하여 연구 문헌을 DB화

(4) 한국학술데이타베이스검색(http://search.koreanstudies.net)

한국학술정보(주)에서는 850여 기관의 학회지. 40여 대학교의 신학 석, 박사학위논문 원문을 제공

(5) 국회도서관(http://www.nanet.go.kr)

학술적이고 입법적인 가치가 있는 다양한 자료를 수집하여 제공

(6) 국립중앙도서관(http://www.nl.go.kr)

394만 여 책에 달하는 방대한 자료를 소장 국가 대표 도서관

[표 1-5] **인터넷 의료정보망 사이트**

사이트명	인터넷 주소	의미
감염병포털	http://www.cdc.go.kr/npt/biz/npp/nppMain.do	모든 사람에게 전염병 관련 정보가 제공되는 열린 공간
예방접종 도우미	https://nip.cdc.go.kr/irgd/index.html	국가예방접종 지원사업 및 전문위원회 구성
국립검역소	http://nqs.cdc.go.kr/nqs/quarantine/national/main/main.jsp	전국 검역소 및 국내외 감염병 유입/확산 방지
결핵제로	http://tbzero.cdc.go.kr/tbzero/main.do	결핵 정보 제공되는 열린공간 및 캠페인사업
국가건강정보 포털	http://health.cdc.go.kr/health/Main.do	질병 없는 사회구현 위한 신뢰성 있는 정보 제공
희귀질환헬프라인	http://helpline.nih.go.kr/cdchelp/index.jsp	희귀질환 정보 및 거점 병원 정보와 지원사업 제공
국민건강영양조사	https://knhanes.cdc.go.kr/knhanes/main.do	삶의 질 향상위한 생활습관 정보 제공
지역사회건강조사	https://chs.cdc.go.kr/chs/bsnsIntrcn/grtMain.do	지역사회 통계를 생산하여 사업계획 평가
청소년건강행태조사	https://www.cdc.go.kr/yhs/	대한민국 청소녀의 건강행태 현황 파악 및 보건지표 산출
장기이식관리센터	https://www.konos.go.kr/konosis/index.jsp	장기이식 기증과 자료 제공
국립의과학지식센터	http://library.nih.go.kr/ncmiklib/index/index.do	의과학에 대한 모든 전자 DB 제공
임상연구정보서비스	https://cris.nih.go.kr/cris/index.jsp	국내에서 진행되는 임상시험 및 임상연구에 대한 온라인 등록 시스템
한국인돌연베이데이터베이스	https://kmd.nih.go.kr/kmd/kmd?type=main	한국인의 유전질환 돌연변이 데이터베이스 제공
보건의료정보표준	https://www.hins.or.kr/cmm/main/mainPage.do	분과별 의료용어표준 검색 제공

(7) 한국교육학술정보원(KERIS, http://www.riss.kr/)

연구활동의 효율성 증진, 고등교육 경쟁력 향상, 국가연구 경쟁력 강화를 위해 1998년 개통하여 현재까지 운영하고 있는 사이트 전국 4년제 대학이 100% 참여하는 학술 정보 공동 활용체제를 기반으로 대학이 생산/보유/구독하는 모든 학술자원을 공통으로 이용할 수 있도록 개방된 서비스를 제공

(8) Journal of Korean Medical Science(https://jkms.org/)

국내에서 발행되는 영문의학회지로 PubMed에 원문을 제공

1.3.5 의료정보의 질 평가 기준

(1) HON CODE

① 1995년에 창립되어 스위스에 본부를 두고 있는 국제기구
② 목적: 유용하고 신뢰성 있는 의료 정보를 제공하는 것
③ 인증 기준: 권위성, 상호보완성, 개인의료기밀, 정보출처, 정보정당성, 저자의 투명성, 후원의 투명성, 광고의 정직성 및 편집규정

(2) HITI

① 목적: 소비자와 정보제공자 등에게 기준을 제시하여 스스로 정보를 평가하도록 하는 것
② 인증 기준: 신뢰도, 내용, 목적, 링크, 디자인, 상호성, 경고

(3) DISCERN instrument

① 원래 방송, 신문같은 매체에서 의료정보를 평가하기 위해 개발, 건강정보 이용자가 치료방법에 대한 정보의 질을 평가할 수 있도록 개발된 것
② 근거의 과학적 질이나 정확도를 측정하는 것이 아니고 정보의 신뢰도를 측정하는 것을 목적으로 함

(4) MedCERTAIN

① 유럽연합에서 지원하는 프로젝트
② 저자와 민간단체가 정보에 메타언어를 이용하여 정보를 제공하도록 하는 것

1.3.6 국외 의료정보 검색

메타검색엔진은 사용자가 보낸 질의를 다시 여러 개의 검색엔진으로 보내어 검색 결과를 중요한 순서대로 정리해서 보여주기 때문에 아주 효과적임

① 메드라인(MEDLINE): MEDLARS는 전 세계적으로 가장 우수한 의학 관련 서지 데이터베이스이며 세계 70개국 3,800여종의 잡지의 논문을 분류, 인쇄본(index medicus), 온라인, CD-ROM의 형태로 서비스
② PubMed: 미국국립의학도서관에서 개발 MEDLINE의 무료검색 검색도구
③ Excerpta Medica
④ Biological Abstract
⑤ Dissertation Abstracts International
⑥ Chemical Abstracts
⑦ Current Contents
⑧ Science Citation Index(SCI, 과학인용색인) : 미국의 ISI에서 1960년에 만든 인용 색인.
현재는 Clarivate Analytics가 소유. 온라인 버전인 SCI 확장판(SCIE, Science Citation Index Expanded)이 있으며, 2009년 기준 3,768개의 SCI 저널과 8,060개의 SCIE 저널을 싣고 있으며 주로 영어로 된 저널.

국내에서는 교육과학기술부에서 각 대학의 연구능력을 평가할 때 "SCI급 논문횟수"를 집계하는데, 이 때의 SCI급에는 SCI, SCIE, SSCI, A&HCI, SCOPUS 5가지를 의미함.

2. 의료정보와 정보이론

2.1 의료정보의 진화과정

2.1.1 의학자료/의학정보/의학지식

정보학 관점에서 취급하는 자료, 정보, 지식의 기본 개념을 보건의료 분야의 의학자료, 의학정보, 의학지식의 개념으로 발전시켜 비교하고 이해

(1) 의학자료(medical data)

환자가 병원을 방문하면 의사나 간호사가 다루는 환자의 주관적인 증상과 객관적인 증후, 의심되는 질병에 대한 검사를 위해 임상병리검사실에서 나오는 혈액 소견이나 의학영상과(방사선과)에서 나오는 심전도나 뇌파와 같은 생체신호자료 및 X-선, CT 영상, 해부병리에서 보고하는 병리조직학적 소견 등이 환자에 대한 의료자료라고 함

(2) 의학정보(medical information)

의료인이 의료행위를 위해 모은 이러한 데이터를 체계화하여 필요한 절차를 통해 상황에 맞게 판단(진단, 치료 등 포함)하거나 해석된 데이터. 또는 어떤 유용한 행동을 위해서 자료로부터 추출된 의미 있는 것

※ 의료 데이터가 의료정보가 되기 위한 두 가지 조건

① 이용자, 즉 어떤 구체적인 목적을 갖고 자료를 해석하는 사람이 있음
② 자료가 처리되는 과정이 있어야 한다는 것으로 자료를 일정한 규칙에 따라 구조화, 재배열 또는 요약 등의 방법으로 해석하는 것

(3) 의학지식(medical knowledge)

단편적으로 분산되어 있는 개개의 정보가 아니라 어떤 의도나 목적과 관련성을 가지고 있으면서 체계화되고, 일반화되어 안정된 정보를 의미. 이러한 관점에서 지식은 정보보다 다소 높은 상위 개념을 갖음, 따라서 의학지식은 동종의 정보가 집적되어 일반화된 형태로 정리된 것으로 어떤 특정 목적 달성에 유용하고, 추상화되어 일반화된 정보로 정의함

(4) 자료(데이터)/정보/지식의 진화과정

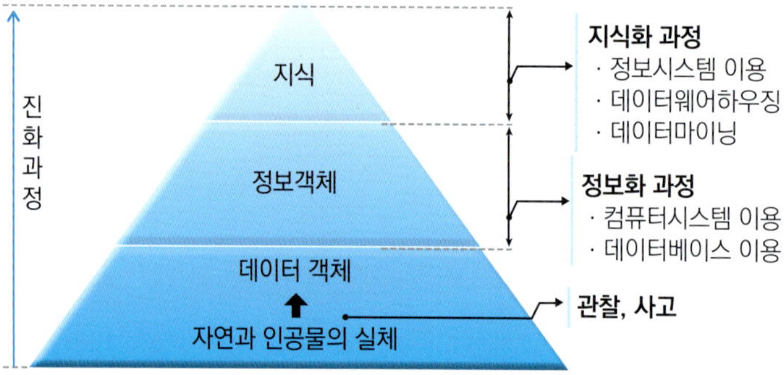

[그림 1-6] **데이터/정보/지식의 진화과정**

2.1.2 의학의 연구방법

① 의학자료·의학정보·의학지식 진화과정을 바탕으로 의학을 연구하는 방법에는 1차 연구와 2차 연구로 구분

② 1차 연구방법: 원자료(souce data)를 이용하여 직접적으로 연구결과를 보고하는 것이고, 무작위 비교시험, 코호트연구, 환자-대조군 연구, 단면조사연구, 증례보고 등

③ 2차 연구(통합연구)방법: 1차 연구들을 요약하여 이를 바탕으로 결론을 이끌어내는 것으로, 1차 연구를 요약한 체계적 분석(systemic review)과 비체계적 분석(non-systematic review), 메타분석(meta-analysis)이 있음

2.2 의사결정의 분석과정

2.2.1 의사결정과정의 개념

의사결정 분석(decision analysis) 과정은 일반영역으로 자료의 수집에서 의사결정과 행위까지는 관찰(observation)→추론(reasoning)→행동(action)의 기본적인 3단계 순환과정

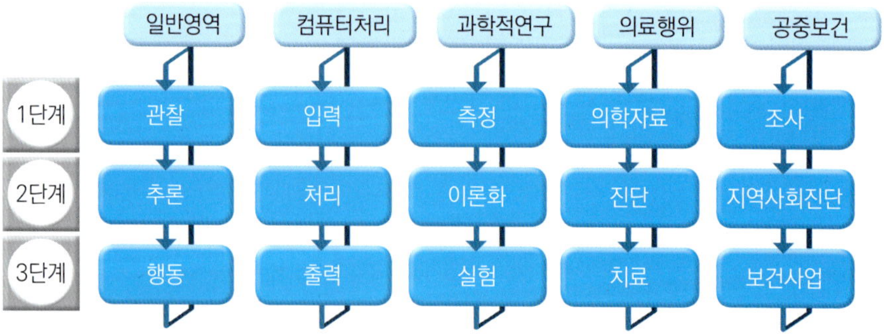

[그림 1-7] **의사결정의 정보순환 3단계 과정**

2.2.2 의사결정과정의 단계

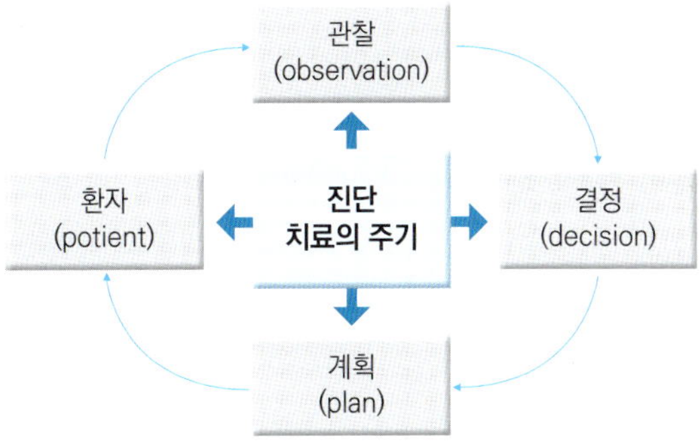

[그림 1-8] **의사결정과정의 단계**

진단검사를 시행하는 목적

- 확실한 진단
- 임상적으로 의심되는 진단을 확인
- 감별진단
- 건강 진단과 숨은 질병 검색
- 의료상의 법적 뒷받침
- 질병의 경중(severity)을 판단
- 질병의 시기(stage)를 판단
- 치료 방침 수립, 치료 효과 판정, 치료 약제 선택 및 혈중 약물농도 판정
- 환자의 의사결정에 도움을 주는 객관적인 자료를 제공
- 입원 또는 수술을 위한 사전 준비
- 유전 상담
- 환자의 추적관찰

2.2.3 진료의 의사결정 해석과정

① 의사가 환자를 진료하는 것에 대해 객관성을 가지려면 의사의 경험에 의한 치료보다는 컴퓨터를 이용한 의사결정 해석과정을 통하여 환자를 치료하는데 이용

② 의료는 우선 귀납적 성격을 갖고, 환자로부터 얻어진 데이터로부터 그 공통의 특성을 파악하여 일반화되고 구조적으로 정의된 질병을 진단하는 과정

③ 귀납적 방법과 연역적 방법

구분	의미	예
귀납적 방법	• 여러 특수한 상황들로부터 공통적으로 적용할 수 있는 일반 법칙을 만드는 일반화의 과정 • 사전에 연역적으로 추론한 가설을 검정하는 것이 아니라 새로운 사실을 자료로부터 즉시 찾아내는 것	소크라테스는 죽었다. 공자도 죽었다. 석가도 죽었다. 이들은 인간이다. 그러므로 모든 인간은 죽는다.
연역적 방법	• 일반적인 진제와 법칙으로부터 특수 사회에 적용하는 방법 • 연역적 사고는 명제와 명제의 관계를 설정해 주는 논리 법칙이나 절대 지식을 기반으로 하는 사고방식	모든 인간은 죽는다(대전제) 소크라테스는 사람이다(소전제) 따라서 소크라테스는 죽는다(결론)

2.2.4 근거중심의학(EBM)

(1) 근거중심의학의 정의

① 근거중심의학의 정의는 의사의 최고의 연구근거를 바탕으로 의사의 숙련도와 환자의 가치관을 반영하여 접목시킨 사용하는 방법을 의미

② 의사의 숙련도는 환자의 건강상태를 평가하여 진단을 내리고, 환자에게 적용하게 될 치료로 인한 환자의 편익과 위험을 예측하며, 환자의 선호도와 기대를 파악하고, 여기에 임상경험과 기술을 적절하게 조화시킬 수 있는 능력을 의미

③ 근거중심의학 정의

> '환자의 문제에 대해 결정을 내릴 때 세심하고 주의 깊게 최신 의학지식을 적용, 개인의 임상경험과 체계화된 연구에서 얻어진 임상적 근거들 중에서 최선의 것을 통합 개개인의 환자에 적용하는 것'
>
> - 최신: 의학의 지속적인 발전으로 기존의 의료정보나 치료방법은 곧 새로운 것의 등장으로 쇠퇴하기 때문에 의료인은 이에 대처할 수 있어야 한다는 것
> - 개인의 임상 경험: 각 임상의가 임상경험과 임상진료를 통해 얻은 기술과 판단능력을 말하며, 효과적인 진단, 환자의 상태, 권리, 선호에 대해 고려하고 결정하는 능력을 포함
> - 최선의 근거: 환자중심연구, 진단검사, 예후연구, 치료·예방요법들의 안정성과 효과가 입증
> - 개개의 환자: 의료인 자신이 진료하는 각 환자의 문제 해결에 필요한 특정한 정보를 수집하여 평가하고 실제 의료서비스에 적용할 수 있어야 한다는 의미

④ 환자의 가치는 치료과정에서 환자가 갖게 되는 선호도, 관심, 기대치를 의미

⑤ 근거중심의학은 의학지식베이스와 네트워크 분야의 의료정보학이 발달하면서 중요하게 대두된 의학 방법론

⑥ 전통적인 EBM은 질문, 검색, 평가, 적용, 평가의 5단계로 이루어지며 검색과 평가에 주안점을 두고 있음

(2) 근거중심의학의 발전

① Archie Cochrane(스코틀랜드 역학자): 의료서비스에 있어서 무작위 영향을 통해서 근거중심의학에 깔린 기본 개념들을 확산(1972년 "효율과 효용")

1단계	임상진료에서 어떤 것이 의문점인가를 명확히 함(문제의 형태화)
2단계	의문점에 답이 될 수 있는 문헌 및 자료를 찾음(정보 수집)
3단계	수집한 문헌이나 자료의 내용에 대한 신뢰성을 평가(비평적 분석)
4단계	비평적 분석 결과를 임삭에 적용함(환자에 적용)
5단계	진료행위 과정의 효과와 효율을 평가(최종평가)

[그림 1-9] **근거중심의학 적용 5단계**

② David Eddy: 1990년 "근거중심"이라는 용어를 최초로 사용

③ Gordon Guyatt: 1991년 "근거중심의학"이란 용어를 최초로 사용(Guyatt GH. Evidence - based medicine. Annuals of Internal Medicine)

④ Guyatt 등: 1992년 'Evidence Based Medicine group'이라는 연구 집단을 만들면서 EBM이라는 용어가 정착

2.3 정보이론과 가치

2.3.1 정보이론의 개념

① 정보이론: 정보의 전송, 송신, 수신, 개발 등에 관한 수리적, 공학적인 이론을 총칭

② 정보는 현실적으로 서로 교환이 되지 않으면 성립하지 않음

③ 정보의 속성에서 정보를 보는 관점에는 구문론적(syntactic), 의미론적(semantic), 실용적(pragmatic) 관점 등 3가지로 구분이 가능

[표 1-6] **정보이론의 관점**

구분	의미
구문론적 관점	• 의사전달의 표현, 저장, 전송을 위한 문법 또는 구문론적 성격을 강조 • 의사전달에 사용되는 기호의 속성, 기호가 정보전달을 위해 지켜야할 법칙에 중점 • 샤논의 정보는 발생확률의 대수 값에 음의 부호를 붙인 정량적 정의가 해당 • 정보의 전달에서 수학적인 측면(언어의 관점에서는 문법에 해당)
의미론적 관점	• 문법보다는 의미가 제대로 전달했는지에 대하여 관심 • 정보를 받는 방법과 구문론 자체에는 관심 없고 해석과 의사결정의 중요성에 관심 • 루이-마르셀 브릴롱(Louis-Marcel Brillouin)은 정보를 받기전과 받은 후의 문제에 대한 가능한 답이 서로 다르다면 이들 두 답을 연관시키는 함수를 정보로 정의 • 만약 환자에 대한 어떤 정보가 있을 때와 없을 때 진단 다르게 나타나면 두 진단사이의 함수관계 존속
실용적 관점	• 정보를 활용하여 궁극적으로 무엇을 이루었는가에 대한 관심 • 불확실성의 감소라는 효과가 얼마나 있었는지 정보를 보는 시각 • 위너가 정보를 외부세계와 교환된 내용으로 정의함 • 정보가 있기 전후의 진단명의 차이로 정보를 정의하는 것이 아니고 정보의 차이로 진단의 불확실성이 얼마나 감소 혹은 효과가 있는지의 결정에 관심

2.3.2 샤논의 정보이론

① 1948년 샤논은 「통신의 수학적 이론: A Mathematical Theory of Communication」논문 제목 발표

② 수학적 정보이론은 사이버네틱스 이론을 주장한 위너에 의하여 최초로 개발

③ 이 논문은 정보를 수량적으로 다루는 방법을 고찰하여 "정보량: information content"의 정의를 세움

샤논의 이론 정리(Shannon's theorem)

- 정보의 측정(정보량) 및 전송제약사항(채널용량)에 대한 이론 제시
- 정보이론이라는 학문분야의 시초가 됨
- Shannon(샤논)은 채널용량을, 다음의 공식으로 표현

※ $C = W \log_2(1 + S/N)$
(여기서, C: 채널용량, W: 대역폭, S: 신호전력, N: 잡음전력)

④ 수학적 통신이론의 발달에 관여한 사람은 많음, 순수한 공학적 측면에서 정보형식, 즉 부호화된 정보 전달을 중심으로 체계적으로 확립하여 발달시킨 사람

⑤ 정보를 확률과정으로 파악 정보내용으로서의 엔트로피(entropy)를 바탕으로 채널의 통신용량 개념을 도입하여 정보의 새로운 개념을 수학적으로 정립.

⑥ 정보이론에서 엔트로피는 어떤 확률변수의 불확실성(uncertainty)을 측정

⑦ 정보이론의 핵심 개념인 엔트로피(entropy)는 무질서라고도 번역되는데, 어떤 앎의 불확실성을 측정하는 개념임

여기서는 '내일의 날씨' 라는 정보를 예로 들어보면, 내일 날씨가 어떤지 전혀 감을 잡을 수 없을 경우(맑음 50%/흐림 50%) 엔트로피가 높고, 내일 흐릴 것이라고 거의 확실히 예측되는 경우(맑음 10%/흐림 90%) 엔트로피가 낮아짐

⑧ 샤논은 정보를 양적으로 나타내고 이것을 컴퓨터통신시스템에 적용함

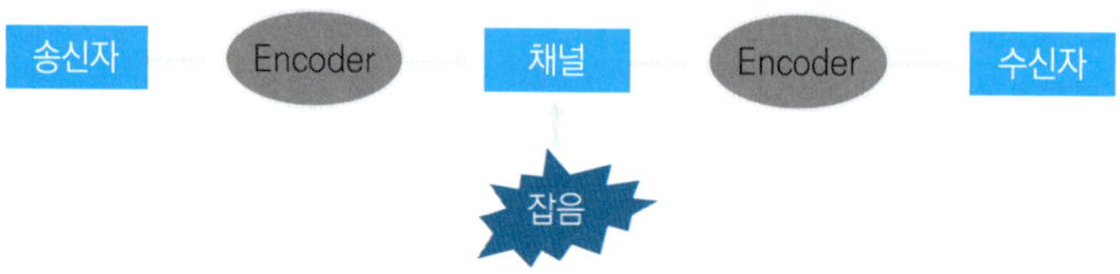

⑨ 샤논의 정보통신 모델을 인간과의 커뮤니케이션 과정으로 연결할 수 가 있으며, 커뮤니케이션 과정에서 인간과 인간 사이에 커뮤니케이션은 정보원에서 시작

[표 1-7] **보건의료 상황에서 송·수신자 관계**

관계	의미
송신자 → 수신자	의사가 환자를 청진할 때는 환자의 정보를 수신자인 의사가 단방향으로 듣게 됨
송신자 ↔ 수신자	의사가 환자를 문진할 때, 문진시에는 서로 대화를 주고받아서 필요한 정보를 양방향으로 교환하게 됨
송신자 = 수신자	초음파 검사기를 이용하여 환자를 검사할 때, 초음파검사기에서 초음파를 발사하는 부위에서 다시 초음파를 받음
송신자 → ?	수신자가 없거나 주의를 기울이지 않거나, 제대로 전달되지 못할 때를 의미함. 환자의 징후를 부주의한 검사로 놓치는 경우가 속함
? → 수신자	송신자가 없는 경우로서 의학에서 보는 전형적인 예로서 환자는 아무런 증상도 없는 상태에서 우연히 혈액검사에서 이상을 발견했을 때 환자와 의사의 관계가 이에 속함

2.3.3 정보의 가치이론

① 일반적인 정보의 의미: 정보라는 용어는 이미 표현된 내용에 무엇인가를 더해주거나 이전의 내용을 수정·확인시켜 준다거나 또는 예전에 몰랐거나 예측할 수 없었던 일을 알게 해준다는 의미가 포함됨

② 경영정보학에서 정보의 의미: 정보의 의미는 Davis and Olson는 정보는 수신자에게 의미 있는 형태로 처리된 자료로서 현재 또는 미래의 행동이나 의사결정에 실체적 혹은 지각된 가치를 갖는다고 하였음. Kroenko는 정보는 인간이 결정을 내리거나 행위가 가능하도록 해주는 실체의 구조에 관한 진술을 함

③ 정보의 가치: 일반적으로 불확실한 상황에서 최상의 가치를 갖음. 정보는 불확실성의 감소라는 효과를 주며, 정보가 가치를 갖는다는 것은 정보가 불확실한 상황에서 판단에 필요한 지식을 주었다는 의미임

④ 정보가치의 발생확률

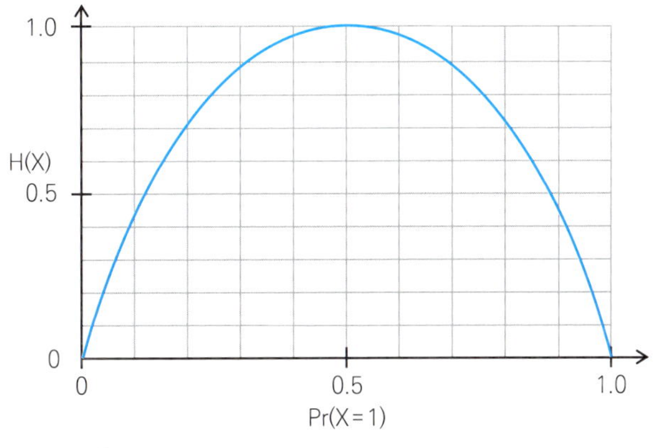

[그림 1-10] **정보가치의 발생확률**

여기서 불확실한 상황에서 정보발생확률(X축)이 0.5일 때, 정보의 가치(Y축)가 최상의 가치인 1이 되는 형태를 보여줌. 그림 1-11은 동전 던지기에서 결과 값의 엔트로피 H(X)를 나타낸 그래프임. X축이 동전의 공정한 정도 정보발생 확률(Pr(X=1))을 나타내고, Y축이 대응되는 엔트로피의 크기(정보가치)를 나타냄. 여기서는 공정한 동전(Pr(X=1)=0.5)을 사용한 동전 던지기 결과값을 전송할 때 가장 큰 엔트로피인 1비트가 필요함을 확인

⑤ 정보는 수신한 사람이 의사결정과정에 이용될 때 가치를 갖음

⑥ 통계적 정보가치는 의사결정이론 영역에서 정보를 수신한 사람이 가치 갖음

⑦ 의사결정이론에서 정보의 가치는 획득된 정보로 인하여 바뀐 행위가 의사결정자에게 주는 가치의 변화로 나타나는 정보의 가치로부터 그 정보를 획득하는데 들어간 비용을 뺀 것

⑧ 정보화 사회에서 정보의 가치 조건은 정보 이용자가 필요로 할 때에 필요한 장소에 원하는 형태로 존재해야 가치가 있음

⑨ Roman R. Andrus는 정보가 가치를 갖는 조건

조건	의미
형식조건	정보의 형식이 이용자가 원하는 가치를 갖는 조건
시간조건	정보의 이용자가 원하는 시간에 존재해야 가치를 갖는 조건
장소조건	정보는 쉽게 접근할 수 있는 곳에서 전달되어야 가치를 갖음
소유조건	정보 소유자는 정보를 다른 사람에게 전파하는 것을 통제해야 정보가치에 영향을 미침

3. 의학용어와 질병분류 및 표준화

3.1 용어 및 분류의 의미

3.1.1 용어 표준화

(1) 용어 표준화의 필요성

① 의료인 사이의 원활한 의사소통에 도움이 됨

② 수기 의료기록의 환자 병력 재구성의 어려움 해소

③ 진료와 의학 연구에 컴퓨터 도입을 위해서 요구됨

(2) 병력 재구성이 어려운 원인

의학용어를 쓰는 사람의 주관에 따라 부정확하게 사용함. 개념을 모호하게 표현하는 경우가 있고, 진료와 의학연구에 컴퓨터 도입을 위해서 요구됨

(3) 용어분류체계 도입의 기대효과

① 데이터 양의 감소

② 용어의 표준화

③ 의학통계 및 연구에 용이

④ 의사결정지원시스템(전문가시스템)과의 연계성 향상

3.1.2 의학용어 분류 및 코딩의 필요성

의학용어는 의료정보에서 자료를 표현하는데 가장 기본적인 요소

(1) 환자기록 진료목적 사용

① 일반적으로 환자기록은 진료목적으로만 사용

② 몇몇 수치 데이터를 제외하면 대부분 자유발화(spontanous text) 형태

(2) 의학용어 정의의 애매성

많은 의학용어의 정의가 애매하고 부정확함. 이로 인해 각 의사들의 손으로 작성된 환자기록으로부터 정보를 추출하는 것은 매우 어려워 전산처리가 불가능함

(3) 정보 명확한 인식 및 전달

정보를 발송인과 수신인의 전달체계(예, 코드라는 도구)를 명확히 인식. 이를 통해 정확한 정보전달을 하기 위함

(4) 어휘 표준화, 분류 및 코딩시스템 필요

역학, 공중보건, 임상연구, 문헌정리, 의학적 의사결정 등 필요한 정보를 모으기 위해 어휘를 표준화하고 분류 및 코딩시스템이 필요함

[표 1-8] **어휘 표준화 및 어휘록**

어휘 표준화	어휘록
• 의료인 사이의 원활한 의사소통 • 진료와 의학연구에 컴퓨터 도입 • 환자 병력 재구성의 어려움 해소	• 특정한 분야에 쓰이는 용어 및 개념: 모은 목록 • 특정한 분야(도메인)의 완벽: 기하기 위한 목적으로 마련 • 실용적 목적으로 동의어 포함: 진단용어/임상병리검사용어 목록 등

3.2 분류법 및 코드화

3.2.1 분류의 의미

① 복합적 집합적 대상을 구분하는 방법
② 분류란 개념의 순차적인 체계를 함축적이고 명백한 원리 적용
③ 분류는 사전의 지식에 근거하고 있으며 지식의 확장에 중요한 역할
④ 논리학에서 유래되고, 개념의 용어 표기 시 이용, 대상을 코딩하여 표현

3.2.2 코드화

코드화는 개별적인 대상에서 항목별로 숫자나 문자 또는 이들의 조합 부여

(1) 코드화의 필요성 및 목적

의료분야에서 코드화는 대량의 자료를 구별, 분류하고, 순번에 따라 나열하며, 특정 자료를 선별, 추출을 용이하게 함

일반적으로 코드는 의미상 계층구조로 지정하며 코드 설계 시 특성 및 유의 사항은 [표 1-9]와 같음

· 코드화의 목적은 진단명 또는 수술명별 정보의 색인 및 검색
· 질병 및 수술에 관한 통계 자료의 산출과 이용
· 치료비 지불제도에서 DRG 시스템 적용 등 진단 및 의료행위의 분류

[표 1-9] 코드의 특성과 유의사항

특성	유의사항
• 고유성: 의미와 1:1 대응 • 편리성: 분류 기분 및 갱신이 용이 • 표의성: 이해의 용이 • 용이성: 지료 처리 시 통계에 용이 • 확장성: 코드 추가시 확장이 용이 • 함축성: 적은 자리수로 많은 내용 표시 • 독립성: 코드의 중복성 배제	• 처리의 적합성 • 사용의 편리성 • 코드의 공통성 • 코드의 체계성 • 코드의 확장성

(2) 코드의 유형

개별적인 대상에게 항목별로 숫자나 문자 또는 이들의 조합을 부여하는 것. 숫자, 문자 조합 등으로 표현하는 목적에 의한 분류와 기능에 의한 분류로 나누고, 기능에 의한 분류 코드는 숫자나 알파벳 문자 또는 두 가지 조합이며 대표적 코드의 유형은 다음과 같음

① 숫자코드(number code)는 순차적으로 새로운 코드의 생성이 용이
   예) 731201-1622011, 19910227, 507-20

② 연상기호코드는 문자나 숫자를 사용해서 기억하기 쉽게 만든 코드
   예) 이비인후과 E.N.T(Ear, Nose & Throat)]

③ 계층구조코드(hierarchical code)는 이미 나와 있는 간단한 코드에 하나 이상의 문자를 더하여 새로운 좀 더 자세한 코드를 만듦

④ 조합코드(Combination Codes)는 치료과정 행위, 기구, 목적 그리고 해부학적 위치를 순서로 배열하여 이용하는 방식으로 성격이 다른 코드들을 조합하여 사용함으로써 많은 경우의 수를 만들어 냄

(3) 의학자료 코딩의 장점

① 데이터의 양적 감소

② 어휘의 표준화함으로 의학통계 및 연구에 용이

③ 의사결정지원시스템(전문가시스템)과의 연계가 용이

3.3 어휘록 및 명명법

3.3.1 어휘록과 명명법

(1) 어휘록(thesaurus)

의학이나 음악 등 특정한 분야에서 사용되는 특수용어 및 개념을 모은 목록. 진단용어 목록, 임상병리검사용어 목록 등에 사용됨. 전 분야를 완벽하게 포함하는 것을 원칙, 실용적 목적으로 이미 사용되고 있는 동의어를 포함함

(2) 명명법(nomenclature)

명명법은 라틴어의 "Nomem"과 "Clature"에서 유래됨. 영어의 "Name"와 "Call"의 뜻으로 예술이나 과학에서 사용되는 이름의 체계임. 의학 명명법은 질병 및 상태와 수술, 처치 등을 나타내는 체계적인 의학용어, 의료정보 관리와 질병 및 수술 분류에 필수적인 도구임

[표 1-10] **분류와 명명법**

분류(classifications)	명명법(nomenclature)
• 사용 가능한 코드가 미리 정해져 새로운 양상 표현이 어려움 • DB에서 분류코드에 맞는 자료추출이 용이함 • 전문용어를 일정한 체계 하에 비슷한 종류끼리 무리를 짓는 것 • 복잡한 집합적 대상을 구분하는 방법 • 분류란 개념의 순차적인 체계 • 지식 확장에 중요한 역할 • 분류에서 가능한 코드 미리 정해짐	• 사용자가 자유롭게 코드 조합하여 새로운 양상 표현 가능 • DB에서 명명법에 의존한 자료추출이 어려움 • 과학이나 예술 분야에서 사용, 체계적으로 명명된 의학용어 • 의학개념에 따라 코드가 할당 • 사용자가 코드들을 조합고, 새로운 양상의 표현 가능

3.4 질병분류의 정의와 발전

3.4.1 질병분류(disease classification)

(1) 질병분류의 의미

질병분류(classifications)란 질병을 체계적으로 분류하여 각각의 질병들을 어떤 체계 하에 무리 지어진 일정한 수의 집합 중 하나로 구분하는 것

[표 1-11] **질병분유의 예**

1차 분류: 장기체계		2차 분류: 요소	
코드	장기체계	코드	요소
A	전신성 및 상세불명	1 ~ 29	증상
B	혈액	30 ~ 49	진단과 예방
C	소화기	50 ~ 59	치료와 투약
D	눈	60 ~ 70	검사 결과
E	귀	71 ~ 79	기타
F	순환기		
G	근골격		
H	신경		
I	정신		
J	호흡기		
K	피부		
L	내분비		
M	비뇨기		
N	여성기		
O	남성기		

① WHO에서 국제적으로 통일된 질병, 상해 및 사인분류(ICD)를 정하여 사망 및 질병통계를 작성 공표하도록 권고(WHO 분류규칙 제2조 및 제3조)
② 의사가 교부하는 진단서에 기재하는 질병명은 WHO에서 정한 질병, 상해 및 사인분류를 사용토록(의료법 시행규칙 제12조 3항)
③ 의료보험요양기관에서 의료비용청구시 기재하는 질병 및 상해명도 표준분류를 사용함

(2) 질병분류의 목적

① 질병, 사인, 손상을 통계적으로 분류하기 위함
② 보건의료정보의 data base 화 작업에 사용하기 위함
③ 보건 및 복지행정에 관한 계획을 수립하기 위함
④ 의학연구의 기초자료 및 교육, 의료의 질 평가자료로 이용하기 위함

(3) 국내 질병분류(classifications)의 역사

[표 1-12] **한국질병분류의 역사**

연도	내용
1938년	▪ 제4차 국제사인표 채택
1945년	▪ 제5차 국제사인표 사용
1952년	▪ 한국사인 상해 및 질병분류 제정
1968년	▪ 한국 질병사인분류 제1차 개정판 출판 - ICD-8th 에 의거 한국사인분류안 개정 - 1973년 1월부터 사용
1979년	▪ 한국 질병사인분류 제2차 개정판 사용 - ICD-9th 기준 - ICD-9-CM 출판하여 사용 ▪ ICD-9CM : 미국사용,질병,수술분류
1993년	▪ 한국 표준질병분류 제3차 출판 - ICD-10th 기준 -1995년부터 사용 -한자어의 의학용어
2000년	▪ 한국 표준질병분류 제4차 출판 - WHO의 수정안 반영 + 순수한국어로 개정 출판 - 2003.1월부터 사용
2008년	▪ KCD-5 (질병추가, U code 사용) ▪ 신종질환의 잠정적 지정(U00-U49)과 항생물질에 내성이 있는 세균성감염원(U80-U89)
2010년	▪ KCD-6 (2011년부터 사용) - KCD-6은 ICD-10의 WHO에서 권고한 2008년도 version을 근거로 하여 우리나라에 맞게 더 세분화한 것 - 혈액종양 분야의 대폭적인 수정, 보완 - 우리나라에서 적절히 사용할 수 있도록 많은 질병들을 여러 요인에 따라 4단, 5단, 6단분류 세분화 (300대 질병) (고유코드를 구분하기 위해 태극마크표기) - 대한의사협회 의학용어집 제5판 반영 및 기존 한글화된 질병분류 용어 재정비 - U code를 확장, 사용 - KCD-6에서는 ICD-10에서 사용하고 있는 U code(U04,U80-U89) 이외에 U20-U79, U90-U98을 한방병명 분류에, 그리고 U99를 재발한 악성신생물 분류에 사용

2015년	▪ KCD-7(2016년부터 시행) - 의무기록자료, 사망원인통계조사 등 질병이환 및 사망자료를 그 성질의 유사성에 따라 체계적으로 유형화한 것으로, 모든 형태의 보건 및 인구동태기록에 기재되어 있는 질병 및 기타 보건문제를 분류하는 데 이용 - 대분류(장, 22), 중분류(항목군, 267), 소분류(3단위분류, 2,082), 세분류(4단위분류, 12,505), 세세분류(5단위분류, 6,746) - 본분류 중 신생물에 대한 분류를 조직학적으로 분류

(4) 국제 질병분류(classifications)의 역사 및 발전과정

① 그리스시대

· Hippocrates의 4체액설: 혈액,흑담즙, 황담즙, 객담(점액질)
· 최초 질병분류

② 17세기(Captain John Graunt)

· 질병 및 사망통계 발표(국제적인 질병분류의 필요성 인식)
· "런던의 사망일람표" 발표(통계적 개념하에 질병 분류)
· 생정통계의 개념 대두(의료통계 효시)

③ William Farr(해부학적 부위별 질병분류 체계 발표)

· 현 국제질병분류의 틀과 가장 근접
· 사인분류 통일화 작업의 기초

④ 19세기(Dr. Jacques Bertillon)

· 시카고 국제통계연구소에서 사망원인 분류안 발표 (1893년)
· 국제질병분류(ICD)의 모체
· 매 10년마다 개정판 출판 사용

⑤ 20세기

· SNDO 출판(1933년, 미국)
· 미국에서 출판된 의학용어집
· 이원분류됨(질병원인+ 해부학부위)
· 1933~1961년 5차 개정(미국 내 사용)

⑥ WHO(1946년)

· International Classification of Disease(ICD) 출판
· 사인분류 + 질병일람표 포함 결정

3.4.2 질병분류의 체계

· 질병분류는 질병이나 부상은 증상 검사소견 병변부위 치료방법 경과 등 다양
· 질병분류는 의무기록 자료를 근거, 사망원인 분류는 사망진단서에 근거하여 질·병이환 및 사망원인을 성질의 유사성에 따라 체계적으로 그룹화한 것

- 질병분류는 증상경과 등의 유사성에 따라 질병이나 부상을 분류해서 예방이나 치료에 대해서 검토
- 국제적 통계나 국가통계에서 사용하는 것은 WHO의 국제질병분류체계(ICD)

(1) ICD

의료분야에서 가장 많이 사용되고 있는 분류 중 하나는 ICD

① 1629년

- 런던 사망률 조사에서 사인분류 시도
- 국제질병분류(ICD) 분류 시도
- ICD는 의료에서 가장 많이 사용되는 분류

② 1893년

- 의료분야에서 가장 많이 사용되고 있는 분류 중의 하나는 ICD
- 국제 사망원인 목록 출판

③ 1900년

- ICD 초판 발행
- ICD-9-CM이 임상용 수정판으로 만들어졌음

④ 1933년

- 미국에서 SNDO(Standard Classified Nomenclature of Diseases) 초판 발행
- SNDO: 부위와 원인에 의해 정렬된 진단용어분류체계
- ICD-A가 출간되기 전까지 미국 병원들 사용

⑤ 1946년

- 국제 질병 및 사망원인 목록
- International List of Causes of Death를 International List of Causes of Morbidity로 확장하기 위한 준비작업의 의무를 WHO로 위임

⑥ 1948년

- SNOP(Systematic Nomenclature of Pathology) 출간: 4가지 축(지형학, 형태학, 원인, 기능)을 가지고 있음
- SNOP는 SNOMED의 근본이 되었음
- SNOMED는 11가지의 또 다른 축을 가지게 되었음
- SNOMED는 모든 의학용어를 기술할 목적으로 만들어졌음
- 파리에서 International List of Diseases and Causes of Death 6번째 개정을 위한 29개국 대표회의 개최

⑦ 1955년 파리에서 ICD-6 개정안 결정

⑧ 1965년 제네바에서 ICD-8 개정안 결정

미국병리학회에서 SNOP(Systematized Nomenclature of Pathology) 출판 → SNOMED의 근간이 됨

⑨ 1975년

제네바에서 ICD-9 개정안 결정: 임상용 수정판(ICD-9-CM) 포함

⑩ 1989년

- 제네바에서 ICD-10 개정안 결정 → 1992년에 출판
- 국제 질병분류, 질병의 특정 징후보다는 병인에 근거로 둔 질병 분류에 초점
- 환자기록의 개념을 위한 원형적인 코드체계
- 1990년 초판 발행, 약 10년마다 새로운 개정안 발간, WHO에서 관리
- ICD는 3자리 코드를 근간으로 함
- ICD0-9에서 추가된 선택적인 4~-5번째 자리는 세부 수준을 나타내는 사용
- ICD-9-CM: 임상용 수정판
- ICD-10: 1989년 제네바에서 결정된 10번째 개정판
- 국제질병분류(ICD-11)의 제11차 개정은 2022년 1월 1일부터 시행되며, 2019년 5월 25일 세계보건기구 회원국의 승인받음

(2) SNDO(Standard Classified Nomenclature of Disease)

- 1933년 미국에서 표준질병분류명명법 초판 출판
- 부위와 병인에 의해 정렬된 진단용어시스템
- 5판과 마지막 판은 1961년 미국의학협회에서 출판
- 수술처리 분류용으로 3번째 축이 마련
- 미국 병원들은 ICD의 미국수정판 ICD-A가 나오기 전까지 이 시스템 사용

(3) SNOP(Systematic Nomenclature of Pathology)

- 1965년 미국병리학회는 병리학의 체계적 명명법 출간
- 국소학(topography) 형태학(morphology) 병인(etiology) 기능(function) 4가지
- SNOMED의 기초

[표 1-13] SNDO와 SNOP의 비교

SNDO	SNOP
· 신체부위와 원인에 의해 분류: 진단용어 체계 · ICD의 미국 수정판 ICD-A 출간되기 전까지 미국 병원들 SNDO 사용	· 국소학/형태학/병인/기능의 4축: 병리학의 명명법 · 미국병리학회에서 출간: 병리학의 체계적 명명법

(4) SNOMED(Systematized Nomenclature of Human and Veterinary Medicine)

① SNOMED의 특징

- 하나의 질병을 질병 이름으로도 코딩, 환자 상태를 묘사하는 방식으로 코딩
- 1975년 처음 출판

- SNOMED II: 1979년 개정판, 7가지의 축
- SNOMED International(SNOMED III): 1993년 개정판, 11가지의 축
- SNOMED의 진단은 4가지 코드(T, M, L, F) 유형, 만약 4가지 코드를 사용하여 정확하게 정의되어 있는 코드가 있다면 새로운 코드 생성 가능
- ICD-9-CM 진단용어의 대부분이 SNOMED International의 질병/진단 모듈에 나타남(D-codes)
- SNOMED 용어를 합쳐서 좀 더 복잡한 개체나 개념을 만드는 표준 규격이 SNOMED CT(Clinical Terms)에서 Post-Coordination 가능하도록 보완됨
- 조합코드 등을 사용해서 더욱 복잡한 개념 형성 가능
- 2017년 SNOMED CT를 제외한 모든 SNOMED 버전이 IHTSDO에 의해 공식적으로 사용되지 않음

② SNOMED 3의 11가지의 축

- T(topography) 국소해부학: 몸의 일부, 장기, 부위를 설명하는 국소해부학
- M(morphology) 형태학: 세포, 조직, 기관의 변화를 나타내는 형태학과 해부학, 세포, 장기의 선천성 또는 후천성 변형 의미하는 형태학.
- F(function) 기능: 징후 및 증상과 정상 및 이상 상태와 생체 기능의 용어
- L(living organisms) 살아있는 유기체: 인간병인으로 작용 살아있는 유기체(박테리아, 바이러스)로 동식물 중 인간의 질병 유발, 질병의 병인으로 작용분류
- C(chemicals, drugs) 화학물질: 화학물질, 약물, 생물학적 산물로 구성
- A(physical agents, forces, activities) 물리적 요인, 외상, 활동: 물리적 요인, 질병 또는 외상과 연관된 활동과 기구들과 관련
- J(occupation) 직업: ILO(국제노동기구, International Labour Office) 개발된 직업 활동 분류
- S(social context) 사회적 상황: 의학적 관점에서 흥미있는 사회적 상황
- D(disease) 질병: 질병명과 증상 및 징후를 결합
- P(procedure) 처치: 질병을 치료하거나 예방하기 위한 행정, 진단, 치료 활동
- G(general linkage/modifier) 일반적인 연계/수정자: 서로 다른 모듈에 속한 용어들 연관 짓고 특정 나타내는데 필요한 목록

③ SNOMED 진단코드의 예

- SNOMED 진단의 4가지 코드
- T(topography), M(morphology), L(living organisms), F(function)

  예) 결핵(D-14800)의 조합 = Lung(T-28000) + Granuloma(M-44000) + Mycobacterium

  · Tuberculosis(L-21801) + Fever(F-03003)

④ SNOMED CT

- SNOMED CT는 현재 전세계적으로 가장 많이 사용되는 포괄적인 임상용어
- 1965년 미국병리학회(College of American Pathologists)에서 SNOMED의 병리학적 초점에서 출발

[표 1-14] 중요 분류의 내용

ICD/ICD-9-CM	ICPM/CPT
• ICD: ICD는 WHO가 관리, 3가지 코드 근간 • 병인에 근거한 질병을 분류에 초점 둠 • CD-9-CM: ICD-9의 임상용 수정판 의미	• ICPM: 진단/검사/예방/수술/기타 치료, 보조과정을 내용으로 함 • CPT: 치료비에 의거한 진단과 치료과정, 정의하는 코드

- 1999년 영국의 National Health Service가 기존의 SNOMED RT와 Clinical Term Version 3을 결합하여 만든 표준화된 광범위한 의학용어체계
- 기본 요소(table): 개념(concept), 기술(description), 관계(relationships)
- 개념과 용어(term)을 분리하고, 하나의 개념을 여러 용어로 기술을 허용

(5) CPT(Current Procedural Terminology)

치료비에 의거한 진단과 치료과정의 코드로 미국의료보험과 관련하여 사용

(6) ICPM(International Claffification of Procedures in Medicine)

① 1976년 WHO가 출판

② 진단, 검사, 예방, 수술, 기타 치료 및 보조 과정에 대한 내용

③ ICD-9-CM의 의료과정부분의 근간

④ 독일, 네덜란드에서는 ICPM의 확장 코드가 병원의 의료보험 청구나 관리하는데 필요한 요소가 됨

(7) RCC(Read Clinical Classification)

① 1980년 James Read에 의해 처음 개발되어 1990년 British NHS(National Health Services)에서 채택

② 진자의무기록을 위하여 만들어졌으며, 환자기록에서 사용되는 모든 용어들을 포함하려고 하였으며, 모든 개념들은 계층구조체적으로 정리

③ 거의 모든 표준 분류(ICD-9, ICD-9-CM, CPT-4, DRGs)와 교차확인 가능

④ 각 코드를 수많은 동의어, 두문자어, 이름 및 약어들과 연결할 수 있음

⑤ 5가지 문자숫자 코드

⑥ 거의 모든 표준분류와 교차확인 가능

(8) ATC(Anatomic Therapeutic Chemical Code)

① 약제의 체계적이고 계층 구조적인 분류에 사용

② 대체 약제를 선택할 수 있고 의사결정지원시스템을 통하여 약제 반응과 이중처방, 용량 조절 등에 활용될 수 있음

[표 1-15] ATC의 장.단점

장점	단점
· 제조물질, 투여방법, 용량 등 포함 약품 확인 · 치료학적 특성은 물론 화학적 특성 제시 · 계층 구조적이므로 논리적 구분 유리 · 약제 이용 연구를 위한 WHO 표준	· 복합 제제나 피부 연고(포함할 수 없음)

[표 1-16] RCC와 ATC의 비교

RCC	ATC
· 전자의무기록을 위해 개발 · 각 코드에 임상개념 및 관련된 표준 용어를 나타냄 · 환자기록에서 사용되는 모든 용어들을 포함하려고 함 · 거의 모든 표준 분류(ICD-9/ICD-9-CM/CPT-4/DRG)	· 분류하기 위해 만든 것 · 약제의 제조물질, 투여방법, 용량 등 포함 · 약제 이용 연구를 위한 WHO 표준 · 약제를 체계적이고 계층 구조적으로 분류하기 위해 만든 것

(9) MeSH(Medical Subject Headings)

① 국제적인 의학 문헌 색인에 사용

② 미국의 NLM(National Library of Medicine) 제안

③ UMLS(Unified Medical Language System)의 근본

(10) UMLS(Unified Medical Language System)

① UMLS의 개념

· 미국 국립의학도서관의 장기 프로젝트로 개발됨

· 보건의료분야 문헌자료, 임상기록, 데이터은행, 지식기반시스템, 인명부, 기관명부가 포함됨

· 서로 다른 광범위한 생의학 정보원에서 지능형 정보 검색

(11) ICPC(International Classification of Primary Care)

ICPC는 외래 방문, 입원, 수술 등의 임상적 상황 코드화한 분류이고, WONCA에서 제공, ICHPPC-2- Defined 및 IC-Process-PC와 호환

① SOAP 원리 코드화

· S: 증상 등의 주관적 정보

· O: 이학적 검사/결과자료 등의 객관적 정보

· A: 일차적 진단

· P: 치료나 투약

3.5 질병분류의 표준화

3.5.1질병분류의 표준화

(1) 외국의 표준 용어 선택

임상시스템 위한 표준 용어의 선택

① 영국: 전자의무기록에 Read Codes 사용

② 네덜란드: 의사의 진료시스템을 국가적으로 표준화로 진단과 외래 방문 사유 기록에 ICPC 사용

③ 미국: 자체 개발 용어 사용하고, 사용 가능한 표준이 여러 분야를 취급하지 못하고, 환자 진료를 지원하기 위한 임상정보를 자세히 표현하지 못하기 때문에 표준 채택 실패

(2) 표준용어 현황 및 과제

검사실, 약국, 방사선과 등의 보조시스템에서 모아진 자료를 중앙에서 집중. 중앙시스템 개발자는 SNOMED 같은 표준 채택을 원하지만 보조시스템의 자료를 표준화된 양식으로 변환하는 적절한 방법이 없으므로 스스로 변환과정을 택하거나 중앙시스템에 정보를 표현할 때에 자신의 방법으로 개발된 보조적인 용어를 채택.

많은 시스템 개발자들이 SNOMED International 채택을 고려하고 있는 추세임. 기존의 시스템과 새로운 시스템 사이의 연계성과 연속성이 가장 큰 문제점임

① 전문가시스템의 용어집

의료관련개념들과 실제 환자의 자료를 시스템으로 표현하는 용어 사이의 연결이 매우 어려움이 있고, 시스템으로 반영하기에 적당한 표준용어집이 없음. 따라서 전문가시스템이 직접 병원정보시스템으로 통합하는 체제로 가기 위해서는 보조시스템에서 만들어진 자체 개발된 용어집을 사용

② 분류체계의 채택에서 있어서 필수적인 신중한 선택

가장 널리 쓰이고 보편적이며 신뢰할 만한 국제적 기관에 의해 정기적으로 정보가 갱신되는 시스템을 선택하는 것이 가장 좋은 전략임

3.6 의료정보의 표준화

3.6.1 보건의료정보 표준화 개념

(1) 의료정보 표준화

의료정보 표준은 의료정보와 관련한 지식 또는 부호·숫자·문자·음성·음향·영상 등으로 표현된 모든 종류의 자료로 정의되며, 데이터나 정보뿐만 아니라 '지식'까지 포괄하는 광범위한 의미의 정보 개념이 포함됨.

의료행위가 이루이지는 모든 과정에 있어서의 행위 및 양식을 규정하는 것이나 이는 너무 광대한 작업이고 의무기록 양식과 용어, 그리고 이들을 전산화하기 위해 필요한 코드의 표준화 및 의료기관 간의 통신 양식에 대한 규정 등이 일차적인 표준화 대상

(2) 정보통신의 표준화

각종 정보시스템이 통신망으로 연결되어 통신서비스를 제공하거나 이용하는 필요한 통신주체간의 합의된 규약

표준(standard)이란 관계되는 사람들 사이에서 이익이나 편리가 공정하게 얻어지도록 물체, 성능, 능력, 동작절차, 방법, 수속, 책임, 의무, 사고방법 등에 대하여 통일화·단순화한 규칙, 가이드라인, 형식 또는 문서를 의미함

표준화 대상은 용어, 코드 등 기본적인 중요 내용부터 진료 방식, 서식, 행정시스템으로, 각 의료기관이 다를 수밖에 없으며, 용어는 가장 큰 장애 요인이 됨

따라서 통신 표준화의 목표는 전술한 일련의 문제를 해결하고 국가정보산업을 보호하여 국제화에 대비하는 것. 보건의료정보 표준의 범위는 의료행위 등의 용어, 참조모델, 진료기록의 형식 및 서식, 정보 메시징 방법, 통신 네트워크, 프로토콜, 정보 보안 등의 인프라 기술에서 의료기기 규격 및 인터페이스의 비즈니스 모델 사항에 이르기까지 다양하며, 지속적으로 발전

(3) 의료정보 표준화의 목적

① 정보의 교환과 공유를 통해 재원의 낭비를 막고 효율을 극대화시키기 위함
② 보건의료정보망의 효율적 구축과 적용을 위함
③ 국내 보건의료정보표준 사용과 국제표준의 차이로 야기될 수 있는 피해를 최소화함

(4) 의료정보 표준화의 필요성

① 상호 운용성 확보를 통한 보건의료정보의 활용 및 진료 정보 교류
② 의료지출 절감
③ 보건의료정보망의 효율적 구축과 적용 위한 의료정보 표준화 확립 필요
④ 보건의료산업의 국제적 산업경쟁력 확보

3.6.2 의료정보 표준화 현황

다기종 컴퓨터에 분산된 의료정보의 대용량 정보처리라는 병원전산화의 본질적 문제 해결을 위해 현재 미국에서 의료정보 표준화에 가장 활발한 역할을 하고 있는 것이 HL7(Health Level Seven)임

(1) 전송 표준안

전송표준안은 이제 의무기록뿐만 아니라 단순 파일, 원무/보험자료, 약제정보, 방사선과, 간호 업무의 전송표준안까지도 총괄. 전산정보망의 획기적인 발전과 의료정보 표준안은 병원정보시스템의 투자대비 효과를 극대화. 1987년 이래 국제표준기구(ISO)의 OSI의 통신표준안 7계층을 사용할 목적으로 현재 HL7 version 2.8과 HL7 Version 3 RIM 2.36을 제안 보급 중

HL7은 하드웨어와 소프트웨어의 응용표준안을 총괄 산발적이며 제조업 위주의 표준화 전략을 사용자 중심의 통합 조정이 항시 가능한 표준화 정착에 노력하고 있음. 최근에 있었던 ASTM과의 장비 접속 종합안은 HL7이 보다 강력한 기구로써 다양한 의료정보 표준의 통합이 가능

[표 1-17] **병원에서 발생 가능한 표준 상황 정리의 예**

ADT(Admission-Discharge-Transfer)	Order Entry	Query	Finance: Patient accounting	Ancillary
입원, 퇴원, 전원, 환자 등록	의사지시	문진	병원비	검사

(2) 의료정보 표준화의 대상

의무기록은 의료정보 중에서 가장 중요하고 그 내용이 가장 크기 때문에 일찍부터 전산화의 대상

(3) 의료정보 표준화의 4가지 형태

표준화 형태	의미
특수목적형 표준 (ad hoc standard)	특정분야의 관심이 있는 전문가 집단에서 개발의 편이를 위해 표준안을 개발 사례: DICOM(Digital Image Communication in Medicine)
산업형 표준 (de facto standard)	MS 윈도우와 같이 사회 전반에 이미 널리 보급된 경우 이를 표준으로 인정하는 경우
정부주도형 표준 (government-mandate standard)	정부기관에서 개발하여 보급하는 보험청구 표준과 같은 경우를 의미
사용자 동의형 표준 (consensus standard)	정보사용자 및 산업 관련자들의 자발적인 참여에 의해 개발된 개방형 표준, 대부분 보건의료정보표준의 개발방식 사례 : HL7 (Health Level Seven))

3.6.3 국제 보건의료 정보표준화 동향

최근의 국제 개방화 정책과 표준화 환경의 변화에 따라 미국, 일본, 유럽 등 G7 선진국들은 정보통신 시업의 주도적 위치 확보를 위해 표준화를 전략적 분야로 선정하고 막대한 인력과 자본을 투자.

국제 표준화 기구와 지역 표준화 기구간의 협조 체계의 구축이 급속히 강화되는 경향이 강하게 나타남

보건의료정보 국제표준화 기구는 ISO, IEEE, CEN, HL7, IHE, ASTM, DICOM 등, 각 기구의 기술 위원회를 통해 표준을 개발함

(1) 국제표준화기구(International Standardization Organization, ISO)

가장 대표적인 국제 표준개발기구로 1946년에 창설,1947년에 ISO라는 명칭으로 공식적으로 출범한 이래로 기술, 식품안전, 농업, 보건의료에 이르기까지 모든 산업 분야에서 약 19,500여개의 국제 표준을 발표함. 각국의 규격이 국제적으로 발전한 형태로 제품, 서비스, 실천규격에 대한 세계적인 수준의 명세를 제공함으로써 질, 안전성 및 효율성 보장이 목적임. 전 세계 162개의 회원국으로 구성되어 있으며 우리나라도 정 회원국으로 가입하여 활발히 활동 중임

보건의료정보국제표준의 각나라 적용은 각국의 표준개발기관(SDO)에서 시행. 현재 국제적으로 활동중인 SDO는 다음과 같음

1. 국제표준화기구 보건의료정보표준화 전문위원회 ISO/TC215(International Organization for Standards-Technical Committee Health Informatics)
2. 유럽 표준화 전문위원회 CEN/TC251(Comite Europeen de Normalisation Technical Committee)
3. 미국 표준원 ANSI(American National Standards Institute)
4. 보건의료정보 표준위원회 HISB(Healthcare Informatics Standards Board)
5. 기술표준원 ASTM(American Society for testing and Materials)
6. Health Level 7
7. 한국 기술표준원(korean Agency for technology and Standards) 등

(2) 국제 보건의료정보표준화 기술위원회(ISO/TC215 Health Informatics)

① 국제표준화기구(ISO)에서는 이를 전담하는 전문기술위원회를 구성하여 1999년부터 보건의료정보의 국제표준 제정 및 출판을 추진하고 있음. ISO 산하 188여 개 기술위원회(Technical Committee, TC) 중 하나로 보건의료정보 표준을 정하는 위원회임

② 시장의 세계화, 보건의료정보의 지역 내 및 세계적 공유 활성화 및 보건의료정보산업 활성화를 촉진하는 것을 목표로 함

③ 독립된 보건의료정보 시스템 간에 상호 호환성과 교환성을 목표로 함

④ 통계를 비교할 수 있도록 자료 호환성을 보장, 중복된 노력과 반복 작업을 줄이기 위해 보건의료정보 분야와 보건의료통신기술 분야의 표준화 작업 지원

(3) 보건의료정보표준화 전문분과위원회(ISO/TC215 Working Group)

구분	의 미
WG 1 Architecture, Frameworks and Models	건강 및 보건의료서비스를 제공하는 과정과 관련된 정보를 위탁 관리하는데 필요한 표준을 개발하며, 서비스가 제공되는 환경과 기술에 상관없이 독립적인 보건의료의 기록에 관한 표준을 취급
WG 2 Systems and Device Interoperability	메시지 전달과 자료교환의 통신표준을 다루고 있으며, 세부사항으로는 교환의 기능적 목적과 교환이 발생하는 사항, 메시지 통신의 개념과 추상적 정의 및 개념표현의 필수적인 자료요소, 한 개 이상의 구문 혹은 통신방법에서 교환을 실행하는 형태를 표준화
WG 3 Semantic content	건강개념을 표현하는 표준을 개발하며, 메타용어체계를 포함하는 표준 즉, 전문용어와 관련 시스템의 구조 개발, 기능구현, 분산 평가, 용어와 관련체계의 활용 등을 개발하고 채택
WG 4 Security, Safety and Privacy	보건의료정보의 신뢰성, 가용성, 무결성 등을 보호하고 증진시키기 위한 기술적 측면 사용자의 책임, 보건의료분야에서의 보안 관리를 위한 지침의 표준을 정의하며 그 실행 방법의 표준을 작성
WG 6 Pharmacy and medicines business	약국 및 약물 분야의 정보 통신 기술 적용과 관련된 표준화. 의약품 및 의약품의 연구, 개발, 규제, 공급, 처방, 분배, 관리 및 모니터링에 사용되는 정보 시스템의 효율성 및 상호 운용성 및 구현을 지원하는 문서가 포함

(4) CEN/ TC 251 Health Informatics

보건의료정보 통신 기술분야에서의 표준화를 담당하는 기술원회로 94개 관련 표준을 발표함

(5) IEEE 11073 PHD WG

IEEE 11073 PHD WG는 2006년 만들어졌으며 의료기기로부터 측정한 정보를 전송 또는 교환하기 위한 표준을 개발함

(6) ASTM Committee E31

ASTM 위원회 중 E31은 보건의료에 관련된 표준화를 주도하고 있으며, 특정 환자정보나 지식을 포함한 의료정보 및 의사결정에 사용되는 정보의 아키텍처, 컨텐츠, 저장, 보안, 기밀성, 기능성 및 통신에 대한 표준을 개발함

3.6.4 국내 보건의료정보표준위원회

ISO/TC215 국내 대응전문가조직으로 지식경제부 산하 기술표준원이 관장하고 있는 약 30여개의 표준위원회 중 하나이며, 기술표준원의 보건의료정보에 관한 전문가 자문기관

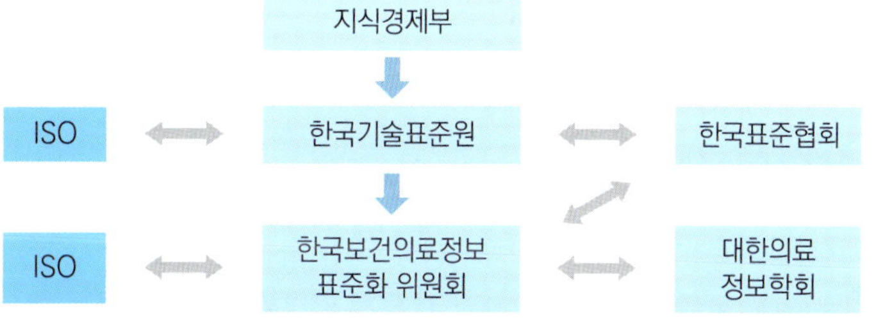

[그림 1-11] **한국보건의료정보표준화위원회 조직도**

(1) 국내 표준화 현황과 문제점

① 국내 보건의료정보분야 표준이 전무하여 국제 표준으로 제안할 국내 표준이 정착되어 있지 않으므로 국내 보건의료산업분야의 세계 시장 진출과 국제경쟁력의 커다란 저해요소로 작용하고 있음

② 국내 의료정보시스템의 대부분은 표준안 없이 개발 및 보급이 진행되고 있어 불필요한 혼란이 예상되고 있음

③ 보건의료 정책 입안자의 표준화에 대한 관심 부족, 연구지원이 임시방편적으로 진행되고 있어 국가적인 보건의료정보 표준화 사업의 일관성을 저해하여 비효율성을 야기하고 있음

④ 미국, 유럽지역의 표준화는 물론 아시아 지역 보건의료정보 표준화 활동 및 협조체제를 지속적으로 유지, 확대하여야 할 것

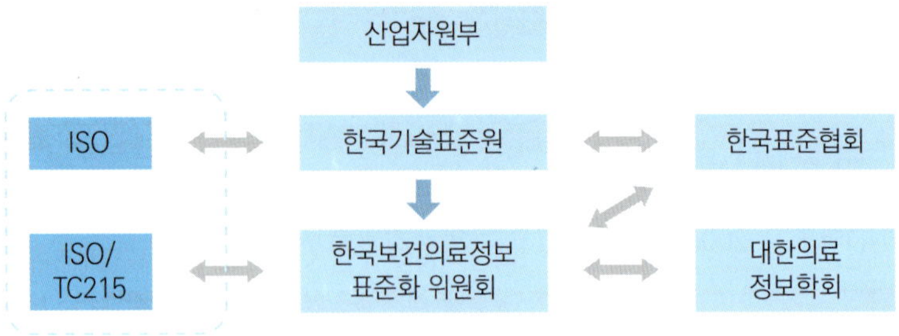

[그림 1-12] **한국 보건의료저보표준화위원회 조직 및 운영**

국내 대한의료정보학회산하 보건의료정보표준위원회는 1999년 6월에 창설
ISO/TC 215의 P-member가입 1999년 11월 일본 동경에서 개최된 제3차 ISO/TC 215총회에서 이루어짐, 보건의료정보표준위원회는 ISO/TC 215 국내 대응전문가조직으로 산업자원부 산하 기술표준원이 관장하고 있는 약 30여 개의 표준위원회 중 하나. 한국은 한기술표준원이 대표로 업무 수행

4. 진료의 의사결정

4.1 진료의사결정 개요

임상자료의 불완전성(imperfection)과 치료결과에 대한 불확실성(uncertainty) 경험, 임상에서 검사는 정확한 진단을 위한 확률의 개선 방안으로 확률적 진료판단이란 검사로 획득된 추가정보를 이용하여 합리적이고 최선의 진료에 대한 의사결정을 위하여 확률적인 방법

4.2 진료의 의학적 결정방법

4.2.1 불확실한 상황의 의사결정

(1) 불확실성의 개념

불확실성이란 불칙적인 변화로 인해 미래에 전개될 상황을 예측할 수 없는 상태로 행정학에서의 불확실성이란 의사결정의 행동노선에 영향을 미치는 요인이 가변적이거나 과거·현재·미래에 대한 확실한 지식이 부족한 상태 말함

우리의 실생활의 많은 문제들은 다양한 불확실성을 많이 내포하고 있음. 임상진료의 불확실성은 "내일 비가 올 확률이 70%"라는 것보다 훨씬 복잡하며 이런 불확실성 내에서 합리적인 의사결정을 하기 위하여 여러 가지 방법이 제시됨. 그중 확률적 유추방법 중 가장 보편적으로 사용되는 방법은 베이즈(Bayes) 방법론

① 최소이익의 극대화 방안(maximize the minimum profit)

최악의 상황 최선의 결과를 보장받는 행동으로 결정

② 최대이익의 극대화 방법(maximize the maximum profit)

최선의 상황 가정시 그 중 최선의 결과를 초래하는 행동으로 결정

③ 최대후회의 극소화 방안(minimize the maximum regret)

각 행동의 결과로 발생되는 최대 후회들 중 최소 후회가 되도록 결정

④ 확률적 유추(probabilistic reasoning)

각각의 선택에서 성공 또는 실패할 확률을 유추하고, 생존의 기댓값을 비교하여 결정함. 임상검사는 정확한 진단을 위한 확률의 개선방안. 임상검사로 획득한 추가 정보 이용, 합리적이고 최선의 진료의사결정을 하여 확률적인 방법 사용

4.2.2 베이즈 정리

(1) 베이즈 정리 개념

베이즈 정리는 조건부확률의 자연적인 귀결이며 사전정보(prior information)와 추가정보를 토대로 하여 알려져 있지 않은 사후확률(posterior probability)을 구하려는 이론. 관찰된 효과에 의거한 원인의 확률을 역순으로 계산해 내는 방법 발견. 베이스정리는 조건부확률의 자연적인 귀결

(2) 베이즈 정리의 유래

영국의 베이즈 목사는 관찰된 표본 자료로부터 자료가 속한 모집단을 어떻게 추론할 것인가를 연구하였는데, 그 연구의 목적은 관찰결과로부터 가설에 대한 결론을 내리는 방법을 찾는 것

[표 1-18] **베이즈 정리와 휴리스틱**

증상	베이즈 정리을 이용한 분석
· A병원 응급실에 급성 흉부통증을 호소하는 환자 응급실 사례로 보아 70%의 흉통환자는 심근경색 밝혀져 있음 - 산소결핍으로 인한 흉통이 계속될 경우 심근괴사 유발 - 심장마비 또는 사망까지도 가능 - 80%의 정확도를 가진 테스트 결과: 양성 판명 - 얼마만큼의 확신을 가지고 심근경색임을 진단하여 처치할 것인가? · SGOT: Serum Level of Glutamic Osaloacetic Transaminase	· 흉통환자가 심근경색일 경우 B, SGOT 테스트 결과 - 양성인 사건을 T라 하면 문제에서 주어진 값은 P(B)=0.7, P(T/B)=0.8 - 확신 정도는 결과가 양성일 경우 - 진짜 심근경색일 확률 P(B/T)에 의해 구함 ☞ P(B/T)=P(B∩T)/P(T) - 테스트결과가 양성일 확률 P(T) - 심근경색을 정확히 양성을 판단한 경우와 심근경색이 아닌 것을 양성 - 오판한 경우의 확률의 합으로 구할 수 있음
베이즈 정리	**휴리스틱**
· 사전정보와 추가정보 토대 · 알려져 있지 않은 사후확률 구하려는 이론 · 기본 가정인 사전확률의 독립성 · 현실적으로 불가능하므로 비판 받음 · 합리적인 의사결정의 지원 가능성 제시	· 과거의 경험사례에 의거 · 확률 취득 방법

(3) 베이즈 이론의 의학적 판단

베이즈 정리와 의료판단학은 임상진단의 본질적인 특성으로 과학적 방법에는 설명할 수 없는 불확실성이 상당히 내재됨

① 주관적 확률취득

의사가 진찰시 진단의 확률적 근거를 과거의 경험사례에 의거하는 방법
휴리스틱(Heuristic, Rule of Thumb)으로 인지과학에서 많은 연구가 진행 중

② 객관적 확률 취득

모집단에 대한 빈도수 조사등과 같은 객관적인 조사. 발병률이란 모집단에서 발생한 질병의 빈도수를 지칭하며 객관적 확률을 정하는 방법이 일반적으로 이용됨

4.3 임상의료와 의사결정

4.3.1 임상의료 판단(computerized medical decision-making)

임상진료의 불확실성을 극복하기 위하여 컴퓨터를 이용하는 의료판단학이론이 개발되었고 이후 의사결정지원 시스템 및 전문가시스템의 기본이 되는 중요한 분야로 인식되어 지속적으로 연구 중임

의료인이 환자를 다루는 의료과정은 잘 정의된 하나의 정보과정(information process)임. 의사나 간호사가 다루는 환자의 주관적인 증상(symptom), 객관적인 증후(sign), 혹은 임상병리 검사실에서 나오는 혈액 소견이나 방사선과에서 나오는 X-선 사진, 또는 해부병리에서 보고하는 병리조직학적 소견들은 모두 의학에서 다루는 자료(data)가 됨. 의료인은 이런 자료를 모으고(collect), 체계화하여(systematization), 필요한 정보(information)를 생성하고, 구체적인 어떤 판단(decision)을 내림. 여기서 판단은 진단, 치료, 예후의 전 과정을 포함함

(1) 정보의 개념

정보는 수신자에게 의미 있는 형태로 처리된 자료로 현재 또는 미래의 행동이나 의사결정에 실체적 혹은 지각된 가치를 갖음. 또한 정보는 인간이 결정을 내리거나 행위가 가능하도록 해주는 실체의 구조에 관한 진술임

(2) 임상검사와 정보

진료에서 요구하는 임상검사는 정확한 진단과 치료를 위한 정보획득이며, 검사비용과 시간은 필요한 정보 구입비용. 진단과 치료에 검사가 필요한 것은 아니지만, 진료상황하에서 보다 정확한 정보의 구입시 의료정보학적 고려는 필수. 임상검사는 정확한 진단을 위한 확률 개선방안으로 확률적 진료판단은 검사로 획득된 추가정보 이용 합리적인 최선의 진료의사결정을 위하여 확률적인 방법 사용

(3) 컴퓨터를 이용하는 의료판단학(computerized medical decision-making) 이론

임상진료의 불확실성을 극복하기 위해 개발, 의사결정지원시스템의 기본

4.3.2 임상검사결과의 판단과 의미

임상검사는 다양한 임상학적 요구를 충족하기 위한 필수적인 사항으로 인지되지만, 이를 위한 교육이나 수련과정이 없어 암기위주의 기계적 학습(rote learning)으로 검사를 의뢰하고 판독하는 과정에서 수많은 오류가 발생함

임상검사의 판독결과는 병원정보화와 연계되어 진료의사결정, 임상진단분석의 도입 및 적용에 적극 활용됨

(1) 임상검사의 판독방법

양성/음성의 진위여부에 따라 다음과 같은 4-분법을 사용

① 진양성(True Positive, TP)

환자의 질병/보균상태와 검사의 양성판정이 일치한 경우(검사결과가 정확하게 환자의 질병/보균상태를 파악한 경우)

② 진음성(True Negative, TN)

환자의 무병/무균상태와 검사의 음성판정이 일치한 경우(검사결과가 정확하게 환자의 무병/무균상태를 파악한 경우)

③ 위양성(False Positive, FP)

환자가 무병/무균상태임에도 불구하고 검사는 양성결과로 판독된 경우(검사결과가 부정확하게 환자가 질병/보균상태로 판독한 경우)

④ 위음성(False Negative, FN)

환자가 질병/보균상태임에도 불구하고 검사는 음성결과로 판독된 경우(검사결과가 부정확하게 환자가 무병/무균상태인 것으로 판독한 경우)

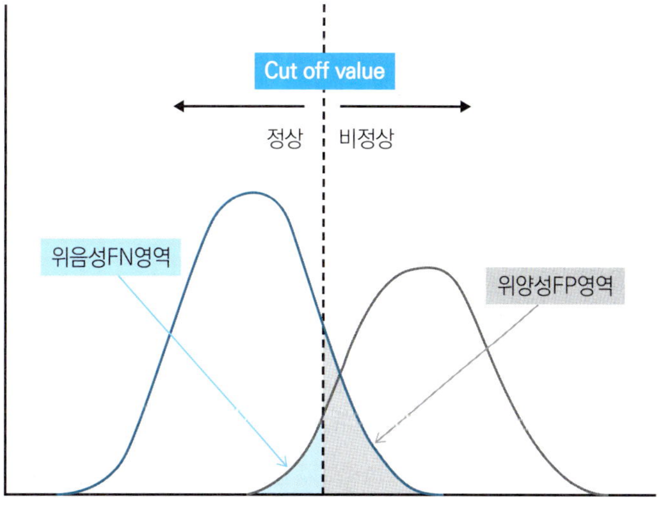

[그림 1-13] **표준 정규분포로 표시된 임상검사결과]**

(2) 임상검사 결과의 판정

임상검사의 결과는 [그림 1-13]과 같이 표준 정규분포를 나타내며, 판정기준의 위치에 따라 양성 및 음성반응을 결정함. 판정기준의 선택은 질병과 검사의 성격에 따라 달라질 수 있음. 예를 들어, 치명적인 질병의 경우 위음성을 최소화하여야 함. 또한 질병의 심각성보다는 치료의 위험성이 높은 경우 위양성을 최소로 하여야 위험한 치료로 인한 부작용의 피해를 줄일 수 있음

(3) 임상검사 결과의 정확도

임상검사 판독방법의 4-분법에 따라 결과 가능성표에 정리.임상검사의 정확도는 TP, TN, FP, FN을 사용하여 검사의 정확도를 민감도와 특이도로 나누어 사용

[표 1-19] **4-분법에 따른 임상검사 판독방법**

	질병보균자(D: Diseased)	정상(-D: Healthy)	
Positive(+)	TP	FP	TP + FP
Negative(-)	FN	TN	FN + TN
	TP + FN	FP + TN	TP+FP+FN+TN

① 민감도

· 질병/보균자(D: Diseased)를 검사하여 양성판정을 받은 비율

· 민감도[Sensitivity, P(+|D), P(Positive|Disease), True-Positive Rate]

② 특이도

· 무병상태(-D: Healthy)에서 음성판정을 받은 비율

· 특이도[Specificity, P(-|-D), P(Negative|No Disease), True-Negative Rate]

· 임상검사도 검사결과가 양성으로 나왔을 때 진짜 질병을 보유하고 있을 확률을 구하려고 하는 것이며, 민감도와 특이도가 임상검사 자체의 특성은 아님.

③ 유병율

· 검사 결과와 상관없이 실제 병에 걸린 확률

④ 오분류율

실제 질병유무와 달리 검사 결과가 잘못 나올 확률

(4) ROC(Receiver Operating Characteristic) 곡선

임상검사를 특정 짓는 것은 넓은 범위에 걸쳐 민감도와 특이도가 기준에 따라 어떻게 변하는가를 관찰한 후 결정, 이를 위하여 개발된 것이 ROC 곡선

예를 들어, 수련의가 폐렴진단을 목적으로 100장의 사진을 판독한 오독률을 조사한 후 특이도와 민감도를 계산하여 (1-specificity)와 sensitivity를 [그림 1-14]와 같이 각각 X, Y 좌표에 기록. 동일한 100장의 사진판독을 반복 시행하여 계산된 (1-specificity)와 sensitivity를 연속적으로 기록하면 ROC 선 됨.

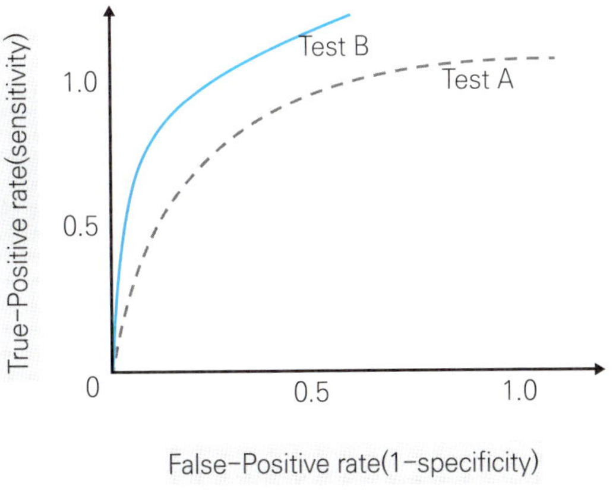

[그림 1-14] 2가지 검사법의 판별력 비교를 위한 ROC 곡선

ROC 곡선의 특성은 검사의 선택이나 자료의 해석을 위한 중요한 지표로 이용되고 있으며 반드시 확진 결과가 필요. ROC곡선은 판정 기준 값에 의해서 결정되는 것이 아니라, 특징 분포에 의해서 결정.

4.4 의사결정지원시스템

환자 진료 에 의사는 진단과 치료에 관한 수많은 의사결정을 내림. 이런 의사결정 과정에 컴퓨터가 직접/간접적으로 지원을 할 수 있는데, 이런 컴퓨터시스템을 의학적 의사결정지원시스템이라고 함. 진단지원, 치료방법결정지원, 처방결정지원, 정보검색, 의료영상분석, 위험알림 등과 같은 방법으로 의료진의 의사결정을 지원함

4.4.1 의학적 의사결정지원시스템(Clinical Decision Support System, CDSS)

(1) 의사결정지원시스템의 개념은 모튼(Morton. M. S)에 의해서 1971년 MDS 로서 정리, 후에 의사결정에 중점이 두어져 DSS가 됨

지식경영시스템의 지식 가공/제공 형대 중에서 문제분석에 중점을 둠, 관련 정보와 모델을 이용하여 문제해결에 필요한 상세한 분석결과를 제공함. 환자진료에 필요한 의사결정과정을 직접적으로 지원하는 것을 주목적으로 하며, 이를 위하여 주어진 환자의 특정 문제에 대한 의학지식을 적용하여 최상의 해결방안을 만들어 내고 이를 사용자에게 편리한 형태로 제공함. 병원의 처방전달시스템(OCS) 이 처방전달이라는 업무를 주로 다루는 업무처리시스템(TPS)인 데 비해 CDSS는 환자진료에 필요한 의사결정 과정을 직접적으로 지원하는 것을 주목적으로 하는 시스템임

[표 1-20] DSS와 CDSS의 비교

의사결정지원시스템(DSS)	의학적 의사결정지원시스템(CDSS)
· 지식경영시스템의 지식 가공/제공 형태 · 문제분석에 중점 · 관련 정보와 모델을 이용 · 문제해결에 필요한 상세한 분석결과 제공	· 환자진료에서 임상 진단 의사결정과정 · 컴퓨터가 직·간접 지원하는 시스템

(3) 의료 의사결정과정의 정보순환

의사결정과 관련된 행위는 관찰-추론-행동의 일반적인 세 단계로 구분됨. 의료분야와 타영역에서 관찰되며, 과학영역, 컴퓨터 처리과정, 공중보건사업에 적용 가능함

컴퓨터를 이용하여 자료를 처리하는 과정은 "자료입력→자료 분석→결과산출"이며, 일반 과학영역과 연구는 "측정→이론화→실험의 단계"임

의료에서는 환자에게서 수집한 여러 가지 의학자료가 관찰됨. 이를 가지고 추론하는 것이 진단이며, 치료하는 것은 행동단계에 해당됨. 공중보건 분야에서 지역사회 보건사업을 하는 경우, 지역사회 조사(survey)가 관찰단계에 해당되며, 여기서 나온 자료를 분석하여 지역사회진단을 내리는 것이 추론단계, 이에 따른 구체적 보건사업(intervention)을 실시하는 것이 행동단계에 해당됨

① 관찰

의료에서 관찰단계에서 얻는 것은 환자와 관련된 여러 자료인데, 이러한 자료들을 판단의 불확실성을 줄이고 진단이나 치료 목적에 맞는 유용한 정보로 바꾸는 것. 자료수집과정에서부터 컴퓨터는 중요한 역할을 수행함

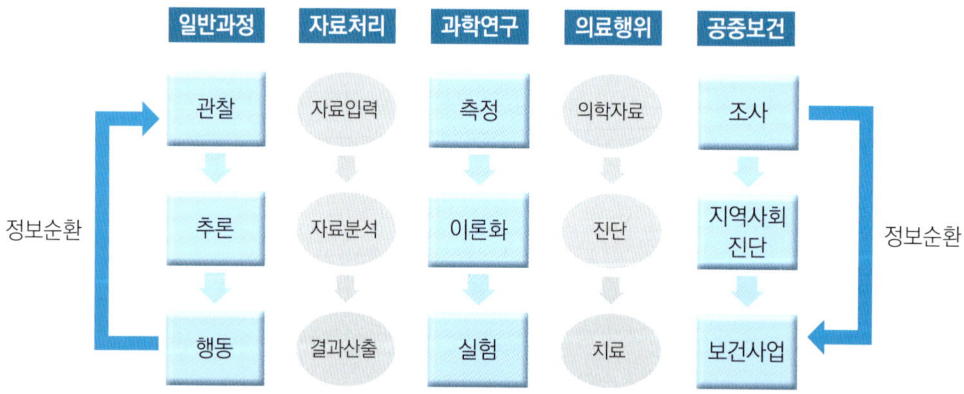

[그림 1-15] **의사결정과 관련된 행위의 3단계에서 나타난 정보 순환 과정]**

② 진단

의사가 환자를 진단하는 사고과정(혹은 간호사와 같은 의료인이 환자를 사정하는 과정)은 매우 복잡하여 한 마디로 정리하기 어려움. 의사는 환자로부터 얻은 자료로부터 불확실성을 줄이는 정보를 이끌어 내고, 이를 기존의 지식과 함께 활용하여 귀납적인 과정[일부는 연역적인 과정 또는 상정 논법적 추론과정(abduction) 포함]을 통하여 환자를 진단해야 함

③ 치료

치료는 진단과정과는 약간 다른 사고체계. 일반적으로 한 가지 질병에 대해서도 많은 치료방법이 있고, 치료방법마다 장단점이 있음. 어떤 치료가 최선의 치료가 될 것인가를 결정하는 과정은 의사들로서는 매우 곤혹스러운 결정과정임

(4) 의료 정보과정

자료는 아직 '특정 목적에 대해서 평가되어 있지 않은 단순한 여러 가지 사실 그 자체(fact itself)'를 말하며, 특정 문제에 대해서 개인 또는 집단이 의사결정을 내리기 위하여 자료를 평가 또는 활용할 때, 그 자료는 정보로 변함. 이러한 정보가 직접적으로 사용되어 가장 탁월한 의사결정을 내릴 수 있도록 일반화된 것을 지식이라고 하며, 이러한 자료, 정보, 지식의 진화과정을 정보과정이라고 함.

의사결정행위의 3단계와 정보순환은 이러한 정보과정을 나타낸 것이고, 이것을 일반적인 의료의 과정이 [그림 1-16]임. 즉, 정보의 환류가 발생함

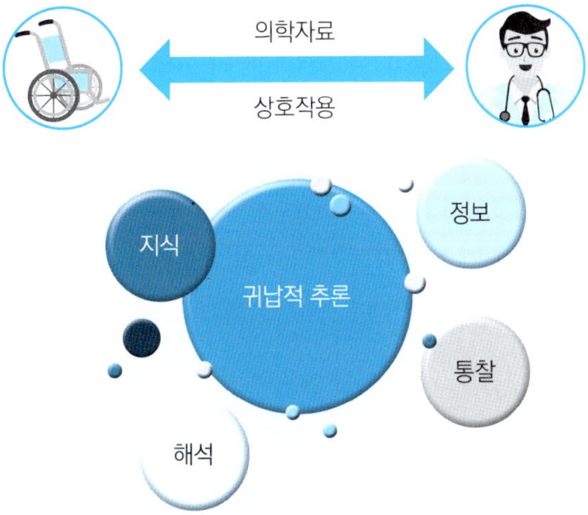

[그림 1-16] **의료의 정보과정 단계 모델**

(5) 의료분야의 컴퓨터 활용의 체계적 분류

자료, 정보, 지식으로 업무의 복잡성을 분류한 보건의료에서의 컴퓨터 벰멜(Bemmel)과 무젠(Musen)이 제시한 활용한 6가지 단계. 보건의료 분야에 컴퓨터가 활용되는 부분은 매우 다양함. 벰멜과 무젠은 보건의료에서의 컴퓨터 활용단계를 '업무의 복잡성'을 기준으로 6단계로 나눔. 1단계인 "의사소통과 원격통신"에서 6단계인 "연구와 개발"로 갈수록 점점 업무의 복잡성이 증가하게 되며, 컴퓨터로 업무를 처리할 수 있는 부분은 줄고, 인간의 활동 의존도는 증가한다는 의미임

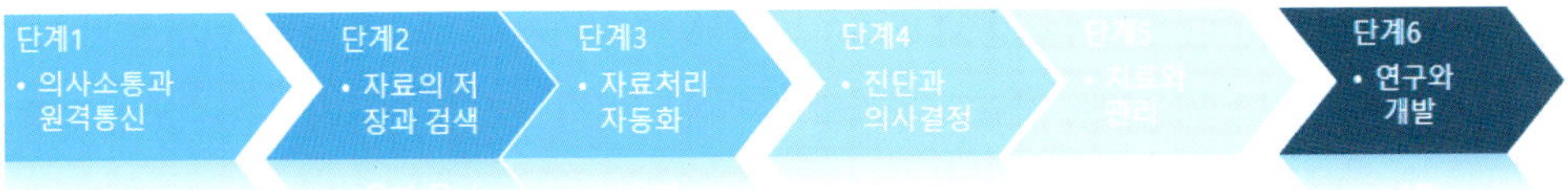
단계1
• 의사소통과 원격통신
단계2
• 자료의 저장과 검색
단계3
• 자료처리 자동화
단계4
• 진단과 의사결정
단계6
• 연구와 개발

[그림 1-17] **벰멜과 무젠의 보건의료 컴퓨터 활용 6단계**

4.4.2 의학적 의사결정지원시스템의 발전 방향

[표 1-21] 임상의사결정 및 임상적용의 어려움

임상의사결정의 어려움	CDSS의 임상적용 어려움
• 치료결과에 대한 불확실성 존재 • 불확실한 상황에서도 진료의사결정 실시 • 응급환자 시 최소한 검사결과 없이 진료 수행해야 하는 경우가 대부분	• 부적절한 대상 질병의 선정 • 지식습득 방법상의 문제 • 사용자(특히 의사)의 거부반응 • 법적 문제

(1) 지식습득방법의 선택

CDSS 개발에는 연구대상에 적합한 지식습득방법을 선택하는 것이 매우 중요하며, 가장 널리 쓰인 규칙에 의한 방법은 객관적이지 못하고 규칙이 복잡함. 최근에는 임상자료로부터 직접 지식을 추출해 내는 방법이 많이 연구되고 있는데 이 중에서 가장 대표적인 방법으로는 신경회로망, 사례기반추론(CB, Case Based Reasoning), 통계적 방법 그리고 최근에 각광을 받고 있는 데이터마이닝 등이 있음. 지식습득 모형의 예측력을 높이기 위해서는 우선적으로 질병의 특성을 대표할 수 있는 대상자의 선정과 이들의 최적의 특성을 선별해 이에 맞는 지식습득모형을 개발해야 함

(2) 시스템의 통합 및 타당성 검정

병원의 경우 병원정보시스템과 CDSS의 통합이 필요함. 전자의무기록(EMR)이 발달하면 더욱 효과적으로 의무기록정보를 습득할 수 있음. CDSS는 지식습득과 표현이 주목적이어서 데이터베이스의 관리나 사용자 인터페이스 부문은 취약하기 때문에 이를 보완하기 위해 다른 시스템과의 통합이 필요함. 병원의 경우 병원정보시스템과 CDSS와의 통합을 들 수 있는데, 이 두 시스템이 통합될 경우 방대하고 풍부한 환자정보와 임상지식을 병원정보시스템으로부터 직접 도출해냄으로써 규칙기반과 같은 종전의 주관적인 지식습득방법의 제한점을 극복할 수 있음.

(3) 사용자의 거부 반응

CDSS의 주사용자인 의사들이 컴퓨터가 진단하는 것에 대한 거부감이 있음. CDSS는 진단이나 치료방침 등 종전에 의사들이 독자적으로 의사결정을 해오던 분야에 직접적으로 영향을 미쳐 의사들로부터의 반발이 있을 수 있기 때문에 CDSS에 대한 이해와 연구 노력이 필요함

(4) 법적인 문제

시스템의 오동작으로 인한 의료사고 시 법적인 문제를 명확히 하는 것이 중요함. 외국의 경우를 보면 의료분야에 CDSS가 적용되는 사례가 증가할수록 이로 인해 발생한 의료사고의 수도 증가함. 따라서 CDSS와 관련된 법적인 이슈도 이 분야의 발전을 위해선 중요하게 다루어져야 할 과제임

4.4.3 의학적 의사결정지원시스템의 종류

(1) 종류

① 인공지능시스템(Artificial Intelligence System, AI)

인공지능이란 인간의 지능에 대응하는 기능을 컴퓨터로 실행하게 하는 기법임. 목표는 인간처럼 생각하고 스스로 학습하여 인간과 같은 지식의 컴퓨터시스템 생성하는 것

② 전문가시스템(Expert System, ES)

인간의 전문성을 요구하는 특정 응용분야에 관한 전문가의 지식을 인공지능기법을 이용하여 지식베이스에 저장, 추론기관(inference engine)을 용하여 전문가의 지식을 문제에 적용하여 해결책을 제시하고 사용자의 질의에 응답하는 시스템

③ 지식경영시스템(Knowledge Management System, KMS)

대규모 자료를 신속하게 처리하는기존의 정보시스템과는 달리 컴퓨터에 저장된 자료나 문서, 그래픽, 동영상, 모델, 노하우 등 다양한 형태로 조직 내에 분산되어 있는 지식을 효과적으로 저장·관리·활용하여 관리자의 의사결정을 지원하는 정보시스템

4.4.4 의학적 의사결정지원시스템의 주요사례

(1) 국외사례

① DENRAL: 1968년 미국의 스탠포드 대학에서 시작며, 어떤 물질의 구조를 알아내기 위하여 spectrum 사진과 핵자기 공명을 분석하는 프로그램

② Prospector: 상업적 용도로 개발된 광물탐사시스템으로 시추시 도움

③ MYCIN: 전문가시스템의 최초의 의학 분야에 응용된 경우이며, 뇌막염의 진단 및 치료에 대한 약제의 처방을 결정하는 프로그램

④ CADUCEUS: 카네기멜론 대학에서 개발한 시스템으로 500개의 내과분야 질환을 증상과 임상검사 결과로 진단하는 프로그램

⑤ Cortex: Cedarssinai 메디컬 센터에서 개발, 최초 개인용 컴퓨터에서 관상동맥 질환자의 Invasive Diagnostic Test를 결정하기 위한 프로그램으로 실제 환자의 데이터를 처리하여 Inductive Reasoning에 의하여 자동으로 규칙을 창출

(2) 국내사례

① 간호진단을 위한 신경망 모델

② 알레르기성 비염 시스템

③ 고혈압관리를 위한 전문가시스템

④ 베헐병 관리시스템

⑤ 지능형 임상병리 시스템

⑥ 단백질 정렬 예측 시스템

⑦ 폐암 진단(뷰노 메드) 시스템

4.5 지식습득방법

전문 지식 정보의 습득 및 갱신을 위해 지식을 효율적으로 제어할 수 있는 능력을 위해 지식 습득은 새로운 정보를 학습하고 습득된 정보를 효율적으로 사용할 수 있는 능력과 결부시킴

지식습득방법의 예측력을 높이기 위해서는 우선적으로 질병의 특성을 대표할 수 있는 대상자의 선정과 최적의 특성을 선별하여 데이터베이스를 구축 상황에 맞는 지식습득모형을 개발하며, 경우에 따라 혼합한 하이브리드형 모델을 개발

4.5.1 규칙기반추론(Rule-based reasoning)

규칙기반추론은 가장 오래 사용 보편화된 지식습득방법임. 추론과정에서는 비교일치(match), 선택(select), 실행(execute)의 3가지 단계가 반복적으로 적용

4.5.2 신경망

신경망은 인간이 뇌를 통해 문제를 처리하는 방법과 유사하게 문제를 해결하기 위해 컴퓨터에서 채택한 구조. 인간의 뇌가 기본 조직인 뉴런이 연결되어 일을 처리하는 것처럼, 수학적 모델로서 뉴런이 연결되어 네트워크를 형성할 때 이를 신경망이라 하며, 이를 생물학적인 신경망과 구별하여 인공신경망이라 함

4.5.3 사례기반추론

사례기반추론(Case-Based Reasoning, CBR)은 새로운 문제들은 과거의 문제와 비교분석하여 해결하고 그것에 대한 설명도 과거 경험을 기반으로 제공함. 사고방식을 일반 컴퓨팅에 적용한 모형으로 메모리를 이용하여 수많은 사례를 체계적으로 저장함으로써 추후에 직면하는 새로운 사례의 정보를 얻기 위해 과거 사례를 이용함

이 방식은 대상이 되는 문제에 관한 전문가와 상의하여 규칙을 추출하는 작업을 필요로 함. 사례기반추론(CBR)을 하려면 규칙을 작성하는 대신에 사례를 수집하여 데이터베이스에 저장해야 함. 의사진료 시 과거 경험에 의해 진단하는 것과 가장 유사한 방법으로 추론 DB에 좋은 사례가 얼마나 있는가에 따라 예측이 달라짐

4.5.4 데이터마이닝

대용량의 데이터로부터 이들 데이터 내에 존재하는 관계, 패턴, 규칙 등을 탐색하고 찾아내어 모형화해서 유용한 지식을 추출하는 일련의 과정을 데이터마이닝(DM, Data Mining). 대용량의 데이터 속에서 유용한 정보를 발견하는 과정이며, 기대했던 정보뿐만 아니라 기대하지 못했던 정보를 찾을 수 있는 기술을 의미. 데이터 마이닝의 적용 분야로 가장 대표적인 것은 데이터베이스 마케팅이 해당함

(1) 군집분석(clustering analysis)

주어진 자료들 중에서 유효한 것들을 몇몇의 집단으로 그룹화, 각 집단의 성격을 파악 자료 전체의 구조에 대한 이해를 돕는 방법. 대용량의 자료에서 자료들 각각의 관찰 값을 요약하는 것 보다 전체의 유사한 관찰 값들의 군집으로 구분 각 군집들의 특성을 파악하여 전체 자료에 대한 의미 있는 정보를 획득

(2) 의사결정나무 분석(decision tree analysis)

의사결정규칙을 나무구조로 도표화하여 분류와 예측을 수행하는 분석방법이며, 예측 과정이 나무구조에 의한 추론규칙(induction rule)에 의하여 표현

(3) 연관성 규칙(association rules)

자료 내에 존재하는 항목간의 유용한 관련 규칙들을 발견하여 사용하는 기법

[표 1-22] **데이터웨어하우스와 데이터마이닝의 차이점**

데이터웨어하우스	데이터마이닝
• 조직 내·외부 산재해 있는 다양한 데이터 중 • 경영진, 의사결정가, 분석가들 • 이들에게 의미있는 정보를 제공 • 이에 데이터 추출하여 분석과 관점 초점 • 재설계하여 구축한 데이터베이스	• 대용량 관측 가능한 자료 취급 • 일반화에 초점 • 고급통계기법과 기계적 학습 이용 • 데이터마이닝의 방법(군집방법/의사결정나무분석/연관성규칙)

4.5.5 통계적 방법: 공변량 분석법(Covariance Structure Modeling, CSM)

공변량 분석법은 세 집단 이상의 변수간의 관계를 설명하는 방법으로 측정변수뿐만 아니라 이론변수까지 포함하여 복잡하고 다양한 설명기능을 제공함. 즉, 관찰변수와 잠재변수 간 관계를 다루는 측정모형은 잠재변수 간 관계를 다루는 구조모형도인 동시에 분석해주는 기법을 말하여, 인과관계 주론을 위한 대표적인 분석기법으로 구조방정식 또는 잠재변수 모형으로 불림

4.5.6 통계적 방법(판별분석법, discriminant analysis)

판별분석법은 어떤 확실하지 않은 내용(종속변수)에 대해 그 내용을 간접적으로 표현해줄 수 있는 몇 가지 사항(독립변수)들의 관찰결과를 종합 판단 그 내용을 추정하는 방법

5. 병원의료정보

5.1 병원의료정보 개요

현대는 정보화 시대, 제2의 산업혁명의 시대, 혹은 급속도로 발전하는 지식화된 사회의 시대임. 전 세계의 컴퓨터 보급률이 급속도로 퍼져가고 있는 요즘 매일 업데이트되는 최신정보는 우리 생활의 질을 개선하고 있음. 의료 분야는 환자 질병에 대한 완치율을 높이기 위해 더욱 정밀한 의료기기가 필요해지고 있음. 컴퓨터는 자동성, 고속성, 정확성, 대용량성, 범용성 등의 특징을 가지고 있어 질병의 진단 및 치료에 대한 향상을 기대할 수 있으며, 기타 인간의 의사결정에 있어서도 매우 유용한 도구로 사용됨

정보(information)의 의미는 분산된 자료들을 조직적이고 체계성이 있게 정리해 둔 자료들 중에서 정보 이용자가 필요한 정보를 추출하여 이를 유용하게 이용하는 과정

사회적 변화에 따라 정보화 환경도 변화, 농경사회에서는 토지와 노동력이 자원으로서 중요한 가치가 있었고, 산업사회에서 자본과 기술, 오늘날의 정보화 사회에서는 정보와 지식이 막대한 자원으로서 실질적인 가치로 인정. 정보는 새로운 정보를 계속적으로 생산하면서 정보활용에 따른 지식정보 시스템으로 발전

의료정보화 사회는 최첨단 컴퓨터와 의료기기의 활용에 의해 의료인 및 환자를 보다 편리하게 해주는 사회. 지식정보화 사회에서 환자를 진료하기 위한 다양한 정보를 기술의 예는 다음과 같음

① 시간적, 공간적 개념을 없앤 사회

② 컴퓨터와 인터넷 및 통신기술을 이용하여 의료 정보를 가공 활용하는 사회

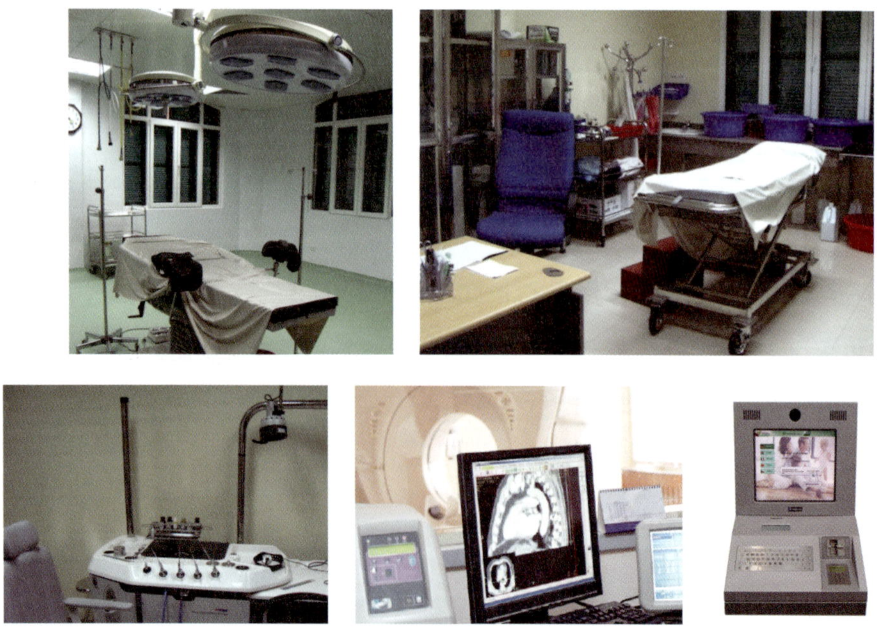

[그림 18] **의료기기 및 컴퓨터**

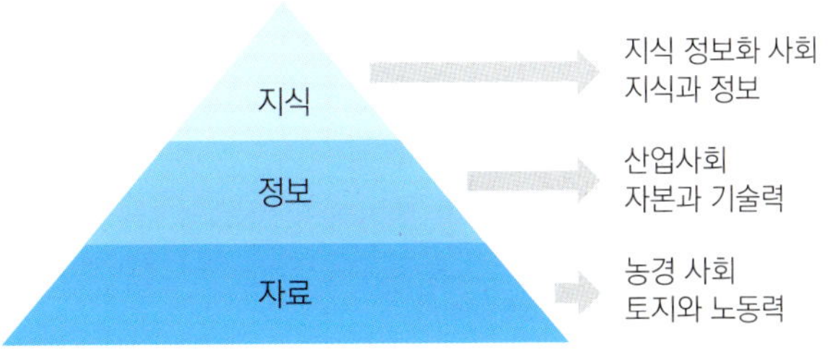

[그림 1-19] **사회환경변화**

③ 의료 지식 정보를 이용하여 의료 행위를 보다 편리
④ 다기능 체제로서 복잡한 업무를 단순화, 간소화 하는 사회
⑤ 정보기술의 발전으로 폭발적으로 증가하고 있는 다변화된 의료 정보를 원하는 의료인 에게 직접적으로 제공할 수 있게 해주는 사회
⑥ 도의 정보통신기술을 활용하여 가변적, 불확실성에 대한 명확한 지식 정보를 제시해주는 줌으로 관련 종사자들의 상황 대처에 쉽게 해결할 수 있는 사회
⑦ 환자 및 의료인의 욕구에 맞게 의료 정보의 고급화 및 다양화로 가는 사회
⑧ 인간의 지적, 창조적 활동을 위하여 풍부한 지식 정보를 제공해주는 사회
⑨ 정보 가공 및 활용에 있어서 동태적인 사회
⑩ 불특정화된 사회에서 지식 정보는 개인의 창의성을 중요시하는 사회

5.2 진료정보 및 정보분류

5.2.1 진료정보

진료의 정보화는 환자정보의 신속한 전달로 병원 내 전체적인 진료시간을 단축시킬 수 있으며, 환자의 불편한 과정을 단축시켜 환자에게 편의를 제공할 수 있음. 이러한 과정은 병원의 측면에서 보면, 처리하는 시간과 사용 인력을 절감할 수 있다는 장점이 있음. 또한 모든 환자 의료데이터를 컴퓨터 내에 기록하여 데이터베이스화할 수 있기 때문에 객관적이고 정확한 진료에 활용될 수 있음. 이러한 검사결과 및 처방전 전달을 위해서는 병원 내 각 부서가 병원 네트워크로 연결

5.2.2 정보분류

정보는 현재 사람이 활용할 수 있는 최소의 가치라고 정의. 이러한 정보는 각기 사용자의 활용 목적에 따라 그 형태에 맞게 다양하게 분류

(1) 사용목적에 따른 분류

① 경제정보: 경제적인 측면에서 사용하기 위한 수리적인 통계 예측 분석 결과
② 사회정보: 사회 전반에 걸친 사건이나 사실 등에 대한 실질적으로 평가
③ 문화정보: 인간의 문화생활에 필요한 정보로서 실질적인 자원의 정보로 자리 잡음으로서 인간의 문화적인 정보

④ 군사정보: 한 국가의 군사적 활동에 대한 필요한 자국과 타국의 군사적인 정보
⑤ 과학정보: 과학기술에 이용되는 법칙이나 규칙 등 과학적인 지식 및 데이터를 처리하는 것
⑥ 생활정보: 인간의 일상생활에 필요한 생활 도구 등
⑦ 의료정보: 특정 집단의 의료인 및 기타 관련 분야에 종사하는 사람들을 위해 관련 질병 및 의료 분야의 사례 분석 정보 등

(2) 대상에 따른 분류

① 인적정보: 기술적인 노하우는 인적사항에 대한 정보이다. 병원의 경우, 환자의 질병을 치료하기 위한 기본적 인적 정보로서, 의사나 간호사, 방사선사, 원무직원, 경영자 등
② 물적정보: 관측대상이 되는 물질이 가지고 있는 특징이나 성질에 대한 정보. CT나 MRI, PET 장비, 기타 관련 의료기기가 물적인 정보
③ 활동정보: 사회가 변화하면서 발생하는 일련의 사건이나 활동에 대한 정보. 의료인들의 의료행위나 환자의 질병을 치료하기 위해 관련자료 수집, 의료인의 컴퓨터 교육, 의료인들이 환자 질병을 시술하는 방법 개선, HIS 활용 등이 의료 분야 내에서는 하나의 활동정보

(3) 형태에 따른 분류

① 수치정보: 정보를 수치로 기록하여 나타낸 것
② 문자정보: 정보를 문자의 형태로 표시한 것
③ 구두정보: 인간의 언어로 전해지는 정보
④ 영상정보: 인터넷이나 TV를 통한 화면상에 표시된 정보

5.3 병원의료정보의 발전과정

5.3.1 병원 의료 정보 발전

1990년대는 병원정보시스템의 완숙기라고 할 수 있는데, 그것은 급속한 인터넷 통신기술이 발전되어 사용자 위주의 맞춤식 의료행위가 가능해졌다는 것. 재택진료나 인터넷상의 의료상담 등은 찾아가는 의료서비스가 실천되는 시점. 의료정보처리에 의해 다음과 같은 분야가 발전됨

① 의료 관련 정보 산업화, 의료 데이터베이스 구축 활용
② 체계적인 의료정보 산업화
③ 재택진료 및 맞춤식 의료서비스

5.3.2 병원 의료 정보 과정

한 내과의사가 만성 소화불량인 환자를 진료하기 위해 필요한 정보는 다음과 같음. 과거 환자가 어떤 증상으로 병원을 몇 번 방문했는지, 또는 다른 질병으로 병원을 방문한 적은 없는지를 먼저 파악함(과거자료). 이를 참고로 해서 현재 증상을 파악하고 질병을 진료를 실시함(정보처리). 이처럼 의사가 증상만 가지고 찾아온 환자를 신속하게 진료하기 위해서 그에 관련된 과거자료가 필요함. 이는 컴퓨터를 이용하여 자료입력부터 최종처리까지의 절차를 수행하여 자료를 정보로 활용할 수 있음

다음 그림은 입력, 처리, 출력 및 보조기억장치가 수행되는 과정을 한눈에 표시함

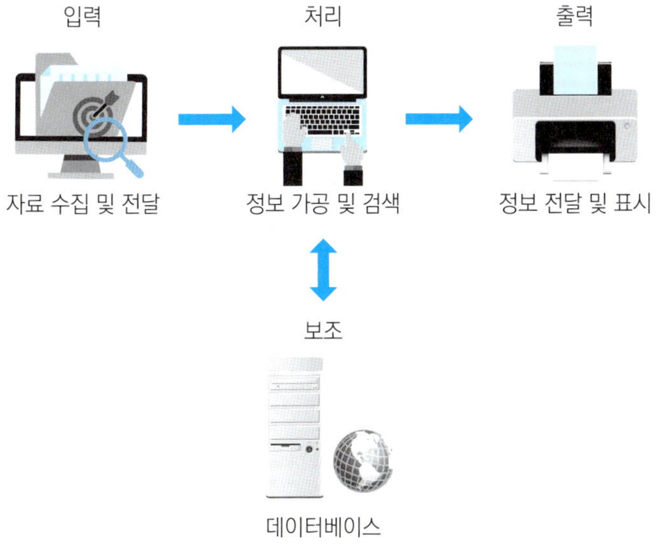

[그림 1-20] **컴퓨터를 이용한 의료행위 과정**

5.4 미래의 병원의료정보

5.4.1 향후 병원 의료 정보

① 의료정보에 대한 수요의 증대 및 다양화로 인하여 컴퓨터 이용이 날로 확산. 컴퓨터 이용기술의 발전으로 풍부한 의료정보를 선별하여 이용할 수 있음

② 의료정보 이용기술의 발달로 최신의 다양한 의료정보를 여러 필요한 의료인이 함께 공유하고 효과적인 생산효율이 가능해짐. 또한 지역 간 수준의 격차가 최소화됨.

③ 인간 중심으로 의료산업기술로 더욱 발달

④ 인터넷과 인트라넷의 발전으로 전 세계적인 의료정보 공유 및 병원들의 체계적인 전산화를 위한 발전으로 전개 개인 및 국가적으로 활용범위 확대

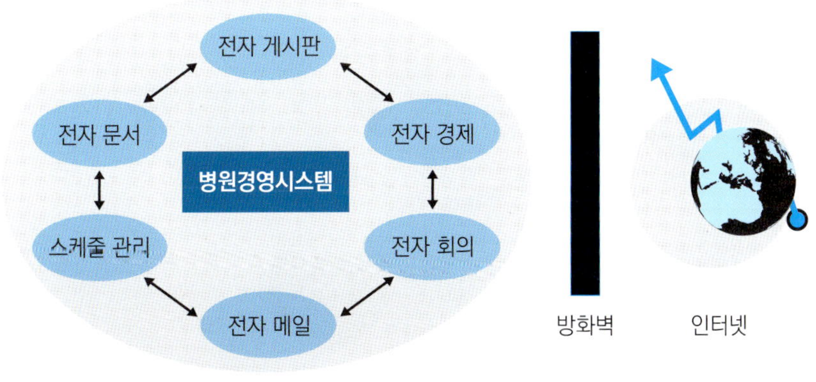

[그림 1-21] **병원 인트라넷 구조**

5.4.2 병원의료정보 중요성

현재 의료정보 발생량은 환자의 질병 및 의료 관련 정보들이 늘어남에 따라서 의료정보 발생빈도가 계속적으로 늘어남. 그에 따라 의료정보관리에 사용되는 비용도 점차적으로 증가되고 있음

선진 외국병원을 예를 들면, 의료정보관리에 사용하는 비용이 전체 비용의 20에서 40% 정도이며, 병원종사자들이 의료정보관리에 사용하는 시간은 전체 근무시간의 30% 정도임. 이 중 수간호사는 60%, 일반간호사는 40%로서 병원종사자들이 근무시간의 많은 부분을 의료정보관리에 사용하고 있음. 이와 같이 이미 병원종사자들이 정보관리에 많은 시간을 사용하고 있는데 의료기술이 발달하여 새로운 검사법이 개발되고 각종 검사결과가 자동으로 출력됨에 따라 정보의 발생량은 계속적으로 증가

또 다른 이유는 병원 간 경쟁으로 병원들은 환자가 재원 중에 환자진료의 문제점을 즉시 파악하여 대처하여야 함에 따라 환자가 퇴원한 후에도 이들 환자 정보를 분석하여 각종 문제점을 제시하는 의무기록과 업무의 중요성이 강화되므로 항상 환자관리를 위한 정보관리가 필요함

5.5 원격의료

원격지시의 의료종사자와 환자 의료인과 의료인, 의료기관과 의료기관 사이에 정보통신기술을 활용한 의료행위를 말함

① 거리와 시설을 초월한 고급 전문의료 혜택
② 의료의 질 향상으로 지역간의 의료격차 해소
③ 검사결과 판독 및 의료의표준화

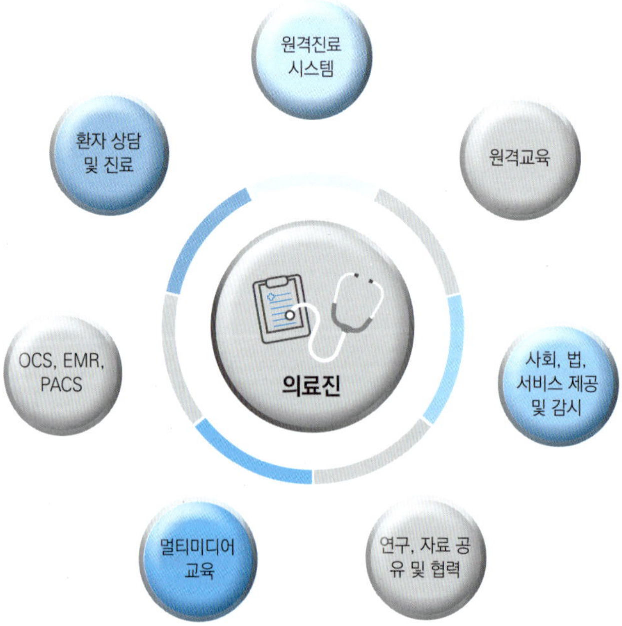

[그림 1-22] **원격의료 개념도**

④ 경제적이고 효율적
⑤ 지속적인 진료 및 환자에게 편의제공
⑥ 국가적 보건의료 행상에 도움
⑦ 지역 및 구가내에서 환자 정보공유
⑧ 의료의 세계화 촉진

5.5.1 원격의료(telemedicine)의 개념

정보통신 기술의 발전이 의료에 미치는 영향 중에 하나가 원격의료. 말 그대로 멀리 떨어져 있는 의료인과 환자 사이, 의료인과 의료인 사이, 의료기관과 의료기관 사이에 정보통신 기술을 활용하여 의료행위를 하는 것. 원격의료의 형태는 원격진단, 원격치료, 원격회의, 원격자문, 재택진료 등이 있음

(1) 의미

IT, 통신, 컴퓨터, 공학 등의 기술 등 정보통신의 다양한 기술들과 의료서비스가 융합된 응용분야로, 넓은 의미로는 원격의료는 의학영상, 소리, 동영상, 환자기록과 같은 전산화된 의료와 데이터를 한 지점에서 다른 지점으로 주고받는 것

(2) 원격의료와 의료에서의 초고속정보망

의료행위 자체의 상당한 부분은 정보를 다루는 작업이 차지함. 또한 의료행위 자체가 많은 정보를 발생하며, 정보는 의사가 대부분 독점하고 환자와 보험단체 및 국가가 일부를 공유할 정도로 폐쇄적으로 취급하고 있음. 의료정보의 특징 중의 하나가 시의성인데, 시의성은 필요한 정보가 필요할 때 신속히 활용될 수 있어야 한다는 것을 의미함. 이러한 특징을 살려 의료정보가 의료발전에 활용되려면 정보전달체계의 혁명적 발전이 필요하며, 이는 초고속망임. 특히 의료에서 중요한 데이터의 많은 부분이 영상데이터인데 이 영상데이터까지 초고속정보망을 통해 빠르게 전달이 가능해짐

(3) 우리나라의 원격의료 발전 내용

우리나라에서는 아직 초고속망이 일부 시범으로 설치활용단계는 아님. 계획은 국가전산망 계획하에 보건복지망을 설치. 정부는 이 망을 활용하여 보건의료 분야의 정보화를 조속히 확산시키기 위한 사업을 시행

(4) 우리나라 원격의료의 현황

의사와 환자 간 원격의료를 허용하는 내용의 의료법 개정안을 입법 예고한 보건복지부가 그간 개정안과 관련해 시민단체와 의료계 등이 제안한 의견을 반영해 개정안을 수정하고, 노인·장애인 등이 의료서비스를 보다 쉽게 접하게 하고 상시 관리로 만성질환자에 대한 치료효과를 높여나가기 위해 마련된 의료법 개정안은 동네의원 중심으로 원격 모니터링, 전문 상담·교육 및 진단·처방을 하고 의학적 위험성이 낮은 재진 환자들이 이용할 수 있도록 허용함

2013년 12월 발표된 의료법 수정안은 이러한 개성안을 바탕으로 하여 원격의료가 의료시장 질서를 저해할 수 있다는 우려를 반영하여, 원격의료만 행하는 의료기관의 개설·운영을 금지하는 내용을 추가하고 위반 시 형사벌칙을 부과할 수 있도록 함

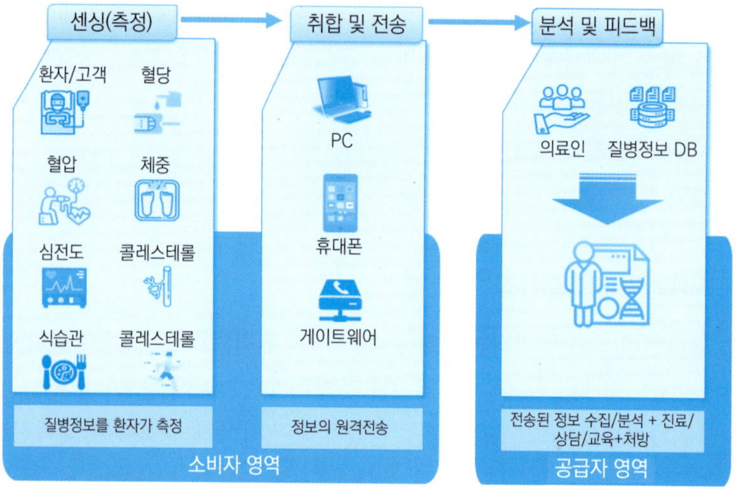

[그림 1-23] **우리나라 원격의료**

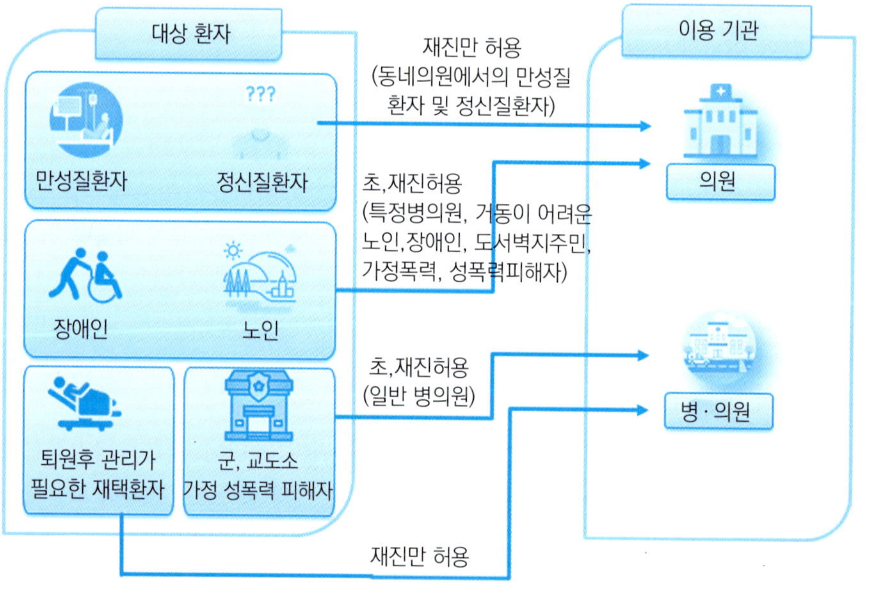

[그림 1-24] **원격의료 허용 의료기관 및 대상환자**

[표 1-23] **원격의료 도입 관련 의료법 개정안 수정 내용**

구분	입법 예고안	수정안
원격의료 전문의료기관 제한	규정없음	신설: 원격의료만 행하는 의료기관으로 운영 금지, 위반 시 형사벌칙
대면진료 원칙	규정없음	신설: 같은 환자에 대한 원격 진단 및 처방 시 주기적인 대면진료 필요
초진제한	규정없음	신설: 원격 진단 및 처방은 경증 질환에 한정. 신설: 노인, 장애인은 대면진료로 건강상태를 잘 아는 의사
병원급 원격의료대상자 축소	수술 및 퇴원 후 질병 상태 경과관찰이 필요한 재택환자	축소: 수술 및 퇴원 후 신체에 부착된 의료기기 작동상태 점검 및 욕창관찰 등 지속적 관리가 필요한 환자
시범사업 및 시행시기	시범 사업 근거 없음, 공포 뒤 1년 후 시행	신설: 시범사업 근거규정 연장: 공포 뒤 1년 뒤 시행

5.5.2 원격의료의 필요성

원격의료는 전 세계 수많은 사람들의 삶의 질을 바꾸어줄 수 있는 잠재력을 지니고 있음. 전문의료서비스를 받기 위해 멀리 떨어진 병원에 가야만 하는 환자들에게 전문적인 의료서비스를 보다 편리하게 받을 수 있다는 점은 과거에는 전혀 생각하지 못했던 새로운 수단을 제공함. 응급상황에서는 이러한 접근수단의 유무에 따라 삶과 죽음을 갈라놓는 결과가 발생하기도 함. 긴급하게 진단과 처방이 필요한 환자에게 있어서 원격의료는 매우 중요한 역할을 함. 원격의료는 또한 양질의 의료서비스의 혜택이 잘 미치지 않는 시골마을이나 개개인에게 폭넓은 의료서비스 제공해 줌. 게다가 낙후지역의 의료종사자들에게 지속적인 교육을 시킬 수 있고, 원격지의 전문가와 함께 환자를 진료할 수 있는 수단을 제공하기도 함. 재택진료는 원격진료의 가장 대표적인 한 부분이며, 만성질환자의 지속적 관리, 재택 노령자의 권리를 위하여 환자의 상태를 집에서 수시로 모니터링할 필요성이 있음

5.5.3 원격의료의 장.단점

[표 1-24] **원격의료의 장점**

환자 측	의사 측
• 전문의사와 신속한 접속 • 시간 절약 • 지속적인 진료 • 쉽게 자문 가능 • 조기 진단 • 총 의료비의 감소	• 의료인의 효율적인 시간 활용 • 진료영역 확대 • 지속적인 진료 • 영상 자료 데이터베이스 • 신속, 편리한 진료의뢰 및 자문 • 자료의 공유

① 현장의료

원격의료가 크게 활용될 수 있을 것으로 기대되는 부분이 전쟁 중의 손상을 입은 군인에 대한 진료 등 병원 밖의 현장에서의 진료

② 의료의 질적 향상

지역 내의 환자에 대한 일반적인 진료는 일반의가 담당하는데, 환자의 증상이 특이하거나 혼자의 판단이 어려운 경우에는 원격진료를 이용하여 진료정보를 교환하여 원거리의 전문의와 의견을 교환함. 또한 원격의료는 지속적으로 의학교육의 기회를 제공해 줌

③ 비용절감효과

원격의료 및 재택진료는 여러 가지 각도에서 지출되는 의료비용을 줄임

(3) 원격의료의 응용분야

① 응급환자의 초기 평가와 진단
② 이송단계에서의 자료 전송
③ 치료, 진단 및 수술환자의 추적조사, 투여약물 검사
④ 전문의가 없는 지역환자에 대한 진료 및 상담
⑤ 환자 병력에 의한 일상적인 건강상담 및 검사
⑥ 진단이미지의 전송
⑦ 만성질환의 관리
⑧ 의료정보의 전송
⑨ 공중보건, 예방의학 및 환자교육

(4) 원격의료시스템 응용기술

① 임상기술
② 의료교육
③ 정보관리
④ 의료행정서비스

(5) 원격의료의 요구사항

① 화상회의 대규모 파일전송 컴퓨터에 의한 실시간 데이터 시각화: 이를 위한 고속네트워킹
② 의학 및 교육 응용을 위한 네트워크화 된 슈퍼 컴퓨팅 자원
③ 네트워크에 의한 공동협력 및 교육을 위한 시스템
④ 인증, 프라이버시, 자금이체 등을 지원하는 프로토콜 및 기술
⑤ 병원, 대학, 정부연구소의 정보 시스템간 상호 연동
⑥ 긴급구조대가 사용하는 무선 멀티미디어 통신 가능 휴대용 장비
⑦ 음성 명령과 전자펜 등의 사용하기 쉬운 멀티미디어 사용자 인터페이스
⑧ 네트워크라인 통한 전자적 의료 행위를 허가하는 규제 환경

(6) 원격의료의 기대효과

① 지역 간 의료 질적 차이를 극복하고 한 차원 높은 진료를 가능
② 원격지(시골, 낙도 지역) 방사선 진단 가능
③ 의료진(방사선과 전문의)의 시간/공간 제약 극복
④ 응급상황 대응
⑤ 학술목적, 특수 질병, 희귀한 질병에 대한 상호 의견 교환
⑥ 의료비 지출 감소(불필요한 검사 및 중복검사 방지, 과도한 의료장비 투자비용 절감)

(7) 원격의료의 문제점

① 비용발생: 원격의료에 대한 비용 처리 부재, 비용·수익분석 부재
② 법·제도: 원격의료의 모든 행위에 대한 법제도 전무하여, 과실·안전성 문제에 대한 대책 마련 중
③ 기술적 장애: 표준화가 걸림돌, 통신망·고가의 의료장비 연동문제
④ 문화적 장애: 의사의 수용성, 거부감 문제

[표 1-25] **원격의료의 핵심내용**

원격의료의 필요성 및 응용	원격의료 장점 및 문제점
- 원격의료의 필요성 • 의료의 위치 종속성 극복 가능 • 상호 통합적 의료환경에 필요 • 필요한 의료정보: 정확/신속/편리하게 획득 - 원격의료의 응용분야 • 만성질환 관리 • 예방의학 및 환자 교육 • 응급환자 초기평가와 신난	- 원격의료의 장점 • 지역불균형 해소 • 지속적인 진료 가능 • 의사 진료영역 확대 - 원격의료의 문제점 • 표준화 문제 • 원격의료 비용처리 문제 • 의사의 수용성 및 거부감 문제

5.5.4 원격의료의 형태

(1) 재택진료

원격진료시스템을 활용하여 환자가 집안에서 의료기관의 진료를 받는 것

① 평생건강관리시스템

평생건강관리시스템은 재택진료센터에 있는 의사가 집에 있는 환자와 컴퓨터를 통해 쌍방향 대화 및 진찰을 할 수 있는 시스템

② 재택산전관리시스템

여성에게 임신이란 지속적인 건강관리를 받아야 하는 특수한 상황. 재택산전관리란 산모가 집에서 필요한 진료를 받는 형태를 말함

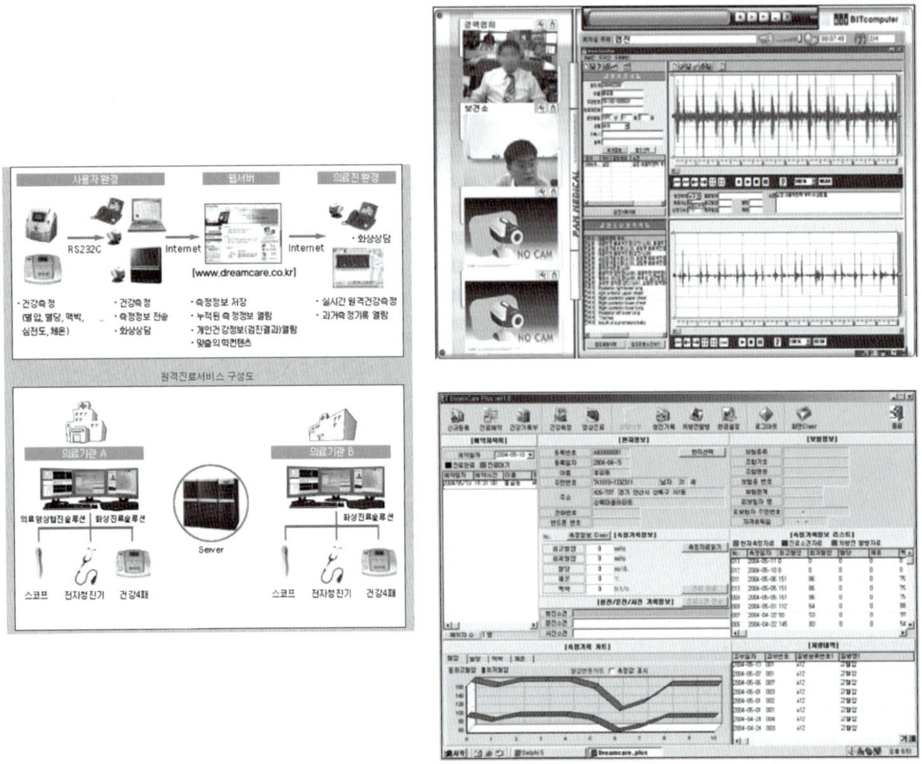

[그림 1-25] 서울대학교병원 가정의학과의 평생건강관리 시스템의 예

③ 치매환자관리시스템

홀로 집에 있는 치매환자, 특히 지방에 있는 환자에게 유용하다. 환자의 집에 응급 호출장치를 설치하여 임상적인 문제나 인식장애로 인해 사고가 발생할 때에 응급호출센터에 상근하는 숙련자가 즉각 대처.

(2) 원격진료회의

원격 진료회의는 음성과 동영상을 상대방의 얼굴을 보면서 동시에 의견을 나눌 수 있는 원격 화상회의를 의료분야에 적용

(3) WEB PACS(Picture Archiving and Communications System)

PACS는 DICOM 규격에 따라 이미지 데이터를 저장, 관리하고 있으며 10Mbps와 100Mbps급의 Ethernet을 통해 의료영상획득기기들, 진단방사선과, 각 임상 의사들을 하나로 연결하는 시스템. Web PACS는 인터넷을 통하여 다 지역 간의 의학영상의 저장 및 전송을 가능하게 하는 시스템. 방사선 전문의가 자신의 병원에서 촬영한 환자의 영상을 자신의 진료실뿐만 아니라 집이나 혹은 타 지역에 방문 시에도 볼 수 있게 해주는 시스템.

(4) 원격교육

지역의료인들에 대해서 상대적으로 높은 수준의 전문가들이 원격 의료시스템을 통해 재교육을 실시하는 시스템

(5) 인터넷 가상병원

인터넷의 인기 속에 각 병원들은 증상에 대한 간단한 설명과 함께 환자들의 전자메일을 통한 상담

(6) 원격진단(Teleradiology)

원격진단은 원거리간의 의료인 및 의료기관 사이에 전문적인 의견교환을 위해 사용되는 시스템. 원격진단의 요소는 원격화상회의, 원격방사선진단, 원격병리진단(telepathology)로 구성되고, 원격방사선진단이란 정보통신망을 통해 한 곳에서 촬영한 환자의 영상을 다른 곳으로 전송하여 진단케 하는 방식을 의미함

① 외국의 현황

미국 등 선진국에서는 실용화 단계에 접어들어 미국만 해도 20여 개 주에서 원격의료 프로젝트가 수행되고 있음

유럽에서는 EU 지원하에 TELEMED 프로젝트를 수행 중에 있으며, 유럽 내의 각 나라 간의 의료데이터 전송 및 원격진료 환자의 질병 진단을 위한 원격토의 등이 시험단계에 있음. 독일, 노르웨이 등에서는 일부 상용단계임

일본에서는 정보 슈퍼하이웨이 구축의 일환으로 정보화추진연대본부를 정부 내에 설치해 병원과 가정을 비디오로 연결하는 재택의료시스템 계획과 진료소와 전문병원을 연결하여 CT 등의 의료영상을 전문의가 원거리에서 진단하는 원격방사선 진단 시스템의 계획을 세움

② 국내 현황

원격영상 진단은 1988년 한국통신의 지원으로 서울대학교병원과 연천보건소 간에 시범사업으로 진행함. 1994년 경북 울진 의료원과 경북의대병원 전남 구례 보건의료원과 전남의대 병원 간에 T1급 케이블을 연결하여 환자와 의사, 의사와 의사가 대화를 나누며 진료할 수 있는 원격의료시스템을 구축함.

③ 원격진료 유비쿼터스(ubiquitous)

유비쿼터스는 "어디에나 있는, 아주 흔한"이라는 뜻으로서, 원격진료 유비쿼터스는 의료가 병원 외 일상생활의 모든 환경 또는 어느 장소에도 존재한다는 의미임. 환자, 노약자, 장애자들이 거처하는 주택을 대상으로 재택의료 및 모니터링을 하는 것을 의미함

(7) e-Health

인터넷 및 정보시스템과 결합된 의료의 형태를 의미함. 무선인터넷 등이 발달하기 전에 널리 사용된 발로, u-Health와 종종 혼용되기도 하나 u-Health를 구성하는 하나의 요소임. e-Health는 인터넷의 발전과 함께 사용되기 시작함. 인터넷 및 정보기술과 보건의료의 만남으로 e-Health라는 개념이 만들어졌으며, WHO는 2004년 보건분야에서 보건의료를 지역 및 원거리에서 지원하기 위하여 디지털 데이터를 활용하는 것으로 정의

① e-Health 문제점

· 개인의 정보가 타인에게 유출될 문제

· 보건의료정보에 대한 보안 문제

· 윤리성과 자료의 신뢰성 문제

(8) u-Health

원격진료가 인터넷의 발전으로 e-Health라는 개념으로 발전되었듯이 최근 유비쿼터스 기술의 발전으로 인해 e-Health가 u-Health라는 개념으로 진화함. u-Health는 정보통신기술 환경을 이용하여 언제 어디서나 건강상태의 수집, 처리, 평가, 진단, 치료를 위한 모든 활동 즉, 보건의료와 IT의 연결 서비스.

(9) u-Healthcare

온라인으로 치료받을 수 있는 원격 의료기술을 활용해 시공간 제약없이 의료서비스를 받을 수 있는 건강관리 서비스

Chapter 01 의료정보 기초 예상문제

01 다음 중 보건의료정보화의 정의로 올바른 것은?

① 데이터를 사용목적과 사용자의 수준에 맞도록 처리, 가공한다.
② 도구 및 시스템이 물질과 에너지를 효율적으로 사용할 수 있도록 처리 한다.
③ 물질에 다양한 의미를 부여해서 유용한 가치를 높이는 것이라고 할 수 있다.
④ 의료인이 환자를 다루는 의료과정에서 잘 정의된 하나의 정보 과정이라 할 수 있다.

정답 ④

02 다음은 생명의료정보학에 대한 설명으로 올바른 것은?

① 의학정보의 이론적 기반을 연구하는 분야
② 임사과정에 초점을 맞춘 학문 분야생체 정보
③ 컴퓨터공학을 이용하여 생명현상을 연구하는 분야
④ 생명의 존엄성과 가치를 연구하는 분야

정답 ③

해설 생명의료정보학:의생명현상 연구 도구로서의 의료정보학

03 다음은 국내 의료정보화의 역사를 연대순으로 맞게 나열한 것은?

Ⓐ 의학분업실시	Ⓑ PACS연구활성화외 대형병원 OCS 일반화
Ⓒ 의료보험수가시스템 도입	Ⓓ 개인 병원급 의료보험 수가 시스템 도입 활성화

① Ⓐ-Ⓑ-Ⓒ-Ⓓ
② Ⓓ-Ⓐ-Ⓑ-Ⓒ
③ Ⓐ-Ⓑ-Ⓓ-Ⓒ
④ Ⓒ-Ⓓ-Ⓑ-Ⓐ

정답 ④

해설 A:2000년 7월 B:1990년대 중반 C:1980년대 D:1990년대 초

04 다음 중 의료정보학의 대상 범위가 아닌 것은?

① 환자정보
② 임상정보
③ 병원관리
④ 의료통계

정답 ①

해설 의료정보학의 대상범위:임상정보, 병원관리, 의료통계, 보건복지, 보건의료망, 컴퓨터보조교육 등

05 다음 중 의학지식 진화과정 중 가장 상위에 위치하고 있어 마지막 진화단계에 속하는 것은?

① 실체
② 데이타객체
③ 정보객체
④ 지식

정답 ④

해설 지식 → 정보객체 → 데이터객체 → 실체

06

의학의 연구방법 중 원래의 자료를 이용하여 직접적으로 연구하는 1차 연구에 속하지 않는 것은?

① 무작위비교시험 ② 메타분석
③ 환자-대조군연구 ④ 증례보고

정답 ②

해설
- 1차연구 : 무작위비교시험, 코트연구, 환자-대조군 연구, 단면조사 연구, 증례보고
- 2차 연구방법: 체계적분석, 비체계적분석 , 메타 분석

07

의학의 연구방법 중 다음 제시된 연구방법을 설명하는 것은?

"폐암에 걸린 환자와 다른 요소들은 환자군과 비슷하지만 폐암에 걸리지 않은 사람을 별도로 정한 후 과거에 담배를 피운 경력을 조사한다"

① 무작위비교시험
② 코호트연구
③ 환자-대조군연구
④ 증례보고

정답 ③

해설
- 환자 대조군연구: 질환을 보이는 환자와 적절하게 선택된 질환이 없는 사람을 여거가지 가능한 위험 요소들에 대해서 서로 비교하는 방법
- 환자 대조군: 특정 질병을 갖고 있는 환자와 질병이 없는 집단을 비교하여 질병관련 요인에 대한 단서를 파악

08

다음 중 진료 의사결정과정에 포함되지 않은 것은?

① 상담단계 ② 관찰단계
③ 진단간계 ④ 치료단계

정답 ①

해설 관찰, 치료, 진단

09

다음 진료 의사결정과정 증 진단검사를 시행하는 목적이 아닌 것은?

① 확실한 진단을 얻기 위하여
② 임상적으로 의심되는 진단을 확인하기 위하여
③ 의료상의 법적 뒷받침을 위하여
④ 환자의 의사결정에 도움이 되는 주관적인 자료를 제공하기 위하여

정답 ④

해설 주관적인 자료는 자신의 경험과 개인의 생각이 개입이 되어진 자료이고 진단검사(혈액검사, CT)에 나온 데이터 수치들은 객관적 자료

10

다음 설명하는 개념의 의미를 정확하게 표현하고 있는 것은?

'국가적인 차원의 보건의료정책을 위한 자료 제공에서부터 각종 보건의료사업 종사자들에 대한 정보제공과 각 분야의 실무 종사자가 필요로 하는 정보제공의 역할을 포함하는 개념'

① 지식정보화 ② 의료정보화
③ 보건의료산업 ④ 보건의료정보

정답 ④

11 **보건의료정보의 분류 중 '환자의 상태와 의료행위에 대한 정량적 정보'를 표현하는 분류항목은?**

① 코드정보 ② 수치정보
③ 텍스트정보 ④ 지식정보

정답 ②

해설
- 코드정보: 환자의 병상태에 의료행위에 대한 분류적 정보를 코드화하는 정보
- 수치정보: 환자의 병상태와 의료행위에 대하여 정략적으로 나타낸 정보
- 텍스트정보: 환자의 징후 소견 등을 통상 문장으로 서술된 환자의 정보

12 **의무기록에서 가장 일반적으로 사용되는 자료 수집원 지향식 의무기록의 임상정보 수집 단계에 시행되지 않는 것은?**

① 문진 ② 처치
③ 이학적 검사 ④ 임상검사

정답 ②

해설 처치는 임상정보를 수집한 다음에 시행하는 행위

13 **다음 중 보건의료정보학의 분류로 적합하지 않는 것은?**

① 진단의료정보학 ② 기초의료정보학
③ 임상의료정보학 ④ 생명의료정보학

정답 ①

해설 의료정보학의 분류:기초의료정보학, 임상의료정보학, 생명의료정보학

14 **다음 중 보건의료정보시스템 중 PACS의 구성요소로 적합하지 않는 것은?**

① 영상획득부 ② 영상저장부
③ 영상조회부 ④ 영상출력부

정답 ④

해설 PACS의 구성요소: 영상획득부, 영상저장 및 관리, 영상조회부, 통신망

15 **다음 의료정보학에 대하여 올바르게 설명하고 있는 것은?**

① 의료정보학의 응용은 병원에서 환자 진료에만 한정하여 적용하는 학문 분야이다.
② 의료정보학은 환자진료 의학교육, 의학연구, 의료경영에 필요한 정보를 효율적으로 체계화하여 관리하는 학문이다.
③ 정보과학, 컴퓨터공학, 의공학, 기초의학, 인지과학, 교육심리학 등과 경쟁관계에 있는 학문이다.
④ 의료정보학은 컴퓨터와 통신기술을 실제 임상에서 응용하는 것을 의미하지는 않는다.

정답 ②

16 **다음 중 의료정보화의 대상범위 중 가장 거리가 먼 것은?**

① 진료평가 ② 원격의료
③ 의학영상 ④ 병원정보

정답 ①

해설
- 임상정보(의무기록, 각종 병리검사, 생체신호, 의학영상),
- 병원관리(병원경영정보, 의약품 관리, 의료기기관리, 의료통계, 보건복지, 보건의료망, 컴퓨터보조 교육

17 **일상의 의료행위나 의료연구에서 정보를 관리하고 접하는데 있어서의 어려움에 해당되지 않는 것은?**

① 임상정보의 수집 ② 정보교환
③ 돌발 상황에 대한 대처 방안 ④ 의학교육의 입문

정답 ④

해설 의료정보의 문제점 : 임상정보의 수집, 임상적 추론에 있어서 확률적용, 정보교환, 새로운 의학 지식에 대한 보수교육, 의료시술시 접하는 의문에 해답, 돌방상황에 대한 대처방등의 어려움이 있다.

18 **다음 중 문헌 검색에 있어서 1차 자료보다 효율적으로 검색할 수 있는 2차 자료 유형이 아닌 것은?**

① 색인(index) ② 논문(theses)
③ 개요(synopsis) ④ 초록(abstract)

정답 ②

해설
- 1차자료: 단행본, 연속간행물, 참고도서, 연구보고서, 회의자료, 정부간행물, 특허장, 학위논문등
- 2차자료: 색인, 초록, 개요

19 **다음 중 정보의 속성에서 정보를 보는 관점이 아닌 것은?**

① 구문론적 관점(syntactic) ② 의미론적 관점(semantic)
③ 다양론적 관점(diversify) ④ 실용적 관점(programatic)

정답 ③

해설
- 구문론적 관점:샤논이 정의한 정보는 발생확률의 대수값에 음의 부호를 붙인 정략적 정의
- 의미론적 관점:환자에 대한 어떤 정보가 있을 때와 없을 때 판단이 서로 다르게 나타난다면 이 때 두 진단 사이의 함수 관계가 정보가 됨
- 실용적 관점 : 정보를 활용하여 궁극적으로 무엇을 이루었는가에 대한 것

20 **다음에서 의학지식의 진화과정에서 사용하는 방법이 아닌 것은?**

① 정보의 체계화 이용 ② 귀납적 방법론
③ 데이터마이닝/데이터웨어하우징 ④ 연역적 방법론

정답 ④

21 **다음 중 환자기록의 전산화 목적에 관하여 잘못 설명한 것은?**

① 질병의 예방, 진단, 치료, 재활 등의 환자관리에 있어서 효율성 증대
② 역학조사를 포함한 의학 연구에 기초 자료로 활용 증대
③ 동일한 치료에 대한 다양한 결과 기대
④ 병원 계획 수립 및 자료에 근거한 경영에 기초 자료로 활용 증대

정답 ③

22 **다음 중 정보화 사회 조직의 조직변수에 따른 환경변화에 대해 적절하지 않은 것은?**

	조직변수	정보사회 이전	정보사회
①	환 경	안정적, 예측적	가변적, 불확실성
②	기 술	단순, 정태적	복잡, 동태적
③	의사결정	정형적, 창의적	비정형적, 반복적
④	업 무	일상화, 생산성중시	비일상화, 창의성 중시

정답 ③

해설 의사결정:정형적, 반복적 → 비정형적, 창의적

23 다음은 기초의료정보학에 대한 설명으로 올바른 것은?

① 임상과정에 초점을 맞춘 학문 분야생체 정보
② 컴퓨터공학을 이용하여 생명현상을 연구하는 분야
③ 생명의 존엄성과 가치를 연구하는 분야
④ 의학정보의 이론적 기반을 연구하는 분야

정답 ④

해설
· 임상의료정보학:임상과정에 초점을 맞춘 학문 분야생체 정보
· 생명의료정보학:컴퓨터공학을 이용하여 생명현상을 연구하는 분야

24 다음은 의료정보학에 대한 설명으로 적합한 것은?

> 의료정보학은 환자진료, 의학교육, 의료경영, 보건복지 등에 필요한 각종(㉮)을(를) 효율적으로 (㉯)하여 관리하는 학문이라고 할 수 있다.

① ㉮ 지식, ㉯ 분류화
② ㉮ 정보, ㉯ 단일화
③ ㉮ 정보, ㉯ 체계화
④ ㉮ 정보, ㉯ 획일화

정답 ③

25 다음 중 PACS에 대한 설명으로 올바르지 않은 것은?

① Picture - 의료기관에서 발생하는사용되는 모든 영상을 의미한다.
② Archiving - 의료영상들을 디지털 상태로 받아 컴퓨터에 저장하는 것을 의미한다.
③ Communication - 의학영상을 보고 진단을 하는 과정을 의미한다.
④ System - 하드웨어, 소프트웨어, 통신 네트워크, 타 기종간의 인터페이스를 포함하는 시스템을 의미한다.

정답 ③

해설 Communication: DICOM을 지원하는 통신프로토콜을 준수하는 의료영상의 교환

26 다음의 국제 의학 문헌 검색에 대한 설명 중 올바르지 않는 것은?

① 메드라인은 인쇄본(Index Medicus), 온라인, CD-ROM의 형태로 서비스되고 있다.
② Excerpta medica는 유기화학과 무기화학을 격주간으로 매주 발간하고 있다.
③ PubMed는 NLM에서 개발된 Medline의 무료검색을 위한 검색도구이다.
④ 메드라인은 MEDLARS(Medical Literature Analysis and Retrieval System) on the Line 약자이다.

정답 ②

27 다음 중 환자기록의 전산화 목적에 관하여 올바르게 설명한 것은?

① 질병의 예방, 진단, 치료, 재활 등의 환자관리에 있어서 효율성 증대
② 역학조사를 포함한 의학 연구 결과를 기록 및 보관
③ 동일한 치료에 대한 동일한 결과를 기대하기 위하여
④ 병원 계획 수립 및 경영이외의 진료에만 활용하기 위하여

정답 ①

28 **다음은 무엇에 대한 설명인가?**

'환자로부터 얻어진 데이터로부터 그 공통의 특성을 파악하여 일반화되고 구조적으로 정의된 질병을 진단하는 과정에 사용되는 방법'

① 귀납적 방법론 ② 근거 중심 의학
③ 연역적 방법론 ④ 데이터마이닝

정답 ①

29 **의사의 최고의 연구근거를 바탕으로 의사의 숙련도와 환자의 가치관을 반영하여 진료에 접목시켜 사용하는 방법은?**

① 귀납적 방법론 ② 근거중심의학(EBM)
③ 연역적 방법론 ④ 데이터마이닝(DM)

정답 ②

30 **다음에서 정보의 가치이론을 잘못 설명한 것은?**

① 샤논이 주장한 정보는 인간이 결정을 내리거나 행위가 가능하도록 해주는 실제의 구조에 환한 진술이다.
② 경영정보학에서 정보는 수신자에게 의미 있는 형태로 처리된 자료로서 현재 또는 미래의 행동이나 의사결정에 실체적 혹은 지각된 가치를 갖는다고 하였다.
③ 통계적 정보가치 이론은 의사결정이론의 한 영역에 정보를 수신한 사람이 가치를 갖는다는 것이다.
④ 의사결정이론에서 정보의 가치는 획득된 정보에 의하여 바뀐 행위가 의사결정자에게 주는 가치의 변화로 나타나는 정보의 가치로부터 그 정보를 획득하는데 들어가는 비용을 뺀 것이다.

정답 ①

해설 샤논은 정보를 확률 과정으로 파악하여 정보내용

31 **다음에서 근거중심의학을 최초로 사용한 사람은?**

① 고돈과 가야트(Gordon & Guyatt)
② 위너(Wiener)
③ 벰멜과 무젠(Bemmel & Musen)
④ 쿠크란(Aychic Cochrane)

정답 ①

32 **다음에서 정보의 가치는 어떤 상황에서 최상의 가치가 있는가?**

① 일반적으로 정보의 가치는 확실한 상황에서 최상의 가치를 갖는다.
② 일반적으로 정보의 가치는 그 의미가 명료한 상황에서 최상의 가치를 갖는다.
③ 일반적으로 정보의 가치는 불확실한 상황에서 최상의 가치를 갖는다.
④ 일반적으로 정보의 가치는 획득한 비용이 많은 상황에서 최상의 가치를 갖는다.

정답 ③

해설 정보의 가치 : 일반적으로 불확실한 상황에서 최상의 가치를 갖는다.

33 **다음 중 정보의 가치조건에 대한 설명 중 틀린 것은?**

① 소유조건 : 정보소유자는 정보를 전파하는 것을 통제하여 정보가치에 영향을 준다.
② 형식조건 : 정보는 이용자가 원하는 형식일수록 가치를 갖는다.
③ 시간조건 : 이용자가 원하는 시간에 존재해야 가치를 갖는다.
④ 장소조건 : 정보는 접근하기 어려울수록 가치를 갖는다.

정답 ④

해설 장소조건 : 정보는 쉽게 접근할 수 있는 곳에서 전달되어야 가치를 갖는다.

34 **다음의 설명은 어떤 유형의 코드 특성을 나타내는가?**

"성격이 다른 코드들을 조합하여 사용함으로써 많은 경우의 수를 만들어 낼 수 있다."

① 숫자코드(number codes)
② 연상기호코드(mnemonic codes)
③ 계층구조코드(hierarchical codes)
④ 조합코드(combination codes)

정답 ④

35 **다음 중 분류에 대한 설명으로 적절하지 않은 것은?**

① 사용자가 코드들을 조합하여 새로운 양상을 표현할 수 있다.
② 복잡한 집합적 대상을 구분하는 방법이다.
③ 개념의 순차적인 체계로 함축적이고 명백한 원리를 적용한다.
④ 지식의 확장에 중요한 역할을 수행한다.

정답 ①

36 **다음 분류체계에 대한 설명 중 틀린 것은?**

① SNDO는 신체부위와 원인에 의해 분류된 진단용어 체계이다.
② ICD-9-CM은 ICD-9의 임상용 수정판을 의미한다.
③ SNOP는 국소학, 형태학, 병인, 기능의 4축으로 된 병리학의 명명법이다.
④ SNOMED는 병의 여러 가지 특성에 대한 코딩은 불가능하다.

정답 ④

해설 11개의 축:T M F L C A J S D P G

37 **다음은 의료정보 질 평가 기구에 대한 설명이다, 바르게 짝지은 것은?**

① HON CODE : 1995년 창립되어 스위스에 본부를 두고 있는 국제기구
② HITI : 원래 방송, 신문 같은 매체에서 의료정보를 평가하기 위해 개발
③ DISCERN instrument : 유럽에서지원하는 프로젝트
④ MedCERTAIN : 신뢰도, 내용, 목적, 링크, 디자인, 상호성, 경고로 평가

정답 ①

38 **다음 중 ICD에 대한 설명으로 적합하지 않은 것은?**

① 병인(etiology)에 근거 둔 실병 분류체계이다.
② 환자기록의 개념을 위한 원형적 코드체계이다.
③ 1900년에 초판을 발행하여 현재까지 수정 없이 사용되고 있다.
④ WHO에서 관리하고 있다.

정답 ③

39 **다음 중 어휘록에 대한 설명 중 틀린 것은?**

① 특정 분야에서 사용되는 특수용어 및 개념을 모은 목록이다.
② 표준화된 용어의 사용 활성화에 방해가 된다.
③ 진단용어 목록이나 임상병리검사용어 목록 등을 예로 들 수 있다.
④ 실용적 목적으로 이미 사용하고 있는 동의어를 포함하기도 한다.

정답 ②

40 **다음 중 명명법에 대한 설명으로 맞는 것은?**

① 의학 개념에 따라 코드가 할당된다.
② 사용 가능한 코드가 미리 정해진다.
③ 사용자에 의한 코드 결합을 허용하지 않는다.
④ DB에서 명명법에 의존한 자료 추출이 매우 용이하다.

정답 ①

41 **다음 중 SNOMED에 대한 설명 중 틀린 것은?**

① SNOP를 기초로 만들었다.
② SNOMED II는 7개의 축을 가진 코드체계이다.
③ 조합코드 등을 사용한 좀 더 복잡한 의학개념의 형성이 불가능하다.
④ ICD-9-CM 진단용어들의 대부분이 SNOMED International의 질병/진단 모듈에 나타나 있다.

정답 ③

42 **다음 중 불확실한 상황에서 의사결정방법에 대한 설명 중 틀린 것은?**

① 최소이익의 극대화 방안은 최악의 상황에서도 최선의 결과를 보장하는 행동으로 결정하는 것으로 가장 소극적인 의사결정 방법이다.
② 최대후회의 극소화방안은 각 행동의 결과로 발생하는 최소후회들 중에서 최대후회가 되는 행동으로 결정하는 의사결정 방법이다.
③ 확률적 유추방법은 각각의 선택에서 성공 또는 실패할 확률을 유추하고 생존의 기댓값을 비교하여 결정하는 의사결정 방법이다.
④ 최대이익의 극대화 방안은 실패할 경우를 전혀 고려하지 않는 반면에 성공할 경우에는 최대이익이 가능한 의사결정 방법이다.

정답 ②

43 **다음 중 치명적 질병의 경우 보다 많은 생명을 구하기 위하여 다음 중 어떤 판정을 엄격하게 적용하여야 하는가?**

① 진양성 ② 진음성 ③ 위양성 ④ 위음성

정답 ④

44 **임상검사의 정확도는 민감도와 특이도로 나누어 사용하는데, 다음 중 민감도나 특이도에 대한 설명으로 적절한 것은?**

① 특이도는 질병/보균자를 검사하여 음성판정을 받은 비율이다.
② 특이도는 무병/무균상태에서 양성판정을 받은 비율이다.
③ 민감도는 무병/무균상태에서 음성판정을 받은 비율이다.
④ 민감도는 질병/보균자를 검사하여 양성판정을 받은 비율이다.

정답 ④

45 **다음 설명은 보건의료정보표준의 형태 중에서 무엇을 설명한 것인가?**

임상검사정보시스템 개발과 같이 특정분야의 관심이 있는 전문가 집단에서 개발의 편이를 위해 표준안을 개발하여 상호동의에 의해 사용된다.

① 특수목적형 표준 ② 산업형 표준
③ 정부주도형 표준 ④ 사용자 동의형 표준

정답 ①

46 **다음 설명은 보건의료정보표준의 형태 중에서 무엇을 설명한 것인가?**

정보사용자 및 산업 관련자들의 자발적인 참여에 의해 개발된 개방형 표준을 의미한다.

① 특수목적형 표준 ② 산업형 표준
③ 정부주도형 표준 ④ 사용자 동의형 표준

정답 ④

47 **다음은 무엇을 설명한 것인가?**

1987년 미국의 펜실베니아 대학에서 보건의료기관 및 관련 단체들이 자생적 공감대를 바탕으로 보건의료정보의 전자적 교환을 위한 표준 설계를 도모하기 위하여 설립한 단체이다.

① HL7(Health Level 7) ② DICOM
③ HIPAA ④ ISO

정답 ①

48 **다음 설명은 HL7 메시지 구조 중에서 무엇을 설명한 것인가?**

데이터 전송의 가장 작은 단위이며, MSH로 시작한다.

① 메시지(message) ② 세그먼트(segments)
③ 필드(fields) ④ 이벤트(events)

정답 ①

해설 메시지는 메시지 헤더 세그먼트(MSH)로 시작함

49 **다음 중 문헌검색에 있어서 1차 자료보다 효과적으로 검색할 수 있는 2차 자료 유형이 아닌 것은?**

① 색인(index) ② 논문(theses)
③ 개요(sysnopsis) ④ 초록(abstract)

정답 ②

50 **의학에서 다루는 자료(data)에 속하지 않는 것은?**

① 환자의 주관적인 증상(sysptom) ② 건강보험 증서
③ 혈액 소견 ④ 병리조직학적 소견

정답 ②

51 의료정보 질 평가 기준에 대한 설명으로 올바르게 짝지어진 것은?

① HITI : 원래 방송, 신문 같은 매체에서 의료정보를 평가하기 위해 개발
② HON CODE : 1995년에 창립되어 스위스에 본부를 두고 있는 국제기구
③ DISCERN instrument : 유럽연합에서 지원하는 프로젝트
④ MedCERTAIN : 신뢰도, 내용, 목적, 링크, 디자인, 상호성, 경고로 평가

정답 ③

52 환자로부터 얻어진 데이터로부터 그 공통의 특성을 파악하여 일반화되고 구조적으로 정의된 질병을 진단하는 과정에 사용하는 방법은?

① 귀납적 방법론
② 근거중심의학(EBM)
③ 연역적 방법론
④ 데이터마이닝(DM)

정답 ②

53 다음에서 근거중심의학을 최초로 사용한 사람은?

① 고돈과 가야트(Gorden Guyatt)
② 위너(wiener)
③ 벰멜과 무젠(bemmel & musen)
④ 코크란(archie cochane)

정답 ①

54 환자기록의 전산화 목적에 관하여 잘못 설명한 것은?

① 질병의 예방, 진단, 치료, 재활 등의 환자관리에 있어서 효율성 증대
② 역학조사를 포함한 의학 연구에 기초 자료로 활용 증대
③ 동일한 치료에 대한 다양한 결과 기대
④ 병원 계획수립 및 자료에 근거한 경영에 기초 자료로 활용증대

정답 ④

해설 환자 기록이 경영 기초자료로 사용되지 않는다.

55 다음의 설명은 어떤 유형의 코드 특성을 나타내는가?

"성격이 다른 코드들을 조합하여 사용함으로써 많은 경우의 수를 만들어 낼 수 있다."

① 숫자코드(number codes)
② 연상기호코드(mnemonic codes)
③ 계층구조코드(hierarchical codes)
④ 조합코드(combination codes)

정답 ④

56 의학 분류 체계 중 ICD와 관련이 있는 것은?

① 치료비에 의거한 진단과 치료과정을 정의하는 코드이다.
② 약제를 체계적이고 계층구조적으로 분류하였다.
③ 질병의 특별한 징후보다는 병인에 근거를 둔 질병 분류에 초점을 두었다.
④ 국제적인 의학문헌 색인을 위해 사용된다.

정답 ③

57 ICD-9-CM의 과정(P-codes) 부분을 개발하는 데 근 간이 된 분류체계는?

① SNDO ② MeSH
③ SNOMED ④ ICPM

정답 ③

58 ICPC(International Classification of Primary Care)에 관한 설명으로 틀린 것은?

① 국제 일차진료의협의회(WONCA)에서 발표한 분류체계이다.
② 진단, 검사, 치료의 코드화에 이용된다.
③ 발병에서 해결까지의 질병 episode 등록 관리에 이용된다.
④ 생의학적 데이터베이스의 범위, 위치, 어휘, 구문규칙 및 접근조건에 대한 정보를 포함한다.

정답 ②

59 통계적 지식습득방법 중 공변량 구조분석과 관련이 없는 것은?

① 세 집단 이상의 변수간의 관계를 설명하는 방법이다.
② 사회과학의 비 실험 자료 분석을 통한 이론 개발 및 검증에서 많이 사용되고 있다.
③ 측정변수뿐만 아니라 이론변수까지 포함하고 있다.
④ 변수간의 관계를 설명하는 점은 회귀분석이나 경로분석과 유사하나 범주형을 다루지 못한다.

정답 ②

60 다음 설명은 보건의료정보표준의 형태 중에서 무엇을 설명한 것인가?

> 임상검사정보시스템 개발과 같이 특정분야의 관심이 있는 전문가 집단에서 개발의 편이를 위해 표준안을 개발하여 상호동의에 의해 사용된다.

① 특수목적형 표준 ② 산업형 표준
③ 정부주도형 표준 ④ 사용자 동의형 표준

정답 ①

해설
- 산업형 표준: MS 윈도우와 같이 사회전반에 이미 널리 보급된 경우 이를 표준으로 인정하는 경우
- 정보주도형 표준: 정부기관에서 개발하여 보험 청구 표준과 같은 경우
- 사용자 동의형 표준: 정보사용자 및 산업관련자들의 자발적인 참여에 의해 개발된 개발형 표준, 대부분 보건의료정보 표준의 개발방식

Certificate of
Medical
Information
Administrator

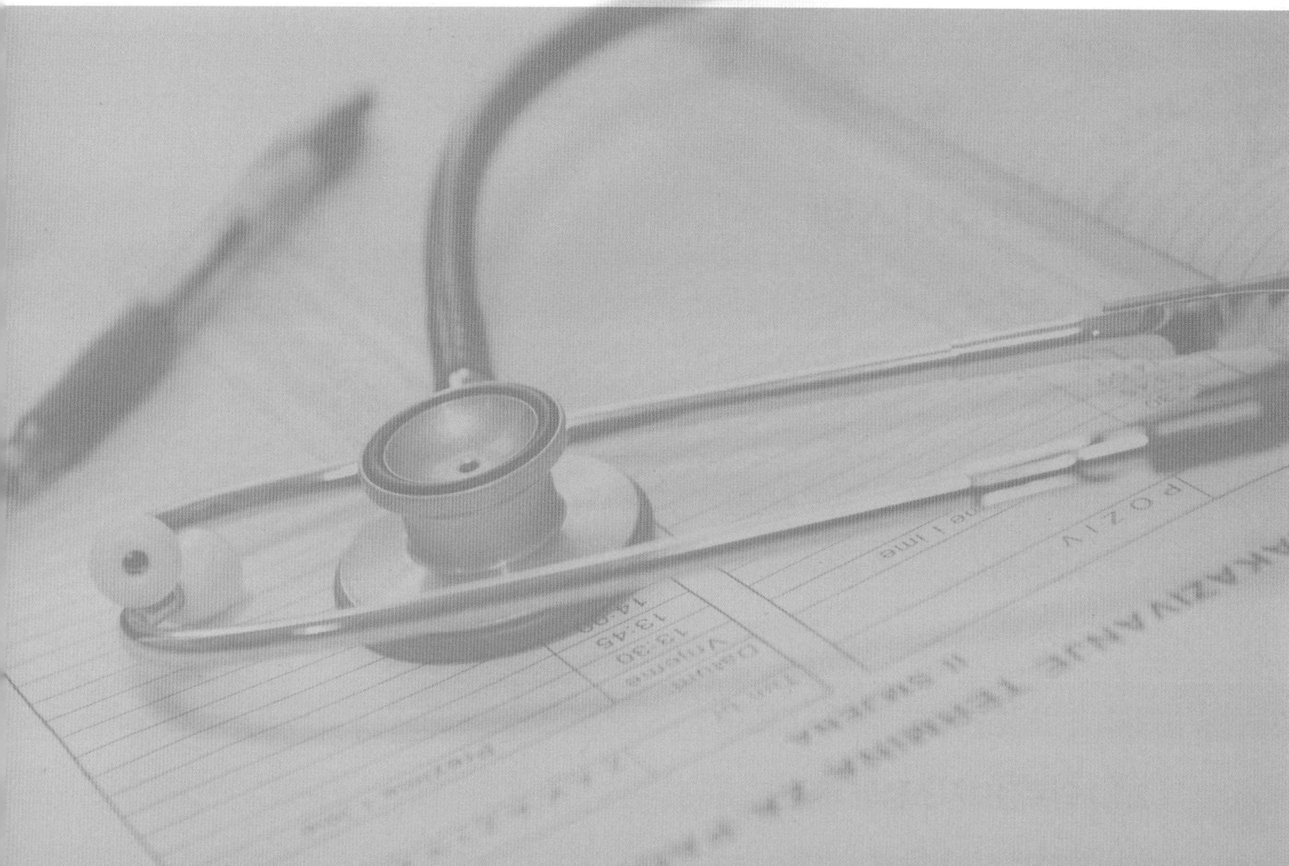

CHAPTER 2
의료정보시스템

Chapter 2

의료정보시스템

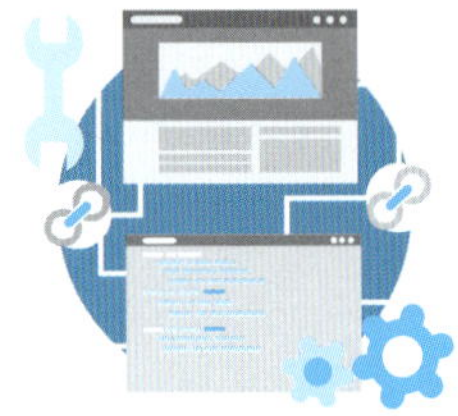

Certificate of Medical Information Administrator

2.1 의료정보시스템의 개요

2.1.1 의료정보시스템의 개념

(1) 의료정보시스템의 환경 변화

① 최근의 사회환경이 정보화 기반의 환경으로 급변하면서 의료 서비스 형태도 질병 치료 중심의 의료 환경에서 예방 중심의 의료 환경으로 변화

② 의료정보시스템은 과거에 환자 질병에 대한 진료 중심의 정보시스템 역할을 수행했지만 현재 및 미래에는 진료를 포함한 질병의 예방 및 의료기관의 경영 중심의 정보시스템으로 구축

(2) 의료정보시스템의 역할

임상분야에서의 의료정보시스템은 처방전달시스템과 전자의무기록시스템을 기반으로 하여 병리검사, 생체신호[심전도(ECG), 뇌전도(EEG), 근전도(EMG) 등]와 의료영상(X-ray, CT, MRI, PET, 내시경, 초음파 등) 등에서 발생하는 데이터를 관리하여 다음과 같은 역할을 수행

① 진단 및 처방내역 관리

② 보건의료통계의 정보 생성 및 관리(출생률, 사망률, 전염병 발생률, 건강보험, 질병통계, 의약품 DB 등)

③ 의료 데이터를 수집·정제·분석을 통한 임상의사결정시스템(CDSS)과 의료인공지능 등의 정보 제공

(3) 의료정보시스템 역할의 변화

① 현재 우리나라의 의료정보시스템은 의료기관 내에서만 의료정보를 활용할 수 있는 구조로 개발 및 구축이 되어왔기 때문에 타기관 및 의료기관 간의 의료정보 교환 및 활용에는 제한

② 앞으로의 의료정보시스템은 의료기관 간의 정보교류가 가능한 시스템으로 발전하고 있으며, 더 나아가 컴퓨터 및 스마트 기기를 활용하여 개인의 의료정보를 확인하고 자신의 건강정보를 관리 및 활용할 수 있는 의료정보시스템으로 발전

[표 2-1] **의료환경의 변화에 따른 의료정보시스템의 발전**

	과거	현재 / 미래
질병 형태	감염성 질환(천연두,홍역 등)	만성 퇴행성 질환(고혈압, 당뇨 등)
대상	치료 중심	예방 중심
	입원 치료	외래 치료
	병원 중심	지역사회 중심
	방문 치료 중심	원격진료 확대
예방 진료	개별환자 중심 치료	특정 집단 중심 보건교육
	기술적 의료 중심	인간 중심
	필요시 보건사업 실행	상시 보건사업 실행
의료정보시스템	처방전달시스템(OCS) 중심	전자의무기록(EMR) 중심
		의료영상저장전송시스템(PACS)
		전자건강기록(EHR)
		개인건강기록(PHR)
	원무행정 및 보험청구시스템 중심	병원경영정보시스템 중심

2.2 병원정보시스템의 개요

2.2.1 병원정보시스템의 개념

① 병원정보시스템(Hospital Information System, HIS)은 의료기관 내에서 의사의 처방을 진료지원부서에 전달하여 환자의 진료를 지원하고, 원무 및 행정관리 등의 업무를 수행할 수 있도록 지원

② 병원정보시스템의 운영에서 발생하는 데이터를 수집하고 분석하여 유용한 의료정보를 생성하고 제공함으로써 의료의 질을 향상

③ 병원정보시스템의 도입은 각종 정보에 대한 신속 정확한 통계와 분석이 가능해지고 그에 따라 의료의 질적 및 양적으로 향상되어 병원경영에 도움

④ 의료환경 및 의료정책의 변화로 인하여 단순한 원무행정 처리 및 진료를 지원하는 수준의 전산화에서 탈피하여, 다양한 의료정보 및 진료를 위한 정보 그리고 병원경영을 위한 정보들을 관리하고 공유

⑤ 지속적으로 증가하는 다양한 형태의 의료정보를 처리하기 위해 병원정보시스템의 기능과 성능이 향상 되었고, 이러한 정보시스템을 유용하게 활용하여 의료 및 행정업무를 효율적으로 진행할 수 있도록 함으로써 의료기관 조직 구성원들의 성과를 향상시키고, 의료기관 조직의 전체성과를 향상

2.2.2 병원정보시스템의 발전 과정 및 방향

① 우리나라의 의료정보시스템은 의료보험 수가에 의한 진료비 계산과 의료보험 청구를 위한 시스템에서 시작되었으며, 처방전달시스템(OCS)이 구축되면서 의료기관의 모든 부서에 전산시스템이 도입

② 처방전달시스템(OCS)의 구축으로 처방지가 사라지는 slipless를 구현하고 컴퓨터와 네트워크로 처방을 전달하였으며, 의료영상저장전송시스템(PACS)이 도입되면서 필름이 사라지는 filmless를 구현

③ PACS의 등장으로 의료기관 내의 모든 의료영상을 저장하고 전송하게 되었으며, 전자의무기록(EMR)이 개발되어 다양한 형식의 의무기록이 데이터베이스와 이미지로 저장되면서 챠트까지 사라지는 chartless를 구현할 수 있게 되었다. 이에 따라서 의료기관 내에 paperless를 구현하여 디지털병원을 구축할 수 있는 기반을 마련

④ 전자의무기록(EMR)은 사용자의 편의를 위해 의무기록을 이미지로 저장하는 영상 EMR을 개발하여 사용하였으나, 의무기록을 활용하고 분석하기 위해서 데이터를 데이터베이스에 저장하게 됨으로써 현재의 전자의무기록(EMR)이 개발 및 구축되어 운영

[표 2-2] 국내 의료정보시스템의 발전 과정

연대	특징
1980년대 이후	· 의료보험 청구를 위한 의료보험청구시스템, 원무행정시스템 시작
1990년대 이후	· 처방전달시스템(OCS) 개발 및 구축, EDI 보험 청구 시작
2000년대 이후	· 의약분업 실시(2000), 의료영상저장전송시스템(PACS) 및 전자의무기록(EMR) 개발 및 구축 · 의약품 처방조제 지원시스템 시행(DUR) 시행, 포괄수가제(DRG) 시행
2010년대 이후	· 개인정보보호법 시행, 신포괄수가제(DRG) 시행 · u-Healthcare 및 s-Healthcare 구현을 위한 기술 개발 및 상용화 · EHR 및 PHR 시행을 위한 인프라 구축, 전자의무기록 인증제 시행 예정

2.2.3 병원정보시스템의 목적

① 의료기관 내에서 진료 및 진료지원 그리고 원무 및 행정업무의 생산성을 향상

② 의료서비스의 질적 향상을 통한 의료기관의 경쟁력 향상

③ 의료기관 내 전문인력의 수급 및 관리, 의료 관련 물류 유통, 자금의 원활한 운용을 위한 체계적인 관리

④ 정확한 경영 분석정보 제공을 위한 합리적인 운영계획을 수립할 수 있도록 운영자들에게 경영정보를 제공

⑤ 병원정보시스템은 의료기관 내에서 의료서비스의 질적인 향상과 업무의 효율성 및 조직구성원의 성과를 높이고, 의료기관 조직의 전체적인 성과를 향상

[표 2-3] **병원정보시스템의 목적**

병원정보시스템의 목적
• 진료, 진료지원, 원무행정, 일반행정관리 업무의 생산성 향상
• 의료서비스 향상을 통한 의료기관 간의 경쟁력 제고
• 병원행정관리를 위한 인원, 물자, 자금의 체계적 관리
• 정확한 경영 분석정보에 근거한 합리적인 운영계획 수립
• 조직의 성과 향상 (의료서비스의 질적인 향상과 업무의 효율성 및 조직구성원의 성과 향상)

2.2.3 병원정보시스템의 기대 효과

의료기관 내에 병원정보시스템의 구축으로 기대할 수 있는 효과

(1) 진료서비스 개선

① 병원정보시스템이 구축되면 의사가 처방을 직접 입력하고 관리하여 처방 및 의료정보가 정확하고 신속하게 전달

② 원무행정업무의 처리가 수기로 처리하는것 보다 정확하고 신속하게 처리 되기 때문에 환자들의 대기시간 단축 등의 환자 서비스가 개선

③ 의료진이 환자를 진료하기 위해 필요한 정보를 생성하여 제공하고, 다양한 최신 의학정보 서비스를 제공할 수 있으므로 환자에게 제공하는 의료서비스의 질적 향상

(2) 행정업무 개선

① 정보시스템을 도입하면 가장 우선적으로 각종 서류 및 문서작업이 간소해지고 편리하게 활용

② 대량의 자료가 발생하여도 체계적으로 보관하고 공유하여 활용

③ 복잡한 진료비 계산으로 인한 시간 지연 및 진료비 계산의 착오 등의 문제를 방지하고 해결하기 위해 병원정보시스템을 사용하여 각종 수가 관련 코드들을 쉽고 빠르게 조회하여 적용

④ 진료부서와 진료지원부서 그리고 행정부서들 간의 정보 통합 및 운영관리에 따른 업무중복을 감소

⑤ 업무에 의해 발생되는 다양하고 많은 정보의 신속 및 편리한 입력

⑥ 부서 및 업무별로 발생되는 통계자료의 정확성을 향상

(3) 의사결정 지원

① 병원정보시스템을 도입하여 데이터웨어하우스와 경영정보시스템(Management Information System, MIS)을 구축함으로써 병원운영현황을 파악하고, 의사결정지원체계를 구축(Decision Suport System, DSS)하여 신속한 의사결정이 가능

② 전사적자원관리(Enterprise Resource Planning, ERP) 등의 관리시스템 도입으로 정확한 원가분석이 가능하기 때문에 신뢰성 있는 병원 경영정보 분석시스템 구축

(4) 의료진의 편의 증진

① 병원정보시스템은 처방에 관련된 의료용어를 사용자 정의어로 도입함으로써 의료진의 사용자 편리성이 극대화 됨. EMR & PACS 등을 도입하여 언제 어디서든지 다양한 의료정보를 확인하고 검색할 수 있기 때문에 효율적인 진료 가능

② 임상의학연구의 자료를 획득할 수 있고, 수련의 교육의 질적인 향상, 의학교육의 발전 기대

(5) 효율적인 자원관리

① 병원정보시스템을 사용하면 인력·물자·자금 등 자원 흐름을 신속하고 정확하게 파악할 수 있기 때문에 의료소모품 재고관리의 정확성을 유지할 수 있고, 효율적인 물류체계 확립이 가능

② 진료일정 및 시간 관리 등을 통하여 적정 인력 배치가 가능하고, 업무 관리가 가능하여 의료행정인력의 효율적인 조정이 용이하고, 인적자원의 관리가 가능

③ 다양한 시스템을 사용하는 의료기관들의 정보 교환을 위하여 표준화 도입의 기초를 확보

④ 국민건강보험공단 및 근로복지공단 등의 보험기관들과 의료기관간의 청구자료를 온라인으로 청구하는 EDI 시스템을 구축하여 신속하게 청구할 수 있게 되어 의료기관의 원활한 자금운영이 가능

(6) 수익성 개선

병원정보시스템을 이용하여 인력 및 물자와 자금을 관리할 수 있기 때문에, 정확한 자원관리로 인해 병원의 과다지출을 줄일 수 있다. 또한 수입원 증가요인 분석에 의한 집중적인 투자로 수입을 증대

[표 2-4] **병원정보시스템의 기대 효과**

기대효과	설명
진료서비스 개선	진료절차 간소화, 동선 단축, 환자 대기시간 단축, 데이터 질적 향상, 병력검사 신속하고, 효율적 데이터 전달 및 공유, 사무업무 감소로 진료서비스 향상
행정업무 개선	행정업무와 진료지원업무의 신속 및 정확한 처리, 업무 체계화 및 업무 중복 감소, 정보 입력 및 통계 자료의 다양성 및 정확성 향상, 각 부서별 생산성 향상
의사결정 지원	발생 데이터 수집 및 분석에 의한 사용자 요구 정보 생성 및 제공
의료진의 편의 증진	의료정보 검색 및 활용에 대한 편의성 증진, 임상정보 제공 및 임상 통계의 신뢰성 향상 의학교육 및 연구의 질적 수준 향상
효율적인 자원관리	인원·물자·자금의 체계적 관리로 병원경영 생산성 향상, 의료소모품 재고관리의 정확성 의료행정인력의 조정 용이성
수익성 개선	재무 회계의 오류 감소 및 질적 향상, 신속하고 정확한 보험청구, 인적·물적·자금관리에 의한 과다지출 억제, 제한된 자원의 가동률 향상, 수입원 증가요인 분석에 의한 집중투자로 수입 증대

2.3 병원정보시스템의 구성

① 병원 정보시스템은 진료 및 진료지원정보시스템, 병원행정시스템으로 구분 할 수 있으며, 과거 행정지원 중심에서 진료 및 진료지원 중심으로 변화

② OCS(Order Communication System), PACS(Picture Archiving and Communication System), EMR(Electronic Medical Record) 등의 시스템은 이러한 요구사항을 능동적으로 수용한 것으로 각종 의학정보 및 환자들의 진찰자료를 보관한 데이터베이스 구축과 의사가 환자를 진단한 후 처방전을 네트워크를 통해 각 해당 진료부서로 전달하고 영상정보 전달과 컴퓨터 기반의 진료 기록 보관 등의 기능을 제공하는 시스템

③ 병원정보시스템은 환자의 등록에서 진료, 수납까지 원내의 모든 데이터를 관리 및 전달하는 것은 물론 병원의 모든 행정을 효율적으로 관리할 수 있도록 하는 통합 의료 정보시스템

병원정보시스템의 업무별 구성은 병원의 특성에 따라 다를 수 있음. 일반적인 병원정보시스템의 업무별 구성은 다음과 같음

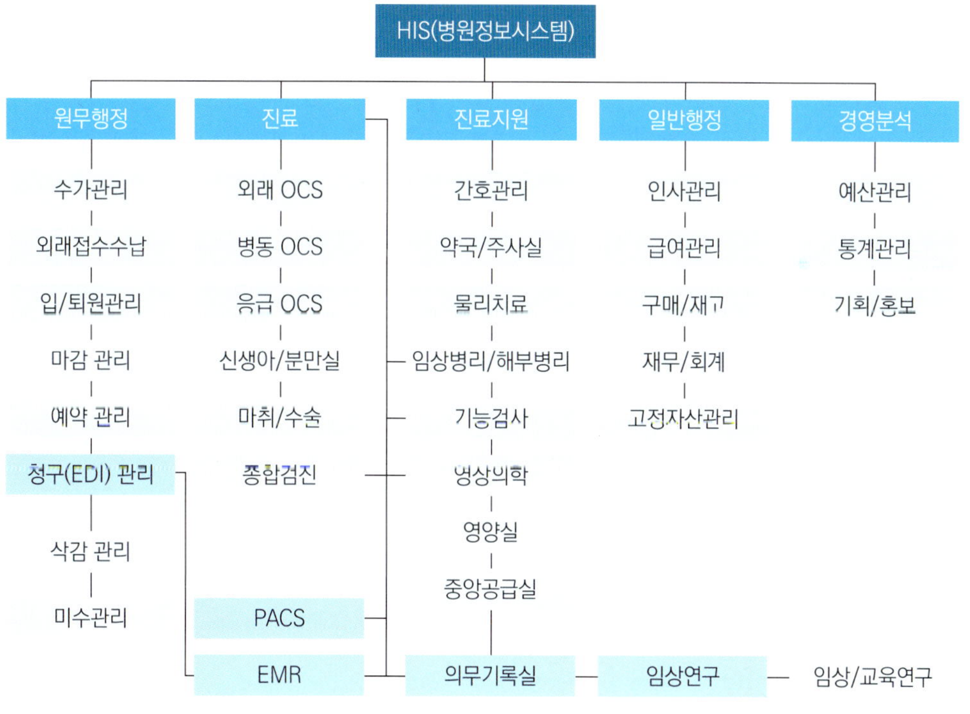

[그림 2-1] **병원정보시스템의 업무별 구성**

2.3.1 병원정보시스템의 하드웨어 구성

병원정보시스템을 구성하는 하드웨어로는 크게 서버시스템과 클라이언트로 구분

① 서버(server)는 메인 컴퓨터에서 온라인을 통하여 다른 프로그램이나 장치에 특정 기능 및 서비스를 제공하는 하드웨어 및 소프트웨어를 포함한 컴퓨터시스템

② 의료기관에서의 서버는 병원정보시스템에서 발생된 데이터를 저장하는 데이터베이스 서버와 데이터의 처리 및 가공을 담당하는 애플리케이션 서버로 분류

③ 의료기관 내에서 의료정보를 공유할 수 있도록 네트워크를 관리하기 위한 네트워크 서버와 병원정보시스템에서 발생하는 다양한 대용량의 데이터를 안전하게 보관하고 유지하기 위한 백업 서버로 구분

④ 메인 컴퓨터에서 온라인으로 연결되어 정보를 공급하는 서버와는 달리 정보를 공급 받는 클라이언트(client) 컴퓨터 및 소프트웨어

⑤ 클라이언트는 개인단말기와 주변기기로 구성되어 있으며, 의료기관에서는 병원정보시스템을 이용하는 진료, 진료지원부서, 원무, 일반행정부서의 컴퓨터로 구분

⑥ 과거 의료기관에서의 클라이언트는 서버와 직접 연결되어 1:1로 업무를 처리하는 개인단말기 및 더미단말기 형태였으며, 컴퓨터의 발전으로 PC 및 노트북을 사용하게 되었고 모바일기기의 발전으로 PDA 사용을 거쳐 현재는 스마트폰의 진화에 맞춰 개인 단말기의 기능 및 역할도 변화

⑦ 의료기관 내의 클라이언트에서 운영되는 주변기기로는 각종 출력에 사용되는 레이저 프린터, 잉크 프린터, 바코드 프린터, 진찰권 발급용 엠보싱 프린터, 바코드 및 마그네틱 카드 인식기, 스마트카드 인식기, 환자 등록 및 진료비 수납정보를 제공하는 전광판 시스템, 금액 표시기가 해당 됨

⑧ 환자들이 많은 대형병원에서는 무인접수 및 수납기기 등의 무인정보단말기도 병원정보시스템 서버와 연결되어 진료지원 및 행정지원 서비스를 수행하고 있다. 이와 같은 무인정보단말기의 기술적인 발전으로 첨단멀티미디어 기기를 활용하여 음성서비스, 동영상 구현 등의 사용자에게 효율적인 정보를 제공해주는 무인종합정보안내시스템을 키오스크(KIOSK) 운영

2.3.2 병원정보시스템의 소프트웨어 구성

병원정보시스템은 하드웨어를 제어하고 관리하는 소프트웨어와 각 업무에 해당하는 데이터를 수집하고 처리하기 위한 소프트웨어가 필요하며, 서버 소프트웨어와 클라이언트 소프트웨어로 구분

(1) 서버 소프트웨어

서버 소프트웨어는 서버시스템의 운영에 필요한 운영체제(Operating System, OS)와 데이터베이스에 데이터의 저장 및 관리를 위한 DBMS(Database Management System), 분산 컴퓨팅 환경에서 서로 다른 기종의 하드웨어 간에 데이터의 전송을 원활하게 제공하는 미들웨어 그리고 소프트웨어를 제작하기 위한 프로그램 언어 등으로 구성

(2) 클라이언트 소프트웨어

① 클라이언트 소프트웨어는 사용자들이 사용하는 PC 및 노트북 등을 운영하는 운영체제

(Operating System, OS)로 Microsoft사의 Windows 제품군을 가장 많이 사용하고 있으며, Apple사의 Mac OS와 Linux 등이 운영체제로 사용

② 클라이언트 프로그램 개발툴, 워드프로세서, MS-Excel, MS-Access, 포토샵 등의 각종 유틸리티가 있다. 병원정보시스템에서는 EMR, OCS, PACS 등의 진료, 진료지원, 원무행정 등의 업무처리를 위한 응용 프로그램들이 클라이언트에서 운영

[표 2-5] **서버, 클라이언트 분류에 따른 소프트웨어**

구분	분류	소프트웨어
Server (서버)	Operating system(운영체계)	UNIX, LINUX, Window NT 등
	DBMS(데이터베이스관리시스템)	ORACLE, MS-SQL, SYBASE, INFORMIX 등
	Middleware(미들웨어)	TUXEDO, TOPEND, ENTRA, TAMX 등
	Language(언어)	C/C++, C, COBOL 등
Client (클라이언트)	Operating system(운영체계)	Window 10/7/XP 등
	Programming Tool(프로프램 개발툴)	Delphi, Visual Basic, C 등
	Application software(응용 소프트웨어)	EMR, OCS, PACS, ERP 등
	Utility(유틸리티)	MS word, Excel, 한글 등

(3) 응용 소프트웨어

병원정보시스템은 의료장비 및 의료기기 등과 유기적으로 연동되어 운영되고 있으며, 진료, 진료지원, 원무행정, 일반관리 등의 업무 처리를 위해 다양한 응용 소프트웨어가 개발되어 운영

① 전자의무기록(Electronic Medical Record, EMR)

종이차트에 의무기록을 작성하여 관리하던 방식에서 정보관리기술을 적용하여 컴퓨터에 의무기록을 입력·저장·처리·공유함으로써 데이터를 수집하고 분석하고 정보를 생성하여 의사결정지원의 역할을 수행할 수 있는 의료정보시스템

② 처방전달시스템(Order Communication System, OCS)

처방전달시스템은 의사의 처방이 온라인을 통하여 진료지원 부서 및 원무행정 부서에 전달되어 환자에게 신속하고 정확한 진료와 치료를 가능하게 함으로써 효율적인 의료서비스 제공. 처방전달시스템에는 진료지원부서에 처방내역을 전달하여 의료정보를 확인하고 업무를 처리할 수 있는 업무별 응용 프로그램 운영. 진료지원부서의 응용 프로그램에는 임상병리정보(LIS), 영상의학정보(RIS), 약국정보(PIS), 원무행정관리시스템, 보험청구관리시스템 등으로 구성

③ 의료영상저장전송시스템(Picture Archiving and Communication System, PACS)

의료기관에서 의료영상을 생성하는 X-Ray, CT, MRI, PET, 초음파 등의 모든 영상자료를 디지털 이미지 파일로 변환하여 저장하고 진료진에게 자료를 신속하게 제공해주는 시스템

④ **전사적자원관리(Enterprise Resource Planning, ERP)**

의료기관 내에서 구매, 재고, 재무, 회계, 급여, 인사 등 조직의 행정관리업무들을 통합적으로 연계하여 관리해 주며, 필요한 경영정보를 생성하여 제공함으로써 빠른 의사결정을 도와주는 전사적자원관리시스템

⑤ **경영정보시스템(Management Information System, MIS)**

의료기관 경영에 관련된 각종 통계 데이터를 산출하고 분석하여 경영상의 의사결정에 유용한 정보를 제공하는 시스템

⑥ **최고경영자정보시스템(Executive Information System, EIS)**

의료기관 경영을 위해 경영정보시스템과 같은 정보시스템에서 필요한 정보를 추출 및 가공하여 의료기관 경영자에게 제공

⑦ **고객관계관리(Customer Relationship Management, CRM)**

고객관계관리는 신규 고객을 확보하고 기존 고객의 유지 및 고객의 수익성을 증대시키기 위하여 고객과 관련된 기업의 자료를 통합 및 분석하여 고객 특성에 맞춰 마케팅 활동을 계획하고 지원하는 시스템

2.3.3 병원정보시스템의 네트워크

(1) 병원정보시스템의 네트워크 환경

① 분산지역의 컴퓨터를 통신망에 의하여 상호 연결하여 데이터를 전송함으로써 실시간으로 업무를 처리하거나, 대형 컴퓨터를 원격지에서 온라인으로 연결하여 이용하기 위한 방법으로 여러 가지 통신망을 구성

② 네트워크의 범위는 특정 지역 내의 통신을 위한 근거리 통신망(LAN)과 멀리 떨어져 있는 지역과 통신을 위한 원거리 통신망(WAN)으로 분류

③ 근거리 통신망(LAN, Local Area Network)은 자원 공유를 목적으로 회사, 학교, 연구소 등의 구내에서 근거리에 있는 컴퓨터를 연결하여 사용하는 통신망이며, 고속데이터 전송이 가능하고 낮은 에러율과 확장 및 재배치가 용이

④ 원거리(광대역) 통신망(Wide Area Network, WAN)은 지역 간이나 국가 간의 장거리 지역 사이를 연결하고 있는 통신망으로 다양한 통신장치 및 주변장치 사이의 높은 연결성으로 멀티미디어 데이터의 전송으로 적합하며, 매우 낮은 에러율로 높은 신뢰도를 나타내는 통신망

⑤ 병원 내의 네트워크는 PACS의 도입으로 대용량의 의료영상데이터를 전송할 수 있는 네트워크 환경이 요구되었고 이에 따른 전송속도도 10Mbps, 100Mbps 환경을 이미 넘어 1Gbps 전송환경이 구축

⑥ 네트워크를 통한 외부와의 연결은 보안관리에 취약하기 때문에 외부와의 연결 시에는 정보보안을 위한 방화벽 시스템을 구성하여 외부와의 차단이 필요하며, 각종 하드웨어 및 소프트웨어적인 보안관리시스템을 적용하여 철저한 관리

(2) 병원정보시스템의 네트워크 기능

① 병원정보시스템의 초기에는 메인 컴퓨터에 여러 대의 단말기를 연결하여 사용하는 중앙 집중 처리방식이었으며, 윈도우가 등장하고 사용자에게 개인 컴퓨터가 보급되면서 서버와 클라이언트 방식의 분산처리 방식 도입 시작. 이 방식은 데이터의 처리와 전달을 분산하여 컴퓨터를 효율적으로 운영하기 위한 방식으로 서버와 클라이언트로 구성

② 서버와 클라이언트로 구성된 분산처리시스템은 일반적으로 서버에 관계형 데이터베이스를 구축하고 클라이언트에 응용 프로그램을 설치하여 업무처리는 클라이언트에서 처리하고 클라이언트에서 발생하는 데이터는 네트워크를 통하여 서버에 저장하는 방식. 서버에서의 작업을 집중하는 방식과 달리 클라이언트에서 응용 프로그램을 통하여 작업을 처리하기 때문에 클라이언트에서 업무처리를 위한 다양한 응용 프로그램이 개발되어 사용

③ 분산처리시스템은 중앙처리장치, 기억장치, 주변장치들이 분산되어 있을 때 네트워크 통신망을 통하여 상호연결하여 동시에 작업을 처리함으로써 시스템의 성능과 업무의 효율성을 향상

④ 대부분의 병원정보시스템은 분산처리 방식 기반. 하지만 분산처리 방식은 의료기관 내에서만 운영하는 목적으로 사용되어 왔기 때문에 불편함이나 단점을 크게 인식하지 못함

⑤ 관리적인 측면에서 분산처리 방식은 안정적인 전산시스템의 유지관리와 안전한 데이터의 저장 및 보안관리가 용이하여 의료기관 내에서만 운영되는 처방전달시스템(OCS)이나 전자의무기록(EMR)에 적절한 시스템이었음. 하지만 전자건강기록(EHR)과 개인건강기록(PHR)의 개발과 구축이 시작되면서 외부 기관 및 개인과의 데이터 공유와 정보 교류측면에서 효율적인 병원정보시스템을 운영할 수 있는 방식을 검토하고 도입

⑥ 의료정보의 공유와 정보 교류를 기반으로 하는 시스템으로 클라우드 시스템이 등장하였다. 클라우드는 데이터를 한 곳에서만 사용하기 위한 목적이 아니라 데이터를 인터넷과 연결된 중앙 컴퓨터에 저장하여 인터넷에 접속하면 언제 어디서나 필요한 데이터 이용. 이에 따라서 유비쿼터스(ubiquitous) 기술 및 스마트(smart) 기술을 이용하여 진료 현상에서 환사의 의료정보를 관리하는 POC(Point-of-Care)와 개인건강기록(PHR)을 실현

2.3.4 병원정보시스템의 응용 프로그램

(1) 처방전달시스템의 개념

① 처방전달시스템(Order Communication System, OCS)은 환자를 진단한 처방내역을 네트워크를 통하여 해당 진료부서로 전달해 주고, 각종 의학정보 및 환자들의 진료정보를 저장하고 의료보험에 의한 진료비를 수납하고 보험청구를 할 수 있는 시스템으로서 수작업에 의했던 진료 및 원무행정업무의 처리시간과 인력을 감소

② OCS의 특징은 의사가 처방을 컴퓨터에 입력하고 그 내용이 네트워크를 통하여 각 진료지원 부서로 전송되기 때문에 환자가 처방지를 진료지원부서에 직접 전달할 필요가 없음

③ 진료지원부서가 의사의 처방에 따라 영상의학 및 각종 검사 등을 완료하면 그 결과를 바로 의사가 확인하여 외래 및 입원진료를 지시할 수 있으며 차후 처방에 이를 참고하여 의료의 질을 향상

④ OCS는 환자의 기본 인적사항부터 진료내역까지 모든 자료를 수집하고, 수집한 자료를 각 진료

및 진료지원부서에게 목적과 기능에 맞는 정보를 생성하여 진료업무 지원. 또한 진료내역에 환자의 보험수가를 적용하여 병원의 수익을 창출하고 수익을 분석하여 통계정보를 생성하여 경영자에게 지원함으로써 병원경영에 도움

(2) 처방전달시스템의 목적

① OCS의 목적은 의사의 처방내역을 처방전 없이 해당 진료지원 부서로 전달. 이에 따라서 진료업무가 개선되고 진료지원부서의 생산성이 향상 되어 의료서비스의 질을 향상 시키기 위한 것이며, 병원에서 발생하는 각종 비용과 원가를 절감 시키고 진료와 연구에 필요한 의료정보를 제공

② OCS의 기대 효과는 환자의 대기시간이 감소하여 환자에게 편의성을 제공하고, 더 많은 환자를 진료할 수 있으므로 수익이 증가할 수 있으며, 효율적인 업무 수행으로 직원업무의 질을 향상

③ OCS의 구축은 진료 생산성이 향상 되고 수익이 증가하게 되므로 효율적인 병원의 경영이 가능하고 진료 및 경영에 의사결정 정보를 지원

(3) 처방전달시스템의 구성

OCS는 진료의 형태에 따라서 외래환자에 대한 진료업무를 처리하기 위한 외래 OCS와 입원환자에 대한 진료업무를 처리하기 위한 병동 OCS로 구분

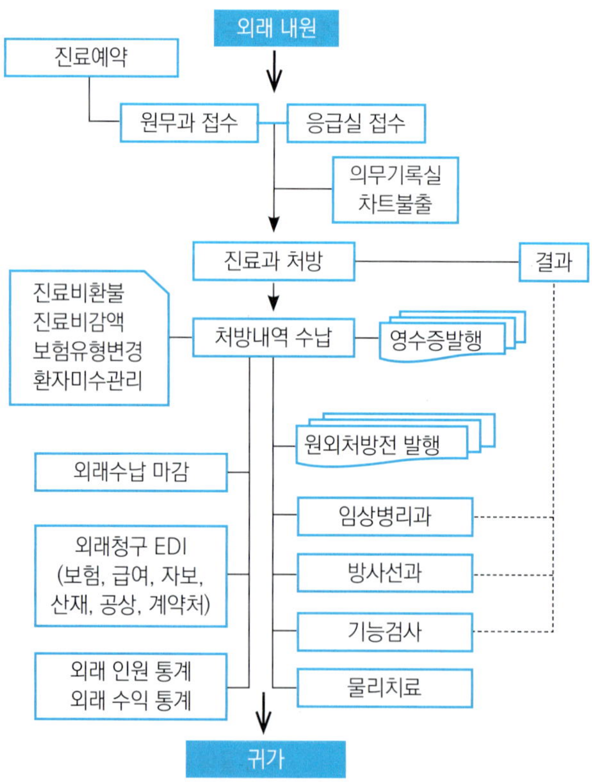

[그림 2-2] **외래 OCS 업무 흐름**

① 외래 OCS

외래OCS는 환자가 질병으로 병원에 내원했을때 진료과와 담당의사를 정하여 접수하고 환자의 상태에 맞는 진료를 받은후 진료내역에 맞는 금액을 지불하고 귀가하는 시스템. 행정업무는 병원에 내원한 환자의 정보를 입력하고 환자가 진료받은 내역을 환자의 보험수가에 맞게 적용시켜 진료비를 산정한 후에 수납하는 업무

외래 의사처방의 주요 기능은 다음과 같음

- 환자 명단 및 기본 인적사항 조회
- 진단코드 및 진단명
- 외래진료 예약
- 의사별 약속처방
- 약·주사 처방
- 임상병리검사처방
- 영상의학처방
- 기타검사처방
- 검사 결과(임상병리, 영상의학 판독, 기능검사 등)
- 처치 및 재료
- 의사별 진료일정 및 예약 관리
- 의무기록 대출신청
- 법정전염병 신고
- 의약품이상반응 보고

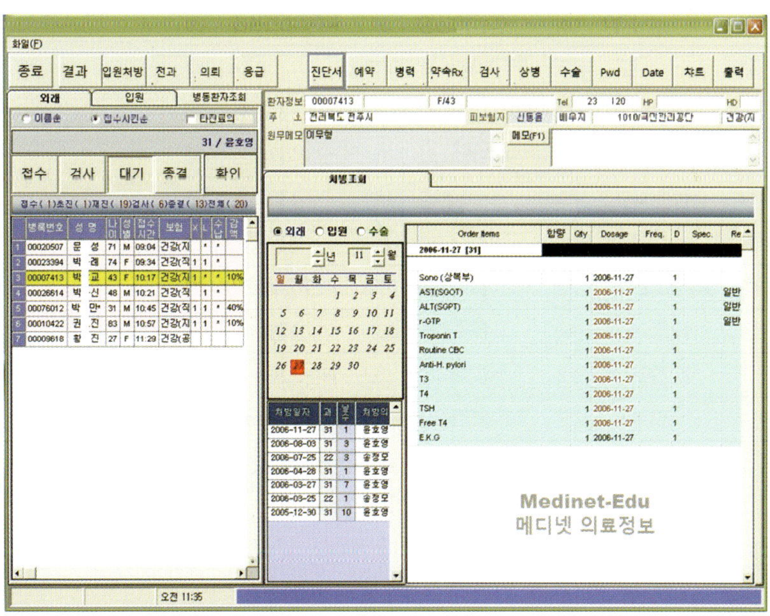

[그림 2-3] 외래 의사처방 프로그램

② 입원 OCS

- 입원 OCS는 환자가 외래 및 응급실로 내원하여 검사와 진료를 받고 입원이 필요하면 입원수속을 거쳐 입원하여 치료
- 환자가 병동에 입원을 하게 되면 담당 간호사는 환자가 의사에게 일정대로 수술이나 진료를 받을 수 있도록 환자들을 간호하고 관리
- 의사는 입원한 환자에게 OCS를 사용하여 처치 · 수술 · 검사 · 약 · 주사 등의 처방오더를 내리고 간호사는 OCS를 사용하여 처방오더를 조회하고 처방내역대로 환자가 진료를 받을 수 있도록 시행
- 퇴원이 결정되면 심사과에서는 환자의 입원중 진료내역을 의무기록과 비교하여 퇴원금을 정산하게 되며, 원무과에서는 정산된 진료비를 환자에게 수납

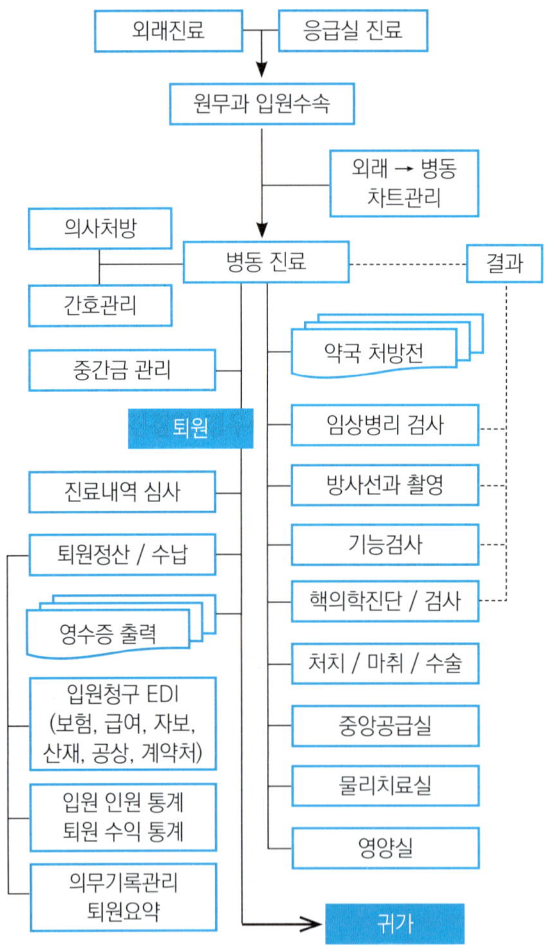

[그림 2-4] **입원 OCS 업무 흐름**

입원 의사처방의 주요 기능은 다음과 같음

- 입원환자 명단 및 기본 인적사항 조회
- 진단코드 및 진단명
- 협의진료 의뢰 및 회신
- 의사별 약속처방
- 약·주사 처방
- 임상병리검사처방
- 영상의학처방
- 물리치료처방
- 기타검사처방
- 검사 결과(임상병리, 영상의학 판독, 기능검사 등)
- 수술 스케쥴 입력
- 약품정보
- 식이 처방 및 내역 조회
- 전과내역 관리
- 법정전염병 신고
- 의약품이상반응 보고

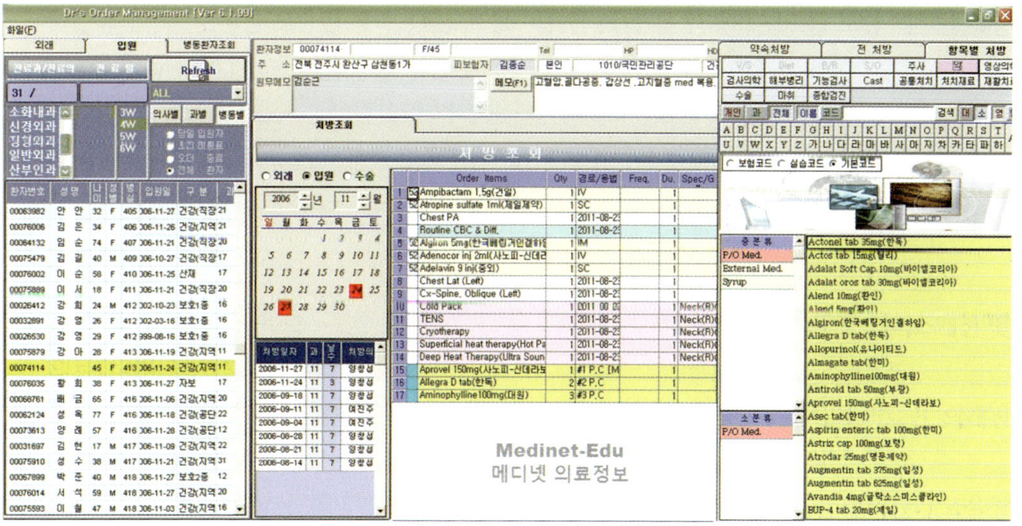

[그림 2-5] **입원 의사처방 프로그램**

(4) 진료지원정보시스템

처방전달시스템의 기능은 의사의 처방이 각 처방에 해당하는 진료지원부서에 전달되어 환자의 진료를 시행하도록 지원. 의사의 처방에 따라 시행되는 임상병리검사, 조제 및 투약, 영상의학, 식이영양, 물품공급 및 의무기록 등의 업무를 수행하는 임상병리과, 약국, 영상의학과, 영양실, 중앙공급실, 의무기록과 등에서 관리하는 정보시스템

① 간호정보시스템

외래에서는 의사의 처방이 수납을 거친 후 바로 해당 진료지원부서에 전달되지만 입원에서는 처방을 간호사가 간호정보시스템을 이용하여 의사의 처방을 확인하고 시행. 입원은 수술 및 특수기능검사 등 외래보다 중요한 처방내역이 많기 때문에 간호정보시스템의 기능이 중요한 역할을 수행

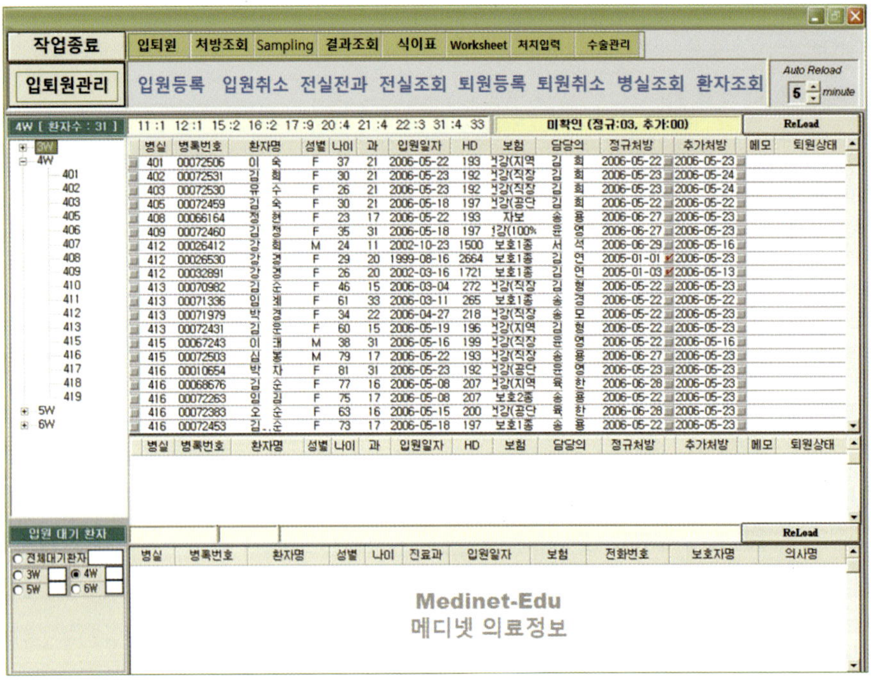

[그림 2-6] **간호정보관리 프로그램**

병동 간호정보시스템의 주요 기능은 다음과 같음

- 환자 관리(배정, 병동현황, 병실상태 등)
- 병실정보 관리(입원 입실, 퇴원 퇴실, 외출, 전출, 전입, 귀원)
- 식이 관리
- 처치 실시 관리
- 소모품 신청 관리
- PRN 처방 관리(약, 검사, 처치)

- 처방(정기처방, 추가처방, 취소처방 등) 조회 및 관리
- 투약 관리(주사, 내복약, 외용약 등)
- 처방 반환(약, 소모품, 혈액) 관리
- Daily 검사 신청 관리
- 병상 병실 관리
- 퇴원간호기록 입력
- 의무기록 대출 신청
- 출력관리(투약, 처치, 검사 등)
- Worklist 출력(간호사별, 환자별 약, PRN, 검사, 처치, 협의진료, 전과, 퇴원)
- 병동별 현황 출력

[표 2-6] **간호정보시스템 영역에 따른 세부 업무 내역**

간호정보시스템	세부 업무
간호실무	간호계획, 간호기록, 환자 모니터링, 처방전달 및 결과보고, 퇴원계획, 사례관리케어, 교대근무시 보고 등
간호행정	환자중증도 분류, 간호인력 관리, 환자 센서스, 재고관리 등
간호교육	간호교육에 관련된 업무
간호연구	간호연구에 관련된 업무

※ 병원의 특성에 따라 업무구분이 다를 수 있음

② 약제정보시스템

외래와 병동에서 발생하는 투약처방, 병동에 대한 약품공급, 약품재고관리의 업무가 있으며, 약제관리의 전산화는 자동조제포장기(Automatic Tablet Counting and dispensing, ATC)와 연결할 경우 외래환자의 투약 대기시간을 상당히 단축할 수가 있어 효과적으로 사용할 수 있음

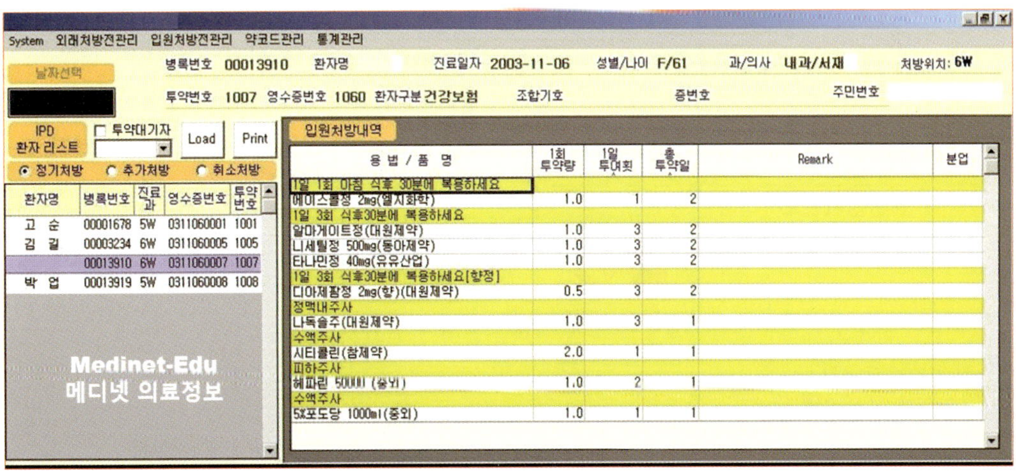

[그림 2-7] **간호정보관리 프로그램**

약 조제에 관련된 약제정보시스템의 기능은 다음과 같음

· 약 처방내역 조회
· 약 처방내역 및 봉투 출력
· 자동조제포장기(ATC) 처방전, 봉투 출력
· 각종 처방 봉투 및 Label 출력
· 약품 등록코드 및 내역 관리
· 투약 관련 통계

③ 임상병리정보시스템

임상병리실의 검사업무에는 검사 접수예약관리, 검사항목에 대한 환자별 검체 채취를 위한 작업지시서, 검체구분을 위한 바코드 라벨 출력, 검사결과 분석 및 결과 입력 업무 진행

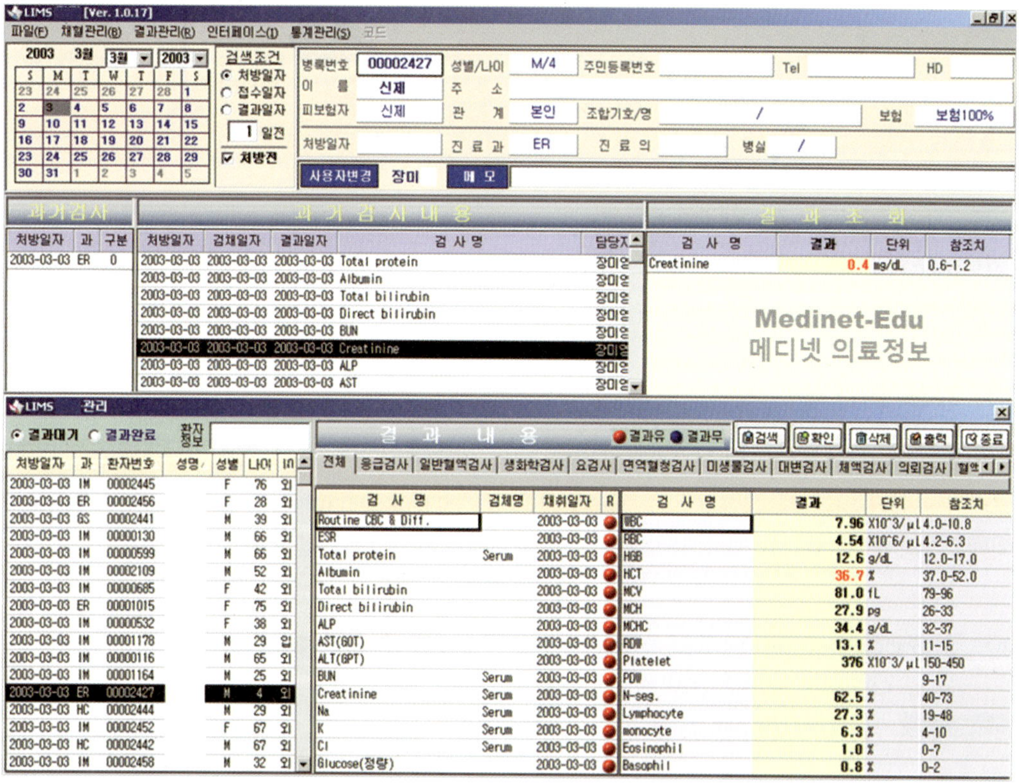

[그림 2-8] **임상병리정보시스템**

임상병리실에서 수행하는 검사업무의 주요 내용은 다음과 같음

· 채혈리스트 관리
· 검사의뢰 내역 관리
· 바코드 출력

· 검사 접수 관리
· 검사대장 관리(Slip별, 항목별, 미생물 등)
· 검사결과 관리
· 이상자 관리
· 검사결과 보고
· 검사통계(항목별, 진료과별, 이상자, 미생물)
· 수혈 및 헌혈관리
· 혈액 입출고 및 반환 관리
· 혈액은행 통계

④ 영상의학정보시스템

의사의 처방에서 영상의학에 대한 검사처방이 내려지면 환자는 영상의학과에서 처방에 따른 검사를 받음. 영상의학과에서는 의사 처방에 따른 X-ray, CT, MRI, PET, 내시경, 초음파 등의 시행과 예약 촬영관리, 촬영 후 판독소견의 입력 등의 업무를 진행

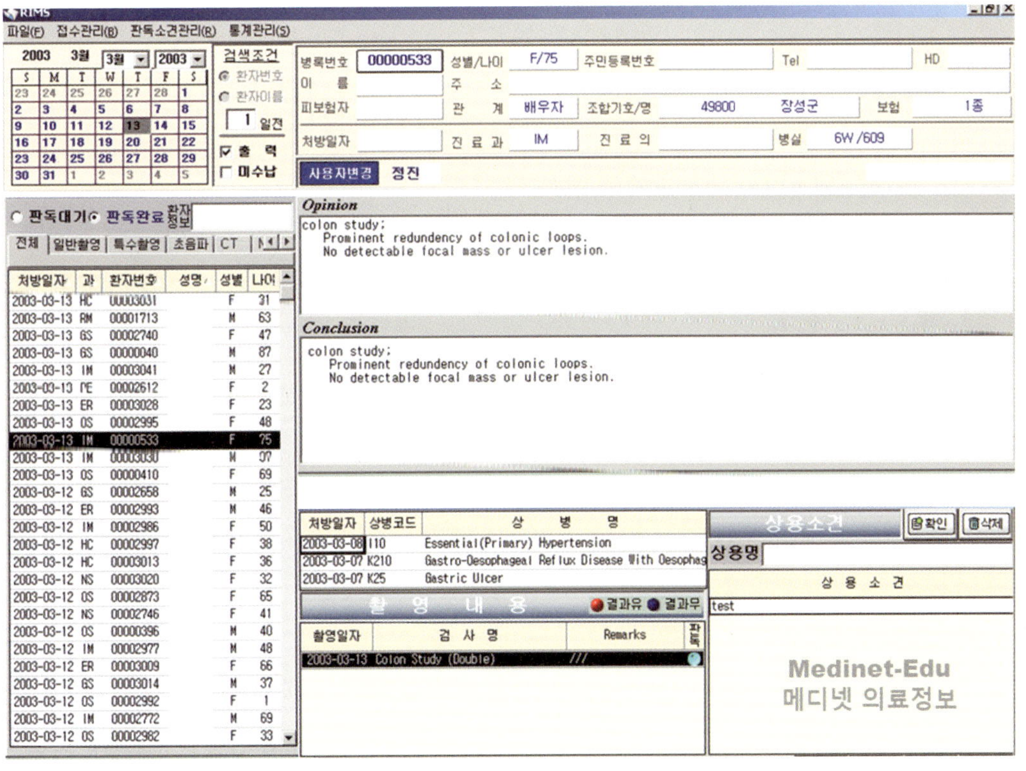

[그림 2-9] **영상의학정보시스템**

영상의학과에서 수행하는 검사업무의 주요 내용은 다음과 같음

- 촬영실 배정 및 예약, 접수관리
- 촬영내역 조회 및 관리
- 판독내용 관리
- 필름 대출 및 반납 관리
- 촬영 통계 관리

⑤ 의무기록정보시스템

의무기록실은 의료기관 내에서 발생하는 각종 의료정보를 수집, 분석, 보관하며 필요시에는 쉽게 검색, 이용할 수 있도록 하는 의료정보센터의 역할을 함. 전자의무기록과 병원정보시스템에서 발생하는 각종 의료 데이터를 수집하고 분석하여 진료자에게는 진료정보를 제공하고, 경영자에게는 경영정보를 제공

의무기록관리의 주요업무는 다음과 같음

- 의무기록 미비차트 관리
- 의무기록 대출 및 반납 관리
- 사본발급 및 제증명 관리
- 퇴원분석
- 암 등록
- 서식 생성 및 관리
- 의료정보생성(의료 데이터 추출, 수집, 분석)
- 각종 의료통계관리
- 의료정보의 보호 및 보안관리

⑥ 식이영양정보시스템

환자에 대한 식이영양관리는 환자들의 건강상태를 고려한 식사를 제공하기 위하여 의사의 식이처방에 의해 시행되며, 간호부서에서 영양실을 통하여 식이를 관리

⑦ 기타 진료지원시스템

- 의료소모품 관리: 병원에서 진료행위를 위하여 투입되는 각종 의료소모품에 대한 관리로서 의료소모품 불출 및 재고관리, 재사용품 관리, 소모품관리 등으로 구성
- 수술실관리: 수술실에서 환자의 수술에 관련된 정보를 다루는 것으로 수술 시간표 관리, 의료소모품, 처치 연계 일자별 수술환자 관리, 환자수술 기록지 입력, 수술장비 및 소독품 관리, 마취의, 집도의 관리, 검사결과 조회, 수술에 따른 환자정보 관리, 비품 및 의료장비 관리 등으로 구성

(5) 원무행정관리시스템

① 외래 원무관리시스템

외래관리는 병원에서 환자가 진료를 받기 위해서 방문하여 접수를 하고 입원을 하지 않은 상태에서 진료와 처방을 받거나 의료에 관한 서비스를 이용한 후 진료비를 수납하는 업무. 외래환자는 특

정 병원을 이용한 경험의 유무에 따라 신환과 구환, 질병별 수진 횟수에 따라 초진과 재진환자로, 주치의 선정 유무에 따라 선택진료 환자와 일반환자로, 내원 동기 및 수진 접수방법에 따라 응급환자와 일반환자로 구분

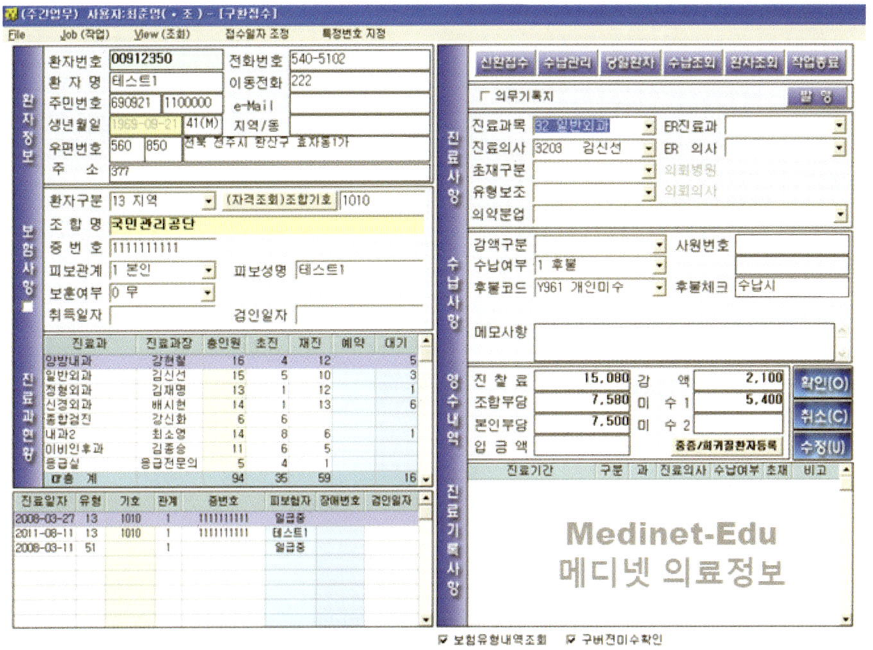

[그림 2-10] 외래 진료접수(환자 등록) 프로그램

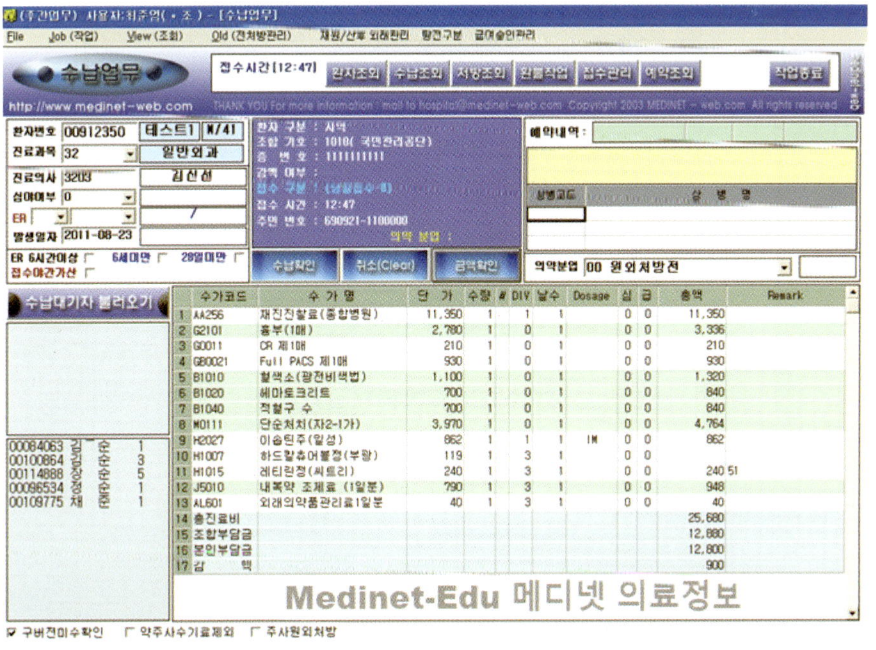

[그림 2-11] 외래 진료비 수납 프로그램

외래 원무행정업무의 주요 내용은 다음과 같음

- 외래진료 접수업무(환자등록)
- 보험 유형별 자격 관리
- 의료보장 확인
- 접수 등록 및 취소
- 의무기록지 및 진료카드 발급
- 재진 접수 관리
- 진료비 계산 및 수납
- 진료 예약
- 진료비 환불
- 보험유형 변경에 따른 진료비 추가 수납 및 환불
- 영수증 발급
- 진료비 미수관리
- 외래 진료비 마감업무
- 영수증 발급

② 입원원무관리시스템

입원은 병원에서 환자를 계속 지내게 하면서 환자의 상태를 관찰하고 진료하는것이며, 필요시 수술 등의 행위를 통하여 환자의 질병을 치료할 수 있도록 환자의 모든 의료서비스를 시행하고 퇴원할 때 진료내역을 심사하고 진료비를 정산하여 퇴원 진료비를 수납하는 업무

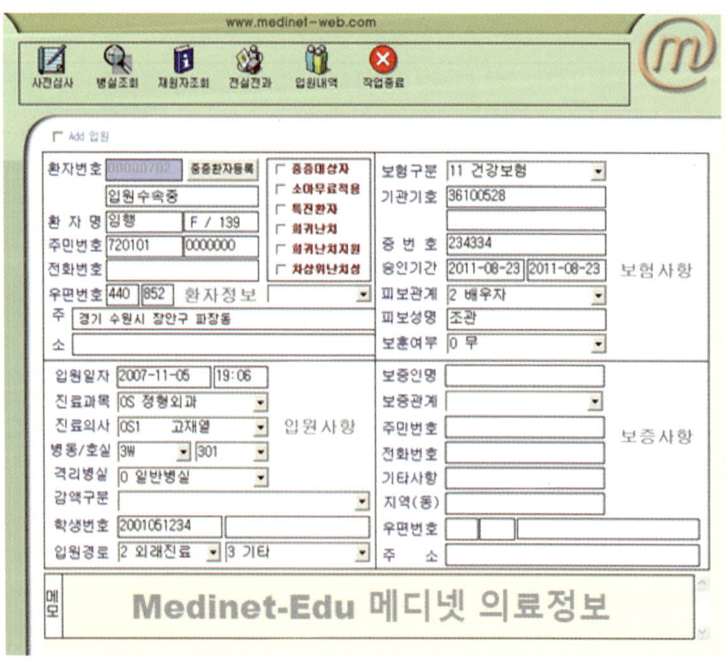

[그림 2-12] **입/퇴원 환자 조회 화면**

입원 원무행정업무의 주요 내용은 다음과 같음

- 입원 등록(입원수속)
- 진료비 계산 및 심사
- 진료비 정산 및 수납
- 진료비 영수증 발급
- 전실전과 관리
- 환자 진료기간 분리
- 재원외래 등록
- 입원환자 및 퇴원환자 조회

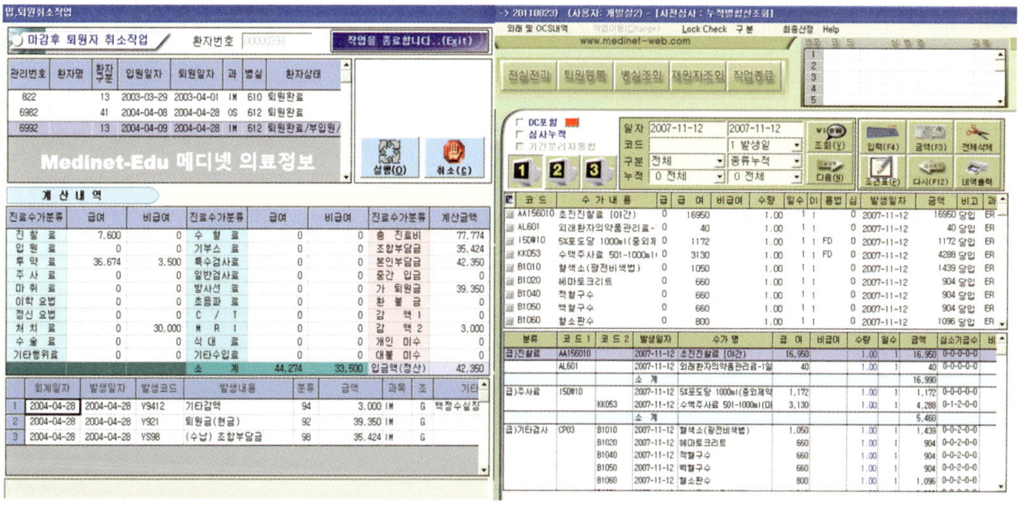

[그림 2-13] **진료비 계산 및 심사 화면**

(6) 보험청구관리시스템

① 보험심사 및 청구관리시스템

- 건강보험제도의 시행으로 환자가 의료기관에서 의료서비스를 받은 후에 환자가 부담하는 진료비를 제외한 진료비를 의료기관에서 보험자 기관에 청구하는 과정
- 보험자 기관별 청구방법은 일정한 양식의 청구서류인 진료비 명세서를 작성하여 청구하는 방법이 있다. 진료비 명세서는 종이 서식으로 작성하였지만 컴퓨터와 인터넷을 사용하면서 심사평가원에 전자청구(Electronic Data Interchange, EDI) 시스템을 사용하여 온라인으로 진료내역 파일을 송신하고 결과 또한 온라인으로 수신
- 보험청구업무는 심사가 완료된 내역을 보험종류별 청구명세서의 출력 및 부철, 편철작업과 청구 후 삭감분석, 이의신청, 재청구 등의 업무를 수행

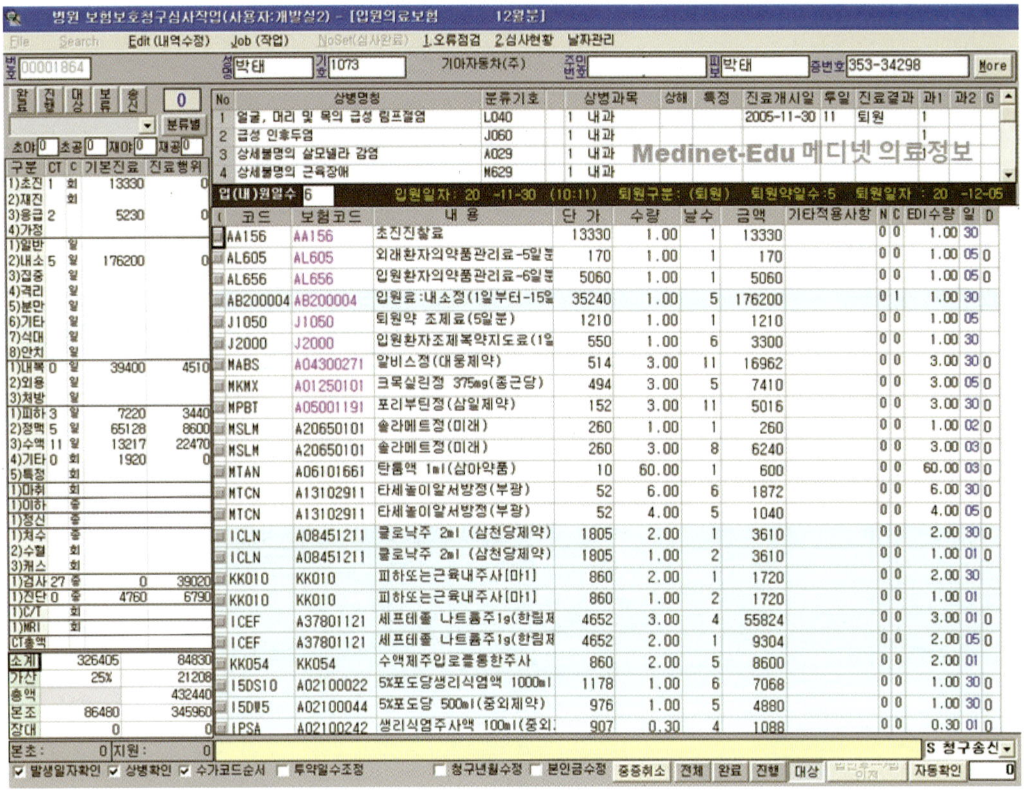

[그림 2-14] **보험심사 프로그램**

보험청구업무의 주요 내용은 다음과 같음

- 외래 및 입원 진료비 내역 조회
- 청구항목별 금액 조회 및 관리
- 청구항목별 심사내역 조회 및 관리
- 상병코드 조회
- 전월 청구 상병내역 조회
- 심사전 내역 조회
- 병원 수가코드 및 EDI 코드 조회
- 심사 조정 내역 조회
- 청구 내역 및 금액 조회(진료과별, 상병별, 항목별 등)
- 보험청구기관별 청구금액 조회
- 처방내역 및 임상검사결과 조회
- 삭감분석 및 이의신청 관리
- 보험청구통계

보험청구내역은 모두 EDI코드에 맞춰 내역을 작성. 아래 그림과 같이 병원에서는 편의상 사용코드를 사용하고 보험청구시에는 보험코드 EDI코드로 전자문서를 작성하여 청구

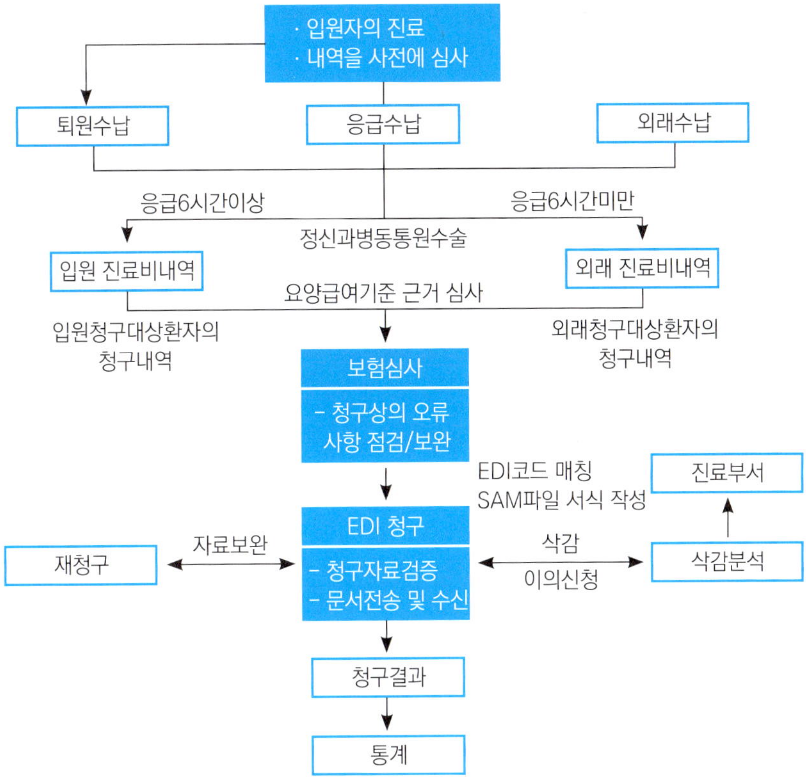

[그림 2-15] **진료비 심사 및 보험청구 과정**

② EDI 보험청구시스템

EDI는 의료관련업무(의료보험, 산재보험, 자동차보험, 의료물류 등)에 발생되는 기관 간의 각종 문서에 대한 전달체계를 컴퓨터를 이용하여 표준화된 전자적 자료교환 방식으로 송·수신하는 새로운 정보통신망 서비스

(7) 병원경영정보시스템

① 병원경영정보시스템의 개념

- 의료기관 경영에서 의사결정의 유효성을 높이기 위하여, 병원정보시스템을 통하여 각종 경영 활동에 유용한 정보를 생성하고, 이를 관리하는 정보시스템라 할 수 있으며, 병원의 업무 방식과 절차, 조직 구성원, 정보 및 정보 기술을 포함
- 경영의 관점에서 정보시스템의 가장 중요한 구성 요소는 일반적으로 생각하는 정보기술이 아니라 조직의 목표 달성을 위해 조직의 구성원들이 처리해야 할 업무방식
- 경영정보시스템은 원무관리의 자동화에 의한 거래처리시스템으로 시작하여 일반관리의 업무 자동화가 이루어졌고, 병원정보시스템이 구축되면서 경영정보시스템을 활용하게 되었고, 정보기술의 발전에 의해 의사결정지원시스템, 전략정보시스템, 최고경영자정보시스템 등이 등장하게 되었다. 이러한 경영정보시스템의 발전과정을 요약

- 거래처리시스템(Transaction Processing System, TPS) : 접수, 수납, 보험청구 위주의 단순작업처리
- 경영정보시스템(Management Information System, MIS) : 각종 경영 관련 통계관리
- 의사결정지원시스템(Decision Support System, DSS) : 경영자의 의사결정 관리
- 전략정보시스템(Strategic Information System, SIS) : 조직의 성과 개선, 조직의 성격과 사명을 혁신적으로 변모
- 최고경영자정보시스템(Executive Information System, EIS) : 최고 경영자나 임원 혹은 관리자가 전략적 의사결정을 내리는 데 도움을 받는 시스템

② 병원경영정보시스템 도입의 효과

· 의사결정 가능 : 병원의 경영 합리화와 효율성 향상을 위해 필요한 정보
  - 신속하고 정확하게 제공함으로써 자원 이용의 효율성 높임
  - 합리적이고 적중률 높은 의사결정 가능

· 업무조정 및 협력 용이 : 병원 내 각 부서의 실무자와 경영진 간의 긴밀한 의사소통 가능

· 지식 및 정보 공유 활성화 : 개인과 부서가 보유한 지식과 정보 공유와 활용이 활성화

· 생산성 향상 : 자료 작성·수집·전달·분석·저장·검색 관련 업무량 감소

· 업무 재구성 가능 : 업무 재구성(business process reengineering) 가능

(8) 고객관리시스템

고객관리시스템(Customer Relationship Management, CRM)은 신규고객 확보 및 기존고객의 유지를 통한 수익성 증대 방안으로 환자와 지속적인 커뮤니케이션을 통한 광범위한 접근방법임. 또한, 병원정보시스템에서 발생된 데이터를 수집하고 분석하여 환자와의 관계를 유지, 확대, 개선하기 위해 환자정보를 효과적으로 활용함으로써 환자의 만족과 충성도를 유도하고 병원의 지속적인 운영, 확장, 발전을 지원하여 환자와의 관계를 지속하면서 병원의 경쟁력을 향상

(9) 전사적자원관리시스템

전사적자원관리(Enterprise Resource Planning, ERP)란 병원 내의 물류, 재무, 회계, 영업과 구매, 재고 등 경영 활동 업무들을 통합적으로 연계해 관리해 주며, 병원운영에서 발생하는 경영 관련 정보들을 서로 공유하고 새로운 정보의 생성과 빠른 의사결정을 도와주는 전사적자원관리시스템

2.4 병원정보시스템의 구축 및 발전 방향

2.4.1 병원정보시스템의 구축

(1) 병원정보시스템의 구축 시 고려사항

① 사용자 중심의 정보환경을 위하여 사용자 편리성을 최우선적으로 고려

② 정보시스템의 신기술 적용에 대한 적극적 대처

③ 기존의 병원정보시스템 변경 시에 단계별 프로그램 개발 및 적용 계획 마련

④ 기존 시설과 환경에 적합한 전산망 및 전산장비 도입

⑤ 병원정보시스템 구축 시 경비 대비 경제적 효과 고려

(2) 병원정보시스템의 구축 시 문제점

① 기존 병원정보시스템과의 호환성 유지 및 점진적 교체기간 필요성 문제

② 병원정보시스템은 24시간 정지 없이 가동하는 시스템을 유지하여야 하며 특히 진료정보에 대한 완벽한 보안과 보호에 대한 문제

③ 전산화에 부적합한 시설 및 환경 문제

④ 의료진 및 사용자의 시스템 교환 및 구축에 따른 업무 부담 문제

⑤ 컴퓨터 활용에 미숙한 인적자원의 교육 문제

⑥ 전산화에 따르는 경비 및 지출 문제

2.4.2 병원정보시스템의 발전 방향

① 병원정보시스템은 컴퓨터의 기술, 네트워크, 데이터베이스의 발전과 인터넷 환경, 의료제도 및 의료수준 등의 급진적인 발전과 변화에 따라 병원정보시스템도 발전을 거듭하고 있음

② 최근에는 ERP(Enterprise Resource Planning), DW(Data Warehouse), DM(Data Mining) 등의 경영과 연구 지원을 위한 통합 시스템으로 발전하고 있으며, 인터넷의 대중화와 환자중심의 의료개념의 도입으로 CRM(Customer Relationship Management)과 의료장비, 물품, 약품 공급망을 효과적인 관리를 위한 SCM(Supply Chain Management), 표준 진료지침 CP(Critical Pathway), 임상연구지원시스템(Clinical Research Support System, CRSS), 임상의사결정지원시스템(Clinical Decision Support System, CDSS), 행위별 원가관리시스템(Activity Based Costing, ABC) 등이 의료기관 내 정보화를 지원

③ 앞으로의 병원정보시스템은 단순히 진료와 행정을 지원하는 시스템이 아닌 4차 산업시대를 대비하여 의료 빅데이터 및 의료 인공지능을 활용함으로써, 의료의 질을 높이고 경영성과를 향상시킬 수 있는 시스템으로 발전

2.5 전자의무기록시스템

2.5.1 전자의무기록의 정의

의료기관의 모든 부서에 컴퓨터 도입되기 전에는 환자의 임상관련 진료정보를 종이 의무기록 서식에 기록하고 인력을 통하여 전달함. 하지만 컴퓨터의 하드웨어, 소프트웨어를 비롯하여 네트워크 환경이 발전하면서 병원에 전산화시스템을 도입하였고, 모든 의무기록 서식 및 의료자료와 행정문서들을 전산화하여 paperless를 구현하게 됨. 이에 따라서 전자의무기록(Electronic Medical Record, EMR)은 병원에서 발생하는 모든 진료 관련 의무기록을 전산화하여 컴퓨터에 보관하고 원하는 정보를 활용하는 시스템이다. 의료 관련 기관에서 전자의무기록을 다음과 같이 정의

① 미국의무기록연구소(Medical Record Institute, 2005) : 환자의 진료행위를 중심으로 발생한 업무상의 자료나 진료 및 수술, 검사 기록을 전산에 기반하여 입력, 정리, 보관하는 시스템

② 미국 의학 협회(American Medical Association) : 정확한 자료를 제공하고 의료인에게 필요한 정보를 주어 임상결정을 도와주기 위한 병원 정보 시스템이나 처방전달시스템의 내부에 포함되어 있는 전자적 형태의 환자 기록

③ ISO/TC 215 WG 1 : 환자의 기록을 작성, 사용, 저장 및 재생할 수 있는 기능을 보유하는 구성요소의 집합체

④ 미국의학회(Institute of Medicine) : 완전하고 정확한 자료와 여러 가지 의학지식에 기초한 기억보조와 의사결정보조도구 등을 이용한 전문가 시스템을 통해 사용자를 지원하는 체계 위에 세워진 전자형식의 의무기록

2.5.2 전자의무기록의 발전 과정

현재의 디지털병원은 EMR을 기반으로 하여 진료차트, 환자용 진료의뢰서, 처방전, X-Ray 필름을 사용하지 않고 디지털 데이터로 완전히 대체하여 정보시스템만으로 병원운영 및 진료 전 과정을 처리하며 병리검사나 필름판독 등의 검사결과를 휴대폰이나 이메일로 알려주는 최첨단의 신개념 병원을 의미함. 이러한 현재의 디지털 병원개념은 앞으로는 CP(Clinical Pathway), CDS(Clinical Decision Support), DW(Data Warehouse)를 포함하고, EHR을 기반으로 하여 웹을 통한 원격진료가 가능한 시스템으로 발전

(1) AMR(Automated Medical Record)

① 의무기록 정보가 부분적으로 전산화되어 개별적으로 저장

② 보험청구, 원무관리 등을 업무를 부분적으로 전산화

③ 방사선과, 임상병리, 약국 등의 개별 전산화시스템

(2) CMR(Computerized Medical Record)

① 기존의 종이 의무기록을 스캔하여 인덱스가 구성된 이미지 형태로 저장

② 서명을 포함한 의무기록지의 정보구조 유지되어, 일명 document image system

③ 진료차트를 영상 이미지화하여 관리하는 No Chart 구현 시스템으로 국내에서는 현재 EMR과 CMR 두 축을 중심으로 개발

④ 의무기록 image system의 장점
- 의무기록 조회의 용이성/의료진의 입력 부담 경감
- 수기 서명 후 scanning하여 법적 문제 해결(광화일 시스템)

(3) EMR(Electronic Medical Record)

① 병원정보시스템에서 네트워크 환경에서 의무기록 검색할 수 있도록 구현된 형태

② 국내에는 EMR이란 표현이 전자의무기록 전체의 대표용어로 대중화되고 있으나, 국내에서 주로 다루어지는 EMR은 손으로 작성하던 의무기록을 기존의 모든 시스템과 함께 통합하고 컴퓨터를 통해 진료에 필요한 모든 정보를 입력, 공유, 검색하는 시스템을 의미

(4) CPR(Computer-based Patient Record)/EPR(Electronic Patient Record)

① 기존 의무기록에 환자 관련 정보를 포함하여 기록, 국가적 또는 국제적인 표준화로 정보공유를 위한 호환성 필요

② 환자의 정보를 필요시에 병원 내에 한정되지 않고 어느 병원이나 보건기관에서 즉시 사용할 수 있도록 전국적인 의무기록 정보시스템을 구축하는 것을 의미하며, 사용자들에게 환자에 대한 완전하고 정확한 의무기록의 사용을 가능하게 하고, 더 나아가 환자의 진료에 대한 결정을 도울 수 있는 의학지식과 연계된 전산화된 의무기록

③ CPR은 환자의 평생건강기록 시스템을 추구하였으나, 사생활 보호 같은 현실적 문제에 부딪히고 있음

④ 병원 간 또는 국가 간의 의무기록 교류

(5) EHR(Electronic Health Record)

① EHR은 환자의 모든 의료정보 이외에 평소 건강관련 정보(예, 식습관, 흡연습관, 예방접종 등)를 관리하는 시스템

② EHR은 원내뿐만 아니라 모든 웹 기반의 전자환자진료 시스템까지도 포함하는 개념으로 사용

③ 한 사람의 평생 모든 건강 관련 정보 포함

④ 환자의 모든 건강 관련 정보를 필요시 전산에서 검색할 수 있어야 함

이와 같은 전자의무기록의 발전으로 Slipless, Chartless, Filmless가 이루어지게 되었고 병원에 Paperless를 실현하게 되어 디지털병원을 구현할 수 있게 되었음

[표 2-7] **병원정보시스템 구축에 의한 디지털 병원 구현**

구축 시스템	구현 목표
처방전달시스템(Order Communication System, OCS)	Slipless
의료영상저장전송시스템(Picture Archiving Communication System, PACS)	Filmless
전자의무기록(Electronic Medical Record, EMR)	Chartless
병원정보시스템 구축으로 모든 부서 및 업무에 종이 없는 디지털병원 구현	Paperless

앞으로의 EMR은 의료의 질을 향상시키기 위한 임상의사결정지원 및 의료 인공지능에 필요한 자료를 제공하는 의료정보시스템의 중추적인 역할을 수행할 것이며, 의료기관 간, 보건 관련 기관 등에 의료정보를 교환하고 공유하여 환자들의 모든 건강정보를 관리할 수 있는 EHR로 발전. 또한 유비쿼터스 및 스마트 기술 그리고 사물 인터넷 등과 같은 최첨단 기술을 적용하여 개인의 건강을 관리할 수 있는 PHR로 발전. 의료정보 주체가 의료서비스 제공자 중심이 아닌 개인 중심의 서비스로 패러다임이 변화하면서 PHR(Personal Health Record)로 진화

2.5.3 전자의무기록과 표준화

전자의무기록의 발전으로 의료기관 간, 보건 관련 기관 간의 의료정보 교류를 관리하기 위해서는 용어 및 서식 등의 표준화에 의한 자료들을 생성하고 관리하여 국제 표준에 부합하는 보건의료정보시스템 구축의 기반을 마련

① ASTM(American Society for Testing and Materials)

ASTM은 1998년 표준화기구 중 하나이고, 미국에서 조직되어 134개 분야에 표준화 위원회 두고 있는 단체. 매년 68권의 'Annual Book of ASTM Standard'를 발간하고, 의료정보 관련 표준안은 HL7과 연계하여 제정되고 두 단체에서 나오는 표준안의 포맷과 메시지 구조가 동일하게 구성

② HL7

HL7은 ASTM의 한 부분으로 의료정보 교환 표준안 : 두 단체에서 나오는 표준안의 포맷과 메시지 구조가 동일하게 구성되어 있고, 전자의무기록을 발전시키기 위한 표준화 기구. 독립적인 보건의료시스템에서 임상, 재정 및 관리 정보에 대해 상호교환을 위한 표준 프로토콜로 전 세계에서 가장 널리 사용되는 의료정보분야의 전송표준

③ ASTM/E1384

ASTM의 의료정보 관련 표준안 중에서도 E1384는 CPR로 가기 위한 논리적인 구조와 깊이 있는 내용에 대한 표준을 제시하며 의료정보 표준화 작업 중 가장 먼저 해야 할 일에 대한 상세한 지침을 기술

2.5.5 전자의무기록의 기능

① **자료의 입력기능**(data capture function)

텍스트, 영상, 음성 등의 자료를 전자의무기록에 입력하고 저장하는 기능

② **자료저장기능**(storage function)

입력된 자료를 체계적으로 분류하여 저장하고 자료의 안전을 위한 백업 기능이 필요

③ **정보처리기능**(information processing function)

저장된 자료를 분석 및 가공하여 필요한 정보로 유용하게 활용할 수 있는 기능

④ **정보교환기능**(information communication function)

자료 및 정보를 타 의료기관 및 보건 관련 기관에 교환과 공유가 가능하도록 하는 기능

⑤ **보안기능**(security function)

자료 및 정보의 보안관리를 위하여 접근 권한을 설정하여 관리할 수 있는 기능

⑥ **자료의 제시기능**(information presentation function)

전자의무기록에서 자료를 수집하고 분석하여 진료자에게는 진료정보를 경영자에게는 경영정보를 제공하며, 사용자들의 원하는 자료를 제시하는 기능

2.5.6 전자의무기록과 운영 조건

전자의무기록에 진료자료를 입력하여 저장하고, 저장된 자료를 처리하여 다양한 분야에서 효율적인 활용을 하기 위해서는 전자의무기록시스템의 안전성, 빠른 속도와 용이성, 호환성, 확장성, 보안성 등이 필요

(1) 안전성

전자의무기록의 자료는 환자의 진료기록이며, 법적 및 진료비 산정의 근거자료가 되는 중요한 자료이기 때문에 인정된 시스템의 운영으로 저장된 자료를 안전하게 관리해야 함. 이에 따라서 보조기억장치의 이중 저장 및 복제, 자료의 백업, 자동 복구기능 등의 기능이 필요

(2) 빠른 속도와 용이성

자료의 입력 및 출력 시에 자료를 처리하기 위한 빠른 속도가 필요하며, 사용자가 쉽게 사용할 수 있는 용이성을 확보

(3) 호환성

전자의무기록의 시스템이 변경될 경우 기존의 자료를 신규 소프트웨어의 데이터베이스로 변환하여 사용이 가능해야 하며, 다 기관과의 자료를 교환할 때 자료를 인식할 수 있는 표준적인 자료 관리가 필요

(4) 확장성

보건의료 관련 정책의 변화에 따른 응용 프로그램의 변경 및 각종 의료장비와 연동을 쉽게 할 수 있는 시스템의 확장성이 필요

(5) 보안성

법적, 윤리적으로 문제가 없고, 진료에 지장을 주지 않을 정도로 의사의 입력 작업이 간단하여야 하며, 진료기록의 보안이 유지

2.5.7 전자의무기록의 안전관리

전자의무기록은 환자 진료에 관한 정보가 유출되지 않도록 의료정보 보호를 위한 기술적인 기능 필요. 전자의무기록시스템의 자료 및 정보를 안전하게 관리하기 위해서는 다음과 같은 특성이 필요

① 기밀성(confidentiality) : 환자의 의료 및 개인정보 누출 위험에 암호화하는 것
② 무결성(integrity) : 의료정보의 위·변조 위험으로 메시지 인증을 통하여 위변조가 불가능 함
③ 위조방지(non forgery) : 서명위조 방지를 위해 메시지 인증, 전자 서명키 생성
④ 신원확인(user authentication) : 서명자 인증으로 의료행위자인 서명자의 신원확인을 위해 메시지 인증, 송신자가 전자서명 행위자이고 전자서명 행위자는 전자서명 생성키 소유자임을 확인함
⑤ 부인방지(non repudiation) : 메시지의 송·수신이나 교환 후, 또는 통신이 완료된 후에 그 사실을 증명하여 의료정보에 대한 부인 방지

2.5.8 전자의무기록의 기대효과

(1) 데이터 접근성의 향상

① 필요시 쉽게 원하는 자료를 찾을 수 있음
② 동시에 여러 명이 이용
③ 응급환자의 경우 즉시 의무기록을 이용하여 신속한 진료가 가능
④ 검사결과를 신속 조회 가능하여 환자의 불필요한 대기시간 감소
⑤ 식별의 용이성과 정확성

(2) 자료의 질 향상

① 자료의 표준화로 이용자가 쉽게 이해
② 입력 오류방지로 진료정보의 질 향상
③ 문제지향성 의무기록의 실현이 용이, 정보의 체계적인 관리
④ 상세하고 완전한 기록

(3) 의사결정 및 의료의 질 보장의 활성화

① 진료 시 환자에 대한 신속, 정확한 의사결정
② QA 활동이 활성화되고, 지속적인 관찰이 용이

(4) 다양한 형태의 데이터 검색

컴퓨터에 저장된 텍스트 문자, 그래픽 정보 등 다양한 정보를 사용자가 원하는 다양한 형태로 조회

(5) 연구수준의 향상

① 의사들의 연구 활성화
② 의무기록의 많은 귀중한 정보를 데이터화
③ hospital based research를 용인
④ 의무기록 검토 없이도 원하는 결과 획득

(6) 비용절감효과

① 의무기록을 보관할 공간과 인력, 운송수단 등이 필요 없게 됨에 따라 막대한 비용 감소
② 다양한 정보를 적은 비용으로 효율적으로 관리

[표 2-8] **종이의무기록과 전자의무기록의 장·단점 비교**

종이의무기록 단점	전자의무기록 장점
· 정보접근의 비효율성	· 식별의 용이성과 정확성
· 중복기록	· 상세하고 완전한 기록
· 기록자간 기록방식의 비일관성	· 의무기록의 신뢰도 향상
· 자료의 누락	· 판독시간의 단축
· 전자의무기록의 기능	· 자료 접근성 향상/보안성
· 자료입력/자료저장/보안	· 객관적이고 완전한 기록 재생
· 정보처리/정보교환/자료제시	· 컴퓨터 자문을 통해 의료의 질적 향상
· 정보보안의 원칙	· 자료의 공유 및 의사소통량 증가
· 인증/무결성/접근제어	· 자료의 재생산성 및 가공능력 향상
· 기밀성/부인봉쇄	

2.6 의료영상저장전송시스템

2.6.1 의학영상처리의 개념

의료영상을 디지털화하여 하드디스크와 같은 저장 매체에 저장 후 네트워크를 통하여 전송하여 PC가 있는 어느 곳에서든지 영상조회가 가능한 포괄적 영상관리 전송 시스템

(1) Picture(영상)

Picture는 의료기관에서 발생하는 모든 의료영상을 의미. 의료영상은 과거에는 CT, MRI, DSA, 초음파 검사, 핵 의학 검사 등의 진단방사선과 정지영상을 의미하였으나, 최근 들어 심혈관에서 사용되는 동영상은 물론, 핵의학 검사, 내시경 검사, 관절경 검사, 조직병리검사, 안저 검사 등의 대부분의 임상에서 사용하는 칼라 영상들을 모두 포함

(2) Archiving(저장)

의료 영상들을 디지털 상태로 받아 컴퓨터에 저장하는 것을 말한다. 저장에는 archiving과 backup의 개념

Archiving과 Backup의 차이점

- Archiving : 의료영상이 발생이 발생되면 소프트웨어적으로 자동으로 데이터베이스를 갖고 장기저장 장치에 차례로 저장하여 의료진이 필요할 경우 조회를 원하면 중간에 인위적 조작이 필요 없고, 자동으로 단기저장장치나 Workstation으로 옮겨와 조회한다.
- Backup : 기술자나 관리자가 일정기간이 되어 쌓인 영상들로 한번에 모아서 장기저장장치로 복제한다. Backup을 사용할 경우는 일정기간 이전의 영상들을 의료진이 Workstation에서 자동으로 조회할 수 없고, 중간에 기술자나 관리자가 Backup 저장된 영상들 찾을 수 있다. 다시 말해 미리 단기저장장치나 Work- station에 옮겨 주어야 함으로 신속한 시간 내 자동처리가 불가능하다.

(3) Communications(전송)

의료영상에서는 DICOM(Digital Imaging and Communications in Medicine)을 지원하는 통신 프로토콜을 준수하여야 함. ACR-NEMA(American College of Radiology-National Electronics Manufacturing Association) 위원회에서 발표한 표준안 DICOM을 채택함으로써, PACS, Teleradiology에 적용한 시스템이 보편화 되었음

① DICOM의 필요성

- DICOM 지원이 되는 영상 장비들 간의 연결 가능
- 국제적으로 공인된 표준 PACS protocol이므로 높은 호환성 보장
- 개방형 표준을 따르는 타 회사의 PACS와 teleradiology 간의 호환성 가능

② DICOM을 사용하지 않는 경우 문제점

- 개방형 PACS와 teleradiology와의 연결과 확장 불가능
- 시스템 확장 시 업체선정에 많은 제한을 받으며, 만일 그 업체가 사업 포기 시 시스템의 유지 보수 불가능
- 타의료기관과의 정보교류 불가능
- 향후 DICOM을 지원하는 장비로부터 자료를 받은 후 다시 자기 고유의 형태로 데이터 전환하는 비효율적인 문제 발생

(4) System

PACS는 하드웨어, 소프트웨어, 네트워크로 구성된 시스템이다. 소프트웨어 부분에는 OS(Operating System), DBMS(Database Management System), 개발 tool, 그리고 응용프로그램

2.6.2 PACS의 필요성

- 필름관리 문제
- 공간부족 문제
- 필름 및 소모품 비용
- 진료의 질적 향상(대기시간, 화상처리기법 등)

[표 2-9] PACS의 특징 및 필요성

PACS의 특징	PACS의 필요성
· 의학영상의 보관/검색/영상신호처리 : 매우 용의 · 대용량 서버 및 초고속 전산망 필요 : 비용 문제 · ACR/NEMA DICOM이 표준	· 필름관리 문제 · 공간부족 문제 · 필름 및 소모품 비용 · 진료의 질적 향상 : 대기시간, 화상처리기법 등

2.6.3 PACS의 도입 효과

① 컴퓨터보조진단, 3차원 영상기술 활용, 연구 및 교육정보 제공하고, 병원정보시스템(HIS)과 통합 관리

② PACS 도입은 필름이 필요없는 Filmless를 구현할 수 있다. 필름 운영에 따른 시간, 경제적인 측면과 생산성을 고려할 때 PACS를 도입함으로써 비용절감과 생산성 향상을 기대

③ 비용절감 측면에서는 필름과 현상정착액 비용, 인건비, 필름 보관 및 관리비용, 재촬영 비용 절감, 레이저 필름 현상기와 영상 저장 장치 비용 절감

④ 생산성 향상 측면에서는 외부 고객 만족, 내부 고객 만족, 신속 정확한 판독, 필름 분실 방지의 효과

[표 2-10] 직 · 간접 생산성 향상측면

직·간접 생산성 향상	직·간접 생산성 향상의 예
· 병상 및 외래 회전율 증가, 1회 방문으로 처방까지 도달하는 서비스 개선 · 필름 분실에 따른 재촬영술 감소, 방사선과 검사량의 증가, 연구 활성화 · 필름 저장, 관리에 따른 공간 및 인력 감축 · 의사·간호사·간호조무사 필름과 관련하여 발생했던 비효율적 시간 절약	· 양질의 영상기술 향상, 진료 대기시간 단축 · 실시간 검사결과 제공, 신속 정확한 판독 · 외부 고객 만족 : 환자와 보호자 · 내부 고객 마족, 피림 분실 방지

2.6.4 PACS의 구성

PACS는 영상획득부, 영상저장부, 영상조회부, 네트워크로 크게 네 부문으로 구성

(1) 영상획득(image acquisition)

CT, MRI, DSA, 초음파 검사, 핵의학 검사, 내시경 검사, 조직병리 검사 등을 디지털 상태로 받아 중앙의 저장용 컴퓨터로 보내 주는 부문

(2) 영상저장 및 데이터베이스(image storage and database)

영상저장 및 데이터베이스는 기존 필름보관실 기능을 컴퓨터로 처리하는 부분. 영상저장부는 획득된 영상을 장기간 저장하며 사용자 요청 시 신속하게 전송하는 기능을 수행. 입력된 의료 영상들을 디지털로 저장하고 데이터베이스를 이용하여 관리하는 부문

(3) 영상전송(network)

대량의 영상데이터를 신속히 전송해야 하는 PACS에서 통신망 성능은 매우 중요

① PACS에서 사용되는 네트워크 환경은 대량의 의료영상이미지의 전달 : 원활하게 하기 위해 계속적으로 고성능의 네트워크 환경을 구축

② PACS의 의료영상은 Network 상에서 영상은 압축된 상태로 전송 : Client에서 복원되어 사용되므로 Network 부하가 감소, 절대적인 영상의 양이 크므로 대용량 전송이 필요할 수밖에 없고, 현재 PACS의 network는 Gbps급 네트워크 설치

③ 영상 데이터양을 고려한 고속의 전송망이 요구

④ 90년대 초에는 버스나 토큰링 방식보다는 Point-Point 방식을 선호

(4) 영상 조회부(image display)

PACS Viewer 또는 PACS workstation으로(viewer라 약함) 종래의 hardcopy 필름 대신에 영상들을 컴퓨터 모니터상의 softcopy로 판독

Viewer는 진료에 필요한 여러 기능 지원. 일반적으로 Viewer는 진단용과 임상용으로 구분

(5) 영상관리(image & management)

· 영상관리 기능은 OCS integration을 통해 환자의 정보를 근거로 영상의 흐름을 결정

2.7 기타 의료정보시스템 및 관련 기술

2.7.1 EHR

① 개인의 평생 동안 관련된 진료와 건강 관련 정보를 모두 지원하고 관리하는 시스템으로 의료정보와 각종 건강 관련 정보를 통합하여 환자에게 맞는 최적의 의료서비스를 제공하는 미래의 이상적인 사회복지 국가가 지향하는 국민건강관리 정보시스템으로써 전자의무기록의 궁극적인 목표

② EMR은 의료기관 내에서만 의료정보가 공유되고 활용되지만 EHR은 의료기관 간, 국제 의료기관 및 보건 관련 기관 등과의 의료정보를 공유할 수 있는 CPR의 기능을 포함하여 하나의 의료기관에서 환자의 평생 의료 및 건강기록을 모두 확인하여 보다 더 효율적인 의료서비스를 제공

2.7.2 PHR

① PHR은 개인이 자신의 의료정보를 열람하고, 평소에 자신의 개인적인 건강관리 내용을 직접 관리하여 필요시에 병원에서 개인건강기록을 참조하여 효율적인 의료행위를 수행

② PHR은 환자가 자신의 건강정보를 입력하고 관리하는 것으로 개인이 절대적인 의료정보 처리 권한을 가지게 됨. PHR의 정보 범위는 알러지 과거력, 약물남용, 가족 병력, 처방기록, 사고 및 수술 기록, 예방접종, 특징적인 생활습관 등이 포함

2.7.3 원격의료

(1) 원격의료의 개요

① 원격의료(telemedicine)는 멀리 떨어져 있는 의료인과 환자사이, 의료인과 의료인 사이, 의료기관과 의료기관 사이에 정보통신기술을 활용하여 의료행위를 하는 것임.

② 원격의료의 형태에는 원격진단, 원격치료, 원격회의, 원격자문, 재택진료 등이 있음. 이런 원격의료는 의료인을 중심으로 한 형태이고 그 외에도 일반 사람들이 직접 활용할 수 있는 의료서비스 제공도 원격의료에 포함

③ '가상병원'을 이용한 원격의료는 누구나 쉽게 활용할 수 있다는 점에서 가장 활용도가 높은 원격의료 형태. 가상병원을 접할 대상은 투석 환자, 심장질환자, 암환자, 수술 후 환자 등

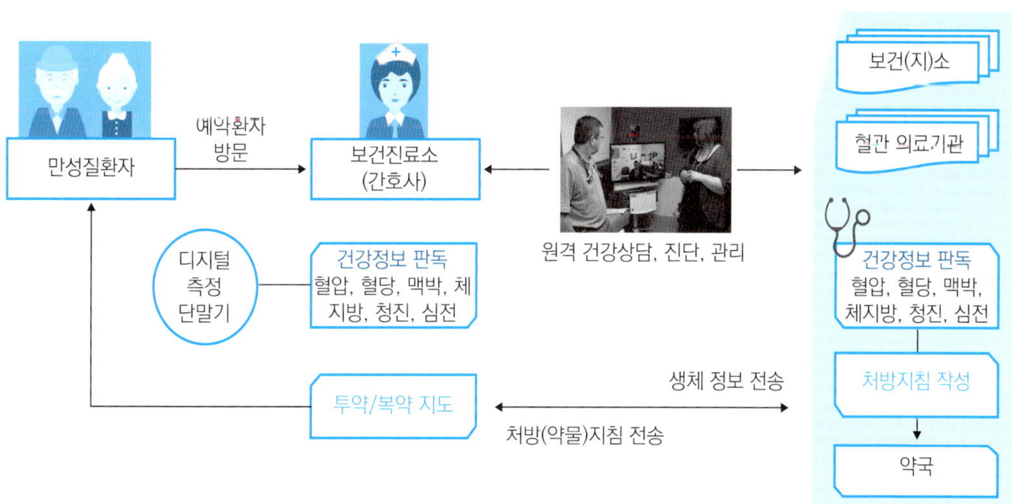

[그림 2-16] **우리나라 원격의료**(자료 보건복지부)

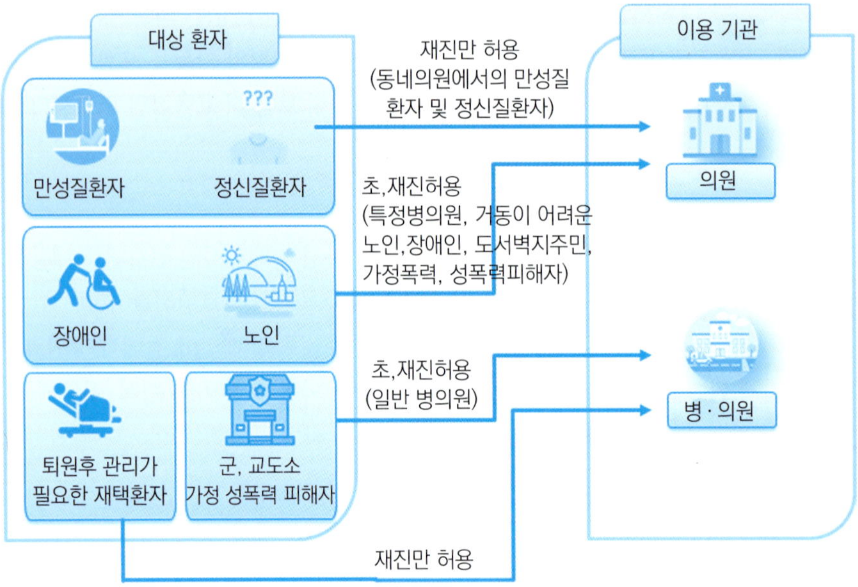

[그림 2-17] **원격의료 허용 의료기관 및 대상 환자**(자료 보건복지부)

(2) 원격의료에 필요한 기능

AHIMA에서 제시한 원격의료기록의 필수사항은 다음과 같음

① 환자명

② 식별번호

③ 진료날짜

④ 의뢰 의사명

⑤ 협진 의사명

⑥ 협진 의사의 기관명

⑦ 시행된 진료의 유형

⑧ 환자의 동의서

⑨ 진료결과

⑩ 진단 또는 추정진단명

⑪ 향후 치료를 위한 권고사항

(3) 원격의료의 필요성 및 장·단점

① 원격의료의 필요성: 의료의 위치 종속성 극복이 가능하고, 상호통합적 의료환경에 필요하며, 필요한 의료정보를 정확, 신속, 편리하게 획득할 수 있음. 또한, 만성질환 관리, 예방의학 및 환자교육, 응급환자 초기평가와 진단에 활용될 수 있음

② 장점: 지역적인 의료 불균형 해소, 지속적인 진료가 가능, 의사의 진료영역이 확대. 환자 측면에서 살펴보면 전문의사와 신속한 접속이 가능, 지속적인 진료 가능, 의사의 자문이 가능, 시간 절약, 질병의 조기 진단, 총 의료비가 감소할 수 있음

(4) 원격의료의 기대 효과

① 현장의료

원격의료의 원래 취지가 도서 지역의 주민들에게 의료 혜택을 제공하는 것이지만 정보통신기술을 발전으로 인하여 병원 밖의 현장에서의 환자를 직접 진료

② 의료의 질적 향상

지역 내의 환자에 대한 일반적인 진료는 일반의가 담당하는데, 환자의 증상이 특이하거나, 혼자의 판단이 어려운 경우에는 원격진료를 이용하여 진료정보를 교환하여 원거리의 전문의와 의견을 교환할 수 있음. 이와 같은 과정은 진단에서 오진의 확률을 줄일 수 있으며 환자에게 정확한 진단과 보다 적절한 치료 방법을 제공하여 의료의 질적 향상을 기대할 수 있음. 원격의료는 지속적으로 의학교육의 기회를 제공

③ 비용절감효과

원격의료 및 재택진료는 여러 가지 각도에서 지출되는 의료비용을 줄일 수 있음. 환자가 병원을 방문함으로써 발생하는 이동 및 후송 비용 등의 관련 비용을 줄일 수 있음. 경증환자 및 만성질환자의에 대하여서는 병원에 계속 입원시키는 집에서 관리하게 되어 입원기간을 단축시켜 비용을 절감할 수 있음

의료진이 환자를 방문하는 경우에도 재택진료를 이용한 지속적인 모니터링을 통하여 의사 또는 간호사 등의 개호 인력의 방문 횟수 감소

2.7.4 u-Health

① 원격진료가 인터넷의 발전으로 e-Health라는 개념으로 발전되었듯이 최근 유비쿼터스 기술의 발전으로 인해 e-Health가 u-Health라는 개념으로 진화

② u-health : 정보통신기술 환경을 이용하여 언제어디서나 건강상태의 수집, 처리, 평가, 진단, 치료를 위한 모든 활동을 의미. u-Healthcare는 시간과 장소의 제약 없이 보건의료와 IT의 연결된 건강관리 서비스를 받는 것임

③ u-Health는 가상공간에 접속 가능하면서 환자가 소지할 수 있는 소형화된 장치(device)를 통해서 환자의 지속적인 건강정보를 체계적으로 수집하는 것이 가능해져 e-Health 시대의 단점을 극복

④ e-Health 서비스에서는 제한적일 수밖에 없었던 환자의 정보를 기반으로 하는 맞춤형 건강정보 제공이 u-Health 장치와 이로부터 얻어지는 환자의 개별화된 그리고 지속적인 정보를 분석하여 환자에게 맞춤한 건강정보로 생성해 내는 프로그램(Clinical Decision Support System, CDSS) 등의 발전으로 가능

2.7.5 전자처방전

전자처방전의 전달 방식은 크게 간접전송과 직접전송 두 가지가 있음. 간접전송은 병, 의원에서 처방전을 특정 중계서버로 보내고, 약국에서 환자의 인식코드를 통해 다운로드하는 방식이며, 환자가 미리 약국을 지정하지 않거나 다른 지역에서 조제를 받을 경우에 활용됨. 직접전송은 병, 의원에서

처방전을 보낼 때 특정 약국으로 보내는 형식으로서, 약국 정보시스템에 바로 입력이 되어 환자가 오기 전에 미리 약을 조제함

(1) EDI형태의 전자처방전

이 형태는 의원급 EMR, 병원급 OCS와 연동하여 인터넷을 통해 처방전을 전자문서로 전달하는 방식. 소규모 의원에서 주로 활용하는 방법이며, 가장 저렴하게 활용

(2) Kiosk형태의 전자처방전

이 형태는 병원에 별도의 처방전달을 위한 Kiosk가 구축이 되어 환자가 자신의 처방전을 화면에 띄운 후, 해당 약국을 선택하면 전달하는 방식으로, 대형병원에서 많이 활용되고 있음. 환자가 직접 동작을 해야 하므로 담합의 여지는 없으나, 사용하는 데 걸리는 시간, 도우미의 도움, 동작의 번거로움 등이 해결

(3) Smart card 형태의 전자처방전

종이 대신 Smart card에 처방전을 입력하여 환자가 약국에 제시하는 형태로서 환자가 직접 운송하는 형태. 약국에서의 재입력을 손쉽게 하거나, 입력 오류 방지에는 효과를 볼 수 있고, 환자 자신이 자신의 처방전을 소유한다는 면에서 긍정적이나, 카드 자체와 카드 입/출력 기능 등 적지 않은 인프라를 요구하기 때문에 국가적 사업으로 기획되고 있는 상황

Chapter 2 의료정보시스템 예상문제

01 다음 중 병원정보시스템의 구축 목적과 관계가 없는 것은?

① 병원의 경쟁력 제고
② 물적 및 인적 자원의 체계적 관리
③ 의사의 주관적 의사결정
④ 진료지원부서의 업무 생산성 향상

정답 ③

해설 병원정보시스템의 구축 목적은 업무 생산성 향상, 의료서비스 향상을 통한 경쟁력 제고, 인원, 물자, 자금의 체계적 관리, 정확한 경영 분석정보에 근거한 합리적인 운영계획 수립 등이다.

02 성공적인 병원정보시스템 구축을 위해 고려해야 할 전제 조건과 거리가 먼 것은? <기출문제 제5회>

① 병원의 기존 정보시스템에 대한 철저한 이해
② 보험청구 업무의 우선 분석
③ 병원의 현황 파악
④ 내외적 환경에 대한 사회학적 분석 및 의사소통 관리 방안 수립

정답 ②

03 병원경영정보시스템은 원무관리시스템과 일반관리시스템으로 구분할 수 있다. 이 중에서 일반관리시스템에 해당하지 않는 것은?

① 보험심사청구시스템
② 인사정보시스템
③ 구매관리시스템
④ 재무회계시스템

정답 ①

해설 일반관리시스템은 인사정보시스템, 재무정보시스템, 마케팅성보시스템, 구매정보시스템이 해당된다.

04 병동 OCS에서만 필요한 기능은?

① 약처방
② 영상의학처방
③ 식이처방
④ 의사별 약속처방

정답 ③

해설 병동 OCS는 입원환자에게 처방을 전달하는 시스템이며, 입원환자에게만 식사를 제공한다.

05 처방전달시스템(OCS)의 정의로 가장 옳은 것은?

① 처방지 작성 및 전달과정을 컴퓨터에 의해 해당 부서로 전달하는 시스템
② 처방내역과 의무기록을 이미지화하여 컴퓨터에 저장하고 전달하는 시스템
③ 데이터를 효율적으로 교환하기 위해 지정한 데이터와 문서의 표준화 시스템
④ 물류, 재무, 회계, 구매, 재고 등 경영 활동 프로세스들을 통합적으로 연계하는 시스템

정답 ①

해설 환자에게 발생되는 처방내역을 진료와 진료지원 및 원무행정부서에 전산화하여 전달하는 시스템

06 **처방전달시스템(OCS)의 가장 기본적인 기능은?**

① 환자 진료 및 대기시간 연장 ② 입원 환자 및 병상가동률 증가
③ 전산 인력 및 비용 절약 ④ 정확하고 신속한 처방 전달

정답 ④

해설 처방전달시스템(OCS)의 가장 기본적인 기능은 의사의 처방내역을 정확하고 신속하게 해당 진료지원부서에 전달하는 기능이며, 부서별 의사 전달을 위한 시스템이다.

07 **처방전달시스템(OCS)로 병원을 찾는 환자에게 제공하는 효과에 해당하지 않는 것은?**

① 진료비 수납 대기시간 단축 ② 검사결과의 신속한 제공
③ 진료비 계산의 정확성으로 신뢰감 향상 ④ 진료시간 연장에 의한 진료비 절약

정답 ④

해설 진료비 수납 및 서류발급 대기시간을 단축시키고, 각종 검사결과가 신속하게 제공되며, 복잡한 진료비 계산을 정확하고 신속하게 처리한다.

08 **처방전달시스템의 개발 및 구축 방법으로 옳지 않은 것은?**

① 진료과정에 대한 업무를 표준화해야 한다.
② 처방전달시스템을 개발하는 담당자 위주로 구축되어야 한다.
③ 처방전달시스템의 시행 전에 시스템의 검증 및 교육이 필요하다.
④ 처방전달시스템은 중요한 업무와 긴급한 업무에 따라 단계적으로 도입한다.

정답 ②

해설 처방전달시스템을 사용하는 사용자의 요구사항을 반영하여 개발 및 구축한다.

09 **처방전달시스템 내에서 사용되고 있는 약품관리시스템, 임상병리관리시스템, 방사선관리시스템 등은 모두 처방전달시스템의 기능 중 어느 부분에 포함되는가? <기출문제 제8회, 10회>**

① 진료시스템 ② 진료지원시스템
③ 원무행정시스템 ④ 경영관리시스템

정답 ②

해설 약품관리시스템, 임상병리관리시스템, 방사선관리시스템 등은 모두 진료지원시스템에 해당된다.

10 **1960년대에 미국 메사추세츠 제너럴 병원에서 개발된 최초의 외래의무기록 전산화 시스템은? <기출문제 제6회, 제9회>**

① COSTAR@@ ② CPR
③ TMR ④ RMRS

정답 ①

11 **처방전달시스템(OCS)를 병원업무에 따라 크게 3가지로 분류할 때, 그에 해당하지 않는 것은?**

① 진료업무 ② 일반관리 ③ 원무행정 ④ 진료지원

정답 ②

해설 처방전달시스템(OCS)의 병원업무에 따른 분류는 진료, 진료지원, 원무행정 분야이다.

12 **처방전달시스템에서 진료시스템의 직접기능에 포함되지 않는 것은?**

① 외래처방 입력기능 ② 병동처방 입력기능
③ 병동간호 입력기능 ④ 통계분석 관리기능

정답 ④

해설 진료시스템은 환자를 진료하고 진단 및 처방을 입력하는 시스템이며, 통계분석은 원무행정부서 및 의무기록실에서 병원경영 및 의료질 향상을 위한 기능이다.

13 **처방전달시스템에서 X-ray 촬영, 약품 관리, 물리치료 시행 등은 어느 시스템을 사용하는가?**

① 진료시스템 ② 진료지원시스템
③ 원무행정시스템 ④ 종합검진시스템 정답 ②

해설 진료지원시스템은 의사의 처방에 따라 임상병리 검사 시행, 방사선 촬영 시행, 약품 관리, 물리치료를 환자에게 시행할 수 있도록 지원하는 시스템이다.

14 **처방전달시스템의 기대효과로 옳은 것은?**

① 재원일수의 증가 ② 처방전 발행 감소
③ 간호사의 행정업무 감소 ④ 환자 대기시간 증가 정답 ③

해설 처방전달시스템은 간호사가 작성하는 서류작업을 줄여 줌으로써 환자에게 제공하는 의료서비스 양과 질을 향상시킬 수 있다.

15 **처방전달시스템의 외래처방 입력 화면에서 필요한 기능과 거리가 먼 것은? <기출문제 제9회>**

① 진단명 입력 ② 방사선검사처방
③ 의사별 약속처방입력 ④ 식이처방 정답 ④

16 **다음 중 처방전달시스템(OCS)의 진료지원 시스템 기능에 해당하지 않는 것은?**

① 임상병리 관리 ② 보험심사 관리
③ 방사선 관리 ④ 중앙공급실 관리 정답 ②

17 **다음 중 처방전달시스템(OCS)의 진료 시스템 기능에 포함되지 않은 것은?**

① 외래처방 입력 기능 ② 병동처방 입력 기능
③ 병동간호 입력 기능 ④ 환자등록 관리 기능 정답 ④

18 **1975년 듀크대학에서 종이 의무기록을 완전히 대체하기 위해 개발된 전자의무기록 시스템은?**

① COSTAR ② CPR ③ TMR ④ RMRS 정답 ③

19 **외래OCS와 병동OCS의 설명 중 옳지 않은 것은?**

① 병동OCS는 식사처방이 발생한다는 점이 외래OCS와 다르다.
② 외래OCS와 병동OCS의 처방 발생 빈도와 시간대는 거의 비슷하다.
③ 병동OCS는 환자가 병동에 있는 상태에서 대부분 처방이 이루어진다.
④ 환자의 입장에서 보면 외래OCS는 정보의 흐름에 따라 환자가 움직이게 된다. 정답 ②

20 **다음 중 의료기관 경영 측면에서 정보시스템의 구성 요소에 해당하지 않는 것은?**

① 조직구성원 ② 정보기술
③ 네트워크 ④ 업무방식

정답 ③

해설 경영 측면에서의 정보시스템 구성요소는 조직구성원, 업무방식, 정보, 정보기술이다.

21 **환자의 진료 및 수술 내역과 검사결과 등의 모든 임상내역을 전산시스템으로 입력·정리·저장하는 시스템을 무엇이라고 하는가?**

① OCS ② PACS ③ EMR ④ ERP

정답 ③

해설 OCS(처방전달시스템), PACS(의료영상저장전송시스템), ERP(전사적자원관리)

22 **처방전달시스템의 특징으로 옳지 않은 것은?**

① 진료비의 상세 내역을 조회 및 출력함으로써 환자와의 진료비 마찰 해결
② 빠르고 정확한 업무 처리 - 진료비 계산, 검사, 약 처방
③ 통계자료의 자유로운 데이터 변환
④ 자원관리를 최적화하여 진료 일정 및 시간관리를 효율적으로 운영

정답 ③

23 **병원정보시스템에서 바코드 시스템을 사용하여 효율적인 업무를 진행할 수 있는 것은?**

① 물리치료 처방내역 확인 ② 보험청구 건수 자동 확인
③ 환자 급식 여부 확인 ④ 의약품 재고 관리

정답 ④

해설 바코드 시스템은 환자 네임밴드, 병리검체 라벨, 의약품 재고 관리 등의 업무에 사용할 수 있다.

24 **처방전달시스템(OCS)의 도입에 따른 효과가 아닌 것은?**

① 진료데이터 효율성
② 진료 및 진료지원업무의 체계화
③ 병원 간의 환자 진료정보 공유
④ 진료정보의 데이터베이스 구축 및 활용

정답 ③

해설 병원 간의 환자정보를 교류할 수 있는 시스템은 CPR, EHR에서 가능하다.

25 **병원정보시스템 구축의 목적과 거리가 먼 것은?**

① 의료서비스 향상을 통한 경쟁력 제고
② 진료와 진료지원 업무의 생산성 증가
③ 재원기간을 연장하여 병상이용률 증대
④ 경영분석 정보제공을 통한 합리적 병원운영계획 수립

정답 ③

26 **병원정보시스템의 구축방안으로 옳지 않은 것은?**

① 사용자 요구사항 반영
② 사용자와 개발자간의 협의를 통한 구축
③ 투자비용 대비 효과의 경제성 고려
④ 신기술 적용은 인력과 비용 문제로 보류

정답 ④

27 **처방전달시스템(OCS)의 세 가지 기능적 분류에 해당하지 않는 것은?**

① 의무기록 ② 진료지원 ③ 원무행정 ④ 진료 정답 ①

28 **환자의 진료 행위를 중심으로 발생한 업무상의 자료나 진료 및 수술·검사 기록을 전산 기반으로 입력·정리·보관하는 시스템을 무엇이라고 하는가? <기출문제 제6회, 제7회, 제8회, 제9회>**

① COSTAR ② EMR ③ TMR ④ OCR 정답 ②

29 **처방전달시스템(OCS)의 도입으로 처방을 전달했던 처방지가 사라진 것에 해당하는 것은?**

① Paperless ② Slipless ③ Filmless ④ Chartless 정답 ②

해설 Paperless(병원의 모든 종이 서류가 사라짐), Slipless(처방지가 사라짐), Filmless(필름이 사라짐), Chartless(챠트가 사라짐)

30 **병원의 진료, 진료지원, 원무행정업무를 정보화하는 시스템은? 2**

① CRP ② OCS ③ EMR ④ ERP 정답 ②

31 **병원정보시스템의 용어와 의미로 옳은 것은?**

① PIS - 약제정보시스템 ② CIS - 전략정보시스템
③ RIS - 임상병리정보시스템 ④ LIS - 영상의학정보시스템 정답 ①

해설 CIS: 임상정보시스템, RIS: 영상의학정보시스템, LIS: 임상병리정보시스템

32 **실시간 처리 방식(real time processing)으로 적합한 업무는?**

① 진료비 통계 연보 생성 ② 환자 접수 및 의사 처방 전달
③ 보험청구내역 생성 ④ 급여계산업무 정답 ②

해설 배치처리(batch processing)는 자료를 모아 두었다가 일괄적(일,주간,월,연 단위)으로 처리하는 방식이다.

33 **반복적이고 일상적인 거래처리시스템으로 초기의 진료비 수납 및 보험청구업무 위주로 구축된 시스템은?**

① 거래처리시스템 ② 경영정보시스템
③ 전사적자원관리시스템 ④ 전자문서교환 시스템 정답 ①

해설 거리처리시스템(Transaction Processing Systems, TPS)
반복적이고 일상적인 거래처리시스템으로 초기의 환자 등록, 진료비 수납, 보험청구 위주로 구축된 시스템이다.

34 **병원정보시스템을 구축한 후의 효과에 대한 설명이 아닌 것은?**

① 환자의 대기시간이 감소되어 환자의 편의성이 높아진다.
② 병원정보시스템에 대한 투자비용이 높을수록 의료 수익도 증가한다.
③ 진료 및 원무행정업무의 체계화로 데이터의 질적 향상이 이루어진다.
④ 자원에 대한 흐름을 파악에 의해 자원관리의 효율성을 기할 수 있다. 정답 ③

35 **병원정보시스템의 도입 시 고려해야 할 사항에 해당하는 것은?**

① 과별 진료 건수 및 환자 수 예측사항
② 도입부서의 선호도
③ 전산장비의 규모 및 선호도
④ 부서별 인력현황 및 근무경력

정답 ①

36 **병원정보시스템의 기대 효과와 관련이 없는 것은?**

① 행정 업무 개선
② 수익성 개선
③ 전산화에 따른 경비
④ 진료 서비스 개선

정답 ③

37 **진료지원시스템으로 옳지 않은 것은?**

① 진단검사의학관리 시스템
② 영상의학관리 시스템
③ 약국관리 시스템
④ 진료비수납 시스템

정답 ④

38 **간호정보시스템에서 확인 및 처리할 수 있는 업무에 해당하는 것은?**

① 식이영양정보
② 의무기록 사본 발급
③ 진단서 작성
④ 외래 예약 현황

정답 ①

해설 외래 예약 현황(원무과), 진단서 작성(진료과), 의무기록 사본 발급(의무기록실/원무과)

39 **간호정보시스템의 활용 영역 중 간호실무에 해당하는 업무는?**

① 간호연구 ② 간호행정 ③ 간호교육 ④ 퇴원계획

정답 ④

해설 간호정보시스템의 활용영역에 간호실무, 간호행정, 간호교육, 간호연구가 있다.

40 **임상병리 업무 중에서 검사상의 오차와 사무적 오차를 시정하는 과정을 무엇이라고 하는가? <기출문제 제9회>**

① 정도관리 ② Labeling ③ 검체접수 ④ 결과보고

정답 ①

41 **간호 목표를 효과적으로 달성할 수 있도록 간호부서의 계획, 운영, 통제를 위한 정보를 관리하는 시스템은?**

① 간호연구시스템
② 간호교육시스템
③ 간호정보시스템
④ 임상정보시스템

정답 ③

42 **진료현장의 환자 곁에서 실시간으로 임상정보를 조회할 수 있는 시스템은?**

① EMR ② EHR ③ POC ④ OCS

정답 ③

43 **신규고객 획득 및 기존고객의 유지를 통한 수익성 증대 방안으로 고객과 지속적인 커뮤니케이션을 통한 접근 방법은?**

① CPR ② CRM ③ BSC ④ SIS

정답 ②

44 **병원정보시스템의 발전 과정을 옳게 나타낸 것은?**

① EMR → PHR → OCS
② PACS → PHR → OCS
③ OCS → PHR → PACS
④ OCS → PACS → EHR

정답 ④

해설 OCS → PACS → EMR → EHR → PHR

45 **다음 중 HIS의 영상정보시스템에 속하는 것은?**

① PACS ② PIS ③ LIS ④ RIS

정답 ①

해설 PACS(의료영상저장전송시스템), PIS(약제정보시스템), LIS(임상병리정보시스템), RIS(영상의학정보시스템)

46 **환자 진료를 위한 시스템이 아닌 것은?**

① POC ② LIS ③ EDI ④ OCS

정답 ③

해설 POC(현장진료), LIS(임상병리), EDI(전자문서교환), OCS(처방전달)

47 **임상병리정보정보시스템(LIS) 업무흐름의 순서가 올바른 것은?**

① 검체채취 - 검사접수 - 검사실시 - 정도관리 - 결과처리
② 검체채취 - 정도관리 - 검사접수 - 검사실시 - 결과처리
③ 검사접수 - 검체채취 - 검사실시 - 정도관리 - 결과처리
④ 검사접수 - 검채채취 - 정도관리 - 검사실시 - 결과처리

정답 ①

48 **의료영상저장전송시스템(PACS) 구성요소로 옳지 않은 것은?**

① 영상획득장치
② 영상전송장치
③ 영상인증장치
④ 영상출력장치

정답 ③

49 **PACS의 구성요소 중 영상획득장치와 거리가 먼 것은?**

① CT ② MRI ③ DSA ④ EEG

정답 ④

해설
- DSA(Digital Subtraction Angiography) 컴퓨터 혈관 조영 엑스레이 촬영법(혈관조영술)
- 의료영상: CT, MRI, PET, DSA, 내시경, 초음파 등

50 **의료영상을 전송하기 위한 표준 프로토콜은?**

① IEEE ② DICOM ③ UDP ④ TCP/IP

정답 ②

51 **PACS에서 국제 표준인 DICOM을 사용해야하는 이유로 적절하지 않은 것은?**

① 의료영상장비 간의 호환성 보장
② 의료영상의 파일 압축 및 화질 향상
③ DICOM 지원이 되는 영상장비 간의 연결 가능
④ 원격 방사선 진단(teleradiology)과의 영상 교환

정답 ②

52 **다음 병원정보시스템의 약자 중 잘못 된 것은? <기출문제 제6회>**

① LIS : Laboratory Information System
② OCS : Order Communication System
③ RIS : Radio Integration System
④ PACS : Picture Archiving and Communications System

정답 ③

해설 RIS(Radiology Information System, 영상의학정보시스템)

53 **PACS의 필요성과 가장 거리가 먼 것은?**

① 필름 관리 문제 ② 필름 등 소모품 비용
③ 보관 공간 부족 문제 ④ 진단의 정확성 향상

정답 ④

54 **다음 중 PACS의 구성요소와 거리가 먼 것은? <기출문제 제5회, 제6회>**

① 영상획득부 ② 영상조회부 ③ 광화일 ④ 통신망

정답 ③

55 **PACS에 대한 설명 중 잘못된 것은?**

① 의료영상의 저장 및 전송 시스템이다.
② 병원 내 신속한 영상정보의 전달이 가능하다.
③ 원격지에서도 방사선 진단이 가능하다.
④ 고속의 통신망이 필요하다.

정답 ③

해설 원거리에 떨어져 있는 의료기관 간에 원거리 통신망을 이용하여 디지털 영상들을 전송하여 방사선 진단이 가능한 것은 Teleradiology(원격방사선영상진단시스템)이다.

56 **다음 중 PACS와 관련이 가장 적은 것은?**

① MDIS(Medical Diagnostic Imaging Support)
② IMAC(Image Management and Communication)
③ CDSS(Clinical Decision Support System)
④ CCMI(Comprehensive Computerized Medical Imaging)

정답 ③

해설 PACS의 넓은 의미의 유사개념으로 MDIS, IMAC, CCMI, TDRS(Total Digital Radiology Service), IDSS(Integrated Diagnostic Support System) 등이 있다. CDSS는 임상의사결정지원시스템이다.

57 **PACS와 관련이 가장 적은 것은?**

① DSA ② OCR ③ DICOM ④ 영상의 디지털화

정답 ②

해설 OCR(Optical Character Reader)은 광학적 문자 판독장치이다.

58 **DICOM의 목적과 관련성이 가장 적은 사항은?**

① 의료영상 표준 ② 의료영상 호환
③ 의료영상 화질 ④ 의료영상 전송

정답 ③

59 **PACS의 도입 시 기대효과와 거리가 먼 것은?**

① 인건비 절약 ② 재촬영 비용절감
③ 고객 만족 ④ 영상장비 도입비용 절약 정답 ④

60 **Teleradiology의 도입에 따른 기대효과로 적절치 않은 것은? <기출문제 제6회>**

① 지역 간 의료 질적 차이를 극복하고 한 차원 높은 진료 가능
② 의료영상의 체계적인 분류
③ 의료진(방사선과 전문의)의 시간, 공간 제약 극복
④ 응급상황 대응 정답 ②

61 **의료기관에서 요양급여비용의 내역을 건강보험심사평가원으로 청구하기 위해 필요한 시스템은?**

① EPR ② EHR ③ ERP ④ EDI 정답 ④

62 **병원정보시스템을 기능적으로 크게 3가지로 분류할 때, 그에 해당하지 않는 것은? (기출문제 제5회, 제7회, 제8회)**

① OCS ② 경영관리 ③ 영상정보 ④ Telmedicine

정답 ④

해설 병원정보시스템의 기능적 분류는 처방전달시스템(OCS), 경영관리, 영상정보(medical Image)로 분류하며, 원격의료(telemedicine)는 영상정보에 해당 한다.

63 **병원정보시스템의 한 부분 또는 독자적으로 영상의학과 업무를 전산화하여 임상업무를 지원하는 시스템은? <기출문제 제5회, 제8회>**

① LIS ② RIS ③ HIS ④ EMR 정답 ②

해설 LIS(임상병리정보시스템), RIS(영상의학정보시스템), HIS(병원의료정보시스템), EMR(전자의무기록)

64 **다음 처방전달시스템(OCS)의 진료 지원 기능에 해당하지 않는 것은?**

① 영상의학 ② 보험심사 ③ 기능검사 ④ 중앙공급실

정답 ②

65 **전자의무기록과 관련이 가장 적은 것은?**

① 환자 정보의 집합체 ② 환자 진료 정보 입력
③ 경영정보에 의한 의사 결정 ④ 임상의학 연구 수행의 핵심적 기반 정답 ③

66 **나음 중 임상병리정보시스템(LIS)에 대한 설명 중 적절한 것은?**

① 임상병리정보시스템의 데이터 요소는 환자, 검체, 검사자이다.
② 정도관리시스템은 중요한 구성요소 중 하나다.
③ 혈액관리는 포함되지 않는다.
④ 모든 결과는 장비와의 interface를 통하여 자동으로 전산시스템에 입력된다. 정답 ②

67 **다음 중 원무행정시스템의 기능이 아닌 것은?**

① 의료소모품관리 ② 환자등록관리
③ 진료비계산 및 수납 ④ 보험청구

정답 ①

68 **병원정보시스템의 구축 목적으로 디지털병원을 위한 4-less에 대한 설명으로 맞는 것은?**

① Filmless - PACS ② Slipless - EMR
③ Paperless - TPS ④ Chartless ·OCS

정답 ①

69 **병원전산망 구축시의 고려사항이 아닌 것은?**

① 안전성 ② 보안성
③ 수익성 ④ 경제성

정답 ③

70 **우리나라 1980년대 병원경영정보시스템은 보험청구, 접수/수납, 진료비 계산등의 원무업무를 처리하는 시스템이었다. 이러한 시스템은 정보시스템의 여러 형태 중 어디에 속하는가? <기출문제 제8회>**

① 거래처리시스템 ② 정보보고시스템
③ 의사결정지원시스템 ④ 전략정보시스템

정답 ①

해설 병원경영정보시스템은 진료비 계산을 위한 원무행정, 보험청구 등 단순작업처리를 위한 거래처리시스템에서부터 시작되었다.

71 **다음 병원경영정보시스템에 대한 설명으로 가장 적절한 것은?**

① 크게 의료진 관리시스템과 일반관리시스템으로 구성
② 병원정보시스템과 병원경영정보시스템은 서로 동등한 관계
③ 진료정보시스템, 재무정보시스템, 마케팅정보시스템 등이 해당
④ 병원경영정보시스템은 통상 병원정보시스템의 진료관리시스템을 의미

정답 ③

72 **처방전달시스템의 기능에 대한 설명 중 옳지 않은 것은? <기출문제 제7회>**

① 진료지원시스템은 의료진의 처방에 따라 수반되어 이루어지는 제반 검사, 조제, 급식, 물품공급 및 의무기록 등의 업무를 처리한다.
② 원무행정시스템은 일반적으로 인사/급여, 경리/회계, 구매, 재무 그리고 시설관리 등 경영관리 업무를 제외한 환자에 관계되는 일체의 병원사무업무를 처리한다.
③ 임상의사결정지원시스템은 처방전달시스템의 핵심부분으로 처방전달시스템 개발 초기부터 개발되어 왔다.
④ 진료시스템은 의사나 간호사가 외래나 병동 등에서 처방을 지시하고 실행하는 과정을 정보화한 시스템이다.

정답 ③

해설 임상의사결정지원시스템은 전자의무기록의 기능으로 EHR에서 의료의 질을 향상하기 위해 구현하고자 하는 기능이다.

73 **다음 중 전자의무기록의 효과로 적절하지 않은 것은? <기출문제 제5회>**

① 데이터의 접근성 향상
② 의학연구 수준의 향상
③ 단일화된 형태의 데이터 검색
④ QA 활동의 활성화

정답 ③

해설 전자의무기록의 효과로 컴퓨터에 저장된 텍스트 문자, 그래픽 정보 등 다양한 정보를 사용자가 원하는 다양한 형태로 조회가 가능하다.

74 **미국의무기록연구소(MRI)에서 제시한 전자의무기록의 발전단계에 해당하지 않는 것은?**

① Automated Medical Record
② Computerized Medical Record
③ Electronic Medical Record
④ Computer-based Processing Record

정답 ④

해설 CPR(Computer-based Patient Record) 의료기관 간의 의료정보를 공유할 수 있는 단계이다.

75 **전자의무기록에 대한 설명으로 옳은 것은?**

① 환자의 임상적 진단 및 치료내용을 전산화하여 환자 진료에 활용하는 것
② 의료영상을 디지털 데이터로 생성하여 병원 내에서 공유하여 활용하는 것
③ 특정 진단 및 수술 등의 의료행위 절차를 순서적으로 정리하여 입력해 놓은 것
④ 투약 및 검사 등의 의사 처방을 컴퓨터에 입력하여 약국과 임상병리실에 전달하는 것

정답 ①

76 **전자의무기록의 데이터 접근성 향상의 효과에 해당하지 않는 것은?**

① 언제든지 필요시 쉽게 원하는 자료를 찾을 수 있다.
② 전자의무기록의 열람은 순차적으로 이용할 수 있다.
③ 신속한 검사결과 조회로 환사의 불필요한 대기시간을 줄일 수 있다.
④ 병원에서 응급환자의 의무기록은 즉시 이용하여 신속한 진료가 가능하다.

정답 ②

해설 접근성 향상은 권한이 주어진 범위에서 언제 어디서나 의료정보를 이용할 수 있는것이다.

77 **다음 중 전자의무기록의 특징이 아닌 것은?**

① 정보의 공유 및 의사 소통 증가
② 형식에 구애 받지 않고 자료의 자율적 입력
③ 정보 식별의 용이성과 정확성
④ 객관적이고 완전한 기록의 생성 및 관리

정답 ②

해설 전자의무기록은 모든 기록자가 정해진 형식에 따라 객관적인 방식으로 기록을 생성 및 관리하기 때문에 용어, 체계, 서식, 방식 등을 통일화여 작성한다.

78 **다음 중 CPR 시스템의 특징이 아닌 것은? <기출문제 제8회>**

① 입력 항목에 내한 지료사선(data dictionary)을 갖고 있다.
② 병원 내에서만 공유되는 한정된 정보만을 다룬다.
③ 다양한 검색, 조회, 출력이 가능하다.
④ 임상 연구를 위한 전산기법을 제공한다.

정답 ②

해설 CPR(Computer-based Patient Record)은 환자 중심의 의무기록, 의료정보의 범세계적 공유가 가능한 단계의 전자의무기록의 형태를 말한다. 의료정보가 병원 내에서만 공유되는 전자의무기록의 단계는 EMR(Electronic Medical Record)이다.

79 **의무기록 전산화의 효과와 거리가 먼 것은? <기출문제 제7회>**

① 진료 기록의 보안강화
② 데이터에 대한 접근성 향상
③ 다양한 형태의 데이터 검색
④ 데이터 관리 비용 절감

정답 ①

해설 전자의무기록의 효과에는 데이터 접근성 향상, 자료의 질 향상, 신속한 의사결정, QA활동 활성화, 다양한 데이터 검색 및 표현, 교육 및 연구 수준 향상, 비용 절감 등이 있으며, 전산화로 인해 진료 기록의 보안은 더욱 취약해 질 수 있어 대책을 수립할 필요가 있다.

80 **전자의무기록 관리의 주요한 기능과 관계가 없는 것은?**

① 자료입력기능과 정보교환기능
② 정보교환기능과 보안기능
③ 자료제시기능과 정보처리기능
④ 자료수집기능과 자료삭제기능

정답 ④

81 **전자의무기록시스템 구축 시 가장 중요한 것은?**

① 전자서명
② 고성능 서버 및 네트워크
③ 데이터 품질
④ 의학용어 및 서식의 표준화

정답 ④

82 **전자의무기록시스템 구축범위에 해당되지 않는 것은?**

① 임상 의사결정 지원시스템
② 임상 데이터웨어하우스
③ 서식 생성 및 관리
④ 조직의 성과관리시스템

정답 ④

83 **전자의무기록 도입 시 예상되는 효과가 아닌 것은?**

① 진료비 미수 발생 방지 및 미수환자 감소
② 조회 권한 내에서 언제든지 의료정보 조회
③ 챠크 보관실 공간 재활용 및 챠트 관리인력 재배치
④ 챠트 분실 및 전달로 인한 대기시간 감소, 챠트 관리 업무 감소

정답 ①

84 **의무기록 전산화의 효과가 아닌 것은?**

① 의학연구수준 향상
② 데이터 접근성 향상
③ 자료의 이용도 향상
④ 입원일수 단축으로 진료비 절감

정답 ④

85 **종이 의무기록을 이미지화 하여 저장매체에 보관하고 필요시에 조회할 수 있는 시스템은?**

① 처방전달시스템
② 전자문서교환
③ 의료영상저장전송시스템
④ 광화일시스템

정답 ④

86 **전자의무기록 구축 시 타 의료기관과의 진료정보 교류를 위해 가장 먼저 준비해야 할 사항은?**

① 문제 발생시 법적인 책임 문제　② 서식 및 용어의 표준화
③ 경영자와 의사의 적극적인 참여　④ 고성능의 시스템 구축

정답 ②

87 **다음 중 CPR 시스템의 특징이 아닌 것은?**

① Computer-based Patient Record의 약어이다.
② 서로 다른 병원에서는 정보 공유가 불가능한 시스템이다.
③ 입력 항목에 대한 자료사전(Data Dictionary)을 가지고 있다.
④ 임상 연구를 위한 검색, 조회, 출력 등이 가능한 전산기법을 제공한다.

정답 ②

88 **전자동의서에 대한 설명으로 옳은 것은?**

① 종이 동의서에 작성하고 서명을 이미지화하여 저장하는 것
② 컴퓨터로 동의서를 작성하고 출력하여 환자가 직접 서명하는 것
③ 동의서를 종이서식에 받고 스캔하여 전자의무기록에서 볼수 있는 시스템
④ 수술 및 특수 검사 등에 필요한 동의서를 전자적 형태로 작성하는 시스템

정답 ④

89 **u-Heathcare를 적용한 병원정보시스템에 해당하는 것은?**

① 진료비 절감을 위한 병원시스템 구축
② 원격진료가 가능한 진료시스템 구축 병원
③ 언제 어디서나 접근 가능한 병원정보시스템
④ 치료 중심의 의료장비시스템이 구축된 병원

정답 ③

해설 Ubiquitous healthcare: 정보통신 기술을 활용하여 언제 어디서나 의료 및 건강관리가 가능한 환경

90 **다음에 해당하는 의료정보시스템은?**

- 환자 중심의 의무기록이 가능하다
- 응급실 진료가 신속해진다.
- 동시에 여러 명이 이용 가능하다.
- 타병원 및 타국가의 의료기관 간에 정보 공유가 가능하다.
- 정보 공유로 의료정보 보안관리를 철저히 해야 한다.

① EMR　② PHR　③ CPR　④ CMR

정답 ③

해설 CMR은 영상자료를 관리하는 광파일시스템이다.

91 **ASTM과 연계되어 있고, 의료정보시스템 간 정보의 전자적 교환을 위한 국제수준의 사실상 표준안은?**

① SNOMED　② LOINC　③ HL7　④ DICOM

정답 ③

해설 ASTM의 E31 기술 위원회에서 Healthcare informatics 관련 표준화를 주도하고 있으며, 의료정보관련 표준안은 의료정보시스템 간 정보의 전자적 교환을 위한 국제수준의 사실상 표준인 HL7과 연계되어 제정된다.

92 다음 중에서 전자의무기록시스템 기능의 발전 방안이 아닌 것은?

① 주변 검사기기와 연계
② 다양한 방식의 입력 지원
③ 고해상도 이미지시스템과의 연계
④ 텍스트 자료는 축소하고 이미지 자료 확대

정답 ④

93 한 사람의 평생에 걸친 모든 건강 관련 정보가 포함된 전자의무기록의 형태는?

① EMR ② EHR
③ EPR ④ CPR

정답 ②

해설 환자의 모든 의료정보 외에 건강 관련 정보까지 포함한 한 사람의 평생에 걸친 모든 건강 관련 정보가 포함된 전자의무기록의 형태

94 원격의료가 가능한 분야와 가장 거리가 먼 것은?

① 예방의학 시행 ② 만성질환자 관리
③ 응급환자 협진 ④ 환자의 건강관리 교육

정답 ①

95 원격의료의 가장 큰 장점은?

① 응급환자의 조기 대응 ② 진료접근성 향상
③ 진료기간의 연장 ④ 환자 본인부담금 면제

정답 ④

96 원격의료의 응용분야에 속하지 않는 것은?

① 전염병 확진
② 응급환자의 관련자료 전송
③ 환자 병력으로 일상적 건강 상담
④ 전문의가 없는 지역 환자의 치료

정답 ①

97 의료정보시스템의 표준화에 대한 설명으로 옳은 것은?

① ICD-O: OCS의 질병코드를 위한 표준
② DICOM: EMR의 문서교환을 위한 표준
③ HL7: 의료기관 간의 정보교환을 위한 표준
④ CMR: PACS의 이미지 교환 및 저장을 위한 표준

정답 ③

98 보건의료정보시스템 간 정보 교환을 위한 표준인 HL7에 대한 설명으로 옳지 않은 것은?

① ANSI가 인증한 표준개발기구
② 전 세계적으로 사용되는 의료정보분야의 전송표준
③ 보건의료정보시스템 간 정보의 전자적 교환을 위한 국제표준
④ 의료영상장비 간의 영상과 이미지 정보를 교환하기 위한 전송표준

정답 ④

99 시간과 장소에 관계없이 질병의 예방과 진단, 치료 등 다양한 의료정보서비스를 지원하는 의료서비스 환경은?

① u-Health ② t-Health
③ e-Health ④ PoC

정답 ①

100 보건의료정보분야의 표준 업무를 전반적으로 담당하는 국제표준화 기구는?

① ISO/TC215 ② SNOMED
③ IEEE ④ WHO

정답 ①

101 병원정보시스템의 개발 및 구축 시에 가장 먼저 해야 할 단계는?

① 시제품 설계 ② 사용자 교육 및 평가
③ 시스템 운영 ④ 요구사항 분석

정답 ④

102 병원정보시스템 개발 및 구축 절차가 올바르게 나열된 것은?

① 설계 → 구축 → 이행 → 시험
② 설계 → 구축 → 시험 → 이행
③ 분석 → 설계 → 구축 → 시험 → 이행
④ 분석 → 구축 → 설계 → 시험 → 이행

정답 ③

해설
- 의료정보시스템 구축 방법 / 병원정보시스템 개발 절차
- 시스템 분석 → 설계 → 구축 → 시험 → 이행 → 유지보수

Certificate of
Medical
Information
Administrator

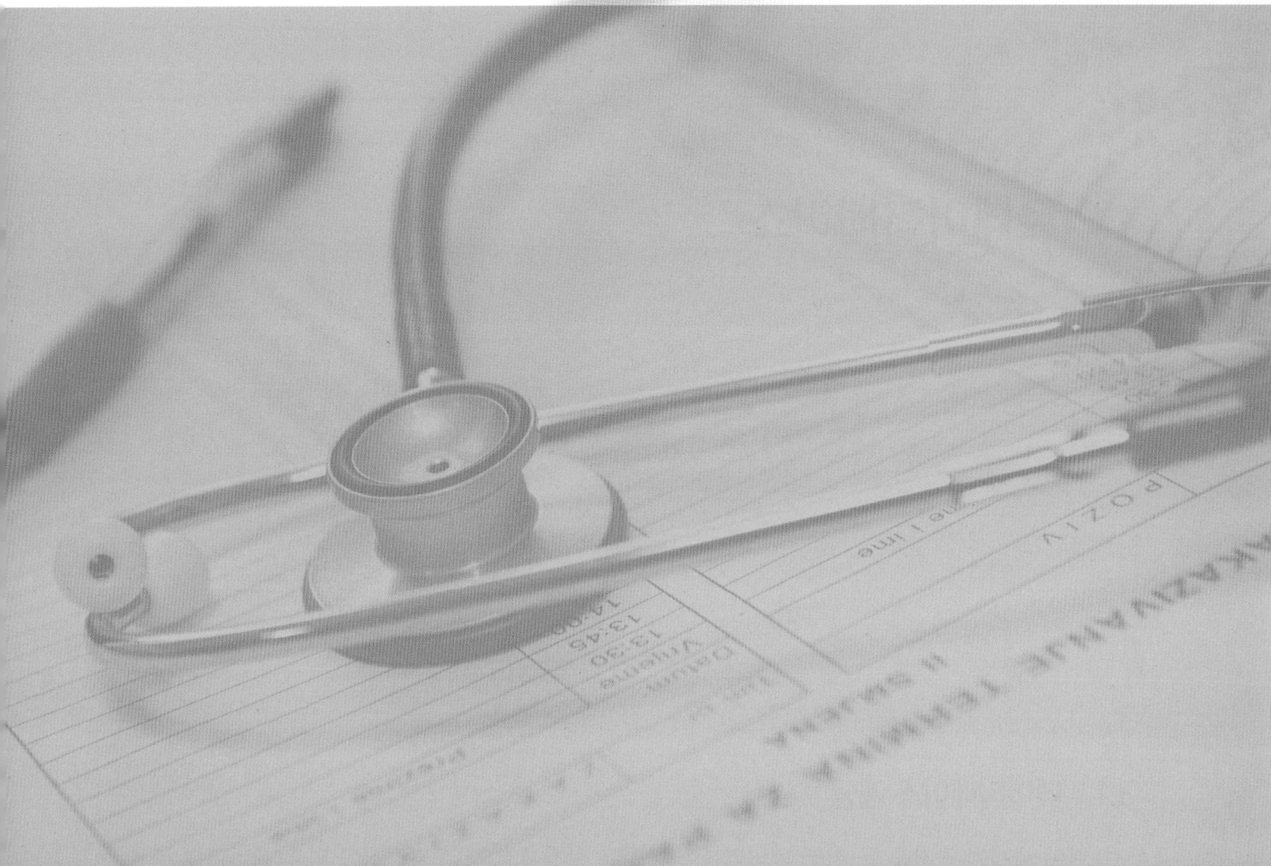

CHAPTER 3
의료데이터베이스

Chapter 3

의료데이터베이스

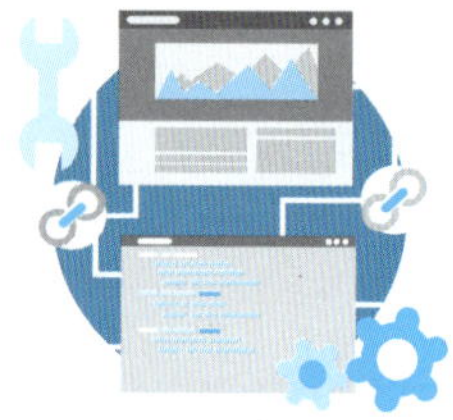

Certificate of Medical Information Administrator

3.1. 의료데이터베이스 개요

3.1.1 데이터베이스 개념

① 현실 세계에 근거를 둔 여러 데이터를 통합하는 관점에서 서로 관련성이 있는 데이터의 중복(redundancy)을 최소화하여 하나의 저장 공간에 기록함으로써 다수의 사용자로 하여금 필요한 정보를 공유하도록 하는 정보의 집합체

② 데이터베이스(database, DB)란 관련된 데이터의 모임 또한 집합

③ 보건의료분야의 데이터베이스는 처방전이나 진료내역 및 진료비, 약품, 의료소모품 등 다양한 구조를 가진 자료를 통합하여 저장하고 관리해야 함

- 통합데이터: 동일데이터의 중복을 배제하여 중복을 최소화
- 저장데이터: 컴퓨터가 접근할 수 있는 저장 매체에 저장된 데이터의 집합
- 운영데이터: 조직의 존재 목적이나 유용성 면에서 필수적인 데이터의 집합
- 공용데이터: 한 조직에서 여러 응용 프로그램이 공동으로 소유, 유지 가능한 데이터

3.1.2 데이터베이스 특징

(1) 데이터의 독립성(data independence)

① 논리적 독립성은 데이터베이스의 논리적 구조 변경이 응용 프로그램에 영향을 미치지 않는 성질을 의미함

② 물리적 독립성은 데이터베이스의 물리적 구조 변경이 데이터베이스의 논리적 구조나 응용 프로그램에 영향을 주지 않는 성질을 의미함

(2) 중복의 최소화(minimal redundancy)

동일한 데이터의 중복을 최소화시킴으로써 데이터를 처리할 때 드는 저장공간 절약 및 데이터 수정사항에 대해서도 신속하게 적응함

(3) 데이터 공유(data sharing)

여러 응용 프로그램이 데이터베이스 내의 데이터를 공동 사용하며, 신규 프로그램도 기존의 데이터를 활용함

(4) 데이터 보안(data security)

① 데이터베이스 안의 데이터는 아무나 접근할 수 있는 것이 아니라, 데이터를 소유한 사람이나 데이터에 대한 접근이 허가된 사람만이 접근할 수 있음

② 데이터에 접근 시 사용자의 계정에 따라서 다른 권한을 갖도록 함으로써 데이터가 수정되거나 파괴되는 것을 방지하고, 취급 시 권한과 한계를 정의함으로써 보안이 유지됨

(5) 데이터 무결성 유지(data integrity)

① 데이터베이스에 들어 있는 통합된 데이터의 정확성을 보장하는 데이터베이스의 목적 중의 하나임

② 중앙 통제에 의한 갱신과 검증 프로그램의 운용으로 여러 파일의 데이터가 서로 일치하지 않는 현상인 데이터의 불일치를 없앨 수 있음

(6) 일관성(data consistency)

① 파일처리 방식에서 여러 곳에 중복되어 관리되던 파일들은 데이터베이스 방식을 도입함으로써 하나의 논리적 구조로 통합됨

② 일반적으로 데이터 항목의 각 값이 데이터베이스에 중복 없이 한번만 기록될 때 데이터의 일관성 유지가 훨씬 용이함

(7) 데이터 표준화(data standardization)

① 데이터베이스를 공유하는 각 조직의 각 구성원은 서로간의 데이터를 이해하기 쉽고 효율적으로 처리하기 위해 데이터를 표준화해 사용함

② 대부분의 데이터베이스관리시스템은 데이터의 사용목적 등의 유형별로 분류해 데이터의 형식이나 길이, 이름 등을 설정할 수 있으며 또한 이렇게 표준화되어 생성된 데이터를 유지하고 관리하는 기능을 제공함

[표 3-1] **데이터베이스 특징**

구분	의미
데이터의 독립성	논리적 독립성, 물리적 독립성
중복의 최소화	동일한 데이터를 공동 사용할 수 있도록 중복을 최소화
데이터의 공유	서로 다른 사용자가 서로 다른 목적으로 동일한 시간에 동시에 사용 가능

데이터의 보안	사고로부터 안전을 보장할 수 있으며 비밀의 유지가 가능
데이터의 무결성	데이터의 정확성을 의미
데이터의 일관성	데이터 항목의 중복을 허용하지만 서로 다른 항목에 대한 자료의 일관성
데이터의 표준화	데이터의 자료의 표준화

3.1.3 데이터베이스 구조

데이터베이스를 관리하는 데이터베이스시스템은 크게 스키마(schema), 데이터베이스, 데이터베이스 언어, 데이터베이스관리시스템(DBMS), 데이터베이스 사용자(user)와 같은 요소들에 의하여 구성, 유지, 관리됨

(1) 스키마(schema)

① 스키마는 데이터베이스의 논리적 구조를 전체적으로 명시한 것을 의미함

② 스키마에는 개체 사이의 속성, 개체, 관계, 데이터의 구조와 조작 방법, 데이터 값들이 갖는 제약 조건 등에 관한 정의를 포함한 의미가 있음

③ 데이터베이스 스키마(database schema)

- 데이터의 성질, 형식, 또는 데이터 간의 관계 등 데이터 정의의 집합
- 데이터베이스를 구성하는 필드, 레코드, 파일의 형과 이들 간의 관계 등 데이터베이스의 전체적인 설계를 의미함
- 스키마의 분류에 의한 의미는 [표 3-2], [그림 3-1] 참고

[표 3-2] **스키마의 분류에 의한 의미**

구분	의미
외부 스키마	데이터베이스의 논리적 구조로서, 공용의 의미보다는 어느 특정 응용에 국한된 논리적 데이터 구조로 전체 데이터베이스의 한 논리적 부분으로 간주할 수 있기 때문에 서브스키마라고도 함
개념 스키마	데이터베이스의 전체적인 논리 구조로서, 모든 응용 프로그램이나 사용자들이 필요로 하는 데이터를 종합한 조직 전체의 데이터베이스 구조로 한 개만 존재함. 단순히 스키마라고도 함
내부 스키마	물리적 저장장치의 입장에서 본 데이터베이스의 구조를 말함. 내부 레코드의 형식, 인덱스의 사용법, 저장 데이터 항목의 표현 방법, 내부 레코드의 물리적 순서 등을 기술함

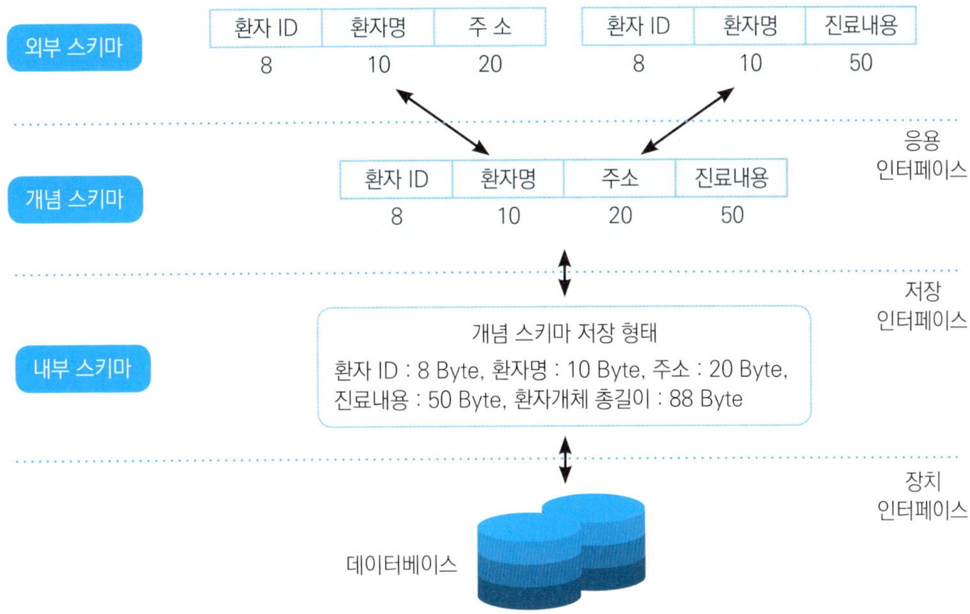

[그림 3-1] **데이터베이스 세부 스키마 구조**

(2) 데이터베이스 언어

① 데이터베이스를 정의하고 액세스하는 수단([표 3-3] 참고)

② 상용 시스템에서 가장 광범위하게 SQL(Structured Query Language) 사용함

③ SQL

- 1974년 IBM연구소에서 관계형DBMS을 위해 개발
- 1986년 ANSI와 ISO에서 표준 질의어로 채택

④ 데이터베이스 사용자가 사용 가능한 자연어로 구성되어 대화식으로 데이터베이스를 쉽게 이용하도록 만든 언어

- 데이터 정의어(Data Definition Language, DDL)
- 데이터 조작어(Data Manipulation Language, DML)
- 데이터 제어어(Data Control Language, DCL)

[표 3-3] **데이터베이스 언어의 의미**

구분	의미
데이터 정의어	데이터 정의어는 DB를 구축하는 데 필요한 언어로 데이터베이스에 의해 사용되는 데이터의 저장 구조를 명시하는 언어. 테이블을 생성하거나 수정, 삭제하는 명령문을 제공함
데이터 조작어	사용자가 데이터에 접근하고 조작할 수 있게 하는 언어. 데이터베이스에 저장된 정보의 검색 이외에 레코드의 삽입(insert), 삭제(delete), 수정(update)과 같은 명령문을 제공함
데이터 제어어	데이터 제어를 정의하고 기술하는 언어

(3) 데이터베이스관리시스템(Database Management System, DBMS)

① 파일시스템(file system)에서 생성된 데이터의 종속성과 중복성의 문제를 해결하기 위해 제안된 시스템

② 데이터베이스 구성, 접근방법, 유지관리 등의 업무기능과 같은 데이터베이스를 관리하는 전문 소프트웨어 시스템

③ 데이터베이스 사용자가 데이터베이스 언어로 표현한 데이터베이스 접근 요구를 접수해서 이것을 데이터베이스 내부 연산처리를 통해 그 결과를 제시하거나, 혹은 응용소프트웨어에 상호 연산처리 결과를 보여줌

④ 데이터베이스 사용자가 자료의 저장 · 검색 · 데이터의 관리를 더 쉽게 할 수 있도록 독립적인 인터페이스를 제공함

⑤ 응용프로그램과 DBMS 사이의 관계는 [그림 3-2] 참고

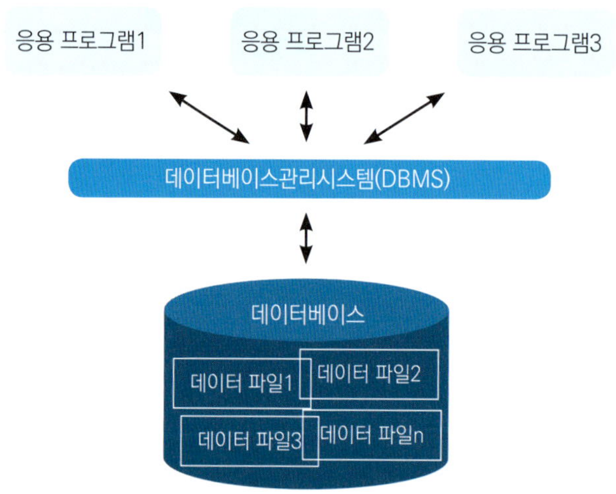

[그림 3-2] **데이터베이스관리시스템(DBMS)**

(4) DBMS 기능

① 정의기능

- 다양한 응용 프로그램과 데이터베이스 간의 인터페이스를 제공함
- 하나의 데이터베이스를 통해서 여러 사용자들이 데이터를 조작하고 데이터베이스의 구조를 정의하는 기능

② 조작기능

- 데이터베이스를 이용하는 사용자의 요구에 따라 체계적으로 데이터베이스를 접근함
- 데이터 조작어를 사용하여 데이터베이스를 조작하는 기능

• 데이터의 검색, 삽입, 삭제, 갱신 등의 연산 작업을 지원함

③ 제어기능

다수의 사용자가 공용으로 데이터베이스를 사용하기 때문에 항상 그 내용을 정확하고 안전하게 유지할 수 있도록 하는 기능

3.1.4 데이터베이스 종류

(1) 관계 데이터 모델(relational data model)

① 현재까지 가장 안정적이고 효율적인 데이터 모델
② 개체(entity) 집합을 테이블로 사용함
③ 개체 집합과 개체 집합 사이에 어떤 특성 연관성과 더불어 다양한 관계의 의미를 잘 파악하여 표현하는 모델
④ 데이터와 데이터들 간에 존재하는 관계를 표현하기 위해서 테이블(table)을 사용
⑤ 테이블은 릴레이션(relation)이라고 불리며, 각각 고유한 이름을 가짐

성 명	면허번호	진료과목	진료요일
김요한	1324-3427	정형외과	월, 수
정상민	2435-3434	내과	월, 수, 금
배세준	6490-6531	성형외과	화, 목
양익승	7555-8714	산부인과	토, 일

(a) 의사 테이블

성 명	진료과목	성 별	주 소	전화번호
김권미	산부인과	여	경기도 안양시	010-9922-3136
김웅	정형외과	남	전남 광양시	010-1258-4321
이장우	내과	남	광주시 용봉동	010-3345-5678
김영권	성형외과	여	전남 담양군	010-4356-7890
강소엽	이비인후과	남	서울시 역삼동	010-6216-2304
김현옥	피부과	여	광주시 화정동	010-4432-1972

(b) 환자 테이블

[그림 3-3] **관계형데이터베이스 예**

[표 3-4] **관계 데이터 모델의 장 · 단점**

구분	의미
장점	• 데이터의 독립성과 구조적 독립성을 지원함 • 구조가 단순하며 사용이 편리함 • 데이터의 다 대 다(n : m) 관계를 표현할 수 있음 • 데이터베이스 설계와 관리가 다른 모델보다 편리함 • 다른 데이터베이스로 변환이 쉬움
단점	• 다른 모델에 비해 DBMS 성능이 떨어짐 • 데이터 종속성과 구조적 종속성, 강력한 질의 처리 등을 해결하기 위해 H/W와 OS 등에 부담이 따름 • 장애 발생 시 회복 과정이 복잡함

[표 3-5] **관계 데이터 모델의 용어 의미**

용어	의미
관계(relation)	정보를 추출하는데 주요한 역할을 하는 관계는 현실 세계를 개념 세계로 표현할 때 구성 원소 사이에 1 : 1, 1 : n, n : m의 사상을 의미
속성(attribute)	데이터의 가장 작은 논리적 단위로서 파일 구조상의 테이블의 열을 나타내는 데이터 항목 또는 데이터 필드와 같은 의미
튜플(tuple)	테이블의 행을 튜플이라고 하며, 행의 수가 n인 경우 n-튜플을 의미
도메인(domain)	속성들이 나타날 수 있는 값의 집합, 예를 들어 성별의 도메인은 남과 여를 의미
기본키(primary key)	한 DB 내에서 모든 튜플을 유일하게 구별할 수 있는 속성을 의미
후보키(candidate key)	두 개 이상의 조합을 이루어서 비로소 유일하게 튜플을 구별할 수 있는 키
데이터 이상 (data anomaly)	DB 사용 시 오류의 수정, 삭제, 변동 시 발생하는 이상현상(해결책 : 정규화)

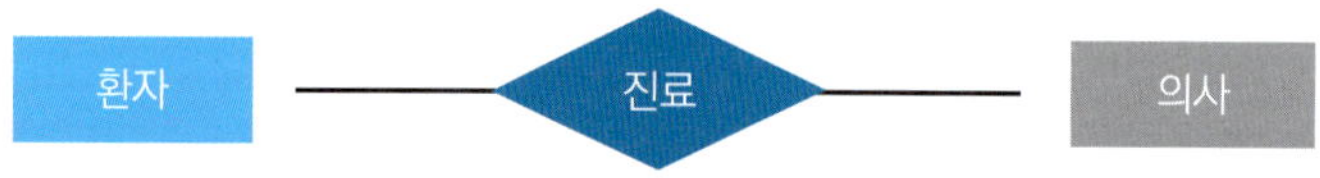

환자 ID	환자명	보험여부
•12123	•김권미	•건강보험
•12124	•김진희	•건강보험
•12125	•김철형	•자동차보험
•12126	•강소협	•건강보험

진료번호	환자 ID	의사번호
•OA203	•12125	•N987
•NO405	•12159	•O982
•TU890	•11598	•N321
•OT432	•12365	•F542
•OA205	•11257	•I333
•NM883	•10222	•G789

의사번호	의사명	진료일	진료과
•N6543	•정상민	•20.7.23	•내과
•I323	•김요한	•20.7.23	•피부과

[그림 3-4] **관계 데이터 모델**

(2) 네트워크 데이터 모델(network data model)

① 서로 관련 있는 세그먼트(segment)들이 그물처럼 연결하여 전체 구조를 하나의 망처럼 구성한 모델

② 레코드 타입은(개체 타입)을 표현하는 사각형과 레코드 타입 간의 1:n 관계를 표현하고 화살표로 구성됨

[표 3-6] **네트워크형 모델의 장 · 단점**

장점	단점
• 다양한 검색을 할 수 있음 • 데이터 접근과 유연성이 계층 모델 보다 우수함	• 프로그램 작성이 복잡하며, 데이터의 독립성을 유지하기 어려움 • 데이터베이스 구조 변경 시에는 관련된 모든 응용 프로그램을 수정해야 함

③ 스키마 다이어그램의 그래프 형태인 데이터 모델로, 허용되는 레코드 타입과 관계성을 명세하고, 두 레코드 타입 간의 1:n 관계는 오너(owner)-멤버(member) 관계임. 예를 들어 3개의 레코드 형식인 환자, 진료과, 의사와 접수, 등록, 진료, 처방의 관계를 나타내면, 다음 [그림 3-5]와 같음

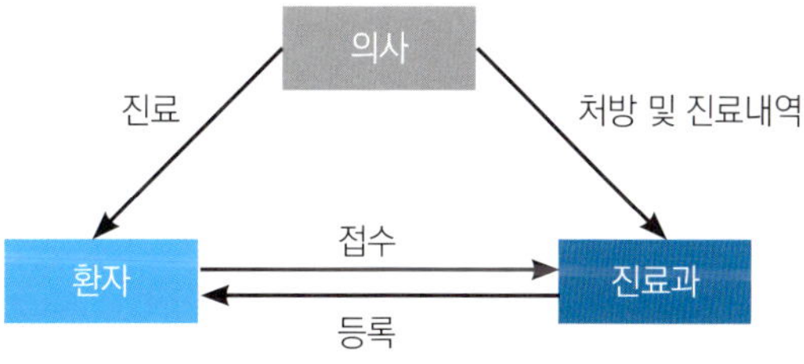

[그림 3-5] **네트워크형 모델의 예**

(3) 계층 데이터 모델(hierarchical data model)

① 트리 형태인 데이터 모델로 서로 링크(link)를 사용하여 자료와 자료 사이의 관계성을 표시함

② 데이터 관계는 속성(attribute)관계와 개체(entity) 관계를 가짐.

③ 몇 개의 자 노드(child node)와 하나의 부 노드(parent node)를 가짐

④ 데이터 레코드 사이에서 자연적인 계층 형태를 갖는 구조에 적합함

[표 3-7] **계층형 모델의 장 · 단점**

장점	단점
• 사용자가 쉽게 이해하고 사용하기 쉬움 • 제한 사항이 많기 때문에 다른 모형보다 사용하기가 쉬움 • 미리 정의된 관계를 통해서 성능 예측이 단순함	• 제한 사항으로 자료 구조가 복잡해짐 • 엄격한 구조로 인하여 레코드 추가, 삭제가 매우 복잡함 • 전체 삭제하는 경우 세그먼트의 정보 손실이 발생함 • 선형 검색 방법으로 탐색하므로, 동시에 양방향에서 대칭적 검색은 어려움

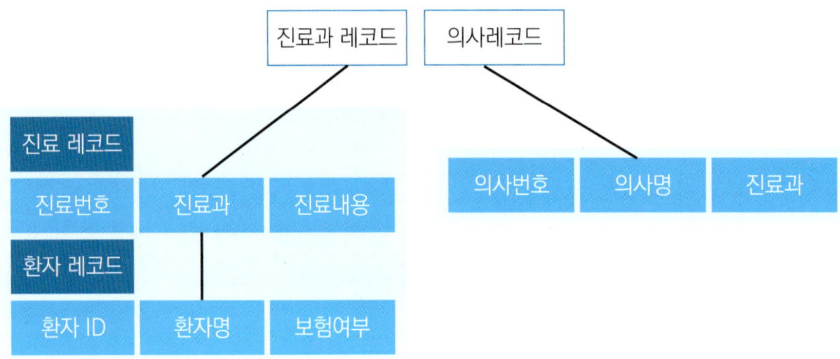

[그림 3-6] **계층형 모델의 예**

(4) 객체지향 데이터 모델(object-oriented data model)

① 캡슐화(encapsulation), 계승(inheritance), 다형성(polymorphism) 등의 객체 지향 개념을 지원하는 데이터 모델

② 객체, 객체 식별자, 속성과 매소드, 클래스, 클래스 계층, 복합 개체 등을 포함함

③ 객체의 상태(state)와 행위(behavior), 그리고, 관계(relationship)가 정의되는 객체의 집합

④ 객체 지향 데이터베이스 관리 시스템(object-oriented DBMS)

- 객체 지향 데이터 모델을 직접 지원하는 시스템
- 객체 지향 데이터베이스를 정의하고, 처리할 수 있는 데이터베이스 시스템
- 스키마 정의, 객체 조작어, 질의어를 제공

3.1.5 관계형 데이터베이스

- 관계형 데이터베이스에서는 데이터가 테이블 형태로 저장
- 테이블은 다음과 같이 행과 열로 이루어진다. 환자테이블의 예는 [그림 3-7] 참고

환자테이블 ← 테이블(릴레이션, 엔티티)

필드(열, 속성)

레코드 (행, 튜플)

환자번호	이름	연락처	주소
P-010101	김현철	010-2234-5155	서울
P-010121	유경민	010-3255-6478	대전
P-010211	정연희	010-5484-8965	대구
P-010302	박정민	010-9548-2514	부산
P-022101	김미수	010-2548-8754	광주
P-022211	서영호	010-5487-2154	전주

필드명

[그림 3-7] **환자테이블의 관계형데이터베이스 구성요소**

(1) 테이블(table)

① 릴레이션(relation) 또는 엔티티(개체, entity)라고 하며, 행과 열로 구성됨

② 테이블 구성 조건

- 테이블에 포함된 행은 유일해야하며, 중복된 행이 없어야 함
- 테이블에 포함된 행들간에는 순서가 없음
- 테이블을 구성하는 열들간에는 순서가 없음

(2) 필드(field)

① 열(column) 또는 속성(attribute)이라고 함

② 환자테이블[그림 3-7]은 필드명이 환자번호, 이름, 연락처, 주소인 필드가 있음

③ 테이블에 포함된 필드의 개수를 차수(degree)라고 함

(3) 레코드(record)

① 행(row) 또는 튜플(tuple)이라고 함

② 환자테이블[그림 3-7]에 저장된 환자는 6명으로 레코드는 6개이며, 이를 카디널리티(cardinality)라 함

(4) 도메인(domain)

① 필드가 가질수 있는 값들의 집합

② 예) 3년제 학과 학생의 학년에 알맞은 값은 {1, 2, 3} 이며, 이를 학년 필드의 도메인이라 함

(5) 키(key)

① 테이블 내의 레코드를 서로 식별할 수 있는 필드의 집합

② 키 값은 유일해야 함

③ 예) 환자테이블의 환자번호는 키로 사용할 수 있지만 주소 필드는 같은 값을 가진 레코드가 하나이상이기 때문에 주소필드는 키로 설정할 수 없음

(6) 후보키(candidate key)

① 테이블에 있는 모든 레코드를 고유하게 식별할 수 있는 필드

② 환자테이블[그림 3-7]에서는 환자번호와 주민번호 필드가 후보키임

(7) 기본키(primary key)

① 후보키 중에서 대표 키로 선택한 하나의 후보키를 기본키라고 함

② 환자테이블 [그림 3-7]에서 환자를 관리하기 위해서는 후보키 중 환자번호를 기본키로 하여 레코드를 관리하는 것이 효율적임

(8) 수퍼키(super key) 또는 복합키(compound key)

둘 이상의 필드 조합으로 구성된 기본티를 수퍼키 또는 복합키라고 함

(9) 외래키(foreign key) 또는 참조키

① 연관관계가 있는 다른 테이블에서 기본키로 사용되는 필드를 외래키 또는 참조키라고 함

② 외래키는 다른 테이블과의 관계를 설정할 때 중요하게 이용됨

[표 3-8] **관계데이터베이스에서 키 종류**

용어	의미
후보키	두 개 이상의 조합을 이루어서 비로소 유일하게 튜플을 구별할 수 있는 키
기본키	한 DB 내에서 모든 튜플을 유일하게 구별할 수 있는 속성을 의미하며, 관계형 모델에서 후보키 중에서 하나만을 식별자로 정의할 수 있음
수퍼키	한 DB내에서 모든 필들의 집합도 키가 될 수 있다. 이렇게 아무런 제약조건 없이 레코드들을 식별할 수 있는 필드의 집합
외래키	한 DB 내에서 모든 튜플을 유일하게 구별할 수 있는 속성을 의미하며, 관계형 모델에서 후보키 중에서 하나만을 식별자로 정의할 수 있음

3.2 데이터베이스 개발

3.2.1 데이터베이스 모델

(1) 데이터 모델링 개념

① 정의

- 실세계에 존재하는 유 · 무형의 데이터를 추상화한 것으로 데이터의 구조, 특성, 데이터간의 관계, 제약조건 등을 나타낸 것
- 사용자의 요구사항(requirements)으로부터 현실세계를 반영한 데이터베이스 구조를 도출해내는 과정

② 목적

- 사용자 요구사항에 대한 정확한 이해
- 사용자, 설계자, 개발자간의 의사소통 수단
- S/W 유지보수 비용 절감

③ 데이터 모델링의 의미

현실세계와 데이터베이스 관계는 [그림 3-8]과 같음

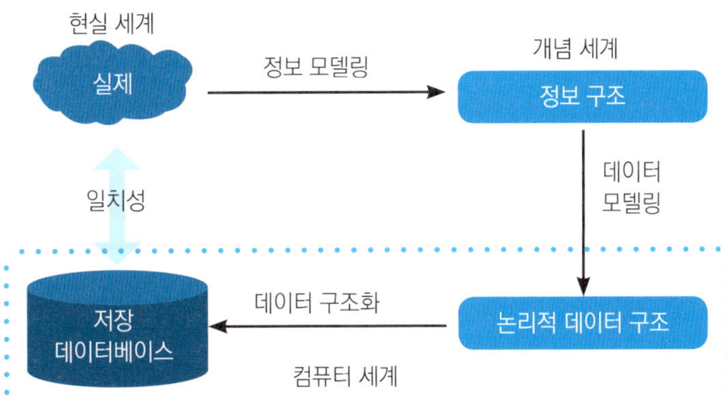

[그림 3-8] **현실세계와 데이터베이스 관계**

(2) 데이터 모델 분류

① 현실세계를 데이터베이스로 표현하기 위해서는 개념구조와 논리구조를 거쳐 실제 데이터를 저장할 수 있는 물리구조로 변환

② 이 과정을 데이터베이스 설계라 하며, 중요한 핵심은 데이터 모델임

(3) 데이터 모델의 종류

① 개념적 데이터 모델

- 데이터 속성들로 기술된 개체 타입들 간의 관계를 이용하여 현실세계를 표현
- 현실세계를 표현하는데 가장 중요한 추상적 개념은 개체와 함께 관계를 이용함
- 대표적인 모델로 개체관계(Entity-Relationship, ER) 모델
- 개체관계 모델 용어
  - 엔티티(entity)
    관리대상인 정보를 갖고있는 사람이나 사물, 사건, 개념 등을 의미하며, 독립적인 특성이 있음
    - 엔티티는 사각형으로 표시함

- 속성(attribute)
  - 속성은 성질이나 상채 등 엔티티가 가질수 있는 세부 특성
  - 속성은 타원으로 표시
  - 엔티티를 표현하는 사각형에 실선으로 연결
- 관계(relationship)
  - 엔티티 간의 연관성을 관계라고 함
  - 관계가 있는 엔티티를 실선으로 연결하고 마름모 안에 관계를 표시해 표현
  - [그림 3-9]

    (a) 일대일 관계는 진료과에는 한 의사만이 있음을 의미함

    (b) 일대다 관계는 의사 한명이 여러명의 환자를 담당할 수 있음을 의미함

    (c) 다대다 관계는 간호사 한명이 여러명의 환자를 담당할 수 있으며, 동일한 환자가 여러명의 간호사의 간호를 받는 것을 의미함

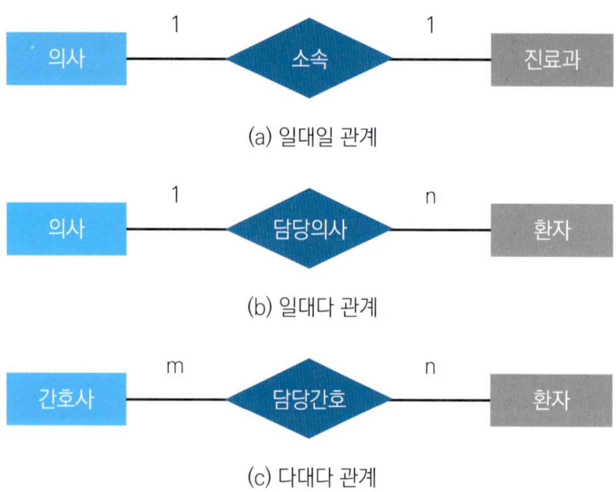

[그림 3-9] **엔티티간의 관계**

• [그림 3-10]은 병원데이터베이스의 샘플 ER모델을 제시함.

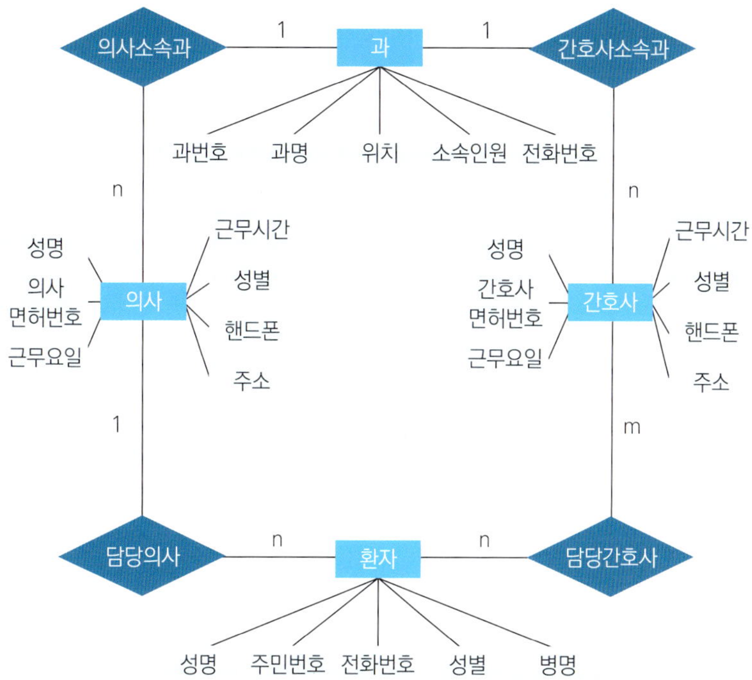

[그림 3-10] **병원데이터베이스의 ER 모델**

② 논리적 데이터 모델

• 개념적 구조를 저장 데이터베이스에 구현하기 위한 중간 단계로서 사용자의 입장에서 표현한 논리구조([그림 3-11] 참조)

• 데이터 모델은 크게 관계형 데이터 모델, 네트워크형 데이터 모델, 계층형 데이터 모델이 있음

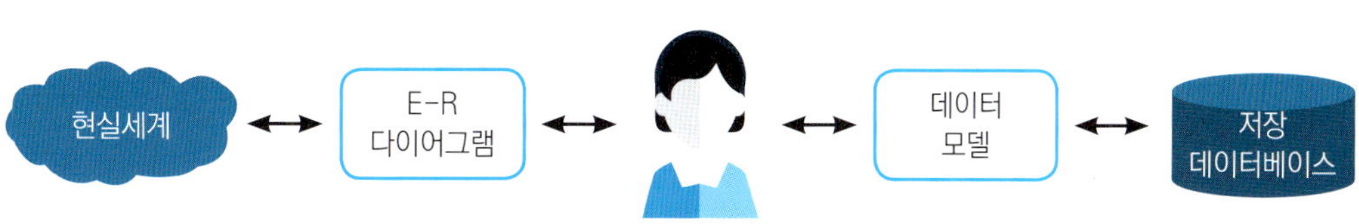

[그림 3-11] **E-R 다이어그램과 데이터 모델**

③ 물리적 데이터 모델

- 물리적 데이터모델(physical data model)은 레코드 형식, 레코드 순서, 접근 경로 등과 같이 컴퓨터에 데이터를 저장하기 위한 세부 사항을 명시하는 개념을 제공
- 대표적인 데이터 모델로는 연합(unifying) 모델, 프레임(frame) 기억 장치가 있으며, 컴퓨터 전문가를 위한 모델

3.2.2 데이터베이스 설계

- 데이터베이스 설계는 [그림 3-12]와 같이 사용자의 요구조건으로부터 데이터베이스 구조를 만들어 내는 일련의 과정
- 데이터베이스 설계
  - 요구사항(조건) 분석(requirement analysis)
  - 개념적 설계(conceptual design)
  - 논리적 설계(logical design)
  - 물리적 설계(physical design)
  - 구현단계
- 설계과정에서 고려해야 할 주요사항
  - 데이터의 일관성(consistency)
  - 효율성(efficiency)
  - 회복(recovery)
  - 무결성(integrity)
  - 보안(security)
  - 확장성(expansive)

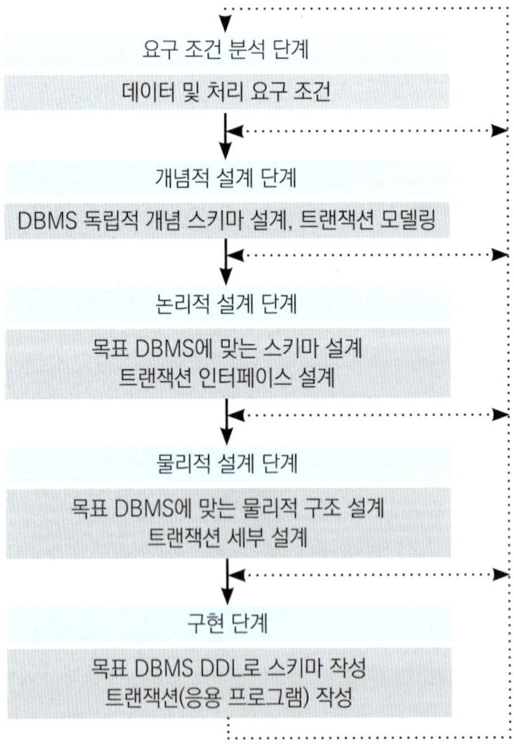

[그림 3-12] **데이터베이스 설계 단계**

(1) 요구사항(조건) 분석

요구사항(조건) 분석 단계는 사용자로부터 요구 사항을 받아 분석하는 과정으로 요구사항(조건)의 내용

① 정보처리 요구 조건의 수립

② 경영 목표와 제약 조건식별

③ 요구 조건 명세서 작성

④ 요구 조건 명세서 기법 검토

(2) 개념적 설계

① 요구조건 분석 단계에서 생성되는 명세서를 바탕으로 특정 DBMS에 독립적인 표현으로 전체 데이터베이스의 구조를 개념적으로 설계 단계

② 개체-관계 모델(Entity-Relationship model) 사용

(3) 논리적 설계

E-R 모델로부터 특정 목표 DBMS가 처리할 수 있는 데이터베이스 스키마를 생성

[표 3-9] **논리적 설계의 3가지 세부단계의 의미**

구 분	단계명	의 미
1 단계	논리적 데이터 모델 변환	개념적 설계 단계에서 생성된 DBMS에 독립적인 개념스키마, 즉 정보구조를 목표 DBMS에 맞는 논리적 데이터 모델로 변환
2 단계	트랜잭션 인터페이스 설계	입출력과 기능적 형태만 정의된 트랜잭션, 즉 응용 프로그램에 대한 인터페이스를 설계
3 단계	스키마 평가 및 정제	설계된 스키마를 평가하고 정제하는 것. 설계된 스키마를 정량적 정보와 성능평가 기준에 따라 평가

(4) 물리적 설계

물리적 설계(physical design)는 논리적 설계 단계에서 생성된 논리 데이터베이스 스키마로부터 효율적으로 구현 가능한 물리 데이터베이스 스키마를 설계하는 단계

[표 3-10] **물리적 설계의 3가지 세부단계의 의미**

구 분	단계명	의 미
1 단계	저장레코드 양식 설계	데이터의 타입, 데이터 값의 분포, 사용될 응용, 접근 빈도들을 고려하여 결정
2 단계	레코드 집중 분석 및 설계	레코드 집중은 저장 공간에 레코드들이 물리적으로 집중 저장되도록 할당하여 물리적 순차성을 이용할 수 있도록 하는 것을 의미
3 단계	접근 경로 설계	접근경로는 물리적 저장 장치 위에 저장된 데이터의 검색과 조장을 가능하게 하는데, 저장구조와 탐색기법이 기본 요소가 됨

(5) 데이터베이스 구현

① 데이터베이스의 구조가 컴퓨터 내에서 정의되고 구현된 후 실제 데이터가 적재

② 데이터베이스 설계를 단계별로 나타내면 [그림 3-13]과 같음

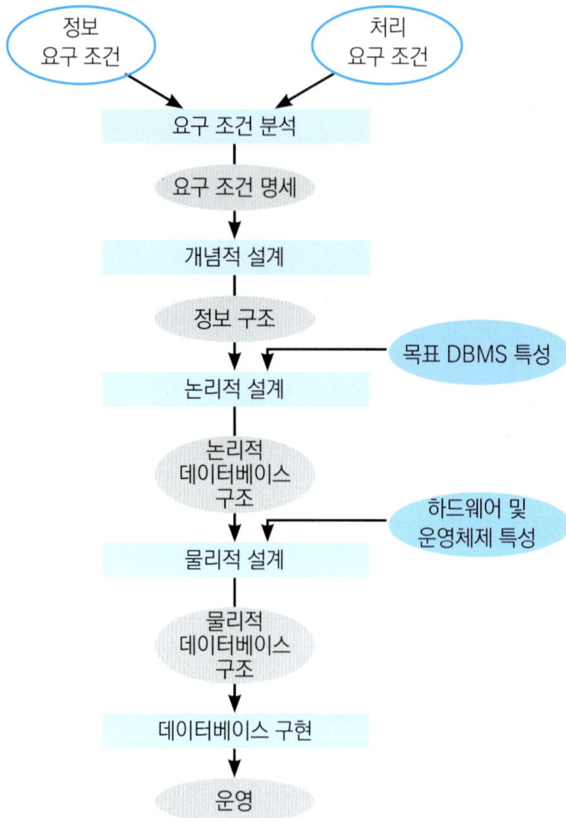

[그림 3-13] **데이터베이스 설계 세부과정**

3.3 SQL

3.3.1 SQL 개요

① SQL(structured query language)은 관계형 데이터베이스시스템의 표준 언어로 구조적으로 표준화된 질의어

② SQL 구문을 익히고 이를 사용해 관계형데이터베이스 시스템에서 필요한 데이터를 검색할 수 있음

③ SQL 장점

- 다른 프로그래밍 언어들보다 배우기 쉬움

- 사용자가 요구하는 데이터가 무엇인지(what)만 명시할 뿐 어떻게 처리하는지(how)는 명시하지 않는 비절차적 언어
- 사용자가 입력한 SQL 구문을 번역하여 사용자가 요구하는 데이터를 찾는데 필요한 모든 과정은 관계형 DBMS가 담당함.

④ 데이터 정의어(Data Definition Language, DDL), 데이터 조작어(Data Manipulation Language, DML), 데이터 제어어(Data Control Language, DCL)로 [표 3-11]과 같이 구성

[표 3-11] SQL구문의 종류

분류	기능	종류
데이터 정의어	데이터베이스의 구조를 생성, 삭제	CREATE, ALTER, DROP
데이터 조작어	데이터를 검색하거나, 주가, 변경, 삭제	SELECT, INSERT, UPDATE, DELETE
데이터 제어어	데이터베이스 사용자나 그룹에 대한 사용권한을 부여하거나 취소하고, 트랜잭션을 복구	GRANT, REVOKE, COMMIT, ROLLBACK

3.3.2 데이터 정의어

(1) 데이터베이스 생성

Create Database 〈데이터베이스 이름〉

예) 병원DB라는 이름의 데이터베이스를 생성

```
CREATE DATABASE 병원DB
```

(2) 테이블 생성

```
Create Table 〈테이블 이름〉 (
    필드1 데이터형식 [제약사항]
)
```

예) 테이블명을 병원지원으로, 필드는 지원번호와 지원이름 필드를 생성

```
CREATE TABLE 병원직원 (
  직원번호 CHAR(6) NOT NULL,
  직원이름 CHAR(10) NOT NULL
)
```

(3) 테이블 삭제

Drop Table 〈테이블 이름〉

예) DROP TABLE 병원직원

(4) 테이블 변경

Alter Table 〈테이블 이름〉

예) 병원지원 테이블의 지원이름 필드를 삭제
Alter Table 병원직원
DROP COLUMN 지원이름

3.3.3 데이터 조작어

(1) SELECT 문

데이터 검색/조회를 위한 SELECT문의 형식은 다음과 같음

Select 〈필드목록〉
From 〈테이블 이름〉
Where 〈레코드의 선택 조건〉
Group by 〈그룹핑 필드 목록〉
Having 〈그룹 선택 조건〉
Order by 〈정렬 선택〉

① 조건없는 SELECT문

예) 학생 테이블에 있는 모든 학생을 검색
SELECT *
FROM 학생

② 조건이 있는 SELECT문

조건이 있는 SELECT문은 WHERE절을 사용해 조건에 해당하는 식을 입력하여 조건에 해당하는 레코드를 검색

- 일반연산자
  사칙연산을 위한 산술연산자(+, -, &*, /), 크기 비교를 위한 비교연산자(〉, 〉=, 〈, 〈=, 〈〉), 논리연산자(AND, OR, NOT)가 있음

예) 보건의료과 학생을 검색
SELECT *
FROM 학생
WHERE 학과 = '보건의료과'

예) 보건의료과 1학년 학생을 검색
SELECT *
FROM 학생
WHERE 학과 = '보건의료과' AND 학년 = 1

- 특수연산자
  - 범위에 속하는 지 여부를 판단하는 BETWEEN, IN 연산자, 일치하는 문자열 패턴을 찾는 LIKE 연산자
  - LIKE연산자는 문자열의 패턴을 비교해 일치여부를 판단하는 연산자로 패턴을 비교할 때 와일드 카드(*, ?, [리스트])를 사용할 수 있음

예) 1~3학년 학생들을 검색
SELECT *
FROM 학생
WHERE 학년 BETWEEN 1 AND 3

예) 이름이 "김철수" 또는 "홍승민" 학생을 검색
SELECT *
FROM 학생
WHERE 이름 IN ("김철수", "홍승민")

예) 주민번호가 97로 시작하는 학생 검색
SELECT *
FROM 학생
WHERE 주민번호 LIKE "97*"

(2) INSERT 문

데이터 삽입을 위한 문장 구조

형식) Insert into 테이블(필드명1, 필드명2, ...)
Values (값1, 값2, ...)

예) INERT INTO 학생(학번, 이름, 전화번호)
VALUES('20140015', '홍길동', '01022223333')

(3) UPDATE 문

데이터 갱신을 위한 문장 구조

형식) Update 테이블 이름
Set 필드1=값1, 필드2=값2, ...
Where 조건식

예) UPDATE 학생
SET 전화번호 = '01020023333'
WHERE 학번 = '20140015'

(4) DLELETE 문

데이터 삭제를 위한 문장 구조

형식) Delete From 테이블 이름
Where 조건식

예) DELETE FROM 학생
WHERE 학번 = '20140015'

3.4 데이터웨어하우스

3.4.1 데이터웨어하우스 개요

(1) 데이터웨어하우스 배경

① 정보화 사회에서 기업은 중요한 사업 방향을 과학적이고 효율적으로 의사결정할 수 있는 환경이 필요함

② 일반적으로 데이터들은 다양한 형태로 구성되고, 그 속성 또한 다양하고 방대함. 기업의 측면에서 보면 고객, 매출, 생산 데이터들은 이 기종 플랫폼과 다양한 원천으로부터 수집되는 경우가 많기 때문에 정보 관리에 어려움이 생기며, 데이터 검색과 분석 수행 어려움. 그러나 이렇게 많은 데이터 중에서 정작 경영진이나 분석가들의 의사결정을 위한 데이터와 정보는 단순히 요약된 정보만을 필요로 함

③ 데이터 관련 기술의 발전은 [그림 3-14]와 같음

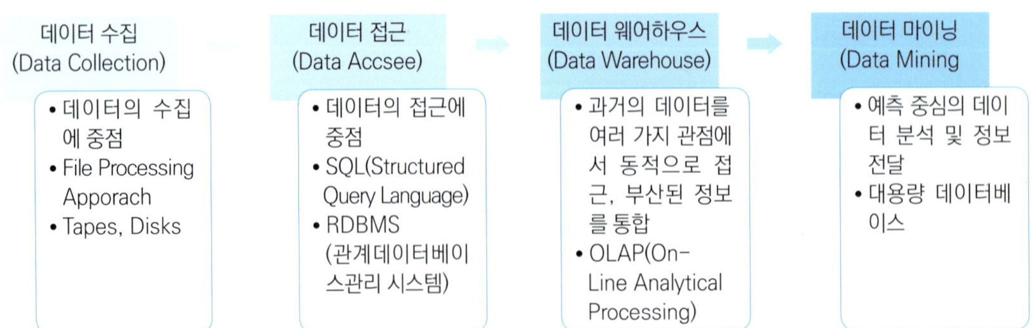

[그림 3-14] **데이터 관련 기술의 발전**

(2) 데이터웨어하우스의 필요성

① 데이터웨어하우스의 의료분야 활용의 필요성

- 다양한 진료 및 연구 지원
- 병원 내 분산된 데이터의 통합
- 다양한 진료 및 연구 지원
- 신속 정확한 의사결정 지원
- 병원경영정보의 정확한 파악
- 의료분야
  - 처방전달시스템(OCS), 의료영상저장전송시스템(PACS), 전자의무기록(EMR)의 도입으로 의료기관에 데이터 축적
  - 축적된 데이터를 의학연구, 병원의 지식경영(Knowledge Management)에 활용할 필요가 있음
- 통합의료데이터베이스의 예는 [그림 3-15]와 같음

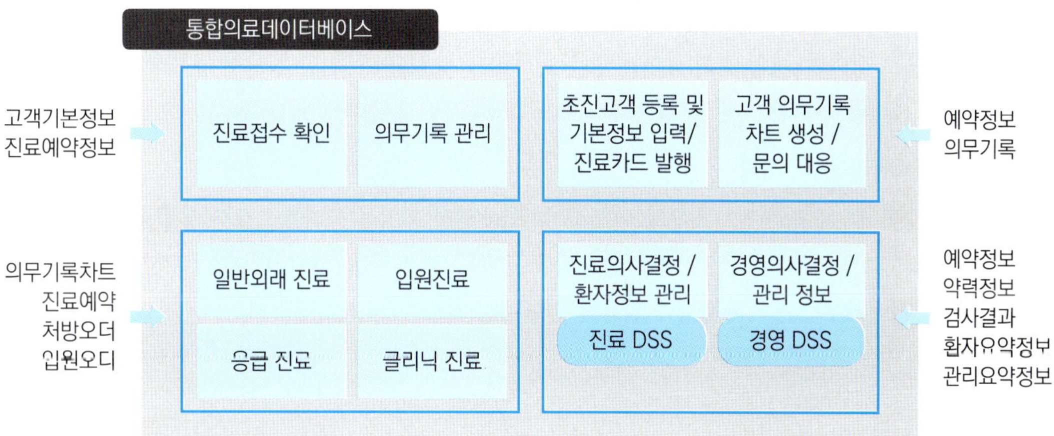

[그림 3-15] **통합의료데이터베이스**

[표 3-12] **기존 데이터베이스와 데이터웨어하우스 차이점**

구분	기존 데이터베이스	데이터웨어하우스
기능	업무프로세스	의사결정
데이터 형태	기능별 상세 데이터	주제별 요약 데이터
데이터 조작	Read/Write/Update/Delete	Read Only
지향방향	신속한 처리	다차원 분석 제공

② 데이터웨어하우스가 등장할 수 있었던 기술적 요인

- 대형컴퓨터 성능의 급속한 발전
- 대용량 병렬 컴퓨팅을 지원하는 관계형데이터베이스관리시스템(RDBMS)의 등장
- 많은 데이터웨어하우스 도구 출현
- 데이터하우징에 소요되는 대규모 데이터를 관리 가능

(3) 데이터웨어하우스(DW : Data Warehouse) 정의

- 1980년대 중반 IBM이 자사의 하드웨어를 판매하기 위해 처음으로 도입했던 개념
- 1980년대 후반 W. H. Inmon에 의해 최초로 데이터 접근 전략으로 데이터웨어하우스 개념을 사용함
- 데이터웨어하우스의 다양한 정의

① W. H. Inmon(1992)의 정의

"기업의 의사결정 과정을 지원하기 위한 주제 중심 적이고 통합적이며 시간성을 가지는 비휘발성 자료의 집합"

② Kelly(1994)의 정의

"기업 내의 의사결정 지원 어플리케이션들을 위한 정보기반을 제공하는 하나의 통합된 데이터 저장 공간"으로 정의함. 기업 내의 상이한 많은 어플리케이션들이 동일한 정보를 공유하게 하는 웨어하우스의 측면을 강조함

③ 포우(Poe, 1994)의 정의

데이터웨어하우스를 운영시스템과 연계하여 "의사결정 지원에 효과적으로 사용될 수 있도록 다양한 운영 시스템으로부터 추출, 변환, 통합되고 요약된 읽기 전용 데이터베이스"로 정의함.

- 데이터웨어하우스는 의사결정에 필요한 정보처리 기능을 효율적으로 지원하기 위한 통합된 데이터를 가진 양질의 데이터베이스

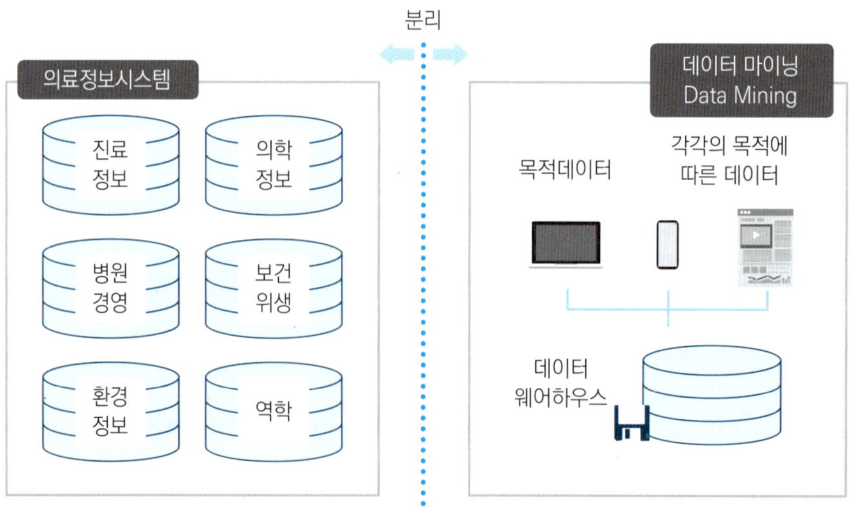

[그림 3-16] 데이터웨어하우스의 기본 구성

(4) 데이터웨어하우스 기본 조건

① 수년간의(historical data)
② 조직내부에서 산재한 내부 데이터와(internal data)
③ 외부 데이터를(external data)
④ 주제별로 통합하여(subject-oriented)
⑤ 별도의 프로그래밍 없이(end-user computing)
⑥ 실시간으로(on-line)
⑦ 다양한 각도에서 분석을 가능하게 하고(multi-dimensional analysis)
⑧ 관점에 맞게 재설계하여 구축한 통합 시스템(total system)

(5) 데이터웨어하우스의 역할

① 비즈니스 트랜잭션(business transaction)을 처리하기 위한 운영시스템으로부터 선별되어 가공된 데이터들로 이루어진 데이터베이스로 읽기전용 데이터들로 이루어져 의사결정에 도움을 주기 위한 조회만이 가능하고, 갱신이나 삭제가 일어나지 않는다는 것을 기본 전제로 함
② 궁극적으로는 여러 곳에 분산되어 있는 대량의 기업 비즈니스 데이터를 하나로 통합해 의사결정지원시스템(Decision Support System, DSS)이나, 온라인 분석 시스템(On Line Analytical Processing, OLAP)의 원천(source)으로 사용할 수 있도록 데이터를 저장 관리하는 시스템의 역할을 수행함
③ 데이터의 변형 과정으로 통합된 데이터를 시계열적으로 또는 다양한 관점에서 정보 분석을 가능하게 함
④ 기업, 학교, 의료기관 등에서 운영하는 여러 시스템에서 발생하는 다양한 데이터에 대한 중앙 창고의 역할을 하며, 이 데이터를 수년간 모아 별도의 프로그램 없이 통합, 분석할 수 있도록 디자인한 별도의 분석 전용 데이터베이스

(6) 데이터웨어하우스 목적

① 기존 정보를 활용해 더 나은 정보를 제공하고, 데이터의 품질을 향상시키며, 조직의 변화를 지원하고 비용과 자원관리의 효율성을 향상시키는 것을 주목적으로 함
② 데이터웨어하우스는 사용자의 의사결정을 지원하기 위해 기업이 축적한 많은 데이터를 사용자 관점에서 주제별로 통합하여 운영시스템과 사용자 사이의 별도의 장소에 저장해 놓은 데이터베이스로 이해할 수 있음

- 첫째, 운영시스템을 보호하고 사용자 질의에 신속한 응답성능을 제공
- 둘째, 여러 시스템에 산재된 데이터들이 웨어하우스로 모아지고, 통합되어 사용자는 자신들의 필요로 하는 데이터가 어디에 있는지 신경쓰지 않고 필요한 데이터를 쉽게 사용
- 셋째, 데이터는 웨어하우스로 옮겨오기 전에 정제 및 검증과정을 거치게 되어 사용자는 양질의 데이터를 사용할 수 있음

(7) W. H. Inmon의 데이터웨어하우스의 특징

[표 3-13] **데이터웨어하우스 특징**

특징	의미
주제지향성	업무중심이 아닌 주제 중심
통합성	혼재한 DB로부터의 데이터 통합
시계열성	시간에 따른 변경 정보를 나타냄
비휘발성	데이터 변경 없이 리포팅을 위한 read only 사용

① 주제지향성(subject oriented)

- 데이터웨어하우스 내의 데이터는 일상적인 트랜잭션을 처리하는 어플리케이션과 기능들을 중심으로 하는 운영시스템의 데이터와는 달리 정보 이용자 관점에서 접근이 가능한 일정한 주제별 데이터로 분류 가능한 특징을 가짐
- 예를 들어 금융기관에서의 운영시스템은 대출, 예금, 은행, 카드 신탁 처리 등과 같은 어플리케이션과 기능들을 중심으로 디자인 되어있지만, 데이터웨어하우스 방식에서는 고객 거래처, 상품, 활동 등과 같은 주제 영역을 중심으로 조직화됨
- 따라서 데이터웨어하우스의 데이터는 의사결정시스템에 사용되지 않은 데이터는 저장하지 않는 반면, 운영시스템의 데이터는 의사결정 분석자의 의도와는 관계없는 즉시적인 요구를 만족시킬 수 있는 상세 데이터를 포함하게 됨

② 통합성(integrated)

- 데이터하우스에 보관되는 데이터는 어플리케이션 환경에서 발생되는 다양한 운영 데이터를 표준적이고 일관된 웨어하우스용 데이터베이스로 변환되어야 하며, 이를 위해서는 데이터웨어하우스 내의 데이터는 고도의 통합과 데이터에 대한 품질 보증과 과정이 필요함
- 이러한 통합성은 데이터의 이름 작성 방법, 일관된 변수 측정, 일관된 코드화 구조, 일관된 물리적 특성 등 여러 가지 면에서 나타남
- 예를 들어, 기존의 어플리케이션 중심의 운영 환경에서는 남자와 여자를 남/여, Male/Female, 1/0 등으로 다양하게 적용할 수 있으나, 데이터웨어하우스에서는 이들을 통합할 필요가 있음(예 : 남자와 여자는 '남'과 '여'로 통합)
- 이러한 데이터의 통합을 위한 운영시스템의 데이터베이스 내에서 데이터 변환 작업은 데이터웨어하우스 구축의 중요한 작업임

③ 시계열성(time variant)

- 데이터웨어하우스에 있는 모든 데이터는 일정 기간 동안 정확성을 유지함
- 데이터웨어하우스에는 과거의 데이터와 현재의 데이터를 동시에 유지한다는 점에서 시간 가변적이라고 볼 수 있음
- 데이터웨어하우스의 시계열성은 어떤 자료가 시간에 따라 변경되어야 하는 것이 아니고, 시간에 따른 변경을 항상 반영하고 있어야 함을 의미함

- 데이터웨어하우스의 데이터는 일정한 시간동안 데이터를 대변하는 것으로 스냅 샷(snap shot)이라고 할 수 있으며, 데이터의 구조상 「시간」이 아주 중요한 요소로 작용함
- 데이터 구조상에 데이터하우스의 데이터에는 수시적인 갱신이나 변경이 발생할 수 없음
- 일반적으로 데이터웨어하우스의 데이터는 5~10년 정도의 장기간의 데이터를 나타내며, 운영시스템에서는 60~90일 정도의 짧은 시간 간격을 가짐

④ **비휘발성(non-volatile)**

- 데이터웨어하우스용 데이터는 한 시점에서 대량의 데이터가 적재되고 액세스되는 반면 데이터의 갱신이 발생하지 않은 조회전용 데이터
- 데이터웨어하우스에서는 수행과정에서 단지 두 가지 오퍼레이션(operation)
  - 첫째는 데이터를 로딩(Loading)
  - 두 번째는 데이터를 읽는 것 즉, 액세스(Access)하는 과정
- 일반적인 운영시스템에서의 데이터 갱신과 삭제는 이루어지지 않고, 데이터웨어하우스에 일단 데이터가 로드되면, 읽기전용 형태의 스냅샷 데이터로 존재
- 따라서 데이터웨어하우스에는 운영시스템에서 새로운 데이터를 주기적인 일괄작업으로 새롭게 로드 하는 작업 외에는 수시로 변하지 않는 비휘발성의 특징을 가짐

3.4.2 데이터웨어하우스 구성

(1) 사용자 관점 데이터웨어하우스 구조 분류

데이터웨어하우스의 구조는 [그림 3-17]과 같으며, 각 구성요소는 다음과 같음

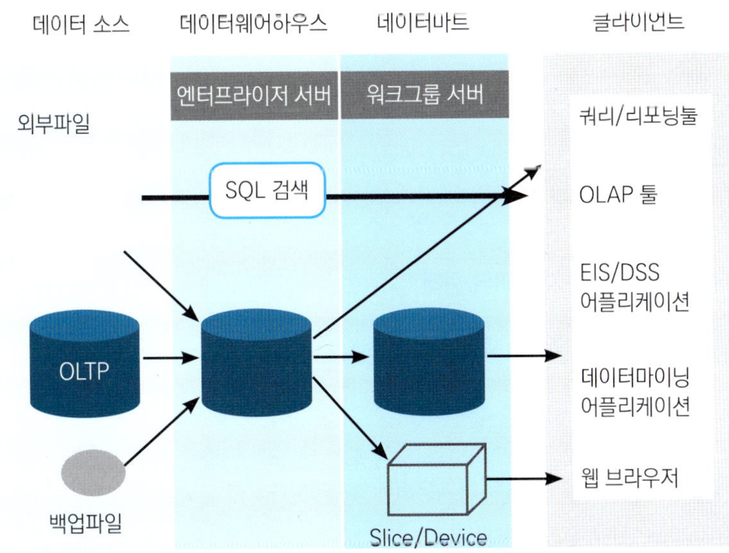

[그림 3-17] **데이터웨어하우스의 구조**

① 데이터소스

- 데이터소스층은 운영데이터와 백업 파일등으로 구성되는 4개 층 중에서 가장 원시적인 정보의 집합장소
- 예, 데이터소스로는 업무DB, 인사DB, 생산 DB, 기타DB 등이 있음

② 데이터웨어하우스

데이터웨어하우스는 사용자에 의해 직접 사용되기도 하고 데이터 마트를 구성하는 데이터를 제공하는 역할

③ 데이터마트

- 데이터마트 층은 작업그룹(workgroup) 서버로 설명될 수 있는데, 관계형데이터베이스나 다차원 데이터베이스를 이용하여 구축
- 다차원 데이터베이스로 구축된 데이터 마트는 마우스로 시스템을 조작하는 방식이어서 사용자 인터페이스가 우수하고, 사용자의 업무 구조를 유사하게 반영하고 있어서 개념적으로 이해하기 쉽고, 시스템의 반응속도가 빠른 장점이 있음

④ 클라이언트 시스템

- 클라이언트 시스템에서 사용자는 쿼리 및 리포팅 툴, OLAP툴, EIS/DSS어플리케이션, 데이터마이닝 어플리케이션, 그리고 웹 브라우저를 이용하여 데이터웨어하우스나 데이터 마트를 이용
- 특히 웹브라우저는 인터넷의 저렴하고 광범위한 데이터 통신이 가능하기 때문에 관심의 대상이 되고 있는데, 데이터웨어하우스에 저장되어 있는 전사 혹은 부문 데이터를 공유할 수 있다는 장점 때문에 잠재시장이 커지고 있음

(2) 데이터웨어하우스의 5가지 데이터 형태

① 메타 데이타(meta data)
② 현재 상세 데이터(current detail data)
③ 과거 상세 데이터(older detail data)
④ 약간 요약된 데이터(lightly summarized data)
⑤ 고도로 요약된 데이터(hight summarized data)

[표 3-14] **데이터웨어하우스 5가지 데이터 형태**

특징	의미
메타 데이타	• 데이터를 데이터웨어하우스에 어떤 데이터를 어떻게 저장할 것인지를 세부적으로 기술하는 '설명자'의 역할 • 오퍼레이션시스템의 데이터 구조를 데이터웨어하우스로 매핑(mapping)하는데 필요한 데이터를 요약하는데 사용되는 알고리즘을 포함
현재 상세 데이터	• 대개 디스크에 저장 • 가장 최근의 변경사항을 반영 • 가장 하위 레벨에 위치하므로 대부분 양이 많음.

과거 상세 데이터	• 가끔씩 필요에 의해 액세스되는 데이터로서 테이프와 같은 저장장치에 수록 • 현재의 상세 데이터도 정의되는 시간 개념에 따라 과거의 상세 데이터로 바뀌게 됨.
약간 요약된 데이터	• 주로 디스크에 저장 • 현재의 상세 데이터를 약간 요약한 것
고도로 요약된 데이터	• 주로 디스크에 저장 • 간결하게 요약되어 쉽게 액세스가 가능함 • 약간 요약된 데이터로부터 재차 요약된 데이터

(3) 일반적인 데이터웨어하우스 구조

① 데이터웨어하우스

데이터웨어하우스는 중앙 집중화된 데이터의 저장고로 생각할 수 있으며, 이곳에는 실제 사용자가 필요로 하는 데이터가 다차원 분석 모델링(mltidimensional analysis modeling)으로 구성되어 있는 사실 테이블(fact Table), 요약 테이블(summary table) 그리고 메타 데이터(mate data)들로 구성

• 다차원 분석 모델링
- 다차원 분석 모델링에서 데이터를 분석하는 방식은 데이터웨어하우스에서 하나의 사실 테이블(Fact table)을 다차원으로 분석
- [그림 3-18],[그림3-19]는 어떤 회사의 조직에 따른 매출액을 다차원 분석(multidimensional analysis)으로 모델링 한 것으로 차원과 사실 컬럼을 복합하여 많은 수의 관계형 데이터베이스 테이블을 만들고 이를 사용자가 액세스하도록 함
→ 요약 테이블(summary table): 요약 테이블이란 사실 테이블을 가지고 조회하고 분석 시 발생하는 로드를 줄이기 위하여 미리 많이 사용하는 차원 요소(dimension attribute)를 결합하여 요약 테이블을 만들고 이를 통해 질의응답 시간을 줄이게 함. 요약 테이블의 길림은 행위 일자, 의료진 내역, 환자 보험, 환자 인적사항, 처방 내역 등으로 구성됨
→ 사실 테이블(fact table): 사실테이블은 병원에서 데이터웨어하우스시스템의 주제 영역별로 수납현황, order 현황, 검사현황, 촬영 현황, 약품사용, 급여/인사 현황과 경영지원 현황으로 나눌 수 있음

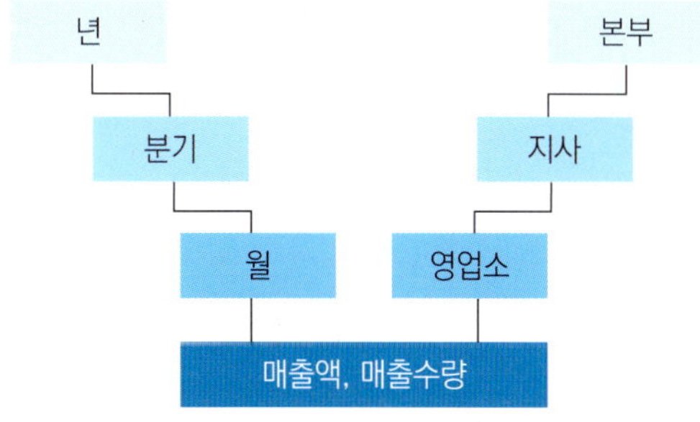

[그림 3-18] **다차원 분석 모델링**

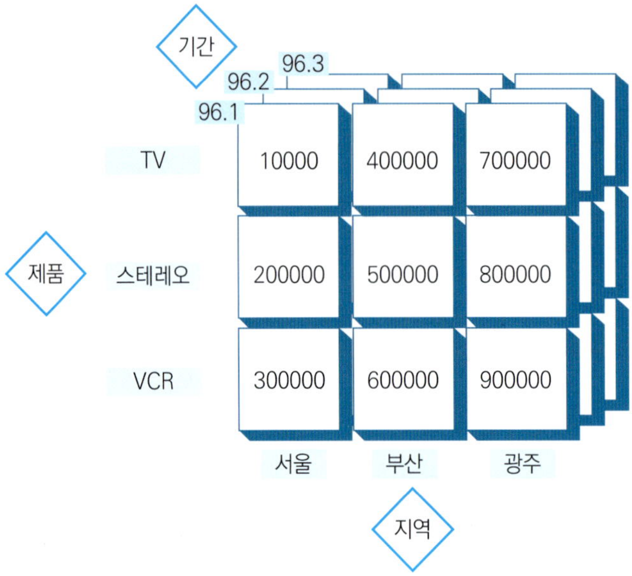

[그림 3-19] **다차원 분석 모델링의 실제**

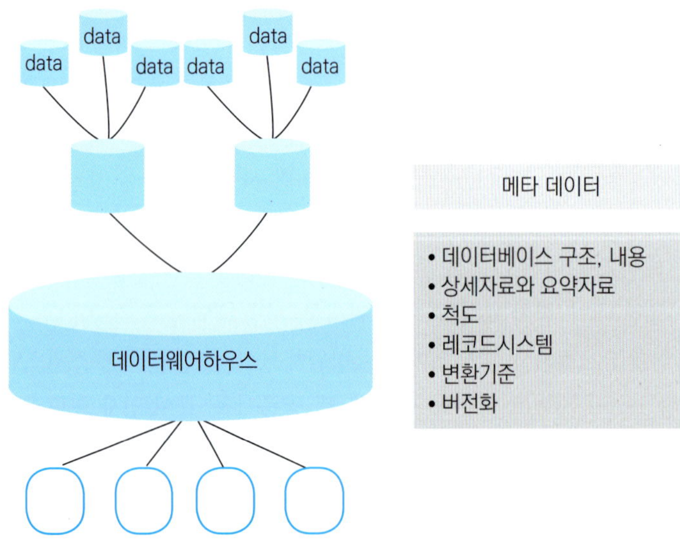

[그림 3-20] **메타 데이터**

- 메타 데이터
  - 메타 데이터(meta data)는 [그림 3-20]과 같이 데이터웨어하우스에 있는 데이터에 대한 모든 정보를 포함하여 어떤 데이터를 어떻게 저장할 것인지를 세부적으로 기술하는 설명자 역할을 함

- 메타 데이터는 데이터웨어하우스 구축 시 사용되는 도구에 의해서 자동으로 구성되어 관리되고 있어 실제 사용자 보다는 관리자에 의해서 데이터웨어하우스가 논리적 일관성을 가지도록 관리하는 데도 사용함
- 메타데이터 내용으로는 운영 데이터베이스에서 데이터웨어하우스시스템에 필요한 내용들의 연관성, 특징, 정보 형태, 길이, 명칭, 알고리즘 등을 나타내고 있음.
- 메타데이터는 분석하고자 하는 주제 영역의 내용까지 포함하고 온라인 운영시스템의 내용까지 상세하게 나타내고 있음
- ETT(Extract, Transformation, Transportation) 과정에서 운영시스템의 주요 분석요소를 어떻게 데이터웨어하우스시스템으로 변경시키고 이동시키는지에 대한 알고리즘 및 조건에 대한 내용도 기술함
- 메타데이터는 데이터웨어하우스가 어떻게 구축되고 있고 운영시스템에서 어떤 요소들을 요약하는지에 대한 전반적인 역할을 하는 것으로 요약할 수 있음

② 데이터웨어하우스 어플리케이션

- 데이터웨어하우스 내의 데이터의 고속 접근과 분석을 지원하기 위해 전문가들이나 실제 사용자들이 사용하는 도구
- 데이터웨어하우스 어플리케이션은 데이터가 데이터베이스에 들어 있는 이상 다양한 소프트웨어를 통해서 분석 이용할 수 있음

3.4.3 데이터웨어하우스 활용

(1) 데이터웨어하우스의 구축 시 고려사항

① 정보시스템 팀은 현업의 요구사항을 충분히 반영해야 하며 현업도 요구사항을 현실적으로 조정할 수 있도록 IT의 능력에 대한 이해가 있어야 함

② 최고 경영층의 의지가 중요하며, 데이터웨어하우스의 효과에 대한 강한 믿음과 중요성을 인식할 수 있어야 함

③ 성급하게 진행해서는 안 된다. 데이터웨어하우스를 2~3년 내에 끝내겠다는 생각보다는 시간적인 여유를 가지고 구축에 대한 충분한 검토와 과정을 거쳐 구축하는 것이 바람직함

④ 처음부터 과도한 투자를 해서는 안 되며, 데이터웨어하우스가 병원에 어느 정도 기여할 것인지 정확히 알 수 없는 상황에서 과도한 투자는 병원 경영의 경제적 상황을 악화시킬 수 있음

(2) 데이터웨어하우스 구축 8단계

① 실행계획 수립

② 데이터 모델 검토

③ 데이터 성격 규정

④ 데이터 변화 프로그램 작성

⑤ 소스데이터 추출

⑥ 메타데이터 설정

⑦ 데이터 액세스 도구 지원
⑧ 운영환경 점검 및 테스트

(3) 성공적인 데이터웨어하우스를 위해 지켜야 할 사항

① 업무시스템과의 융합을 꾀함
② 멀티미디어도 포함함
③ 시스템 성능 목표치를 설정함
④ 데이터 질의 향상을 꾀함
⑤ 데이터 분석 가능한 인재를 육성함
⑥ 메뉴 형식의 분석 시스템도 만듦
⑦ 회사 전체가 하나가 되어 실천함
⑧ 항상 시스템과 데이터 정비, 인재 육성을 빠뜨리지 않음

(4) 데이터웨어하우스의 구축 효과

① 첫째, 일상적인 분석 업무에 대해서는 사원에서 임원에 이르기까지 쉽게 데이터에 접근해 분석하고자 하는 정보를 얻을 수 있음
② 둘째, 수시로 발생하는 비정형 분석에 대해서도 짧은 시간에 효과적으로 데이터를 검색할 수 있는 OLAP 기술을 이용해 기존 프로그래밍 방식보다 훨씬 쉽게 정보를 얻을 수 있음
③ 셋째, OLAP 등에서 제공하는 기능을 이용해 예측, 시뮬레이션 등과 같은 여러 가지 고급 분석을 할 수 있음
④ 넷째, 데이터웨어하우스가 기업의 정보 인프라로 자리 잡음에 따라 기존의 업무 방식에서 볼 수 없었던 새롭고 다양한 분석이 가능함

[표 3-15] **데이터웨어하우스 활용 효과**

활용부서	정성적 효과	정량적 효과
의무기록실	- 의사진료정보 요구에 신속한 대응 - 사용자 정보접근이 용이 - 다차원적 정보분석 - 보고 및 업무통계처리 시간절약	3일 ~ 5일 → 10분 이내
수술실	- 수술실 운영 및 세션 관리 용이 - 보고 및 업무통계처리 시간절약	1주 → 15분 이내
적정진료실	- 데이터분석 및 통계처리 시간절약 - 타부서 요청없이 통계보고서 생성 용이 - 병원표준화 심사 등 QI 자료관리 편리 - 진료의뢰센터 업무효율화	통계처리업무 : 6일 → 8시간 진료의뢰센터업무 : 5일 → 3일
경영관리	- 데이터 생성기간 및 보고기간 절약 - 각종 분석자료 공유 - 대외적 보고자료 생성시간 절약 - 자료취합시간 절약	통계처리업무 : 7일 → 1시간 자료취합업무 : 5일 → 10분

(5) 데이터웨어하우스 구축 사례

① 의료분야에서 데이터웨어하우스 구축 사례인 환자관리시스템[그림 3-21]

- 데이터하우징 기술에 의해 재개발되고 데이터마이닝 기법을 적용하여 치료결과에 어떠한 요인이 얼마나 중요한지를 유추
- 치료 후 혈압 조절과 비조절의 특성을 분류 규명함으로써 새로운 치료 전략을 수립함

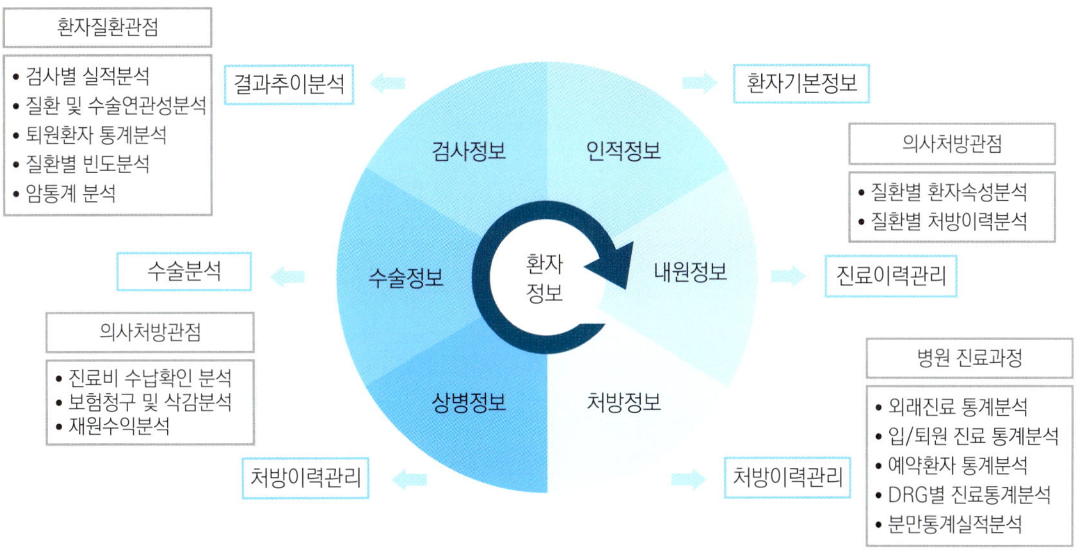

[그림 3-21] **데이터웨어하우스의 구축 분야**

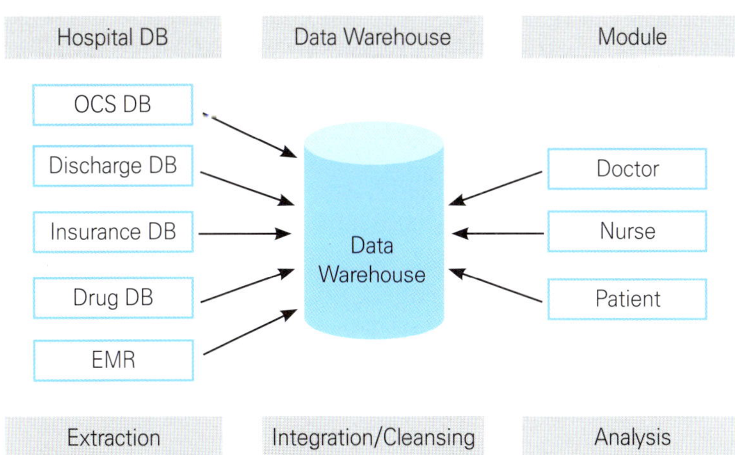

[그림 3-22] **데이터웨어하우스를 이용한 고혈압관리시스템**

② 구축 사례 시스템의 구성

- [그림 3-22]의 고혈압관리시스템은 여러 개의 원시 데이터베이스들과 데이터웨어하우스, 의사, 간호사, 환자의 3개의 모듈로 구성
- 의사 모듈은 세계보건기구(WHO)에 근거한 임상처방을 기초로 한 진단 정보를 제공
- 데이터베이스를 검색하여 여러 증상에 해당하는 환자들을 검색
- 약제처방의 결과 발생되는 혈압의 변이에 대한 통계량 및 개개 환자의 자세한 특성을 검색

(6) 데이터마트(Data Mart, DM)

① 데이터웨어하우스에서 구축한 데이터 속에서 한 가지 주제 또는 부서를 중심으로 구축

② 소규모 단일 주제의 데이터웨어하우스

③ 예측 가능한 질의에 대하여 빠르게 응답할 수 있는 데이터를 제공하는 시스템

④ 사례: 병원에서 사용되는 데이터 마트

- 보통 병원에서 발생하는 환자의 진료기록, 수입이나 환자의 통계 분석, 검사 및 치료결과 분석, 약품/진료/재료 분석, 인건비/회계/직원 인사정보 분석과 병원 경영지원을 위한 데이터

(7) 데이터마이닝

① 데이터웨어하우스에 존재하는 대량의 데이터 사이에 묻혀 있는 전력적인 정보를 발견하고 유용한 패턴을 찾아내는 것

② 또한 일정한 규칙을 추론하여 효율적인 의사결정을 제공하고 효과를 예측할 수 있음

③ 통계학, 데이터분석 및 경영정보 분야 등에서 사용

(8) 온라인분석처리(On-line Analytical Processing, OLAP)

- 온라인으로 다차원적인 분석을 하는 온라인 분석시스템이 구축된 데이터웨어하우스에 OLAP 도구를 활용하여 대규모 데이터를 실시간으로 분석 처리
- OLAP 도구는 가공되지 않은 데이터를 기업의 실제 비지니스 관점을 반영하여 정보로 변환하여 기업의 분석가, 관리자, 중역들이 신속하고 일관적이며, 상호작용 가능한 액세스를 통해 이들 정보를 다양한 각도에서 분석 함으로써 기업 정보에 대한 통찰력을 얻을 수 있음.
- OLAP는 최종 사용자가 다차원 정보를 직접 접근하여 대화식으로 정보를 분석하여 의사결정에 활용하는 과정으로 데이터웨어하우징의 지원도구

① OLAP의 기능

요약테이블 생성, 메타데이터 관리 용이, Drag and drop 기능

② MOLAP

적은 용량에 적합한 OLAP 구현 방식으로 다차원 데이터베이스를 중심으로 다차원적 분석

③ ROLAP

관계형 데이터베이스에서 다차원 분석이 가능하게 만들어진 OLAP

(9) 추출 · 변환 · 로드(ETT : Extraction, Transformation, Transportation)

① ETT는 OLTP 시스템에서 데이터 추출하여 DW에서 원하는 형태로 변환, DW에서 최종적으로 만들어진 테이블을 Fact라 함

② ETT 방법은 기간계 시스템의 종류나 데이터의 추출 시기, 데이터의 양과 질 등을 사용자의 요구 조건 등에 따라 다양한 형태로 추진 가능함

3.5 데이터마이닝

3.5.1 데이터마이닝 개요

(1) 데이터마이닝 배경

① 1980년대 대부분의 기업이 고객과 경쟁자 및 제품에 대한 데이터를 담고 있는 데이터베이스를 정보인프라로 인식하고 구축하게 되었으며 SQL이나 질의도구로는 찾아내기 어려운 정보를 포함하는 방대한 규모의 데이터베이스를 형성하게 됨

② 네트워크 사용의 증가로 다수의 데이터베이스에 대한 접근이 용이해졌으며 고객의 소비행위를 파악함으로써 이제까지 알 수 없었던 새로운 지식을 얻을 수 있게 됨

(2) 데이터 마이닝의 등장 배경

데이터베이스나 데이터웨어하우스로부터 찾아내기 위해서 정보나 지식 추출의 방법으로서 데이터마이닝(Data Mining) 등장하게 됨

① 지속적으로 증가하는 데이터를 효과적으로 분석하여 정보화하려는 시도 발생

② 기존의 데이터베이스 관리시스템의 한계 발생

③ 이미 알려져 있는 정보뿐만 아니라 전혀 예상하지 못한 그리고 쉽게 드러나지도 않는 정보들을

(3) 데이터마이닝 필요성

① 데이터마이닝은 통계학, 경영정보학, 컴퓨터공학, 의료정보학 등의 학문분야를 중심으로 필요성이 대두되고 있는 데이터마이닝 동향

- 첫째, 현장에서 대용량의 실제 데이터 문제를 직접 해결해 줄 수 있는 능력의 요구
- 둘째, 실무와 연구의 차이에 대한 괴리감 해소

② 의료분야에서도 의사, 환자, 보험회사 등과의 관계는 기존의 고객 · 공급자 모델을 적용하기에는 부적절하며, 장기간에 걸친 관계를 설정하는 것이 중요하며, 기존의 고객을 특성별로 정확히 파악하는 것에는 여러 가지 기법들이 활용됨

③ 최근에는 데이터베이스에 저장하여 활용하는 기법들이 사용되며, 이렇게 수집된 자료들은 데이터마이닝 과정을 통하여 고객을 적절한 그룹으로 나누고, 이를 바탕으로 캠페인을 실행하여 수집된 자료를 바탕으로 보다 정확한 고객 군으로 분류하게 됨

④ 특히 의료분야의 경우에 신규 환자에 대한 병원의 신뢰성을 증대시키고, 수익성 있고 충성도가 높은 환자들을 효과적으로 선별하여 관리하기 위하여 이러한 고객관리 기법을 적절하게 활용하는 것이 중요

(4) 데이터마이닝 정의

① 데이터 마이닝(data mining)은 '데이터를 캐낸다'는 뜻으로 수많은 데이터가 저장된 방대한 데이터베이스 또는 데이터 웨어하우스 속에서 데이터간의 상관관계 분석, 시간에 따른 유형분석, 특징 기준에 따른 분할 및 분석 등을 통해 의사결정자에게 유용한 정보를 찾아내는 활동

② 데이터 마이닝은 대량의 데이터 사이에 존재하는 관계, 패턴을 발견하고 규칙을 추론함으로써 의사결정을 지원하고 그 효과를 예측하기 위한 기법

3.5.2 데이터마이닝 기능

- 데이터마이닝의 5가지 기능
  - 분류(classification)
  - 예측(predication)
  - 군집(clustering)
  - 연관성(association)
  - 순차패턴(sequential pattern)

(1) 분류

① 분류(classification)의 정의 및 대상

- 분류는 가장 많이 사용되는 데이터마이닝 작업의 기능으로서 새로운 대상의 특징들을 조사하고 이를 미리 정해진 부류(class)들 중의 하나로 배정하는 것을 의미
- 분류의 대상은 데이터베이스 내의 레코드(record), 즉 데이터웨어하우스의 모든 데이터가 되며 이 데이터들에 각 부류의 코드를 할당하는 일

② 분류의 특성 및 사용 알고리즘

- 분류는 경우가 일어날 가능성이 높은 집단과 낮은 집단의 분류에 많이 이용됨.
- 대출 신청자들의 신용 위험도를 높음, 중간, 낮음으로 분류 등에 활용
- 분류를 구현하기 위한 알고리즘과 기법
  - 의사결정트리(decision tree analysis)
  - 신경망분석
  - 회귀분석

(2) 예측(predication)

① 예측의 정의

분류, 순차패턴과 유사하나 단지 산정 되는 대상을 미래의 가치 또는 예측되는 미래 행위에 따라 데이터를 분류하는 점이 다름

② 예측의 특성 및 사용 알고리즘

- 주로 어떠한 흐름을 분석하고 이를 토대로 향후의 변화를 예측하는데 이용
- 고객의 잠정 이탈 예측이나 어떤 전화 가입자들이 부가 서비스를 주문할 것인지를 예측작업에

활용
- 예측을 구현하기 위한 알고리즘과 기법
  - 의사결정트리
  - 신경망분석

(3) 군집(clustering)

① 군집의 정의

- 군집은 여러 다른 특성을 가지는 전체 데이터를 동질성을 가진 몇 개의 Subgroup/Cluster/Segmentation들로 나누는 것
- 다양한 형태의 데이터가 모여 있는 각 데이터베이스 내의 요점을 얻기 위한 수단으로 이용

② 군집의 특성 및 사용 알고리즘

- 몇 개의 그룹으로 분류한다는 점에서 분류와 유사하지만 군집은 미리 정해진 부류에 의존하지 않으며, 주로 데이터마이닝의 여러 기법을 사용하기 이전에 데이터 분류 등의 사전 작업에 이용
- 군집은 백화점 등에서 고객을 유사한 특성을 가진 집단으로 분류하여 특성에 맞는 상품 및 서비스를 제공하는 등에 활용
- 알고리즘과 기법
  - 군집분석(clustering analysis)
  - 신경망(neural network)

(4) 연관성(association)

① 연관성의 정의

- 일반적으로 교차 판매(cross selling)를 위해 사용
- 다수의 다양한 사건들 중 두 가지 이상의 사건이 동시에 일어날 가능성 및 패턴을 발견

② 연관성의 특성

- 연관성의 목적은 데이터베이스 내의 데이터 간에 존재하는 항목간의 유용한 관련 규칙을 발견하고자 할 때 이용
- 연관성은 주로 동시에 판매될 가능성이 높은 상품들의 연관성을 발견하거나 패키지 기획, 상품 진열순서 결정 등에 활용

(5) 순차패턴(sequential pattern)

① 순차패턴의 정의

- 순차패턴은 다수의 다양한 사건들 중 어떠한 규칙성을 가지고 시차적으로 일어나는 사건의 패턴을 발견

② 순차패턴의 특성과 사용 알고리즘

- 한 상품의 판매 후 이어서 판매될 가능성이 높은 상품을 판별하는 데 활용
- 순차패턴 분석 기법 사용

3.5.3 데이터마이닝 수행단계

- 데이터마이닝의 프로세스 6단계
  - 요구분석 단계
  - 데이터 탐색과 변환 단계
  - 데이터마이닝 적용단계
  - 판단 및 해석 단계
  - 평가 및 피드백 단계
  - 결과의 통합단계

(1) 요구분석 단계

① 해결할 비즈니스 문제에 대한 정의와 결과에 대한 목표를 설정

② 현재 가지고 있는 데이터의 종류와 성격을 분석하고 비즈니스의 분석 목적을 위한 다양한 질문을 작성하여 요구분석과 문제 정의

③ 데이터마이닝으로 얻어진 정보에 대한 활용 방안과 실제 업무와의 연계성 고려

④ 적용 업무의 범위가 특정한 분야로 한정되는 것이 성공 가능성이 높다는 점 유의

(2) 데이터 탐색과 변환 단계

① 데이터를 실제 데이터마이닝 과정에서 사용할 수 있도록 준비하는 과정

② 데이터 선정(data selection), 정제(data cleaning), 변환(data transformation)의 과정

- 데이터 선정
  - 데이터마이닝 작업에 필요한 목표 데이터를 선별하는 작업으로 사용할 운영 데이터베이스를 선택하고 필요한 데이터에 대한 추가 수집 작업을 수행
- 데이터 정제
  - 선정된 데이터에서 부정확한 값이나 중복된 레코드를 삭제하거나 필드를 정리 · 조정하는 등의 데이터의 질을 향상시키는 작업을 수행
- 데이터 변환
  - 데이터마이닝 기법에 적합한 형태로 데이터를 변환

③ 데이터웨어하우스가 구축된 경우 구축과정에서 이미 실행되었거나 또는 추가 작업이 필요한 경우 데이터웨어하우스 내에서 작업하는 것이 효율적

(3) 데이터마이닝 적용 단계

① 데이터마이닝이 실제적으로 이루어지는 과정

② 데이터웨어하우스 및 데이터마트 구축, 데이터 추출 · 변환 · 샘플링, 유의한 변수 선정, 모델링, 모델평가의 과정

③ 업무의 성격과 데이터 구조에 알맞은 데이터마이닝 모델과 기법을 적용하여 분석 결과를 최종 사용자가 이해하기 쉽게 어떤 형식으로 표시할 것인가를 결정

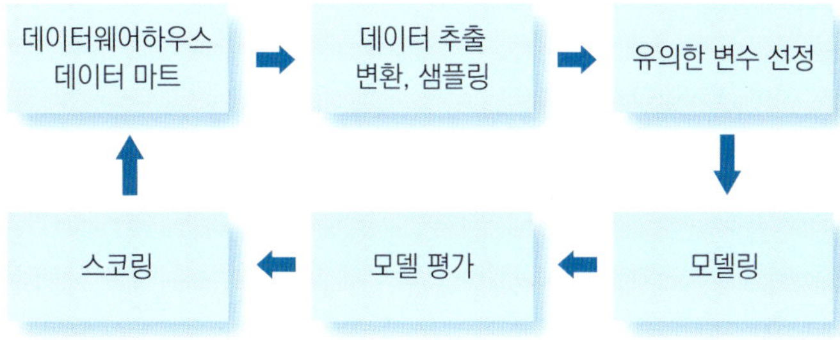

[그림 3-23] **데이터마이닝 분석과정**

(4) 판단 및 해석 단계

① 데이터마이닝 분석 결과가 적용 업무에 부합되는지 판단하기 위하여 최종 사용자, 분석 전문가들과 토론하여 잘못된 결과를 찾아 원인을 해석하는 단계

② 해석 결과를 사용자에게 쉽게 전달하기 위하여 데이터 시각화(visualization) 도구나 리포팅(reporting) 도구를 사용하고 모델의 성능을 시각적으로 분석할 수 있는 차트를 이용

③ 사람만이 데이터마이닝의 결과로 나타난 어떤 패턴이나 규칙이 타당하고 기업에 유용한 것인지를 판단할 수 있으므로 인적 요소의 역할이 매우 중요함

(5) 평가 및 피드백 단계

① 실제 업무에의 적용 결과나 효과를 토대로 향상된 정보를 얻기 위해 데이터 마이닝의 초기단계로 회귀하여 재작업이 이루어짐

② 얻을 수 있는 정보의 형태가 다양하므로 사건들의 연관성 탐사, 연속성 탐사 등의 기법을 활용하여 피드백하게 됨

(6) 결과의 통합 단계

① 데이터마이닝의 결과는 사용자가 해석 가능한 용어 또는 의사결정에 이용할 수 있는 지식으로 표현되어야 함

② 성공적인 데이터마이닝 태스크(task)의 결과는 의사결정 문제의 해결을 위해서 사용되며, 사후 처리를 위해 다른 시스템에 통합되거나 필요로 하는 사용자를 위해서 문서화

3.5.4 데이터마이닝 기법 및 활용

(1) 데이터마이닝 기법의 종류

- 데이터마이닝 기법에는 공학, 토목, 통계학 등 폭넓은 분야의 수법이 응용
- 각각의 기법들은 다음과 같음

① 시장바구니 분석(market basket analysis)

구매고객이 누구인지, 그들이 왜 그 물건을 구매했는지에 대한 물음에 대한 답을 주는 분석으로

연관성에 대한 규칙의 표현

② 사례기반추론(case based reasoning)

- 사례기반추론이란 과거에 있었던 사례(케이스)들의 결과를 바탕으로 새로운 사례의 결과를 예측하는 기법
- 사례기반추론을 이용하기 위해서는 일반적으로 과거의 사례와 사례들 사이의 유사 정도를 측정하기 위한 유사도 척도가 준비되어야 함

③ 군집 분석(automatic cluster detection)

- 데이터 간의 유사도를 정의하고 그 유사도에 가까운 것부터 순서대로 합쳐 가는 방법
- 유사도의 정의에는 거리나 상관계수 등 여러 가지가 있음
- 군집 분석에는 차례대로 합쳐 가는 계층적 방법 이외에, 요인 분석 등으로 미리 군집을 예상하여 합쳐 가는 비계층적 방법도 있음

④ 연관성 분석(link analysis)

- 시장바구니분석, 상품의 배치 전략, 관련 상품의 묶음 판매, 품목간의 유의한 관계 규칙 발견

⑤ 의사결정 나무 분석(decision tree)

- 분석과정 이해가 용이하고, 분석과정이 나무구조로 표현
- 관심 대상을 몇 개의 소집단으로 분류하고, 분석에 사용되는 알고리즘으로 C4, C5, CHAID가 있음

⑥ 인공신경망(artificial neural networks)

- 데이터마이닝과 의사결정 지원에 있어 널리 활용되며 예측, 분류, 군집 분석 등에 주로 적용되는 기법

⑦ 유전자알고리즘

- 적자생존 원칙에 의해 우성 유전자만이 살아남는 자연계 현상을 탐구하여 이론화시킨 것
- 유전 알고리즘은 풀고자 하는 문제에 대한 가능한 해들을 정해진 형태의 자료구조로 표현한 다음, 이들을 점차적으로 변형함으로써 점점 더 좋은 해들을 생성

(2) 데이터마이닝의 의료분야 활용

① 모든 환자의 인구통계학적, 환경적, 계층별, 지역별 등의 일반적 자료와 각 환자의 과거 진료기록이나 유전적 형질의 특성과 같은 개인적 자료가 공유되는 경우, 데이터 마이닝이 적용된다면 질병의 자동진단 체계 및 예방 의료체계는 보다 쉽게 수립됨

② 데이터마이닝의 의료분야 활용 의미는 [표 3-16]과 같음

[표 3-16] **데이터마이닝의 의료분야 활용 의미**

구분	의미
환자 마케팅	기존의 환자군의 특성을 이용하여 어떤 환자들이 재진율이 높고, 그 원인이 무엇인지를 알려주는 등 환자의 의료기관 이용 특성을 근거로 환자에 대한 마케팅을 실시
의료시설 배치	데이터 마이닝을 이용하여 환자의 동선을 파악할 수 있으므로 이에 근거하여 의료시설을 재배치하면 환자들의 동선을 줄이면서 병원의 혼잡도를 완화
미수금 관리	미수금 발생 확률이 높은 환자를 기존자료에 근거하여 입원시부터 미수금이 발생하지 않도록 중점관리 할 수 있도록 하여 병원의 미수금 발생을 줄일 수 있음.
진료행위 프로토콜 개발	의사들의 진료행위와 치료결과에 근거하여 가장 효율적인 치료패턴을 찾아주므로 이에 근거하여 진료행위 프로토콜을 만들 수 있고, 나아가 의료의 질 향상을 도모할 수 있음.
진료비삭감 예방	기존의 진료비 삭감 내역을 분석하여 삭감의 원인을 찾아주어 이에 근거하여 진료비 삭감을 막을 수 있는 방안을 찾아 병원의 진료비 삭감에 대한 손실을 방지
진료 진단	검사결과와 각종 진단자료에 근거하여 의사들의 정확한 진단을 도와줄 수 있음.
재원일수 및 진료비 예측	기존 환자들의 재원일수 및 진료비 자료에 근거하여 새로운 환자가 입원시에 이들의 재원일수와 진료비를 예측할 수 있음.
자원사용량 예측	병원에서 필요로 하는 각종 의료자원을 예측하여 병원의 효율적인 물자관리에 기여할 수 있음.
추정 예산	각종 자료에 근거하여 병원에서 필요로 하는 예산을 추정하여 줄 수 있음.
의학 연구	각종 의학연구를 지원할 수 있음.

Chapter 3 의료데이터베이스 예상문제

01 **데이터베이스의 특징을 모두 고르시오.**

가. 데이터 시계열성	나. 데이터 독립성	다. 중복성 최소화
라. 데이터 보안성	마. 데이터 무결성	바. 주제지향성

① 가, 나, 다, 라　　② 나, 다, 라. 마
③ 다, 라, 마, 바　　④ 가, 라, 마, 바

정답 ②

해설 데이터베이스의 특징은 데이터 독립성, 중복성 최소화, 데이터 공유성, 데이터 보안성, 데이터 무결성, 데이터 일관성, 데이터 표준화 등이 있다.

02 **다음 중 데이터베이스의 장점이 아닌 것은?**

① 자료의 중복이 제거된다.
② 데이터에 대한 변화 발생시 파일 수정이 쉽다.
③ 기억 장소가 늘어난다.
④ 자료를 공동으로 사용할 수 있다.

정답 ③

해설 데이터베이스의 장점으로는 데이터의 다중 이용기능과 파일 수정의 융통성 확보, 데이터관리의 용이성, 내용에 의한 데이터의 엑세스가 있다.

03 **다음 중 데이터베이스의 목적에 해당하지 않는 것은?**

① 데이터 공유　　② 데이터 보안
③ 데이터 중복허용　　④ 데이터의 독립성

정답 ③

해설 데이터베이스의 목적 중 하나는 동일한 데이터가 여러 파일에 나누어 저장되는 경우를 없애서 데이터의 집중관리 및 저장 경비를 줄이는 것이다.

04 **다음은 데이터베이스의 어떤 특징을 설명한 내용인가?**

> 데이터에 결점이 없는 성질을 말하는 것으로서 데이터베이스 내의 데이터가 얼마나 정확한가를 의미한다.

① 데이터의 독립성　　② 데이터의 공유성
③ 데이터의 무결성　　④ 데이터의 보안성

정답 ③

해설 데이터의 무결성은 데이터에 결정이 없는 성질을 말한다.

05 **다음 중 스키마에 대한 정의로 옳은 것은?**

① 데이터 자체에 대한 값을 말한다.
② 데이터간의 관계, 제약 조건, 성질 등을 정의해 놓은 것이다.
③ 데이터베이스 사용자가 입력하는 값이다.
④ 데이터 값에 따른 레코드 존재 유무를 확인하는 것이다.

정답 ②

해설 스키마는 DB의 논리적 구조를 전체적으로 명시한 것으로, 데이터의 성질, 형식 또는 데이터간의 관계 등 데이터 정의의 집합을 의미한다.

06 **다음 중 데이터베이스관리시스템(DBMS)의 특징이 아닌 것은?**

① 데이터 중복의 최소화 ② 데이터 공유
③ 데이터 처리 방법 간단 ④ 무결성 유지

정답 ③

해설 DBMS의 특징은 데이터 중복의 문제를 해결, 데이터베이스 구성, 접근방법, 유지관리, 무결성 등에 관한 책임을 지니고 있다.

07 **다음 중 개념 스키마(conceptual schema)의 설명으로 가장 적합한 것은?**

① 데이터베이스의 전체적인 논리적 설계를 의미하는 것으로 데이터 객체, 성질, 관계, 제약조건에 관한 것이다.
② 데이터집단과 데이터를 관리하는 프로그램의 집합체를 말한다.
③ 데이터베이스에서 정보를 나타내는 논리적 단위로 파일시스템의 레코드에 해당하는 개념으로 사용한다.
④ 물리적 저장장치의 관점에서 본 전체 데이터베이스의 명세를 말한다.

정답 ①

해설 개념스키마는 데이터베이스의 전체적인 논리 구조로써, 모든 응용 프로그램이나 사용자들이 필요로 하는 데이터를 종합한 조직 전체의 데이터베이스 구조로 한 개만 존재한다. 단순히 스키마라고도 한다.

08 **데이터베이스의 전체적인 논리 구조로서, 모든 응용 프로그램이나 사용자들이 필요로 하는 데이터를 종합한 조직 전체의 데이터베이스 구조로 한 개만 존재하는 스키마는?**

① 외부 스키마 ② 데이터베이스 스키마
③ 개념 스키마 ④ 내부 스키마

정답 ③

해설 개념스키마는 데이터베이스의 전체적인 논리 구조로써, 조직 전체의 데이터베이스 구조로 한 개만 존재한다. 단순히 스키마라고도 한다.

09 **관계형 데이터 모델에서 사용하는 용어 중 속성들이 나타날 수 있는 값의 집합을 의미하는 것은?**

① 관계(relation) ② 속성(attribute)
③ 튜플(tuple) ④ 도메인(domain)

정답 ④

해설 도메인은 속성들이 나타날 수 있는 값의 집합, 예를 들어 성별의 도메인은 남과 여를 의미

10 **다음 중 관계 데이터 모델 용어와 관계없는 것은?**

① 관계(relation) ② 부노드(parent node)
③ 튜플(tuple) ④ 속성(attribute)

정답 ②

해설 관계 데이터 모델 용어는, 관계, 속성, 튜플, 도메인, 기본키 등의 용어와 관련이 있다.

11 데이터베이스에서 일반적으로 키라고 하면 무엇을 의미하는가?

① 외래 키(foreign key) ② 대체 키(alternate key)
③ 기본 키(primary key) ④ 후보 키(candidate key)

정답 ③

해설 데이터베이스의 각 테이블에는 반드시 키(Key)가 하나 이상 존재해야 하며, 일반적으로 사용하는 키는 기본 키(primary key)이다.

12 다음 중 데이터베이스의 모델이 아닌 것은?

① 관계데이터 모델 ② 계층데이터 모델
③ 검색 모델 ④ 망데이터 모델

정답 ③

해설 데이터베이스의 모델에는 관계, 계층, 네트워크 모델이 있다.

13 다음 중 오너-맴버(owner-member)관계와 관련되는 논리적 데이터 모델은?

① 관계형 데이터 모델 ② 네트워크 데이터 모델
③ 계층형 데이터 모델 ④ 분산 데이터 모델

정답 ②

해설 계층형 모델에서 획일적인 트리 구조 형성을 위하여 가한 제약 사항을 탈피하여, 서로 관련있는 세그먼트들이 그물처럼 연결하여 전체 구조를 하나의 망처럼 구성한 모델이기도 하다.

14 개체타입을 노드로 표현하고 개체타입들 사이의 관계를 링크(link)로 연결한 트리(tree)형태의 모델은?

① 관계형 데이터모델 ② 네트워크형 데이터모델
③ 계층형 데이터모델 ④ 객체지향 데이터모델

정답 ③

해설 계층형 모델에서 트리 형태인 데이터 모델로 서로 링크(Link)를 사용하여 자료와 자료 사이의 관계성을 표시한다.

15 데이터베이스 모델 중 개체(entity) 집합과 개체 집합 사이의 어떤 특성 연관성과 더불어 다양한 관계의 의미를 잘 파악하여 표현하는 모델은?

① 계층형 데이터 모델 ② 네트워크형 데이터 모델
③ 관계형 데이터 모델 ④ 분산형 데이터 모델

정답 ③

해설 관계형 모델은 개체(entity) 집합과 개체 집합 사이의 어떤 특성 연관성과 더불어 다양한 관계의 의미를 잘 파악하여 표현하는 모델이다.

16 다음 중 데이터베이스 관리 시스템이 필수적으로 구비해야 하는 기능이 아닌 것은?

① 데이터 정의(definition) 기능 ② 데이터 계산(calculation) 기능
③ 데이터 조작(manipulation) 기능 ④ 데이터 제어(control) 기능

정답 ②

해설 데이터베이스 관리 시스템의 필수 기능 3가지는 정의 기능, 조작 기능, 제어 기능이다

17 관계형 데이터 모델에서 사용하는 용어 중 데이터의 가장 작은 논리적 단위로서, 테이블의 열을 나타내는 데이터 항목 또는 데이터 필드와 같은 의미를 갖는 것은?

① 관계(relation) ② 속성(attribute)
③ 튜플(tuple) ④ 도메인(domain)

정답 ②

해설 속성(attribute)은 데이터의 가장 작은 논리적 단위로서, 테이블의 열을 나타내는 데이터 항목 또는 데이터 필드와 같은 의미이다.

18 **다음은 DBMS에 대한 설명이다. 가장 적합한 DBMS은 무엇인가?**

> 1970년대 IBM연구소에서 개발되었으며, 데이터와 데이터들 간의 관계를 표현하기 위해서 테이블(table)을 사용한다. 테이블 간의 관계는 릴레이션(relation)이라고 부른다.

① 네트워크형 DBMS　② 계층형 DBMS
③ 관계형 DBMS　④ 객체지향형 DBMS

정답 ③

해설 관계형 데이터베이스는 데이터와 데이터들 간에 존재하는 관계를 표현하기 위해서 테이블(table)을 사용한다. 테이블 간의 관계는 릴레이션(relation)이라고 부른다.

19 **Database 내에서 모든 레코드를 유일하게 구별할 수 있는 속성을 의미하며, 관계형 모델에서 후보 키 중에서 하나만을 식별자로 정의할 수 있는 키는 무엇이라 하는가?**

① Primary key　② Super key
③ 튜플(tuple)　④ Candidate key

정답 ①

해설 기본키(primary key)는 관계형 모델에서 후보키 중에서 하나만을 식별자로 정의한다.

20 **테이블에 있는 모든 레코드들을 유일하게 식별할 수 있는 키가 하나 이상 존재하는 경우 이 키를 무엇이라고 하는가?**

① 슈퍼키(super key)
② 후보키(candidate key)
③ 기본키(primary key)
④ 대체키(alternate key)

정답 ②

해설 데이터베이스의 각 테이블에 있는 모든 레코드를 고유하게 식별할 수 있는 필드를 후보키라 한다.

21 **다음 두 릴레이션 간의 관계에서 교수 릴레이션에 존재하는 외래키는? (단, 교수 릴레이션의 기본 키는 교수번호이고 학과 릴레이션의 기본 키는 학과번호이다.)**

> 교수(교수번호, 교수이름, 학과번호, 직급)
> 학과(학과번호, 학과이름, 학과장교수번호, 학생수)

① 교수이름　② 학과번호
③ 학과장교수번호　④ 학과이름

정답 ②

해설 외래키는 하나의 테이블에서 기본키로 사용되는 필드가 다른 테이블의 필드로 사용되는 것이다.

22 **다음 중 데이터베이스 설계 단계의 순서로 옳은 것은?**

> 가. 구현 단계　나. 논리적 설계 단계
> 다. 물리적 설계 단계　라. 요구분석 단계　마. 개념적 설계 단계

① 라-마-나-다-가　② 가-나-다-라-마
③ 라-나-마-다-가　④ 라-다-마-나-가

정답 ①

해설 요구분석 단계 → 개념적 설계 단계 → 논리적 설계 단계 → 물리적 설계 단계 → 구현 단계

23 다음 중 데이터베이스 설계시 고려사항이 아닌 것은?

① 데이터베이스의 일관성　② 데이터의 효율성
③ 데이터의 자유성　④ 데이터의 보안성

정답 ③

해설 데이터베이스의 설계시 고려해야 할 사항은 일관성, 효율성, 회복성, 무결성, 보안, 확장성이 있다.

24 데이터베이스의 설계 단계 중, 요구조건 분석 단계에서 생성되는 명세서를 바탕으로 특정 DBMS와는 무관하게 독립적인 표현으로 전체 데이터베이스의 구조를 설계하는 것은 어느 단계인가?

① 논리적 설계 단계　② 물리적 설계 단계
③ 개념적 설계 단계　④ 구현 단계

정답 ③

해설 요구조건 분석 단계에서 생성되는 명세서를 바탕으로 특정 DBMS에 독립적인 표현으로 전체 데이터베이스의 구조를 설계하는 것은 개념적 설계 단계이다.

25 데이터베이스의 개념적 모델링 시 사용하는 개체관계(Entity-Relationship, ER) 모델에 대한 설명으로 옳지 않은 것은?

① 개체(entity)와 개체간의 관계를 기술한다.
② 개체는 사각형으로 표현한다.
③ 관계(relationship)는 다이아몬드로 표현한다.
④ 일대일(1:1) 관계 유형만 표현할 수 있다.

정답 ④

해설 일대일, 일대다, 다대다 관계 유형을 표현할 수 있다.

26 데이터베이스의 개념적 모델링 시 사용하는 대표적인 모델인 개체관계(Entity-Relationship, ER) 모델에서, 사각형은 무엇을 표현하는가?

① 개체(entity)　② 관계(relationship)
③ 속성(attribute)　④ 링크(link)

정답 ①

해설 개체관계(Entity-Relationship, ER) 모델에서, 사각형은 개체를 표현한다.

27 데이터베이스의 설계 단계 중, 요구조건 분석 단계에서 생성되는 명세서를 바탕으로 특정 DBMS와는 무관하게 독립적인 표현으로 전체 데이터베이스의 구조를 설계하는 것은 어느 단계인가?

① 논리적 설계 단계　② 물리적 설계 단계
③ 개념적 설계 단계　④ 구현 단계

정답 ③

해설 요구조건 분석 단계에서 생성되는 명세서를 바탕으로 특정 DBMS에 독립적인 표현으로 전체 데이터베이스의 구조를 설계하는 것은 개념적 설계 단계이다.

28 다음 중 데이터베이스 설계 시 고려해야할 주요사항이 아닌 것은?

① 데이터의 일관성(consistency)　② 효율성(efficiency)
③ 무결성(integrity)　④ 데이터의 복잡성

정답 ④

해설 설계과정에서 고려해야할 주요사항 : 데이터 일관성, 효율성, 회복, 무결성, 보안, 확장성

29 다음 중 데이터베이스 설계 시 요구분석단계에서 고려해야 할 주요 사항이 아닌 것은?

① 정보처리 요구 조건 수립 ② 요구조건 명세서 작성
③ 요구조건 명세서 기법 검토 ④ E-R Diagram을 작성한다. 정답 ④

해설 개념적 설계단계에서는 개체-관계 모델(entity-relationship model)을 주로 사용한다.

30 데이터 모델의 세 가지 구성요소 중 다음은 무엇을 설명한 것인가?

> 데이터베이스에 허용될 수 있는 개체 인스턴스에 대한 논리적인 사항을 의미하며, 이것은 데이터 조작에 대한 한계를 규정한다.

① 구조 ② 연산 ③ 요구 사항 ④ 제약 조건 정답 ④

해설 제약조건 : 데이터베이스에 허용될 수 있는 개체 인스턴스에 대한 논리적인 제약사항을 의미한다. 이것은 데이터 조작에 대한 한계를 규정한다.

31 개념적 설계 결과로부터 만들어진 구조(E-R모델)로부터 특정 목표 DBMS가 처리할 수 있는 데이터베이스 스키마를 생성하는 단계는?

① 개념적 설계 ② 요구분석 단계
③ 논리적 설계 ④ 물리적 설계 정답 ③

해설 논리적 설계(logical design)는 개념적 설계 결과로부터 만들어진 구조(E-R 모델)로부터 특정 목표 DBMS가 처리할 수 있는 데이터베이스 스키마를 생성하는 단계

32 데이터베이스의 3단계 스키마 구조에서, 공용의 의미보다는 어느 특정 응용에 국한된 논리적 데이터 구조로, 전체 데이터베이스의 어느 한 부분으로 간주할 수 있기 때문에 서브스키마 또는 뷰(view)라고도 하는 것은?

① 외부 스키마 ② 개념 스키마
③ 내부 스키마 ④ 테이블 스키마 정답 ①

해설 어느 특정 응용에 국한된 논리적 데이터 구조로, 전체 데이터베이스의 어느 한 부분으로 간주할 수 있기 때문에 서브스키마 또는 뷰(view)라고도 하는 것은 외부 스키마이다.

33 다음 중 단말 사용자가 데이터베이스에 대하여 정보를 요구하기 위해 사용되는 언어는?

① 데이터 정의(DDL) ② 데이터 조작어(DML)
③ 질의어(SQL) ④ 관계어(RL) 정답 ②

해설 데이터 조작어(DML)는 데이터 서브언어라고 부르며, 응용 프로그램이 데이터베이스의 데이터를 사용자에게 제공하기 위한 조작 방법 등을 제공한다.

34 다음 중 데이터 정의어(DDL)에 관해 바르게 설명한 것은?

① 데이터 요구를 표현할 수 있는 인터페이스를 기술하기 위한 언어이다.
② 데이터 내용을 기술하기 위한 언어이다.
③ 다른 언어와는 달리 단독으로 사용 가능하며, 주로 연산 기능을 담당한다.
④ 일반적인 프로그램에서 대부분 지원한다. 정답 ①

해설 데이터 정의어(DDL)는 DB를 구축하는데 필요한 매크로(macro)와 특수 명령어로 구성된 독립된 언어로 인터페이스를 기술하기 위한 언어이다.

35 다음 중 데이터베이스 언어인 SQL을 설명하는 내용으로 가장 먼 것은?

① IBM연구소에서 개발한 언어이다.
② 1986년 ANSI와 한국 KS의 DataBase 표준 질의어로 채택되었다.
③ 주요기능으로 데이터 정의 언어, 데이터 조작 언어로 구분할 수 있다.
④ 데이터베이스 사용자가 사용가능한 자연어로 구성된 대화식 언어이다.

정답 ②

해설 1974년 IBM연구소에서 개발된 데이터베이스 사용자를 위한 대화식 언어로 1986년 ANSI표준과 ISO 표준이 되었으며, 데이터 정의 언어, 데이터 조작언어로 구분할 수 있다.

36 데이터베이스 언어에 대한 설명으로 사용자가 데이터에 접근하고 조작할 수 있게 하는 언어로 주로 삽입, 삭제, 수정과 같은 명령문을 제공하는 것은?

① 데이터 정의어(DDL)
② 데이터 조작어(DML)
③ 데이터 제어어(DCL)
④ E-R Diagram

정답 ②

해설 데이터 조작어 Data Manipulation Language(DML): 사용자가 데이터에 접근하고 조작할 수 있게 하는 언어로 데이터베이스에 저장된 정보의 검색 이외에 레코드의 삽인(insert), 삭제(delete), 수정(update)과 같은 명령문을 제공한다.

37 다음의 질의를 SQL 문으로 가장 잘 변환한 것은?

"3학년 이상 보건의료과 학생들의 이름을 검색하시오."

① SELECT * FROM 학생 WHEN 학년>=3 AND 학과="보건의료"
② SELECT 이름 FROM 학생 WHERE 학년>=3 OR 학과="보건의료"
③ SELECT * FROM 학생 FOR 학년>=3 AND 학과="보건의료"
④ SELECT 이름 FROM 학생 WHERE 학년>=3 AND 학과="보건의료"

정답 ④

해설 3학년 이상 보건의료과는 AND연산자를 이용한다.

38 다음 SQL 문에서 WHERE 절의 조건이 의미하는 것은?

```
SELECT 환자번호, 환자명
FROM 환자정보
WHERE 환자번호 LIKE 'S*'
```

① S로 시작되는 3문자의 환자번호를 검색한다.
② S로 시작하는 모든 환자번호를 검색한다.
③ 문자열로만 이루어진 모든 환자번호를 검색한다.
④ S를 포함한 모든 환자번호를 검색한다.

정답 ②

해설 LIKE 연산자의 와일드카드(*)는 일치하는 모든 것에 대해 검색한다.

39 **학생(학번, 성명, 학년, 학과) 테이블에 200번, 김길동, 2학년, 의료정보과 학생 레토드를 삽입하는 SQL 명령으로 옳은 것은?**

① INSERT 학생 INTO VALUES (200, '김길동', 2, 전산과);
② INSERT TO 학생 VALUES (200, '김길동', 전산과, 2);
③ INSERT INTO 학생(학번, 성명, 학년, 학과) VALUES (200, '김길동', 2, 전산과);
④ INSERT TO 학생(학번, 성명, 학년, 학과) VALUES (200, '김길동', 2, 전산과); 정답 ③

해설 INSERT INTO 테이블명 VALUES (...)

40 **DML에 해당하는 SQL 명령으로만 짝지어진 것은?**

① DELETE, UPDATE, CREATE, ALTER
② INSERT, DELETE, UPDATE, DROP
③ SELECT, INSERT, DELETE, UPDATE
④ SELECT, INSERT, DELETE, ALTER 정답 ③

해설 DML에는 SELECT, INSERT, UPDATE, DELETE가 있다.

41 **SQL 구문에서 "having" 절은 반드시 어떤 구문과 사용되어야 하는가?**

① GROUP BY ② ORDER BY
③ UPDATE ④ JOIN 정답 ①

해설 having 절은 GROUP BY에 대한 조건을 명시할 때 사용한다.

42 **다음 표와 같은 판매실적 테이블에서 서울지역에 한하여 판매액 내림차순으로 지점명과 판매액을 출력하고자 한다. 가장 적절한 SQL구문은?**

[테이블명 : 판매실적]

도시	지점명	판매액
서울	강남지점	330
서울	강북지점	168
광주	광주지점	197
서울	강서지점	158
서울	강동지점	197
대전	대전지점	165

① SELECT 지점명, 판매액 FROM 판매실적 WHERE 도시= "서울" ORDER BY 판매액 DESC;
② SELECT 지점명, 판매액 FROM 판매실적 ORDER BY 판매액 DESC;
③ SELECT 지점명, 판매액 FROM 판매실적 WHERE 도시= "서울" ASC;
④ SELECT * FROM 판매실적 WHEN 도시= "서울" ORDER BY 판매액 DESC; 정답 ①

해설 내림차순 정렬은 DESC를 사용한다.

43 **다음 SQL 문에서 (　) 안에 들어갈 내용으로 옳은 것은?**

```
UPDATE 인사급여 (   ) 호봉 = 15 WHERE 성명 ='홍길동'
```

① SET ② FROM ③ INTO ④ IN 정답 ①

해설 UPDATE 테이블명 SET 필드명 =값 WHERE 조건 형식을 사용한다.

44 SQL에서 DELETE 명령에 대한 설명으로 옳지 않은 것은?

① 테이블의 행을 삭제할 때 사용한다.
② WHERE 조건절이 없는 DELETE 명령을 수행하면 DROP TABLE 명령을 수행했을 때와 같은 효과를 얻을 수 있다.
③ SQL을 사용용도에 따라 분류할 경우 DML에 해당한다.
④ 기본 사용 형식은 "DELETE FROM 테이블 [WHERE 조건]"이다.

정답 ②

해설 조건절이 없으면 테이블은 유지되나 테이블내의 모든 레코드가 삭제되며, DROP 명령은 테이블 자체를 삭제한다.

45 다음 중 SQL명령어에서 데이터 삽입을 위한 SQL명령어는?

① Create ② Insert into
③ Delete ④ Select

정답 ②

해설 데이터 삽입을 위한 SQL문은 Insert into 명령어를 사용한다.

46 다음 중 SQL명령어에서 데이터 삭제를 위한 SQL명령어는?

① Create ② Inset Into
③ Delete ④ Select

정답 ③

해설 데이터 삽입을 위한 SQL문은 Delete 명령어를 사용한다.

47 다음 중 SQL명령어에서 데이터 검색 및 조회를 위한 SQL명령어는?

① Create ② Inset into
③ Delete ④ Select

정답 ④

해설 데이터 삽입을 위한 SQL문은 Select 명령어를 사용한다.

48 다음 중 데이터웨어하우스가 등장할 수 있었던 배경이 잘못된 것은?

① 대형 컴퓨터 성능의 급속한 발전이다.
② 대용량 관계형데이터베이스관리시스템(RDBMS)의 등장이다.
③ 데이터 하우징에 소요되는 소규모 데이터를 관리할 수 있게 된 것이다.
④ 의료기관에 데이터가 축적됨에 따라 이들 데이터를 의학연구, 병원의 지식경영에 활용할 필요가 증대되어 가기 때문이다.

정답 ③

해설 대형컴퓨터 성능의 급속한 발전과 대용량 RDBMS의 발전은 대규모의 데이터를 관리할수 있게 하는 바탕이 되었다.

49 다음 중 데이터웨어하우스의 정의가 잘못된 것은?

① W. H. Inmon 에 의해 최초로 사용된 용어이다.
② IBM에서는「정보창고」라는 의미로 용어를 사용하고 있다.
③ 다양한 각도에서 오프라인 분석을 가능하게 한다.
④ 관점에 맞게 재설계하여 구축한 통합 시스템이다.

정답 ③

해설 데이터웨어하우스가 가져야할 기본적인 조건은 실시간이다.

50 다음은 설명은 무엇에 대한 내용인가?

> 수년간의 조직 내부에서 산재한 내부 데이터와 외부 데이터를 주제별로 통합하여 별도의 프로그래밍 없이 실시간으로 다양한 각도에서 분석을 가능하게 하고 관점에 맞게 재설계하여 구축한 통합 시스템이다.

① 데이터웨어하우스 ② 데이터베이스관리시스템
③ 데이터마이닝 ④ 데이터베이스스키마

정답 ①

해설 데이터웨어하우스의 기본적인 조건을 살펴 보자.

51 다음 중 데이터웨어하우스 목적에 대한 설명으로 잘못된 것은?

① 운영시스템을 보호하고 사용자 질의에 신속한 응답 성능을 제공할 수 있다.
② 여러 시스템에 산재된 데이터들이 웨어하우스로 모아지고, 통합되어 사용자는 자신들의 필요로 하는 데이터가 어디에 있는지 신경 쓰지 않고 필요한 데이터를 쉽게 가져다 사용할 수 있다. 데이터 집단과 데이터를 관리하는 프로그램의 집합체를 말한다.
③ 데이터는 웨어하우스로 이동 한 후에 정제 및 검증과정을 거치게 되어 사용자는 양질의 데이터를 사용할 수 있다.
④ 데이터에 기반 한 의사결정이 막연한 감각이나, 불완전한 데이터에 의존하는 대신 통합된 데이터를 바탕으로 사실에 근거하여 이루어질 수 있도록 한다.

정답 ①

해설 데이터웨어하우스의 주요목적을 살펴 보자.

52 다음 중 데이터웨어하우스의 특징이 아닌 것은?

① 주제 지향성 ② 휘발성 ③ 시계열성 ④ 통합성

정답 ②

해설 데이터웨어하우스의 특징중 하나로 데이터 변경없이 리포팅을 위한'read only'적인 성향이 있다.

53 다음은 데이터웨어하우스의 어떤 특징에 대한 설명인가?

> 데이터웨어하우스에 있는 모든 데이터는 일정 기간 동안 정확성을 유지한다. 이러한 특성은 액세스 순간에 데이터의 정확성이 유지되는 운영시스템과는 매우 다르다고 볼 수 있다.

① 주제지향성 ② 통합성 ③ 시계열성 ④ 비휘발성

정답 ③

해설 데이터웨어하우스에는 과거의 데이터와 현재의 데이터를 동시에 유지한다는 점에서 시간 가변적인 특성을 지니고 있다.

54 데이터웨어하우스는 중앙 집중화된 데이터의 저장고로 생각할 수 있으며, 이곳에는 실제 사용자가 필요로 하는 데이터가 다차원 모델링(multidimensional modeling)으로 구성되어 있는데 그 내용이 아닌 것은?

① 사실 테이블(fact table) ② 요약 테이블(summary table)
③ 메타 데이터(mate data) ④ 속성(attribute)

정답 ④

해설 데이터웨어하우스의 다차원분석모델링으로 구성되어 있는 사실 테이블, 요약 테이블, 메타 데이터 들로 구성된다.

55 **다음은 설명은 무엇에 대한 내용인가?**

> 데이터웨어하우스에 있는 데이터에 대한 모든 정보를 포함하여 어떤 데이터를 어떻게 저장할 것인지를 세부적으로 기술하는 설명자 역할을 하며, 데이터웨어하우스의 핵심이라고 할 수 있다.

① 메타 데이터(mate data) ② 사실 테이블(fact table)
③ 도메인(domain) ④ 요약 테이블(summary table)

정답 ①

해설 실제 사용자보다는 관리자에 의해서 데이터웨어하우스가 논리적 일관성을 가지도록 관리하는데도 사용된다.

56 **다음 중 데이터웨어하우스의 구축시 고려사항이 아닌 것은?**

① 정보시스템 팀과 현업의 조화와 협조로 시작되어야 한다.
② 최고 경영층보다는 실무자의 의지가 중요하다.
③ 성급하게 진행해서는 안 된다.
④ 처음부터 과도한 투자를 해서는 안 된다.

정답 ②

해설 물론 실무자의 의지도 중요하지만 최고 경영층의 신뢰를 얻어내야 한다.

57 **다음 중 데이터웨어하우스를 성공하기 위한 내용이 아닌 것은?**

① 업무시스템과는 별도로 생각한다. ② 멀티미디어도 포함한다.
③ 시스템 성능 목표치를 설정한다. ④ 데이터 질의 향상을 꾀한다.

정답 ①

해설 업무시스템을 돕기 위한 도구로써 융합을 꾀하는 것이 올바르다.

58 **데이터웨어하우스로부터 구축된 데이터 속에서 한 가지 주제 또는 한 부서 중심으로 구축된 소규모, 단일 주제의 웨어하우스로 예측 가능한 질의에 대해서 매우 빠르게 응답할 수 있도록 데이터를 제공하는 시스템을 무엇이라고 하는가?**

① 온라인분석시스템(OLAP) ② 데이터 마트(data mart)
③ 데이터마이닝(dataming) ④ 데이터베이스관리시스템(DBMS)

정답 ②

해설 일반적인 데이터베이스 형태를 갖고 있는 다양한 정보를 사용자의 요구항목에 따라서 체계적으로 분석, 기업의 경영활동을 돕기 위한 시스템이기도 하다.

59 **다음 중 데이터웨어하우스의 특징을 모두 고루시오.**

> 가. 주제 지향성 나. 통합성 다. 시계열성 라. 비휘발성

① 가 ② 가, 나
③ 가, 나, 다 ④ 가, 나, 다, 라

정답 ④

해설 W. H. Inmon이 정의한 데이터웨어하우스의 특징이다.

60 다음 중 데이터웨어하우스 구축 순서가 올바른 것은?

① 실행계획수립 - 데이터모델검토 - 데이터변환프로그램 작성 - 메타데이터 설정
② 데이터모델검토 - 실행계획수립 - 데이터변환프로그램 작성 - 메타데이터 설정
③ 데이터모델검토 - 실행계획수립 - 메타데이터 설정 - 데이터변환프로그램 작성
④ 실행계획수립 - 데이터모델검토 - 메타데이터 설정 - 데이터변환프로그램 작성

정답 ①

해설 데이터웨어하우스를 구성하는 8단계를 참조하라.

61 다음은 데이터웨어하우스의 어떤 특징에 대한 설명인가?

> 데이터웨어하우스 내의 데이터는 일상적인 트랜잭션을 처리하는 어플리케이션과 기능들을 중심으로 하는 운영시스템의 데이터와는 달리 정보 이용자 관점에서 접근이 가능한 데이터로 분류되는 특징을 갖는다.

① 주제지향성 ② 통합성
③ 시계열성 ④ 비휘발성

정답 ①

해설 금융기관을 예로 들자면, 고객 거래처, 상품, 활동 등과 같은 주제 영역을 중심으로 조직화되어 설계된다.

62 다음 중 데이터 관련 기술의 발전과정이 올바른 것은?

① 데이터수집 → 데이터 접근 → 데이터웨어하우스 → 데이터마이닝
② 데이터 접근 → 데이터수집 → 데이터웨어하우스 → 데이터마이닝
③ 데이터웨어하우스 → 데이터마이닝 → 데이터수집 → 데이터 접근
④ 데이터 접근 → 데이터웨어하우스 → 데이터마이닝 → 데이터수집

정답 ①

해설 데이터 관련기술의 발전과정은 최초 데이터의 수집에서부터 최종 데이터 마이닝에 이르기까지 발전되어 왔다.

63 다음 중 데이터웨어하우스가 등장할 수 있었던 기술적 배경이 아닌 것은 ?

① 컴퓨터 성능의 급속한 발전
② 대용량 병렬 컴퓨팅을 지원하는 관계형 데이터베이스관리시스템(RDBMS)의 등장
③ 모바일 컴퓨팅의 발달
④ 데이터웨어하우징에 소요되는 대규모 데이터를 관리 가능

정답 ③

해설 모바일 컴퓨팅 기술의 발달은 통신기술 발전의 시대적 트랜드

64 다음 중 데이터웨어하우스의 주요 특징이 아닌 것은?

① 주제지향성 ② 통합성
③ 시계열성 ④ 휘발성

정답 ④

해설 데이터웨어하우스의 주요특징은 주제지향성, 통합성, 시계열성, 비휘발성

65 **다음 중 기존의 데이터베이스와 데이터웨어하우스 간의 차이점으로 가장 바르게 설명한 것은?**

① 기존 데이터베이스는 업무프로세스가 중점이었다면 데이터웨어하우스는 의사결정에 중점을 두고 있다.
② 데이터웨어하우스는 데이터형태가 기능별로 상세 데이터 형태를 띠고 있다.
③ 데이터웨어하우스는 신속한 처리를 지향하고 있다.
④ 기존 데이터베이스는 다차원분석을 제공하고 주제별 요약 데이터형태를 가진다.

정답 ①

해설 데이터웨어하우스의 주요 특징은 기능적으로 의사결정에 중점을 두며, 주제별 요약데이터로 read only의 다차원 분석제공을 지향하고 있다.

66 **다음은 무엇에 대한 설명으로 가장 적절한가?**

> 기업의 의사결정 과정을 지원하기 위한 주제 중심적이고 통합적이며 시간성을 가지는 비휘발성 자료의 집합

① 객체지향데이터베이스 ② 데이터마트
③ 데이터웨어하우스 ④ 데이터마이닝

정답 ③

해설 데이터웨어하우스의 정의: 기업의 의사결정 과정을 지원하기 위한 주제 중심 적이고 통합적이며 시간성을 가지는 비휘발성 자료의 집합

67 **다음은 데이터웨어하우스에 대한 설명이다. 가장 적절하기 않은 것은?**

① 수년간의(historical data)을 조직내부 혹은 외부의 데이터를 통합하였다.
② 주제별로 통합하여(subject-oriented) 구축된다.
③ 다양한 각도에서 분석을 가능하게 하다(multi-dimensional analysis).
④ OFF-line상으로 관점에 맞게 재설계하여 구축한 통합 시스템이다(total system)

정답 ④

해설 데이터웨어하우스는 수년간의(historical data) 조직내부에서 산재한 내부 데이터와(internal data) 외부 데이터를(external data) 주제별로 통합하여(subject-oriented) 별도의 프로그래밍 없이(end-user computing) 실시간으로(on-line) 다양한 각도에서 분석을 가능하게 하고(multi-dimensional analysis) 관점에 맞게 재설계하여 구축한 통합 시스템이다(total system).

68 **데이터를 데이터웨어하우스에 어떤 데이터를 어떻게 저장할 것인지를 세부적으로 기술하는'설명자'의 역할을 하는 것은?**

① 메타 데이터 ② 데이터마트
③ 어플리케이션 ④ 저장고(repository)

정답 ①

해설 메타 데이터 : 데이터웨어하우스에 어떤 데이터를 어떻게 저장할 것인지를 세부적으로 기술하는 '설명자'의 역할

69 **데이터웨어하우스에서 데이터웨어하우스에 필요한 내용들의 연관성, 특징, 정보형태, 길이, 명칭, 알고리즘 등을 나타내는 것은?**

① 메타 데이터 ② 데이터마트
③ 어플리케이션 ④ 저장고(repository)

정답 ①

해설 메타 데이터 : 데이터웨어하우스시스템에 필요한 내용들의 연관성, 특징, 정보 형태, 길이, 명칭, 알고리즘 등을 나타내고 있으며, 주제 영역의 내용을 포함하며, 데이터웨어하우스의 핵심

70 **다음은 무엇에 대한 설명으로 가장 적절한가?**

> 한 가지 주제 또는 한 부서 중심으로 구축된 소규모, 단일 주제의 웨어하우스로 예측 가능한 질의에 대해서 매우 빠르게 응답할 수 있도록 데이터를 제공하는 시스템

① 객체지향데이터베이스 ② 데이터마트
③ 데이터웨어하우스 ④ 데이터마이닝

정답 ②

해설 데이터마트의 정의: 한 가지 주제 또는 한 부서 중심으로 구축된 소규모, 단일 주제의 웨어하우스로 예측 가능한 질의에 대해서 매우 빠르게 응답할 수 있도록 데이터를 제공하는 시스템

71 **데이터웨어하우스에 숨어 있는 전략적인 정보를 발견하거나 정보들 간의 새로운 패턴을 찾아내는 지식추출 기법을 무엇이라 하는가?**

① 객체지향데이터베이스 ② 데이터마트
③ 데이터웨어하우스 ④ 데이터마이닝

정답 ④

해설 데이터 마이닝 : 데이터웨어하우스에 숨어 있는 전략적인 정보를 발견하거나 정보들 간의 새로운 패턴을 찾아내는 지식추출 기법

72 **데이터마이닝의 기능은 다양하다. 주요 기능으로 올바르지 않은 것은?**

① 분류(classification) ② 예측(predication)
③ 군집(clustering) ④ 휘발성

정답 ④

해설 데이터마이닝의 기능은 일반적으로 분류(classification), 예측(predication), 군집(clustering), 연관성(association), 순차패턴(sequential pattern) 등의 5가지 기능으로 나누어 볼 수 있다.

73 **다음 중 데이터마이닝이 등장하게 된 배경이 잘못된 것은?**

① 대량의 데이터를 효과적으로 분석하여 정보화하려는 노력이 증가 하였다.
② 데이터웨어하우스로부터 찾아내기 위해서 정보나 지식 추출의 방법이다.
③ 데이터베이스 마케팅에서 지속적으로 이루어지고 있다.
④ 데이터를 찾아내는 것보다 잘 쌓아두는 단계를 중요하게 생각하면서부터다.

정답 ④

해설 지속적으로 증가하는 데이터들을 효과적으로 분석하여 정보화하려는 시도가 발생하면서 이루어졌다.

74 **다음 중에서 데이터마이닝 기법이 아닌 것은?**

① 시장바구니 분석 ② 연관성 분석
③ 통계학적 분석 ④ 군집 분석

정답 ③

해설 시장바구니 분석(market basket analysis), 기억 기반 추론(memory-based reasoning), 군집 분석(automatic cluster detection), 연관성 분석(link analysis), 의사결정 나무 분석(decision tree) 및 인공신경망(artificial neural networks) 기법 등이 있나.

75 **다음은 데이터마이닝의 필요성에 대한 설명으로 잘못된 것은?**

① 대용량의 데이터로부터 의미 있는 지식을 찾아내고자 하는 것이 목적이다.
② 데이터마이닝은 통계학, 경영정보학, 컴퓨터공학, 의료정보학 등의 학문분야를 중심으로 큰 관심을 갖고 있다.
③ 현실의 문제와 동떨어진 연구를 함으로써 연구 하는 사람과 현장에서 이를 이용하는 사람들과의 괴리감 문제를 해결해야 한다는 것이다.
④ 의료분야에서도 의사, 환자, 보험회사 등과의 관계는 기존의 고객·공급자 모델을 적용하기에 적합하여 장기간에 걸쳐 관계를 설정하는 것이 중요하다.

정답 ④

해설 기존의 고객, 공급자 모델이라기 보다는 장기간에 걸친 관계를 설정하는 것이 중요하다.

76 **다음 중 데이터마이닝의 의사결정지원에 활용되고 있는 기법을 모두 고르시오.**

가. 예측	나. 분류	다. 군집	라. 분석

① 가　　② 가, 나
③ 가, 나, 다　　④ 가, 나, 다, 라

정답 ④

해설 데이터마이닝의 의사결정지원에 활용되고 있는 기능은 5가지로 분류, 예측, 군집, 연관성, 순차패턴 등이 있다.

77 **다음 중 데이터마이닝의 일반적 정의를 바르게 설명한 것은?**

① 데이터마이닝 잠재적으로 유용하고, 새롭고 타당성 있으면서 궁극적으로 데이터에서 이해 할 수 있는 패턴을 찾아내는 단순하지 않은 프로세스이다.
② 수년간의 조직 내부에서 산재한 내부 데이터와 외부 데이터를 주제별로 통합하여 별도의 프로그래밍 없이 실시간으로 다양한 각도에서 분석을 가능하게 하고 관점에 맞게 재설계하여 구축한 통합 시스템이다.
③ 데이터마이닝은 데이터웨어하우스로 이동 한 후에 정제 및 검증과정을 거치게 되어 사용자는 양질의 데이터를 사용할 수 있다.
④ 여러 시스템에 산재된 데이터들이 웨어하우스로 모아지고, 통합되어 사용자는 자신들이 필요로 하는 데이터가 어디에 있는지 신경 쓰지 않고 필요한 데이터를 쉽게 가져다 사용할 수 있다. 데이터 집단과 데이터를 관리하는 프로그램의 집합체를 말한다.

정답 ①

해설 일반적인 데이터마이닝의 정의는 잠재적으로 유용하고, 새롭고 타당성 있으면서 궁극적으로 데이터에서 이해할 수 있는 패턴을 찾아내는 단순하지 않은 프로세스이며 여기에 사용된 용어들에 대해서도 설명되어 있다.

78 **다음 중 데이터마이닝의 특징이 아닌 것은?**

① 대용량의 관측 가능한 자료를 취급한다.
② 경험적 방법에 근거하고 있다.
③ 이론적 원리에 기초하고 있다.
④ 일반화에 초점을 두고 있다.

정답 ③

해설 데이터마이닝의 기법들은 그 특성이 수리적으로 밝혀지지 않은 것들이 많다.

79 다음은 데이터마이닝의 어떤 기능에 대한 설명인가?

> 여러 다른 특성을 가지는 전체 데이터를 동질성을 가진 몇 개로 나누는 것을 말하며, 다양한 형태의 데이터가 모여 있는 각 데이터베이스 내의 요점을 얻기 위한 수단으로 이용된다.

① 분류 ② 예측
③ 연관성 ④ 군집

정답 ④

해설 몇 개의 그룹으로 분류한다는 점에서 분류와 유사하지만 미리 정해진 부류에 의존하지 않으며, 주로 데이터마이닝의 여러 기법을 사용하기 이전에 데이터 분류 등의 사전 작업에 이용된다. 또한 백화점 등에서 고객을 유사한 특성을 가진 집단으로 분류하여 특성에 맞는 상품 및 서비스를 제공하는 등에 활용한다.

80 다음은 데이터마이닝의 어떤 기능에 대한 내용인가?

> 다수의 다양한 사건들 중 어떠한 규칙성을 가지고 시차적으로 일어나는 사건의 패턴을 발견하는 것이다.

① 분류 ② 순차패턴
③ 연관성 ④ 군집

정답 ②

해설 한 상품의 판매 후 이어서 판매될 가능성이 높은 상품을 판별하는데 활용하며 순차패턴 분석 기법 사용한다.

81 다음 중 데이터마이닝의 프로세스가 올바른 것은?

> 가. 요구분석 단계 나. 데이터탐색과 변환 단계
> 다. 데이터마이닝 기법 적용 라. 판단 및 해석 단계
> 마. 평가 및 피드백 단계 바. 결과의 통합 단계

① 가, 나, 다, 라, 마, 바 ② 가, 다, 나, 라, 마, 바
③ 가, 나, 다, 마, 라, 바 ④ 가, 나, 다, 라, 바, 마

정답 ①

해설 요구분석 단계 → 데이터탐색과 변환 단계 → 데이터마이닝 기법 적용 → 판단 및 해석 단계 → 평가 및 피드백 단계 → 결과의 통합 단계

82 다음 중 데이터마이닝 기법 적용 단계에서 분석과정이 올바른 것은?

> 가. 데이터웨어하우스 나. 데이터 추출 및 변환
> 다. 유의한 변수 선정 라. 스코링
> 마. 모델링 바. 모델 평가

① 가, 나, 다, 라, 마, 바 ② 가, 다, 나, 라, 마, 바
③ 가, 나, 다, 마, 바, 라 ④ 가, 나, 다, 라, 바, 마

정답 ③

해설 데이터웨어하우스 → 데이터 추출 및 변환 → 유의한 변수 선정 → 모델링 → 모델 평가 → 스코링

83 다음은 데이터마이닝의 어떤 기능에 대한 설명인가?

> 일반적으로 교차 판매를 위해 사용되어지며, 다수의 다양한 사건들 중 두 가지 이상의 사건이 동시에 일어날 가능성 및 패턴을 발견하는 것이다.

① 분류 ② 순차패턴 ③ 연관성 ④ 군집

정답 ③

해설 데이터마이닝의 기능 중 연관성은 일반적으로 교차 판매를 위해 사용되어지며, 다수의 다양한 사건들 중 두 가지 이상의 사건이 동시에 일어날 가능성 및 패턴을 발견하는 것이다.

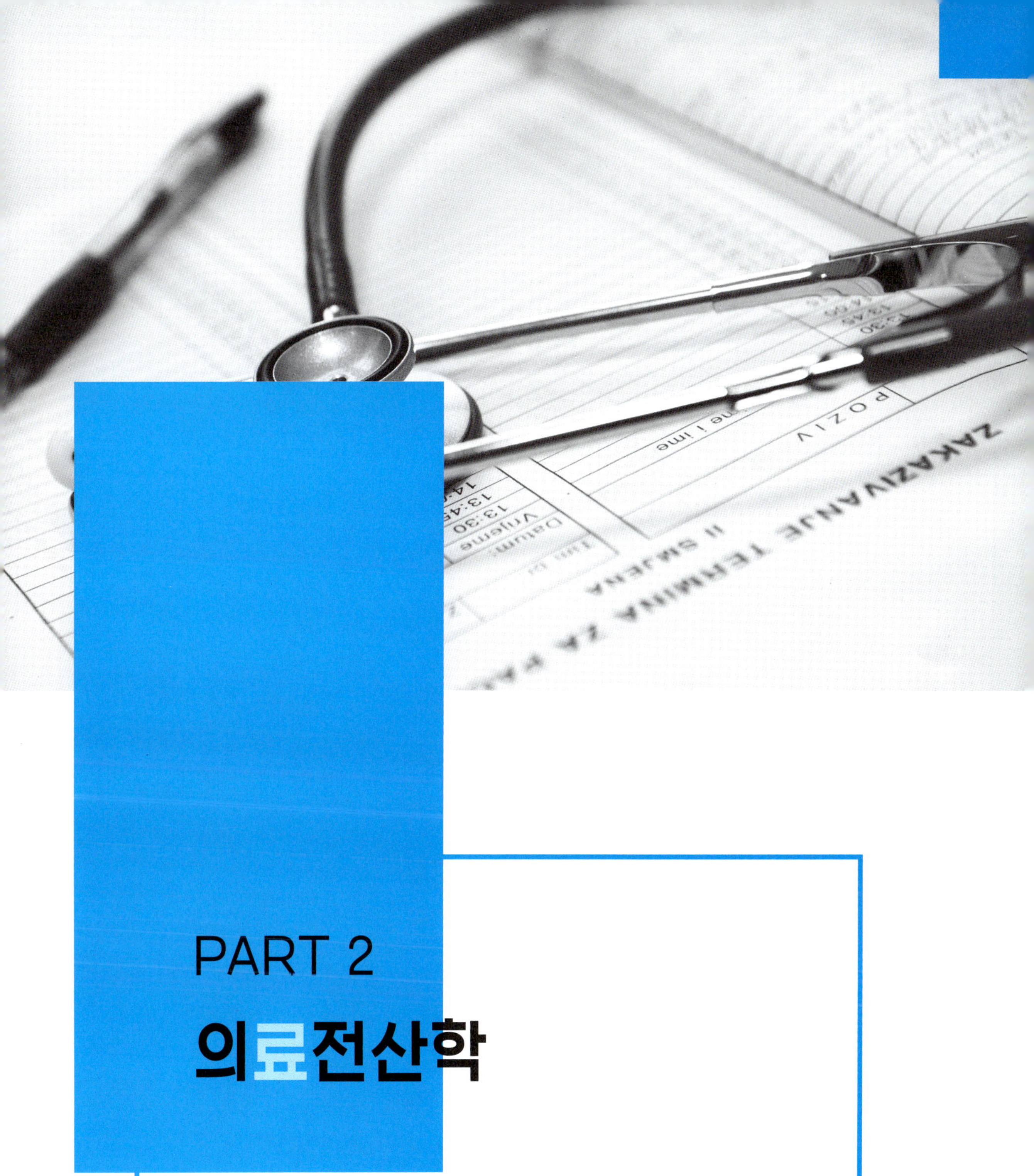

PART 2

의료전산학

Certificate of Medical Information Administrator

Certificate of
Medical
Information
Administrator

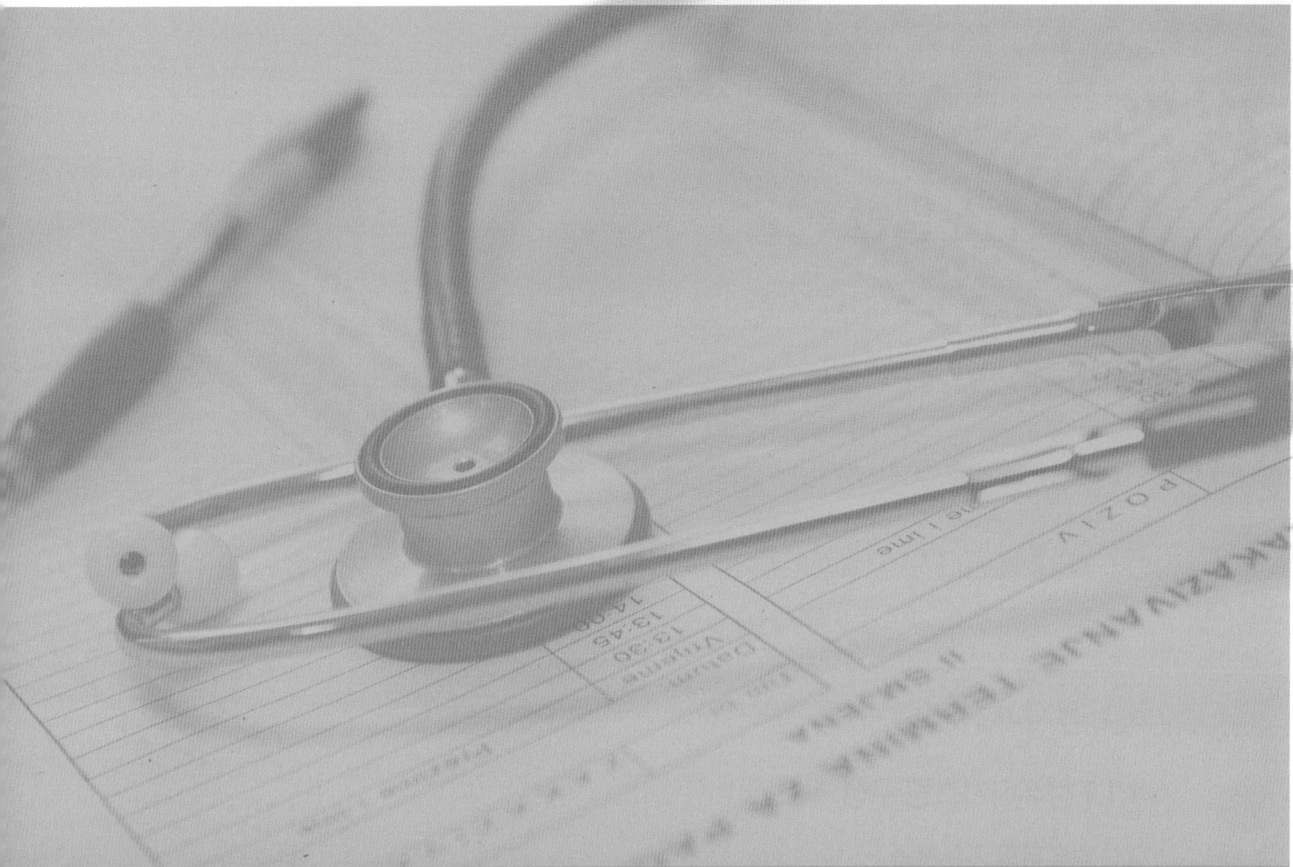

CHAPTER 4

의료전산일반

Chapter 4

의료전산일반

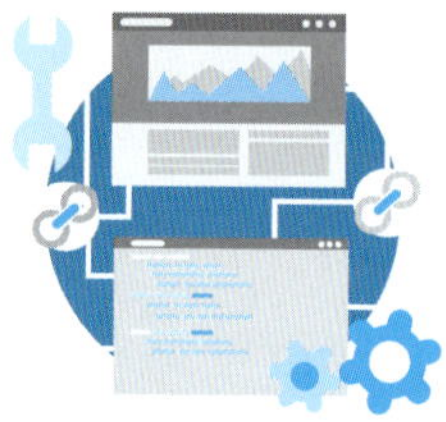

Certificate of Medical Information Administrator

4.1 전자계산기일반

4.1.1 컴퓨터시스템 구성

(1) 컴퓨터의 기본개념

① 컴퓨터의 정의

- 단순 계산을 위한 계산원들을 “one who calculate (계산하는 사람)” 이라는 의미로 computer라 부른 것이 시초
- 기계장치가 사람을 대치하면서, 컴퓨터라는 용어는“계산을 수행하는 장치”, “전자적으로 계산을 수행하는 장치” 즉, “전자계산기”라는 의미가 됨
- 컴퓨터가 전자적인 부품들로 구성된 자료(데이터) 처리시스템이라는 의미에서 EDPS (Electronic Data Processing System), 입력된 자료를 자동으로 처리해 주는 기계라는 의미에서 ADPS (Automatic Data Processing System)라고도 함

② 컴퓨터의 특징

- 신속성: 자료를 보다 빠르게 처리
- 대용량성: 많은 양의 자료를 기억 또는 처리 가능
- 정확성: 오차를 최소화하고 정확한 결과 도출
- 자동성: 프로그램에 의해 자동적으로 처리과정을 수행
- 호환성: 서로 다른 컴퓨터에서 만들어진 자료도 처리
- 범용성: 여러 가지 목적에 다양하게 사용
- 수동성: 프로그램에 의해 처리될 뿐 스스로 작업을 수행하지 않음

(2) 컴퓨터의 분류

① 취급데이터 종류에 따른 분류

	디지털 컴퓨터	아날로그 컴퓨터	하이브리드컴퓨터
취급자료형태	숫자, 문자등과 같은 이산적 자료	전압, 전류 등과 같은 연속적인 물리량	디지털컴퓨터와 아날로그컴퓨터의 장점을 결합한 컴퓨터
회로	논리회로	증폭회로	
프로그램	필요	불필요	
용도	범용	특수용	

② 크기에 따른 분류

- 슈퍼컴퓨터(super computer): 초대형 컴퓨터, 엄청난 양의 계산이 요구되는 특수한 과학 기술 계산에 특화된 컴퓨터
- 메인프레임 컴퓨터(mainframe computer): 대형컴퓨터, 수많은 사용자가 동시에 사용 가능한 컴퓨터로서, 은행, 병원, 정보기관에서 사용
- 미니컴퓨터(mini computer): 중형컴퓨터, 크기와 능력에서 메인프레임 컴퓨터와 워크스테이션 사이에 위치
- 워크스테이션(workstation): 다중프로세서와 대용량 메모리를 지원하고 네트워크 기능이 우수한 전문적인 작업이나 서버로 사용하는 고성능 컴퓨터
- 마이크로컴퓨터(micro computer) 또는 개인용 컴퓨터(personal computer): 소형컴퓨터, 사무실, 가정에서 개인용/업무용으로 사용하는 컴퓨터
- 데스크톱(desktop) → 랩톱(laptop) → 노트북(notebook) → 팜톱(palmtop)

※ 사용 목적에 따라 여러 분야에서 일반적으로 사용할 수 있는 범용컴퓨터와 특수한 목적에만 사용되는 전용컴퓨터로 구분할 수 있음

(3) 컴퓨터 시스템의 구성요소

컴퓨터 시스템은 눈에 보이는 모니터, 본체 같은 기계장치인 하드웨어 이외에 보이지 않는 소프트웨어, 펌웨어 등을 모두 통틀어 의미

① 하드웨어(hardware)

- 하드웨어는 볼 수 있고, 만질 수 있는 컴퓨터를 구성하는 전자회로와 물리적인 장치로 이루어진 기계장치에 해당, 중앙처리장치(CPU)와 주변장치로 구성
- 중앙처리장치에는 산술논리연산장치, 제어장치, 주기억장치가 있고, 주변장치에는 입력장치, 출력장치 및 보조기억장치가 있음

② 소프트웨어(software)

- 하드웨어가 특정 작업을 수행하도록 제어 신호들을 제공하는 일련의 코드들(codes) 혹은 명령어들(instructions)의 집합, 즉, 하드웨어를 운영하기 위해 사용하는 프로그램

- 컴퓨터를 구동시키는데 필요한 "시스템소프트웨어(System Software)"와 사용자의 구체적인 업무활동을 돕는 "응용소프트웨어(Application Software)"로 분류
- 시스템 소프트웨어의 분류

제어프로그램 (control program)	• 감시프로그램=감독자프로그램(supervisor program): 시스템 전체감독 관리 • 데이터관리프로그램(data management program): 자료흐름 관리 • 작업관리프로그램(job management program): 작업스케쥴 관리
처리프로그램 (processing program)	• 언어번역프로그램: 저급언어, 고급언어로 작성한 프로그램을 기계어로 번역하는 기능(어셈블러, 인터프리터, 컴파일러) • 서비스프로그램: 컴퓨터를 효율적으로 사용할 수 있도록 지원하는 사용빈도가 높은 프로그램(링커, 유틸리티, 라이브러리 등) • 문제프로그램: 특정 업무해결을 위해 사용자가 작성한 프로그램

③ **펌웨어(firmware)**

하드웨어화된 소프트웨어, 변경할 필요가 없는 소프트웨어를 롬(ROM) 등에 기록, 저장하여 사용하는 것으로, 처리의 고속화와 회로의 단순화를 꾀한 것

(4) 프로그래밍 언어와 번역과정

① **프로그래밍 언어(programming language)**

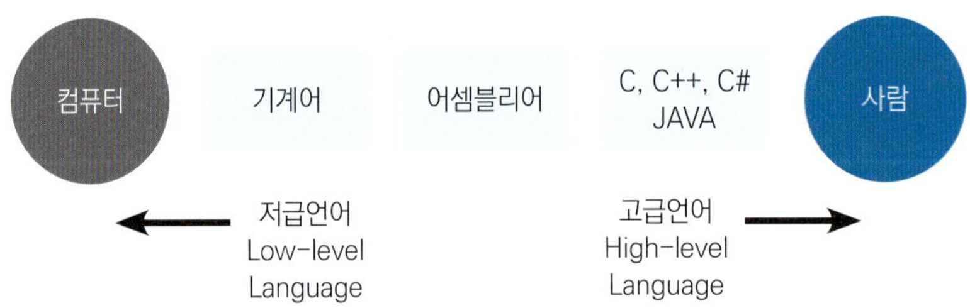

[그림 4-1] **프로그래밍 언어 분류**

- 기계어(machine language)
  - 컴퓨터가 사용하는 언어, 0과 1의 값을 갖는 2진수로만 구성
  - 기계중심의 저급언어, 컴퓨터가 이해하므로 속도가 빠름
  - 기계마다 언어가 달라 호환성이 없고, 프로그램 작성 및 유지보수가 어려움
- 어셈블리어(assembly language)
  - 기계어와 1:1로 대항하는 기호 사용
  - 하드웨어 제어에 주로 사용. 기계어로 번역 위해 어셈블러 필요

• 고급언어(high level language)
 - 사람이 이해하기 편리하게 만들어진 언어, C, C++, JAVA, C# 등
 - 기계어 번역위해 컴파일러(Compiler). 인터프리터(Interpreter) 등 번역기 필요

② 프로그래밍 언어 번역과정

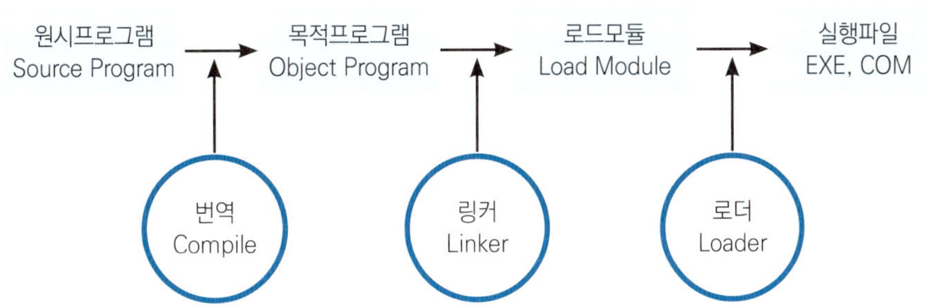

[그림 4-2] **프로그래밍 언어 번역 과정**

• 원시프로그램: 사용자가 프로그래밍 언어로 작성한 프로그램
• 번역: 컴파일러, 어셈블러등 언어번역 프로그램을 이용
 - 어셈블러(assembler): 어셈블리어로 작성된 프로그램 → 목적 프로그램으로 변환
 - 컴파일러(compiler): 고급언어로 작성된 프로그램 → 목적 프로그램으로 변환
 - 인터프리터(interpreter): 고급언어로 작성된 프로그램을 한 줄씩 바로 번역해서 실행
• 목적프로그램: 언어번역 프로그램을 이용해서 원시프로그램을 번역한 기계어 형태
• 링커: 기계어 형태로 된 여러 개의 모듈들을 함께 실행할 수 있도록 하나로 묶어서 로드모듈을 작성
• 로드모듈: 링커로 작성된 것으로 즉시 실행이 가능한 상태의 프로그램
• 로더: 프로그램들을 주기억장치에 적재하여 실행할 수 있도록 준비하는 프로그램

4.1.2 자료의 표현

디지털 컴퓨터는 모든 정보(문자, 숫자, 그림, 사진, 음악, 소리 등)를 2진수로 부호화하여 숫자 “0” 또는 “1”로 표현함

(1) 자료표현의 단위

① 물리적 단위

실제 물리적 장치에서 사용되는 단위

• 비트(Binary Digit, Bit) : 자료를 표현하는 최소단위 2진수 0 또는 1로 표현
• 니블(Nibble) : 4비트 묶음, 16진수 1자리
• 바이트(Byte) : 8비트 묶음, 문자 표현 최소단위

- 워드(Word) : 하나의 단어, 여러 개의 바이트가 모여서 구성, CPU가 한번 접근하여 처리할 수 있는 명령단위, 하프워드, 풀워드, 더블워드로 분류
  - Half Word = 2Byte = 16bit
  - Full Word = 4Byte = 32bit
  - Double Word = 8Byte = 64bit
- 물리적 단위 크기
  - KB 〈 MB 〈 GB 〈 TB 〈 PB 〈 EB 〈ZB 〈YB
  - 킬로바이트 〈 메가바이트 〈 기가바이트 〈 테라바이트 〈 페타바이트 〈 엑사바이트 〈 제타바이트 〈 요타바이트
  - 2^{10} Byte = 1024 Byte 〈 2^{20} 〈 2^{30} 〈 2^{40}〈 2^{50} 〈 2^{60}〈 2^{70} 〈 2^{80} Byte = 1024 ZB

② 논리적 단위

정보를 저장 처리하는 데 사용하는 단위

- 필드(field) : 의미 있는 정보를 표현하는 파일을 구성하는 최소단위, 항목(item)이라고도 하고, 문자(character)나 워드(word)로 구성
- 레코드(record) : 자료처리 기본단위, 한 개 이상의 관련된 필드가 모여 구성
- 파일(file) : 프로그램 구성단위, 여러 레코드가 모여서 구성
- 데이터베이스(database) : 관련된 여러 파일들의 집합

(2) 진법 및 변환

컴퓨터에서는 기본적으로 2진수를 사용하기 때문에 실생활에서 사용하는 10진수와 다른 숫자체계를 이용하는데, 모든 데이터를 비트로 나타내면 비효율적이고 불편하므로, 간편하게 3비트씩(8진수), 4비트씩(16진수)로 묶어서 사용

① 진법의 표기

- 2진수(binary number) : 0, 1
- 8진수(octal number) : 0, 1, 2, 3, 4, 5, 6, 7
- 10진수(decimal number) : 0, 1, 2, 3, 4, 5, 6, 7, 8, 9
- 16진수(hexadecimal number) : 0, 1, 2, 3, 4, 5, 6, 7, 8, 9, A(10), B(11), C(12), D(13), E(14), F(15)

② 10진수에서 2, 8, 16진수로 변환

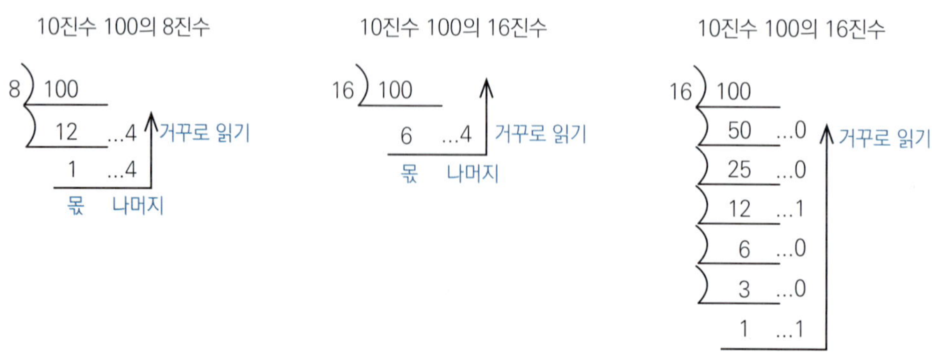

[그림 4-3] **10진수에서 2, 8, 16진수 변환**

③ 2, 8, 16진수에서 10진수로 변환

- 2진수에서 10진수로 변환
- $(1010.1)_2 = 1 \times 2^3 + 0 \times 2^2 + 1 \times 2^1 + 0 \times 2^0 + 1 \times 2^{-1} = 8 + 0 + 2 + 0 + 0.5 = 10.5$
- 8진수에서 10진수로 변환
- $(123.4)_8 = 1 \times 8^2 + 2 \times 8^1 + 3 \times 8^0 + 4 \times 8^{-1} = 64 + 16 + 3 + 0.5 = 83.5$
- 16진수에서 10진수로 변환
- $(2E)_{16} = 2 \times 16^1 + 14 \times 16^0 = 32 + 14 = 46$

④ 2진수, 8진수, 16진수의 상호 변환

<table>
<tr><th>16진수</th><td colspan="4">2</td><td colspan="4">F</td><td colspan="4">3</td></tr>
<tr><th>2진수</th><td></td><td></td><td>1</td><td>0</td><td>1</td><td>1</td><td>1</td><td>1</td><td>0</td><td>0</td><td>1</td><td>1</td></tr>
<tr><th>8진수</th><td colspan="3">1</td><td colspan="3">3</td><td colspan="3">6</td><td colspan="3">3</td></tr>
</table>

(3) 자료의 내부적 표현

- 주로 수치자료로서 컴퓨터 내부에서 연산을 하거나 데이터를 처리할 때 사용
- 고정 소수점 표현 방식: 정수 데이터 표현과 연산에 사용(2진수 표현, 10진수 표현)
- 부동 소수점 표현 방식: 실수 데이터 표현과 연산에 사용

① 2진수 정수의 표현 (고정 소수점 표현)

- 소수점이 고정된 위치에 있다는 뜻, 아래 그림과 같이 부호와 크기부분으로 나타내는데, 부호가 0이면 양수, 1이면 음수

부호(S)	크기(magnitude)

- 양의 정수를 표현하는 방법은 모두 같은 방법이며, 음의 정수를 표현하는 방법은 부호화 절대치, 1의 보수, 2의 보수 방식을 사용하여 표현함

- 부호화 절대치(signed magnitude)
  - 최상위 비트MSB(Most Significant Bit)는 부호를, 나머지 비트는 항상 절댓값 크기를 나타냄.

7 6 5 4 3 2 1 0

0	절댓값

양의 정수 표현

7 6 5 4 3 2 1 0

1	절댓값

음의 정수 표현

  - 0이 2개 존재 +0, -0
- 부호화 1의 보수(1's complement)
  - 음수 표현은 절댓값의 1의 보수로 표현
  - 부호화 1의 보수는 '1'은 모두 '0'으로, '0'은 모두 '1'로 바꾸면 됨
- 부호화 2의 보수(2's complement)
  - 음수 표현은 절댓값의 2의 보수로 표현함, 부호화 1의 보수에 '1'을 더하면 됨

- 부호화 2의 보수는 하나의 '+0'만 존재
- 뺄셈 연산에 유리하여 널리 사용됨

② 2진수 실수의 표현(부동 소수점, floating point 표현)

- 소수점 위치가 변하기 때문에 실수 표현에 주로 사용

부호(S)	지수부분	가수부분(소수부분)

- 매우 큰 수나 아주 작은 수를 표현(지수 처리에 적합)
- Full word(4byte, 32bit 단일정밀도)나 Double word(8byte, 64bit 이중정밀도)로 표현되며, 두 개의 차이점은 정확도 차이
- 부호부분 0이면 양수, 1이면 음수, 지수부분은 소수점의 위치, 가수부분은 0과 1사이의 유효숫자로 표시함

$$m \times r^{2}\ (m : 가수,\ r : 밑수,\ e : 지수)$$

- 소수점 앞에 유효숫자의 자리수를 일정하게 하는 정규화 과정이 필요, 정규화란 최소 자리수로 최대 정밀도를 제공하기 위해 가수부분을 0과 1 사이가 되도록 조정하는 것
- 10110.11011을 정규화하면 $0.1011011011 \times 2^{5}$

③ 10진 데이터 표현

10진 데이터 형식은 데이터의 입출력이 많은 경우에는 2진수로 변환하지 않고 10진수 상태로 연산이 가능하도록 표현하는 방법

- Zoned 10진 형식(Unpack 10진 형식)
  - 10진수 하나의 수(한 자리)를 8비트(1 바이트)로 표현, 4개의 존(zone) 비트와 크기(숫자)를 나타내는 4개의 디지트 비트로 구분
  - (zone) 영역은 항상 1111로 표시, 4비트가 숫자이므로 2^4개 즉, 0부터 15까지 16개의 숫자(0, 1, 2, 3, 4, 5, 6, 7, 8, 9, A, B, C, D, E, F)표현 가능
  - 자리수가 아닌 여러 자리 10진수를 표현할 때, 10진수 자리만큼 zone 형식을 연결하고, 부호는 가장 오른쪽 zone 영역에 표시 양수이면 C(1100), 음수이면 D(1101), 그 밖의 zone은 F(1111)로 표시함

+123	zone	digit	zone	digit	zone	digit
	1111	0001	1111	0010	1100	0011
		1		2	C부호(+)	3

  - 용도: 10진수 입출력 형식일 때 사용되며, 연산은 불가능
  - 계산할 때는 팩형으로 변환해야 하므로, 처리시간이 많이 소요되고 메모리가 낭비

- Pack 10진 형식
  - 10진수 하나의 수(한 자리)를 4비트로 표현, 가장 오른쪽 4개 비트로 부호를 표시함(부호가 양수이면 C(1100), 음수이면 D(1101))
  - 연산은 가능하지만 출력은 불가능

-123	digit	digit	digit	sign(부호-)
	0001	0010	0011	1101
	1	2	3	D

(4) 자료의 외부적 표현

- 숫자, 문자와 같은 자료들을 어떤 기호(symbol)로 표현하는 것을 부호화(encode)라 하고, 그 기호들을 코드(code)라고 함
- 주로 문자와 같은 비수치적 자료로서, 코드로 표시하여, 사람이 이해할 수 있도록 표현하는 것을 외부적 표현이라고 함

① 문자 자료의 표현

- BCD(2진화 10진 코드, Binary Coded Decimal): 6비트
  - 수치 데이터를 표현하는 4비트 BCD코드에 2비트의 zone 비트를 더해서 문자 데이터를 표현할 수 있도록 한 것으로 4비트 BCD코드와 구분하여 "표준BCD코드(SBCD: Standard Binary Decimal Interchange code)"라고도 함
  - 2개의 zone 비트로 영문자, 숫자, 특수 문자 등을 구분하고, 나머지 4 비트로 일련번호 역할, 총 6비트로 64개 문자 표현 가능
- ASCII(미국표준 정보교환 코드, American Standard Code for Information Interchange)
  - 3비트의 Zone 비트와 4비트의 Digit 비트로 총 7비트로 128개의 문자 표현 가능
  - 영문자 코드, 데이터 처리장치간 통신 표준화 위해 개발, 개인용 컴퓨터(마이크로컴퓨터)에서 많이 채택
- EBCDIC(확장 2진화 10진 코드, Extended Binary Coded Decimal Interchange Code)
  - 4비트의 zone 비트와 4비트의 Digit 비트로 총 8비트로 256개의 문자 표현 가능
  - BCD 코드를 확장한 것임, 대형컴퓨터에서 사용
- 유니코드(UNICODE)
  - ASCII 코드의 한계를 극복하기 위한 인터넷 시대의 표준, 16비트(2바이트) 국제표준코드(32비트 UTF-32, 16비트 UTF-16, 8비트 UTF-8), 65,000개 이상의 서로 다른 문자 표현 할 수 있으므로, 세계 모든 언의 문자와 그 밖의 모든 기호 표현 가능
  - 유니코드 사용으로 데이터, 프로그램, 시스템 호환성, 확장성 증대
- 한글코드
  - ASCII 코드를 기반으로 한글로 표현할 수 있는 모든 것을 표현하기 위해 16비트(2바이트)로 한 개의 문자를 표현, 조합형과 완성형으로 분류
  - 1987년 한국표준은 완성형(KS C 5601, 현재 표준번호는 KS X1 001) 으로 한글음절과 2바이트의 2신수와 1:1 대응시켜 표현

② 다양한 디지털 코드(2진 부호화)에 의한 표현

- BCD코드(2진화 10진 코드) 또는 8421 코드: 4비트

- 가중치(weighted) 코드로서 10진수 각 자리를 똑같은 의미의 2진수로 표현, 0(0000)부터 9(1001)까지를 2진화한 코드
- 4비트의 2진수가 각각 8(2^3), 4(2^2),2(2^1), 1(2^0)의 자리 값을 가지므로 8421코드라고도 함.
- 표기는 2진수이지만 10진수 의미 (1010부터 11111까지는 사용 금지)
- 10진수 123을 2진수와 BCD코드로 변환하면,
  123 = 1111011 2진수 7비트 사용
  123 = 0001 0010 0011 BCD 12비트 사용

• 3초과 코드(excess-3 code)
- 비가중치 코드로서, 8421코드에 10진수 3(=0011)을 더한 것과 같음.
- 1의 보수를 취했을 때 (1을 0으로, 0을 1로 바꿈), 10진수의 9의 보수를 얻을 수 있는 코드를 자기보수 코드라 하는데, 10진수 0은 8421코드로 0000이고 3초과코드는 0011이다. 이때 0011의 1의 보수는 1100으로 10진수 9의 3초과코드가 되어 자기보수 성질을 갖게 된다.

• 그레이 코드(gray code)
- 비가중치 코드, 첫 번째 비트는 BCD 코드 값을 그대로 표현하고 왼쪽부터 오른쪽으로 인접한 2진 비트를 XOR 연산하는 코드(두 값의 각 자릿수를 비교해, 값이 같으면 0, 다르면 1)
- 이웃하는 코드가 한 비트만 다르기 때문에 코드 변환이 편리하고, H/W 오류가 적어 입 · 출력 장치나 A/D 변환기 및 주변장치에 많이 사용

• 2진5진(biquinary) 코드
- 오류검출용 코드, 2를 의미하는 Bi와 5를 의미하는 Quinary의 합성어로 총 7비트로 0~9를 부호화하는 방식
- 7비트 중 처음 2비트는 5미만 인지(01) 5이상 인지(10)를 나타내고 나머지 5비트는 각 위치 값을 나타내는 방식이므로 항상 2개의 1인 비트와 5개의 0인 비트가 존재하게 되어 전송 과정의 오류를 검출할 수 있음(5043210 코드라고도 함)

• 패리티 체크 비트(parity check Bit)
- 가장 간단한 오류 검출용 코드, 비트가 1인 개수가 홀수(odd)개(홀수 패리티) 또는 짝수(even)개(짝수 패리티)가 되도록 1비트의 패리티 비트를 추가함.
- 송신 및 수신측에서 홀수 패리티를 사용하기로 했는데 1의 개수가 짝수라면 오류, 1비트의 오류 검출만 가능하고 여러 비트에 오류가 발생할 경우는 검출 안 될 수 있음.

• 해밍 코드(hamming code)
- 패리티 규칙으로 코드내용을 검사해서 1비트에 대한 에러 검출 및 교정이 가능한 코드(단일 에러 정정 코드)

4.1.3 중앙처리장치

중앙처리장치(Central Processing Unit, CPU)는 컴퓨터 시스템에 부착된 모든 장치의 동작을 제어하고 명령을 실행하는 장치로 처리장치와 제어장치가 결합된 형태

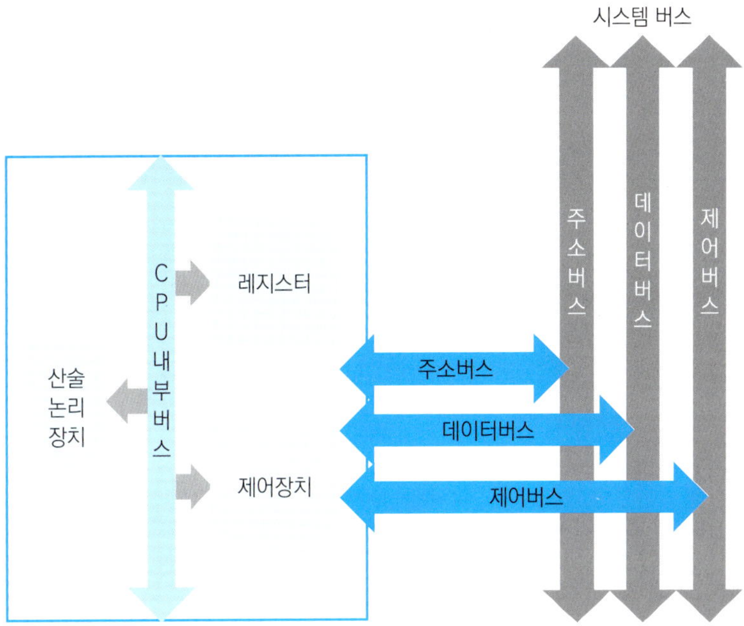

[그림 4-4] CPU 구조

(1) CPU의 구성 요소

① CPU 기본 구조

- 데이터를 처리하는 연산을 수행하는 산술논리연산장치(ALU)
- 제어 명령을 전달하는 제어장치(CU)
- 결과 값을 일시적으로 기억(저장)하는 레지스터(register)
- 그리고 이들을 연결하여 데이터를 전달하는 내부버스로 구성[산술논리연산장치(ALU)와 레지스터를 묶어서 처리장치라고도 함]
- CPU 4대 기능 : 연산기능, 제어기능, 기억기능, 전달기능

② 산술논리연산장치(Arithmetic and Logic Unit, ALU)

- 컴퓨터의 가장 근본은 CPU의 산술논리연산장치에서 일어나는 연산(operation)으로, 컴퓨터 내에서 모든 정보처리와 관련 작업은 연산장치의 연산이 담당
- 산술논리연산장치는 독립적으로 데이터 처리를 하지 못하며, 반드시 레지스터들과 조합하여 처리하는데, 이를 마이크로연산(micro-operation)이라고 함
- 연산 필요한 데이터를 레지스터에서 가져오고, 연산 결과를 다시 레지스터로 보내 저장

• 산술논리연산장치 구성요소

구성요소		기능
내부 장치	가산기(Adder)	산술연산을 수행, 두 개 이상의 수의 합을 계산하는 논리회로
	보수기(Complementer)	뺄셈을 사용할 때 사용하는 보수를 만들어주는 논리 회로
	시프터(shifter)	2진수의 각 자리를 왼쪽 또는 오른쪽으로 이동해주는 회로
관련 레지스터	누산기(accumulator)	산술연산, 논리연산의 중간 값을 일시 저장하는 레지스터
	데이터레지스터(data register)	연산에 사용할 데이터 일시 저장하는 레지스터
	상태레지스터(status register)	산술연산, 논리연산의 결과로 나오는 캐리, 부호, 오버플로, 언더플로 우등 상태를 기억하는 레지스터, 플래그(flag)를 저장

• 연산의 종류

구성요소		기능
입력데이터의 수	단항연산	MOVE, SHIFT, ROTATE, COMPLEMENT연산 등
	이항연산	사칙연산, AND, OR연산 등
데이터의 성격	수치적 연산	사칙연산 및 산술 SHIFT연산 등
	비수치적 연산	AND, OR, NOR, 논리 SHIFT, ROTATE, MOVE 등

③ 레지스터

• 레지스터는 CPU에서 처리할 명령어나 연산의 중간결과값 등을 일시적으로 기억

• 레지스터의 종류

구분	종류
주소 기억	프로그램카운터, 프로그램계수기(Program counter, PC): 다음에 실행할 명령어의 주소기억
	메모리 주소 레지스터(Memory Address Register, MAR): 다음에 읽기 동작이나 쓰기 동작을 수행할 기억장소의 주소를 저장하는 주소 기억
	인덱스 레지스터(Index register, IR): 주소지정 시 변위로 이용되는 인덱스 주소를 기억, 주소 변경, 서브루틴 연결, 반복연산
	베이스 레지스터(Base register, BR): 기준 주소를 기억
	• Address register(AR): 엑세스하려는 메모리의 어드레스를 기억 • Stack pointer(SP): 메모리에 정의한 stack의 제일 위 주소 기억 • Page register(PR):페이지 주소 방식에 있어서 페이지번호를 기억
명령 기억	명령(어) 레지스터(Instruction register, IR) 메모리로부터 읽어온 명령어를 수행하기 위해 일시적으로 기억 · 현재 실행중인 명령 내용을 기억
데이터 기억	• 메모리 버퍼 레지스터(Memory buffer register, MBR): 기억장치에 저장될 데이터 또는 기억장치에서 읽어낸 데이터를 임시로 기억 • 누산기(Accumulator, ACC): ALU 연산장치의 연산 결과를 일시적으로 기억 · 연산의 중심역할 • 데이터 레지스터(Data register, DR): 연산에 필요한 피연산자를 기억 • Working register(WR): 연산 과정에서 중간결과의 일시적 기억

제어정보 기억	상태 레지스터(Status Register, SR), PSWR(Program Status Word Register), 플래그레지스터: 시스템 매순간 상태를 기록한 정보 PSW라고 하는데, 오버플로, 자리올림 등의 PSW를 저장
기타	범용 레지스터(General Purpose Register, GPR): 다목적으로 사용되는 레지스터

④ 버스(bus): CPU와 기억장치, 입출력장치들 사이의 정보전송통로

- 버스의 종류
  - 내부 버스(internal bus): CPU 내부에서 레지스터와 연산장치를 연결
  - 외부버스(시스템버스, external bus): CPU와 주기억장치, 입출력장치 사이 연결
  - 확장버스/확장슬롯: 메인보드에서 지원하는 기능 외에 다른 기능을 지원하는 장치 연결
- 신호의 형태에 따른 버스 분류
  - 데이터 버스(data bus): CPU가 기억장치나 입출력 장치로 데이터를 전달하거나 또는 데이터를 전달 받을 때 사용하는 양방향 버스.
  - 주소 버스(address bus): 기억장치에 주소정보를 전달할 때 사용하는 단방향 버스
  - 제어 버스(control bus): 기억장치나 입출력장치에게 제어신호를 전송(단방향, 양방향)

⑤ 제어장치

- 제어장치 역할
  - 컴퓨터에 있는 모든 장치들의 동작을 지시하고 제어하는 장치
  - 제어장치는 명령 레지스터에서 읽어 들인 명령어를 해독하고, 해독한 결과에 따라 명령어 실행에 필요한 제어신호들을 발생하여, 해당하는 장치에게 제어신호를 보내 정확하게 수행하도록 지시

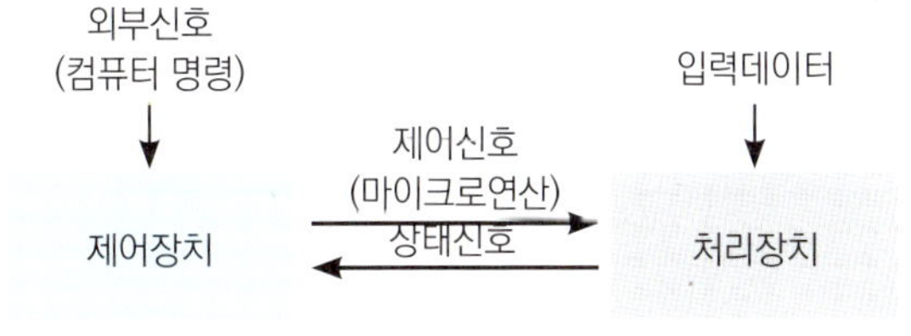

[그림 4-5] **제어장치와 처리장치와의 관계**

• 제어장치 구성요소

구성요소		기능
내부장치	명령어해독기 (instruction decoder)	명령레지스터(IR)에 있는 명령을 해독하여 부호기로 전송
	부호기(decoder)	명령해독기가 전송한 명령을 제어신호로 만들어 각 장치에 전송
	주소해독기 (address decoder)	명령레지스터(IR)에 있는 주소를 해독하여 기억장치의 실제주소로 변환한 다음, 데이터레지스터(DR)에 저장
관련 레지스터	명령레지스터 (Instruction Register, IR)	현재 실행중인 명령어 저장
	프로그램카운터 (Program Counter, PC)	다음에 실행할 명령어의 주소를 저장
	메모리 주소 레지스터 (Memory Address Register, MAR)	기억장치의 주소를 저장
	메모리 버퍼 레지스터 (Memory buffer register, MBR)	기억장치에서 연산에 필요한 데이터를 호출하여 저장

(2) 명령어

• 명령어 세트란 CPU가 실행할 명령어의 집합으로 CPU에 따라 형식과 종류가 서로 다름.
• 명령어(instruction)는 컴퓨터가 어떤 동작을 해야 하는지를 지시함
• 명령어의 해석은 CPU의 제어장치가 수행함

① 명령어 구성

일반적인 명령어는 실행할 동작을 나타내는 '연산코드(operation code)'와 그 동작의 대상인 데이터나 데이터의 주소(저장 위치)를 나타내는 '오퍼랜드(operand)', 그리고 오퍼랜드를 해석하는 방법인 '모드'로 구성

OP code (연산코드)	mode(주소지정방식)	Operand(오퍼랜드)

• 연산코드(OP-code)
- 실행할 동작을 지시하는 것으로, 연산코드 길이가 n비트일 때 최대 2^n개의 연산(=명령어의 개수) 정의 가능
- 연산코드는 명령코드, op code, 명령부, 동작코드, 연산자라고도 함

• 오퍼랜드(operand)
연산코드의 동작대상이 되는 데이터를 지적하는 것으로, 연산을 수행하는 데 필요한 데이터 혹은 데이터 주소, 오퍼랜드는 번지부, address, 피연산자, 주소부라고도 함

• 모드(mode)
1 비트이며 주소지정방식을 식별함. "0" 직접주소지정, "1" 간접주소 지정

② 명령어 형식(instruction format)

• 0-주소방식

OP code

- 연산코드만 존재하고 오퍼랜드가 없음.
- 스택(Stack) 구조 컴퓨터에서 명령의 주소는 스택동작에 의해 지정 됨(즉, 묵시적으로 명령의 주소가 정해져 있음), 따라서 PUSH(삽입)와 POP(삭제) 명령이 필요
- 명령어 형식이 짧고 간단

• 1-주소방식

OP code	Operand

- 오퍼랜드가 1개만 있는 명령
- 이항연산 수행 가능
- 단일 누산기(accumulator) 방식의 컴퓨터에서 누산기를 기준으로 누산기에 저장된 데이터와 오퍼랜드에서 표현한 데이터를 가져와 연산하고 그 결과를 누산기에 저장, LOAD와 STORE 명령이 필요

• 2-주소방식

OP code	Operand1	Operand2

- 오퍼랜드가 2부분으로 피연산자와 연산자를 나타내는 명령으로 가장 일반적 형식
- 오퍼랜드1과 오퍼랜드2를 연산하여 오퍼랜드 1에 저장함
- 피연산, 연산 데이터를 모두 임의로 지적할 수 있어 편리하지만, 피연산 데이터가 지워지는 단점

• 3-주소방식

OP code	Operand1	Operand2	Operand3

- 오퍼랜드가 3부분인 명령
- 오퍼랜드 1과 오퍼랜드 2를 연산하여 오퍼랜드3에 저장함, 결과가 오퍼랜드 3에 기억되므로 피연산 데이터를 보존
- 프로그램의 길이는 짧아지지만, 명령어의 길이는 길어지는 단점

③ 주소지정방식(addressing mode)

주소(address)는 '번지'라고도 하며, 주기억장치를 데이터 단위로 나누어 일련번호를 부여한 것이고, 주소지정방식은 명령 수행 시 오퍼랜드에 실제 처리할 데이터가 있는 장소를 표현하는 방법

- 즉시주소 지정(immediate addressing) : 오퍼랜드의 내용이 실제 데이터를 표시, 상수의 정의나 변수 값의 초기화에 편리
- 직접주소 지정(direct addressing) : 오퍼랜드의 내용이 실제 데이터의 주소
- 간접주소 지정(indirect addressing) : 오퍼랜드의 내용이 실제 데이터의 주소를 가지고 있는 기

억장소의 주소를 표시

- 상대주소 지정(relative addressing) : 오퍼랜드의 내용이 기준주소(base)이고, 이 기준주소에 변위주소(offset)를 더해서 실제 데이터의 주소를 결정, 오퍼랜드의 비트수가 적어도 상대적인 값만 표현하면 되므로 큰 용량의 기억장치 사용가능, 주소부분이 짧고 메모리이용 효율이 높음
- 레지스터주소 지정(register addressing): CPU 내에 레지스터에 데이터가 저장, 오퍼랜드의 내용이 실제 데이터가 있는 레지스터를 표시
- 레지스터간접주소 지정(register indirect addressing): 오퍼랜드의 내용이 레지스터 번호이고, 레지스터의 내용이 실제 데이터의 주소를 표시

(3) 명령 실행과 제어

① 마이크로연산(마이크로오퍼레이션, micro-operation)

- 명령을 수행하기 위해 CPU 내부가 의미 있는 상태 변환을 하도록 하는 동작
- 하나의 클록펄스(clock pulse) 동안에, 레지스터에 저장된 데이터에 대해서 수행되는 기본적인 연산이며, 여러 단계의 마이크로연산들이 동작되어 한 개의 명령이 실행
- 마이크로연산의 종류

> • 레지스터전송 연산: 한 개의 레지스터에서 다른 레지스터로 데이터를 전송하는 연산
> 레지스터전송 연산 표현 R1 ← R2 (R1로 R2를 전송)
> • 산술연산 : 레지스터에 저장된 데이터에 대한 산술 연산, 기본 산술연산에는 덧셈, 뺄셈, 1증가, 1감소, 그리고 보수연산,
> 산술연산 표현 R0 ← R1 + R2 (R1과 R2의 합을 R0에 저장)
> • 논리연산 : 레지스터 내의 데이터에 대한 비트 조작하는 연산 종류:AND, OR, XOR, NOT등
> • 시프트연산 : 레지스터내부 데이터를 자리 이동 연산, 직렬 전송 시프트, 논리 시프트, 순환 시프트(rotate), 산술 시프트

② 마이크로 사이클 타임(micro cycle time)

- 한 개의 마이크로연산을 수행하는데 걸리는 시간, CPU cycle time, CPU clock time라고도 함, CPU의 속도를 표시
- 컴퓨터는 클록펄스에 의해 동기화되어 작동되는데, CPU를 동기화하는 클록펄스를 CPU Clock 이라고 함, 한 개의 마이크로연산은 CPU clock 발생 주기에 맞춰 실행되며, 일련의 동작을 제어하기 위해서 규칙적 간격의 타이밍 신호를 발생시키는 데, 제어하는 방식에 따라 동기식과 비동기식으로 나눔

> • 동기 고정식(synchronous fixed)
> - CPU Clock 주기를 마이크로사이클타임과 같게 함
> - 모든 마이크로연산 시간이 같다고 가정
> - 가장 긴 마이크로연산 시간을 마이크로사이클타임으로 정의
> • 동기 가변식(synchronous variable)
> - 수행시간이 비슷한 마이크로연산을 같은 클래스로 묶어 마이크로사이클타임을 정의
> - 같은 클래스에 있는 마이크로연산의 마이크로사이클타임은 동일
> • 비동기식(asynchronous)
> - 마이크로연산에 따라 서로 다른 마이크로사이클타임을 정의

③ 명령어 사이클(instruction cycle)

- 한 개의 명령어를 CPU에서 수행하는 데 필요한 전체 수행과정
- CPU가 명령 실행을 시작한 순간부터 전원을 끄거나 회복 불가능한 오류가 발생하여 중단될 때까지 반복, 명령어 종류에 따라 인출 사이클(fetch cycle), 간접 사이클(indirect cycle), 실행 사이클 (execute cycle), 인터럽트 사이클(interrupt cycle)과 같은 1개 이상의 머신 사이클(machine cycle)로 이루어짐

※ 머신 사이클(machine cycle): CPU가 명령어를 실행하는 과정에서 H/W적으로 행하는 기본 단위의 주기로서 인출, 간접, 실행, 인터럽트 사이클등 각각이 하나의 머신 사이클임

④ 메이저 상태(major state)

- CPU가 무엇을 하고 있는가를 나타내는 것, 무엇을 위해 기억장치에 접근하는지에 따라 인출, 간접, 실행, 인터럽트 사이클인 상태를 나타냄. 그러므로 이 각각의 상태 주기를 메이저 상태 사이클(major state cycle), 메이저 사이클(major cycle) 이라고 함(결국 메이저 상태 사이클=메이저 사이클=머신 사이클)
- CPU의 주된 4가지 상태로, 4가지 단계를 반복적으로 거쳐 연산을 수행함

  - 인출 사이클, 페치 사이클(fetch cycle): 하나의 명령어 수행을 위해 기억장치로부터 하나의 명령을 CPU 내의 명령 레지스터로 가지고 오는 사이클
  - 간접 사이클(indirect cycle): 인출 사이클에서 해석된 명령의 주소부가 간접주소인 경우 수행, 간접주소가 아닌 경우는 명령에 따라 실행 사이클 또는 인출 사이클로 감
  - 실행 사이클(execute cycle): 인출 사이클에서 인출하여 해독된 명령을 실행하기 위하여 제어 신호를 순차적으로 발생시켜 해당 명령을 실행하는 사이클
  - 인터럽트 사이클(interrupt cycle): 인터럽트가 발생하면 다시 복귀할 주소(PC)를 저장한 후에 제어순서를 인터럽트 처리 첫 번째 명령으로 옮김, 인터럽트 사이클을 마치면 항상 인출 사이클로 감

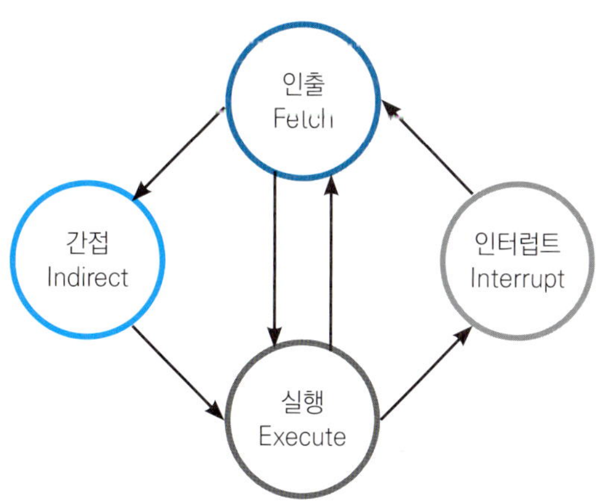

[그림 4-6] **메이저 상태 관계도**

• 메이저 상태의 변화과정

> • 직접주소지정을 하는 경우: 인출 사이클 → 실행 사이클
> • 간접주소지정을 하는 경우: 인출 사이클 → 간접 사이클 → 실행 사이클
> • 인터럽트가 발생할 경우: 인출 사이클 → 간접 사이클 → 실행 사이클 → 인터럽트 발생 → 인터럽트 사이클 → 인출 사이클

4.1.4 기억장치

(1) 기억장치의 개념

• 기억장치는 프로그램과 데이터를 저장하는 장치
• 처리속도, 사용용도, 기억용량의 크기에 따라 주기억장치와 보조기억장치, 레지스터, 캐시 등의 장치로 나뉨
• 컴퓨터에서 다양한 기억장치를 사용하는 것을 "기억장치 계층구조"라고 함. 계층구조를 이용하는 이유는 속도, 가격, 휘발성/비휘발성 등의 특성 때문임
• 기억장치를 효율적으로 배치하여 CPU의 처리속도와 입출력장치의 속도 차이를 줄임

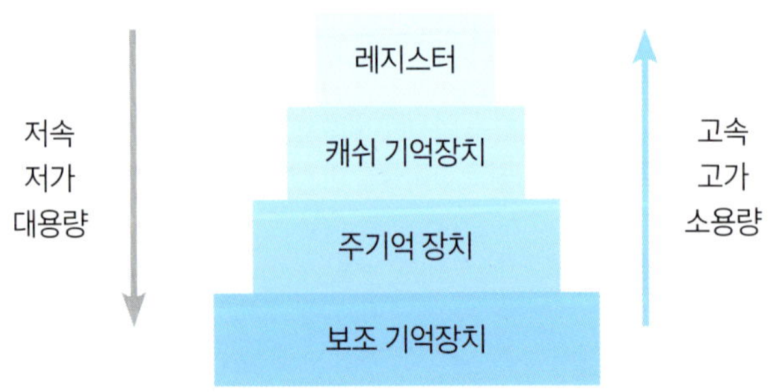

[그림 4-7] **메모리의 계층구조**

(2) 주기억장치

• CPU가 현재 수행 중인 프로그램과 데이터를 저장하는 내부 기억장치
• CPU와 직접 데이터 교환이 가능
• 보조기억장치에 비해 가격도 비싸고, 용량도 훨씬 적지만, 속도가 매우 빠름
• 휘발성의 램(RAM)과 비휘발성의 롬(ROM)으로 구분

① ROM(Read Only Memory)

• 전원공급이 중단되어도 기억된 내용이 지워지지 않는 비휘발성 기억장치로 읽기만 가능
• 제작단계에서 시스템에 필요한 내용을 기록한 후 사용자는 내용을 읽기만 할 수 있고 임의로 변

경시킬 수 없음 따라서, 입출력시스템(BIOS), 자기진단프로그램(POST)처럼 변경가능성이 거의 없는 시스템소프트웨어 등을 저장하는 데 사용

- ROM의 종류

종류	내용	응용분야
Masked ROM	제조회사에서 생산할 때 쓰여 나온 것으로 사용자가 임의로 수정할 수 없음	프로그램 저장용, 터미널 및 프린터의 문자 기억용
PROM (Programmable ROM)	• 프로그램 가능한 ROM • "ROM Writer"라는 장비로 사용자가 한번만 쓸 수 있고, 이후에는 읽기만 가능함 • 한번 프로그램하면 내용변경 안됨	소형 컴퓨터의 마이크로프로그램 제어용, 가정용품 제어용
EPROM (Erasable PROM)	• 자외선을 이용해서 여러 번 내용을 지우고 다시 프로그램 할 수 있는 PROM • 쓰기 위해 먼저 자외선을 이용하여 지워야 함	소프트웨어 개발 및 연구용
EEPROM (Electrically EPROM)	• 전기적인 방법을 이용하여 저장되어 있는 내용을 여러 번 수정하거나 새로운 내용을 기록할 수 있는 PROM(수만번 정도) • 쓰기 위해 먼저 지울 필요 없다는 편리함을 가짐	프로그램 및 데이터 교정용
플래시 메모리 (Flash Memory)	EEPROM의 일종으로, 높은 집적도, 낮은 가격, 비휘발성, 빠른 속도(읽기는 빠르지만 쓰기는 느림)전기적으로 다시 프로그래밍이 가능	스마트폰, 디지털카메라, 블랙박스등 휴대용 장치의 SD카드, USB메모리 하드디스크 대체하는 SSD 구성요소

② RAM(Random Access Memory)

- 자유롭게 읽기, 쓰기가 가능한 기억장치, RWM(Read Write Memory)라고도 함
- 현재 사용 중인 프로그램 또는 데이터가 저장되어 있음, 각종 프로그램이나 데이터를 호출하여 작업할 수 있는 공간으로 일반적으로 주기억장치(또는 메모리) 라고 하면 RAM을 의미함
- 전원이 꺼지면 저장된 내용이 모두 사라지는 휘발성 기억장치
- DRAM과 SRAM의 비교

구분	동적 램(Dynamic RAM, DRAM)	정적 램(Static RAM, SRAM)
재충전여부	전원이 공급되어도 일정 시간이 지나면 방전되어 주기적 재충전 필요	전원 공급되는 동안에는 기억내용이 유지됨
구성소자	커패시터(capacitor) 충전하는 방식	플립-플롭(flip-flop)
구조	단순	복잡
전력소모	적음	많음
속도	느림	빠름
가격	저가	고가
용량	큼	작음
용도	일반 주기억장치	Cache memory(캐시 메모리)

※ NVRAM(비휘발성 램): 시스템의 전원이 들어오면, NVRAM은 일반 SRAM과 같이 동작하고 전원이 나가면 배터리를 전원으로 사용하여 저장되어 있는 내용 보존

(3) 보조기억장치

- 주기억장치의 용량부족으로 저장이 어려운 대용량의 프로그램과 데이터를 보관하기 위한 외부 기억장치, 지금 당장 필요하지는 않지만 필요할 경우 주기억장치로 옮겨 사용할 수 있는 데이터를 저장
- 주기억장치에 비해 가격이 저렴하고 용량이 크지만, 속도는 느림

① 자기 테이프(magnetic tape)

- 자성 물질 테이프가 장치 헤드를 지날 때 전류를 변화시켜 테이프에 정보를 기록
- 가격이 싸고, 기록밀도가 높으며, 대용량, 재사용가능하고, 보관 및 운반이 용이, 대신 속도가 느림, 순차적 접근 장치(Sequential Access Storage Device, SASD)

② 자기 디스크(magnetic disk)

- 원형 금속판(또는 플라스틱판)에 자성체를 코팅한 기억장치로 헤드(head)라고 하는 유도코일을 사용해서 데이터 읽기와 쓰기 수행
- 용량이 크고 접근속도가 빠름
- 순차접근, 비순차접근 처리가 모두 가능한 대표적 직접접근장치(Direct Access Storage Device, DASD)

> - 자기디스크의 접근시간 = seek time + search time + transmission time
> - 탐색시간(seek time) : 자료를 읽고 쓰기 위해 지정된 실린더의 트랙까지 이동하는 시간
> - 검색시간(search time) : 트랙까지 이동한 후 특정한 섹터까지 읽기 · 쓰기 헤드가 도달하는 시간
> - 전송시간(transmission time) : 헤드가 접근한 섹터와 주기억장치간 자료전송에 걸리는 시간

③ 광디스크(optical disc)

- 레이저를 이용해서 기록 면에 데이터를 읽기와 쓰기 수행
- 자기디스크에 비해 저장용량이 크고, 한 장의 마스터로부터 인쇄하듯 찍어내서 대량복제 가능하지만 한번 기록된 정보에 대한 수정이 불가능하고 접근시간이 길

④ RAID(Redundant Arrays of Inexpensive Disks) 시스템

- 고가의 대용량 디스크를 사용하는 것보다, 저가의 작은 여러 개의 디스크들을 묶어서, 보다 저렴하고 용량이 큰 하나의 기억장치처럼 사용

⑤ 플래시 메모리와 SSD

- 주기억장치와 보조저장장치간의 빈번한 정보전송 발생하여 보조저장장치의 성능 향상 필요, 기계장치가 포함된 디스크의 성능 한계 극복

- 휴대용 백업장치로 많이 사용하는 다수의 플래시 메모리(USB메모리, SD카드 등)들을 배열로 구성한 대용량, 비휘발성 반도체 저장장치, 영구저장능력보유, 속도 및 신뢰도 향상
- 상대적으로 높은 가격 및 낮은 내구성 문제

(4) 기타 기억장치

① 캐시(cache) 메모리

- 빠른 CPU와 이보다 느린 주기억장치 속도차이 때문에 발생하는 CPU 대기시간을 최소화하기 위해 CPU와 주기억장치 사이에 설치하는 고속 반도체 기억장치
- 주기억장치보다 접근속도가 높은 장치를 사용하며, 가격 및 제한된 공간 때문에 기억용량은 매우 작음

② 연상(associative) 메모리

메모리에 저장된 데이터를 주소에 의하여 접근할 때 요구되는 시간을 줄이기 위해서 메모리에 저장된 내용에 의하여 접근하는 내용지정메모리(Content Addressable Memory, CAM)

③ 가상(virtual) 메모리

- 용량이 큰 보조기억장치를 주기억장치처럼 사용하게 하는 것
- CPU에 의해 참조되는 가상번지를 실기억 장소의 실주소로 바꿔주는 번지 매핑(mapping)을 해야 함

4.1.5 입출력장치

(1) 입출력시스템의 구성요소

① 입출력장치(I/O device)

- 사용자와 컴퓨터 시스템 간의 인터페이스
- 입출력장치는 CPU나 기억장치에 비하여 속도가 느리고, 처리하는 데이터의 단위도 다르며, 오류 발생률도 높으나 동작의 자율성을 보장

② 입출력장치제어기(I/O device controller)

- 입출력에 필요한 해당 입출력장치 고유의 하드웨어 기능을 구동
- 다른 장치와 달리 아날로그 회로를 포함하며, 대부분의 입출력장치에 포함되어 있음

③ 입출력제어기(I/O controller)

- 입출력장치의 공통적인 기능을 제어하는 장치
- CPU를 대신하여 입출력제어를 수행하기 위해, 자체 프로그램 수행능력이 있음
- CPU가 직접 역할을 수행하거나, DMA, 채널, 입출력 프로세서 등 다양한 형태로 입출력제어기를 구현

④ 입출력장치 인터페이스(I/O Interface)

- 입출력 포트(I/O Port)라고도 하며, 컴퓨터 내부 장치와 입출력장치 사이에 존재하는 데이터 전

송속도의 차이, 데이터 처리속도의 차이 등을 해결하기 위한 장치

- 데이터 전달방법

> • 입출력장치 인터페이스와 입출력 제어기 - 병렬전송
> • 입출력장치와 입출력장치 인터페이스 - 입출력장치의 종류에 따라 직렬과 병렬전송

⑤ 입출력버스(I/O Bus)

입출력 버스(input output bus)는 입출력에만 이용되는 버스

(2) 데이터 전송 제어 방식

① 입출력장치의 주소지정

- 기억장치 사상, 메모리 맵형 I/O(memory-mapped I/O)
  주기억장치 주소 일부분을 입출력제어기 내부의 레지스터 주소로 할당, 즉 입출력장치와 주기억장치가 하나의 주소공간을 공유해서 사용
- 분리형 I/O 방식(isolated I/O)
  - 주기억장치와 입출력장치가 서로 다른 주소 공간을 사용하는 방법
  - 입출력장치 제어를 위해 별도의 입력 명령어와 출력 명령어를 제공해야 하므로, 명령어가 늘어나고 관련 제어장치도 늘어나게 되어 구조가 복잡해짐

② 비동기 전송제어 신호

입출력장치는 자율적으로 동작하므로 CPU의 동작과 일치하지 않는 "비동기적 장치"이며, 비동기 데이터 전송(asynchronous data transfer)을 위해서는 데이터가 전송되는 시점을 알리기 위한 제어신호를 교환해야 함

- 스트로브 제어(strobe control)
  - 전송시각을 알리는 제어신호
  - 데이터를 전송하는 회선이외에 스트로브신호를 보내기 위한 한 개 제어회선을 추가됨
  - 수신하는 장치에서 스트로브 펄스를 발생하여 송신부에게 데이터 전송을 요청
  - 전송한 데이터를 목적지에서 받았는지 확인할 수 없음
- 핸드셰이킹(handshaking)
  - 스트로브 제어 방법의 문제를 해결하기 위해, 송신, 수신 측 양쪽에서 상대편에게 제어신호를 전송, 데이터 전송을 제어하는 별도의 2개 신호선이 필요
  - 입출력의 준비나 완료 신호가 필요한 비동기식 병렬 입출력시스템에 많이 사용

(3) 입출력제어 방식

입출력 동작 시간이 전체 데이터 처리시간에 매우 큰 비중을 차지하므로, 입출력장치가 효율적으로 동작하도록 제어하는 것이 중요

① CPU에 의한 입출력제어 방식

중앙처리에서 직접 입출력을 제어는 가장 간단한, 원시적인 방식

- 프로그램에 의한 I/O(programmed I/O)
  - 입출력 명령어들(프로그램)을 사용해서 입출력 전송을 제어
  - 원하는 입출력이 완료되었는지 CPU가 계속해서 상태플래그를 확인해야 함
  - CPU가 전체 입출력이 완료되기 전까지는 다른 작업할 수 없는 단점이 있음
- 인터럽트에 의한 I/O(interrupt I/O)
  - 데이터를 전송할 준비가 되면 인터럽트를 요청하고, CPU는 수행 중이던 작업을 중지하고 입출력 전송을 완료한 후에 다시 원래 수행 중이던 작업을 계속함
  - CPU가 계속해서 Flag를 검사하지 않기 때문에 프로그램에 의한 I/O보다 효율적이지만, 이 방식도 인터럽트를 위한 CPU의 추가 작업이 필요해서 시간을 낭비

② 직접 기억장치 접근(Direct Memory Access, DMA)에 의한 I/O

- 입출력장치가 직접 주기억장치에 접근하여 데이터를 전송하는 방식, 인터럽트에 의한 입출력의 문제점을 해결하였다. CPU가 입출력에 관여하지 않고 명령들을 계속 처리하므로 시스템 속도가 전반적으로 향상
- CPU와 DMA가 동시에 버스를 사용하고자 할 때, 속도가 빠른 CPU가 속도가 느린 DMA에게 버스 사용권을 주는 것을 사이클 스틸링(cycle stealing)이라고 함
- CPU가 주기억장치에 접근하지 않는 사이클(주기억장치와 관계없는 다른 연산 수행하는 사이클)에만 DMA 입출력을 수행하게 하며, 이 방법은 CPU의 사이클을 훔쳐서 사용한다고 해서 "사이클 스틸링"이라고 함

③ 채널(channel)에 의한 I/O

- 주변장치의 제어권한을 CPU로부터 위임받아 입출력장치와 주기억장치 사이에서 데이터 전송을 담당하는 입출력 전용 처리장치이며, 일종의 입출력프로세서(Input Output Processor, IOP)
- CPU의 작동과 분리된, 독립적인 하드웨어 장치
- 채널은 DMA 방법으로 입출력 수행하므로 DMA 확장 개념

※ DMA의 경우 해당 프로세스는 CPU에서 처리하고 단지 입출력작업만을 DMA가 담당하게 하는 것이고, 채널(IOP)은 입출력 관련 프로세스를 직접 처리하는 것

(4) 인터럽트

① 인터럽트의 개념

- CPU가 프로그램 수행하는 도중에 입출력장치로부터의 처리요청이나 다른 예기치 않은 상황이 발생하면, 현재 수행중인 작업을 중단하고, 발생된 상황의 처리를 요구하는 하드웨어나 소프트웨어의 요청 명령
- 프로그램 작동 중에 인터럽트가 발생하면 인터럽트 처리 루틴이 작동하여, 현재 상태를 기억시켜두고 발생된 상황을 처리한 후에 원래 프로그램으로 복귀
- 운영 체제에서 컴퓨터에 예기치 않은 일이 발생하더라도 작동이 중단되지 않고 계속적으로 업무 처리를 할 수 있도록 해 주는 기능

② 인터럽트의 종류

하드웨어 인터럽트 (hardware interrupt)	외부인터럽트 (external interrupt)	• CPU 외부의 주변장치에서 발생 • 전원이상 인터럽트: 정전, 전원이상 • 기계착오 인터럽트: CPU의 기능적 오류 • 외부 신호 인터럽트 - 타이머 규정시간 알림, 키보드로 인터럽트 키를 누른 경우, 외부장치의 인터럽트 요청 • 입출력 인터럽트: 입출력 장치가 데이터 전송요구하거나 전송이 종료되었음을 알림, 입출력 데이터에 오류 발생
	내부인터럽트 (internal interrupt)	• CPU 내부 프로그램의 잘못된 명령이나 데이터 사용 - 트랩(trap)이라고 함 • 프로그램 검사 인터럽트: 0으로 나누기, 오버플로 언더플로우, 명령어 잘못사용, 기억장치 잘못 참조 등
소프트웨어 인터럽트 (software interrupt)		• 프로그램 처리중 명령의 요청에 의해 발생 • 대표적 형태는 운영체제의 감시 프로그램 호출하는 슈퍼바이저 호출 (SuperVisor Call, SVC) 인터럽트

③ 인터럽트 처리과정

- 외부로부터 인터럽트 요청(IRQ)이 발생하면
- 현재 수행중인 프로그램 수행을 중단(현재 Micro operation 까지 수행)하고
- 현재의 프로그램 상태 보관 하며
- 인터럽트 처리 루틴(IPR)이 인터럽트 요청한 장치를 식별, 인터럽트 원인을 파악하여
- 해당되는 인터럽트 서비스 루틴(ISR) 실행하여 실제 작업을 처리
- 서비스가 종료되면 인터럽트 발생 시 저장해둔 PC(Program counter)를 다시 복구하여
- 중단되었던 프로그램 수행을 다시 시작

④ 인터럽트 우선순위

- 일반적인 인터럽트 우선순위

  하드웨어 인터럽트가 소프트웨어 인터럽트보다 우선순위가 높고, 내부 인터럽트보다 외부 인터럽트가 우선순위가 높음

  > 전원이상 인터럽트 → 기계착오 인터럽트 → 외부 신호 인터럽트 → 입출력 인터럽트 → 프로그램검사 인터럽트(명령어 잘못)→ 슈퍼바이저 호출(SuperVisor Call, SVC) 인터럽트

  - CPU에 연결되어 있는 여러 장치에서 동시에 하나 이상의 인터럽트가 발생한 경우에는 우선적으로 서비스할 장치를 결정하는 우선순위 판별이 필요
- 우선순위 판별 방식
  - 소프트웨어 방식은 반응속도는 저속이나 간단하고, 우선순위변경이 쉽고, 융통성이 있으며 별도 하드웨어가 불필요하므로 경제적
  - 하드웨어 방식은 인터럽트를 요청할 수 있는 장치와 CPU사이에 장치번호를 식별할 수 있는 버스를 직렬/병렬도 연결, 인터럽트를 발생한 장치가 분기할 곳의 정보가 인터럽트 벡터임. 응답속도는 빠르지만 복잡하고 융통성이 없으며 비경제적

- 우선순위 판별 방식

구분		특징
소프트웨어 방식 (폴링, polling)		주기적 검사방식으로 인터럽트발생시 우선순위가 가장 높은 것부터 차례대로 인터럽트 요청 플래그(flag)를 찾아, 이에 해당하는 인터럽트서비스루틴 수행
하드웨어 방식 (벡터인터럽트, vectored interrupt)	직렬연결	데이지 체인(daisy chain) 방식 우선순위부여방식: 우선순위 높은 장치부터 우선순위에 따라 차례대로 모두 한 개의 회선에 직렬로 연결
	병렬연결	Multiple Interrupt 방식 인터럽트가 발생하는 각 장치를 개별적인 회선으로 연결 각 장치별로 Mask Register의 비트 위치에 의해 우선순위 결정

4.2 운영체제

4.2.1 운영체제의 개요

(1) 운영체제의 개념

① 운영체제의 개념

- 운영체제의 정의
  - 운영체제(Operating System, OS)는 컴퓨터 시스템 자원을 효율적 관리하고 사용자가 컴퓨터를 편리하게 사용할 수 있도록 하는 환경을 제공하는 소프트웨어
  - 사용자와 하드웨어 사이의 인터페이스, 하드웨어를 관리하고, 응용소프트웨어를 동작시키기 위해 하드웨어 자원을 할당하는 플랫폼과 공통시스템 서비스를 제공하는 시스템 소프트웨어
- 운영체제의 역할
  - 컴퓨터 시스템 자원들이 적절하게 사용될 수 있는 환경 제공: 사용자 인터페이스, 하드웨어, 소프트웨어, 데이터 등의 적절한 사용
  - 컴퓨터 시스템 자원들을 효율적으로 운영하기 위한 자원할당 및 관리: 프로세스, 기억장치, 파일, 입출력장치 등의 공간, 스케줄 등의 할당과 관리
  - 입출력장치와 사용자 프로그램의 제어: 부적절한 사용 및 오류방지를 위한 제어 및 입출력장치의 통제 등

② 운영체제의 목적과 성능평가 기준

- 시스템 성능 향상
  - 처리능력 향상, 사용 가능도 향상, 신뢰도 향상, 반환 시간 단축 등
  - 처리능력(throughput) : 단위 시간 동안 컴퓨터가 처리할 수 작업량, 생산성
  - 반환시간(turn around time) : 작업 시작부터 처리가 완료될 때까지 걸린 시간
  - 사용 가능도(availability) : 시스템 자원을 필요로 할 때, 빨리 사용할 수 있는가의 정도
  - 신뢰도(reliability) : 주어진 문제를 어느 정도 정확하게 해결하는 정도

• 사용자에게 편리한 환경을 제공

(2) 운영체제의 유형과 발전과정

① 일괄처리 시스템(batch processing system) - 1세대

• 처리할 데이터를 일정량 또는 일정 기간 모았다가 한꺼번에 처리, 급여계산, 연말결산 등
• 반환시간이 길지만, 하나의 작업이 모든 자원 독점하므로 CPU 유휴시간 줄어듦

② 다중 프로그래밍 시스템(multi programming system) - 2세대

• 하나의 CPU와 메모리를 이용해서 여러 개의 프로그램을 동시에 처리
• 짧은 시간에 많은 작업을 수행
• 여러 개의 프로그램을 동시에 수행하여 CPU의 유휴시간 줄임

③ 다중 처리 시스템(multi processing system) - 2세대

• 여러 개의 CPU가 하나의 공용 메모리를 이용해서 여러 개의 프로그램을 동시에 처리
• CPU 한 개가 고장 나더라도 다른 CPU를 이용해 처리 가능. 신뢰성과 안정성 높음
• 여러 CPU 사이의 기억장치 공유 지원. 여러 CPU의 스케줄링을 결정하기 위한 방법. 신뢰성과 병행 계산. 동일 자원을 요구한 CPU들 사이의 경쟁을 제어하는 문제들을 고려해야 함

④ 시분할 시스템(time sharing system)- 2세대

• 다수의 사용자가 한 대의 컴퓨터를 동시에 공유해서 사용할 수 있도록, 작은 시간단위로 분할하여 여러 사용자의 프로그램을 번갈아 가면서 동시에 처리
• 실제는 복수의 사용자들이 하나의 컴퓨터를 공유하지만 각 사용자들은 각각 하나의 컴퓨터를 소유하고 있는 느낌이며, 라운드 로빈(round robin) 방식이라고도 함

⑤ 실시간 시스템(real time system)- 2세대

• 처리 대상 데이터가 발생하는 즉시 처리하여 결과를 산출하는 방식
• 온라인처리(on-line processing) 개념에 은행 온라인 업무, 예약등 시간제한 조건을 지켜야 하는 작업에 사용

⑥ 다중모드 처리(multi mode processing) - 3세대

여러 형태의 운영체제 운용기법을 한 시스템에서 모두 제공하는 방식

⑦ 분산처리 시스템(distributed processing system) - 4세대

독립적인 시스템들을 컴퓨터 네트워크를 이용하여 여러 대의 컴퓨터들에 의해 작업을 나누어 처리하고 그 결과는 통신망을 이용해서 상호 교환

4.2.2 프로세스 관리

(1) 프로세스의 개념

① 프로세스의 정의

- 프로그램은 보통 보조 기억장치(하드디스크, SSD 등)에 저장되어 실행되기를 기다리는 명령어(코드)와 정적인 데이터의 집합이고, 프로그램의 명령어와 정적 데이터가 실행을 위해 필요한 자원이 할당되면 동작하는 동적 개체인 프로세스가 됨, 즉 프로세스란 실행 중인 프로그램을 의미
- 프로세스는 자원을 요구함
- 프로세스의 다양한 정의

  - 운영체제 내에서 실행중인 프로그램
  - 주기억장치에 올라와 실행되고 있는 프로그램의 인스턴스(독립적인 개체)
  - 운영체제로부터 시스템 자원을 할당받는 작업의 단위
  - 현재 실행중이거나 곧 실행 가능한 프로세스 제어블록(Process Control Block, PCB)을 할당 받는 개체
  - 비동기적 행위를 일으키는 주체
  - 프로세서가 할당되는 실체로서 디스패치(dispatch)가 가능한 단위(프로세서: 연산을 수행하고 처리하기 위한 자원으로 보통 CPU를 말함)

- 스레드(thread)

  - 스레드는 프로세스 내에서 실제로 작업을 수행하는 주체
  - 독립적인 스케줄링의 최소단위
  - 모든 프로세스는 한 개 이상의 스레드가 존재하여 작업을 수행. 여러 개의 스레드를 갖는 프로세스를 멀티스레드 프로세스라고 함. 다중처리 가능

② 프로세스의 상태

하나의 프로세스는 생성되어 종료될 때까지 여러 상태를 가짐.

- 생성(new): 프로세스가 생성되는 단계, 프로세스가 생성되었지만 실행 가능한 프로세스 집합에 소속되지 못한 상태(프로그램이 메모리에 적재되지 않은 상태)
- 준비(ready): 프로세스가 CPU에 할당되기를 기다리고 있는 상태. 즉 CPU가 프로세스 자신을 처리해 주기를 기다리는 상태
- 실행(running): 프로세스가 실행 중인 상태, 프로세스가 CPU를 차지하고 있는 상태
- 대기(waiting) 또는 블록(block): 어떤 사건이 발생하기를 기다리고 있는 상태. 프로세스가 CPU를 차지하고 실행되다가 입출력 처리와 같은 사건이 발생하게 되면 CPU를 양도하고 입출력 처리가 완료될 때까지 대기 큐에서 대기하고 있는 상태
- 종료(terminated): 프로세스가 실행 종료된 상태(프로그램이 메모리에서 해제된 상태)

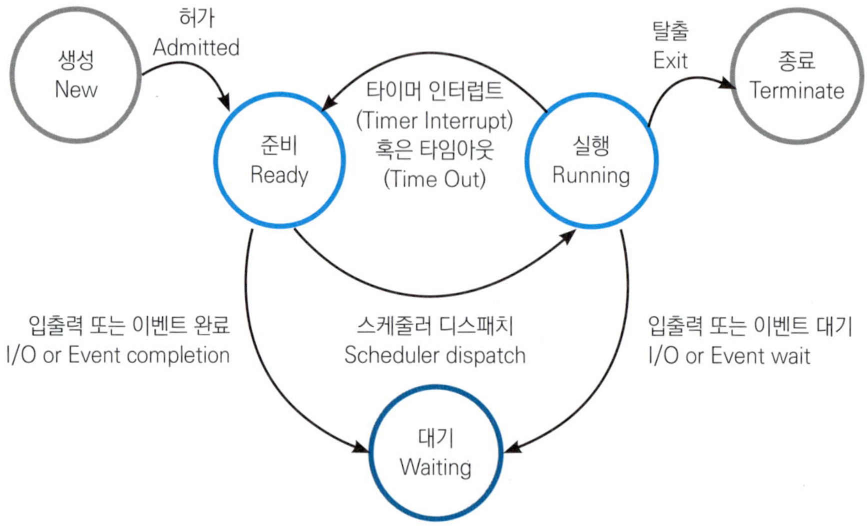

[그림 4-8] **프로세스 상태도**

③ 프로세스 상태전이

- 준비상태 → 실행상태 : 디스패치(dispatch)
  프로세스 스케줄러는 준비상태에 있는 프로세스들 중에서 실행 될 프로세스를 선정하여 CPU를 할당하는데 이를 디스패치라고 함. 우선순위가 가장 높은 프로세스를 선정하여 CPU를 할당함으로써 실행상태로 전환
- 실행상태 → 준비상태 : 할당시간종료 인터럽트(time run out interrupt), 타이머 완료
  CPU의 지정된 할당 시간을 모두 사용한 프로세스는 다른 프로세스를 위해 다시 준비 상태로 돌아감
- 실행상태 → 대기상태 : Block(블록), I/O 요구
  실행 중인 프로세스가 입출력 명령을 만나면 인터럽트가 발생하여 입출력 전용 프로세서에게 CPU를 양도하고 자신은 대기 상태로 전환
- 대기상태 → 준비상태 : Wake up(웨이크업), I/O 종료, 조건만족
  입출력 완료를 기다리다 입출력 완료 신호가 들어오면 대기 중인 프로세스는 준비상태로 전환

④ 프로세스 제어블록(Process Control Block, PCB)

- 운영체제가 프로세스를 제어하기 위해 프로세스의 중요한 정보를 저장해 놓은 곳
- 프로세스가 생성될 때마다 모든 프로세스는 각각 고유한 PCB가 만들어지며 주기억장치에서 유지되다가, 프로세스 수행이 완료되면 해당 PCB도 함께 제거됨. "작업제어블록" 이라고도 함
- 프로세스 상태를 관리하고 문맥교환(context switching)을 위해 필요

• PCB 수록정보

• 프로세스 식별자: 프로세스의 고유번호
• 프로세스 상태: 보류, 실행, 준비, 대기, 정지 등의 상태
• 프로그램 카운터: 프로세스가 다음에 실행할 명령어의 주소
• 레지스터 정보: 누산기, 인덱스레지스터, 스택레지스터 등 범용레지스터와 상태코드 정보
• 스케줄링 정보: CPU 스케줄링 우선순위
• 기억장치 관리정보: 기억장치관리에 필요한 경계 레지스터 또는 페이지 테이블 정보
• 계정정보, 회계정보: CPU 사용시간, 실제 사용된 시간, 계정번호, 작업 또는 레지스터 번호
• 입출력상태정보: 입출력 요구들, 입출력 장치들과 개방된 파일 목록 등

(2) 프로세스 스케줄링

① 스케줄링 개념

• 스케줄링이란 프로세스들이 작업을 수행하기 위해서 프로세스 스케줄러로부터 CPU를 할당받아야 하는데, 운영체제에서 CPU를 언제, 어떤 프로세스에게 배당하는지 결정하는 작업
• 스케줄링의 목적

• CPU 스케줄링의 목적은 모든 프로세스가 공평하게 작업하는 것이지만, 안정성과 효율성을 위해 공평성을 일부 희생하기도 함
• 공평성(공정성): 모든 프로세스가 자원을 공평하게 할당, 특정 프로세스 배제 금지
• 처리량(throughput)과 CPU 이용률 최대화: CPU 낭비시간 줄이고 프로세스 실행하는 시간을 늘려, 단위 시간당 처리량을 증가시킴
• 우선순위(priority): 우선순위를 사용하여 중요한 프로세스가 먼저 처리되도록 함
• 총처리시간, 응답시간, 대기시간 최소화
• 무한 연기 방지: 특정 프로세스의 작업이 무한히 연기되는 상태 회피

② 스케줄링의 방법별 분류

스케줄링 방법에 따라 비선점 스케줄링과 선점 스케줄링으로 분류

• 비선점(non-preemptive) 스케줄링
  - 한 프로세스가 CPU를 할당받으면 다른 프로세스가 CPU를 강제로 빼앗아 사용하지 못하는 방식으로 강제로 문맥 교환(context switching) 불가능하고, 실행 중인 프로세스가 끝날 때 까지 기다림
  - 모든 프로세스들에 대한 요구를 공정하게 처리하고 응답시간 예측이 가능
  - 일괄처리방식에 적합
  - 종류: FCFS(FIFO), SJF, HRN 등
• 선점(preemptive) 스케줄링
  - 한 프로세스가 CPU를 차지하고 있을 때 우선순위가 높은 다른 프로세스가 현재 프로세스를 중지시키고 자신이 CPU를 차지, 강제로 문맥 교환(context switching) 발생
  - 우선순위가 높은 프로세스들을 빠르게 처리할 수 있음

- 실시간처리, 주로 빠른 응답시간을 요구하는 시분할 시스템
- 선점으로 인한 많은 오버헤드 발생(오버헤드: 어떤 처리를 하기 위해 추가로 소요되는 자원)
- 종류: RR, SRT, 다단계 큐, 다단계 피드백 큐 등

③ 스케줄링 알고리즘

• 준비 큐에 먼저 도착한 프로세스 우선: FCFS vs RR
- FCFS(First-Come First-Served) = FIFO(First-In First-Out) 스케줄링 : 비선점 방식
  ▸ 준비 큐에 도착한 순서대로 CPU를 할당받아, 일단 프로세스가 CPU를 차지하면 완료될 때까지 수행
- RR(Round Robin) 라운드로빈 스케줄링 : 선점 방식
  ▸ FCFS(FIFO)를 선점방식으로 변형한 기법
  ▸ 시분할 시스템(time sharing system)을 위해 만들어진 방식
  ▸ FCFS처럼 준비 큐에 먼저 도착한 프로세스가 먼저 할당을 받지만 각 프로세스는 같은 크기의 CPU 시간을 할당

• 실행 시간이 짧은 프로세스 우선: SJF, HRN 그리고 SRT
- SJF(Shortest Job First) 스케줄링 : 비선점 방식
  ▸ 준비 큐 내의 작업 중 실행시간이 가장 짧은 프로세스에 먼저 CPU를 할당
  ▸ 평균 대기시간이 가장 작음
  ▸ 짧은 작업에 유리하고 실행 시간이 긴 작업은 매우 불리함
- HRN(Highest Response Ratio Next) 스케줄링 : 비선점 방식
  ▸ SJF의 단점을 보완한 비선점 방식
  ▸ 긴 작업과 짧은 작업간의 지나친 불평등을 어느 정도 보완
  ▸ 우선순위 = (대기시간 + 서비스(실행)시간) / 서비스(실행)시간
  ▸ 우선순위 계산 값이 비싼 프로세스 우선 할당, 대기시간이 길고, 실행시간이 짧을수록 우선순위가 높음
- SRT(Short Remaining Time) 스케줄링 : 선점 방식
  ▸ SJF를 선점방식으로 변형한 기법
  ▸ 현재 실행 중인 프로세스의 남은 처리시간과 준비 큐내의 프로세스 실행시간을 비교해서 가장 짧은 실행 시간을 요구하는 프로세스에 CPU를 할당
  ▸ 시분할 시스템에 유용하며, 각각의 작업들에 대한 실행시간을 추적해서 보관해야 함
  ▸ 선점으로 인한 오버헤드 증가
  ▸ 이론적으로는 대기시간이 최소이지만, 긴 작업은 SJF보다 대기시간이 깊

• 기타 비선점 스케줄링과 선점 스케줄링
- 기한부(deadline) 스케줄링: 비선점 방식
  프로세스에 일정한 시간주고 그 시간 안에 완료하도록 하는 방식
- 우선순위(priority): 비선점 방식
  준비상태 큐에서 기다리는 각 프로세스마다 우선순위 부여

- 선점 우선순위: 선점 방식
  준비상태 큐에서 기다리는 프로세스 중에서 우선순위가 가장 높은 프로세스에 먼저 CPU 할당
- 다단계 큐(Multi-level Queue, MLQ) 스케줄링 : 선점 방식
  작업들을 여러 종류의 그룹으로 나누어 여러 개의 큐를 이용하는 기법으로 그룹화된 작업들은 각각의 준비 큐에 넣어두고 각 큐의 독자적인 스케줄링에 따라서 CPU를 할당. 다른 준비 큐로 이동할 수 없음
- 다단계 피드백 큐(multi-level feedback queue) 스케줄링: 선점방식
  특정 그룹의 준비 큐에 들어간 프로세스가 다른 준비 큐로 이동할 수 없는 다단계 큐를 보완하여 준비 큐 사이를 이동할 수 있도록 보완

(3) 병행 프로세스

① 병행 프로세스(concurrent process) 개요

- 두 개 이상의 프로세스들이 동시에 존재하며 실행되고 있는 상태
- 실제로는 프로세서 하나는 한 번에 프로세스 하나만 실행 할 수 있으나, 운영체제가 처리시간을 효과적으로 나누고 빠르게 전환시켜, 마치 프로세스 여러 개를 동시에 실행하는 것처럼 보이게 하는 것임
- 다중처리시스템, 분산처리시스템의 주요 요소
- 병행 프로세스의 해결과제

  - 공유 자원의 배타적 사용문제
  - 프로세스 간에 협력 또는 동기화(synchronization) 문제
  - 두 프로세스 사이 데이터 교환을 위한 통신(communication) 문제
  - 실행순서와 관계없이 항상 같은 결과를 얻어야하는 결정성(determinacy) 확보
  - 교착상태(deadlock) 문제

② 임계영역 문제

- 임계영역(critical section)
  - 두 프로세스가 동시에 사용할 수 없는 공유 자원을 임계자원(critical resource)이라하고, 임계자원에 접근하고 실행하는 프로그램 코드 부분을 임계영역이라고 함
  - 임계영역은 공유 메모리가 참조하는 프로그램의 부분을 말하므로, 어떤 프로세스가 공유 데이터를 엑세스할 때 그 프로세스는 임계영역에 있다고 말함
- 임계영역 문제(critical section problem)
  - 공유 자원에 동시에 접근하게 되면 데이터의 무결성이 손상될 수 있음
  - 생산자-소비자 문제라고도 하는데, 생산자와 소비자 역할을 하는 프로세스 2개가 동시에 공유자원에 접근하여 기대했던 값과는 다른 결과를 초래하게 되는 문제, 이러한 상황을 경쟁조건이라고도 함
  - 경쟁조건을 피하기 위해서는 한 번에 하나의 프로세스만 임계영역을 실행할 수 있도록 해야 함

• 임계영역 문제를 해결하기 위한 요구조건
- 상호배제(mutual exclusion) 조건 : 어떤 프로세스가 임계영역에서 실행 중이면, 다른 프로세스는 임계영역에서 실행되지 않도록 함. 즉, 두 개 이상의 프로세스들이 동시에 임계영역에 있어서도 안 됨
- 진행(progress) 조건 : 임계영역에서 실행되고 있는 프로세스가 없는 경우, 임계영역을 실행하고자 하는 프로세스는 반드시 실행할 수 있어야 함. 즉, 임계영역 바깥에 있는 프로세스가 다른 프로세스의 임계영역 진입을 막아서는 안 됨
- 한계대기(bounded waiting) 조건 : 임계영역을 요청한 프로세스는 어떤 것도 무한정 대기하면 안 된다. 제한된 대기시간을 가져야 함

③ 상호배제

• 어떤 프로세스가 공유자원을 사용하고 있을 경우, 다른 프로세스가 해당 공유 자원을 사용하지 못하게 배제시키는 제어기법
• 여러 프로세스가 동시에 공유 자원을 사용할 때 각 프로세스가 번갈아가며 공유 자원을 사용하도록 하는 것으로, 임계 구역을 유지하는 기법

④ 세마포어(semaphore)

• 상호배제를 해결하기 위한 동기화 도구로서, 세마포어는 신호기, 깃발을 뜻하며, 각 프로세스에 제어신호를 전달하여 순서대로 작업을 수행
• 다익스트라 & 데커의 알고리즘(Dijkstra algorithm & Dekker's algorithm)을 n개의 프로세스로 확장하여 상호배제 문제를 소프트웨어로 해결

⑤ 모니터(monitor)

동기화를 구현하기 위한 특수 프로그램 기법으로, 모니터에는 항상 하나의 프로세스만 진입하여 자원을 사용할 수 있도록 상호배제를 자동으로 보장

(4) 교착상태

① 교착상태(deadlock)의 정의

• 컴퓨터 시스템의 다중프로그래밍 환경에서는 여러 프로세스들이 한정된 자원을 사용하기 위해 경쟁하고 있으며, 한 프로세스가 자원을 요청했을 때 해당 자원이 사용 불가능한 상태라면 교착상태가 발생, 두 개 이상의 작업이 서로 상대방의 작업이 끝나기만을 기다리고 있기 때문에 결과적으로 아무것도 완료되지 못하는 상태
• 상호배제에 의해 나타나는 문제점으로, 둘 이상의 프로세스들이 자원을 할당받아 점유한 상태에서, 서로 다른 프로세스가 점유하고 있는 자원을 요구하며 무한정 기다리는 현상

② 교착상태 발생 필요조건

상호배제, 점유와 대기, 비선점, 환형대기 조건 모두를 만족해야 교착상태가 발생함. 모든 필요조건이 충족되지 않으면 교착상태는 발생하지 않음

- 상호배제(mutual exclusion)
  한 번에 한 개의 프로세스만이 공유자원을 사용할 수 있어야 함
- 점유와 대기(block and wait)
  최소한 하나의 자원을 점유하고 있으면서도 다른 프로세스에 할당되어 사용되고 있는 자원을 추가로 점유하기 위해 대기하는 프로세스가 있어야 함
- 비선점(non-preemption)
  다른 프로세스에 할당된 자원은 사용이 끝날 때까지 강제로 빼앗을 수 없어야 함
- 환형대기(circular wait)
  공유자원과 공유자원을 사용하기 위해 대기하는 프로세스들이 원형으로 구성되어 있어 자신에게 할당된 자원을 점유하면서 앞이나 뒤에 있는 프로세스의 자원을 요구해야 함

③ 교착상태 예방(deadlock prevention)

- 교착상태가 발생하지 않도록 사전에 시스템을 제어하는 방법
- 자원의 비효율성 발생
- 교착상태 발생 필요조건 중에서 어느 하나를 제거함으로써 수행됨.
- 상호배제 부정, 점유 및 대기 부정, 비선점 부정, 환형대기 부정

④ 교착상태 회피(deadlock avoidance)

- 교착상태 발생 가능성을 인정하고 교착상태가 발생하려고 할 때, 이를 적절히 피해가는 방법으로 예방보다는 좀 더 덜 엄격한 조건을 요구함
- 시스템이 특정 순서대로 자원을 할당할 수 있고, 모든 작업이 완료될 수 있는 안전(safe)상태와 교착상태가 발생할 수 있는 불안전(unsafe)상태로 구분하여, 안전상태일 때 자원을 할당함
- 주로 은행원 알고리즘(Banker's algorithm) 사용: 다익스트라가 제안한 회피기법으로 은행에서 모든 고객의 요구가 충족되도록 현금을 할당하는데서 유래. 프로세스가 자원을 요청할 때, 사원을 할당시키면 안정상태일 것인지 미리 검사하여 교착상태를 회피하는 방법

⑤ 교착상태 발견(deadlock detection)

- 교착상태가 발생했는지 여부를 감시/발견하는 알고리즘을 이용해서 교착상태에 있는 프로세스와 자원을 발견하고 교착상태를 제거하는 방법
- 교착상태 발견 알고리즘, 자원할당 그래프

⑥ 교착상태 회복(recovery from deadlock)

- 교착상태를 일으킨 프로세스를 종료하거나 교착상태의 프로세스에 할당된 자원을 선점하여 프로세스나 자원을 회복하는 것
- 프로세스 종료: 교착상태에 있는 모든 프로세스를 종료하는 방법과 하나씩 종료시키면서 해결하는 방법이 있음
- 자원선점: 교착상태에 있는 프로세스가 점유하고 있는 자원을 선점하여 다른 프로세스에게 할당해서, 해당 프로세스를 일시 정지시키는 방법

4.2.3 기억장치 관리

(1) 주기억장치 관리

① 기억장치 관리 전략

기억장치 관리전략은 보조기억장치의 프로그램이나 데이터를 주기억장치에 언제, 어느 위치에 옮길 것인가 등을 결정하여 한정된 주기억장치의 공간을 효율적으로 사용하기 위한 것으로 반입, 배치, 교체전략이 있음

※ 적재(로드, load): 프로그램이나 데이터를 주기억장치에 옮겨 놓는 것

- 반입(fetch) 전략
  - 보조기억장치에 있는 프로그램이나 데이터를 언제 옮길 것인가를 결정(적재시기 지정)
  - 요구반입 : 실행 중인 프로그램이 특정 프로그램이나 데이터의 참조를 요구할 때 주기억장치로 가져오는 방식
  - 예상반입 : 실행 중인 프로그램의 요구가 없어도 앞으로 참조할 것이라 예상되는 내용을 주기억장치로 미리 가져오는 방식
- 배치(placement) 전략
  - 프로그램이나 데이터를 주기억장치의 어디에 위치시킬 것인가를 결정(적재위치 지정)
  - 최초적합(first-fit): 주기억장치의 사용할 수 있는 공간 중에 첫 번째 기억공간을 할당
  - 최적적합(best-fit) : 주기억장치의 사용할 수 있는 공간 중에 가장 작은 공간에 할당
  - 최악적합(worst-fit) : 주기억장치의 사용할 수 있는 공간 중에 가장 큰 공간에 할당
  - 공간효율성은 최적적합, 시간 효율성은 최초적합이 우수하고, 최악적합은 잘 사용되지 않음
- 교체(replacement) 전략

  주기억장치의 모든 영역이 이미 사용 중인 상태에서 새로운 프로그램이나 데이터를 주기억장치에 배치하려고 할 때, 이미 사용되고 있는 영역 중에서 어느 영역을 제거할 것인가를 결정(교체를 위한 제거영역 지정)

② 주기억장치 할당기법

- 주기억장치에서는 프로그램이나 데이터를 주기억장치에서 인접한 영역에 연속으로 할당하는 연속할당 방식을 주로 사용하며 단일분할 할당방식과 다중분할 할당방식으로 나눔
- 연속할당 방식에 대비되는 것은, 가상기억장치에서 사용하는 분산할당 방식으로, 프로그램이나 데이터를 특정한 블록(조각)으로 나누어 분산하여 할당하는 페이징과 세그먼테이션 방식이 있음

① 단일분할 할당: 주기억장치를 운영체제 영역과 사용자 영역으로 나누어 사용자 영역 전체를 한 번에 한 명의 사용자만 사용

- 오버레이(overlay): 주기억장치보다 큰 사용자 프로그램 실행. 보조기억장치에 저장된 하나의 프로그램을 여러 조각으로 나누어, 필요한 조각을 차례로 주기억장치에 할당
- 스와핑(swapping): 하나의 프로그램을 전체를 주기억장치에 할당하여 사용하다, 필요에 따라 다른 프로그램과 교체하는 것으로 가상기억장치의 페이징기법으로 발전

② 다중분할 할당
- 고정분할 할당(=정적 할당): 운영체제가 주기억장치의 사용자 영역을 미리 몇 개의 고정된 크기와 개수로 나누고, 프로그램을 동시에 각 영역에 할당
- 가변분할 할당(=동적 할당): 고정분할 할당의 단편화를 줄이기 위해, 프로그램을 주기억장치에 적재하면서 필요한 만큼의 크기로 주기억장치 영역을 나누어 할당

③ 단편화(fragmentation)

- 단편화란 분할된 주기억장치에 프로그램을 할당하고 반납하는 과정을 반복하면서 사용되지 않고 남는 기억장치의 빈 공간 조각을 의미하며, 내부 단편화와 외부 단편화가 있음
- 내부 단편화: 분할된 영역이 할당될 프로그램의 크기보다 크기 때문에 프로그램이 할당된 후 사용되지 않고 남아 있는 빈 공간
- 외부 단편화: 분할된 영역이 할당될 프로그램의 크기보다 작기 때문에 프로그램이 할당될 수 없어 사용되지 않고 빈 공간으로 남아 있는 분할된 전체 영역
- 단편화 해결

  - 통합(coalescing): 주기억장치 내에 인접해 있는 단편화된 공간을 하나의 공간으로 통합
  - 압축(compaction): 주기억장치 내에 분산되어 있는 단편화된 공간을 하나의 공간으로 압축, 즉 빈 공간을 주기억장치 한쪽 끝으로 옮겨서 큰 기억공간으로 만듦

(2) 가상기억장치 관리

① 가상기억장치(virtual memory)

- 보조기억장치의 일부분을 주기억장치처럼 사용하는 것으로 기억장치 용량확대기법
- 주기억장치에서 이용 가능한 공간보다 더 큰 저장 공간을 보조기억 장치에 생성하여 마치 주기억장치의 연속된 공간처럼 사용하는 기억장치
- 가상기억장치의 주소를 실제 기억장치의 주소로 변환하는 작업인 매핑(mapping)이 필요

② 가상기억장치 할당 기법

가상기억장치에 있는 프로그램과 데이터를 작은 블록으로 나누는 데, 블록의 종류에 따라 페이징 기법과 세그먼테이션 기법으로 나눔

- 페이징(paging)
  - 가상기억장치의 프로그램을 동일한 크기로 나눈 단위를 페이지라고 하며, 이를 블록으로 사용하는 기법
  - 페이지 크기로 일정하게 나누어진 주기억장치의 분할된 블록을 페이지 프레임이라고 함
  - 동일한 크기로 나누므로 외부 단편화는 발생하지 않으나 내부 단편화는 발생할 수 있음
  - 주소 변환을 위해서 페이지의 위치정보를 가지고 있는 페이지 맵 테이블이 필요

  ※ 페이지부재, 페이지폴트(page fault): 프로그램 실행 시 참조한 페이지가 주기억장치에 없는 현상으로, 페이지부재가 발생하면 사용가능한 페이지 맵 테이블을 검색해서 페이지를 주기억장치로 가져오고, 페이지 맵 테이블을 갱신하게 됨

※ 매핑(mapping, 사상): 가상기억장치에서 주기억장치로 페이지를 옮겨 넣을 때 주소를 조정하는 것. 주기억장치에 페이지 번호와 주소를 만들어 테이블을 저장해 놓은 직접매핑, 내용으로 데이터를 찾아 넣는 연관매핑, 양쪽의 장점을 취한 직접연관매핑이 있음

• 세그먼테이션(segmentation)
- 가상기억장치의 프로그램을 배열이나 함수등과 같은 논리적인 방법으로 분할 한 가변적인 크기 단위를 세그먼트라 하며, 각 세그먼트는 고유 이름과 크기를 갖고 있음. 이 세그먼트를 블록으로 사용하는 기법
- 기억공간을 최대한 절약하기 위해 사용
- 다른 세그먼트에 할당된 영역을 침범할 수 없으며, 이를 위해 기억장치 보호키가 필요
- 주소 변환을 위해서 세그먼트가 존재하는 위치 정보를 가지고 있는 세그먼트 맵 테이블이 필요
- 내부 단편화는 발생하지 않으나 외부 단편화는 발생할 수 있음

③ 페이지 교체 알고리즘

- 가상기억장치의 페이지를 주기억장치에 적재해야 하는 데, 주기억장치의 모든 페이지 프레임이 사용 중이면 어떤 프레임을 선택하여 교체할 것인지 결정
- 페이지 부재율을 최소로 하는 알고리즘의 선택

• OPT(최적교체, Optimal Replacement)
- 앞으로 가장 오랫동안 사용하지 않을 페이지 교체

• FIFO(선입선출, First In First Out)
- 주기억장치에 가장 먼저 들어온 페이지를 교체(각 페이지가 주기억장치에 적재될 때마다 그 시간을 기억하여, 가장 오래 있었던 페이지 교체)
- 중요한 페이지가 교체 될 수 있음

• SCR(2차 기회 페이지 교체, Second Chance Replacement)
- FIFO의 단점을 보완한 것으로 가장 오래 주기억장치에 있었던 페이지 중에 자주 사용되는 페이지 교체를 방지
- 페이지의 참조비트가 '0'이면 교체하고 참조비트가 '1'이면 '0'으로 바꾼 다음 큐로 피드백 시켜 두 번째 기회를 부여한 후 다음 페이지를 조사

• LRU(Least Recently Used)
- 각 페이지마다 카운터나 스택을 두어 가장 오래전에 사용했던 페이지, 즉 현 시점에서 가장 오랫동안 사용하지 않은 페이지를 교체
- 최근 상황이 가까운 미래에 대한 좋은 척도라는 경험적인 구역성에 의존
- 카운터, 스택 같은 별도의 하드웨어가 필요하며, 시간적 오버헤드 발생

• LFU(Least Frequently Used)
- 사용빈도가 가장 낮은 페이지를 교체
- 구역성(locality) 문제 발생하고 바로 불러온 페이지가 교체될 수 있음

• NUR(Not Used Recently)
- LRU와 비슷한 방법, 최근에 사용되지 않은 페이지를 교체

- 페이지가 호출 여부에 대한 참조비트와 페이지 내용 변경 여부를 표시하는 변형비트, 2개의 비트를 이용해서 최근 사용여부를 판단
- CPU에 의해 참조되고 있는 페이지의 참조비트를 '0'으로 설정한 순간에 선택할 수 있으므로 현재 실행중인 페이지도 교체할 수 있음

④ 스래싱(thrashing)

- 스래싱의 개념과 원인
  - 스래싱은 너무 자주 페이지 교체가 일어나는 현상으로, 계속 페이지 부재가 발생하여 프로세스 처리시간보다 페이지 교체 시간이 더 많아지게 되어 시스템의 심각한 성능 저하를 초래
  - 프로세스가 원활하게 수행되기 위해서는 일정수준 이상의 페이지 프레임을 할당받아야 하는데, 집중적으로 참조해야 하는 페이지들을 적재하지 못하면 페이지 부재가 빈번하게 발생하며, 이 경우 실행중인 프로세스는 계속해서 페이지 교체를 수행해야 하므로 스래싱이 발생
- 스래싱 예방을 위한 지역성 활용 - 워킹 셋(working set)
  - 워킹 셋이란 구역성을 기반으로 프로세스가 일정시간 동안 자주 참조하는 페이지들을 미리 저장해 놓은 집합
  - 자주 참조하는 워킹 셋을 주기억장치에 상주시켜서 페이지 부재 및 페이지 교체 현상을 줄일 수 있음
- 구역성(locality)
  - 어떤 프로세스가 실행되는 동안 주기억장치 내의 모든 정보를 균일하게 참조하는 것이 아니라, 일부 페이지만 집중적으로 참조함을 의미
  - 일부 페이지를 일정시간 동안 집중적으로 접근하는 시간 구역성, 특정 위치의 페이지만 집중적으로 액세스하는 공간 구역성으로 나눔
- 스래싱 예방 직접 액세스 방식 - PFF(페이지 부재 빈도, Page Fault Frequency)
  - PFF방식은 페이지 부재가 발생하는 비율을 측정하여 페이지 프레임의 수를 늘리거나 줄여서 페이지 부재율을 적정수준으로 유지하는 프레임 할당방식
  - 페이지 부재율의 상/하한으로 페이지 부재율을 예측하고 조절
  - 현재 페이지 부재와 바로 전 페이지 부재 사이 시간 관찰하여 최소시간보다 크면 그 사이 호출되지 않았던 페이지 모두 제거

(3) 디스크 관리

① 디스크 스케줄링 개요

- 운영체제가 데이터가 보조기억장치인 디스크에 저장되어 있을 때 데이터를 사용하기 위하여 접근하는 디스크 헤드의 움직임을 결정하는 기법
- 처리량을 최대화하고 응답시간은 최소화, 응답시간 편차의 최소화 등을 목적으로 함

② 디스크 스케줄링 기법

- FCFS(선입선처리, First Come First Service)
  - 디스크 큐에 도착한 순서대로 처리하는 가장 간단한 기법

- 대기하고 있는 각 요청들의 트랙 위치에 대한 고려가 전혀 없기 때문에, 탐색시간이 많이 걸리게 되는 문제점 발생

• SSTF(최소탐색우선, Shortest Seek Time First)
- 현재 위치한 헤드의 위치에서 가장 가까운 트랙의 요청을 우선 처리, 즉 탐색 거리가 가장 짧은 요청을 먼저 처리하는 방법
- 처리량이 큰 목표인 일괄처리 시스템에 유용하나 응답시간의 편차가 크므로 대화형 시스템에는 부적합
- 탐색 시간의 극소화, 극단적일 경우 기아(starvation) 상태 발생 가능

※ 기아상태: 프로세스가 필요한 자원을 영원히 할당 받지 못해 계속 기다리고 있는 상태

• SCAN
- 엘리베이터 알고리즘이라고 하며, SSTF가 갖는 응답시간의 편차와 차별을 극복하기 위한 방법으로 헤드가 단순하게 안쪽과 바깥쪽을 왕복하면서 요청된 블록을 처리
- 양 끝단의 대기시간이 상대적으로 길다.

• C-SCAN(circular)
- SCAN과 달리 헤드의 이동이 항상 어느 한쪽 방향으로 움직일 때에만 요청을 서비스하여 가장 안쪽과 가장 바깥쪽 실린더에 대한 차별을 해결
- 디스크 트랙의 한쪽 끝을 다른 한쪽 끝과 연결해 놓은 것처럼 생각하고 헤드를 환형(circular)으로 접근시킴

• LOOK 과 C-LOOK

SCAN, C-SCAN은 디스크 끝까지 이동하는데, LOOK, C-LOOK은 마지막 요청까지만 이동하는 방식으로 불필요한 이동을 방지하지만, 진행여부를 결정하기 위해 요청 블록을 검사해야 하는 오버헤드가 있음

• N-Step SCAN
- 단계별 서비스, 어느 한 방향으로 진행할 경우, 대기 중인 요청만 처리
- 진행 중에 나타나는 새로운 요청은 대기 큐에 저장하고, 다음단계(반대 방향으로 진행할 때)에서 처리

• Eschenbach scheme(에센바흐 기법)
- 탐색시간과 회전 지연시간 최적화를 목적으로 헤드는 C-SCAN과 유사하며, 모든 실린더는 그 실린더에 요청이 있든 없든 전체 트랙이 한 바퀴 회전할 동안 서비스를 받음
- 부하가 매우 큰 항공예약 시스템을 위해 개발됨

• SLTF(Shortest Latency Time First)

회전지연시간의 최적화를 위해, 대기 큐에 있는 요청들을 섹터 위치에 따라 재정렬하고, 가장 가까운 섹터를 먼저 서비스으로 섹터큐잉(sector queuing)이라고 부름

4.2.4 파일과 파일시스템

(1) 파일시스템

① 파일시스템의 개념

운영체제는 저장장치들의 물리적 특성을 추상화하여 논리적 저장단위인 "파일"을 정의. 파일 시스템은 파일의 저장, 액세스, 공유, 보호 등 보조기억장치에서의 파일을 총괄하는 파일 관리 기술

② 파일 시스템의 기능

- 사용자가 파일을 생성, 수정, 제거할 수 있도록 함
- 적절한 제어방식을 통해 다른 사람의 파일을 공동으로 사용할 수 있도록 함
- 사용자가 이용하기 편리하도록 사용자에게 익숙한 인터페이스를 제공해야 함
- 정보의 암호화와 해독에 대한 기능을 제공함
- 불의의 사태에 대비한 예비(backup)와 복구(recovery) 능력을 갖추어야 함
- 파일의 무결성과 보안을 유지할 수 있는 방안을 제공함

③ 파일 디스크립터(file descriptor)

- 파일을 관리하기 위한 시스템(운영체제)이 필요한 파일에 대한 정보를 갖는 제어 블록을 의미하며, 파일 제어 블록(File Control Block, FCB)이라고도 함
- 파일 디스크립터는 파일 시스템이 관리하므로 사용자가 직접 참조할 수 없음
- 정보: 생성 날짜 및 시간, 위치, 액세스 횟수 , 이름, 구조, 크기, 접근제어, 수정시간

(2) 파일의 구조(접근방식)

- 파일의 구조는 파일을 구성하는 레코드들이 보조기억장치에 편성되는 방식을 의미하는 것으로, 편성방법에 따라 순차파일, 색인순차파일, 랜덤파일, 분할파일 등이 있음
- 파일 편성방법에 따라 파일 접근방법을 분류할 수 있으므로 파일 접근방법이라고도 함

① 순차파일(sequential file), 순차접근(sequential access)

- 레코드를 논리적인 처리 순서에 따라 연속된 물리적 저장 공간에 기록하는 것
- 가장 보편적이고 일반적으로 많이 사용하는 방식으로 파일 구성이 쉬움
- 부가적인 정보를 보관하지 않으므로 기억장치 효율이 높고, 일괄처리 방식에 적합함
- 파일에 새로운 데이터를 추가 또는 삭제하는 경우 많은 시간이 소요됨
- 특정 레코드를 검색하는데 효율이 낮음

② 직접파일(direct file), 직접접근(direct access)

- 해싱 등의 매핑함수를 사용해서 레코드 키에 의한 주소계산을 통해 임의의 물리적 저장 공간에 직접 기록하는 것
- 특정 레코드의 검색이 가장 빠름
- 레코드의 주소변환 과정이 필요하며, 이 때문에 시간이 소요됨
- 기억공간의 낭비가 심함
- 연속적으로 전체적인 검색이 불가능함

③ 색인순차파일(indexed sequential file)

- 순차파일과 직접파일의 방식을 결합하여 보다 융통성 있는 데이터 접근을 제공하는 파일편성방법
- 파일은 인덱스 부분과 데이터 부분으로 구성
- 데이터 부분을 차례대로 순차접근 가능하고, 인덱스를 통해 직접접근도 가능
- 파일 중간에 레코드의 삽입과 삭제가 쉬움

(3) 디렉터리

① 저장장치의 분할 구성단위와 디렉터리

범용 컴퓨터 시스템은 다수의 저장장치를 가지고, 그 장치들은 파일을 저장할 수 있는 볼륨(파티션)으로 분할됨. 각 볼륨에는 파일시스템이 없을 수도 있으며, 다양한 종류의 파일시스템을 가질 수 있음

- 파티션(partition)
  - 저장 장치 내부에서 데이터를 저장하기 위해 논리적인 단위를 매기는데 이때 연속된 저장 공간으로 나누는 것을 partitioning, 그 연속된 공간을 partition이라고 함
  - 하나의 디스크는 연속 공간이므로 파티션을 이용하여 여러 공간으로 나누어 사용하며, 2개의 디스크를 사용하는 경우에는 파티션을 통해 나눌 수 없음
- 볼륨(volume)
  - 연속된 공간일 때 만 가능한 파티션과 달리 연속되지 않아도 되는 섹터들의 집합을 볼륨이라고 한다. 파티션도 볼륨에 포함됨
  - 파일 시스템을 포함하고 있는 임의의 개체
  - 각각의 볼륨은 논리적인 가상 디스크로 취급될 수 있음
  - 하나 이상의 운영체제를 저장하고 부팅, 실행시킬 수 있음
- 디렉터리(directory)
  - 파일 시스템 내부에 있는 것으로, 효율적인 파일 사용을 위해 디스크에 존재하는 파일에 대한 여러 정보를 가지고 있는 특수한 형태의 파일
  - 해당 볼륨에 있는 각 파일의 위치, 크기, 할당 방식, 형태, 소유자, 계정 정보 등의 정보를 가지고 있음

② 디렉터리 구조

- 1단계(단일) 구조
  - 가장 간단한 구조로 모든 파일이 다 같이 한 개의 디렉터리 밑에 있음
  - 모든 파일이 유일한 이름을 가져야 함
  - 파일이 많아지면 파일에 이름에 대한 문제가 발생하며 다수의 사용자에게 제약이 큼
- 2단계 구조
  - 마스터 파일 디렉터리(MFD) 밑에 유저 파일 디렉터리(UFD)가 있음
  - 각 사용자에게 서로 다른 디렉터리를 구성하여, 본인만의 UFD만 접근 가능함
  - 서로 다른 디렉터리에서는 동일한 이름을 사용할 수 있으나, 다른 사용자 디렉터리에 접근 할 수 없음

- 트리 구조(tree-structure)
  - Windows 등에서 사용하는 일반적인 디렉터리, 2단계 구조 디렉터리를 확장해서 다단계 트리 구조로 만듦
  - 한 개의 루트 디렉터리 밑에 여러 개의 종속(서브) 디렉터리로 확장
  - 디렉터리의 생성과 파괴가 비교적 용이함
- 비순환 그래프 구조(acyclic-graph)
  - 트리 구조 디렉터리를 일반화한 것.
  - 하위 파일이나 하위 디렉터리를 공유할 수 있는 것으로, 순환이 허용되지 않음
  - 디스크 공간을 절약할 수 있고, 하나의 파일이나 디렉터리가 여러 개의 경로, 이름을 가질 수 있음

  ※ 순환(사이클, cycle): 그래프 구조에서 경로의 시작점과 종료점이 동일한 경우

(4) 자원 보호 기법

컴퓨터 시스템에서 사용자, 프로세스 등과 같은 주체가 프로세스, 기억장치, 파일 등과 같은 시스템 자원(객체)에 대하여 불법적인 접근방지와 자원의 물리적인 손상을 예방하는 기법

① 접근 제어 행렬(access control matrix)

접근 제어 행렬은 자원 보호의 일반적인 모델로, 객체에 대한 접근 권한을 행렬로써 표시한 기법. 행(row)은 영역(사용자, 프로세스), 열(column)은 객체, 각 항은 접근 권한의 집합으로 구성

② 전역 테이블(global table)

- 전역 테이블은 가장 단순한 구현 방법으로, 세 개의 순서쌍인 영역, 객체, 접근 권한의 집합을 목록 형태로 구성한 기법
- 테이블이 매우 커서 주기억장치에 저장할 수 없으므로 가상기억장치 기법을 사용해야 하며, 주기억장치에 저장될 경우 공간을 낭비하게 됨

③ 접근 제어 리스트(access control list)

- 접근 제어 리스트는 접근 제어 행렬에 있는 각 열, 즉 객체를 중심으로 접근 리스트를 구성한 것
- 각 객체에 대한 리스트는 영역, 접근권한의 순서쌍으로 구성
- 접근 권한이 없는 영역은 제외함

④ 권한(자격) 리스트(capability list)

- 권한(자격) 리스트는 접근 제어 행렬에 있는 각 행, 즉 영역을 중심으로 권한 리스트를 구성한 것
- 각 영역에 대한 권한 리스트는 객체와 그 객체에 허용된 조작 리스트로 구성

⑤ 록-키(lock-key)

- 접근 제어 리스트와 권한 리스트를 절충한 기법
- 객체는 lock, 영역은 key라는 값을 가지고, 영역과 객체가 일치하는 경우에만 접근

⑥ 파일 보호 기법

파일에 대한 권한 없는 주체들의 접근과 손상, 파괴 방지

- 파일의 명명: 접근하고자 하는 파일 이름을 모르는 사용자를 접근 대상에서 제외
- 비밀번호: 각 파일에 판독 암호와 기록 암호를 부여하여 암호를 아는 사용자만 접근
- 접근 제어: 사용자에 따라 공유 데이터에 접근할 수 있는 권한을 제한하는 방법

4.2.5 분산처리시스템

(1) 다중처리기시스템

① 다중 처리기(multi-processor)의 개념

- 하나의 시스템에 공통된 하나의 기억장소를 가지고 여러 개의 처리기(프로세서)를 두어 여러 개의 작업을 동시에 처리
- 각 프로세서는 자체 계산 능력을 가지며, 프로세서나 주변장치 등을 공동으로 사용함
- 여러 작업을 동시에 처리하여 실행 시간이 감소되고 전체 효율을 향상시킬 수 있음

② 다중 처리기의 장점

신속한 처리 능력, 고장 허용(fault tolerant) : 부분적인 고장의 경우에도 프로그램이나 부분적인 시스템의 동작이 허용, 융통성, 모듈 단위의 확장

③ 명령어와 데이터와의 관계에 따른 분류(플린: Flynn 분류)

- SISD(단일명령-단일자료, Single Instruction stream Single Data stream)
  - 한 프로세서가 하나의 명령어에 의해 한 개의 데이터만 처리하는 것
  - 현재 보통 컴퓨터의 구조인 폰 노이만(von Neumannn) 구조, 기존의 직렬처리 시스템
  - 파이프라인 구조를 사용하여 수행되는 과정을 오버랩하여 시간적인 병렬처리 가능
- SIMD(Single Instruction stream Multi Data stream)
  - 하나의 명령어로 동시에 여러 데이터를 처리
  - 다수의 처리기가 한 개 제어장치에 의해 제어, 모든 처리기는 한 개의 제어장치로부터 같은 명령을 받지만 처리기는 각각 다른 데이터 사용, 배열 처리기에 의한 동기적 병렬처리 가능
- MISD(Multi Instruction stream Single Data stream)
  - 다수의 처리기에 의해 각각의 명령들이 하나의 데이터를 처리
  - 실제로는 사용하지 않는 구조, 파이프라인에 의한 비동기적 병렬처리 가능
- MIMD(Multi Instruction stream Multi Data stream)
  - 다수의 처리기가 각각 다른 명령 흐름과 데이터 흐름을 가지고 데이터를 처리
  - 진정한 의미의 병렬처리 구조
  - 처리기들 사이의 상호작용 정도에 따라 강결합 시스템과 약결합 시스템으로 구분
  - ‣ 강결합(tightly coupled) 시스템: 다중(병렬) 처리기
    - 여러 개의 프로세서가 하나의 운영체제 아래에 하나의 공유 기억장치를 이용하여 처리
    - 프로세스 간의 통신은 공유 기억장치를 통하여 이루어짐
    - 처리기 사이에 데이터 교환이 빈번하게 발생할 때 유리한 구조

- 약결합(loosely coupled) 시스템: 분산처리시스템, 다중컴퓨터
  - 둘 이상의 독립된 컴퓨터 시스템이 통신 회선을 통해 연결되어 처리
  - 여러 개의 프로세서가 각각 독자적인 기억장치 및 운영체제를 가지고 있음

④ 다중 처리기 연결 기법

- 시분할 공유 버스
  - 프로세서, 메모리, I/O장치 등이 하나의 버스를 통해 데이터 전송
  - 단순, 경제적이지만 버스에 이상이 발생하면 전체 시스템이 가동되지 않음
- 크로스바 교환(cross bar switch) 행렬
  - 공유 버스 시스템에서 버스의 수를 기억장치의 수만큼 증가시킨 구조
  - N개의 처리기가 동시에 N개의 기억장치에 접근 가능하지만 하드웨어가 복잡
- 하이퍼 큐브
  - 상호 연결망 형태로 대단히 많은 수의 처리기를 경제적인 방법으로 연결할 수 있음
  - 연결점수가 N개이면 프로세서의 수는 2^N개
- 다중포트 메모리
  - 크로스바 교환 행렬과 시분할 공유 버스를 혼합한 형태
  - 하나의 처리기에 하나의 버스가 할당되어 처리기간 경쟁이 적어짐

(2) 분산처리시스템

- 병렬처리 시스템은 다수의 처리기를 이용하여 여러 개 일을 동시에 처리하는 것이고, 분산처리 시스템은 처리기들을 통신 네트워크로 연결하여 하나의 일을 나누어 동시에 여럿이서 처리하는 방식
- 약결합 시스템, 독립적인 처리 능력을 가진 컴퓨터 시스템을 통신망으로 연결한 시스템
- 서로 다른 장소에 위치한 컴퓨터 시스템에 기능과 자원을 분산시켜 상호 협력할 수 있는 시스템

① 분산처리시스템(distributed processing system)의 설계 목적

- 자원 공유: 각 시스템이 통신망을 통해 연결된 유용한 자원을 공유하여 사용
- 연산 속도 향상: 하나의 일을 여러 시스템에 분산시켜 처리함으로써 연산 속도 향상
- 신뢰도 향상: 여러 시스템 중 하나의 시스템에 오류가 발생하더라도 다른 시스템은 계속 일을 처리할 수 있으므로 신뢰도 향상
- 컴퓨터 통신: 지리적으로 멀리 떨어져 있더라도 통신망을 통해 정보 교환 가능

② 분산처리시스템의 장점과 단점

- 장점
  - 자원의 공유
  - 통신과 정보 공유
  - 점진적인 확장
  - 신뢰성, 가용성 및 고장 허용 및 성능 향상

- 단점
  - 설계가 복잡하여 개발이 어려움
  - 시스템에 보안 문제가 발생

③ 분산처리시스템에서 발생할 수 있는 결함

- 결함의 종류를 구분하기는 매우 어렵고, 단지 결함 중 하나가 발생했다는 것 밖에는 탐지할 수밖에 없음
- 링크 결함: 두 개의 사이트 사이에 연결이 잘못되어 발생하는 결함
- 사이트 결함: 각 사이트 자체에서 발생할 수 있는 결함
- 메시지의 분실: 해당 사이트로 메시지가 전송 시 여러 이유로 메시지를 잃어버리는 결함

④ 분산 처리 시스템의 형태

- 프로세서 모델에 의한 분류
  - 클라이언트/서버 모델(client/server model): 정보를 제공하는 서버와 정보를 요구하는 클라이언트로 구성되어 있는 것으로, 클라이언트(워크스테이션, PC 등)와 서버가 하나의 작업을 분산 협동 처리(distributed cooperative processing)하는 방식
  - 프로세서 풀 모델(processor pool model): 하나 이상의 프로세서 풀과 여러 워크스테이션, 서버 등이 연결된 형태로, 각 작업이 프로세서 풀 시스템을 통해 수행되는 방식
  - 혼합 모델(hybrid model): 두 모델을 혼합한 방식
- 위상(topology) 에 따른 분류

망형-완전 연결(fully connection)형 : 각 사이트들이 시스템 내의 다른 모든 사이트들과 직접 연결, 기본비용은 많이 들지만 통신비용은 적게 들고, 신뢰성이 높음. 사이트들 간의 메시지 전달이 매우 빠름	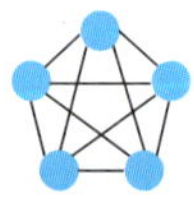
망형-부분 연결(partially connection)형 :일부만 직접 연결하는 것으로, 직접 연결되지 않은 사이트는 연결된 다른 사이트를 통해 통신하는 구조. 기본비용은 완전 연결형보다 적게 들고, 통신비용은 완전 연결형보다 많이 듦	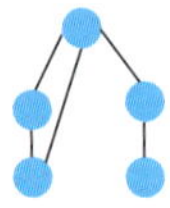
트리(tree) 또는 계층(hierarchy)형 :분산 처리 시스템의 가장 대표적인 형태로, 각 사이트들이 트리 형태로 연결된 구조. 부모 사이트가 고장 나면 그 자식 사이트들은 통신이 불가능함	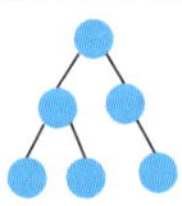
스타(star)형 = 성형 모든 사이트가 하나의 중앙 사이트에 직접 연결되어 있고, 그 외 다른 사이트와는 연결되어 있지 않은 구조. 구조가 간단하지만, 중앙장치 고장이면 전체 시스템 마비	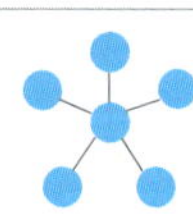
링형(ring) = 환형 각 사이트가 인접하는 두 사이트와만 직접 연결된 구조. 정보는 단방향 또는 양방향으로 전달되고, 메시지가 링을 순환할 경우 통신비용은 증가함. 새로운 노드를 추가할 경우 통신회선을 절단해야 함	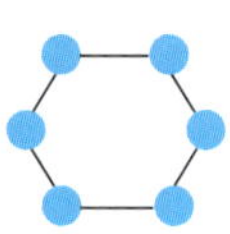
다중 접근 버스 연결(multi access bus connection)형 모든 사이트들이 공유 버스에 연결된 구조. 기본비용은 사이트 수에 비례하고, 통신비용은 일반적으로 저렴함. 물리적 구조가 단순하고, 사이트의 추가와 삭제가 용이함	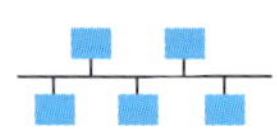

③ 운영체제에 따른 분류

- 네트워크 운영체제(Network Operating System, NOS)
  - 독자적인 운영체제를 가지고 있는 시스템을 네트워크로 구성한 것으로 사용자가 원격 시스템으로 로그인하거나 원격으로 자원을 전달받아 사용하는 방식
  - 지역적으로 멀리 떨어져 있는 대규모 시스템에서 주로 사용
  - 사용자는 시스템의 각 장치에 대해 알아야 함
- 분산 운영체제
  - 하나의 운영체제가 모든 시스템 내의 자원을 관리하는 것으로 원격에 있는 자원을 자신의 자원처럼 쉽게 접근하여 사용할 수 있는 방식
  - 사용이 편리하고 시스템 간의 자원 공유가 용이
  - 설계와 구현이 어려움
  - 요청한 컴퓨터에 요청된 컴퓨터 자원이 이주됨으로써 자원 사용 가능
    - ▸ 데이터 이주: 데이터를 요청한 사용자의 컴퓨터로 해당 데이터의 복사본을 전송시키는 방식
    - ▸ 연산 이주: 분산 운영체제 시스템에서 서로 다른 컴퓨터 간에 많은 양의 파일을 처리하기 위하여 액세스하려고 할 때 가장 적절한 이주 방법
    - ▸ 프로세스 이주: 프로세스의 전체 또는 일부를 다른 컴퓨터에서 실행되도록 하는 방식

⑤ 분산 파일 시스템

- 분산파일시스템(Distributed File System, DFS) 개념
  - 네트워크를 이용해 접근하는 파일시스템으로 여러 사이트에 분산되어 있는 서버, 장치, 사용자들에 대한 파일서비스를 제공
  - 분산 시스템이 통신망으로 연결되어 있으므로 파일 서비스는 여러 개의 기억장치에서 네트워크를 통해 이루어짐
- 분산파일 시스템 종류
  - NFS(Network File System): 1984년 Sun Microsystem사, Unix/Linux 환경, 네트워크를 통하여 다른 호스트에 있는 파일을 공유해 사용할 수 있도록 한 것, 거의 모든 Unix 시스템에서 기본 제공
  - LoCUS-California 대학교, Unix 호환, 대규모 분산운영체제
  - AFS(Andrew File System) Carnegie-Mellon 대학교, 클라이언트/서버 구조
  - CIFS(Common Internet File System): IBM사에서 개발한 SMB(Server Message Block)를 바탕으로 보안 등의 기능을 개선해 Microsoft가 Windows에 적용한 분산파일시스템
  - GFS(구글파일시스템, Google File system): 대규모 클러스터 서비스 플랫폼의 기반이 되는 파일 시스템
  - HDFS(하둡분산파일시스템, Hadoop Distributed File System): 최초 아파치 너치(Apache Nutch) 웹 검색 엔진의 파일 시스템으로 개발되었으며, 구글 파일 시스템과 아키텍처와 사상을 그대로 구현한 클로닝(cloning) 프로젝트
  - Lustre(Linux +clUSTER File System)) 러스터: 병렬 분산 파일 시스템으로서 주로 고성능 컴퓨팅의 대용량 파일 시스템으로 사용
  - 이 외에도 Swift, Ceph, pNFS 등 다양한 분산파일 시스템이 있음

Chapter 4 의료전산일반 예상문제

1 **컴퓨터의 정의와 거리가 먼 것은?**

① ADPS ② 전자적으로 계산을 수행하는 장치
③ EDPS ④ SSD

정답 ④

해설
- EDPS(Electronic Data Processing System)
- ADPS(Automatic Data Processing System)
- SSD(Solid-State Drive): 고속저장장치

2 **다음 중 현대적인 컴퓨터가 갖추어야 할 특징이 아닌 것은?**

① 아날로그가 아닌 디지털 이어야 한다.
② 연산기능이 있어야 한다.
③ 기계식이 아닌 전자식이어야 한다.
④ 외장 프로그램 개념을 가져야 한다.

정답 ④

해설 현대 컴퓨터의 특징: 연산기능, 전자식, 디지털, 내장 프로그램

3 **다음 중 컴퓨터의 특징에 해당하지 않은 것은?**

① 정확성 ② 신속성 ③ 소용량성 ④ 범용성

정답 ③

해설
- 정확성: 컴퓨터는 프로그램과 데이터 처리가 항상 정확한 결과를 출력해야함
- 신속성: 컴퓨터는 1초에 10억 개 정도의 명령을 처리 함
- 대용량성: 대용량의 각종 기억장치를 이용하여 큰 데이터와 프로그램 사용 가능
- 범용성: 컴퓨터를 여러 가지 용도로 사용 가능
- 호환성: 하나의 하드웨어나 소프트웨어를 여러 컴퓨터에서 교환하여 사용 가능

4 **컴퓨터의 분류 방식 중 크기나 처리 능력에 따른 분류 방식에 해당 하지 않는 것은?**

① 초대형 컴퓨터 ② 워크스테이션
③ 개인용 컴퓨터 ④ 디지털 컴퓨터

정답 ④

해설 크기(처리 능력)에 따른 분류: 슈퍼컴퓨터, 대형 컴퓨터, 워크스테이션, 개인 컴퓨터

5 **컴퓨터의 분류 방식 중 취급 데이터 종류에 따른 분류 방식이 아닌 것은?**

① 디지털 컴퓨터 ② 아날로그 컴퓨터
③ 하이브리드 컴퓨터 ④ 전용 컴퓨터

정답 ④

해설 취급자료형태 따른 분류: 디지털 컴퓨터, 아날로그 컴퓨터, 하이브리드 컴퓨터

6 **하드웨어의 구성요소에 해당하지 않는 것은?**

① 입력장치 ② 통신장치 ③ 제어장치 ④ 연산장치 정답 ②

해설 하드웨어의 구성 요소: 입력, 출력, 기억, 제어, 연산장치

7 **컴퓨터를 효율적으로 사용할 수 있도록 사용빈도가 높은 프로그램을 미리 작성하여 사용자에게 제공하는 처리 프로그램은?**

① 언어번역 프로그램 ② 서비스 프로그램
③ 문제처리 프로그램 ④ 데이터 관리 프로그램 정답 ②

해설 시스템 소프트웨어는 제어프로그램과 처리프로그램으로 구분하는데, 처리프로그램 중 언어번역프로그램은 원시프로그램을 목적프로그램으로 번역, 문제처리 프로그램은 특정업무해결위해 사용자가 작성한 프로그램, 서비스프로그램: 컴퓨터를 효율적으로 사용할 수 있도록 지원하는 사용빈도가 높은 프로그램

8 **다음 중 제어프로그램에 속하지 않는 것은?**

① 데이터관리프로그램 ② 문제처리프로그램
③ 작업관리프로그램 ④ 감시프로그램 정답 ②

해설 제어 프로그램: 감시 프로그램, 데이터 관리 프로그램, 작업 관리 프로그램

9 **컴퓨터언어의 처리순서로 다음 중 옳은 것은?**

① 원시프로그램 → 번역 → 연계프로그램 → 목적프로그램 → 로드모듈 → 로더 → 실행
② 원시프로그램 → 번역 → 연계프로그램 → 로드모듈 → 목적프로그램 → 로더 → 실행
③ 원시프로그램 → 번역 → 연계프로그램 → 목적프로그램 → 로더 → 로드모듈 → 실행
④ 원시프로그램 → 번역 → 목적프로그램 → 연계프로그램 → 로드모듈 → 로더 → 실행

정답 ④

해설 언어번역과정

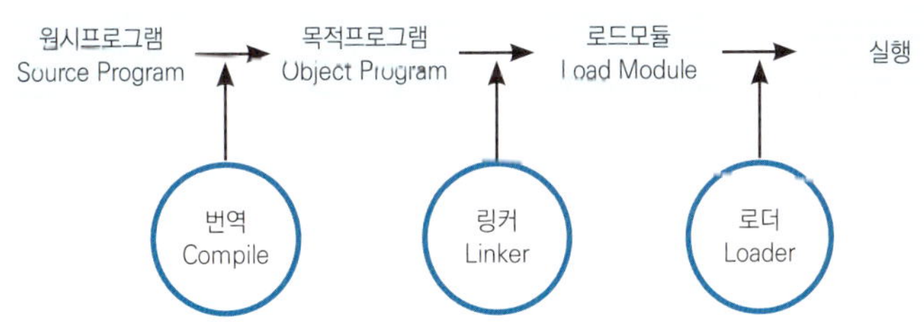

10 **다음 중 언어 번역 프로그램에 해당하지 않는 것은?**

① 컴파일러 ② 인터프리터 ③ 로더 ④ 어셈블러 정답 ③

해설 언어번역프로그램은 어셈블러(assembler), 컴파일러(compiler), 인터프리터(interpreter)

11 **시스템 소프트웨어 중에서 프로그램을 실행하기 위하여 프로그램을 보조기억장치로부터 컴퓨터의 주기억장치에 올려놓는 기능을 가진 것은?**

① Preprocessor ② Linker ③ Loader ④ Emulator 정답 ③

해설 외부기억장치로부터 정보들을 주기억 장치로 옮기기 위하여 메모리 할당 및 연결, 재배치, 적재를 담당하는 서비스 프로그램을 로더(loader)라고 한다.

12 정보 표현의 최소단위는 비트(Bit)이다. 문자표현의 최소단위는 무엇인가?

① 블록(block) ② 바이트(byte)
③ 파일(file) ④ 레코드(record) 정답 ②

해설 컴퓨터에서 블록은 기억장치를 나누는 단위이고, 파일과 레코드는 정보를 저장 처리하는 데 사용하는 논리적 단위, 바이트는 8비트 묶음으로 문자 표현 최소단위이다.

13 다음 중 자료표현의 단위를 크기대로 나열한 것은?

① bit → byte → record → field → file
② bit → byte → field → record → file
③ bit → byte → file → field → record
④ bit → byte → record → file → field 정답 ②

해설 정보표현의 최소단위는 bit, 그리고 문자 표현 최소단위 byte, 파일을 구성하는 최소 단위는 field, field가 모여 record, 여러 record들이 모여 file을 구성하며, 관련된 여러 file의 집합을 database라고 한다.

14 정보를 저장하고 처리하는 데 사용하는 논리적 단위로 파일을 구성하는 최소단위는?

① 워드 ② 파일 ③ 필드 ④ 레코드 정답 ③

15 1024 TB(Tera Byte)는?

① 1 GB(Giga Byte) ② 1 PB(Peta Byte)
③ 1 EB(Exa Byte) ④ 1 ZB(Zetta Byte) 정답 ②

해설 KB<MB<GB<TB<PB<EB<ZB<YB

16 10진수 23을 2진수로 변환하면?

① 10110 ② 10101 ③ 10111 ④ 11001 정답 ③

해설

가중치	16	8	4	2	1
2진수	1	0	1	1	1

16+0+4+2+1 = 23

17 2진수 1011.1을 10진수로 변환하면?

① 11.5 ② 10 ③ 11.2 ④ 10.2 정답 ①

해설 $(1011.1)_2 = 1 \times 2^3 + 0 \times 2^2 + 1 \times 2^1 + 1 \times 2^0 + 1 \times 2^{-1}$
$= 8 + 0 + 2 + 1 + 0.5 = 11.5$

18 8진수 131612를 16진수로 변환하면?

① D38A ② 338A ③ B382 ④ B38A 정답 ④

해설:

<table>
<tr><td>8진수</td><td colspan="3">1</td><td colspan="3">3</td><td colspan="3">1</td><td colspan="3">6</td><td colspan="3">1</td><td colspan="3">2</td></tr>
<tr><td>2진수</td><td>0</td><td>0</td><td>1</td><td>0</td><td>1</td><td>1</td><td>0</td><td>0</td><td>1</td><td>1</td><td>1</td><td>0</td><td>0</td><td>0</td><td>1</td><td>0</td><td>1</td><td>0</td></tr>
<tr><td>16진수</td><td colspan="2"></td><td colspan="4">B</td><td colspan="4">3</td><td colspan="4">8</td><td colspan="4">A</td></tr>
</table>

19

다음 중 보수에 대한 설명으로 틀린 것은?

① 전자계산기에서 뺄셈을 덧셈으로 해결하기 위해 사용한다.
② 1의 보수는 NOT회로를 사용한다.
③ 보수는 1의 보수와 2의 보수만 존재한다.
④ 뺄셈은 보수의 덧셈으로 해결 가능하다.

정답 ③

해설 보수는 보충을 해주는 수를 의미한다. 1에 대한 10의 보수는 9가되며, 3에 대한 8의 보수는 5가된다. 1에 대한 1의 보수는 0 이 되는 식이다.

20

2진수 1010101의 2의 보수 값은?

① 0101010　② 1010110　③ 0101010　④ 0101011

정답 ④

해설 2의 보수는 1의 보수에 더하기 1이므로, 1010101의 1의 보수는 0101010 여기에 1을 더하면 0101011

21

BCD code(2진화 10진 코드)로 표현가능한 문자의 수는?

① 64　② 128　③ 256　④ 1024

정답 ①

해설 2비트의 존비트와 4비트로 일련번호 역할을 하므로 모두 6비트로 개의 문자 표현 가능

22

Zone bit 3개, Digit bit 4개를 가지고 128개의 문자를 표현할 수 있는 미국표준 정보 교환 코드는?

① BCD cod
② ASCII code
③ EBCDIC code
④ Hamming code

정답 ②

해설 BCD 6비트 =64개, ASCII 7비트=128개, EBCDIC 8비트=256개 문자 표현 가능

23

다음 중 연산이 불가능한 자료표현 방식은?

① Zoned 10진형식
② Pack 10진형식
③ 고정소수점표현
④ 부동소수점표현

정답 ①

해설 존10진형식은 출력은 가능하나 연산은 불가능한 표현방식으로 입출력에 사용한다, 바이트 단위로 10진수를 표현하는 방법으로. 1바이트로 1사리의 10진수를 나타내는 형식

24

문자를 표현하기 위한 코드의 설명 중 틀린 것은?

① BCD Code는 2bit의 Zone bit와 4Bit의 Digit bit로 64개의 문자 표현이 가능하다.
② ASCII code는 3bit의 Zone bit와 4Bit의 Digit bit로 128개의 문자 표현이 가능하다.
③ EBCDIC code는 4bit의 Zone bit와 4Bit의 Digit bit로 256개의 문자 표현이 가능하다.
④ Gray code는 잘못된 정보를 검출하여 오류를 교정할 수 있는 코드이다.

정답 ④

해설 Gray코드는 비가중치코드, 이웃하는 한 비트만 다르기 때문에 코드변환이 편리하고, H/W오류가 적어 입출력장치능 주변장치에 많이 사용

25

2진수 1010을 그레이코드로 변환하면?

① 1111　② 0101　③ 1101　④ 0000

정답 ①

해설 첫 번째 비트는 BCD 코드 값을 그대로 표현하고 왼쪽부터 오른쪽으로 인접한 2진 비트를 XOR 연산 (두 값의 각 자릿수를 비교해, 값이 같으면 0, 다르면 1)

2진수 : 1 ⊕ 0 ⊕ 1 ⊕ 0
그레이코드 : 1 ⊕ 1 ⊕ 1 ⊕ 1

26 코드에 대한 설명으로 틀린 것은?

① 가중치 코드는 각 자리수마다 고유 값인 가중치를 가진 코드이다.
② 3초과 코드(excess-3 Code)는 비가중치 코드이다.
③ 해밍 코드는 1비트에 대한 에러 검출 및 교정이 가능한 코드이다.
④ 8421 코드는 자보수 코드이다.

정답 ④

해설 10진수의 9의 보수를 얻을 수 있는 코드를 자기보수 코드라 한다. 8421은 BCD코드 대표적인 가중치 코드이다.

27 오류를 검출하고 교정이 가능한 코드는?

① Hamming code ② BCD code
③ EBCDIC code ④ ASCII code

정답 ①

해설
• 자료의 외부적 표현(문자 데이터): BCD 코드, ASCII 코드, EBCDIC 코드
• 오류 검출만 가능한 코드는 패리티 비트, 오류검출 및 교정이 가능한 코드는 해밍코드

28 연산 시 피연산자와 연산된 결과를 일시적으로 기억하는 레지스터는?

① Acumulator ② Shift register
③ Adress register ④ Data

정답 ①

해설 accumulator는 누산기라고도 하며 산술, 논리연산의 중간 값을 일시 저장한다.

29 중앙처리장치의 구성 요소가 아닌 것은?

① 산술논리연산장치 ② 레지스터
③ 보조기억장치 ④ 제어장치

정답 ③

해설
• 중앙처리장치의 구성요소: 산술논리연산장치(ALU), 제어장치, 레지스터, 버스 등
• 보조기억장치는 주변장치

30 연산장치에서 사용하는 레지스터에 대한 설명 중에서 옳지 않은 것은 ?

① 가산기는 2진수의 덧셈을 수행한다.
② 보수기는 연산된 결과를 일시적으로 저장하는 레지스터이다.
③ 데이터 레지스터는 연산에 사용될 데이터를 기억하는 레지스터이다.
④ 인덱스레지스터는 주소 변경을 위해 사용되는 레지스터이다.

정답 ②

해설 보수기는 뺄셈을 사용할 때 사용하는 보수를 만들어주는 논리 회로이며, 산술, 논리연산의 중간 값을 일시 저장하는 레지스터는 누산기이다.

31 연산의 종류를 단항연산과 이항연산으로 구분할 때, 이항연산이 아닌 연산자는?

① OR ② NOT ③ AND ④ 사칙연산

정답 ②

해설 • 단항연산: MOVE, SHIFT, ROTATE, COMPLEMENT 연산 등
• 이항연산: 사칙연산, AND, OR연산 등

32 **명령어(Instruction)는 무엇으로 구성되어 있는가?**

① 다수의 Accumulator ② OP code와 compiler
③ OP code와 Operand ④ OP code와 MBR

정답 ③

해설

OP code 연산코드	mode 주소지정방식	Operand 오퍼랜드

33 **모든 연산은 누산기(Accumulator)에서 이루어지고 LOAD와 STORE 명령이 필요한 주소방식은?**

① 0 - 주소방식 ② 1 - 주소방식
③ 2 - 주소방식 ④ 3 - 주소방식

정답 ②

해설 0 - 주소방식(OP-code로만 구성): 스택구조에서 사용, PUSH(삽입)와 POP(삭제) 명령필요
1 - 주소방식(OP-code, address로 구성): 모든 연산은 누산기(accumulator)에서 이루어짐, LOAD와 STORE 명령이 필요
2 - 주소방식(OP-code, address1(결과), address 2로 구성): 가장 일반적인 형식으로 3-주소방식과 같이 GPR(General Purpose Register)을 이용
3 - 주소방식(OP-code, address1(결과), address 2, address 3로 구성): 프로그램의 길이는 짧아지지만, 명령어의 길이는 길어지는 단점

34 **프로그램의 길이는 짧아지고 입력 값이 연산 후에도 변하지 않는 주소방식의 명령어는?**

① 0 - 주소방식 ② 1 - 주소방식
③ 2 - 주소방식 ④ 3 - 주소방식

정답 ④

35 **스택구조의 컴퓨터에서 사용되는 주소지정방식은?**

① 0 주소방식 ② 1 - 주소방식
③ 2 - 주소방식 ④ 3 - 주소방식

정답 ①

36 **PUSH와 POP 명령을 사용하는 명령어 형식은?**

① 0-주소 명령어 ② 1-주소 명령어
③ 2-주소 명령어 ④ 3-주소 명령어

정답 ①

37 **명령의 오퍼랜드가 실제 데이터를 나타내는 주소지정방식은?**

① 즉시주소 지정 ② 직접주소 지정
③ 간접주소 지정 ④ 상대주소 지정

정답 ①

해설 주소지정의 종류
• 즉시주소 지정(immediate addressing): 명령의 오퍼랜드가 실제 데이터
• 직접주소 지정(direct addressing): 명령의 오퍼랜드 내의 주소가 실제 데이터의 주소
• 간접주소 지정(indirect addressing): 번지필드가 지정한 곳에 유효번지가 기억되어 있어 한 번 더 주기억장치의 주소를 지정해주는 방식
• 상대주소 지정(relative Addressing): 기준번지 + 변위번지에 의해 주소를 결정하는 것으로 복잡하나, 주소부분이 짧고 메모리이용 효율이 높다.

38 **기준번지와 변위번지를 더해서 주소를 결정하는 것으로 복잡하나, 주소부분이 짧고 메모리이용 효율이 높다는 장점이 있는 주소지정은?**

① 즉시주소지정 ② 직접주소지정
③ 간접주소지정 ④ 상대주소지정

정답 ④

39 **하나의 명령어 수행을 위해 기억장치로부터 하나의 명령을 CPU 내의 명령 레지스터로 가지고 오는 동작을 하는 사이클을 무엇이라 하는가?**

① Fetch Cycle ② Indirect Cycle
③ Interrupt Cycle ④ Execute Cycle

정답 ①

해설
- 인출 사이클, 페치 사이클(Fetch Cycle): 하나의 명령어 수행을 위해 기억장치로부터 하나의 명령을 CPU 내의 명령 레지스터로 가지고 오는 사이클
- 간접 사이클(indirect cycle): 인출 사이클에서 해석된 명령의 주소부가 간접주소인 경우 수행, 간접주소가 아닌 경우는 명령에 따라 실행 사이클 또는 인출 사이클로 감
- 실행 사이클(execute cycle): 인출 사이클에서 인출하여 해독된 명령을 실행하기 위하여 제어 신호를 순차적으로 발생시켜 해당 명령을 실행하는 사이클
- 인터럽트 사이클(interrupt cycle): 인터럽트가 발생하면 다시 복귀할 주소(PC)를 저장한 후에 제어순서를 인터럽트 처리 첫 번째 명령으로 옮김, 인터럽트 사이클을 마치면 항상 인출 사이클로 감

40 **마이크로 오퍼레이션(micro operation)의 설명 중 거리가 먼 것은?**

① CPU 내에서 기계적인 동작에 필요한 일련의 신호들로 하나의 클록 펄스 동안에 실행되는 기본적인 동작을 말한다.
② 마이크로 오퍼레이션 동작을 순서대로 발생하기 위해서는 제어 신호(control signal)가 필요하다.
③ 한 개의 마이크로 오퍼레이션은 CPU 클록(clock)의 발생주기의 간격 시간 내에 실행된다.
④ 한 개의 명령어는 단 한 개의 마이크로 오퍼레이션이 동작되어 실행된다.

정답 ④

해설 여러 단계의 마이크로연산들이 동작되어 한 개의 명령이 실행된다.

41 **중앙처리장치에서 마이크로 오퍼레이션 동작을 순서대로 발생하기 위해서는 무엇이 필요한가?**

① 누산기 ② 레지스터
③ 제어신호 ④ 메모리

정답 ③

해설: 마이크로연산 순서는 제어장치의 제어신호(control signal)가 결정한다.

42 **다음 중 인터럽트가 발생할 경우 메이저 상태의 변화 과정이 올바른 것은?**

① 인출사이클→인터럽트발생→실행사이클→인터럽트사이클
② 인출사이클→인터럽트발생→간접사이클→실행사이클→인터럽트사이클
③ 인출사이클→간접사이클→실행사이클→인터럽트발생→인터럽트사이클→인출사이클
④ 인출사이클→인출사이클→간접사이클→실행사이클→인터럽트발생→인출사이클

정답 ③

해설

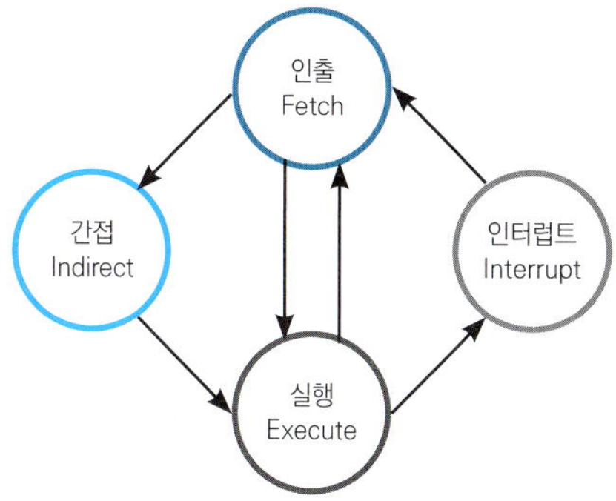

43 **속도가 빠른 기억장치 순서로 정렬된 것은?**

① 주기억장치-레지스터-캐시기억장치
② 레지스터-캐시기억장치-주기억장치
③ 주기억장치-캐시기억장치-레지스터
④ 레지스터-주기억장치-캐시기억장치

정답 ②

해설 (고속, 고가, 소용량) 레지스터-캐시-주기억장치-보조기억장치 (저속, 저가, 대용량)

44 **기억장치가 요구하는 성능에 대한 설명 중 올바르지 않은 것은?**

① 기억용량은 저장할 수 있는 크기로 클수록 좋다.
② 데이터 전송률은 단위시간동안 읽을 수 있는 파일의 개수로 클수록 좋다.
③ 비트당 가격은 단위 비트에 대한 가격으로 적을수록 좋다.
④ 대역폭은 한 번에 전송할 수 있는 비트수로 클수록 좋다.

정답 ②

해설 데이터 전송률(data transfer rate) : 단위시간 동안 읽을 수 있는 비트수

45 **Flip-Flop 회로가 전하를 축적시기는 방법으로 기억하였다가, 자연 방전으로 인해 내용이 소멸되는 것을 막기 위해 재충전(reflash)이 필요한 기억소자는?**

① PROM ② DRAM ③ SRAM ④ EPROM

정답 ②

해설
- SRAM(Static RAM): 소용량, 고가, 고속의 캐시메모리로 사용
- DRAM(Dynamic RAM): 대용량, 저가, 저속, 재충전(reflash)회로가 필요

46 **소용량, 고가, 고속인 특징을 가진 휘발성메모리로 캐시메모리로 사용되는 것은?**

① PROM ② EEPROM ③ SRAM ④ DRAM

정답 ③

47 **다음 중 RAM중에서 전원이 공급되지 않아도 배터리를 전원으로 저장되어 있는 내용을 보존할 수 있는 비휘발성 RAM은?**

① SRAM ② DRAM ③ EPROM ④ NVRAM

정답 ④

해설 시스템의 전원이 들어오면, NVRAM은 일반 SRAM과 같이 동작하고 전원이 나가면 배터리를 전원으로 사용하여 저장되어 있는 내용 보존

48 **자외선을 이용하여 기록된 내용을 지우고 다시 쓸 수 있는 비휘발성 메모리는?**

① PROM ② EPROM
③ DRAM ④ SRAM

정답 ②

해설
- PROM: ROM Writer로 한번만 쓸 수 있음
- EPROM: 자외선이용 지우고 다시 프로그램
- EEPROM: 전기적으로 여러 번 수정가능
- SRAM: 휘발성 메모리

49 **MP3 플레이어, 휴대전화, 디지털 카메라 등에 널리 사용되는 비휘발성 메모리는?**

① 캐시 메모리 ② 연상 메모리
③ 가상메모리 ④ 플래시 메모리

정답 ④

해설 플래시 메모리는 EEPROM의 일종으로, 높은 집적도, 낮은 가격, 비휘발성, 빠른 속도, 전기적으로 프로그래밍 가능함

50 **자기디스크에서 자료를 읽고 쓰기위해 지정된 실린더의 트랙까지 헤드가 이동하는 데 걸리는 시간은?**

① Seek time ② Search Time
③ Latency time ④ Transmission time

정답 ①

해설
- 탐색시간(seek time): 자료를 읽고 쓰기 위해 지정된 실린더의 트랙까지 이동하는 시간
- 검색시간(search time): 트랙까지 이동한 후 특정한 섹터까지 헤드가 도달하는 시간
- 전송시간(transmission time): 헤드가 액세스한 섹터와 주기억장치간 자료전송에 걸리는 시간

51 **다음에 자기디스크의 설명 중에서 틀린 것은 무엇인가?**

① 탐색시간(seek time): 자료를 읽고 쓰기 위해 지정된 실린더의 트랙까지 이동하는 시간
② 검색시간(search time): 트랙까지 이동한 후 특정한 섹터까지 헤드가 도달하는 시간
③ 전송시간(transmission time): 헤드가 액세스한 섹터와 주기억장치간 자료전송에 걸리는 시간
④ 대기시간(latency time): 읽기 실패에 따른 자료전송에 걸리는 시간

정답 ④

52 **헤드가 액세스한 섹터와 주기억장치간 자료 전송에 걸리는 시간은?**

① Seek time ② Search time
③ Latency time ④ Transmission time

정답 ④

53 **중앙처리장치(CPU)와 주기억장치 사이에서 두 장치의 속도차를 극복하기 위해 사용하는 기억장치는?**

① RAM ② Virtual memory
③ Cache memory ④ Associative memory

정답 ③

해설 캐시메모리: 빠른 CPU와 이보다 느린 주기억장치 속도차이 때문에 발생하는 CPU 대기시간을 최소화하기 위해 CPU와 주기억장치 사이에 설치하는 고속 반도체 기억장치, 주기억장치보다 접근속도가 높은 장치를 사용하며, 가격 및 제한된 공간 때문에 기억용량은 매우 작음

54 가상기억장치 Virtual memory에서 CPU에 의해 참조되는 가상번지를 실기억 장소의 실주소로 바꿔주는 작업을 무엇이라 하는가?

① Buffering ② Mapping
③ Switching ④ Scheduling

정답 ②

해설 CPU에 의해 참조되는 가상번지를 실기억 장소의 실주소로 바꿔주는 번지 매핑(사상)을 해주어야 함

55 메모리에 저장된 내용에 의해 접근할 수 있는 기억장치는?

① 캐시 메모리 ② 연상 메모리
③ 가상메모리 ④ 플래시 메모리

정답 ②

해설 연상메모리는 저장된 내용에 의하여 접근하며, 주소에 의하여 접근할 때 요구되는 시간을 줄이기 위해 사용한다. 내용지정메모리(Content Addressable Memory, CAM)

56 저가의 작은 여러 개의 디스크를 묶어서 보다 저렴하고 용량이 큰 하나의 기억장치처럼 사용하는 방식은?

① Cache ② Netware
③ RAID ④ EEPROM

정답 ③

해설 고가의 대용량 디스크를 사용하는 것보다, 저가의 작은 여러 개의 디스크들을 묶어서, 보다 저렴하고 용량이 큰 하나의 기억장치처럼 사용 하는 것을 RAID(Redundant Arrays of Inexpensive Disks) 시스템이라 한다.

57 다음의 장치들 중 채널은 어느 장치와 연결기능을 하는가?

① 주기억장치와 보조기억장치 ② 제어장치와 레지스터
③ 입출력장치와 주기억장치 ④ 주기억장치와 CPU

정답 ③

해설 주변장치의 제어권한을 CPU로부터 위임 받아 입출력장치와 주기억장치 사이에서 데이터 전송을 담당하는 입출력 전용 처리장치

58 채널에 대한 설명 중 올바르지 않은 것은?

① 주변장치의 제어권한을 CPU로부터 위임 받은 입출력전용처리장치
② 일종의 입출력프로세서로서 CPU의 작동과 분리된 독립된 하드웨어
③ 인터럽트 방식을 확장한 개념으로 인터럽트 처리시간을 단축시켜 주는 장치
④ 셀렉터, 멀티플렉서, 블록 멀티플렉서 등으로 구분할 수 있음

정답 ③

해설
- DMA는 해당 프로세스는 CPU에서 처리하고 단지 입출력작업만을 DMA가 담당하게 하는 것이고, 채널(IOP)은 입출력관련 프로세스를 직접처리
- 인터럽트에 의한 입출력을 보완하기 위해, DMA가 고안 되었고, DMA를 확장한 개념으로 채널이 등장

59 중앙처리장치의 개입 없이 입출력장치와 주기억장치 사이의 데이터를 전송하는 방식, 인터럽트에 의한 입출력의 문제점을 해결하기 위해 고안된 입출력 방식은?

① DMA ② EMR
③ SVC ④ IRQ

정답 ①

60 **CPU의 계속적인 간섭 없이 입출력장치와 메모리 사이의 데이터 전송을 담당하는 전용 프로세서는?**

① DMA ② 채널
③ 캐시 ④ 입출력 인터페이스

정답 ②

61 **중앙처리장치와 DMA가 동시에 버스를 사용하고자 할 때, 속도가 빠른 중앙처리장치가 속도가 느린 DMA에게 버스 사용권을 주는 것을 무엇이라 하는가?**

① 인터럽트 ② 셀렉터 채널
③ 사이클 스틸링 ④ 멀티플렉서

정답 ③

해설 DMA 입출력방식에서는 DMA제어기와 CPU가 동시에 주기억장치를 접근하려는 경쟁이 발생하게 되므로, CPU가 주기억장치에 접근하지 않는 사이클(주기억장치와 관계없는 다른 연산 수행하는 사이클)에만 DMA 입출력을 수행하게 하며, 이 방법은 CPU의 사이클을 훔쳐서 사용한다고 해서 "사이클 스틸링"이라고 함

62 **입출력시스템의 구성요소로서 입출력에 필요한 해당 입출력장치 고유의 하드웨어 기능을 구동하는 제어기는?**

① 입출력제어기 ② 입출력장치제어기
③ 입출력장치인터페이스 ④ 출력장치

정답 ②

해설 입출력장치제어기(I/O device controller)는 입출력에 필요한 해당 입출력장치 고유의 하드웨어 기능을 구동하며, 입출력제어기(I/O controller)는 입출력장치의 공통적인 기능을 제어하는 장치

63 **비동기 데이터 전송을 위해서 데이터 전송회선 이외에 한 개 제어선을 추가하여 상호 교환하게 되는 전송시각을 알리는 신호를 무엇이라 하는가?**

① 핸드셰이킹 신호 ② 스플릿신호
③ 스트로브 신호 ④ 비동기제어신호

정답 ③

해설 비동기 데이터 전송(asynchronous data transfer)을 위해서는 데이터가 전송되는 시점을 알리기 위한 제어신호를 교환해야 하는데, 이때 전송시각을 알리는 제어신호를 스트로브 신호라 한다.

64 **사용자의 필요에 의해서 인터럽트 키를 조작하여 인터럽트를 발생시켰다. 무슨 인터럽트인가?**

① 외부인터럽트 ② 기계착오인터럽트
③ 입출력인터럽트 ④ 프로그램인터럽트

정답 ①

해설 CPU외부의 주변 장치에서 발생하는 하드웨어 인터럽트를 외부인터럽트라 하는데, 전원이상, 기계착오, 외부 신호, 입출력인터럽트가 있다.

65 **다음 중에서 인터럽트 우선순위가 가장 높은 것은?**

① 기계고장 인터럽트 ② 외부 인터럽트
③ I/O 인터럽트 ④ SVC 인터럽트

정답 ①

해설 인터럽트 우선순위: 정전 인터럽트 - 기계고장 인터럽트 - 외부 인터럽트 - I/O 인터럽트 - SVC 인터럽트

66 인터럽트 발생 시 운영체제가 가장 먼저 하는 일은?

① 인터럽트 처리
② 인터럽트 발생 지점으로 복귀
③ 인터럽트 서비스 루틴으로 제어를 이동
④ 현재까지의 모든 프로그램 상태를 저장

정답 ④

해설 인터럽트발생 → 실행중인 프로그램 중단 후 상태보관 → 인터럽트 요청사항 처리 → 중단 되었던 프로그램 다시실행

67 우선순위 높은 장치부터 우선순위에 따라 차례대로 모두 한 개의 회선에 직렬로 연결하는 인터럽트 우선순위 부여방식은 무엇인가?

① 데이지 체인 방식(daisy chain)
② 병렬 인터럽트 방식(parallel interrupt)
③ 벡터 인터럽트 방식(vector interrupt)
④ 폴링 방식(Ppolling)

정답 ①

해설 인터럽트 우선순위 판별방식으로 소프트웨어 방식은 폴링이라고 하는데 주기적으로 계속 인터럽트 요청을 차례대로 검사하는 방식이며, 하드웨어 방식은 모두 한 개의 회선에 우선순위에 따라 직렬 연결하는 데이지체인 방식과 각 장치를 개별적으로 병렬 연결하는 multiple interrupt 방식이 있다

68 운영체제의 목적으로 가장 거리가 먼 것은?

① 사용자에게 편리한 환경 제공
② 처리능력 향상
③ 데이터 압축 및 복원
④ 신뢰성 향상

정답 ③

해설
- 시스템 성능 향상 - 처리능력 향상, 사용 가능도 향상, 신뢰도 향상, 반환 시간(응답시간) 단축 등
  - -처리능력(throughput) : 단위 시간 동안 컴퓨터가 처리할 수 작업량, 생산성
  - -반환시간, 응답시간(turn around time) : 작업 시작부터 처리가 완료될 때까지 걸린 시간
  - -사용 가능도(availability) : 시스템 자원을 필요로 할 때, 얼마나 빨리 사용할 수 있는가의 정도
  - -신뢰도(reliability) : 주어진 문제를 어느 정도 정확하게 해결하는 정도
- 사용자에게 편리한 환경을 제공

69 시스템의 성능 처리능력(throughput)에 관한 설명은?

① 일정 단위 시간 동안 컴퓨터가 처리하는 작업의 양
② 하드웨어, 소프트웨어가 실패 없이 기능을 수행할 수 있는 능력
③ 한 작업을 처리할 때 입력으로부터 결과가 출력될 때까지의 경과 시간
④ 가동률이라고 하며 사용자가 일정 기간 동안 컴퓨터를 실제로 사용한 시간

정답 ①

70 항공스케줄 등 정해진 시간에 반드시 수행되어야 하는 경우에 가장 적합한 처리방식은?

① 실시간처리
② 다중프로그래밍에 의한 처리
③ 시분할 처리
④ 일괄 처리(batch)

정답 ①

해설 온라인처리(on-line processing) 개념에 은행 온라인 업무, 예약등 시간제한 조건을 지켜야 하는 작업에 사용하는 방식은 실시간 시스템

71 **프로세스의 정의로 적당하지 않은 것은?**

① 하드웨어에 의해 사용되는 입 · 출력 장치
② 실행중인 프로그램
③ 운영체제 내에 프로세스 제어 블록의 존재로서 명시되는 것
④ 프로세서가 할당되는 개체

정답 ①

해설
- 운영체제 내에서 실행중인 프로그램
- 주기억장치에 올라와 실행되고 있는 프로그램의 인스턴스(독립적인 개채)
- 운영체제로부터 시스템 자원을 할당받는 작업의 단위
- 현재 실행중이거나 곧 실행 가능한 PCB를 할당 받는 개체
- 비동기적 행위를 일으키는 주체
- 프로세서가 할당되는 실체로서 디스패치(dispatch)가 가능한 단위

72 **운영체제가 프로세스를 제어하기 위해 프로세스의 중요한 정보를 저장해 놓은 자료 구조체는?**

① Queue
② PCB(Process Control Block)
③ Channel
④ Interrupt table

정답 ②

해설 운영체제가 프로세스를 제어하기 위해 프로세스의 중요한 정보를 저장해 놓은 자료 구조체
프로세스가 생성 될 때마다 모든 프로세스는 각각 고유한 PCB가 만들어지며 주기억장치에서 유지되다가, 프로세스 수행이 완료되면 해당 PCB도 함께 제거됨 "작업제어블록" 이라고도 함

73 **스케줄링의 목적으로 옳지 않은 것은?**

① 단위 시간당 처리량을 최대화하기 위하여
② 오버헤드를 최대화시키기 위하여
③ 응답시간 자원의 활용 간에 균형을 유지하기 위하여
④ 대화식 사용자에게 가능한 빠른 응답을 주기 위하여

정답 ②

해설 공평성, 처리량과 CPU이용률 최대화, 처리시간, 응답시간, 대기시간은 최소화, 무한연기방지

74 **다음에서 설명하는 것은?**

- 한 프로세스가 CPU를 할당받으면 다른 프로세스는 CPU를 점유 못함
- 모든 프로세스들에게 공정하고 응답시간의 예측이 가능함
- 짧은 작업을 수행하는 프로세스가 긴 작업이 종료될 때 까지 기다려야함

① 선점 스케줄링(preemptive scheduling)
② 비선점 스케줄링(non-preemptive scheduling)
③ 환형대기(circular wait)
④ 제어블럭(control block)

정답 ②

해설 한 프로세스가 CPU를 할당받으면 다른 프로세스가 CPU를 강제로 빼앗아 사용하지 못하는 방식을 비선점, 빼앗아 사용할 수 있는 선점 스케줄링

75 **한 작업이 CPU를 할당받으면 그 작업이 종료될 때가지 다른 작업에게 CPU를 할당하지 못하는 스케줄링 기법에 해당하는 것으로만 짝지어진 것은?**

① SRT, SJF ② SRT, HRN
③ Round Robin, FIFO ④ FIFO, SJF

정답 ④

해설
- 비선점 스케줄링: FCFS(FIFO), SJF, HRN 등
- 선점 스케줄링: RR(Round Robin), SRT, 다단계 큐, 다단계 피드백 큐등,

76 **CPU 스케줄링에서 비선점(nonpreemptive) 스케줄링 방식은?**

① RR(Round Robin) ② SRT(Shortest Remaining Time)
③ 다단계 큐 ④ FIFO(First In First Out)

정답 ④

77 **SJF의 단점을 보완한 비선점 방식으로 긴 작업과 짧은 작업간의 지나친 불평등을 어느 정도 보완한 스케줄링 방식은?**

① SRT ② HRN ③ RR ④ FIFO

정답 ②

해설 HRN(Highest Response Ratio Next) 스케줄링은 SJF의 단점을 보완한 비선점 방식
- 긴 작업과 짧은 작업간의 지나친 불평등을 어느 정도 보완
- 우선순위 = (대기시간 + 서비스(실행)시간) / 서비스(실행)시간

78 **신호기, 깃발을 뜻하며, 각 프로세스에 제어신호를 전달하여 순서대로 작업을 수행하는 상호배제를 해결하기 위한 동기화 도구는?**

① 세마포어 ② 플래그 ③ 모니터 ④ 스래싱

정답 ①

해설
- 복잡한 문제에 있어서 상호배제를 해결하기 위한 동기화 도구
- 신호기라는 뜻으로 각 프로세서에 제어신호를 전달하여 순차적으로 진행하기 위한 동기화 구현
- 다익스트라-데커의 알고리즘을 n개의 프로세스로 확장하여 상호배제 문제를 소프트웨어로 해결

79 **교착 상태 발생의 필요조건에 해당하지 않은 것은?**

① Mutual exclusion ② Hold and wait
③ Circular wait ④ Preemption

정답 ④

해설 교착상태 발생 필요조건 ① 상호배제(mutual Exclusion), ② 점유와 대기(block and wait),③ 비선점(non-preemption),④ 환형대기(circular wait)

80 **상호배제에 대한 문제를 확실히 해결하여 여러 프로세스들이 자원을 안전하고 효과적으로 공유 할 수 있도록 한 기법은?**

① 교차 상태(dead lock) ② 모니터(monitor)
③ 세마포어(semaphore) ④ 임계 구역(critical section)

정답 ②

해설 모니터는 동기화를 구현하기 위한 특수 프로그램 기법으로, 항상 하나의 프로세스만 진입하여 자원을 사용할 수 있도록 상호배제를 자동으로 보장

81 **다중 프로그래밍 시스템에서 운영체제 의하여 CPU가 할당되는 프로세스를 변경하기 위하여 현재 CPU가 사용하여 실행되고 있는 프로세스의 상태정보를 저장하고, 앞으로 실행될 프로세스의 상태 정보를 설정한 다음에 CPU를 할당하여 실행되도록 하는 작업은?**

① 오버레이(overlay) ② 스와핑(swapping)
③ 워킹셋(working set) ④ 문맥교환(context switching) 정답 ④

해설 프로세스는 CPU를 점유하여 작업을 처리하다가도 프로세스 상태가 전이되면, 진행하던 작업 내용들을 모두 정리하고 CPU를 반환해야 하는데, 이때 처리하던 프로세스 정보를 PCB에 저장하고, 새로운 프로세스의 정보를 해당 PCB로부터 읽어서 기억장치에 적재하는 과정, 즉 수행중인 프로세스를 변경할 때 레지스터의 프로세스 정보가 바뀌는 것을 문맥교환이라고 함

82 **기억장치의 관리 기법 중 배치정책의 방법이 아닌 것은?**

① FIFO ② Best Fit ③ Worst Fit ④ first-fit 정답 ①

해설
- 최초적합(First-Fit): 주기억장치의 사용할 수 있는 공간 중에 첫 번째 기억공간을 할당
- 최적적합(Best-Fit) : 주기억장치의 사용할 수 있는 공간 중에 가장 작은 공간에 할당
- 최악적합(Worst-Fit) : 주기억장치의 사용할 수 있는 공간 중에 가장 큰 공간에 할당
- 공간효율성은 최적적합, 시간효율성은 최초적합이 우수하고, 최악적합은 잘 사용되지 않음

83 **주기억장치 관리 기법 중 프로그램이나 자료를 주기억장치 가용 공간 중 가장 큰 공간에 할당하는 배치정책은?**

① 최초 적합 ② 최적 적합
③ 최악 적합 ④ Working set 정답 ③

84 **보조기억장치에 있는 프로그램이나 데이터를 언제 옮길 것인가를 결정하는 기억장치 관리 전략은?**

① 반입전략 ② 배치전략 ③ 교체전략 ④ 할당전략 정답 ①

해설 반입전략(적재시기), 배치전략(적재위치), 교체전략(교체영역)

85 **주기억장치보다 큰 사용자 프로그램 실행시키기 위해 보조기억장치에 저장된 하나의 프로그램을 여러 조각으로 나누어, 필요한 조각을 차례로 주기억장치에 할당하는 기법은?**

① 오버레이 ② 스와핑
③ 폴링 ④ 데이지체인 정답 ①

해설
- 오버레이(overlay): 보조기억장치에 저장된 하나의 프로그램을 여러 조각으로 나누어, 필요한 조각을 차례로 주기억장치에 할당하는 것
- 스와핑(swapping): 하나의 프로그램을 전체를 주기억장치에 할당하여 사용하다, 필요에 따라 다른 프로그램과 교체

86 **단편화에 대한 설명 중 옳지 않은 것은?**

① 분할된 주기억장치에 프로그램을 할당하면서 사용되지 않고 남는 빈 공간을 말한다.
② 내부단편화와 외부단편화가 있다
③ 단편화 해결을 위해서는 통합, 압축 등의 방법을 사용한다.
④ 분할된 영역이 할당될 프로그램보다 크기 때문에 할당된 후 남아 있는 빈 공간을 외부 단편화라 한다.

정답 ④

해설 • 내부 단편화: 분할된 영역이 할당될 프로그램의 크기보다 크기 때문에 프로그램이 할당된 후 사용되지 않고 남아 있는 빈 공간: OS가 4kb를 할당했는데 1kb만큼만 사용 한다면 필요 이상으로 프로세스가 메모리를 할당받았으므로 내부 단편화가 3kb만큼 생김
• 외부 단편화: 분할된 영역이 할당될 프로그램의 크기보다 작기 때문에 프로그램이 할당될 수 없어 사용되지 않고 빈 공간으로 남아 있는 분할된 전체 영역

87 **페이징에 대한 설명으로 옳지 않은 것은?**

① 가상기억장치의 프로그램을 동일한 크기로 나눈 단위를 페이지라고 하며, 이를 블록으로 사용하는 기법
② 페이지 크기로 일정하게 나누어진 주기억장치의 분할된 블록을 페이지 프레임이라고 함
③ 입력되는 페이지는 사용 가능한 페이지 프레임의 어느 곳에나 위치할 수 있다.
④ 동일한 크기로 나누므로 내부 단편화는 발생하지 않으나 외부 단편화는 발생할 수 있다.

정답 ④

해설 동일한 크기로 나누므로 외부 단편화는 발생하지 않으나 내부 단편화는 발생할 수 있다

88 **자주 페이지 교체가 일어나는 현상으로, 계속 페이지 부재가 발생하여 프로세스 처리 시간보다 페이지 교체 시간이 더 많아지게 되어 시스템의 심각한 성능 저하를 초래하는 것은?**

① 페이지 오류 ② 스래싱 ③ 구역성 ④ 워킹셋

정답 ②

해설 프로세스가 원활하게 수행되기 위해서는 일정수준 이상의 페이지 프레임을 할당받아야 하는데, 집중적으로 참조해야 하는 페이지들을 적재하지 못하면 페이지 부재가 빈번하게 발생하며, 이 경우 실행중인 프로세스는 계속해서 페이지 교체를 수행해야 하므로 스래싱이 발생

89 **가상메모리를 가변크기의 블록으로 나누어 주기억장치에 사상하는 기법은?**

① 세그먼테이션(segmentation) ② 페이징(paging)
③ 스와핑(swapping) ④ 스래싱(thrashing)

정답 ①

해설 가상기억장치의 프로그램을 동일한 크기로 나눈 단위를 페이지, 배열이나 함수등과 같은 논리적인 방법으로 분할 한 가변적인 크기 단위를 세그먼트

90 **디스크 스케줄링 기법 중에서 현재 헤드 위치의 가까운 곳에 있는 모든 요구를 먼 곳보다 먼저 처리하도록 하는 기법은?**

① FCFS ② C-SCAN ③ LOCK ④ SSTF

정답 ④

해설 ① FCFS(선입선처리, First Come First Service) 가장 먼저 입력된 요구가 우선적으로 서비스
② SSTF(최소탐색우선, Shortest Seek Time First) 현재 위치한 헤드의 위치에서 가장 가까운 트랙의 요청을 우선 처리
③ SCAN 엘리베이터 알고리즘, SSTF가 갖는 응답시간의 편차와 차별을 극복하기 위한 방법, 헤드가

단순하게 안쪽과 바깥쪽을 왕복하면서 요청된 블록을 처리
④ C-SCAN(circular) 헤드를 환형(circular)으로 접근시킴, 가장 안쪽이나 가장 바깥쪽 실린더에 대한 차별을 제거
⑤ LOOK 과 C-LOOK 마지막 요청까지만 이동하는 방식
⑥ N-Step SCAN 단계별 서비스, 어느 한 방향으로 진행 할 경우, 대기 중인 요청만 처리

91 **디스크 스케줄링기법 중 가장 먼저 입력된 요구가 우선적으로 서비스 받는 방법은?**

① FCFS ② SSTF
③ SCAN ④ C-SCAN

정답 ①

92 **SSTF(Shortest Seek Time First)가 갖는 응답시간의 편차와 차별을 극복하기 위한 디스크 스케줄링 기법은?**

① SCAN 스케줄링
② FCFS 스케줄링
③ 에센바흐 기법
④ SLTF(Shortest Latency Time First) 스케줄링

정답 ①

93 **파일시스템의 기능 중 잘못된 것을 고르시오.**

① 사용자가 파일을 생성, 수정, 제거할 수 있도록 한다.
② 하드웨어를 동작시켜서 작업을 편리하게 해준다.
③ 불의의 사태에 대비한 예비(backup)와 복구(recovery) 능력을 갖추어야 한다.
④ 정보의 암호화와 해독에 대한 기능을 제공한다.

정답 ②

해설 파일 시스템은 파일의 저장, 액세스, 공유, 보호 등 보조기억장치에서의 파일을 총괄하는 파일 관리 기술이다.

94 **파일을 관리하기 위해 운영체제가 필요한 파일에 대한 정보를 저장하는 제어 블록을 무엇이라 하는가?**

① 프로세스 제어블록 ② 파일 시스템 블록
③ 파일 디스크립터 ④ 디렉터리

정답 ③

해설 파일 디스크립터는 파일을 관리하기 위한 시스템(운영체제)이 필요한 파일에 대한 정보를 갖는 제어 블록을 의미하며, 파일 제어 블록(FCB; File Control Block)이라고도 한다.

95 **레코드를 논리적인 처리 순서에 따라 연속된 물리적 저장 공간에 기록하는 파일 구조는?**

① 순차파일 ② 절차파일 ③ 직접파일 ④ 임의파일

정답 ①

해설
- 순차파일(sequential file), 순차접근(sequential access): 레코드를 논리적인 처리 순서에 따라 연속된 물리적 저장 공간에 기록하는 것
- 직접파일(direct file), 직접접근(direct Access): 해싱 등의 매핑 함수를 사용해서 레코드 키에 의한 주소계산을 통해 임의의 물리적 저장 공간에 직접 기록하는 것
- 색인순차파일(indexed sequential file): 순차파일과 직접파일의 방식을 결합하여 보다 융통성 있는 데이터 접근을 제공하는 파일편성방법

96 **해싱 기법을 이용하여 데이터 레코드를 직접 액세스하는 파일 구조는?**

① 순차파일 ② 직접파일
③ 색인순차파일 ④ 마스터파일

정답 ②

97 **파티션에 대한 설명으로 옳지 않은 것은?**

① 저장장치를 연속된 공간으로 나눈 공간을 말한다.
② 하나의 디스크를 파티션을 통해 여러 개의 공간으로 나누어 사용할 수 있다.
③ 볼륨도 파티션에 포함된다.
④ 2개의 디스크를 사용하는 경우에는 파티션을 통해 나눌 수 없다.

정답 ③

해설 범용 컴퓨터 시스템은 다수의 저장장치를 가지고, 그 장치들은 파일을 저장할 수 있는 볼륨(파티션)으로 분할된다. 연속적인 저장 공간을 나눈 것을 파티션이라고 하며, 파티션을 포함하여 연속되지 않아도 되는 섹터들의 집합을 볼륨이라고 한다.

98 **정보를 조직적으로 정리하는 방법 중 1단계 디렉터리에 대한 설명으로 옳지 않은 것은?**

① 가장 간단한 디렉터리 구조이다
② 모든 파일이 다 같이 한 개의 디렉터리 밑에 존재한다.
③ 모든 파일은 유일한 이름을 가지고 있어야 한다.
④ 파일의 수나 사용자의 수가 증가해도 파일 관리가 용이하다.

정답 ④

해설
- 1단계(단일) 구조: 가장 간단한 구조로 모든 파일이 한 개의 디렉터리 밑에 있다
- 2단계 구조: 마스터 파일 디렉터리(MFD) 밑에 유저 파일 디렉터리(UFD)가 있다
- 트리 구조(tree-structure): 2단계 구조 디렉터리를 확장해서 다단계 트리구조로 만듦
- 비순환 그래프 구조(acyclic-graph) 링크를 이용하여 공유 디렉터리를 구현, 트리구조 일반화
- 일반 그래프 구조: 트리 구조에 링크(Link)를 첨가시켜 순환(cycle)을 허용하는 그래프 구조

99 **중앙에 마스터 파일 디렉터리가 있고 그 아래 사용자 파일이 존재하는 디렉터리 방식은?**

① 1단계 디렉터리 ② 2단계 디렉터리
③ 트리 디렉터리 ④ 비순환 그래프 디렉터리

정답 ②

100 **자원보호의 일반적인 모델로, 객체에 대한 접근 권한을 행렬로써 표시하는 방식은?**

① 접근제어행렬 ② 전역테이블
③ 접근제어리스트 ④ 권한리스트

정답 ①

해설
- 접근 제어 행렬: 자원보호 일반적인 모델로, 객체에 대한 접근 권한을 행렬로써 표시한 기법
- 전역 테이블: 가장 단순한 구현 방법, 세 개의 순서쌍인 영역, 객체, 접근 권한의 집합을 목록 형태로 구성한 기법
- 접근 제어 리스트: 접근 제어 행렬에 있는 각 열, 즉 객체를 중심으로 접근 리스트를 구성한 것
- 권한(자격) 리스트: 접근 제어 행렬에 있는 각 행, 즉 영역을 중심으로 권한 리스트를 구성한 것
- 록-키: 접근 제어 리스트와 권한 리스트를 절충한 기법.

101 **자원보호 기법 중에서 가장 단순한 구현방법으로 3개의 순서쌍인 영역, 개체, 접근권한의 집합을 목록 형태로 구성한 기법은?**

① 접근 제어 행렬 ② 전역 테이블
③ 접근 제어 리스트 ④ 권한 리스트

정답 ②

102 **다중처리(multi processing)에 대한 설명이다. 가장 거리가 먼 것은?**

① 컴퓨터 한대에 2개 이상의 CPU를 설치하여 병렬 처리하는 것이다.
② 여러 개의 프로그램을 동시에 실행해서 프로세서와 입출력장치를 최대한 활용하는 것이다.
③ 하나의 처리기로 동시에 두개 이상의 프로그램을 적재해서 처리하는 방식이다.
④ 한 시스템에서 여러 개의 처리과정을 동시에 수행하는 것이다.

정답 ③

해설 다중 처리 시스템은 하나의 시스템에 공통된 하나의 기억장소를 가지고 여러 개의 처리기(프로세서)를 두어 여러 개의 작업을 동시에 처리하는 것이고 하나의 처리기로 여러 프로그램을 동시에 처리하는 것은 다중 프로그래밍 시스템

---

103 **다중처리기(multi-processor)의 일반적인 특징이 아닌 것은?**

① 각 프로세서 자체 계산 능력을 가지고 있다.
② 각 프로세스들이 여러 개의 기억장소나 전용기억 장소를 가진다.
③ 각 프로세서들은 프로세서나 주변장치 등을 공동 사용한다.
④ 여러 개의 처리기를 사용하여 신속한 처리가 가능하다.

정답 ②

---

104 **다중 처리기 시스템의 장점이 아닌 것은?**

① 신속한 처리능력
② 고장허용
③ 융통성
④ 모듈단위의 결합

정답 ④

해설 신속한 처리 능력, 부분적인 고장의 경우에도 프로그램이나 부분적인 시스템의 동작이 허용, 융통성, 모듈 단위의 확장

---

105 **플린(Flynn)이 정의한 컴퓨터 아키텍처에서 진정한 의미의 병렬처리 구조를 갖는 것으로 다수의 처리기가 각각 다른 명령 흐름과 데이터 흐름을 가지고 데이터를 처리하는 방식은?**

① SISD(Single Instruction, Single Data stream)
② SIMD(Single Instruction, Multiple Data streams)
③ MISD(Multiple Instruction, Single Data stream)
④ MIMD(Multiple Instruction, Multiple Data streams)

정답 ④

해설
- SISD 단일명령-단일자료
- SIMD 하나의 명령어로 동시에 여러 데이터를 처리
- MISD 다수의 처리기에 의해 각각의 명령들이 하나의 데이터를 처리
- MIMD 다수의 처리기가 각각 다른 명령 흐름과 데이터 흐름을 가지고 데이터를 처리

---

106 **처리기들의 상호작용 정도에 따라 강결합 시스템과 약결합 시스템으로 구분하는데, 강결합 시스템에 대한 설명 중 올바르지 않은 것은?**

① 여러 개의 프로세서가 하나의 운영체제 아래에 하나의 공유 기억장치를 이용하여 처리
② 프로세스 간의 통신은 공유 기억장치를 통하여 이루어진다.
③ 처리기 사이에 데이터 교환이 빈번하게 발생할 때 유리한 구조
④ 분산처리시스템이 바로 강결합 시스템이다.

정답 ④

해설
- 강결합시스템은 다중(병렬) 처리기를 의미, 여러 개의 프로세서가 하나의 운영체제 아래에 하나의 공유 기억장치를 이용하여 처리기 사이에 데이터 교환이 빈번하게 발생할 때 유리한 구조

- 약결합시스템은 분산처리시스템, 다중컴퓨터를 의미, 둘 이상의 독립된 컴퓨터 시스템이 통신 회선을 통해 연결되어 처리

107 **다중처리기 연결기법 중 공유버스 시스템에서 버스의 수를 기억장치의 수만큼 증가시킨 구조는?**

① 시분할 공유 버스　② 크로스바 교환(cross bar switch) 행렬
③ 하이퍼 큐브　④ 다중포트 메모리

정답 ②

해설
- 시분할 공유 버스: 프로세서, 메모리, I/O장치 등이 하나의 버스를 통해 데이터 전송
- 크로스바 교환 행렬: 공유 버스 시스템에서 버스의 수를 기억장치의 수만큼 증가시킨 구조
- 하이퍼 큐브: 상호 연결망 형태로 대단히 많은 수의 처리기를 경제적인 방법으로 연결할 수 있음
- 다중포트 메모리: 크로스바 교환 행렬과 시분할 공유 버스를 혼합한 형태

108 **분산 처리 시스템의 장점에 해당하지 않는 것은?**

① 여러 사용자들 간의 통신이 용이하다.
② 중앙컴퓨터의 과부하를 줄일 수 있다.
③ 업무량 증가에 따라 점진적으로 시스템을 확장할 수 있다.
④ 시스템의 보안을 향상 시킬 수 있다.

정답 ④

해설 많은 장점이 있지만 중앙집중형 시스템에 비해 소프트웨어 개발이 어렵고, 보안 문제가 발생한다.

109 **중앙 컴퓨터와 직접 연결되어 응답이 빠르고 통신비용이 적게 소요되지만, 중앙 컴퓨터에 장애가 발생되면 전체 시스템이 마비되는 분산 시스템의 위상 구조는?**

① 완전연결(fully connected) 구조　② 계층(hierarchy) 구조
③ 성형(star) 구조　④ 환형(ring) 구조

정답 ③

해설
- 완전연결: 시스템 내의 다른 모든 사이트들과 직접 연결
- 부분 연결:일부만 직접 연결
- 트리(tree) 또는 계층(hierarchy) 형:분산 처리 시스템의 가장 대표적인 형태로, 각 사이트들이 트리 형태로 연결된 구조
- 스타(star)형 = 성형: 모든 사이트가 하나의 중앙 사이트에 직접 연결되어 있고, 그 외 다른 사이트와는 연결되어 있지 않은 구조
- 링형(ring) = 환형: 각 사이트가 인접하는 두 사이트와만 직접 연결된 구조

110 **다음 중 분산파일시스템의 종류가 아닌 것은?**

① GFS　② HDFS　③ Lustre　④ FAT32

정답 ④

해설 사용자는 장소에 구애받지 않고 어디서나 자신의 파일을 사용할 수 있는 네트워크를 이용하여 접근하는 파일 시스템으로 네트워크 파일 스토리지와 밀접한 관계
NFS, LoCUS, AFS, CIFS, GFS, HDFS 등이 있다.

Certificate of
Medical
Information
Administrator

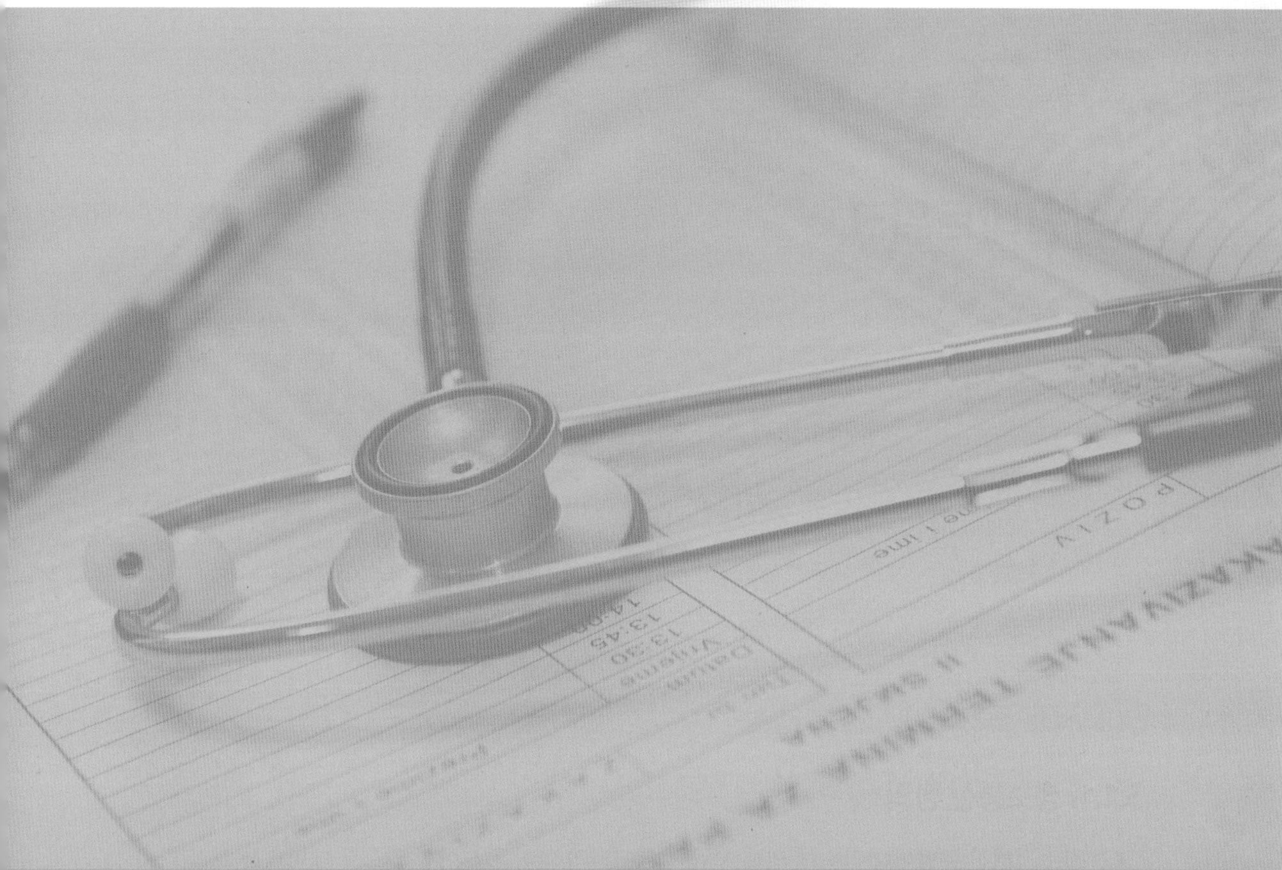

CHAPTER 5

병원네트워크

Chapter 5

병원네트워크

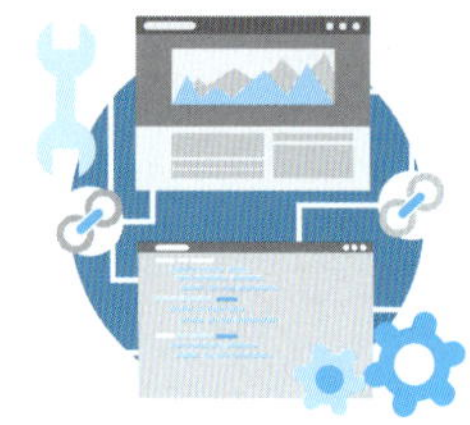

Certificate of Medical Information Administrator

5.1 정보통신

5.1.1. 정보통신 정의

- 정보란 정해진 규범이나 약속에 의해 사람이 데이터의 의미를 부여한 것으로 데이터를 보다 가치 있게 가공, 처리하여 특정 목적들 달성하는데 유용하도록 체계화한 것
- 정보화 사회를 실현하는 수단으로 컴퓨터와 전기 통신의 결합체
- 컴퓨터와 컴퓨터, 단말기와 컴퓨터 사이의 통신을 의미하며 넓은 의미로 의미가 담겨 있는 신호, 즉 정보를 상대방에게 전달하는 과정
- 정보를 수집하여 가공, 처리, 분배의 기능을 수행하여 전기 통신 회선을 사용하며 문자, 영상, 음향 등의 정보를 송. 수신하는 전기통신의 형태를 포괄하는 개념

(1) 용어정리

데이터(data)	• 재료, 자료, 논거라는 뜻의 "Datum"의 복수형 • 컴퓨터 용어로서 정보를 작성하기 위해 필요한 자료를 의미 • 컴퓨터에 입력하는 기호, 숫자, 문자 등을 이용하여 형식화 것을 의미
정보(information)	• 관례나 약속에 의하여 사람들이 데이터에 부여한 의미 • 데이터를 가공해서 보다 가치 있는 판단 데이터로 승격시킨 것을 의미 • 특정 상황에 맞게 평가되거나 해석된 자료 • 유용한 행동을 위해서 데이터로부터 추출된 의미
지식(knowledge)	• 정보의 집합된 상호 관련된 원리 원칙 • 데이터로부터 정보를 만들어 내는데 사용된 일련의 규칙 • 지식은 동종의 정보가 집적되어 일반화된 형태로 정리된 것 • 어떤 특정 목적에 유용하며, 추상화되고, 일반화된 정보로 정의

통신(通信)	• 어떤 사람이 자기의 의사를 타인에게 전하는 것을 의미 • 통(通)은 도달한다. 연결한다. 는 의미 • 신(信)은 신호를 말하므로, 통신은 신호가 도달한다는 것
네트워크(network)	• Net이라는 단어와 Work라는 단어의 합성어 • 두 대 이상의 컴퓨터를 연결하여 근거리나 원거리통신을 제공하고 서로 연결된 요소들 간에 데이터 등을 전송하는 통신망으로 컴퓨터를 이용한 협동작업(computer networking)으로 정의
정보통신네트워크(information communication network)	• 음성, 데이터 및 영상정보를 전화나 컴퓨터시스템, 영상통신시스템 등의 각종 미디어에 의해 보다 빠르게, 어디라도, 대용량으로 효율성 있게 정확히 전달하는 조직
메시지(message)	통신의 대상이 되는 정보(즉, 데이터)
정보원(information/sink)	전달하고자 하는 정보를 생성(source)
전달매체(media)	전달매체에 알맞도록 변형된 정보 신호가 전파하는 수단
사용자(sink)	전달되어 가라앉는 장소(즉, 정보수신자)
프로토콜(protocol)	통신장치들 사이의 상호규약(약속)

5.1.2. 네트워크 정의

- 인간의 의사 또는 기계나 장치에서 발신되는 데이터, 정보 등의 전달 체계
- 전달 수단으로서 전기적 수단을 사용하는 것을 전기통신망 또는 통신네트워크
- 네트워크는 음성통신, 데이터통신, 화상(이미지)통신, 영상통신, 멀티미디어 통신가능하게 하는 총괄적인 인프라

(1) 네트워크 기능

① 통신네트워크의 동작 기능은 전달기능, 신호기능, 제어기능 등 3가지로 구분
② 시스템이 정상적으로 동작하기 위한 관리 및 유지보수를 수행하는 기능

전달기능	음성, 데이터 등의 정보를 실제로 교환 및 전송하는 것이고
신호기능	통신망에서 접속의 설정과 제어, 그리고 관리에 관한 정보를 교환하는 기능
제어기능	단말장치와 교환장치 간, 통신네트워크와 통신네트워크 간의 접속 및 복구에 필요한 수단들을 제어하는 기능

(2) 네트워크 분류

① 통신네트워크 분류는 서비스별, 교환 처리별, 규모별, 전송 형식별, 전송 대역 및 속도별, 연결 형태별로 분류
② 통신네트워크는 각종 통신서비스를 통합 일체화하는 종합정보통신으로 발전

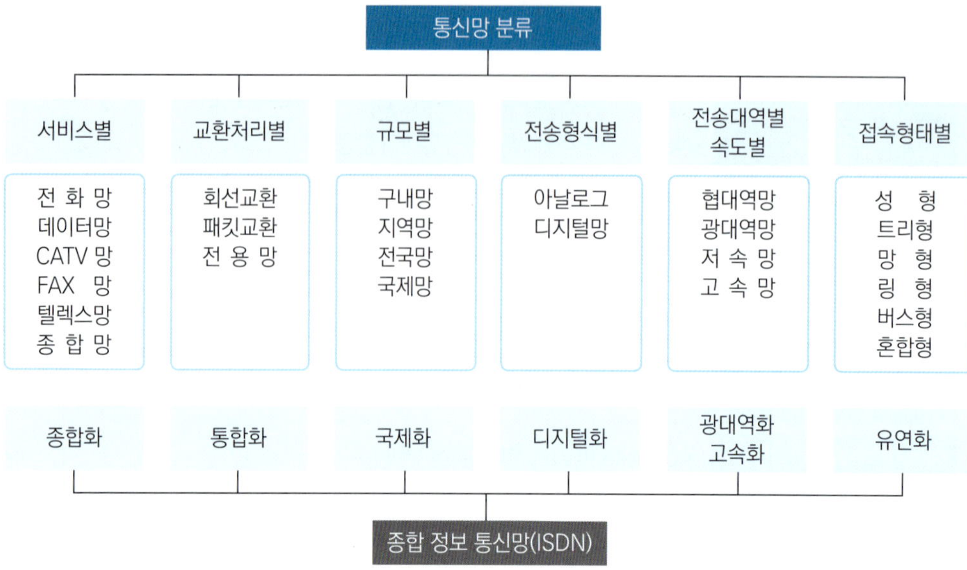

[그림 5-1] **네트워크 형태 별 분류**

5.1.3. 정보통신 시스템

(1) 정보통신 시스템 구성요소

① 정보 통신 시스템은 크게 입출력을 수행하는 데이터 단말장치, 단말과 컴퓨터 간 또는 단말 상호 간, 컴퓨터 상호간을 연결시켜주는 데이터 전송회선(신호변환장치, 통신회선)과 컴퓨터 간을 전기적으로 결합시켜주는 통신제어장치로 구성

② 정보 전송 시스템과 데이터를 가공 및 처리하여 보관하는 정보 처리 전송 시스템으로 구분

③ 디지털 데이터를 입출력하는 데 사용하는 단말장치(DTE)와 DTE를 네트워크에 연결시켜 주는 데이터 회선장치(DCE)를 포함

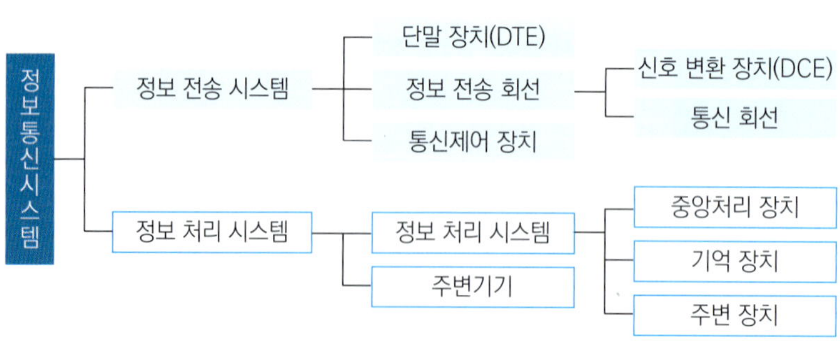

[그림 5-2] **정보통신 시스템의 구성요소**

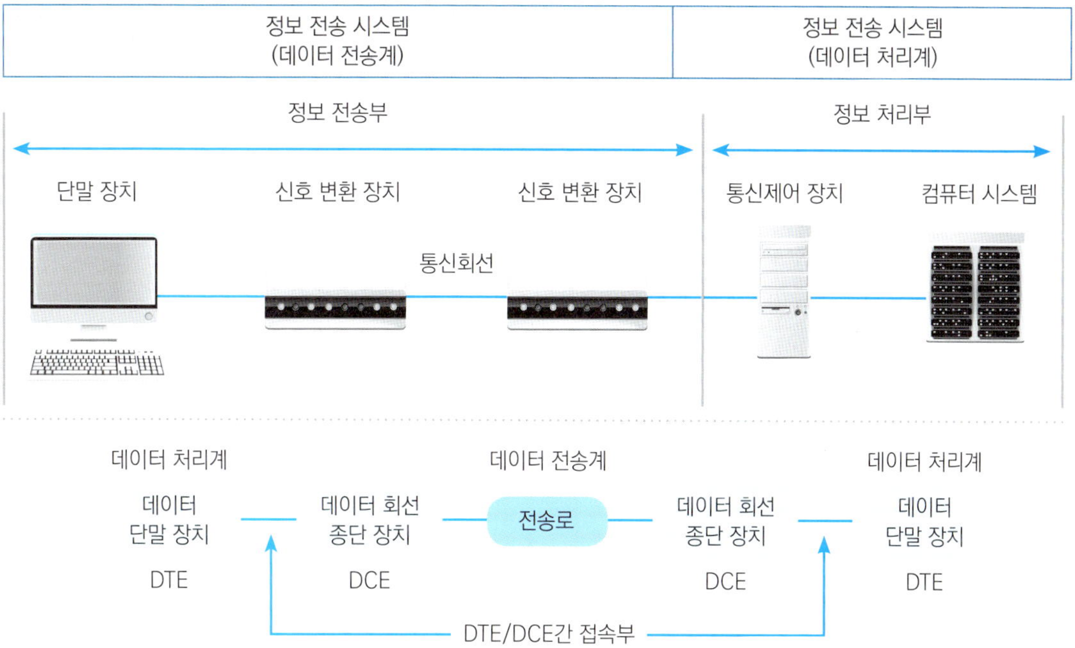

※ 통신제어 장치, 단말 장치를 정보처리 시스템(데이터 처리계)으로 분류하는 경우도 있음

- DTE(데이터단말장비, data terminal equipment): 단말장치와 통신제어장치
- DCE(데이터통신장비, data circuit equipment): 데이터전송 관련 장치, 신호변환기
- DCTE(데이터회선종단장치): 데이터전송시스템에서 통신회선의 종단에 위치한다는 의미를 강조

[그림 5-3] **정보통신 시스템의 구성도**

(2) 장치별 기능

구분	기능
단말장치	• 데이터통신시스템과 외부 사용자와의 접속점에 위치하여 최종적으로 데이터를 입·출력하는 장치 • 지능형(스마트, 인텔리전트) 단말장치: CPU와 저장장치가 내장된 단말장치로 프로그램을 설치하여 단독으로 일정 수준 이상의 작업 처리가 가능 • 비지능형(더미) 단말장치: 입력장치와 출력장치로만 구성되어 단독으로 작업을 처리할 수 있는 능력이 없는 단말장치
신호변환장치	• 전송장치, 회선종단장치 • 컴퓨터나 단말장치의 데이터를 통신선에 적합한 신호로 변경하거나, 통신회선의 신호를 컴퓨터나 단말장치에 적합한 데이터로 변경하는 신호변환 기능을 수행 • 종류: MODEM, DSU, CODEC
통신제어장치	• 통신회선을 통하여 송/수신되는 과정을 제어하고 감시 • 통신회선의 전송속도와 중앙처리장치의 처리속도 사이에서 조정을 수행 • 데이터전송회선과 컴퓨터와의 전기적 결합과 전송문자를 조립, 분해 • 통신방식 제어, 다중접속 제어, 전송제어, 오류검출 및 정정, 회선의 감시 및 접속 제어 • 단말제어, 변환, 자원관리, 검색, 시스템관리 • 전처리기(FEP): 호스트 컴퓨터와 단말기 사이에 고속 통신회선으로 설치

5.2 정보 전송 체계

5.2.1. 정보전송 체계 기본 요소

① 정보 통신 시스템의 3대 구성요소 : 단말장치, 전송장치, 컴퓨터
② 정보 통신망의 3대 구성 요소 : 단말장치, 전송장치, 교환 장치
③ 데이터 통신 시스템의 3대 구성 요소 : 단말장치, 전송장치, 통신제어 장치
④ 정보 전송 시스템의 3대 구성 요소 : 단말장치, 데이터 전송 회선, 통신 제어 장치
⑤ 정보 통신망의 3대 동작 기능 : 전달기능, 신호기능, 제어기능

5.2.2. 정보전송 방식

(1) 직렬 전송과 병렬 전송

① 직렬 전송(serial transmission)

- 한 문자의 각 비트들이 하나의 전송 선로를 통하여 차례로 전송되는 방식
- 송/수신측 간에 하나의 회선만 있으면 되므로 회선 바용이 적고 전송 대역을 유효하게 사용할 수 있음
- 대부분의 데이터 통신 시스템에서 사용

② 병렬 전송(parallel transmission)

- 한 문자를 이루는 각 비트들이 각자의 전송로를 통해 동시에 전송되는 방식
- 송/수신 간의 거리에 따라 전송로의 비용이 커짐
- 동시에 전송되므로 전송속도가 빠르고 단말장치와의 인터페이스 구성이 단순함

(2) 동기 전송과 비동기 전송

① 동기식 전송

- 전송할 자료를 문자 단위가 아닌 블록 단위로 묶어 전송하는 방식으로 보통 전송 속도가 2,400bps가 넘는 경우에 사용
- 문자동기방식 : ITU-TSS에서 정한 ASCII 전송용 제어문자들을 이용하여 동기를 맞추는 방식으로 1968년 IBM사의 BSC라는 프로토콜에서 처음 사용
  - 비트동기방식 : 데이터 문자열의 처음과 시작을 알리기 위해 동기문자 대신에 시작 플래그와 종료 플래그를 사용하며, 1973년에 IBM의 SDLC라는 프로토콜에서 처음 사용

② 비동기 전송

- 스타트 스톱(start-stop) 전송이라고 하며, 문자 단위로 송수신하는 방식으로 각 문자는 앞쪽에 스타트 비트 뒤쪽에 1개 또는 2개의 스톱 비트가 있음
- 각 문자 간에는 유휴 시간이 있을 수 있으며 송신측과 수신측이 항상 동기를 맞출 필요가 없음
- 전송속도가 1,800bps를 넘지 않는 경우에 사용

(3) 전송 신호의 종류

전송신호에는 아래 그림 2-1(a)와 같이 신호의 형태가 연속적인 형태를 취하는 아날로그(analog) 신호와 그림 2-1(b)와 같이 일정주기 동안 이산적 신호의 형태를 갖는 디지털(digital) 신호가 있음

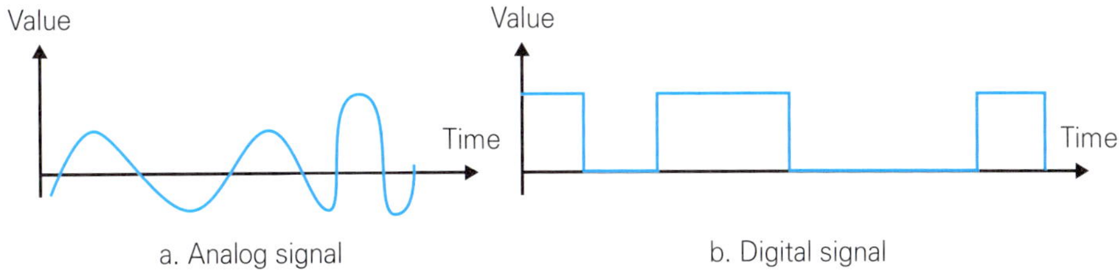

[그림 5-4] **아날로그 신호와 디지털 신호**

① 전송속도와 전송 용량

bps & Baud	데이터 신호속도(bps)	• bit per second의 준말 • 초당 전송할 수 있는 비트(bit)의 수 • 1200 bps: 1 초 동안에 1,200개의 bit를 전송
	변조속도(Baud)	• 초당 전송할 수 있는 단위 신호의 수 • Baud = 1 / T [T:신호당 속도, 신호 1개 전송에 걸리는 시간(초)]
	bps와 Baud의 상관관계	• Di-bit: Baud당 2비트 전송, tri-bit : 3비트, quad-bit : 4비트 • bps = Baud × N
베이러(Bearer) 속도		• 반응속도: 데이터 신호+동기신호+상태신호 • 단위속도: bps
샤논(Shannon)의 전송용량		• 잡음이 있는 채널의 전송 속도는 그 주파수 대역폭과 신호 대 잡음비에 의해 결정된다. • 공식: C – Blog2(1+S/N) • Capacity: 전송용량(bps), Bandwidth : 주파수 대역폭, Signal : 신호 세기 • Noise: 잡음 세기, S/N : 신호 대 잡음비 → 전송 용량을 증가시키기 위한 방법: 주파수 대역폭/신호세기/신호 대 잡음비 증가

② 정현파, 반송파, 신호파의 의미

정현파, 반송파, 신호파의 의미	
정현파(sine wave)	시간의 흐름에 따라 변하는 전기로 전류, 전압의 방향과 크기가 주기적으로 변하는 전기를 의미
반송파(carrier wave)	아날로그 전송로를 이용해서 데이터 전송을 할 때에 사용하는 일정한 교류의 파형
신호파(변조신호)(modulated signal)	반송파 또는 주기적 펄스 등의 진폭, 주파수에 전송하고자 하는 정보에 대응한 변화를 주는 신호

③ 주파수와 주기의 관계

주파수와 주기의 관계 ($F = \frac{1}{T}$ [Hz])	
1Hz = 1sec	1KHz = 10^3Hz
1THz = 10^{12}Hz	1MHz = 10^6Hz
1GHz = 10^9Hz	1PHz = 10^{15}Hz

④ 주요 데이터의 주파수 대역

- HF(High Frequence): 3~30 MHz
- VHF(Very High Frequence): 30~300 MHz
- UHF(Ultra High Frequence): 300~3,000 MHz
- SHF (Super High Frequence): 3,000~30,000 MHz

⑤ 주기, 대역폭, 스펙트럼의 의미

주기, 대역폭, 스펙트럼의 의미	
주기	아날로그신호는 통신에 있어서 중요한 진폭과 주파수, 위상이라는 특성 요소
대역폭	음성통신은 수많은 종류의 주파수를 담고 있는 파형들로 구성
스펙트럼	데이터통신에서의 주파수 스펙트럼은 다양한 주파수가 섞여 있는 주어진 신호를 퓨리에 분석했을 때 나온 구성요소들을 주파수에 따라 늘어놓은 것을 의미

※ 대역폭: 최고 주파수와 최저 주파수 사이 간격→ 음성 주파수 300 ~ 3,400Hz (대역폭 3,100Hz)

⑥ 전송신호의 변환

- 아날로그 데이터의 아날로그신호 변환(아날로그변조방식)아날로그 변조는 일반적으로 정보 신호파에 다른 일정한 신호를 작용시켜서 전송에 유리한 높은 주파수군으로 변환시키는 방법을 말한다. 변조방법에는 진폭(amplitude), 주파수(frequency), 위상(phase)을 이용하는 3가지 방식이 있음

진폭, 주파수, 위상의 의미	
진폭	신호의 크기(파형이 최고점에 이르는 파형의 높이)
주파수	주어진 시간 내에서 반복되는 신호의 횟수(Hz)
위상	임의의 신호의 단일 주기 내에서 상대적 위치

진폭변조, 주파수변조, 위상변조의 의미	
진폭변조(Amplitude Modulation, AM)	원 신호를 반송파의 진폭으로 변환
주파수변조(Frequency Modulation, FM)	원 신호를 반송파의 주파수로 변환
위상변조(Phase Modulation, PM)	반송파의 위상을 변화시켜 원 신호로 변환

• 디지털 데이터의 아날로그신호 변환(디지털변조방식)디지털신호에 의해 반송파를 변조하는 것을 디지털변조(digital modulation) 방식이라 하며, 이 변조에 의해 디지털신호를 주어진 주파수 대역내의 아날로그신호로 변화시켜 전송하는 방식을 말함

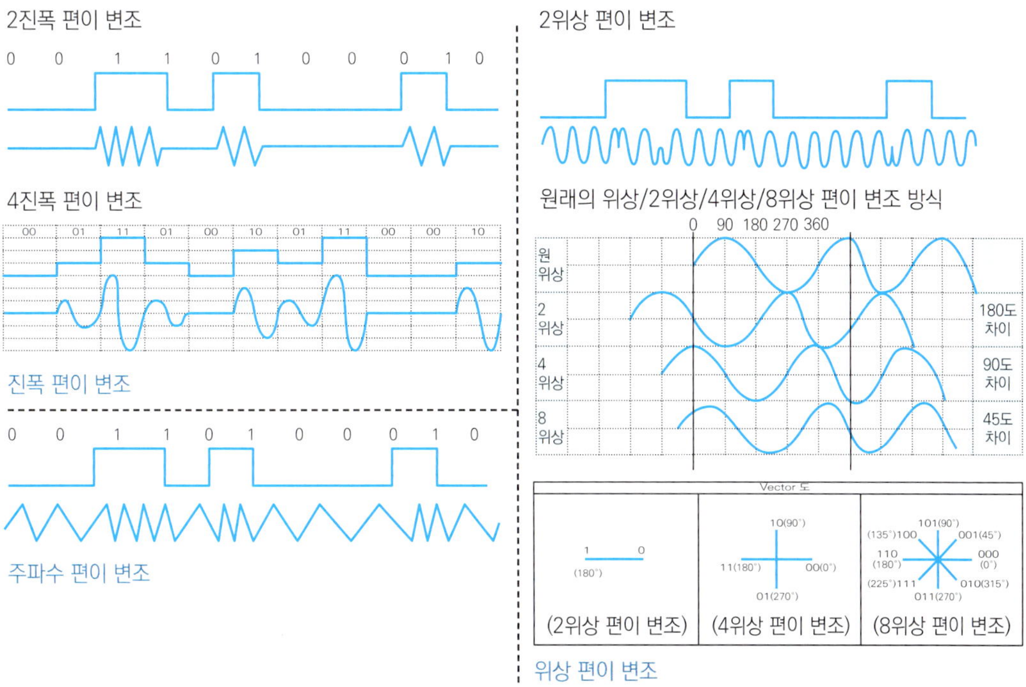

[그림 5-5] **진폭, 주파수, 위상 편이 변조**

진폭편이변조(ASK)	반송파의 진폭을 2진부호 대응하여 변화시키는 것, 반송파가 0비트일 때 off로 하고, 1비트일 때 on으로 하는 방식
주파수편이변조(FSK)	반송파의 주파수 또는 위상을 디지털신호에 의해 변화시키는 방식을 의미. 즉, 2진부호가 0비트일 때 저주파수를 보내고, 1비트일 때 고주파수를 보내는 방식
위상편이변조(PSK)	2진부호의 0과 1을 반송파의 위상을 변화시킴으로써 나타내는 것으로 아날로그변조, 주파수변조, 위상변조방식에 각각 대응

• 아날로그 데이터의 디지털신호 변환(펄스부호변조방식)펄스부호변조(Pulse Code Modulation, PCM) 방식의 기본 개념은 음성과 같은 아날로그 신호를 디지털화(digitization)하는 기술임(그림 24). 디지털신호를 아날로그신호로 바꾸어 전송해 주는 장비를 모뎀이라 하면, 아날로그신호를 디지털신호로 바꾸어 전송해 주는 장비를 CODEC(Code, DECode)이라고 함

CODEC의 기본적인 기능 단계
① 아날로그 신호의 PAM(Pulse Amplitude Modulation) 표본화
② 표본화된 진폭의 양자화
③ 양자화된 PCM 펄스를 디지털 신호로 나타내기 위한 부호화

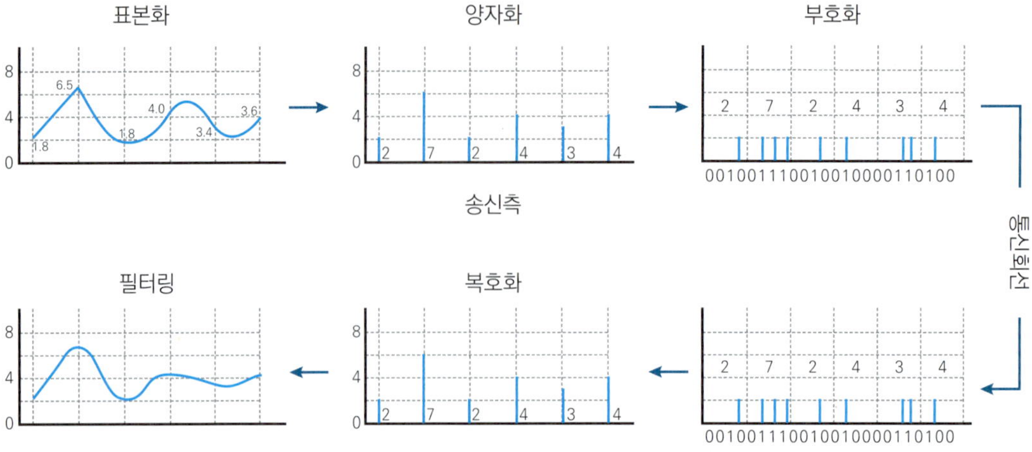

[그림 5-6] **펄스부호변조(PCM) 원리**

• 디지털 데이터의 디지털신호 변환(베이스밴드전송방식)이 방식은 직류신호가 변조되기 이전의 컴퓨터나 단말장치의 출력신호 등을 전송로를 통하여 디지털신호를 변조하지 않고 그대로 전송하는 방식을 말함

종류	의미
단류방식 (single current)	1을 (+)전압 또는 (-) 전압으로 대응시킨 신호로 일방향 전위로만 신호변화를 나타내어 전송하는 방식. 가장 단순한 전송 방식으로 잡음에 약하기 때문에 근거리의 데이터 전송에만 사용함. 수신 측에서 0 또는 1의 판정을 하기 위한 기준은 1에 대응하는 전압의 1/2의 최적이지만, 전송로의 상태에 따라서 수신 전위가 변동하기 때문에 최적치를 유지하기가 어려움
복류방식 (double current)	0을 (+)전압, 1을 (-) 전압에 대응시킨 신호로 전송하는 방식이며, 비트의 1/2시간만큼 (+)또는 (-) 상태를 유지하고, 그 후 0 상태로 되돌아감. 수신 측에서 0 또는 1의 판정을 하기 위한 기준은 전위 0에 고정 가능하므로 안정된 전송을 할 수 있음. 베이스밴드전송방식에서 가장 널리 사용되는 방식
RZ 방식과 NRZ 방식	RZ(Return to Zero) 방식은 비트 펄스와 다음의 비트 펄스 상에 반드시 전위 0으로 일정시간 동안 유지한 후 다음 신호를 보내는 방식. 전위 0으로 된 다음에 다음 번 비트펄스를 전송하므로 제로 리턴 방식이라고도 함. NRZ(None Return to Zero) 방식은 비트 펄스 사이에 전위 0으로 유지하지 않고 계속하여 펄스를 전송하는 방식
바이폴라 방식 (bipolar)	RZ 방식과 비슷하나 0일 때는 상태의 변화 없이 전위 0 상태에 머무르며, 1일 때만 (+) 전압 상태와 (-) 전압 상태 교대로 나타나게 되는 방식. 평균적으로 극성이 번갈아 반전하므로 교류에 가까운 신호로 되고, 직류 차단성(교류는 통하지만 직류는 통하지 않는 성질)이 있는 전송로를 사용하는 경우에 유리한 방식
차분 방식 (differential)	극성이 변화하면 0, 변화하지 않으면 1이라는 약속으로 전송하는 방식이며, (+),(-)에 관계없이 상태의 변화로 0과 1의 판정을 함

다이코드 방식 (dicode)	0에서 1로 변화할 때에 (+) 전위, 1에서 0으로 변화할 때에 (-) 전위, 1에서 1 또는 0에서 0과 같이 변화하지 않을 때에 0전위로 하는 방식
CMI 방식(Coded Mark Inversion)	(-)에서 (+)로 극성이 변화하면 0, 극성이 (+) 또는 (-)로 변화하지 않으면 1로 하는 방식. 이 방식은 광파이버를 사용한 LAN의 고속 디지털 회선에 사용됨

5.3 정보 전송 제어

정보 전송 중에 발생하는 장애는 다양하게 존재함. 그에 따른 제어 장치는 필수이며 데이터 전송 시에 상호확인 및 사전처리를 하는 기능

감쇄현상 (attenuation)	데이터의 전송 체의 저항, 임피던스 등에 따라서 먼 거리로 보내고자 할 때, 전자의 신호의 세기가 거리가 더 멀어질수록 신호가 점차적으로 약해지는 현상
지연왜곡 (delay distortion)	전송매체를 통하여 전달되는 신호의 전파 속도가 주파수에 따라 차이가 나는 현상
잡음(noise)	전송시스템 및 전송매체에서 발생하여 전송로 상에 전송신호에 추가되는 불필요한 신호
열잡음(백색잡음)	전송매체의 저항에 의해 발생하는 전자의 진동으로 인한 잡음으로 원초적으로 존재한 잡음
상호변조잡음	주위의 상이한 주파수로 인한 잡음
누화	주위의 케이블에 흐르는 다른 신호가 비정상적으로 결합 될 때 발생하는 잡음
충격성 잡음	낙뢰(번개) 등 외부의 전자기적 충격, 통신시스템의 물리적 불량 등으로 인한 잡음

5.3.1. 전송제어

① 전송제어(transmission control)는 데이터의 원활한 흐름을 위해 입. 출격제어, 회선제어, 동기세어, 오류제어, 흐름제어 기능을 수행

② OSI 7 참조 모델의 데이터 링크 계층(2 계층)에서 수행하는 기능이며 사용되는 프로토콜을 전송제어 프로토콜 또는 데이터 링크 제어 프로토콜

③ 전송제어 절차

- 데이터 통신 회선의 접속
  - 교환 회선(교환기에 의해 송 · 수신 측 간 통신 회선이 연결되는 방식)에서 통신 회선과 단말기를 물리적으로 접속하는 단계
  - 교환 회선을 이용한 포인트 투 포인트 방식이나 멀티 포인트 방식으로 연결된 경우에 필요한 단계
  - 전용 회선을 이용한 포인트 투 포인트 방식으로 연결된 경우에는 불필요한 단계
- 데이터 링크의 설정(확립)
  - 접속된 통신 회선 상에서 송 · 수신 측 간의 확실한 데이터 전송을 수행하기 위해서 논리적 경

로를 구성하는 단계
- 순서 : 수신 측 호출→정확한 수신 측인가 확인→수신 측의 데이터 전송 준비 상태 확인→송 · 수신 측 입장의 확인→수신 측 입 · 출력기기 지정
- 데이터 링크의 설정 방법에는 폴링/셀렉션 방식, 경쟁방식이 있음

- 정보 메시지 전송
  - 설정된 데이터 링크를 통해 데이터를 수신측에 전송하고, 오류 제어와 순서 제어를 수행하는 단계
- 데이터 링크 종결
  - 송 · 수신 측 간의 논리적 경로를 해제하는 단계
- 데이터 통신 회선의 절단
  - 통신 회선과 단말기 간의 물리적 접속을 절단하는 단계

5.3.2. 전송에러 제어

(1) 전송에러 제어 방식

① 전진에러 수정(Forward Error Control, FEC)

- 데이터 전송과정에서 발생한 오류를 검출하여 검출된 오류를 재전송 요구 없이 스스로 수정하는 방식
- 송신 측에서는 문자나 프레임에 오류 검출을 위한 부가 정보를 추가시켜 전송하고 수신측에서는 이러한 부가 정보를 이용하여 자신이 수신한 데이터에 존재하는 오류를 발견하고 수정
- ARQ 방식과는 달리 재전송 요구가 없기 때문에 역 채널이 필요 없고 연속적인 데이터 흐름이 가능
- 데이터 비트 이외에 오류 검출 및 수정을 위한 비트(잉여비트)들이 추가로 전송되어야 하기 때문에 전송 효율이 떨어짐
- 대표적인 예로 해밍코드 방식과 상승코드 방식이 있음

② 후진에러 수정(Backward Error Correction, BEC)

- 데이터 전속 과정에서 오류가 발생하면 송신 측에 재전송을 요구하는 방식
- 패리티 검사, CRC 등을 사용하여 오류를 검출하고 오류 제어는 자동반복요청(Automatic Repeat reQuest, ARQ)에 의해 구성됨

(2) 오류 검출 방식

① 패리티 검사

- 데이터 한 블록 끝에 1비트의 검사비트를 추가하여 전송에러를 검출하는 방식
- 전송 비트 내의 1의 개수가 홀수 또는 짝수가 되는 방식이 있음

② 수직 패리티 체크 방식(Vertical Redundancy Check, VRC)

- 전송 비트들 중 수직에 대한 1의 비트수를 짝수 혹은 홀수가 되도록 하는 방식

③ 수평 패리티 체크 방식(Longitudinal Redundancy Check, LRC)

- 전송 비트를 일정량의 블록으로 묶어 블록의 맨 마지막에 패리티를 부여하는 방식

④ 순환 중복 검사(Cyclic Redundancy Check, CRC)

- 특정 다항식에 의한 연산 결과를 데이터에 삽입하여 전송하는 에러 검출 방법
- 동기식 전송에서 주로 사용되며 집단 오류를 검출할 수 있고 검출 율이 높으므로 가장 많이 사용되는 에러 검출 방식
- HDLC 프레임의 FCS에 사용되는 방식

⑤ 해밍코드 방식(hamming code)

- 자기 정정 부호의 하나로 비트 착오를 검출해서 1비트 착오를 정정하는 부호 방식
- 오류의 검출은 물론 스스로 수정까지 하므로 자지정정부호라고도 함
- 송신한 데이터와 수신한 데이터의 각 대응하는 비트가 서로 다름 비트의 수를 해밍 거리(hamming distance)라고 함
- 전송 비트 중에서 1,2,4,8,16,32,64......,2^n 번째를 오류 검출을 위한 비트로 사용하며 이 비트의 위치는 변하지 않음

⑥ 상승 부호(코드) 방식

- 순차적 디코딩(sequential decoding)과 한계 값 디코딩(threshold value decoding)을 사용하여 에러를 수정하는 방식

⑦ 궤환 전송 방식

- 수신 측에서 받은 데이터를 송신측으로 되돌려 보내어 원본 데이터와 비교하여 오류가 있는 경우 재전송하는 방식

⑧ 연속 전송 방식(자동 연속 방식)

- 송신 측에서 동이 데이터를 두 번 이상 전송하면 수신 측에서 두 데이트를 비교해 이상 유무를 판별한 후에 오류 발생 시 이를 수정하는 방식

(3) 오류 제어 방식

① 자동 반복 요청(Automatic Repeat reQuest, ARQ)

- 통신 경로에서 에러 발생 시 수신측은 에러의 발생을 송신 측에 통보하고 송신측은 에러가 발생한 프레임을 재전송 하는 방식
- 송신 측이 하나의 블록을 전송한 후 수신 측에서 에러의 발생을 점검한 다음 에러 발생 유무신호를 보내올 때까지 기다리는 방식
- 수신 측의 응답이 긍정 응답이면 다음 블록을 전송하고 부정 응답이면 앞서 송신했던 블록을 재전송하는 방식
- 전송 효율이 가장 낮고 오류가 발생한 블록만 재전송하므로 구현 방법이 가장 단순

② 연속 ARQ(continuous ARQ)

- Go-back-N ARQ
  - 여러 블록을 연속적으로 전송하고 수신 측에서 부정 응답을 보내오면 송신 측이 오류가 발생한 블록부터 모두 재전송함
  - 에러가 발생한 블록 이후의 모든 블록을 다시 재전송하는 방식
  - 에러가 발생한 부분부터 모두 재전송하므로 중복 전송의 단점이 있음
- 선택적 재전송(selective repeat) ARQ
  - 여러 블록을 연속적으로 전송하고 수신측에서 부정 응답을 보내오면 송신측이 오류가 발생한 블록만을 재전송
  - 복잡한 논리 회로와 큰 용량의 버퍼가 필요

③ 적응적(adaptive) ARQ

- 전송 효율을 최대로 하기 위해서 데이터 블록의 길이를 채널의 상태에 따라 동적으로 변경하는 방식
- 전송 효율이 제일 우수하나 제어회로가 복잡하고 비용이 많이 들어 현재는 거의 사용을 안함

5.4 통신 프로토콜과 표준화

5.4.1. 통신 프로토콜과 표준화의 개념

(1) 프로토콜 구성요소 및 전송 방식

프로토콜은?
외교에서 의례(儀禮) 또는 의정서(議定書)이지만, 네트워크 구조에서는 동일 계층 내에서의 표준화된 통신규약으로서 네트워크 기능을 효율적으로 발휘하기 위한 협정

통신프로토콜은?
컴퓨터와 컴퓨터, 컴퓨터와 터미널 간에서 데이터전송을 신속 정확하게 수행하며, 오류검출과 회복기능들을 제공하기 위하여 장치 상호간에 미리 약속한 운영규정

프로토콜의 구성요소	
구문(syntax)	데이터의 형식, 부호화(coding) 방법 및 전기적 신호의 레벨(signal level) 등을 규정
의미(semantics)	데이터 교환을 효율적이고 정확한 정보 전송을 하기 위한 두 실체간의 협조항목, 전송제어 및 오류제어, 동기제어, 흐름제어, 오류관리를 위한 제어정보 등에 대한 규정을 정의
타이밍(timing)	접속되어 있는 두 실체 간의 통신 속도의 조정, 메시지 순서 제어 등을 규정

(2) 프로토콜의 기능

단편화와 재합성 (fragmentation and reassembly)	응용계층에서 프로토콜은 두 엔티티 간에 데이터 스트림을 교환하는 역할
캡슐화(encapsulation)	송신기에서 발생된 정보의 정확한 전송을 위해서 사용자 정보의 앞부분에 헤더(header)와 뒷부분에 트레일러(trailer)를 부가하는 과정
연결제어(connection control)	한 개체에서 다른 개체로 즉, 개체간의 데이터를 전송하는 방법
흐름제어(flow control)	수신 개체가 송신 개체의 데이터 전송량이나 전송 속도 등을 조절하는 기능
오류제어(error control)	정보에 신뢰성을 부여하는 것으로 전송 도중에 발생 가능한 오류들을 검출하여 정정하는 기능
동기화(synchronization)	2개의 프로토콜의 개체가 동시에 명확히 정의된 상태 즉, 초기화 상태, 검사 전 상태, 종료 상태에 있어야 초기의 시작, 중간 체크 포인터 기능, 통신 종료 등을 수행
순서결정(Sequencing)	패킷교환 망에서 사용되는 방식으로 정보가 분할되고 캡슐화 과정을 거쳐 전송되는 과정에서 전송되는 패킷의 순서가 변하는 경우에 발생 순서대로 정보를 재조립하는 과정
주소지정(addressing)	두 개의 개체 간에 포인트 투 포인트(point-to-point) 전송을 하지 않고, 통신을 하기 위해서는 서로간의 인식이 가능케 하는 기능
다중화(multiplexing)	프로토콜에서 자주 사용되는 기능으로 하나의 통신로를 다수의 가입자들이 동시에 사용하는 기능
전송서비스	프로토콜은 전송하려는 개체가 사용되도록 별도의 부수적인 서비스로서 우선순위, 서비스 등급, 보안성 등을 제공

(3) 연결 대상에 따른 프로토콜

응용중심 프로토콜 (application oriented protocol)	정보 전송을 담당하는 개체의 성격이 어떤 응용성을 가질 때 이런 응용을 원활하게 해주기 위한 최상위 프로토콜
프로세스 간 프로토콜 (process-to-process protocol)	네트워그 시비스 개체의 긱 스테이션에 대응하는 개체간의 프로토콜. 이는 흐름제어(flow control)나 오류제어(error control)의 역할을 수행함.
네트워크 액세스 프로토콜 (network access protocol)	시스템을 어떤 네트워크에 연결시키기 위한 프로토콜
네트워크 간 프로토콜 (network-to-network protocol)	네트워크 A나 B와 같은 환경이 다른 네트워크 내부에서 연결시키기 위한 프로토콜
노드 간 프로토콜 (node-to-node protocol)	네트워크 내부에 연결 대상이 존재할 때 인접한 두 노드 사이의 연결을 위해 필요한 프로토콜
입·출구 간 프로토콜 (entry-to-exit protocol)	연결 대상이 네트워크 입·출구 노드일 때 이 노드 사이를 입구에서 출구까지 연결에 필요한 프로토콜

5.4.2. OSI 7 계층 프로토콜

① OSI 참조모델의 계층구조 기법은 필요한 전체 통신 기능 중에서 유사한 기능들을 묶어 수직적인 계층으로 분할

② 각 계층은 처리해야 할 고유 기능과 함께 다른 시스템의 동일 계층과 통신하는 데 필요한 기능들을 정의

③ 계층 1(물리계층)에서 계층 4(트랜스포트계층)까지를 하위계층이라고 하고, 계층 5(세션계층)에서 계층 7(응용계층)까지를 상위계층이라 함

목적	의미
하위계층 프로토콜	• 네트워크나 전송매체에 구애받지 않고, 그 상위계층이 필요로 하는 성능과 품질을 가진 데이터의 전송을 보장 • 상위계층이 요구하는 각종 네트워크서비스를 가능한 효과 대 경제성을 가장 높일 수 있는 수단을 제공
상위계층 프로토콜	• 프로세스간의 통신에 대하여 대화 제어를 분담 • 부호화나 암호화, 데이터 압축 등 정보의 표현 형식에 대한 규정을 분담 • 단말장치 제어, 파일 및 데이터베이스 접근, 작업 전송 등의 일반적인 통신을 위한 프로토콜 규정 외에 텔레텍스, 팩시밀리, 비디오텍스 등의 특정 통신서비스의 프로토콜을 규정

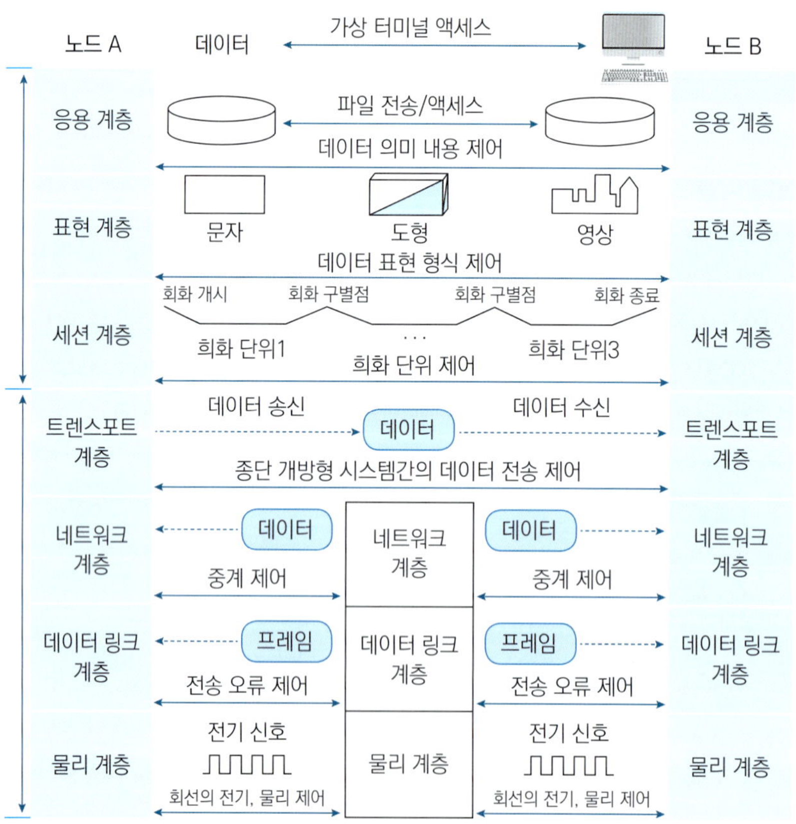

[그림 5-7] OSI 7계층 프로토콜

순서	계층명	기능
1	물리계층 (physical layer)	• 상위 계층에서 내려온 비트들을 전송 매체를 통하여 어떤 전기적 신호로 전송할 것인가를 담당
2	데이터링크 계층 (data link layer)	• 신호수준의 데이터 비트들이 물리계층을 통과하면 데이터블록을 형성하는데, 이 데이터 블록에 대한 전송을 담당
3	네트워크계층 (network layer)	• 송신측과 수신측 사이에 보이지 않는 논리적인 링크를 구성 • 데이터를 패킷(Packet)단위로 분할하여 전송한 후 조립함 • 패킷 전송의 최적의 경로를 찾아주는 라우팅 기능 제공
4	전송계층 (transport layer)	• 사용자와 사용자, 컴퓨터와 컴퓨터 간에 연결을 확립하고 유지 • 송수신시스템간의 논리적인 안정과 균일한 서비스 제공 • 세션계층에서 넘어온 데이터를 세그먼트(segment) 단위로 분할하고 번호를 붙임 • 오류검출 코드를 추가하고, 통신 흐름제어를 제공
5	세션계층 (session layer)	• 세션을 확립하여 순차적인 대화의 흐름이 원활하게 이루어지도록 동기화 기능 제공 • 데이터 전송 방향 결정 • 사용자가 접속 중인 응용 프로그램을 한 쌍으로 연결하는 작업
6	표현계층 (presentation layer)	• 데이터를 표현하는 방식을 다루는 계층 • 데이터의 안정성을 높이기 위해 데이터 압축이나, 데이터 암호화 기능 제공 • 상이한 데이터 표현을 서로 가능케 하는 표준인터페이스 제공
7	응용계층 (application layer)	• 사용자의 응용 프로그램이 네트워크 환경에 접근하는 창구역할을 하는 최상위 계층

5.5 정보통신과 근거리 통신망

5.5.1. 정보통신망

① 임의의 수단을 동원하여 정보를 한 곳에서 다른 곳으로 정확하게 전달하고자 하는 행위

② 정보교환이 이루어질 수 있도록 두 지점간의 매체 역할을 하는 것을 의미

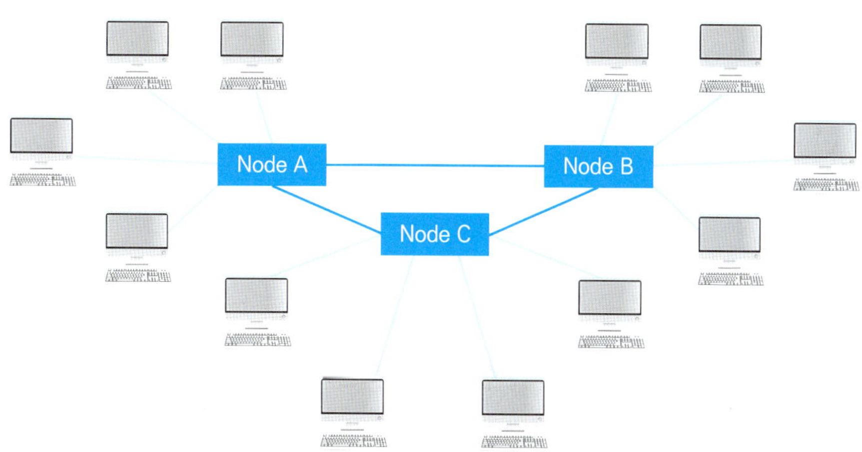

[그림 5-8] **통신네트워크 연결**

③ 통신네트워크의 예는 위 그림과 같고, 노드 A와 C간의 정보 전송이 가능한 경로는 2가지. 첫 번째 경로는 링크 A-C이고, 두 번째 경로는 링크 A-B, 링크 B-C

5.5.2. 근거리 통신망

IEEE 컴퓨터표준위원회	LAN을 "다수의 독립적인 컴퓨터 기기들의 상호 통신이 가능하도록 해주는 데이터통신시스템" 이라고 정의하고 있음
William Stallings	"LAN은 가까운 지역 내에서 다양한 데이터통신 장비의 상호 연결을 제공하는 통신 네트워크이다"

(1) LAN의 특징

① 네트워크를 통한 자원의 공유화
② 다수의 장치에 분산된 많은 정보를 1개의 데이터베이스로 집약
③ 각 장치의 역할을 명확히 함으로서 기능이 분산
④ 네트워크내의 각 장치 간에서 통신이 자유롭게 행해짐
⑤ 개인적인 네트워크이며, 통신비용이 들지 않고 사용자의 자유가 큼
⑥ LAN끼리의 접속이나 고속 디지털 전용망, ISDN의 공중망에도 접속
⑦ 데이터, 음성, 화상 등의 정보를 통합한 멀티미디어 통신 네트워크로 발전

(2) LAN의 분류

통신망 위상	• 스타형 위상 • 링(환)형 위상 • 버스형 위상
전송매체	• 트위스트 케이블 • 동축 케이블 • 광섬유 케이블

(3) 전송매체

전송방식	• 베이스 밴드 전송 방식 • 브로드 밴드 전송 방식 • 캐리어 밴드 전송 방식
액세스 방식	• 경쟁 방식(ALOHA, CSMA/CD) • 토큰 패싱 방식(토큰 방식, 토큰 링)

전송 선로	신뢰도	전송 속도(bps)	장단점	중계기설치 거리
전화선	부족	1,800~1,900	보편적, 실용적임	2~10km
동축선	양호	~50,000	장거리 설치가 어려움	1~10km
광섬유	매우 우수	~수백만	외부잡음이 거의 없고 응용 기술이 요구됨	10~100km
마이크로파	양호	~50,000	리피터가 필요함	10~100km
위성통신	양호	~50,000	장치 가격이 비쌈	필요 없음

(4) 전송방식

구 분	베이스밴드 방식	브로드밴드 방식	캐리어밴드 방식
신호 형태	디지털 신호	아날로그 신호	아날로그 신호
채널 수	단일 채널	복수 채널	단일 채널
전송 방향	양방향통신	단방향 통신	양방향 통신
전송 거리	10km	10km 이상	10km
토폴로지	버스형, 링형	버스형, 링형	버스형, 링형
응용 분야	소규모, 중규모 데이터 전송	대규모, 멀티미디어 전송	데이터 전송

(5) 접근 방식

① LAN에서는 여러 대의 컴퓨터 기기들이 하나의 통신회선을 공유

② 데이터 전송을 위한 매체의 접속을 제어하지 않으면 데이터의 충돌이 발생하여 신뢰성 있는 통신 불가능

③ 매체 접속 방식에는 집중 제어 방식과 분산 제어 방식으로 구분됨. 집중 제어 방식으로는 라운드로빈(round-robin) 방식이 대표적

④ LAN에서는 일반적으로 분산 제어 방식이 사용, 이 방식은 경쟁 방식과 토큰 패싱 방식으로 구분

⑤ 경쟁 방식의 대표적인 예는 ALOHA 방식과 CSMA/CD, TDMA 방식이 있으며, 토큰 패싱 방식으로는 토큰링 방식과 토큰 버스 방식으로 구분됨

5.6 인터넷 서비스

5.6.1. 인터넷의 개요

- 전 세계 사용자들에게 서비스를 제공하기 위하여 인터넷 프로토콜(TCP/IP)을 사용하는 장치들을 상호 연결한 글로벌(global system) 네트워크 시스템
- 네트워크들은 공용/개인용/영업용/정부 기관용 등으로 구분되며, 또한 지역적 범위에서 글로벌

범위에 이르기까지를 모두 포함하고, 이들은 유, 무선 네트워크 기술을 이용하여 상호연결

• 인터넷은 정보 자원과 웹 서비스 그리고 이메일 등을 지원하기 위한 인프라를 제공

(1) 신규 도메인등록 절차

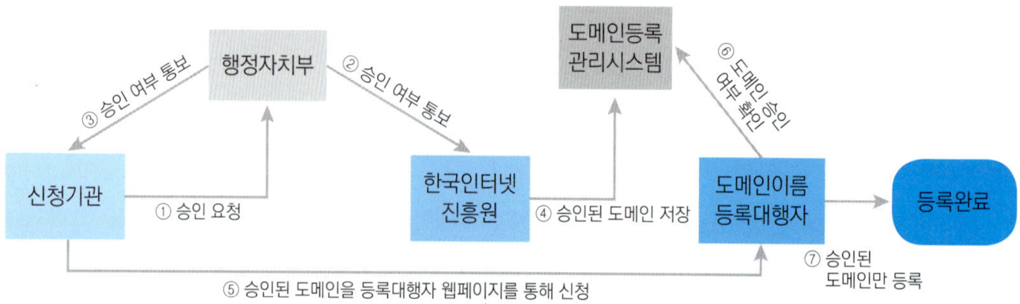

[그림 5-9] **신규 도메인 등록절차**

(2) IP주소 체계

① IP주소는 그림처럼 네트워크 번호와 그 네트워크에 접속되어 부여되는 호스트 번호로 구성

② IP주소 체계 는 A, B, C클래스 3종류로 분류되며, 첫 번째부터 세 번째 비트까지 번호를 할당하여 클래스를 구분

③ 현재의 IP주소는 0.0.0.0부터 255.255.255.255까지의 일련의 번호로 사용하지 않고 일정한 클래스로 나누어 사용

④ IP 네트워크에서 특수하게 사용하는 규칙

- D클래스에 해당하는 IP 주소는 사용하지 않음
- 0.0.0은 기본 라우터를 나타내기 위해 미리 예약되어 있음
- 루프백(127.0.0.1) IP 주소는 미리 예약되어 있음
- 호스트 부분 IP 주소에 사용하지 않은 숫자는 0과 255임(C 클래스)

⑤ 보통 A, B, C 클래스로 나누어 사용하고 D 클래스는 예비주소임

클래스	내부 IP 네트워크 전체 범위	
A	0.0.0.0	127.25.255.255
B	128.0.0.0	191.255.255.255
C	192.0.0.0	223.255.255.255
D	224.0.0.0	255.255.255.255

⑥ 클래스 IP 네트워크 범위 중에는 직접 인터넷에 연결되지 않은 내부 네트워크 IP 주소가 있다. 이는 이미 예약되어 있으며 내부 네트워크 환경을 구축할 경우에 사용

클래스	내부 IP 네트워크 전체 범위	
A(1개의 네트워크)	10.0.0.0	10.255.255.255
B(16개의 네트워크)	172.16.0.0	172.31.255.255
C(256개의 네트워크)	192.168.0.0	192.168.255.255

⑦ 그 외에 루프 백 네트워크 IP주소가 있는데, /etc/hosts 파일에는 자기 자신의 IP주소를 말하는 '127.0.0'1이라는 주소가 설정

⑧ 각각의 네트워크 부분과 호스트 부분을 정리하면 다음과 같음

클래스	네트워크 부분 주소 범위	네트워크 부분	호스트 부분	네트워크 총수	네트워크에 속하는 IP 총수
A	0.0.0.0 ~ 127.0.0.0	8비트	32비트	128	16,111,216
B	128.0.0.0 ~ 191.255.0.0	16비트	16비트	16,384	65,536
	192.0.0.0 ~ 223.255.255.0	32비트	8비트	2,097,152	256

(3) DNS(Domain Name System)

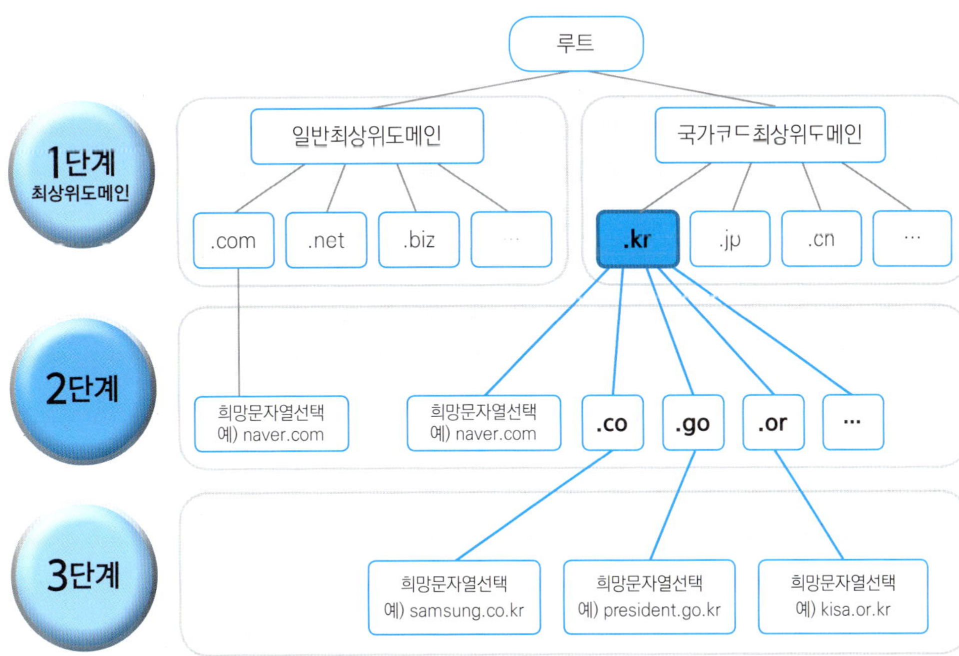

[그림 5-10] **인터넷 주소 도메인 체계**

해당기관	1단계 도메인 이름 (미국)	2단계 도메인 이름 (한국)
교육기관	edu	ac
회사 및 상업기관	com	co
정부기관	gov	go
연구기관	-	re
통신망 관련 기관	net	nm
군사기관	mil	-
비영리 단체	org	or
개인	-	pe

[기관별 도메인 이름]

1단계 도메인 이름	국가명	도메인 이름	국가명
kr	한국	us	미국
uk	영국	at	오스트리아
fr	프랑스	de	독일
au	오스트레일리아	it	이탈리아
fi	핀란드	no	노르웨이
jp	일본	dk	덴마크
ca	캐나다	kp	북한

[국가별 도메인 이름]

(4) URL표기 형식

클래스	내부 IP 네트워크 전체 범위
서비스 프로토콜 이름	해당 호스트와의 접속에 사용할 프로토콜
호스트 주소	접속할 호스트의 주소(도메인 이름 또는 IP주소)
포트번호	해당서비스에 할당된 포트 번호(기본값일 경우 생략)
자원이름	호스트 컴퓨터에서 원하는 자료의 이름(/디렉토리/파일 이름)

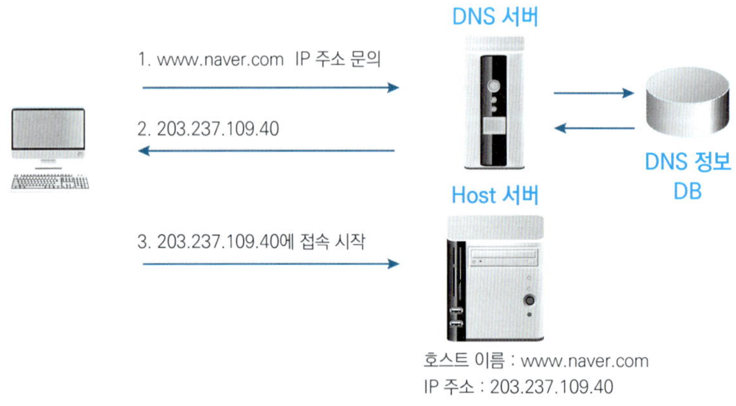

[그림 5-11] **도메인명의 IP주소로 변환 과정**

(5) 인터넷 서비스와 WWW 개념

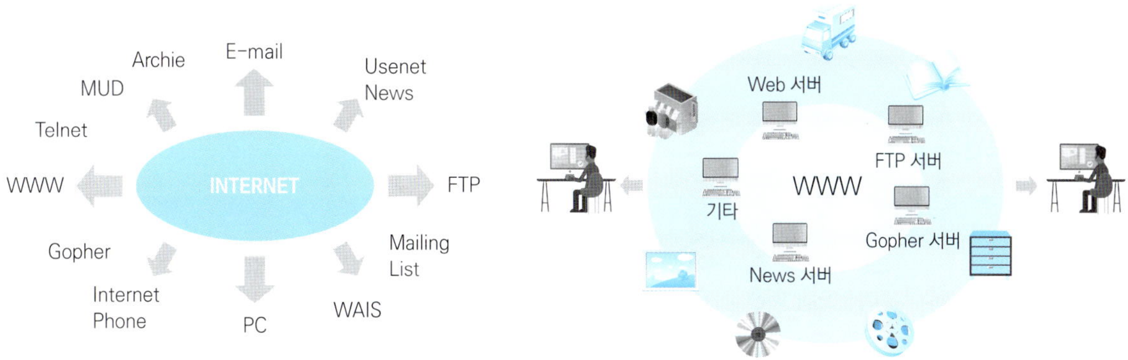

[그림 5-12] **인터넷 서비스와 WWW 개념도**

5.6.2. 네트워크 보안

- 정보보호는 정보의 수집, 가공, 저장, 검색, 수신 중에 정보의 훼손, 변조, 유출 등을 방지하기 위한 관리적, 기술적 수단으로 이루어지는 일련의 행위
- 정보보안은 정보처리시스템 내에 저장된 프로그램과 데이터에 대하여 통제된 접근 방식을 어떻게 제공할 것인가를 다루는 문제
- 운영체제에서의 보안문제는 대부분 시스템 접근 여부에 따른 접근 인증(authentication) 문제

(1) 외부/내부/기술적 보안

보안은 외부보안(external security), 내부보안(internal security), 기술적보안(mechanism security)의 3가지로 구분할 수 있으며, 외부 보안에는 물리적 보안과 관리적 보안으로 구성

구분		의미
외부 보안	물리적 보안	천재지변이나 외부 침입자로부터의 보안을 의미하며, 이러한 물리적인 보안에 있어서는 연기나 열 감지기와 같이 화재 발생을 알리거나 동작 감지기와 같이 불법 침입자의 침입을 알려줄 수 있는 감지 기능을 가져야 함. 시설 보안은 외부인의 출입을 막는 데 사용되며, 각 개개인의 서명이나 목소리, 지문 또는 출입 카드 등 여러 형태의 물리적 확인 시스템을 사용하는 방법임
	관리적 보안	관리적 보안전산소 관리자 및 경영자 컴퓨터 설비의 관리자들의 여러 정책과 통제 절차를 통하여 이루어지는 보안을 말함. 즉, 시스템 내의 자료와 사용자들은 몇몇 부류로 나누어져서 각 부류마다 서로 다른 엑세스 권리를 부여함. 이런 기법은 어떤 객체에 대한 인가함으로써 각각의 인가된 등급에 따라 자료나 정보를 접근할 수 있게 됨
내부 보안		컴퓨터의 하드웨어나 운영체제가 갖는 기능들로써 컴퓨터 시스템의 신뢰성을 높이고 보안 문제를 해결하는 것. 내부 보안은 능수능란한 불법 침입자가 시스템에 들어왔을 때, 컴퓨터 하드웨어나 운영체제가 불법 침입자로부터 프로그램이나 자료 및 데이터를 보호하기 위한 접근 제어 코드를 내장하고 있도록 하는 기능임

기술적 보안	사용자의 신원을 운영체제가 먼저 확인하고 나서 시스템의 프로그램이나 데이터, 자료들을 접근할 수 있게 함. 따라서 사용자들이 시스템에 로그인 하고자 할 때, 운영체제의 로그인 확인을 받는 인증된 사용자만 시스템에 들어올 수 있게 하고 있어서 사용자 인터페이스 보안이라고도 함

(2) 보안의 요구조건

구분	의미
비밀성	오직 인가 받은 사용자만이 접근할 수 있도록 보장되어야 함. 접근에는 읽기, 쓰기, 인쇄하기 등이 있으며, 어떤 정보의 존재 사실 자체도 노출되어서는 안 됨
무결성	오직 인가 받은 사용자만이 수정할 수 있도록 보장되어야 함. 수정에는 써넣기, 내용 변경하기, 지우기, 새로 만들어 넣기 등이 포함됨
가용성	오직 인가 받은 사용자만이 사용할 수 있고, 언제나 사용 가능하도록 보장되어야 함
인증	정보를 보내오는 사람의 신원을 확인, 사용자를 식별하여 접근 권한을 검증하며 통제함
부인봉쇄	데이터를 송수신 한 자가 송수신 사실을 부인할 수 없도록 송수신 증거를 제공함

(3) 개인정보보호원칙(OECD 기준)

구분	의미
수집의 제한	적정하고 공정한 수단에 의해서 본인 동의를 얻어 수집
데이터 정합	데이터는 정확하고 완전하게 최신의 것을 보존
목적 명확화	데이터의 이용은 해당 목적 범위에 제한
이용의 제한	명확화 된 목적 이외의 목적을 위해 사용은 안됨
안전의 보호	데이터의 부당한 접근, 파기, 사용, 수정 등에 대한 안전보호
공개의 원칙	데이터의 개방, 사용이나 정책에 대한 일반적인 공개
개인의 참가	자신에 대한 데이터의 접근, 이의제기, 데이터의 수정·삭제 권리
책임의 원칙	데이터의 관리자는 이상의 모든 원칙에 대한 책임

(4) 정보보안 위협의 종류

종류	의미	사용 예
흐름차단	시스템의 일부가 파괴되거나 사용할 수 없게 된 상태. 이는 보안 요구조건 중 가용성에 대한 위협임	하드디스크의 파괴, 통신 회선의 절단, 파일관리 시스템의 무력화 등이 있음
가로채기	인가받지 않은 제3자가 컴퓨터 자원을 접근하는 경우. 이는 보안 요구조건 중 비밀성에 관한 위협임	인가받지 않은 제3자, 사람 외에도 프로그램, 다른 컴퓨터일 수도 있음

변조	변조는 인가받지 않은 제3자가 자원에 접근할 뿐만 아니라 내용을 고칠 때까지 하는 경우. 이는 보안 요구조건 중 무결성에 대한 위협임	파일의 값 변경, 프로그램이 다르게 동작하도록 수정. 네트워크에 전송 중인 메시지를 변조하는 경우
위조	위조는 인가받지 않은 제3자가 시스템 위조물(counterfeit object)을 삽입하는 경우를 의미. 이는 보안 위협요소 중 무결성에 대한 위협임	네트워크에서 가짜 파일에 가짜 레코드를 추가하는 경우

(5) 정보보안의 기법

구분		의미
암호화	비밀 키 암호화 방법(대칭키 암호화 방법)	암호화에 사용하는 키(암호화 키)와 복호화에 사용하는 키(복호화 키)가 서로 동일한 암호화 방식으로, 관용키 암호화(conventional encryption) 방식이라고도 불림
	공개키 암호화 방법	암호화할 때 사용하는 키(암호화 키)와 복호화 할 때 사용하는 키(복호화 키)를 별도로 사용하는 방식으로, 비대칭키 암호화 방식이라고도 불림
키 관리 방법		키 관리 암호알고리즘에서 비밀 키 값 사용으로 요구되는 암호 키의 생성, 분배 제어를 총괄. 키 관리의 방법론은 사용하고자 하는 환경의 평가를 기초로 선택함(위협의 종류, 기존 기술, 구조, 암호 서비스가 설치될 장소, 암호 서비스 제작자의 구조와 위치 등을 분석)
여분 정보 삽입 기법		정상적인 메시지 흐름이 멈추었을 때 가짜 암호 메시지를 계속 내보냄으로써 트래픽의 양을 분석하는 공격으로부터 방어하고자 하는 수단
인증 교환 기법		수신자가 메시지 전송 도중에 변경되지 않았음을 확인할 수 있으며, 메시지가 정당한 상대방으로부터 전달된 것임을 확인할 수 있는 기법
디지털 서명 기법		부인봉쇄나 인증 등의 보안서비스를 제공하기 위해 사용. 디지털서명은 비대칭형 암호알고리즘의 사용을 전제로 하는데 근본적으로 비밀 키를 가진 자만이 데이터에 상응되는 서명을 생성
접근 제어 기법		권한이 허가된 자에게만 데이터 접근을 허용하는 정책을 강화하고자 사용되는 기법을 의미. 이러한 기법으로는 접근제어 목록이나 행렬을 포함한 패스워드, 능력(capability), 토큰(token), 접근권한을 나타내기 위해 사용되는 소유권 등이 있음

(6) 네트워크 보안 기술

① 방화벽

- 네트워크와 네트워크 사이에서 송수신되는 패킷을 검사하여 조건에 맞는 패킷들만 통과시키는 소프트웨어나 하드웨어를 총칭
- 각 계층마다 패킷의 헤더 내용에 대한 확인 항목을 생성하여 확인 항목을 통과한 데이터만 상위 계층으로 전달하며, 수상한 패킷은 삭제
- 방화벽이 확인할 항목은 네트워크 관리자가 결정

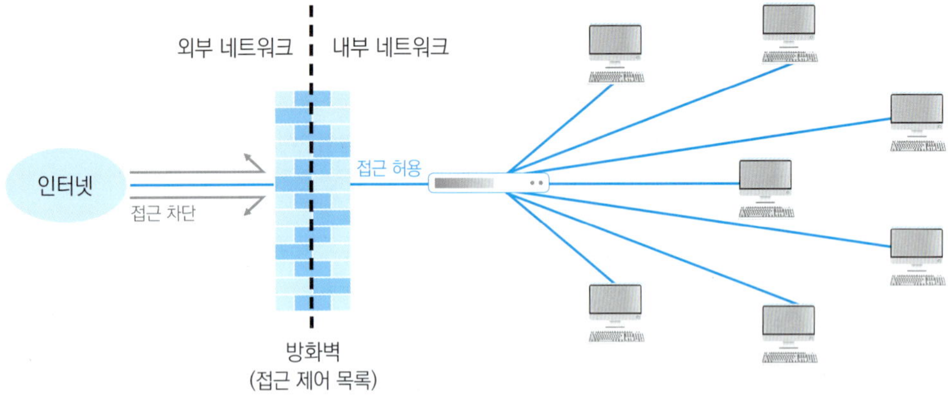

[그림 5-13] **방화벽의 종류**

종류	의미
베스천 호스트 (bastion host)	베스천 호스트는 인터넷 사용자가 내부 네트워크로 접근하려 할 때, 우선 베스천 호스트를 통과해야만 내부 네트워크의 자원과 정보를 이용할 수 있도록 해주기 때문에 방화벽 시스템이 갖는 기능 중 가장 중요한 기능을 제공하게 됨. 원래 베스천은 중세 성곽의 가장 중요한 수비 부분을 의미하는데, 방화벽 시스템 관리자가 중점 관리하는 시스템 중 하나임. 베스천 호스트는 방화벽 시스템의 중요 기능으로서 내부 네트워크로의 접근에 대한 기록, 감사 추적을 위한 기록 및 모니터링 기능을 가지고 있어야 함
스크리닝 라우터 (screening router)	어떤 기관이 인터넷에 연결될 경우 패킷 전달과 라우팅을 위해 라우터 장비를 사용하게 됨. 스크리닝 라우터는 IP, TCP 혹은 UDP의 헤더에 포함된 내용인 네트워크에서 사용되는 토인 프로토콜의 형태, 송신지 주소와 수신지 주소, 통신 프로토콜의 제어 필드 및 통신 시 사용되는 포트 번호를 분석해서 외부 네트워크에서 내부 네트워크로 진입하는 패킷들의 진입 허가 및 거절을 행하거나 내부 네트워크에서 외부 네트워크로 나가는 패킷들의 진입 허가 및 거절을 수행하는 라우터임
이중 홈 게이트웨이 (dual-homed gateway)	이중 홈 게이트웨이는 2개 이상의 네트워크에 동시에 접속된 베스천 호스트를 말하며, 보통 게이트웨이 호스트라고 불리는 시스템. 이중 홈 게이트웨이는 라우팅 기능이 없으며, 하나의 네트워크 인터페이스는 인터넷 등 외부 네트워크에 연결되며 다른 하나의 네트워크 인터페이스는 보호할 내부 네트워크에 연결되어 양쪽 네트워크 간의 직접적인 접근을 허용하지 않음
스크린 호스트 게이트웨이 (screened host gateway)	스크린 호스트 게이트웨이는 스크린 호스트와 스크리닝 라우터를 혼합한 방화벽 시스템이라고 생각하면 됨. 여기서 스크린 호스트는 베스천 호스트나 이중 홈 게이트웨이의 개념이 집합된 시스템. 스크린 호스트 게이트웨이의 개념은 이 시스템을 내부 네트워크에 두어 스크리닝 라우터가 내부로 들어가는 모든 트래픽을 전부 스크린 호스트에게만 전달되도록 하는 것
스크린 서브넷 (screened subhet)	스크린 서브넷은 외부 네트워크와 내부 네트워크 사이에 놓이는 일명 DMZ(militerization zone)의 역할을 수행하는 완충지역 개념의 서브넷을 말함. 여기에 스크리닝 라우터를 이용하여 이 완충지역을 곧바로 통과 못하게 하지만 외부 네트워크에서도 내부 네트워크에서도 이 스크린 서브넷에 접근할 수는 있음

② 침입탐지시스템

- 침입탐지시스템(Intrusion Detection System, IDS)은 보통 방화벽과 함께 운용
- 방화벽은 외부의 침입을 감지하는 시스템, 침입탐지시스템은 방화벽 내부에서 침입자의 행동을 감시하는 시스템으로 구분됨

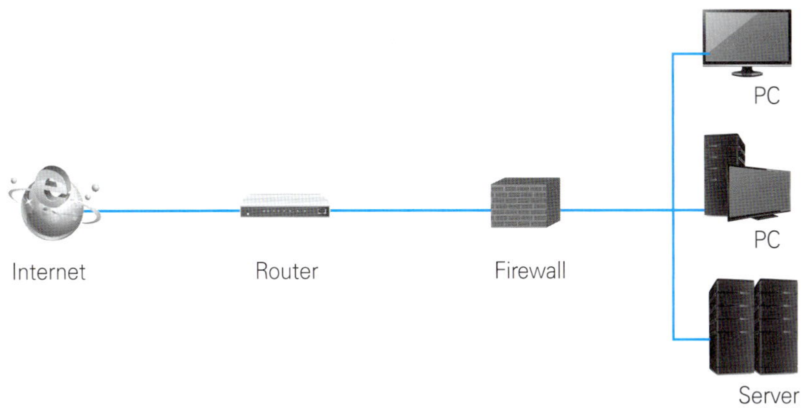

[그림 5-14] **네트워크 보안에 침입탐지시스템**

③ 침입방지시스템

- 침입방지시스템(Intrusion Prevention System, IPS)은 IDS의 문제점을 해결하고자 등장한 시스템
- IPS는 공격을 사전에 차단한다는 측면에서 한 단계 진보한 IDS
- 방화벽을 통과한 트래픽 중 웜(worm)과 같은 악성코드나 유해 트래픽(bad traffic) 등 네트워크를 공격할 수 있는 비정상적인 트래픽을 구분하여 처리함

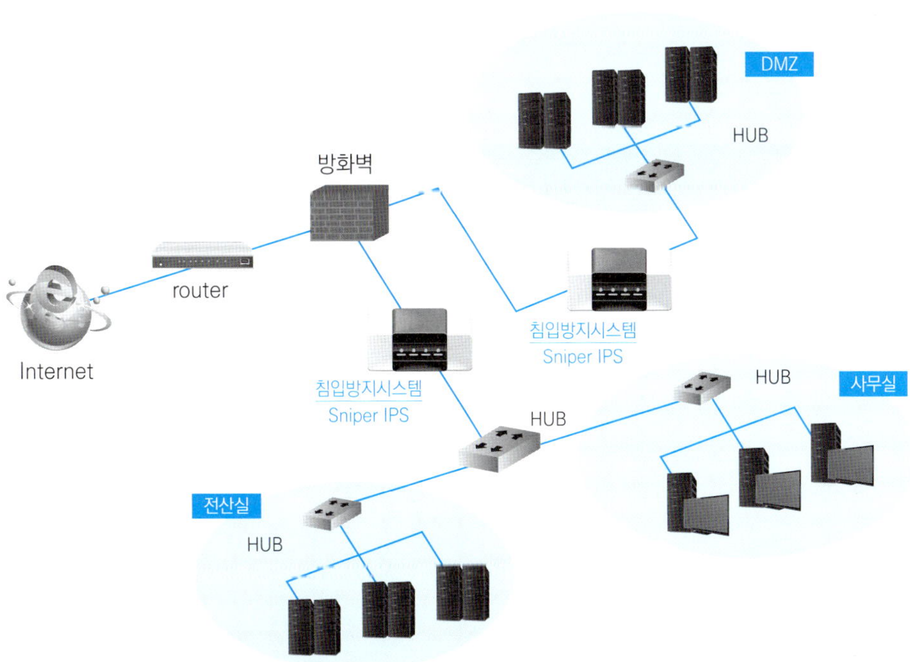

[그림 5-15] **네트워크 보안에 침입방지시스템**

④ 프락시 서버

- 프락시(proxy server)는 내부 네트워크에 있는 클라이언트 PC를 대신하여 인터넷에 접속하고, 클라이언트 PC가 요청한 통신서비스의 결과를 클라이언트 PC에게 제공하는 서버

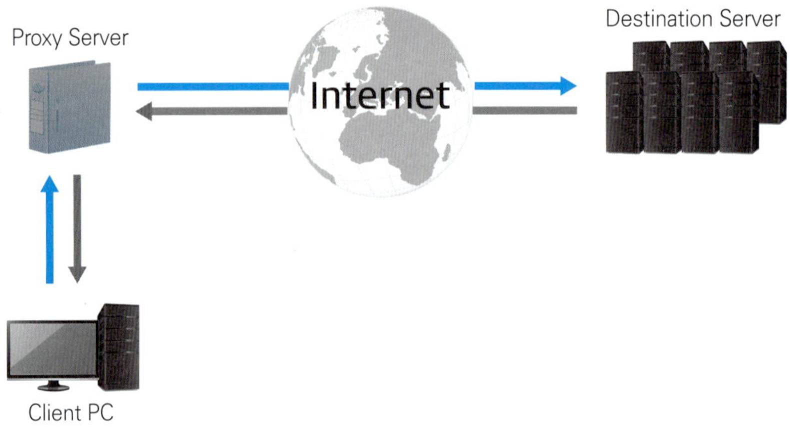

[그림 5-16] **프락시 서버**

프락시 서버의 기본적인 동작 절차
① 프락시 서버는 클라이언트 PC의 요청에 따라 웹서버 등의 목적 서버에 서비스를 요청함 ② 웹서버 등의 목적 서버는 프락시 서버가 요청한 서비스 결과를 프락시 서버에게 전달함 ③ 프락시 서버는 목적 서버로부터 결과 데이터를 받고 클라이언트 PC에게 전달함

⑤ 악성코드의 종류

악성코드의 종류	
컴퓨터 바이러스	프로그램을 통해 감염되는 악성코드
웜(worm)	컴퓨터의 취약점을 찾아 네트워크를 통해 스스로 감염되는 악성코드
웜 바이러스(worm virus)	웜과 바이러스의 감염방법을 동시에 갖춘 악성코드
트로이목마(trojan horse)	자가 복제능력이 없는 악성코드
스파이웨어(spyware)	사용자의 정보를 빼내는 악성코드
애드웨어(adware)	컴퓨터 사용 시 자동적으로 광고가 표시되게 하는 악성코드
호우크스(hoax)	악성코드에 대한 잘못된 정보로 악영향을 끼치는 소문
하이재커(highjacke)	의도치 않은 사이트로 이동을 시키고 팝업창을 띄우는 악성코드

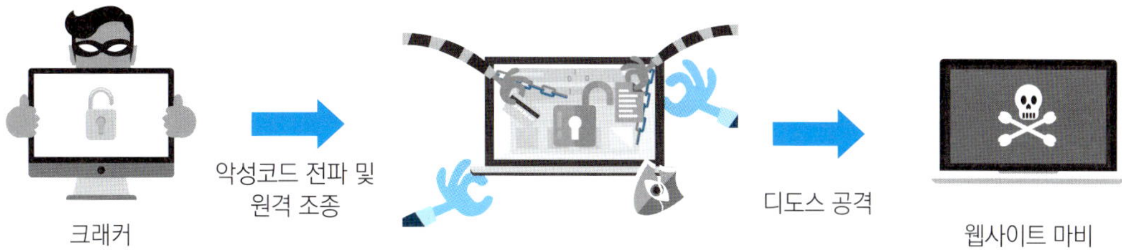
크래커
악성코드 전파 및
원격 조종
디도스 공격
웹사이트 마비

[그림 5-17] **악성코드 전파 및 디도스 공격 형태**

5.7 병원 네트워크 보안 시스템

5.7.1. 병원네트워크 보안의 필요성

(1) 의료정보시스템

① 전자의무기록, 처방전달, 원무/보험, 영상정보, 진단검사정보, PACS, 고객정보, 경영/자원정보, 진료정보 등 병원관리 전반에 걸친 포괄적 인프라

② 저장되거나 처리되는 보건의료정보는 의료 진료라는 특정상황에서 환자의 상태, 치료경과 등 의료행위에 관한 사항과 소견(판례)이나 보건의료와 관련한 지식 또는 부호 · 숫자 · 문자 · 음성 · 음향 및 영상 등으로 표현된 모든 종류의 자료(보건의료기본법 제3조 6호)를 의미

③ 넓은 의미에서의 보건의료정보는 보건의료와 관련하여 의료기관 및 기타 기관에서 생성되거나 유통되는 포괄적인 의미에서의 환자 및 일반인의 개인정보

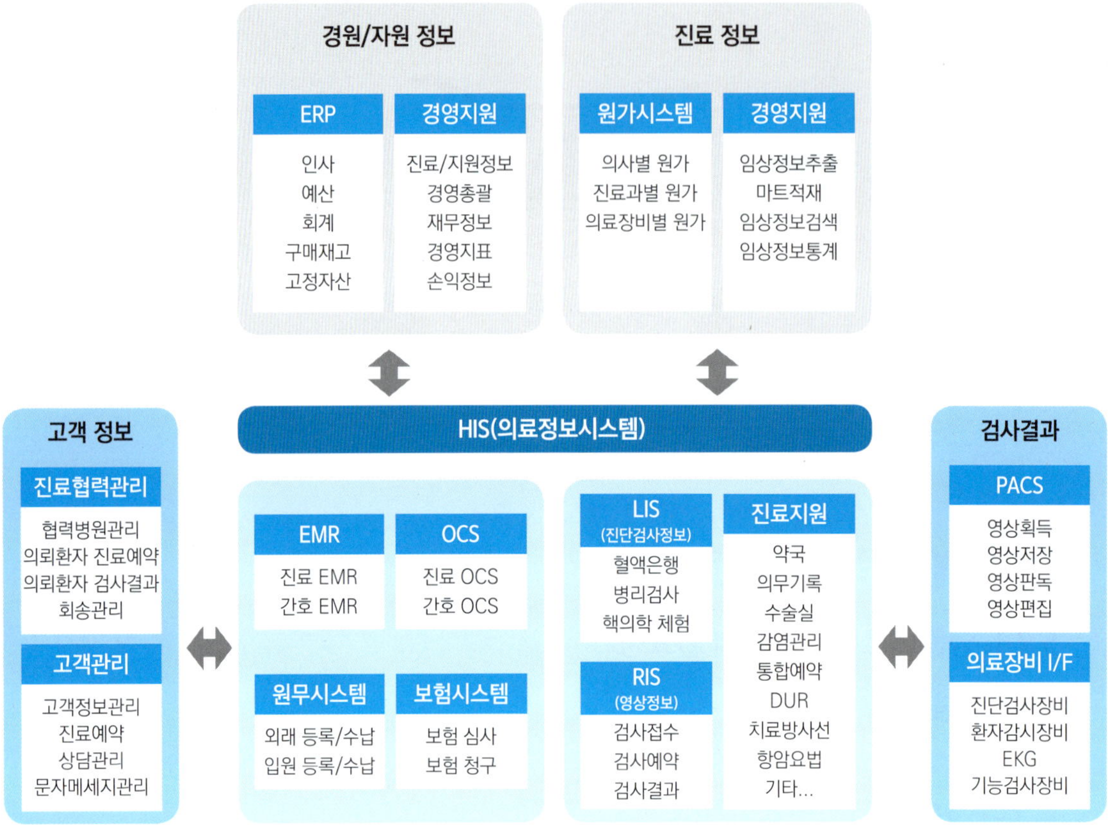

[그림 5-18] **의료정보시스템 SW 구성도**

(2) 스마트의료 보안 현황

① 최근 네트워크 기반의 의료기기 및 의료정보시스템의 증가와 인공지능, 빅데이터 등 최첨단 기술이 빠른 속도로 의료기관 내외의 각종 관련 시스템에 도입됨에 따라, 환자정보를 포함한 민감한 개인정보가 수집 · 유통 · 활용됨

② 의료기관 및 의료정보를 대상으로 하는 사이버 공격의 위협이 급증

③ 실제 최근 2017년 5월에 발생한 워너크라이(wanna cry) 랜섬웨어 공격으로 영국의 '국민건강서비스(NHS)' 산하 40여 개의 병원 PC가 감염되어 모든 의료서비스가 중단된 사태는 의료기관의 정보보호 취약성과 위험성을 단적으로 보여주는 사례

④ 의료기관에 사이버 침해사고가 발생하여 진료서비스가 중단되거나 의료기기의 오작동이 발생하면 환자의 생명과 건강에 치명적인 손상이 발생

⑤ FDA는 2017년 1월 세인트주드메디컬(SJM) 사의 몸속에 이식하는 심장박동기에서 배터리를 단시간에 소진시키거나 심박수를 위험수준까지 급상승시키는 오작동을 발생시킬 수 있는 보안 취약성 발견

⑥ 전 세계적으로 수십 만 대가 보급되었던 해당 제품에 대한 보안 경고는 의료기기의 사이버공격의 위험성에 대한 경각심을 불러일으키는 계기가 되었으며 최근 50만 대의 리콜 조치가 이뤄지는 등 현재까지 후속조치가 이어지고 있음

⑦ 현재 의료기관에서는 보안패치와 업데이트가 불가능할 정도로 노후화된 의료기기와 네트워크 기반의 최첨단 의료기기 및 의료정보시스템이 공존하면서 운용

⑧ 규모나 특성, 용도가 다양한 수 만대의 의료기기들이 현황파악도 되지 않은 채로 IT 담당자는 물론 의료기기 담당자의 관리 범위 밖에서 가장 취약한 잠재적 공격면(attack surface)으로서의 위험성을 내포

⑨ 미국 등 선진국에서는 2010년 10월부터 IEC 80001 시리즈를 통해 IT 네트워크와 의료기기가 통합되는 의료 환경에서 급격하게 증가하는 중요시스템 관련 위험을 의료제공자 및 의료기관이 적절하게 관리할 수 있는 가이드를 국제표준으로 개발

⑩ 의료분야의 사이버보안에 대비한 국제표준 활동이 활발한 데 비해 국내 의료계의 현실은 예산 및 인력부족과 기술적 지원 미비, 보안인식 부재 등으로 인하여 정보보호 관점에서 전반적인 의료기기 실태조사가 부재하고 의료기관의 보안을 내재화 할 수 있는 일관성 있는 정책이나 지침이 부족한 형편

5.7.2. 병원네트워크 보안 시스템 운영 사례

(1) 의료시스템 환경

① 일반적인 예로 의료기관 외부에서 정보가 수집되어 의료기관 내부로 전달. 처리되는 영영과 의료기관 내부에서 정보가 수집되어 처리되는 영역, 각종 의료정보가 타 의료기관이나 외부기관(건강보험공단 등)으로 전송. 처리되는 영역으로 구분

② 의료기관 내부 영역에서는 전용 네트워크를 통해서 의료기기에서 전송된 정보를 가공하는 인터페이스 서버를 경유해서 의료정보 DB에 저장 · 관리되고, EMR/EHR과 같은 의료정보시스템을 이용해서 의료진의 진단 · 치료에 도움

③ 의료기관 외부 영역에서는 환자 · 보호자의 개인건강기기나 웨어러블 의료기기로부터 유무선 네트워크를 통해서 게이트웨이로 정보가 모여서 전송되고, 의료기관 내부 영역으로 전달

④ 의료기관과 타 의료기관 및 외부기관과의 연계 영역에서는 환자의 보험가입여부 파악과 의약품 안전사용, 중복투약방지 등의 정보들이 인터넷망을 통해서 기관 간 연동되어 수시로 송수신

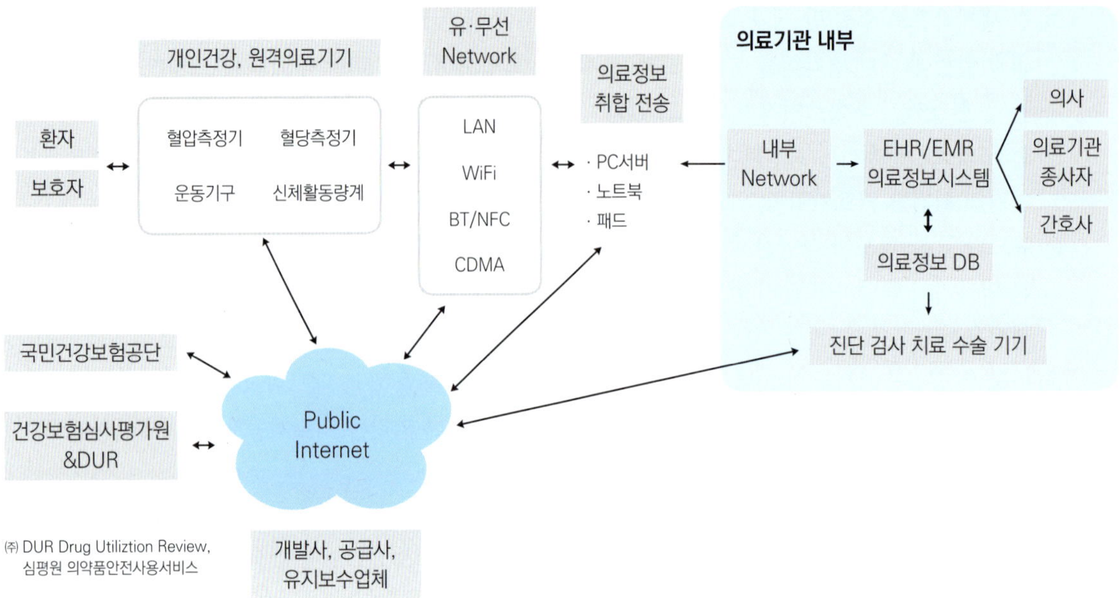

㈜ DUR Drug Utiliztion Review,
심평원 의약품안전사용서비스

[그림 5-19] **스마트의료 시스템 환경의 예**

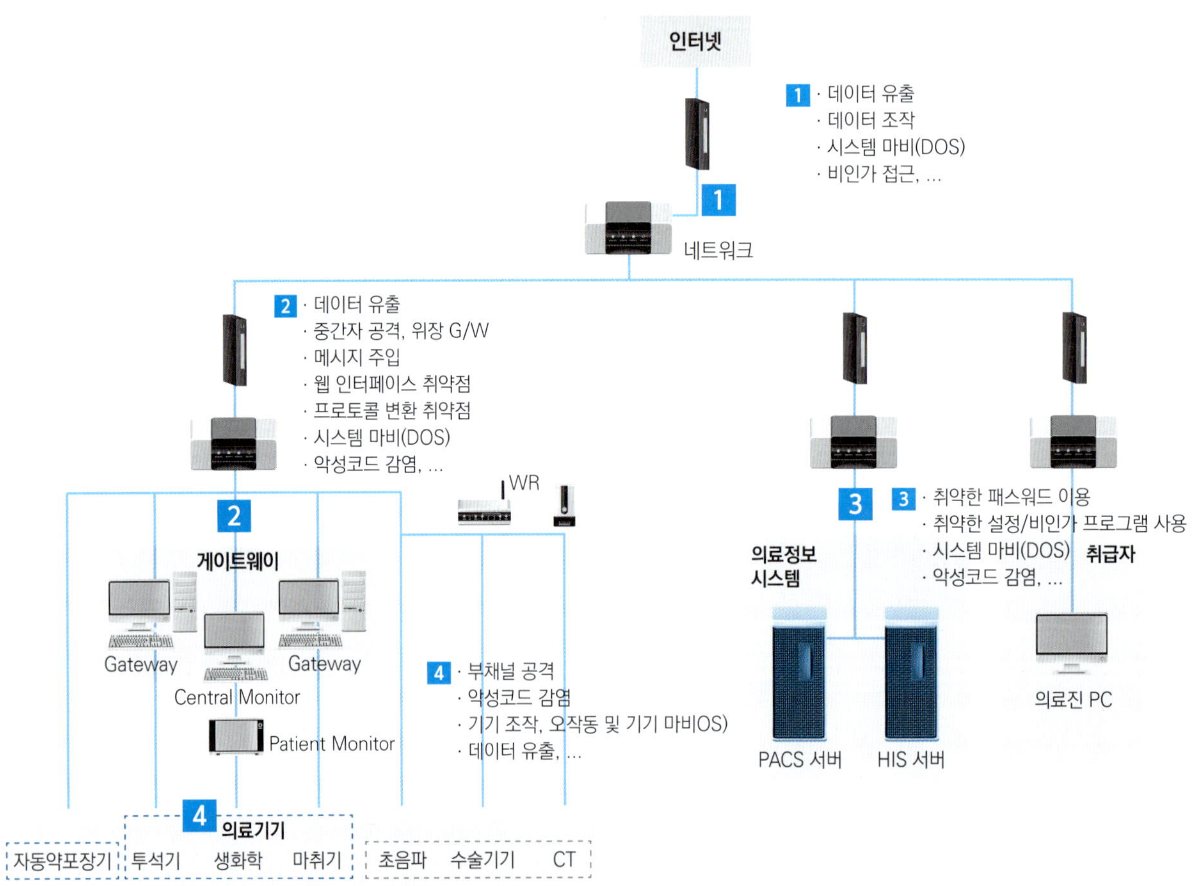

[그림 5-20] **스마트의료 시스템에서의 보안위협**

(2) 스마트 의료기기

① 스마트의료의 핵심을 이루는 의료기기는 용도의 특수성과 규모, 복잡성 등으로 인해 하나의 통합된 아키텍처를 제시하기 어려울 정도로 종류가 많고 다양

② 의료기기의 고유기능과 사용 목적, 네트워크 연결방식 및 연결목적, 저장 · 전송되는 데이터 형태 등에 따라 매우 다양하게 존재

③ 헬스케어 시스템 간의 상호연동을 위해 개발된 의료정보 분야의 대표적인 표준이라 할 수 있는 HL7(Health Level 7), 의료영상에서의 표준인 DICOM(Digital Imaging and Communication in Medicine) 등 의료기기 관련 표준들도 매우 다양

④ 미국 의료분야 비영리기관인 IHE (Integrating the Healthcare Enterprise)는 사이버 보안의 위협과 대응방법을 정립하기 위해 다양한 종류의 의료기기의 특성을 통합하여 상위 수준의 중요 구성요소를 도출함으로써 일반적으로 적용될 수 있는 의료기기 아키텍처를 다음 그림과 같이 제시함

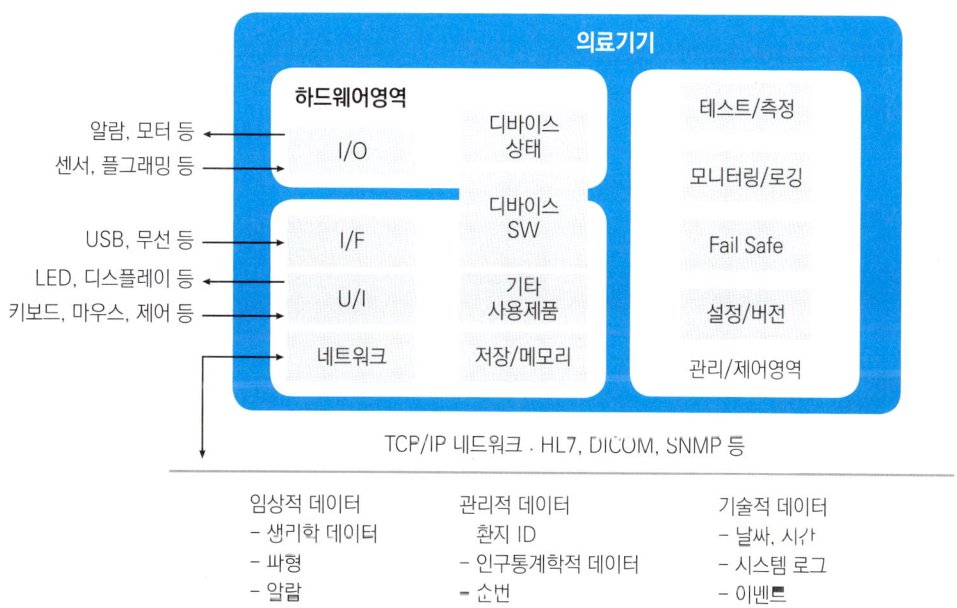

[그림 5-21] **일반적인 의료기기 아키텍쳐**

(3) 스마트 의료 네트워크 보안 위협

- 스마트 의료 환경에서는 수기로 작성되던 진료기록 · 처방목록 · MRI 촬영 화면 등 중요한 의료정보가 전산화 되어 전자의무기록(EMR)을 통해 네트워크 기반의 중앙 집중시스템의 데이터베이스에 저장, 관리 및 처리
- 다양한 스마트 의료기기가 유 · 무선 네트워크를 통하여 직접 데이터를 의료정보시스템에 전송하고 수신하여 분석하기 때문에 네트워크에 대한 보안이 미흡하면 개인정보 및 의료정보 유출과 같은 막대한 피해가 발생

- 스마트의료 서비스에서 송수신되는 데이터가 대부분 환자 관련된 정보들로 매우 민감한 정보들이므로 데이터의 유출이나 위변조 등의 보안위협은 일반적인 인터넷 환경에서의 위협에 비해 그 중 요성이 매우 크고 네트워크 에서 발생할 수 있는 보안위협을 파악하는 것이 매우 중요
- 최근 의료기관 내에서 병원 관계자들의 무선 디바이스와 의료기기 사용이 증가함에 따라 무선 네트워크에서의 보안위협이 증가
- 무선네트워크의 경우 대표적으로 다음과 같은 보안취약점들이 있어 이에 대한 대응방안 마련이 필요

① 데이터 유출 위험

암호화 통신을 하지 않고 평문으로 전송하여 네트워크 스니핑 공격 등을 통한 데이터 유출, 도청의 위험

- 스니핑 공격(sniffing) 네트워크 트래픽을 도청하는 과정을 스니핑이라고 하며 이런 스니핑을 할 수 있도록 하는 도구를 스니퍼(sniffer)라고 함. 스니핑 공격은 다양한 형태로 네트워크에서 이루어질 수 있으며 패킷을 가로챈 뒤 디코딩을 통해 주요 정보를 획득함. DICOM 프로토콜로 전송되는 패킷을 수집하면 DICOM 파일 추출이 가능하며 파일에 포함된 개인정보 유출 가능
- Rogue AP: 페이크 AP에 접속된 기기 및 시스템으로부터 중요한 정보 추출

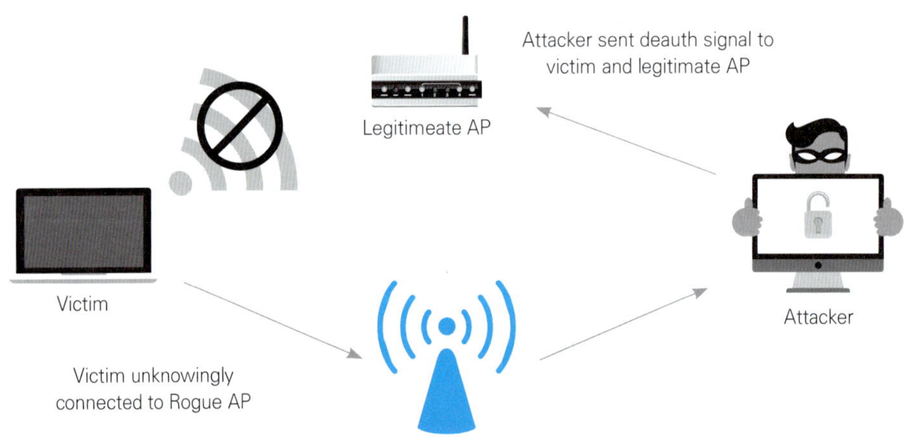

[그림 5-22] ROUGE AP를 이용한 정보 유출

② 시스템 마비(DoS) 공격 위험

의료기기나 의료정보시스템에 정상적인 서비스를 사용하지 못하도록 악의적으로 서비스 요청을 하는 공격 위험

- 병원 내 · 외부망이 서비스 거부 공격을 받으면 의료정보시스템을 사용할 수 없어 환자 진료에 차질을 초래함
- 자원 고갈형 서비스 거부 공격: 서버의 자원을 고갈시켜 서비스를 거부시키는 공격으로 SYN

flood 공격, Connect flood 공격 등이 있음

- 대역폭 고갈형 서비스 거부 공격: 네트워크 대역폭을 고갈시켜 서비스를 거부시키는 공격으로 UDP flood 공격, GET flood 공격, DNS 증폭 공격 등이 있음
- 무선 AP 공격: 무선네트워크 AP 장비에 대량의 무선 패킷을 전송하거나 사용 주파수 대역에 강한 방해 전파 전송하여 통신에 영향을 줌
- 무선 AP 도난 및 파손: 외부에 노출된 무선 AP 도난 및 파손으로 인한 장애 발생

③ 비인가 기기 네트워크 무단 접근

보건 의료 네트워크에 접근제어 부족으로 인가되지 않은 기기 등이 무단으로 의료기관 내부망에 접속하여 의료기기 조작, 도용, 정보 유출 등의 공격 위험으로 이어질 수 있는 위협

- 인증 기능 없는 네트워크 : 네트워크 접근 시 인증을 요구하지 않는 경우 비인가 기기의 네트워크접속이 가능함에 따라 해킹사고 가능성이 높아짐
- 유선 네트워크 관리 부실 : 인증을 요구하지 않는 유선네트워크의 경우 네트워크에 물리적으로 연결이 가능하다면 비인가 장비들의 내부 네트워크 접근 가능
- 무선 네트워크 보안키 노출 : 무선네트워크 보안키를 크랙하거나 유출된 경우 무선네트워크 환경의 내부 네트워크 접근 가능
- MAC 주소 도용 : 정상사용자의 MAC 주소 도용으로 MAC 주소 필터링 무력화 가능
- 네트워크 장비 초기화 : 외부에 노출된 무선 AP의 경우 장비 초기화로 보안설정 해제 가능
- 블루투스 인증 취약성 : 블루투스 기기는 강력한 인증체계 없이 간단한 기기 페어링이 가능함으로써 권한 없는 기기 접속 및 정보 유출, 악성코드 설치 가능

5.7.3. 병원네트워크 보안 시스템 대응방안

(1) 사용자 접근 통제 및 인증

의료기기 및 의료정보시스템은 의사, 간호사, 의료기사, 의무 기록사 등 다양한 사람들이 접근할 수 있기 때문에 사용자 접근통제는 매우 중요함. 따라서 의료기관과 정보 자산을 특징 및 사용자의 역할을 고려 한 역할기반접근통제(RBAC)를 구현하여 사용자에게 맞는 권한을 부여하고 적절한 인증 절차를 통한 관리가 필요함

(2) 패스워드 및 암호와 키 관리 방안

① 의료기기 및 의료정보시스템 접속을 위한 인증 패스워드는 의료기관의 정책에 따라 공식적인 패스워드 관리정책을 마련하여 관리

② 의료기기 및 의료정보시스템의 로그인 패스워드는 의료기관의 보안정책에 따른 복잡도 및 변경주기에 맞춰 생성, 변경

③ 의료기기는 경우에 따라 복잡한 패스워드 설정이 어려울 수 있으므로 변경주기를 짧게 하거나 유추가 어려운 패스워드를 사용하는 등의 방법으로 보안성 향상 필요

(3) 의료기기 임베디드 보안

① 의료기기의 임베디드 시스템은 의료정보시스템 또는 환자와 연결되어 환자에 대한 직접적인 공

격이나 개인의 신체정보나 의료정보 유출로 인한 피해가 발생

② 의료기기 임베디드 시스템의 통신, 역공 학 방지기술, 암호화 기술 등을 적용하여 취약한 임베디드 의료기기의 보안성 강화

(4) 데이터 보호

① 의료기기 및 의료정보시스템을 통해 생성 및 저장되거나 전송되는 데이터는 이름, 성별, 나이, 환자ID 등의 식별 가능한 개인정보 및 진단 · 검사를 통해 수집/분석된 생체정보와 진단정보들이 대부분

② 이와 같은 정보들은 도난, 분실 등으로 인한 외부 유출을 방지하고, 기기 이동이나 폐기 등의 과정에서 데이터가 유출되더라도 해당 내용을 확인할 수 없도록 저장 · 관리되어야 하며, 송수신 과정에서도 데이터의 유출을 방지할 수 있어야 함

(5) 게이트웨이 보안

① 많은 의료기기가 게이트웨이를 활용하여 의료 네트워크에 접속하기 때문에 게이트웨이에 대한 인증은 매우 중요

② 암호화 통신에 앞서 두 통신주체는 서로를 식별하고 상호 인증을 통해 비인가 호스트의 접근을 방지

③ 특정 개인을 인증할 때 사람의 지문 등의 식별정보를 활용하는 것처럼 호스트의 유일한 식별정보(예, IP 주소, MAC 주소, CPU 시리얼 키, 운영체제 식별정보 등)를 활용해 보안 게이트웨이를 인증

(6) 악성코드 감염 방지

① 인터넷: 의료기관 내부 망(의료정보망)에서의 인터넷 사용을 원칙적으로 금지

② USB 연결 장치: 승인된 USB 외의 사용 금지, USB 포트 차단

③ 공유폴더: 공유폴더 사용 금지해야 하며, 특히 의료기기 및 게이트웨이에서 사용하는 공유폴더에 대한 대안 마련

④ 이메일: 이메일을 통해 악성프로그램 유입이 증가함에 따라 이메일 첨부파일, 본문 내 링크 등을 검사하여 병원 내 악성프로그램 감염을 차단

(7) 이동식 저장매체(USB 등) 보안

의료기기, 의료용 PC, 의료정보시스템 등의 USB 포트는 해당 단말이 네트워크와 완전히 차단되더라도 악성코드를 유입시키거나 정보를 유출시킬 수 있는 취약한 경로이기 때문에 철저한 관리 필요

(8) 소프트웨어 보안 패치

안전성이 확인되지 않은 보안패치는 의료기기 및 의료정보시스템의 오작동뿐만 아니라 전체 진료시스 템에 심각한 문제를 야기할 수 있기 때문에 해당 파일의 안정성을 확인하고 안전한 경로를 통하여 패치를 수행

(9) 시큐어 코딩

의료기기 및 의료정보시스템의 SW개발과정에서 보안 요구사항 미정의, 개발자의 실수, 논리적 오류 등으로 인해 발생될 수 있는 보안취약점들을 최소화하기 위해 SW개발 생명주기(SDLC)의 각 단계별 보안 활동을 수행

(10) 네트워크 보안

의료 네트워크 구성을 업무와 역할에 따라 분할하고 네트워크 보안솔루션을 도입하여 필요한 네트워크 트래픽만 허용하는 정책을 수립하여 보호

(11) 무선 네트워크 보안

무선 네트워크는 안전한 사용자 인증을 통하여 인가되지 않은 사용자가 네트워크에 접속하는 것을 차단하고, 무선으로 전송되는 데이터 보호를 위해 암호화 통신 적용

(12) 망분리

사이버공격에 대한 피해를 최소화기 위해 의료기관의 의료기기 및 의료시스템에 대한 망분리를 실시하고 안전하게 관리

(13) 의료기기 보안성 검토

의료기관에서 의료기기를 구매할 때 최소한의 보안성을 검토한 후 도입 · 운영

(14) 감사로그 기록 및 관리

환자의 개인정보 및 의료정보의 유출, 외부 침입자 모니터링 및 탐지, 사이버 침해사고 조사 등을 위해 스마트의료기기, 의료정보시스템, DBMS 등의 접속기록 뿐만 아니라 정보의 조회 및 변경 등의 내역을 기록하여 관리

Chapter 5 병원네트워크 예상문제

01 **다음에서 통신의 기본 구성요소가 아닌 것은?**

① 메시지(message) ② 정보원(source)
③ 전달매체(media) ④ 대역폭(bandwidth)

정답 ④

해설 통신의 기본 구성 5요소: 메시지, 정보원, 전달매체, 사용자, 프로토콜

02 **다음 중 정보통신시스템의 특징이 아닌 것은?**

① 거리와 시간의 극복 ② 대형컴퓨터의 공동이용
③ 대용량 파일의 공동이용 ④ 정보처리의 효율화

정답 ④

해설 거리와 시간의 극복, 대형컴퓨터의 공동이용, 대용량 파일의 공동이용

03 **정보통신은 크게 두 가지의 구성 요소로 분류하는데, 올바른 것은?**

① 정보전송시스템, 정보분배시스템 ② 정보처리시스템, 정보제어시스템
③ 정보전송시스템, 정보처리시스템 ④ 정보제어시스템, 정보오류처리

정답 ③

해설 정보통신시스템 = 정보전송시스템 + 정보처리시스템

04 **다음 중 정보통신시스템의 4대 요소가 아닌 것은?**

① 단말장치 ② 정보전송 회선
③ 통신제어 장치 ④ 통신 소프트웨어

정답 ④

해설 정보통신시스템 4대 요소: 단말장치, 정보전송회선, 통신제어장치, 컴퓨터

05 **다음 중 초당 전송할 수 있는 비트(bit)의 수를 의미하는 것은?**

① 데이터 신호 속도(bps) ② 변조 속도(Baud)
③ 베어러 속도(Bearer) ④ 동기 속도

정답 ④

06 **디지털 통신에서 디지털 데이터의 전송을 위해 변조과정을 거치지 않고 펄스 파형 그대로 전송하는 것을 무엇이라고 하는가?**

① 대역 전송 ② 구형파펄스 전송
③ 무변조 전송 ④ 베이스밴드 전송

정답 ④

해설 베이스밴드 전송
이 방식은 직류신호가 변조되기 이전의 컴퓨터나 단말장치의 출력신호 등을 전송로를 통하여 디지털신호를 변조하지 않고 그대로 전송하는 방식을 말한다.

07 다음 중 시간의 흐름에 따라 변하는 전기로 전류, 전압의 방향과 크기가 주기적으로 변하는 전기 신호 파형은?

① 신호파 ② 반송파 ③ 펄스파 ④ 정현파

정답 ④

08 주파수와 주기와의 관계를 올바르게 설명한 것은? (F: 주파수, T: 주기)

① F=T ② T=2F ③ F=1/T ④ T=2/F

정답 ③

09 다음 중 300~3,000MHz의 주파수 대역폭을 갖는 것은?

① HF ② SHF ③ VHF ④ UHF

정답 ④

10 다음 중 데이터통신에서의 변복조 방식이 아닌 것은?

① 진폭편이 변조(ASK) ② 위상편이 변조(PSK)
② 주파수편이 변조(FSK) ④ 주파수 디지털 변조(PDK)

정답 ④

해설 진폭편이변조(Amplitude-Shift Keying, ASK), 주파수편이변조(Frequency-Shift Keying, FSK), 위상편이변조(Phase-Shift Keying, PSK)

11 원 신호를 반송파의 진폭으로 변환하는 방식은?

① 진폭 변조 ② 주파수 변조
③ 위상 변조 ④ 주파수-위상 변조

정답 ①

12 다음 중 정보에 따라 주파수를 변환시키는 디지털 변조 방식은?

① ASK ② FSK ③ PSK ④ QAM

정답 ②

해설 주파수편이변조(Frequency-Shift Keying, FSK)
반송파의 주파수 또는 위상을 디지털신호에 의해 변화시키는 방식을 의미. 즉, 2진부호가 0비트일 때 저주파수를 보내고, 1비트일 때 고주파수를 보내는 방식

13 다음 중 디지털신호를 전송할 때 필요한 변조방식은 무엇인가?

① 진폭 편이 변조(ASK) ② 펄스 부호 변조(PCM)
③ 위상 편이 변조(PSK) ④ 주파수 편이 변조(FSK)

정답 ②

해설 펄스부호변조(Pulse Code Modulation, PCM) 방식의 기본 개념은 음성과 같은 아날로그 신호를 디지털화(digitization)하는 기술이다

14 다음 중 PCM전송에 필요한 단계가 아닌 것은?

① 암호화(encryption) ② 표본화(sampling)
③ 양자화(quantizing) ④ 부호화(encoding)

정답 ①

해설 CODEC의 기본적 기능 단계
① 아날로그 신호의 PAM(Pulse Amplitude Modulation) 표본화
② 표본화 된 진폭의 양자화
③ 양자화된 PCM 펄스를 디지털 신호로 나타내기 위해 부호화

15 **아날로그에서 PCM펄스화 되는 과정으로 옳은 것은?**

① 음성 → 양자화 → 표본화 → 부호화 → PCM펄스
② 음성 → 표본화 → 양자화 → 부호화 → PCM펄스
③ 음성 → 양자화 → 부호화 → 표본화 → PCM펄스
④ 음성 → 부호화 → 양자화 → 표본화 → PCM펄스

정답 ②

해설 PCM의 구체적인 원리
송신 측: 표본화→ 양자화→ 부호화 과정을 수행
수신 측: 복호화→ 필터링 과정을 수행하여 원래의 신호로 변환

16 **다음 중 1을 (+) 전압 또는 (-) 전압으로 대응시킨 신호로 일방향 전위로만 신호변화를 나타내어 전송하며 가장 단순한 전송방식인 이것은 무엇입니까?**

① 복류방식
② 단류방식
③ 바이폴라 방식
④ 차분방식

정답 ②

17 **동기식전송 방식의 설명으로 잘못된 것은?**

① 비트 전송 방식과 블록동기 방식이 있다.
② 전송속도가 일반적으로 1,200bps를 넘지 않는 저속전송에 사용된다.
③ 실제 Data 전송 중 동기문자를 전송한다.
④ 동기문자(또는 일정 비트)는 송수신측 동기가 목적이다.

정답 ②

해설

동기식 전송	블록block) 단위로 한꺼번에 전송 (보통 2,000bps 이상의 고속, 대용량)
비동기식 전송	한 번에 한 글자씩 글자(byte) 단위로 전송 (2,000bps 이하의 저속, 저용량, start-stop 전송)

18 **다음 중 데이터 전송 체의 저항, 임피던스 등에 따라서 먼 거리로 보내고자 할 때 전자의 신호의 세기가 점차적으로 약해지는 현상은 무엇입니까?**

① 지연왜곡
② 열잡음
③ 누화
④ 감쇄현상

정답 ④

19 **잡음의 종류 중 주위의 케이블에 흐르는 다른 신호가 비정상적으로 결합될 때 발생하는 잡음은?**

① 충격성 잡음
② 상호변조 잡음
③ 백색 잡음
④ 누화

정답 ④

20 **한 통신로를 이용하여 송신과 수신 중 한 가지 기능만으로 사용하되, 송수신 기능을 번갈아 사용하여 상호정보를 교환하는 방법은?**

① 단방향(simplex) 통신
② 반단방향(haif simplex) 통신
③ 전이중(full duplex) 통신
④ 반이중(half duplex) 통신

정답 ④

21 **정보를 송수신할 때 송신 노드가 네트워크에 연결된 수신 가능한 노드 중에서 어떤 한 노드에 데이터를 전송한 경우 캐스팅 모드 전송방식은?**

① 유니캐스트 ② 애니캐스트
③ 브로드캐스트 ④ 멀티캐스트

정답 ②

해설 캐스팅 모드 전송방식

유니캐스트(unicast)	정보를 송수신할 때 송신 노드와 수신 노드가 각각 하나인 경우
브로드캐스트(broadcast)	정보를 송수신할 때 하나의 송신 노드가 네트워크에 연결된 모든 수신 가능 노드에 데이터를 전송한 경우
멀티캐스트(multicast)	정보를 송수신할 때 하나의 송신 노드가 네트워크에 연결된 하나이상의 수신 노드에 데이터를 전송하는 경우
애니캐스트(anycast)	정보를 송수신할 때 송신 노드가 네트워크에 연결된 수신 가능한 노드 중에서 어떤 한 노드에 데이터를 전송한 경우

22 **다음 중 아날로그전송을 하는 경우 충격잡음에 대한 설명으로 틀린 것은?**

① 통신기계 장치나 스위치 등에 의해서 발생한다.
② 전송시스템에 순간적으로 일어나는 높은 진폭의 잡음으로 지속 시간이 매우 짧다.
③ 충격잡음은 낙뢰 등 외부의 충격, 통신시스템의 물리적 불량 등으로 인한 잡음이다.
④ 백색잡음이라고도 한다.

정답 ④

해설 열잡음(백색잡음): 전송매체의 저항에 의해 발생하는 전자의 진동으로 인한 잡음으로 원초적으로 존재한 잡음

23 **특정 다항식에 의한 연산 결과를 데이터에 삽입하여 전송하는 에러 검출 방식은?**

① 패리티 검사
② 수직패리티 체크 방식
③ 수평패리티 체크 방식
④ 순환 중복 검사

정답 ④

24 **전진에러 수정 방식의 설명으로 틀린 것은?**

① 송신 측은 문자나 프레임에 오류 검출을 위한 주가 정보를 추가시킨다.
② 오류가 발생하면 재전송 요구 없이 스스로 수정한다.
③ 대표적으로 해밍코드가 있다
④ 오류가 발생하면 송신 측에 재전송을 요구한다.

정답 ④

25 **연속 ARQ 방식 중 Go-Back-N ARQ의 설명으로 틀린 것은?**

① 여러 블록을 연속적으로 전송하고 수신측은 부정응답을 받으면 오류가 발생한 블록부터 모두 재전송한다.
② 에러가 발생한 블록 이후의 모든 블록을 다시 재전송한다.
③ 중복 전송이 발생하지 않는다.
④ 중복 전송이 발생 할 수 있다.

정답 ③

26 **통신프로토콜에 대한 정의로 옳은 것은?**

① 통신용 응용프로그램의 집합이다.
② 두 개체간의 데이터를 교환하기 위한 통신규약이다.
③ 통신네트워크 구조를 결정하는 물리적인 결합방법이다.
④ 통신용 전송매체의 특성을 규정하는 표준방법이다. 정답 ②

해설 컴퓨터와 컴퓨터, 컴퓨터와 터미널 간에서 데이터전송을 신속 정확하게 수행하며, 오류검출과 회복 기능들을 제공하기 위하여 장치 상호간에 미리 약속한 운영규정

27 **통신프로토콜(Protocol)의 기본 요소에 해당되지 않는 것은?**

① 포맷(format) ② 구문(syntax)
③ 의미(semantics) ④ 타이밍(timing) 정답 ①

해설 프로토콜의 구성요소

구문(syntax)	데이터의 형식, 부호화 방법, 전기적신호의 레벨 등을 규정
의미(semantics)	전송제어 및 오류제어, 동기제어, 흐름제어 및 오류관리를 위한 제어정보 등에 대한 규정
타이밍(timming)	접속되어 있는 두 실체간 통신속도 조정, 메시지 순서 제어 등을 규정

28 **프로토콜의 기능 중 정확한 전송을 위해 사용자의 정보의 앞부분에 헤더와 뒷부분에 트레일러를 추가하여 전송하는 기능은?**

① 캡슐화 ② 연결제어 ③ 동기화 ④ 흐름제어 정답 ①

29 **프로토콜의 기능 중 패킷교환망에서 사용되는 방식으로 정보가 분할되고 캡슐화를 거쳐 전송되는 과정에서 패킷의 순서가 변하는 경우 발생 순서대로 재조합이 이루어지는 기능은?**

① 주소지정 ② 순서결정
③ 다중화 ④ 전송서비스 정답 ②

30 **프로토콜의 기능 중 수신 개체가 송신 개체의 데이터 전송량이나 전송 속도 등을 조절하는 기능은?**

① 흐름제어 ② 주소지정 ③ 순서결정 ④ 오류제어 정답 ①

31 **프로토콜의 기본 요소로 데이터의 형식, 부호화 및 신호 레벨 등을 규정한 것은?**

① 의미 ② 구문 ③ 순서 ④ 동기화 정답 ②

32 **OSI 7계층 참조모델의 목적에 해당되지 않는 것은?**

① 시스템 상호간을 접속하기 위한 개념을 규정한다.
② OSI 규격을 개발하기 위한 범위를 정한다.
③ 관련 규격의 적합성을 조정하기 위한 공동적인 기반을 제공한다.
④ 개별적인 독립된 시스템의 특수성을 유지하도록 한다. 정답 ④

해설 시스템 상호접속을 원활하게 하기 위하여 각종 규제개발 작업을 조정하여 각종 프로토콜의 표준을 개발하기 위한 공통적인 기법을 제시하고, 기존에 네트워크 구조들이 전체의 모델 내에서 존재하도록 하기 위한 것이다.

33 OSI 7계층의 상위층부터 하위층까지 옳게 나열한 것은?

가. Application layer	나. Session layer	다. Presentation layer
라. Transport layer	마. Physical layer	바. Data link layer
사. Network layer		

① 가-나-다-라-마-바-사
② 마-바-사-라-나-다-가
③ 사-나-다-라-마-바-가
④ 가-다-나-라-사-바-마

정답 ④

해설 OSI 7계층 순서
물리계층(physical layer) →데이터링크 계층(data link layer) →네트워크계층(network layer) → 전송계층(transport layer) →세션계층(session layer) →표현계층(presentation layer) → 응용계층(application layer)

34 OSI 7계층 모델에서 기계적, 전기적, 절차적 특성을 정의한 계층은?

① 전송 계층
② 데이터 링크 계층
③ 물리 계층
④ 표현 계층

정답 ③

해설 물리계층
상위 계층에서 내려온 비트들을 전송 매체를 통하여 어떤 전기적 신호로 전송할 것인가를 담당

35 다음 중 프로토콜의 주요 기능이 아닌 것은?

① 분리와 재결합
② 흐름제어와 순서 결정
③ 주소지정과 다중화
④ 회선접속 및 통신방식의 제어

정답 ④

해설 프로토콜의 주요 기능
단편화와 재합성(fragmentation and reassembly), 캡슐화(encapsulation), 연결제어(connection control), 흐름제어(flow control), 오류제어(error control),동기화(synchronization), 순서결정(sequencing), 주소지정(addressing), 다중화(multiplexing), 전송서비스

36 OSI 상위계층에서 하위계층으로 데이터를 전달할 때 데이터에 필요한 제어정보를 첨가하는 과정은?

① 캡슐화(encapsulation)
② 단편화(fragmentation)
③ 재합성(reassembly)
④ 암호화(encryption)

정답 ①

해설 송신기에서 발생된 정보의 정확한 전송을 위해서 사용자 정보의 앞부분에 헤더(Header)와 뒷부분에 트레일러(trailer)를 부가하는 과정

37 하위 계층에서 제공되는 물리적인 특성을 이용하여 인접한 두 장치 간에 데이터의 송수신을 행하는 OSI 계층 구조는?

① 전송 계층
② 네트워크 계층
③ 데이터 링크 계층
④ 물리 계층

정답 ④

해설 데이터링크 계층
신호수준의 데이터 비트들이 물리계층을 통과하면, 데이터 블록을 형성하는데, 이 데이터 블록에 대한 전송을 담당

38 **다음 중 인터넷의 기본 프로토콜이며, 서로 다른 종류의 컴퓨터 상호간의 통신을 가능하게 하는 통신프로토콜은?**

① HTTP ② SMTP
③ TCP/IP ④ FTP

정답 ③

해설 TCP/IP:Transmission Control Protocol + Internet protocol

HTTP (Hypertext Transfer Protocol)	DNS 서버는 네임서버(name server)라고도 부르며 도메인명을 입력 받아 그 도메인명에 해당되는 IP 주소를 DNS 정보 데이터베이스에서 검색하여 그 결과를 브라우저를 통하여 클라이언트에게 알려줌
FTP (File Transmission Protocol	파일을 효율적으로 주고받기 위한 파일 전송 프로토콜
텔넷 (Telent)	원격지에서 컴퓨터를 이용한 가상 단말 기능을 구현하기 위한 프로토콜
SMTP (Simple Mail Transfer Protocol)	전자우편 서비스(E-mail service)를 위한 프로토콜, 인터넷에서 네트워크를 관리하기 위한 프로토콜, 네트워크의 관리 정보를 교환하는데 사용한 프로토콜
SNMP (Simple Network Management protocol)	인터넷에서 네트워크를 관리하기 위한 프로토콜, 네트워크의 관리 정보를 교환하는데 사용

39 **TCP/IP 프로토콜에 관한 설명으로 잘못된 것은?**

① TCP 프로토콜과 IP 프로토콜의 결합적 의미로 TCP가 IP보다 상위층에 존재한다.
② OSI 표준 프로토콜과 가까운 망 구조를 가지고 있다.
③ TCP는 OSI 참조 모델의 네트워크계층에 대응되고, IP는 트랜스포트 계층에 대응된다.
④ TCP/IP는 개방형 프로토콜의 표준으로 특정 하드웨어나 운영체제에 독립적으로 사용이 가능하다.

정답 ③

해설
- 서로 다른 기종의 컴퓨터들이 데이터를 주고받을 수 있도록 하는 인터넷 표준 프로토콜
- TCP/IP는 컴퓨터 간의 주고받는 메시지를 전송할 때 에러가 발생하지 않도록 알맞은 크기로 나누어져 전송하고 이를 받아서 다시 원래의 정보로 변환하는 것을 약속해 놓은 것
- TCP/IP는 개방형 프로토콜의 표준으로 특정 하드웨어나 운영체제에 독립적으로 사용하는 것이 가능함
- 트랜스포트층은 IP에 의해 전달되는 패킷의 오류를 검사하고, 재전송을 요구하는 등의 제어를 담당하는 계층으로 TCP, UDP 두 종류의 프로토콜이 사용됨
- TCP/IP는 OSI 참조모델과 비교할 때 다양한 서비스 기능을 가진 응용 프로그램 계층이 존재하고, 전송계층/네트워크 계층과 호환하는 계층이 존재한다는 공통점을 가짐
- TCP/IP 프로토콜의 응용계층은 OSI 참조모델의 표현계층과 세션계층을 포함하며, TCP/IP 프로토콜은 물리계층과 데이터 링크계층을 하나로 취급한다는 점에서 차이가 있음

40 **정보통신네트워크의 3대 동작 기능이 아닌 것은?**

① 전달 기능 ② 신호 기능 ③ 부호 기능 ④ 제어 기능

정답 ③

해설

전달기능	음성, 데이터 등의 정보를 실제로 교환 및 전송하는 것
신호기능	통신망에서 접속의 설정과 제어, 그리고 관리에 관한 정보를 교환하는 기능
제어기능	단말장치와 교환장치 간, 통신네트워크와 통신네트워크 간의 접속 및 복구에 필요한 수단들을 제어하는 기능

41 **다음 중 데이터 교환 방식에 해당되지 않는 것은?**

① 회선교환 방식 ② 메시지교환 방식
③ 패킷교환 방식 ④ 신호교환 방식

정답 ④

해설 교환통신네트워크: 회선교환 방식, 메시지교환 방식, 패킷교환 방식

42 다음 중 트래픽량이 많아지면 회선용량의 부족을 초래하는 통신망 형태는?

① 링(ring)형 ② 메시(mesh)형
③ 버스(bus)형 ④ 트리(tree)형

정답 ①

해설 링형의 장점은 회선을 공유하기 때문에 회선의 길이가 짧고, 제어도 간단하며 오버헤드가 적은 것이다. 또 각 노드는 독립성이 높고, 다른 링형 네트워크와 노드를 통해서 접속하는 것도 가능하다. 단점은 트래픽량이 많아지면 회선용량의 부족을 초래하는 것이다.

43 중앙의 주 컴퓨터에 이상이 발생하면 시스템 전체의 기능이 마비되는 통신망은?

① 성(star)형 ② 메시(mesh)형
③ 버스(bus)형 ④ 트리(tree)형

정답 ①

해설 이 방식은 중심 노드가 제어를 집중하여 행하고, 모든 트래픽이 중심 노드를 통하는 방식이다. 그 때문에 비교적 제어가 용이하며, 처리 효율이 높다. 그러나 노드에 장애가 발생하면 네트워크 전체에 영향을 미치는 단점이 있다.

44 정보통신망은 데이터를 전달하는 방식에 따라 크게 교환망과 방송망으로 나누는데 다음 중 교환망에 속하지 않는 것은?

① 회선교환망 ② 근거리통신망
③ 메시지교환망 ④ 패킷교환망

정답 ②

해설 근거리통신망: 다수의 독립적인 컴퓨터 기기들의 상호 통신이 가능하도록 해주는 데이터통신시스템이다.

45 근거리 통신망(LAN)에서 사용되는 전송선로 중 외부 잡음이 거의 없고 전송속도가 매우 높으며 중계기 간 거리가 가장 먼 전송매체는 무엇인가?

① 전화선 ② 광섬유케이블
③ 동축케이블 ④ UTP 케이블

정답 ②

46 다음 중 회선교환에 대한 설명으로 적합하지 않은 것은?

① 일단 회선이 설정되면 종료될 때까지 계속 유지된다.
② 데이터의 교환이 안 되는 시점에도 회선을 계속 점유하기 때문에 낭비율이 다소 높다.
③ 실시간 처리를 위한 데이터의 교환에 적합하다.
④ 데이터가 일시적으로 저장된 후 전달된다.

정답 ④

해설 통신할 때 마다 발신장치에서 접속정보를 보냄에 따라 통신단말 상호간에 회선이 구성되는 방식
④는 메시교환망이다.

47 다음 중 성격이 다른 하나는?

① 브로드밴드 전송방식 ② 토큰 버스 방식
③ CSMA/CD 방식 ④ 토큰 링 방식

정답 ①

48

다음 중 교환통신망을 올바르게 분류한 것은?

① 회선교환망, 패킷교환망, 메시지교환망
② 패킷교환망, 메시지교환망, 프레임교환망
③ 메시지교환망, 프레임교환망, 회선교환망
④ 프레임교환망, 패킷교환망, 회선교환망

정답 ①

49

다음 중 동일한 종류의 LAN을 상호 접속하는 인터페이스 장치는?

① 리피터 ② 브리지
③ 라우터 ④ 허브

정답 ①

해설 LAN의 인터페이스 장치

기기명	기능
리피터(repeater)	동일한 LAN 간의 패킷을 그대로 전송(재생기)
브리지(bridge)	상이한 LAN 간의 데이터 프레임 저장 후 전송
라우터(router)	분리된 네트워크를 상호 연결하는 장치
게이트웨이(gateway)	상이한 네트워크간의 패킷 저장 후 전송
스위칭 허브(switching hub)	LAN 구축 시 단말기 집선장치로 이용하는 스위칭 기능

50

디지털신호의 감쇠를 보완하기 위한 일종의 증폭기로서 LAN에서 신호를 재생 중계해서 결합할 때에 사용하는 기기는 무엇인가?

① 리피터(repeater) ② 브리지(bridge)
③ 라우터(router) ④ 게이트웨이(gateway)

정답 ①

51

병원 내부에서만 정보시스템을 사용하기 위해 구축한 네트워크 형태는?

① WAN ② LAN
③ VAN ④ ISDN

정답 ②

해설

LAN	특정회사나 교육기관, 공공기관 등의 소규모 자체 네트워크에 많이 사용
MAN	하나의 도시를 연결한 것으로 네트워크 형태로는 도로정보교통망 등이 대표적
WAN	전국 규모의 네트워크 형태인 은행이나 대기업에서 많이 사용하는 네트워크 유형
VAN	통신회선을 공중통신사업자로부터 임차하여 하나의 사설망을 구축하고, 이를 통해 축적해 놓은 갖가지 부가적인 정보 서비스를 유통시키는 정보 통신 서비스
ISDN	모든 정보를 디지털 신호로 만들어 하나의 네트워크를 통하여 문자, 그림, 음성, 화상, 비디오, 팩시밀리, 전신 등과 같은 모든 종류의 서비스를 제공하는 통신망

52

다음 중 디지털은 2~3km마다 리피터가, 아날로그는 5~6km마다 증폭기가 필요한 매체는?

① 트위스티드 페어(twisted-pair) ② 동축케이블
③ 광섬유케이블 ④ 마이크로파

정답 ①

해설 트위스티드 페어(twisted-pair)
- 전기적 간섭 현상을 줄이기 위해서 균일하게 서로 감겨있는 형태
- 가격이 저렴하고, 설치가 간편함 → PC용 LAN
- 거리, 대역폭, 데이터 전송률 면에서 제약이 많음
- 다른 전기적 신호의 간섭이나 잡음에 영향을 받기가 쉬움

53 정보제공 시 통신회선을 기간통신사업자로부터 임차하여 사설망을 구축하고 이를 이용, 축적해 놓은 정보를 유통시키는 정보통신서비스 망은?

① LAN ② MAN
③ VAN ④ WAN

정답 ③

해설 통신회선을 공중통신사업자로부터 임차하여 사설망을 구축하여 부가적인 정보서비스망

54 다음 중 VAN의 기능이 아닌 것은?

① 통신 기능 ② 통신처리 기능
③ 정보처리 기능 ④ 부가처리 기능

정답 ④

해설 VAN의 기능
정보처리기능(정보처리계층), 통신처리기능(통신처리계층), 교환기능(네트워크계층), 전송기능(전송계층)

55 보험청구시 전자문서자료교환의 의미로 사용되는 용어는?

① EDI ② TCP/IP
③ Protocol ④ HL7

정답 ①

해설 의료부문 EDI(Electronics Data Interchange) 정의
의료부문 EDI는 의료관련 업무(건강보험, 산재보험, 자동차보험, 의료물류 등)에서 발생되는 기관과의 각종 문서에 대한 전달체계를 컴퓨터를 이용하여 표준화된 EDI 방식으로 송·수신하는 새로운 정보통신네트워크서비스

56 IP 주소와 도메인 이름의 변환을 위해 사용되는 서버는?

① DNS ② Host 서버
③ DB 서버 ④ URL 서버

정답 ①

57 IP 주소 체계에 대한 설명 중 틀린 것은?

① D 클래스에 해당하는 IP 주소는 사용하지 않는다.
② 루프백(127.0.0.1) IP 주소는 미리 예약되어 있다.
③ 0.0.0은 기본 라우터를 나타내기 위해 미리 예약되어 있다.
④ IP 주소체계는 네트워크 주소만으로 구성되어 있다.

정답 ②

58 다음 중 무선인터넷의 특징이 아닌 것은?

① 실시간성 ② 휘발성
③ 이동성 ④ 편재성

정답 ②

해설 무선인터넷의 특징
실시간성(real time), 이동성(mobility), 편재성(ubiquity), 휴대성(portability)

59 정보보안의 정의로 옳은 것은?

① 정보보안이란 정보의 수집, 가공, 저장, 검색 등의 서비스에서 정보의 훼손, 변조, 유출 등을 방지하기 위한 관리적, 기술적 수단을 말한다.
② 정보보안이란 수신자가 송신자로부터 전송된 것인지 확인할 수 있는 기술 서비스를 말한다.
③ 정식 인가된 사용자에게 적절한 방법으로 정보서비스를 제공하기 위해 필요한 기반기술을 말한다.
④ 정보 시스템의 취약성을 분석하고 안전한 시스템을 위해 처리해야 하는 일련의 과정을 말한다.

정답 ①

해설 정보보안이란?
정보처리시스템 내에 저장된 프로그램과 데이터에 대하여 통제된 접근 방식을 어떻게 제공할 것인가를 다루는 문제이다.

60 정보보안의 속성에 대한 설명이 잘못된 것은?

① 비밀성정보의 소유자가 원하는 대로 정보의 비밀이 유지되어야 한다.
② 무결성비인가된 자에 의한 정보의 변경, 삭제, 생성 등으로부터 보호하여 정보의 정확성, 완전성이 보장되어야 한다.
③ 인증통신링크를 통한 호스트의 시스템과 응용간의 액세스를 제한하고 제어할 수 있음을 말한다.
④ 가용성정식 인가된 사용자에게 적절한 방법으로 정보 서비스를 요구할 때 언제든지 해당 서비스가 제공되어야 한다.

정답 ④

해설 인증은 수신자와 수신된 메시지가 정당한 송신자로부터 전송된 것인지를 확인할 수 있도록 송수신자의 실체 신원을 확인케 한다.

61 다음 설명은 정보의 속성 중에서 무엇을 설명한 것인가?

> 정보의 소유자가 원하는 대로 정보가 외부로 노출되지 않게, 정보 소유자의 인가를 받은 사람만이 해당정보에 접근할 수 있게 한다.

① 무결성 ② 비밀성
③ 인증 ④ 부인방지

정답 ③

해설

조 건	의 미
비 밀 성	오직 인가 받은 사용자만이 접근할 수 있도록 보장되어야 한다. 접근에는 읽기, 쓰기, 인쇄하기 등이 있으며, 어떤 정보의 존재 사실 자체도 노출되어서는 안 됨
무 결 성	오직 인가 받은 사용자만이 수정할 수 있도록 보장되어야 한다. 수정에는 써넣기, 내용 변경하기, 지우기, 새로 만들어 넣기 등이 포함됨
가 용 성	오직 인가 받은 사용자만이 사용할 수 있고, 언제나 사용 가능하도록 보장되어야 함
인 증	정보를 보내오는 사람의 긴원을 확인, 사용자를 식별하여 접근 권한을 검증하며 통제함
부인봉쇄	데이터를 송수신한 자가 송수신 사실을 부인할 수 없도록 송수신 증거를 제공함

62 **다음 설명은 정보의 속성 중에서 무엇을 설명한 것인가?**

> 비인가된 자에 의한 정보의 변경, 삭제, 생성 등으로부터 보호하여 정보의 정확성, 완전성을 보장한다.

① 무결성 ② 비밀성
③ 인증 ④ 부인방지

정답 ①

63 **다음 설명은 정보의 속성 중에서 무엇을 설명한 것인가?**

> 송신자와 수신자간에 전송된 메시지를 놓고, 전송치 않았음을 또는 발송되지 않은 메시지를 받았다고 주장할 수 없게 한다.

① 무결성 ② 비밀성
③ 인증 ④ 부인방지

정답 ④

64 **다음 설명은 정보의 속성 중에서 무엇을 설명한 것인가?**

> 수신자와 수신된 메시지가 정당한 송신자로부터 전송된 것인지를 확인할 수 있도록 송수신자의 실체 신원을 확인케 한다.

① 무결성 ② 비밀성
③ 인증 ④ 부인방지

정답 ③

65 **바이러스를 방지하기 위한 방법으로 올바른 것은?**

① 감염된 디스켓은 쓰기 방지 탭을 붙여 놓으면 바이러스가 없어진다.
② 통신으로 감염될 수 있기 때문에 PC통신을 하지 않는다.
③ 주기적으로 백신 프로그램을 업데이트하여 신종바이러스 선염을 예방한다.
④ 네트워크 메일을 통한 바이러스를 예방하기 위하여 수신된 메일을 열어보지 않는다.

정답 ③

66 **해킹에 대한 설명 중 잘못된 것은?**

① 정보보호 침해의 한 형태로써 의도적으로 위협적인 요소를 발생시키는 행위를 말한다.
② 해킹은 시스템의 침해를 목적으로 하지 않는 유형의 행위이다.
③ 해킹이란 정보시스템 또는 네트워크를 그 대상으로 주로 행해진다.
④ 해킹은 시스템에 설치된 운영체제의 결함에서 일련의 해킹 방법이 제공되기도 한다.

정답 ②

67 **암호화에 관련된 용어 중 잘못된 것은?**

① 암호화하지 않은 일반문서를 평문이라 한다.
② 평문을 암호문으로 만드는 일을 암호화라 한다.
③ 암호문을 다시 평문으로 바꾸는 일을 암호화 변경이라 한다.
④ 암호문을 만드는 데 사용되는 규칙을 암호화 알고리즘이라 한다.

정답 ③

해설 암호문을 다시 평문으로 바꾸는 일을 복호화라 한다.

---

68 **네트워크와 네트워크 사이에서 송수신되는 패킷을 검사하여 조건에 맞는 패킷들만 통과시키는 소프트웨어나 하드웨어를 총칭하는 기본적인 네트워크 보안 방법은?**

① 침입방지시스템 ② 침입탐지시스템
③ 방화벽 ④ 프락시 서버

정답 ③

해설
- 침입방지시스템: 방화벽을 통과한 트래픽 중 웜(worm)과 같은 악성코드나 유해 트래픽(bad traffic) 등 네트워크를 공격할 수 있는 비정상적인 트래픽을 막아주는 기법
- 침입탐지시스템: 방화벽 내부에서 침입자의 행동을 감시하는 시스템
- 방화벽: 네트워크와 네트워크 사이에서 송수신되는 패킷을 검사하여 조건에 맞는 패킷들만 통과
- 프락시 서버: 내부 네트워크에 있는 클라이언트 PC를 대신하여 인터넷에 접속하고, 클라이언트 PC가 요청한 통신서비스의 결과를 클라이언트 PC에게 제공하는 서버

---

69 **방화벽을 통과한 트래픽 중 웜(worm)과 같은 악성코드나 유해 트래픽(bad traffic) 등 네트워크를 공격할 수 있는 비정상적인 트래픽을 막아주는 기법은?**

① 침입방지시스템 ② 침입탐지시스템
③ 방화벽 ④ 프락시 서버

정답 ①

---

70 **다음 중 병원 네트워크 보안 시스템 대응 방안이 아닌 것은?**

① 패스워드 및 암호화 키 관리 방안 ② 사용자 접근 통제 및 인증
③ 게이트웨이 보안 ④ 비인가 기기 네트워크 접근 확대

정답 ④

---

71 **스마트 의료 네트워크 보안 위협이 아닌 것은?**

① 데이터 유출 위험 ② 시스템 마비(DoS) 공격 위험
③ 비인가 기기 네트워크 무단 접근 ④ 악성코드 감염 방지

정답 ④

---

72 **다음 중 시스템 마비(DoS) 공격 위험의 형태가 아닌 것은?**

① 자원 고갈형 서비스 거부 공격 ② 대역폭 고갈형 서비스 거부 공격
③ 무선 AP 공격 ④ MAC 주소 도용

정답 ④

---

73 **병원네트워크 보안의 필요성으로 타당한 것은?**

① 병원 경영에 경제적인 도움이 되지 않기 때문에
② 환자 정보의 유출로 인해 치명적인 진료 오류를 발생할 수 있기 때문에
③ 선의의 목적으로 개인 진료 정보를 사용할 수 있기 때문에
④ 다른 일반 정보와 똑같이 중요하기 때문에

정답 ②

74 **데이터 유출 위험을 야기 시키는 공격의 형태에 속하는 것은?**

① 스니핑 공격 ② 무선 AP 공격
③ UDP 플러드(flood) 공격 ④ 무선 AP 도난 및 파손

정답 ①

75 **병원네트워크 보안 시스템 대응 방안 중 다음은 무엇에 관한 설명인가?**

> 의료기기 및 의료정보시스템의 SW개발과정에서 보안 요구사항 미정의, 개발자의 실수, 논리적 오류 등으로 인해 발생될 수 있는 보안취약점들을 최소화하기 위해 SW개발 생명주기(SDLC)의 각 단계별 보안 활동을 수행

① 망분리 ② 감사로그 기록 및 관리
③ 시큐어 코딩 ④ 게이트 웨이 보안

정답 ③

76 **악성코드 감염 방지를 위한 검사 대상이 아닌 것은?**

① 이메일 ② 공유폴더
③ USB 연결 장치 ④ 중앙처리장치(CPU)

정답 ④

77 **네트워크 보안 위협 중 비인가 기기 네트워크 무단 접근을 가능하게 하는 방법 중 거리가 먼 것은?**

① 인증 기능 없는 네트워크 ② MAC 주소 도용
③ 무선 네트워크 보안키 노출 ④ 인증 시스템 업그레이드

정답 ④

78 **다음은 데이터 유출 위험을 야기 시키는 방법 중 어떤 것인가?**

> 페이크 AP에 접속된 기기 및 시스템으로부터 중요한 정보 추출

① 스니핑 공격 ② Rogue AP
③ DoS 공격 ④ 무신 AP 피손

정답 ②

79 **다음 기기 중 간단한 기기 페어링이 가능하고 권한 없는 기기 접속 및 정보 유출이 용이하여 비인가 기기 네트워크 무단접근을 야기할 수 있는 것은?**

① 게이트웨이 ② 라우터
③ 무선 AP ④ 블루투스 장비

정답 ④

80 **악성 코드의 종류 중 의도치 않은 사이트로 이동 시키고 팝업창을 띄우는 악성코드의 종류는?**

① 웜 바이러스(worm virus) ② 스파이웨어(spyware)
③ 트로이목마(roian horse) ④ 하이재커(highjacke)

정답 ④

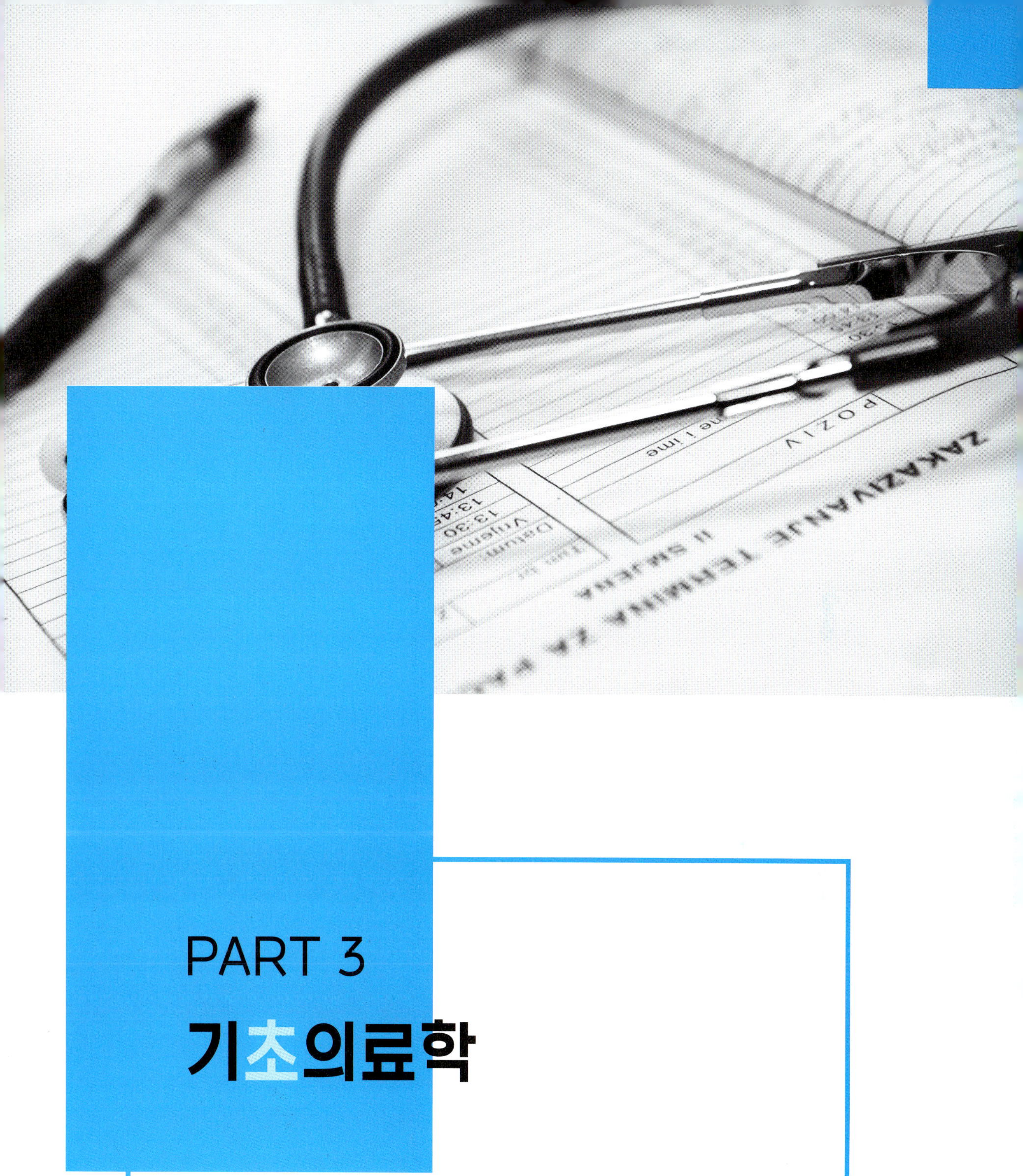

PART 3

기초의료학

Certificate of
Medical
Information
Administrator

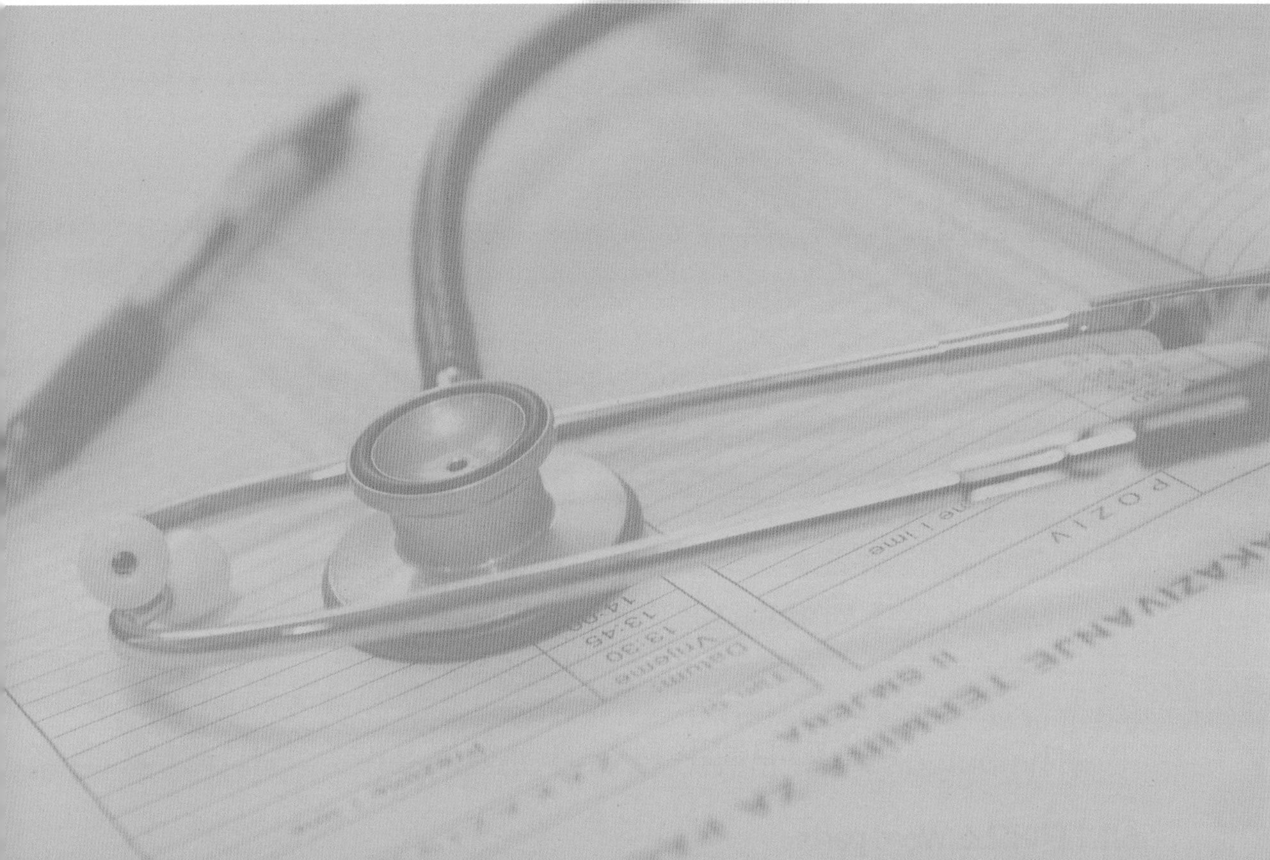

CHAPTER 6
의학용어

Chapter 6

의학용어

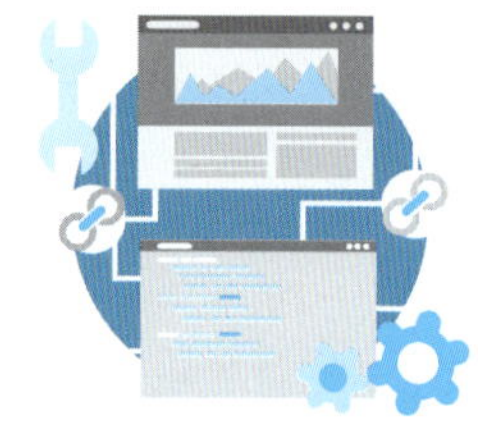

6.1 건강과 질병에 있어서 인체 (The human body in health and disease)

6.1.1 단어요소 Word parts

- anter/o 앞
- caud/o 꼬리
- cephal/o 머리
- cyt/o, -cyte 세포
- end-, endo- 내부
- exo- 외부
- hist/o, histi/o 조직
- -ologist 학자, 전문가
- -ology -학, 학문
- patho, -pathy 질환, 고통, 감정, 느낌
- poster/o 뒤
- -stasis, -static 정체, 울혈

6.1.2 의학용어 Medical terms

- abdominal cavity 배안, 복강
- adenectomy 샘절제
- adenocarcinoma 샘암종
- adenoma 샘종
- adenomalacia 샘연화증
- adenosclerosis 샘경화증
- anaplasia 역형성
- anatomy 해부학
- anomaly 이상, 기형
- anterior 앞의, 전방의
- aplasia 무형성
- caudal 꼬리
- cephalic 머리, 두부
- communicable disease 전염병
- congenital disorder 선천성 질환
- distal 먼쪽, 원위
- dorsal 등쪽, 등
- endemic 토착성, 풍토병
- endocrine glands 내분비샘
- epidemic 유행

- exocrine glands 외분비샘
- functional disorder 기능 장애
- hemophilia 혈우병
- histology 조직학
- homeostasis 항상성
- hyperplasia 과다 형성, 증식
- hypertrophy 비대
- hypoplasia 형성저하증
- medial 안쪽의, 내측의
- mesentery 창자간막, 장간막
- midsagittal plane 정중시상평면
- nosocomial infection 원내감염
- pandemic 세계적 유행, 범유행
- pelvic cavity 골반안, 골반강
- peritoneum 배막, 복막
- peritonitis 배막염, 복막염
- phenylketonuria 페닐케톤 뇨증
- physiology 생리학
- posterior 뒤쪽의
- proximal 몸쪽, 근위부의
- retroperitoneal 배막뒤, 복막뒤
- stem cells 줄기세포
- thoracic cavity 가슴안, 흉강
- transverse plane 가로면
- umbilicus 배꼽
- vector-borne transmission 매개체 감염성 전파
- ventral 배쪽

6.2 뼈대계통(The skeletal system)

6.2.1 단어요소(Word parts)

- ankyl/o 경직된, 뻣뻣한
- arthr/o 관절
- chondr/i, chondr/o 연골
- cost/o 갈비뼈
- oss/e, oss/i, oste/o, ost/o 뼈
- scoli/o 삐뚤어진, 굽은
- spondyl/o 척추뼈
- synovi/o, synov/o 윤활막, 윤활액

6.2.2 의학용어(Medical terms)

- arthrodesis 관절고정술
- arthrolysis 관절박리술
- arthroscopy 관절경검사법
- autologous 자기유래의
- chondromalacia 연골연화증
- comminuted fracture 분쇄골절
- compression fracture 압박골절
- hallux valgus 엄지발가락가쪽휨증
- kyphosis 척추뒤굽음증
- lordosis 척추전만증
- myeloma 골수종
- osteomalacia 뼈연화증
- osteomyelitis 골수염
- osteonecrosis 뼈괴사
- osteopenia 뼈감소증
- osteoporosis 뼈엉성증골다공증
- rheumatoid arthritis 류마티스성관절염
- rickets 구루병
- scoliosis 척추옆굽음증, 측굴
- vertebrae 척추
- manubrium 복장뼈자루
- metacarpals 손허리뼈

- metatarsals 발허리뼈
- myeloma 골수종
- open fracture 개방골절

6.3 근육계통(The muscular system)

6.3.1 단어요소(Word parts)

- bi- 둘
- -cele 탈장, 종양, 부종
- dys- 나쁜, 어려운, 고통스러운
- fasci/o 근막, 섬유띠
- fibr/o 섬유조직, 섬유
- kines/o, kinesi/o 운동
- my/o 근육
- -plegia 마비, 뇌졸중
- -rrhexis 파열

6.3.2 의학용어(Medical terms)

- abduction 벌림, 외전
- adduction 모음, 내전
- adhesion 유착, 접착
- ataxia 운동실조증, 기능장애
- atonic 이완증의, 무기력한
- atrophy 위축
- bradykinesia 운동완만, 서동
- dystonia 긴장이상
- electromyography 근전도 검사기록법
- fasciitis 근막염
- hemiparesis 편측 부전 마비
- hemiplegia 편측마비, 반신불수
- myocele 근육탈장, 근육헤르니아
- myofascial release 근막이완술
- myorrhaphy 근육봉합술
- paralysis 마비
- paraplegia 하반신마비
- quadriplegia 팔다리마비
- sprain 염좌
- tenodesis 힘줄고정술

6.4 심혈관계통(The cardiovascular system)

6.4.1 단어요소(Word parts)

- angi/o 혈관 또는 림프관
- aort/o 대동맥
- arteri/o 동맥
- ather/o 플라크(plaque), 지방물질
- brady- 느린
- cardi/o 심장
- -crasia 혼합 또는 섞음
- -emia 혈액, 혈액상태
- erythr/o 빨간, 적색
- hem/o, hemat/o 혈액, 혈액과 관련된
- phleb/o 정맥
- tachy- 빠른
- thromb/o 엉긴 피덩이(clot), 혈전
- ven/o 정맥

6.4.2 의학용어(Medical terms)

- anemia 빈혈
- aneurysm 동맥류
- angina 협심증
- angioplasty 혈관성형술
- aplastic anemia 재생 불량성 빈혈
- arrhythmia 부정맥
- atherosclerosis 죽상경화증
- bradycardia 느린맥, 서맥
- cardiac arrest 심장마비
- cardiomyopathy 심근병증
- coronary thrombosis 관상동맥혈전증
- electrocardiogram 심전도
- embolism 색전증
- erythrocytes 적혈구
- hemoglobin 혈색소
- hemolytic anemia 용혈성 빈혈
- hemostasis 지혈
- leukemia 백혈병
- leukocytes 백혈구
- myocardial infarction 심근경색
- pericardium 심장막, 심막
- pernicious anemia 악성 빈혈
- phlebitis 정맥염
- Raynaud's disease 레이노병
- septicemia 패혈증
- sickle cell anemia 낫적혈구빈혈
- tachycardia 빠른맥, 빈맥
- thrombocytopenia 혈소판감소증
- thrombolytic 혈전용해
- thrombosis 혈전증
- thrombotic occlusion 혈전성 폐색
- thrombus 응혈, 응괴, 혈전
- transfusion reaction 수혈반응
- valvulitis 판막염
- varicose veins (하지)정맥류

6.5 림프계통과 면역계통(The lymphatic and immune systems)

6.5.1 단어요소(Word parts)

- anti- 항
- carcin/o 암
- immun/o 면역
- lymph/o 림프
- lymphaden/o 림프절 또는 림프샘
- lymphangi/o 림프관
- neo-, ne/o 신생
- -oma 종양, 신생물
- onc/o 종양
- phag/o 탐식
- -plasm 세포형성물질
- sarc/o 근육, 결합조직
- splen/o 지라

6.5.2 의학용어(Medical terms)

- allergen 알레르기항원
- anaphylaxis 아나필락시스
- antibiotic 항생제
- antibody 항체
- antifungal 항진균제
- antigen 항원

- autoimmune disorder 자가면역질환
- carcinoma 암종
- cytokines 칸디다증
- hemolytic 용혈성
- herpes zoster 대상포진
- human immunodeficiency virus 사람면역결핍바이러스
- lymphadenitis 림프절염
- lymphedema 림프부종
- lymphocytes 림프구
- lymphoma 림프종
- mammography 유방조영술
- metastasis 전이
- myoma 근종
- rubella 풍진
- sarcoma 육종
- splenomegaly 비장비대
- varicella 수두

6.6 호흡계통(The respiratory system)

6.6.1 단어요소(Word parts)

- bronch/o, bronchi/o 기관지
- laryng/o 후두, 목구멍, 인후
- nas/o 코
- ox/i, ox/o, ox/y 산소
- pharyng/o 인두
- phon/o 목소리, 소리
- pleur/o 가슴막
- -pnea 호흡
- pneum/o, pneumon/o, 허파, 공기
- pulm/o, pulmon/o 허파
- thorac/o, -thorax 가슴
- trache/o, trachea 기관

6.6.2 의학용어(Medical terms)

- alveoli 허파꽈리
- anoxia 무산소증
- aphonia 발성불능증
- asbestosis 석면증
- asphyxia 질식
- asthma 천식
- atelectasis 무기폐
- bradypnea 느린 호흡, 호흡 완만
- bronchodilator 기관지확장제
- bronchorrhea 기관지루
- bronchoscopy 기관지경술
- bronchospasm 기관지연축
- cyanosis 청색증
- cystic fibrosis 낭성섬유증
- dysphonia 발성장애
- dyspnea 호흡곤란
- emphysema 폐기종
- endotracheal intubation 기관내 삽관
- hemoptysis 객혈
- hyperpnea 과다호흡
- hypopnea 저호흡
- hypoxemia 저산소혈증
- hypoxia 저산소증
- laryngectomy 후두절제술
- laryngitis 후두염
- laryngoscopy 후주경검사
- pertussis 백일해
- pharyngitis 인두염

- pneumoconiosis 허파먼지증, 진폐증
- pneumonectomy 허파절제술, 폐절제술
- pneumonia 폐렴
- pyothorax 가슴고름집, 농흉
- sleep apnea 수면무호흡
- tachypnea 빠른호흡
- tracheostomy 기관절개술
- tuberculosis 결핵

6.7 소화계통 (The digestive system)

6.7.1 단어요소(Word parts)

- an/o 항문
- chol/e 쓸개즙, 쓸개
- cholecyst/o 쓸개
- col/o, colon/o 잘록창자, 큰창자
- -emesis 구토
- enter/o 작은창자
- esophag/o 식도
- gastr/o 위, 배
- hepat/o 간
- -lithiasis 돌이 존재하다
- -pepsia 소화, 소화하다
- -phagia 먹다, 삼키다
- proct/o 항문과 곧창자
- rect/o 곧창자
- sigmoid/o 구불창자

6.7.2 의학용어(Medical terms)

- anastomosis 연결문합술
- aphthous ulcers 아프타궤양
- cheilosis 입술증
- cholangiography 쓸개관조영술
- cholangitis 쓸개관염
- cholecystectomy 담낭절제술
- choledocholithotomy 온쓸개관돌제거술
- colonoscopy 잘록창자내시경검사
- dyspepsia 소화불량
- dysphagia 삼킴곤란, 연하곤란
- enteritis 창자염, 장염
- esophageal varices 식도정맥류
- hepatitis 간염

6.8 비뇨계통(The urinary system)

6.8.1 단어요소(Word parts)

- -cele 탈장, 헤르니아, 탈출
- cyst/o 낭, 방광, 담낭, 낭포
- dia- -을 통하여
- -ectasis 확장
- glomerul/o 토리, 사구체
- lith/o 돌, 결석
- -lysis 용해, 분해
- nephr/o 콩팥, 신장

- -pexy 고정
- pyel/o 콩팥깔때기(신우)
- -tripsy 분쇄, 파쇄
- ur/o 오줌
- ureter/o 요관
- urethr/o 요도
- -uria 배뇨

6.8.2 의학용어(Medical terms)

- anuria 무뇨증
- benign prostatic hyperplasia 양성전립샘비대
- chronic kidney disease 만성콩팥기능상실
- cystitis 방광염
- cystocele 방광탈출증
- cystolith 방광결석
- cystopexy 방광고정술
- cystoscopy 방광경검사
- dialysis 투석
- enuresis 유뇨증
- extracorporeal shockwave lithotripsy 체외충격파쇄석술
- hemodialysis 혈액투석
- hydronephrosis 물콩팥증
- hydroureter 물요관증
- hyperproteinuria 고단백뇨증
- hypoproteinemia 저단백혈증
- incontinence 실금, 요실금
- nephrolith 콩팥돌, 신장결석
- nephrolithiasis 콩팥돌증
- nephroptosis 콩팥처짐증, 신하수증
- nephropyosis 콩팥고름증, 신화농증
- nephrostomy 콩팥창냄술, 신루설치술
- nephrotic syndrome 콩팥증후군
- nocturia 야간뇨, 야뇨증
- percutaneous nephrolithotomy 경피적콩팥절개돌제거술
- polycystic kidney disease 다낭콩팥병
- polyuria 다뇨, 다뇨증
- prostatism 전립샘증
- uremia 요독증
- ureterectasis 요관확장
- ureterolith 요관결석

6.9 신경계통(The nervous system)

6.9.1 단어요소(Word parts)

- caus/o 부식, 타다
- cerebr/o 대뇌, 뇌
- concuss/o 진탕, 격렬하게 흔들다
- contus/o 타박
- encephal/o 뇌
- -esthesia 감각
- esthet/o 감각, 신경감각, 감각인지
- -graphy 기록과정, 기록법
- mening/o 수막, 막
- myel/o 척수, 골수
- neur/i, neur/o 신경, 신경조직
- phobia 비정상적인 공포
- psych/o 정신
- radiculo 뿌리, 신경뿌리
- tropic 수면

6.9.2 의학용어(Medical terms)

- acrophobia 고소공포증
- Alzheimer's disease 알츠하이머병
- amyotrophic lateral sclerosis 근위축성측색경화증
- anxiety disorders 불안장애
- autism 자폐
- Bell's palsy 벨마비, 특발성얼굴신경마비
- carotid ultrasonography 목동맥초음파
- cerebral contusion 뇌진탕
- cerebral palsy 뇌성마비
- cerebrovascular accident 뇌혈관장애
- cervical radiculopathy 목신경뿌리병증
- claustrophobia 폐쇄공포증
- cognition 인지
- coma 혼수
- delirium 섬망
- delusion 망상
- dementia 치매
- dyslexia 읽기장애, 실독증
- echoencephalography 뇌초음파검사
- electroencephalography 뇌파검사
- encephalitis 뇌염
- epilepsy 간질
- hemorrhagic stroke 출혈성뇌졸중
- hydrocephalus 수두증
- hyperesthesia 감각과민
- ischemic stroke 허혈성뇌졸중
- meningitis 수막염
- meningocele 수막탈출증
- multiple sclerosis 다발성경화증
- myelitis 척수염, 골수염
- myelography 척수조영술
- narcolepsy 발작성수면
- panic attack 공황발작
- Parkinson's disease 파킨슨병
- post-traumatic stress disorder 외상후스트레스장애
- schizophrenia 정신분열증
- sciatica 궁둥신경통
- seizure 발작

6.10 특수감각계통: 눈과 귀(Special senses: The eyes and ears)

6.10.1 단어요소(Word parts)

- blephar/o 눈꺼풀
- irid/o 홍채
- kerat/o 각막
- myring/o 고막
- ophthalm/o 눈
- -opia 시력
- opt/o 눈, 시력
- ot/o 귀, 듣기
- phak/o 수정체
- presby/o 노인
- retin/o 망막
- scler/o 공막
- tympan/o 고막

6.10.2 의학용어(Medical terms)

- amblyopia 약시
- ametropia 굴절이상
- astigmatism 난시
- audiometry 청력검사
- cataract 백내장
- chalazion 산립종
- conjunctivitis 결막염
- dacryoadenitis 눈물샘 염증
- diplopia 복시
- ectropion 눈꺼풀겉말림
- emmetropia 정시안
- glaucoma 녹내장
- hemianopia 반맹증
- hordeolum 맥립종
- hyperopia 원시
- iridectomy 홍채절제술
- iritis 홍채염
- keratitis 각막염
- mastoidectomy 꼭지돌기절제술
- myopia 근시
- myringotomy 고막절개술
- nyctalopia 야맹증
- nystagmus 안구진탕증
- ophthalmoscopy 검안경
- otitis media 가운데귀염
- otomycosis 귀진균증
- otopyorrhea 귀고름
- otosclerosis 귀경화증
- papilledema 시(각)신경 유두부종
- photophobia 광선기피증
- presbycusis 노인성난청
- presbyopia 노안
- stapedectomy 등자뼈절제술
- strabismus 사시
- tarsorrhaphy 눈꺼풀봉합술
- tinnitus 이명
- tonometry 안압검사
- vertigo 어지러움
- vitrectomy 유리체절제술
- xerophthalmia 각막건조증

6.11 피부: 외피계통(Skin: The integumentary system)

6.11.1 단어요소(Word parts)

- cutane/o 피부
- derm/o, dermat/o 피부
- hidr/o 땀
- hirsut/o 털 모양의, 거칠거칠한
- kerat/o 딱딱한, 각질
- lip/o 지방, 지질
- melan/o 검은, 흑색
- myc/o 진균
- onych/o 손톱, 발톱
- pil/i, pil/o 털
- py/o 농, 고름
- rhytid/o 주름
- seb/o 기름, 피지
- urtic/o 발진, 두드러기
- xer/o 마른, 건조한

6.11.2 의학용어(Medical terms)

- actinic keratosis 광선각 화증
- albinism 백피증
- alopecia 탈모증
- blepharoplasty 눈꺼풀성형술
- bulla 큰물집, 대수포
- cellulitis 연조직염, 봉소염
- chloasma 기미, 간반
- cicatrix 흉터, 반흔
- debridement 좌멸괴사조직제거술
- dermatitis 피부염
- ecchymosis 반상출혈
- eczema 습진
- erythema 홍반
- exanthem 발진
- folliculitis 모낭염
- furuncles 부스럼, 종기, 절
- granuloma 과립종
- hematoma 혈종
- hirsutism 다모증
- ichthyosis 비늘증
- keratosis 각화증
- malignant melanoma 악성흑색종
- necrotizing fasciitis 괴사성근막염
- onychomycosis 손톱진균증
- papilloma 유두종
- psoriasis 마른비늘증, 건선
- purpura 자반
- squamous cell carcinoma 편평상피세포 암종
- systemic lupus erythematosus 전신성홍반성낭창
- tinea 윤선, 백선
- verrucae 사마귀

6.12 내분비계통(The endocrine system)

6.12.1 단어요소(Word parts)

- acr/o 사지말단
- adren/o 콩팥위샘(부신)
- crin/o 분비
- -dipsia 구갈
- glyc/o 당, 설탕
- gonad/o 생식샘(성선)
- -ism 상태
- pancreat/o 이자(췌장)
- parathyroid/o 방패곁샘(부갑상선)
- pineal/o 솔방울샘(송과선)
- pituitar/o 뇌하수체
- poly- 다수, 과잉
- somat/o 신체
- thym/o 가슴샘(흉선)
- thyr/o, thyroid/o 방패샘(갑상선)

6.12.2 의학용어(Medical terms)

- acromegaly 사지말단거대증
- Addison's disease 부신겉질 분비 부전증
- adrenalitis 콩팥위샘염
- antidiuretic hormone 항이뇨 호르몬
- diabetes insipidus 요붕증
- diabetes mellitus 당뇨병

- diabetic retinopathy 당뇨성 망막병
- exophthalmos 안구돌출증
- follicle-stimulating hormone 난포자극 호르몬
- gestational diabetes mellitus 임신성 당뇨병
- gigantism 거인증
- gynecomastia 여성유방증
- hyperpituitarism 뇌하 수체 기능항진증
- hyperthyroidism 방패샘 항진증
- laparoscopic adrenalectomy 복강경 콩팥위샘제거술
- luteinizing hormone 황체호르몬
- myxedema 점액수종
- parathyroidectomy 부갑상선절제술
- pituitary adenoma 뇌하수체 선종
- thymectomy 가슴샘절제술

6.13 생식계통(The reproductive systems)

6.13.1 단어요소(Word parts)

- cervic/o 경부(목), 자궁목
- colp/o 질
- -gravida 임신
- hyster/o 자궁
- mast/o 젖, 유방
- men/o 월, 월경
- orchid/o 고환, 고환의
- ovari/o 난소
- -pexy 외과적 고정술
- salping/o 난관, 나팔관
- test/i 고환, 고환의
- vagin/o 질

6.13.2 의학용어(Medical terms)

- amenorrhea 무월경
- amniocentesis 양수천자법
- cervicitis 자궁경부염, 자궁목염
- dysmenorrhea 월경통
- eclampsia 자간증
- ectopic pregnancy 자궁외임신
- endocervicitis 내자궁경부염
- epididymitis 부고환염
- gonorrhea 임질
- hysterectomy 자궁절제술
- hysteroscopy 자궁경검사법
- neonate 신생아
- oophorectomy 난소적출술

Chapter 6 의학용어 예상문제

01 **심한 호흡곤란과 기침, 쌕쌕거림을 특징적으로 보이는 만성 알레르기 질환은?**

① Emphysema ② Chronic bronchitis
③ Asthma ④ Croup

정답 ③

해설 천식(Asthma)은 호흡곤란과 기침을 동반한 만성질환 호흡기 질병이다.

02 **전체 허파꽈리 수의 감소, 남아 있는 허파꽈리의 확장, 남아 있는 허파꽈리의 벽의 점진적인 파괴를 특징으로 하는 점진적인 허파 기능의 소실을 보이는 질환은?**

① Emphysema ② Chronic bronchitis
③ Asthma ④ Croup

정답 ①

해설 폐기종(Emphysema)은 폐속의 허파꽈리가 합쳐지고 커지면서 폐속 공기가 남아 있어 호흡곤란을 유발한다.

03 **기관지 및 세기관지 벽에 있는 평활근의 수축으로 기도가 죄어지거나 막히는 것은?**

① Airway inflammation ② hyperthermia
③ edema ④ Bronchospasm

정답 ④

해설 기관지 연축은 기관지의 평활근이 수축하여 나타나는 증상이다.

04 **후두폐쇄, 쉰 소리, 개 짖는 것 같은 소리를 내는 기침을 특징으로 한 어린이와 유아에게 나타나는 급성호흡증후군은?**

① Emphysema ② Croup
③ Asthma ④ Chronic bronchitis

정답 ②

해설 급성호흡기 증상은 Croup이며 폐기종, 천식, 만서익관지염은 모두 만성질환이다.

05 **후두의 정상적인 소리를 만들어내는 기능이 상실된 것은?**

① Aphonia ② Dysphonia
③ Pleurodynia ④ Laryngitis

정답 ①

해설 정상소리발성이 안되는 것을 발성불능이라고 한다.

06 **백신을 통하여 예방이 가능한 목과 상기도의 급성 세균감염은 ?**

① Diphtheria ② Epistaxis
③ Influenza ④ Pertussis

정답 ①

해설 급성호흡기 감염은 디프테리아임, 인플루엔자는 바이러스 감염이다.

07 **Whooping cough라고도 하며, 상기도의 전염성 세균감염으로 반복되는 발작성 기침과 이에 따르는 무호흡과 큰소리를 내는 흡기를 특징으로 하는 질환은?**

① Croup ② Pertussis
③ Bronchospasm ④ Diphtheria

정답 ②

해설 whooping cough이란 명칭은 백일해이다.

08 **기관의 점막의 출혈은?**

① Tracheorrhagia ② Bronchiectasis
③ Bronchorrhea ④ Pyothorax

정답 ①

해설 출혈의 접미사는 rrhagia 로 기관이라는 용어와 합성하여 Tracheorrhagia 임

09 **Empyema of the pleural cavity이라고도 하며, 가슴막안에 고름이 존재하는 것은?**

① Tracheorrhagia ② Bronchiectasis
③ Bronchorrhea ④ Pyothorax

정답 ④

해설 고름의 의학용어의 접두사는 Pyo이다.

10 **가슴막안에 공기가 모여 있는 것으로 압력의 불균형을 초래하여 허파가 완전히 확장되는 것을 방해하거나 허파의 압착을 유발하는 것은?**

① Empyema ② Pneumothorax
③ Hemothorax ④ Bronchiectasis

정답 ②

해설 기흉(pneumothorax)은 허파와 흉부벽 사이의 흉강에 공기가 비정상적으로 모이는 현상이다.

11 **입의 꼬리에 균열이 생기는 궤양렬을 특징으로 하는 입술 질환은?**

① Herpes labialis ② Cheilosis
③ Leukoplakia ④ Stomatitis

정답 ②

해설 입술갈림증(cheilosis)의 설명으로 구순포진, 위염, 백반증의 설명과는 다르다.

12 **턱이나 뺨의 속면에 발생하는 비정상적으로 흰 암 발병 전의 병변은?**

① Herpes labialis ② Cheilosis
③ Leukoplakia ④ Stomatitis

정답 ③

해설 백반증은 뺨, 잇몸 또는 혀의 점막에 비벼서 떨어지지 않는, 때로는 균열경향을 나타내는 희고 두꺼운 반점을 특징으로 한다.

13 **침샘에서 침분비의 결여나 감소로 생긴 증상은?**

① Trismus ② Cleft lip
③ Cleft palate ④ Xerostomia

정답 ④

해설 입마름건조증의 설명으로 Xerostomia에서 Xero는 AIR공기를 의미한다.

14 **발생학적 결손의 결과로 생기는 증상이다. 코를 향해 위쪽으로 연속되는 입술에 깊은 틈새가 유발되는 증상은?**

① Trismus
② Cleft lip
③ Cleft palate
④ Xerostomia

정답 ②

해설 구순파열로 윗입술의 선천적 파열 혹은 결손을 의미한다.

15 **태아의 초기 발생기 동안 입천장이 닫히지 않아 생기는 증상은?**

① Trismus
② Cleft lip
③ Cleft palate
④ Xerostomia

정답 ③

해설 구개열은 우리말로는 '입천장 갈림증'이라고 한다.

16 **위산이 식도로 역류하는 것은?**

① Gastroesophageal reflux disease
② Dysphagia
③ Gingivitis
④ Barrett's esophagus

정답 ①

해설 산이 식도로 역류하는 것을 역류성 식도염이라고 한다.

17 **산성의 위 내용물이 식도로 역류하여 일으키는 작열감은?**

① Gastroesophageal reflux disease
② Dysphagia
③ Barrett's esophagus
④ Pyrosis

정답 ④

해설 위에서 식도 내 및 인두(咽頭)에 올라오는 작열성 또는 경련성 동통 감각을 의미한다.

18 **위와 창자를 덮고 있는 점막의 염증은?**

① Gastroenteritis
② Gastrorrhea
③ Gastritis
④ Gingivitis

정답 ①

해설 위창자염, 위소장염, 위장염, 위와 장의 내막에 생긴 급성염증이다.

19 **백혈구의 숫자가 정상 이하로 떨어지는 것은?**

① Hemochromatosis
② Leukopenia
③ Polycythemia
④ Septicemia

정답 ②

해설 혈중 백혈구 수치가 정상 수치(혈액 1㎕ 당 4,000~ 10,000개) 이하로 감소되어 있는 상태를 백혈구 감소증이라고 한다.

20 **신체의 외양을 잘못 인지하여 식사 장애를 일으키는 것을 특징으로 하는데, 스스로 토하거나 설사제나 이뇨제 또는 다른 약물의 오용 등에 대한 보상적인 행동으로 흔히, 폭식을 하는 증상은?**

① Cachexia
② Pica
③ Bulimia nervosa
④ Anorexia

정답 ③

해설 폭식증은 단시간에 많은 양의 음식을 섭취하고 구토 등을 통해 체중증가를 막으려는 비정상적인 행위를 반복하는 증상이다.

21 작은창자가 음식물로부터 영양소를 흡수할 수 없어서 그대로 통과시키는 것은?

① Dehydration ② Malnutrition
③ Malabsorption ④ Obesity

정답 ③

22 체내에 과도한 지방이 축적되는 것은?

① Dehydration ② Malnutrition
③ Malabsorption ④ Obesity

정답 ④

해설 비만이란 단지 체중이 많이 나가는 것을 말하는 것이 아니라, 지방세포의 수가 증가하거나 크기가 커져 피하층과 체조직에 과도한 양의 지방이 축적되어 있는 상태이다.

23 퇴행 조직이 정상 조직을 대체하는 점진적 퇴행성 간질환은?

① Melena ② Cirrhosis
③ Hematochezia ④ Steatorrhea

정답 ②

해설 간경변증은 염증에 의해 간이 섬유화되어 기능이 저하되는 질환이다.

24 hematochezia와는 대조적으로 타르와 같이 검고 악취가 나는 대변이 나오는 증상은?

① Melena ② Cirrhosis
③ Hematochezia ④ Steatorrhea

정답 ①

해설 혈변은 선홍색의 피가 섞여 나오는 것을 말하며, 하부 위장관에서 출혈이 있는 경우 발생한다.

25 콩팥이 기능을 못하는 환자의 혈액에서 노폐물뿐만 아니라 urea와 creatinine을 제거하는 방법은?

① Pyeloplasty ② Pyelotomy
③ Dialysis ④ Nephrostomy

정답 ③

해설 인위적인 방법으로 혈액중의 노폐물을 제거해 깨끗한 혈액으로 만들어 다시 체내에 공급하는 방법이다.

26 유착된 상태의 콩팥을 떼어내는 것은?

① Pyeloplasty ② Pyelotomy
③ Dialysis ④ Nephrolysis

정답 ④

해설 콩팥박리술, 신장박리술을 의미한다.

27 요관과 콩팥깔때기를 수술로 복구하는 것은?

① Pyeloplasty ② Pyelotomy
③ Dialysis ④ Chondromalacia

정답 ①

해설 신우성형술로 신우뇨관이행부의 선천성 또는 후천성 협착이나 이상혈관, 신생물의 압박에 의한 수신증에 대한 성형수술을 의미한다.

28 방광 전체 또는 일부를 수술을 통해 제거하는 것은?

① Cystectomy ② Neobladder
③ Ileal conduit ④ Cystopexy

정답 ①

해설 방광종양에 대한 근치수술로 방광만이 아닌 전립성, 정낭선도 함께 적출하는 수술이다.

29 방광을 배벽에 수술적으로 고정하는 것은?

① Cystectomy ② Neobladder
③ Ileal conduit ④ Cystopexy

정답 ④

해설 방광고정술로 방광복벽]정술이라고 하며 방광류의 치료에서 행하는 방광의 복벽으로의 고정한다.

30 전립샘의 일부나 전부를 제거하는 수술은?

① Ablation ② Prostatectomy
③ Urethrotomy ④ Meatotomy

정답 ②

해설 비대된 전립샘샘종(前立腺腺腫)의 주위에, 샘외부 또는 주로 후엽(後葉)으로 이루어진 외과적피막이 존재하는데, 이 사이를 박리하여, 선종만을 적출하는 수술이다.

31 심장 근육에 혈액 공급이 불충분하여 심한 가슴 통증이 발생하는 질환은?

① Coronary artery disease ② Atherosclerosis
③ Ischemia ④ Angina

정답 ④

해설 심장혈관이 동맥경화증, 혈전, 경련수축(연축) 등의 원인에 의해 협착되어 심근에 허혈이 생기면서 나타나는 질환이다.

32 심장막의 염증으로 심장막 공간에 체액의 축적을 야기하는 것은?

① Endocarditis ② Bacterial endocarditis
③ Pericarditis ④ Myocarditis

정답 ③

해설 심장의 바깥면을 싸고 있는 심막의 염증이다.

33 혈관이 비정상적으로 좁아진 것은 ?

① Hypoperfusion ② Angiostenosis
③ Hemangioma ④ Aneurysm

정답 ②

해설 혈관협착으로. 혈관이 좁아지는 것이다.

34 비정상적인 헤모글로빈을 생성하는 유전질환으로서 적혈구가 비정상적인 낫 모양으로 변하는 것은?

① Sickle cell anemia ② Hemolytic anemia
③ Pernicious anemia ④ Megaloblastic anemia

정답 ①

해설 유전성의 용혈성 빈혈로서 이상 혈색소증의 하나이며, 흑인에게 주로 나타나고 혈액에 낫모양의 적혈구가 있는 것이 특징이다.

35 특이한 항원이 존재할 때 반응하여 면역계통에 의하여 생성된 질병과 싸우는 단백질은?

① Immunoglobulin ② Antigen
③ Tolerance ④ Antibody

정답 ④

해설 면역계 내에서 항원의 자극에 의하여 만들어지는 물질이다.

36 지라에서 출혈이 일어나는 것은?

① Lymphoscintigraphy ② Splenorrhagia
③ Splenomegaly ④ Lymphadenitis

정답 ②

해설 지라출혈, 비장출혈, 비출혈(脾出血). 비장에서의 출혈을 의미한다.

37 림프계통의 선척적인 기형으로 인해 림프관이 과도하게 뭉쳐서 생기는 양성종양은?

① Lymphoscintigraphy ② Lymphedema
③ Lymphangioma ④ Lymphadenitis

정답 ③

해설 림프관종은 드물게 발생하는 선천성 양성 종양으로, 피부와 피하 조직의 림프계의 선천적인 림프관 형성이상으로 발생한다.

38 급성 고전염성 감염으로 rubeola virus에 의해 발생하고 호흡기 비말을 통해 전파되는 질환은?

① Measles ② Mumps
③ influenza ④ Varicella

정답 ①

해설 홍역 바이러스에 의해 발생하는 급성 유행성 전염병이다.

39 급성바이러스 감염으로 피하에서 염증이 있는 신경의 경로를 따라 동통성 피부 발진이 생겨나는 것이 특징인 질병은?

① Measles ② Mumps
③ Herpes zoster ④ Varicella

정답 ③

해설 대상포진은 사람 몸의 신경절에 잠복상태로 있던 수두-대상포진 바이러스가 다시 활성화되면서 발생하는 질병이다.

40 유방의 종양이나 전암성 병변을 발견하기 위한 방사선 검사법은?

① Needle breast biopsy ② Mammography
③ Surgical biopsy ④ Professional palpation of the breast

정답 ②

해설 유방암을 진단하기 위한 유방 전용 X선 촬영. 유방 촬영술은 유방암 진단에 가장 기본적인 검사 방법이다.

41 외과적으로 유방전체와 주위의 많은 조직을 제거하는 수술은?

① Modified radical mastectomy ② Lymph node dissection
③ Lumpectomy ④ Radical mastectomy

정답 ④

해설 근치유방절제술, 유방암 치료에 있어서 유방, 흉근, 액와림프절 및 관련된 피부, 피하조직을 절제하는 수술이다.

42 **PCOS라고도 하며, 불완전하게 발생한 난포에 의해 형성된 많은 낭포로 인해 난소가 비대해지는 것을 특징으로 하는 질환은?**

① Ovariorrhexis ② Cervical dysplasia
③ Cervical cancer ④ Polycystic ovary syndrome

정답 ④

해설 무배란성 월경 이상과 난소에 여러 개의 물혹이 생기는 증상 또는 다모증을 동반하는 질환이다.

43 **멜라닌 생산에 필요한 효소가 부족하여 피부, 털, 홍채의 피부 착색이 결여되거나 부족한 유전성 질환은?**

① Age spot ② Chloasma
③ Albinism ④ Paronychia

정답 ③

해설 신체의 일부 또는 전체에 색소가 없는 현상. 눈, 피부, 깃털, 모발 등에 갈색, 검정, 빨강, 노랑 등의 색소가 없는 것을 일컫는 용어이다.

44 **손발톱의 진균감염은?**

① Onychomycosis ② Paronychia
③ Koilonychia ④ Onychocryptosis

정답 ①

해설 손톱을 만드는 손톱판에 생기는 진균류에 의한 감염성 질환으로 손톱이 불투명하고 광택이 없는 흰색을 띠고 두터워지며 쉽게 부서지는 증상을 보인다.

45 **암이 진전 되거나 또는 AIDS와 같은 질병에 걸린 환자에서 발생하는데, 체중과 근육의 감소에 의한 체력이 소모되는 상태는?**

① Anorexia nervosa ② Bulimia nervosa
③ Pica ④ Cachexia

정답 ④

해설 암, 결핵, 혈우병 등의 말기에서 볼 수 있는 고도의 전신쇠약증세로, 병의 본질을 체액의 변조에 두는 체액병리학적 사고방식에 근거한 명칭이다.

46 **쓸개의 염증으로 보통 결석이 쓸개즙의 흐름을 막는 것은?**

① Cholecystitis ② Gallstone
③ Cholelithiasis ④ Hepatomegaly

정답 ①

해설 담관의 폐쇄에 따른 이차적인 세균감염으로 생기는 염증성 질환이다.

47 **망막 신경 섬유와 시각 신경의 손상으로 인해 안구 내 압력(intraocular pressure, IOP) 상승으로 특징되어 지는 질환은?**

① Cataract ② Glaucoma
③ Miosis ④ Nystagmus

정답 ②

해설 녹내장이란 눈으로 받아들인 빛을 뇌로 전달하는 시신경에 이상이 생겨, 그 결과 시야결손이 나타나는 질환이다.

48 **배막안의 속층을 필터로 사용하여 혈액으로부터 노폐물을 제거하는 것은?**

① Pyelotomy ② Digital rectal examination
③ Peritoneal dialysis ④ Retrograde urography

정답 ③

해설 신장 기능이 떨어진 경우 뱃속으로 통하는 관을 삽입하여 투석액을 교환하는 시술이다.

49 **근육조절 능력의 장애, 경직, 언어장애, 대뇌에 영향을 미칠 정도의 손상에 의한 다른 신경학적 결핍증 등을 특징으로 하는 질환은?**

① Epilepsy ② Cerebral palsy
③ Paresthesia ④ Restless legs syndrome

정답 ②

해설 미성숙한 뇌에 출생 시 또는 출생 후 여러 원인 인자에 의해 비진행성 병변이나 손상이 발생하여 임상적으로 운동과 자세의 장애를 보이게 되는 질환이다.

50 **점진적인 시력의 선명도 소실로 인한 수정체의 투명도가 상실되는 질환은?**

① Cataract ② Floater
③ Miosis ④ Nystagmus

정답 ①

해설 백내장이란 눈 속의 수정체(렌즈)가 어떤 원인에 의해 뿌옇게 혼탁해져서 시력장애가 발생하는 질환이다.

51 **일련의 유전성 출혈 질환으로 혈액응고 인자가 결핍되는 질병은 ?**

① Cystic fibrosis ② Down syndrome
③ Hemophilia ④ Huntington's disease

정답 ③

해설 X 염색체에 위치한 유전자의 돌연변이로 인해 혈액 내 응고인자가 부족하게 되어 발생하는 출혈성 질환이다.

52 **뼈대근육의 점진적인 쇠약과 퇴행을 특징으로 하는 일련의 유전병은 ?**

① Cystic fibrosis ② Muscular dystrophy
③ Hemophilia ④ Huntington's disease

정답 ②

해설 유전성이고 진행성 근육병증으로 점진적인 근위축과 근쇠약이 나타나는 질환이다.

53 **Tissue의 4분류로 볼 수 없는 것은 ?**

① Epithelial tissue ② Connective tissue
③ Muscle tissue ④ Fat tissue

정답 ④

해설 지방세포가 모여 구성되고 있는 결합조직이다.

54 **피부의 표피(epidermis)와 점막의 표면층을 이루는 특수한 조직은 ?**

① Epithelium ② Endothelium
③ Hypertrophy ④ Malaise

정답 ①

해설 신체의 내표면과 외표면을 덮고 있는 것으로서 소량의 접합물질에 의해서 접착된 세포로 구성되어 있다.

55 뼈나 연골은 무슨 조직인가?

① Epithelial tissue ② Connective tissue
③ Muscle tissue ④ Adipose tissue

정답 ②

해설 세포성분보다 세포간 물질이 차지하는 부분 쪽이 많고, 여러 가지 조직, 기관 등의 사이에서 이들을 연결하는 역할을 담당한다

56 조직이나 장기의 불완전한 발달 또는 선천적 결손을 의미 것은?

① Hypoplasia ② Dysplasia
③ Aplasia ④ Hyperplasia

정답 ③

해설 관의 원기는 존재하지만 태자발생시 발육하지 않은 상태를 무형성이라고 함. 원기가 존재하지 않는 무발생과는 구별되며 유전적 장해, 태자형성시에 독성물질의 작용이나 감염 등에 의하여 발생된다.

57 조직에서 세포의 수는 변화없이 세포의 크기가 커짐으로 인해 장기나 신체의 일부가 커지는 것은?

① Hypoplasia ② Dysplasia
③ Aplasia ④ Hypertrophy

정답 ④

해설 장기나 조직이 본래의 구조를 유지한 채로 크기가 증가하는 상태이다.

58 샘조직에서 기원하는 악성종양은?

① Adenitis ② Adenocarcinoma
③ Adenoma ④ Adenomalacia

정답 ②

해설 샘(선, gland)의 분비세포에서 기원하는 암. 샘세포는 신체 내부 장기의 표면을 덮는 조직에서 발견되며 신체에서 점액, 소화액 같은 물질을 분비하는 역할을 한다.

59 샘조직이나 샘과 유사한 조직에서 발생하는 양성종양은?

① Adenitis ② Adenocarcinoma
③ Adenoma ④ Adenomalacia

정답 ③

해설 샘세포(腺細胞; glandular cell)의 종양성증식성병변(腫瘍性增殖性病変; neoplastic proliferative lesion), 일명, 양성종양이다.

60 뼈를 둘러싸고 있는 가장 바깥쪽을 형성하는 질긴 섬유조직은?

① Endosteum ② Periosteum
③ Diaphysis ④ Epiphysis

정답 ②

해설 뼈의 겉을 감싸고 있는 두껍고 치밀한 결합 조직층이다.

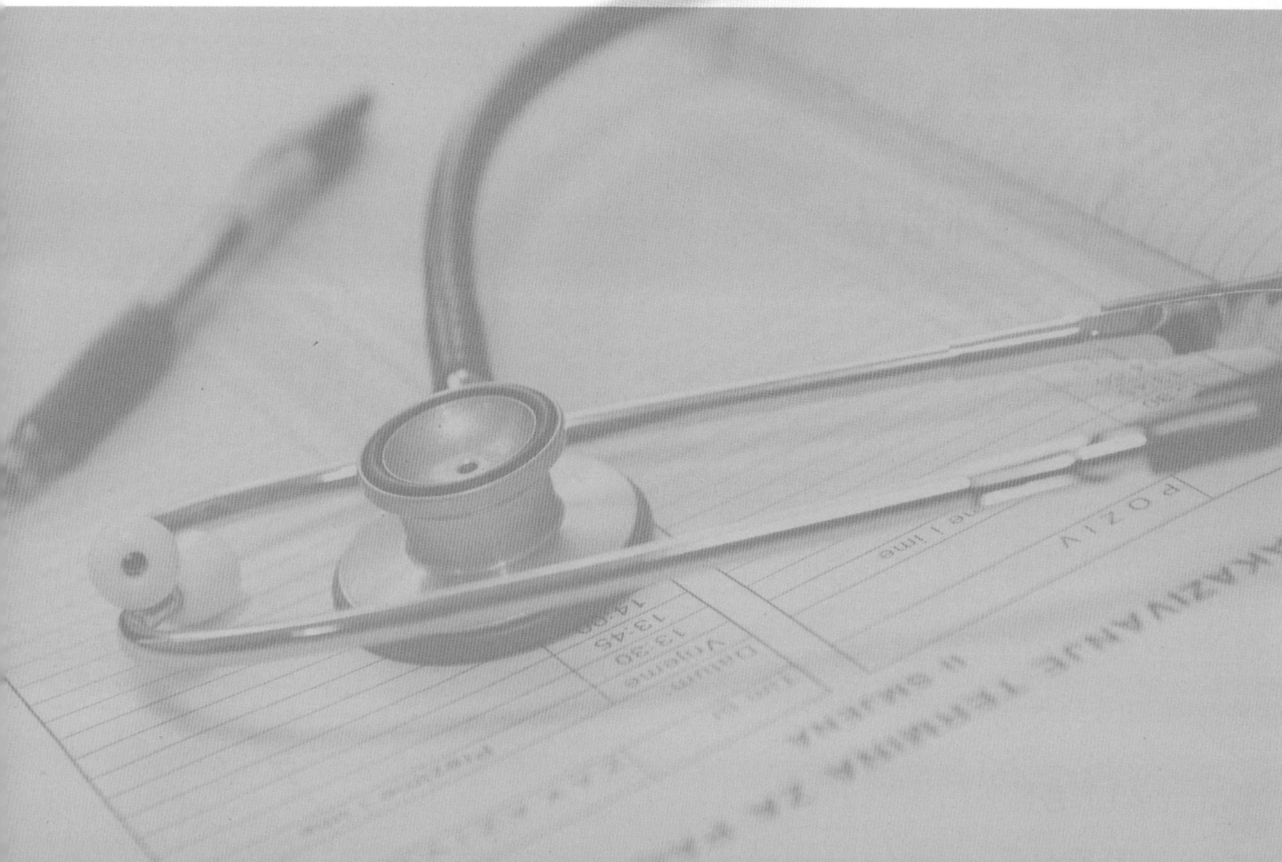

CHAPTER 7
의료관계법규

Chapter 7

의료관계법규

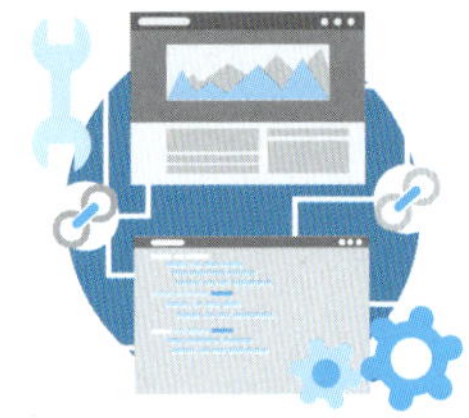

7.1 의료법

7.1.1. 총칙

(1) 목적

모든 국민이 수준 높은 의료 혜택을 받을 수 있도록 국민의료에 필요한 사항을 규정함으로써 국민의 건강을 보호하고 증진하는 데에 있음

(2) 의료인의 종별 및 임무

① 의료인(5종)

보건복지부장관 면허 받은 의사, 치과의사, 한의사, 조산사, 간호사

② 임무

1. 의사: 의료와 보건지도
2. 치과의사: 치과 의료와 구강 보건지도
3. 한의사: 한방 의료와 한방 보건지도
4. 조산사: 조산과 임산부 및 신생아에 대한 보건과 양호지도
5. 간호사:
   가. 환자의 간호요구에 대한 관찰, 자료수집, 간호판단 및 요양을 위한 간호
   나. 의사, 치과의사, 한의사의 지도하에 시행하는 진료의 보조
   다. 간호 요구자에 대한 교육 · 상담 및 건강증진을 위한 활동의 기획과 수행, 그 밖의 대통령령으로 정하는 보건활동
   라. 간호조무사가 수행하는 업무보조에 대한 지도

(3) 의료기관

① 정의

의료인이 공중 또는 특정 다수인을 위해 의료, 조산의 업(의료업)을 하는 곳

② 유형(9종)

1. 의원급 의료기관(3종): 의사, 치과의사 또는 한의사가 주로 외래환자를 대상으로 의료행위
   가. 의원　나. 치과의원　다. 한의원
2. 조산원: 조산사가 조산과 임산부 및 신생아를 대상으로 보건활동과 교육·상담
3. 병원급 의료기관(5종): 의사, 치과의사 또는 한의사가 주로 입원환자를 대상으로 의료행위
   가. 병원　나. 치과병원　다. 한방병원　라. 요양병원　마. 종합병원

(4) 의료기관의 요건

① 병원

- 병원 · 한방병원 · 치과병원: 30개 이상의 병상(병원 · 한방병원만 해당)
- 요양병원: 30개 이상의 요양병상(장기입원 필요한 환자를 대상으로 설치한 병상)

② 종합병원

1. 100개 이상의 병상을 갖출 것
   가. 100병상 이상 300병상 이하: 내과 · 외과 · 소아청소년과 · 산부인과 중 3개 진료과목, 영상의학과, 마취통증의학과와 진단검사의학과 또는 병리과를 포함한 7개 이상의 진료과목을 갖추고 각 진료과목마다 전속하는 전문의를 둘 것
   나. 300병상을 초과: 내과, 외과, 소아청소년과, 산부인과, 영상의학과, 마취통증의학과, 진단검사의학과 또는 병리과, 정신건강의학과 및 치과를 포함한 9개 이상의 진료과목을 갖추고 각 진료과목마다 전속하는 전문의를 둘 것
2. 위의 필수진료과목 외에 필요하면 추가로 진료과목을 설치·운영할 수 있고, 이 경우 필수진료과목 외의 진료과목에 대하여는 해당 의료기관에 전속하지 아니한 전문의를 둘 수 있음

③ 상급종합병원

1. 보건복지부장관은 다음의 요건을 갖춘 종합병원 중에서 중증질환에 대하여 난이도가 높은 의료행위를 전문적으로 하는 종합병원을 상급종합병원으로 지정

※ 상급병원 지정 요건

- 보건복지부령으로 정하는 20개 이상의 진료과목을 갖추고 각 진료과목마다 전속하는 전문의를 둘 것
- 전문의가 되려는 자를 수련시키는 기관일 것
- 보건복지부령으로 정하는 인력·시설·장비 등을 갖출 것
- 질병군별 환자구성 비율이 보건복지부령으로 정하는 기준에 해당할 것

2. 보건복지부장관은 1.에 따른 지정을 하는 경우 위의 지정 요건 사항 및 전문성 등에 대하여 평가를 실시

3. 상급종합병원으로 지정받은 종합병원에 대하여 3년마다 평가를 실시하여 재지정하거나 지정을 취소
4. 보건복지부장관은 평가업무를 관계 전문기관 또는 단체에 위탁
5. 상급종합병원 지정·재지정의 기준·절차 및 평가업무의 위탁 절차 등에 관하여 필요한 사항은 보건복지부령으로 정함

④ 전문병원

1. 보건복지부장관은 병원급 의료기관 중에서 특정 진료과목이나 특정 질환 등에 대하여 난이도가 높은 의료행위를 하는 병원을 전문병원으로 지정
2. 전문병원 지정 요건
   - 특정 질환별·진료과목별 환자의 구성비율 등이 보건복지부령으로 정하는 기준에 해당할 것
   - 보건복지부령으로 정하는 수 이상의 진료과목을 갖추고 각 진료과목마다 전속하는 전문의를 둘 것
3. 보건복지부장관은 2.에 따른 지정을 하는 경우 위의 지정 요건 사항 및 진료의 난이도 등에 대하여 평가를 실시
4. 전문병원으로 지정받은 의료기관에 대하여 3년마다 평가를 실시하여 재지정
5. 전문병원 지정 또는 재지정 취소 기준
   - 거짓이나 그 밖의 부정한 방법으로 지정 또는 재지정을 받은 경우
   - 지정 또는 재지정의 취소를 원하는 경우
6. 보건복지부장관은 평가업무를 관계 전문기관 또는 단체에 위탁
7. 전문병원 지정·재지정의 기준·절차 및 평가업무의 위탁 절차 등에 관하여 필요한 사항은 보건복지부령으로 정함

7.1.2. 의료인

(1) 자격과 면허

① 의료인과 의료기관의 장의 의무

1. 의료의 질을 높이고 병원감염을 예방하며 의료기술을 발전시키는 등 환자에게 최선의 의료서비스를 제공하기 위하여 노력
2. 의료인은 다른 의료인 또는 의료법인 등의 명의로 의료기관을 개설하거나 운영 할 수 없음
3. 의료기관의 장은 환자의 권리 등 보건복지부령으로 정하는 사항을 환자가 쉽게 볼 수 있도록 의료기관 내에 게시
4. 의료인은 면허증을 다른 사람에게 빌려주어서는 안됨
5. 의료기관의 장은 환자와 보호자가 의료행위를 하는 사람의 신분을 알 수 있도록 의료인, 학생, 간호조무사 및 의료기사에게 의료기관 내에서 대통령령으로 정하는 바에 따라 명찰을 달도록 지시·감독
6. 의료인은 일회용 주사 의료용품을 한 번 사용한 후 재사용 금지

② 면허

1. 의사, 치과의사, 한의사

가. 시험자격

㉠ 의학·치의학 또는 한의학을 전공하는 대학을 졸업하고 의학사·치의학사 또는 한의학사 학위를 받은 자

㉡ 의학·치의학 또는 한의학을 전공하는 전문대학원을 졸업하고 석사 또는 박사학위 받은 자

㉢ 보건복지부장관이 인정하는 외국 ㉠ 또는 ㉡을 졸업하고 면허를 받은 자로서 예비시험에 합격한 자

㉣ 의학 · 치의학 또는 한의학을 전공하는 대학 또는 전문대학원을 6개월 이내 졸업하고 해당학위 취득 예정된 자

2. 조산사

가. 시험자격

㉠ 간호사면허를 가지고 보건복지부장관이 인정하는 의료기관에서 1년간 조산 수습과정을 마친 자

㉡ 보건복지부장관이 인정하는 외국의 조산사 면허를 받은 자

3. 간호사

가. 시험자격

㉠ 간호학을 전공하는 대학이나 전문대학을 졸업한 자

㉡ 보건복지부장관이 인정하는 외국의 대학을 졸업하고 외국의 간호사 면허를 받은 자

③ 결격사유

1. 정신질환자(전문의가 의료인으로 적합하다고 인정하는 경우 제외)
2. 마약, 대마, 향정신성 의약품 중독자
3. 피성년후견인·피한정후견인
4. 형법 또는 보건의료 관련 법령을 위반하여 금고 이상의 형을 선고받고 그 형의 집행이 종료되지 아니하였거나 집행을 받지 아니하기로 확정되지 아니한 자

④ 국가시험 등

1. 시행: 매년 보건복지부장관 시행
2. 대상: 의사, 치과의사, 한의사, 조산사 또는 간호가 국가시험과 의사, 치과의사, 한의사 예비시험
3. 국가시험 필요사항 및 관리: 보건복지부장관은 국가시험 등의 관리를 대통령령으로 정하는 바에 따라 한국보건의료인국사시험원에 위탁

⑤ 응시자격 제한 등

1. 결격사유에 해당하는 자는 국가시험 등에 응시할 수 없음
2. 부정한 방법으로 국가시험 등에 응시하거나 국가시험 등에 관하여 부정행위를 한 자는 수험을 정지시키거나 합격을 무효
3. 보건복지부장관은 2.에 따라 합격이 무효가 된 자에 대하여 그 다음에 치러지는 국가시험 등의 응시기회를 3회의 범위에서 제한

⑥ 면허 조건과 등록

1. 면허 조건: 보건복지부장관은 보건의료 시책에 필요하다고 인정하면 면허를 내줄 때 3년 이내 기간을 정해 특정지역, 특정업무 종사를 조건으로 발급

(2) 권리와 의무

① 의료인의 권리

1. 의료기술 등에 대한 보호
 - 의료·조산·간호 등 의료행위에 대해 별도 규정된 경우 이외 누구든 간섭금지
 - 의료기관의 의료용 시설·기재·약품, 그 밖의 기물 등을 파괴·손상, 또는 의료 기관 점거하여 진료를 방해 및 교사하거나 방조 금지
2. 의료기재 압류 금지
 - 의료인의 의료 업무에 필요한 기구·약품, 그 밖의 재료의 압류 금지
3. 기구 등의 우선공급
 - 의료행위에 필요한 기구·약품, 그 밖의 시설 및 재료를 우선적으로 공급받을 권리
 - 위의 권리에 부수되는 물품, 노력, 교통수단에 대하여도 동일한 권리

② 의료인의 의무

1. 진료거부 등 금지
 가. 의료인 또는 의료기관 개설자는 진료나 조산 요청을 받으면 정당한 사유 없이 거부 금지(위반 시 1년 이하 징역 또는 1천만원 이하 벌금)
 나. 응급환자에게 응급의료에 관한 법률에 따라 최선의 처치 의무
2. 세탁물 처리
 가. 의료기관에서 나오는 세탁물 처리: 의료인·의료기관 또는 특별자치시장·특별자치도지사·시장·군수·구청장에게 신고한 자만 처리 가능
 나. 세탁물을 처리하는 자: 보건복지부령에 따라 위생적으로 보관, 운반, 처리
 다. 의료기관 개설자와 세탁물처리업자는 세탁물 처리업무에 종사하는 자에게 감염 예방에 관한 교육을 실시하고 관련 서류를 작성하고 보존(3년)
3. 진단서 등
 가. 진단서·검안서·증명서 또는 처방전(전자처방전 포함) 발급
  ㉠ 의료업에 종사하고 직접 진찰하거나 검안한 의사, 치과의사, 한의사만 가능
 나. 진단서 등을 교부, 발송 받을 수 있는 자
  ㉠ 환자(환자 사망하거나 의식이 없는 경우: 배우자, 직계존비속 또는 배우자 직계존속, 형제자매)
  ㉡ 검시를 하는 지방검찰청검사(검안서에 한함)에게 교부하거나 발송(전자처방전에 한함)
 다. 기타 진단서 등의 발급사유
  ㉠ 진료 환자가 최종 진료 시부터 48시간 이내 사망한 경우: 다시 진료 없이도 진단서나 증명서 발급 가능

㉡ 환자 또는 사망자 직접 진찰·검안한 의사·치과의사 또는 한의사가 부득이한 사유로 진단서·검안서 또는 증명서를 내줄 수 없는 경우: 같은 의료기관에 종사하는 다른 의사·치과의사 또는 한의사가 발급가능

라. 출생·사망 또는 사산 증명서 발급

㉠ 의료업에 종사하고 직접 조산한 의사·한의사 또는 조산사만 가능

㉡ 직접 조산한 의사·한의사 또는 조산사가 부득이한 사유로 증명서를 내줄 수 없으면 같은 의료기관에 종사하는 다른 의사·한의사 또는 조산사가 진료기록부 등에 따라 증명서 발급 가능

마. 진단서·검안서 또는 증명서 교부 의무

㉠ 의사·치과의사 또는 한의사: 자신이 진찰하거나 검안한 자에 대한 진단서 등을·교부 요구받은 때에는 정당한 사유 없이 거부금지

㉡ 의사·한의사 또는 조산사: 자신이 조산한 것에 대한 출생·사망 또는 사산증명서 교부를 요구받은 때에는 정단한 사유 없이 거부금지

4. 처방전 작성과 교부

가. 의사나 치과의사는 환자에게 의약품을 투여할 필요가 있다고 인정하고 직접 의약품을 조제할 수 있는 경우가 아니면 보건복지부령에 따라 처방전을 작성 환자에게 교부, 발송(전자처방전 해당)

나. 처방전의 서식, 기재사항, 보존, 그 밖에 필요 사항: 보건복지부령으로 정함

다. 누구든지 정당한 사유 없이 전자처방전에 저장된 개인정보를 탐지, 누출·변조 또는 훼손금지

라. 처방전을 발행한 의사, 한의사, 치과의사는 처방전에 따라 의약품을 조제하는 약사 또는 한약사가 문의한 때 즉시 이에 응하여야 함

5. 정보 누설 금지(벌칙: 3년 이하 징역 또는 3천만원 이하 벌금)

가. 의료인이나 의료기관 종사자는 의료·조산 또는 간호 등의 업무를 하면서 알게 된 다른 사람의 정보를 누설 또는 발표 금지

6. 태아 성 감별 행위 등의 금지(벌칙: 2년 이하 징역 또는 2천만원 이하 벌금)

가. 태아 성 감별 목적으로 임부를 진찰·검사 금지 또는 다른 사람의 행위 시원 금지

나. 임신 32주 이전에 태아나 임부를 진찰·검사하면서 알게 된 태아의 성을 임부, 임부의 가족, 그 밖의 다른 사람이 알게 해서는 안됨

7. 기록열람 등

가. 환자는 의료인, 의료기관의 장 및 의료기관 종사자에게 본인에 관한 기록의 전부 또는 일부에 대하여 열람 또는 사본 발급 등의 내용 확인 요청 가능

나. 의료인, 의료기관 종사자는 환자가 아닌 다른 사람에게 환자에 관한 기록을 열람, 사본 교부 등으로 내용을 확인할 수 있게 할 수 없음

다. 진료기록을 보관하고 있는 의료기관이나 진료기록이 이관된 보건소에 근무하는 의사·치과의사 또는 한의사는 자신이 직접 진료하지 아니한 환자의 과거 진료 내용의 확인 요청을 받은 경우 진료기록을 근거로 하여 사실을 확인하여 줄 수 있음

라. 의료인 또는 의료기관의 장은 다른 의료인으로부터 진료기록부 등(전자기록 포함)의 진료기록 내용 확인이나 환자의 진료경과에 대한 소견 등을 송부할 것을 요청받은 경우: 해당 환자

나 환자 보호자의 동의를 받아 송부. 단, 해당 환자의 의식이 없거나 응급 환자인 경우 또는 환자의 보호자가 없어 동의를 받을 수 없는 경우 예외

8. 진료기록부 등의 작성 및 보관
  가. 의료인은 각각 진료기록부, 조산기록부, 간호기록부, 그 밖의 진료에 관한 기록을 갖추어 두고 환자의 주된 증상, 진단 및 치료 내용 등 의료행위에 관한 사항과 의견을 상세히 기록하고 서명
  나. 의료인, 의료기관 개설자는 진료기록부 등(전자의무기록 포함)을 보건복지부령으로 정하는 바에 따라 보존
  다. 의료인은 진료기록부등을 거짓으로 작성, 고의로 사실과 다르게 추가기재·수정 금지
9. 전자의무기록
  가. 의료기관 개설자는 진료기록부 등을 전자서명이 기재된 전자문서로 작성·보관할 수 있음
  나. 의료인이나 의료기관 개설자는 보건복지부령으로 정하는 바에 따라 전자의무기록을 안전하게 관리·보존하는 데에 필요한 시설과 장비를 갖추어야 함
  다. 누구든지 정당한 사유 없이 전자의무기록에 저장된 개인정보를 탐지하거나 누출·변조 또는 훼손 금지(벌칙: 5년 이하의 징역이나 5천만원 이하의 벌금)
10. 부당한 경제적 이익 등의 취득 금지
  가. 의료인, 의료기관 개설자, 의료기관 종사자는 의약품공급자로부터 의약품 채택·처방유도·거래유지 등 판매촉진을 목적으로 제공되는 금전, 물품, 편익, 노무, 향응, 그 밖의 경제적 이익을 받거나 의료기관이 받게 해서는 안됨
  나. 의료인, 의료기관 개설자, 의료기관 종사자는 의료기기 수입업자, 판매업자 또는 임대업자로부터 의약기기 채택·사용유도·거래유지 등 판매촉진을 목적으로 제공되는 경제적 이익을 받거나 의료기관이 받게 해서는 안됨
11. 의료행위에 관한 설명
  가. 의사·치과의사 또는 한의사는 사람의 생명 또는 신체에 중대한 위해를 발생하게 할 우려가 있는 수술, 수혈, 전신마취를 하는 경우 환자에게 설명하고 서면으로 동의를 받아야 함
  나. 환자에게 설명하고 동의를 받아야 하는 사항
    ㉠ 환자에게 발생하거나 발생 가능한 증상의 진단명
    ㉡ 수술 등의 필요성, 방법 및 내용
    ㉢ 환자에게 설명하는 의사, 치과의사 또는 한의사 및 수술 등에 참여하는 주된 의사, 치과의사 또는 한의사의 성명
    ㉣ 수술 등에 따라 전형적으로 발생이 예상되는 휴유증 또는 부작용
    ㉤ 수술 등 전후 환자가 준수해야 할 사항
12. 의료인의 실태 등의 신고
  가. 의료인은 최초 면허를 받은 후부터 3년마다 그 실태와 취업상황 등을 보건복지부장관에게 신고
  나. 신고 수리 업무를 의료인 종별에 따른 중앙회에 위탁

(3) 의료행위의 제한

① 무면허 의료행위 등 금지

1. 의료인이 아니면 누구든지 의료행위를 할 수 없으며, 의료인도 면허된 것 이외의 의료행위를 할 수 없음(벌칙: 5년 이하의 징역 또는 5천만원 이하의 벌금)

※ 면허없이 허용되는 의료행위 범위

- 외국의 의료인 면허를 가진 자로서 일정 기간 국내에 체류하는 자
- 의과대학, 치과대학, 한의과대학, 의학전문대학원, 치의학전문대학원, 종합병원 또는 외국의료원조기관의 의료봉사 또는 연구 및 시범사업을 위하여 의료행위를 하는 자
- 의학·치과의학·한방의학 또는 간호학을 전공하는 학교의 학생

② 유사명칭 사용금지

의료인이 아니면 의사·치과의사·한의사·조산사 또는 간호사 명칭이나 유사한 명칭 사용 금지

③ 환자소개·알선 금지

1. 국민건강보험법이나 의료급여법에 따른 본인 부담금 면제나 할인행위, 금품 제공 및 불특정다수인에게 교통편의 제공
2. 보험회사, 상호회사, 보험설계사, 보험대리점 또는 보험중개사는 외국인 환자를 유치하기 위한 행위금지

(4) 의료인 단체

① 중앙회와 지부

1. 의료인은 각각 전국적 조직을 가지는 법인의 중앙회를 설립하여야 함
2. 중앙회는 법인으로 하며, 중앙회 설립된 경우 의료인은 해당 중앙회 회원이 됨
3. 이 법에 규정되시 않은 사항은 민법 중 사단법인에 관한 규정 준용
4. 중앙회는 대통령령으로 정하는 바에 따라 특별시·광역시·도와 특별자치도에 지부를 설치해야 하고, 시·군·구에 분회 실치 가능

② 설립허가 등

1. 중앙회 설립 대표자: 대통령령에 따른 정관과 필요 서류를 보건복지부장관에게 제출하여 설립허가
2. 중앙회 정관 사항: 대통령령
3. 중앙회 정관 변경: 보건복지부장관 허가사항

③ 협조 의무

1. 중앙회는 보건복지부장관으로부터 의료와 국민보건 향상에 관한 협조 요청 시 협조
2. 중앙회는 회원의 자질 향상을 위하여 보수교육 실시

④ 감독

보건복지부장관은 아래의 경우 정관을 변경하거나 임원을 새로 뽑을 것을 명령

1. 중앙회, 지부가 정관으로 정한 사업 외의 사업을 하는 경우
2. 국민보건 향상에 장애가 되는 행위를 한 때
3. 중앙회 협조 의무 위반

7.1.3. 의료기관

(1) 의료기관의 개설

① 의료기관의 개설

1. 의료인은 의료기관 개설 없이 의료업을 할 수 없음
2. 의료기관 개설권자
   가. 의료인(간호사 제외): 의료인은 1개의 의료기관 만을 개설
   나. 국가나 지방자치단체
   다. 의료법인
   라. 민법이나 특별법에 따라 설립된 비영리법인
   마. 정부투자기관, 지방의료원, 한국보훈복지의료공단
3. 신고, 허가 의료기관
   가. 의원급, 조산원: 시장, 군수, 구청장에게 보건복지부령에 따라 신고
   나. 병원급: 시, 도지사의 허가
   다. 조산원: 반드시 지도의사를 두어야 함
   라. 의료기관 개설 불허
      ㉠ 약국시설 안이나 구내인 경우
      ㉡ 약국의 시설이나 부지일부를 분할 변경하여 의료기관 개설
      ㉢ 약국과 복도 계단 승강기 등의 통로가 설치되는 경우
   마. 2개 이상의 의료인 면허를 소지한 자가 의원급 의료기관을 개설하려는 경우: 하나의 장소에 한하여 면허 종별에 따른 의료기관을 함께 개설 가능

② 원격의료

1. 의료인(의사·치과의사·한의사만 해당)은 컴퓨터·화상통신 등 정보통신기술을 활용, 먼 곳에 있는 의료인에게 의료지식이나 기술을 지원 .
2. 원격의료를 행하거나 받으려는 자: 보건복지부령의 시설과 장비 구비
3. 원격의료를 하는 자는 환자를 직접 대면하여 진료하는 경우와 같은 책임
4. 원격의사의 원격의료에 따라 의료행위를 한 의료인이 의사·치과의사 또는 한의사(이하 "현지의사")인 경우 그 의료행위에 대하여 원격지의사의 과실을 인정할 만한 명백한 근거가 없으면 환자에 대한 책임은 3.에도 불구 현지의사에게 있음

③ 의료기관 개설 특례

1. 의료인·의료법인·국가·지방자치단체·비영리법인 또는 준정부기관 외의 자가 그 소속 직원, 종업원, 그 밖의 구성원(수용자 포함)이나 그 가족의 건강관리를 위한 부속 의료기관 개설 경

우: 그 개설 장소를 관할하는 시장·군수·구청장에게 신고. 단, 부속 의료기관으로 병원급 의료기관을 개설은 개설 장소 관할 시·도지사의 허가

2. 특례에 따른 개설 신고 및 허가에 관한 절차·조건, 그 밖에 필요한 사항과 그 의료기관의 운영에 필요한 사항은 보건복지부령으로 정함

④ 준수사항

의료인과 의료기관 개설권자가 보건복지부령에 따라 다음의 사항을 준수

1. 의료기관의 종류에 따른 시설기준 및 규격에 관한 사항
2. 의료기관의 안전관리시설 기준에 관한 사항
3. 의료기관 및 요양병원 운영 기준에 관한 사항
4. 고가의료장비의 설치·운영 기준에 관한 사항
5. 의료기관의 종류에 따른 의료인 등의 정원 기준에 관한 사항
6. 급식관리 기분에 관한 사항
7. 의료기관의 위생 관리에 관한 사항
8. 의료기관의 의약품 및 일회용 주사 의료용품의 사용에 관한 사항
9. 의료기관의 감염병환자등의 진료 기준에 관한 사항
10. 의료기관 내 수술실, 분만실, 중환자실 등 감염관리가 필요한 시설의 출입 기준에 관한 사항
11. 의료인 및 환자 안전을 위한 보안장비 설치 및 보안인력 배치 등에 관한 사항

⑤ 진단용 방사선 발생장치

1. 진단용 방사선 발생장치를 설치·운영하려는 의료기관
 가. 보건복지부령에 따라 시장·군수·구청장에게 신고
 나. 보건복지부령의 안전관리기준에 맞도록 설치·운영

⑥ 특수의료장비의 설치·운영

1. 보건복지부장관이 고시하는 특수의료장비 설치·운영하려는 경우
 가. 보건복지부령에 따라 보건복지부장관이나 시장·군수·구청장에게 등록
 나. 보건복지부령의 기준에 맞게 설치·운영

⑦ 시설 등의 공동이용

1. 의료인이 다른 의료기관의 시설·장비 및 인력 등을 이용해 진료하는 경우: 다른 의료기관의 장의 동의
2. 의료기관의 장: 그 의료기관의 환자를 진료하는 데에 필요하면 해당 의료기관에 소속되지 아니한 의료인에게 진료하도록 할 수 있음
3. 다른 의료기관 시설·장비 및 인력 등을 이용한 진료과정에서 발생한 의료사고 책임
 가. 진료를 한 의료인의 과실 때문: 의료인 책임
 나. 의료기관의 시실·장비 및 인력 등의 결함 때문: 제공한 의료기관 개설자에게 책임

⑧ 폐업·휴업 신고와 진료기록부등의 이관

1. 의료기관 개설자가 의료업을 폐업이나 1개월 이상 휴업의 경우
 가. 관할 시장·군수·구청장에게 신고
 나. 기록·보존하고 있는 진료기록부 등을 관할 보건소장에게 이관. 단, 의료기관 개설자가 진료기록부 등 보관계획서를 제출하여 관할 보건소장의 허가를 받은 경우 직접 보관가능
 다. 의료기관 개설자는 의료업을 폐업 또는 휴업하는 경우 해당 의료기관에 입원 중인 환자를 다른 의료기관으로 옮길 수 있도록 하는 등 환자의 권익을 보호하기 위한 조치를 해야 함

⑨ 당직의료인

1. 응급환자와 입원환자의 진료 등에 필요한 당직의료인 배치
2. 각종 병원에 두어야 하는 당직의료인의 수는 입원환자 200명까지는 의사·치과의사 또는 한의사의 경우에는 1명, 간호사의 경우에는 2명을 두되, 입원환자 200명을 초과하는 200명마다 의사·치과의사 또는 한의사의 경우에는 1명, 간호사의 경우에는 2명을 추가한 인원 수
3. 요양병원에 두어야 하는 당직의료인의 수 기준
 가. 의사·치과의사 또는 한의사의 경우에는 입원환자 300명까지는 1명, 입원환자 300명을 초과하는 300명마다 1명을 추가한 인원 수
 나. 간호사의 경우에는 입원환자 80명까지는 1명, 입원환자 80명을 초과하는 80명마다 1명을 추가한 인원 수

⑩ 의료기관의 명칭

1. 의료기관 종류에 따른 명칭 외의 명칭을 사용하는 경우: 보건복지부령으로 정함
 가. 종합병원이 그 명칭을 병원으로 표시하는 경우
 나. 상급종합병원으로 지정받거나 전문병원으로 지정받은 의료기관이 지정기간동안 그 명칭을 사용하는 경우
 다. 2개 이상의 면허를 가지고 개설한 의원급 의료기관이 면허 종별에 따른 종별 명칭을 함께 사용하는 경우
 라. 국가나 지방자치단체에서 개설한 의료기관이 보건복지부장관이나 시·도지사와 협의하여 정한 명칭을 사용하는 경우
 마. 다른 법령으로 따로 정한 명칭을 사용하는 경우
2. 의료기관의 명칭 표시에 관한 사항: 보건복지부령
3. 의료기관이 아니면 의료기관 명칭 또는 유사명칭 사용 금지

⑪ 비급여 진료비용 등의 고지

1. 의료기관 개설자 고지의무: 요양급여 대상에서 제외되는 사항 또는 의료급여 대상에서 제외되는 사항의 비용(비급여 진료비용)을 환자 또는 환자의 보호자가 쉽게 알 수 있도록 고지
2. 의료기관 개설자는 보건복지부령에 따라 의료기관이 환자로부터 징수하는 제증명 수수료의 비용 제시
3. 의료기관 개설자는 비급여진료비용 및 제증명수수료를 고지·게시한 금액을 초과 징수 금지

⑫ 병원감염 예방

1. 일정 규모 이상의 병원급 의료기관(종합병원 및 150개 이상의 병상을 갖춘 병원)의 장은 병원감염 예방을 위하여 감염대책위원회를 설치·운영하는 등 필요한 조치를 해야 함
2. 의료기관의 장은 천재지변, 감염병 의심 상황, 집단 사망사고의 발생 등 입원환자를 긴급히 전원시키지 않으면 입원환자의 생명·건강에 중대한 위험이 발생할 수 있음에도 환자나 보호자의 동의를 받을 수 없는 등 보건복지부령으로 정하는 불가피한 사유가 있는 경우에는 보건복지부령으로 정하는 바에 따라 시장·군수·구청장의 승인을 받아 입원환자를 다른 의료기관으로 전원시킬 수 있음

(2) 의료법인

① 설립허가

1. 의료법인을 설립하려는 자는 대통령령으로 정하는 바에 따라 정관과 서류를 갖추고 주된 사무소 소재지를 관할하는 시·도지사의 허가
2. 의료법인은 그 법인이 개설하는 의료기관에 필요시설이나 시설을 갖추는 데에 필요한 자금을 보유
3. 의료법인이 재산을 처분하거나 정관을 변경하려면 시·도지사의 허가
4. 의료법인이 아니면 의료법인이나 이와 비슷한 명칭을 사용금지
5. 의료법인에 대해 의료법에 규정된 것 외에는 「민법」중 재단법인에 관한 규정 준용

② 부대사업

1. 의료법인은 의료업무 외에 다음의 부대사업을 할 수 있으며 부대사업으로 얻은 수익에 관한 회계는 의료법인의 다른 회계와 구분하여 계산
   가. 의료인과 의료관계자 양성이나 보수교육
   나. 의료나 의학에 관한 조사 연구
   다. 노인의료복지시설의 설치·운영
   라. 장례식장의 설치·운영
   마. 부설 주차장의 설치·운영
   바. 의료업무 수행에 수반되는 의료정보시스템 개발·운영사업 중 대통령령으로 정하는 사업
   사. 환자 또는 의료법인의 종사자 등의 편의를 위해 보건복지부령으로 정하는 사업
2. 장례식장, 부설 주차장, 휴게음식점 등의 편의를 위한 부대사업은 타인에게 임대 또는 위탁하여 운영 가능

③ 설립허가의 취소

1. 정관에서 정하지 않은 사업을 한 경우
2. 설립된 날로부터 2년 안에 의료기관이 개설되지 않을 때
3. 의료법인이 개설한 의료기관이 개설허가를 취소당한 때
4. 보건복지부장관 또는 시·도지사가 감독을 위하여 내린 명령을 위반한 때
5. 부대사업 외의 사업을 한 때

(3) 의료기관 단체

① 의료기관 단체 설립

병원급 의료기관의 장은 의료기관의 건전한 발전과 국민보건 향상에 기여하기 위하여 전국조직을 두는 단체를 설립할 수 있으며 법인으로 함

7.1.4. 신의료기술평가

(1) 신의료기술평가

① 보건복지부장관은 국민건강을 보호하고 의료기술의 발전을 촉진하기 위하여 대통령령에 따라 평가위원회의 심의를 거쳐 신의료기술의 안전성·유효성 등에 관한 평가

② 신의료기술의 정의: 새로 개발된 의료기술로 보건복지부장관이 안정성·유효성을 평가할 필요성이 있다고 인정하는 것

③ 보건복지부장관은 신의료기술평가의 결과를 건강보험심사평가원의 장에게 고지

④ 그 밖에 신의료기술평가의 대상 및 절차 등에 필요한 사항은 보건복지부령으로 정함

(2) 신의료기술평가위원회의 설치 등

① 보건복지부장관은 신의료기술평가에 관한 사항을 심의하기 위하여 보건복지부에 신의료기술평가위원회를 설치

② 위원장 1명을 포함하여 20명 이내의 위원으로 구성

③ 위원(보건복지부장관이 위촉하거나 임명)

1. 제28조제1항에 따른 의사회·치과의사회·한의사회에서 각각 추천하는 자
2. 보건의료에 관한 학식이 풍부한 자
3. 소비자단체에서 추천하는 자
4. 변호사 자격소지자로 보건의료와 관련된 업무에 5년 이상 종사한 경력이 있는 자
5. 보건의료정책 관련 업무를 담당하고 있는 보건복지부 소속 5급 이상의 공무원

④ 임기는 3년, 연임할 수 있고 공무원 경우에는 재임기간

7.1.5. 의료광고

(1) 의료광고의 금지 등

의료법인, 의료기관 또는 의료인이 아닌 자는 의료에 관한 광고는 할 수 없으며, 거짓이나 과장된 내용의 의료광고를 하지 못함

① 의료법인, 의료기관 또는 의료인의 의료광고 금지사항

1. 평가를 받지 아니한 신의료기술에 관한 광고
2. 치료효과를 보장하는 등 소비자를 현혹할 우려가 있는 내용의 광고
3. 다른 의료기관·의료인의 기능 또는 진료 방법과 비교하는 내용의 광고
4. 다른 의료법인·의료기관 또는 의료인을 비방하는 내용의 광고

5. 수술 장면 등 직접적인 시술행위를 노출하는 내용의 광고
6. 의료인의 기능, 진료 방법과 관련하여 심각한 부작용 등 중요 정보를 누락하는 광고
7. 객관적으로 인정되지 아니하거나 근거가 없는 내용을 포함하는 광고
8. 신문, 방송, 잡지 등을 이용하여 기사 또는 전문가의 의견 형태로 표현되는 광고
9. 심의를 받지 아니하거나 심의받은 내용과 다른 내용의 광고
10. 외국인 환자를 유치하기 위한 국내광고
11. 그 밖에 의료광고의 내용이 국민건강에 중대한 위해를 발생하게 하거나 발생하게 할 우려가 있는 것으로서 대통령령으로 정하는 내용의 광고

② 의료광고 금지

1. 방송(텔레비전방송, 라디오방송, 데이터방송, 이동멀티미디어방송)
2. 그 밖에 국민보건과 건전한 의료경쟁 질서유지를 위해 제한할 필요가 있는 경우 대통령령으로 정하는 방법

※ 의료광고 가능한 매체

- 신문·인터넷신문 또는 정기간행물
- 옥외광고물 중 현수막, 벽보, 전단 및 교통시설·교통수단에 표시(교통수단 내부에 표시되거나 영상·음성·음향 및 이들의 조합으로 이루어지는 광고 포함)되는 것
- 전광판
- 인터넷 매체(이동통신단말장치에서 사용되는 애플리케이션 포함)

7.1.6. 감독

(1) 의료기관 인증

① 의료기관 평가

1. 보건복지부장관은 의료의 질을 높이기 위하여 병원급 의료기관에 대한 인증 실시
2. 의료기관 인증에 관한 업무를 전문기관(인증전담기관) 위탁할 수 있고 필요한 예산을 지원할 수 있음

② 의료기관인증위원회

1. 의료기관 인증에 관한 주요 정책을 심의, 보건복지부장관소속
2.위원회는 위원장 1명을 포함한 15인 이내의 위원으로 구성
3. 위원장: 보건복지부차관
4. 위원: 다음에서 보건복지부장관이 임명 또는 위촉
  가. 의료기관단체에서 추천하는 자(5명): 위촉
  나. 노동계, 시민단체(비영리 민간단체), 소비자단체에서 추천하는 자(5명): 위촉
  다. 보건의료에 관한 학식과 경험이 풍부한 자(3명): 위촉
  라. 보건복지부 소속 3급 이상 공무원 또는 고위공무원단에 속하는 공무원(1명): 임명
5. 심의 사항

가. 인증기준 및 인증의 공표를 포함한 의료기관 인증과 관련된 주요 정책에 관한 사항
나. 의료기관 대상 평가제도 통합에 관한 사항
다. 의료기관 인증 활용에 관한 사항
라. 그 밖에 위원장이 심의에 부치는 사항

③ 의료기관 인증기준 및 방법 등

1. 의료기관 인증기준: 다음 사항에 대한 인증기준의 충족 여부 평가
가. 환자의 권리와 안전
나. 의료기관의 의료서비스 질 향상 활동
다. 의료서비스의 제공과정 및 성과
라. 의료기관의 조직·인력관리 및 운영
마. 환자의 만족도
2. 인증결과
가. 보건복지부장관은 평가한 결과와 인증등급을 지체 없이 해당 의료기관장에게 통보
나. 인증등급: 인증, 조건부인증 및 불인증으로 구분
다. 유효기간: 4년(조건부 인증의 경우: 유효기간 1년) 조건부 인증을 받은 의료기관의 장은 유효기간 내에 보건복지부령에 따라 재인증

④ 의료기관 인증의 신청

1. 의료기관 인증을 받으려는 의료기관장은 보건복지부장관에게 신청
2. 요양병원의 장은 보건복지부령으로 정하는 바에 따라 보건복지부장관에게 인증 신청
3. 인증전담기관은 보건복지부장관의 승인을 받아 의료기관 인증 신청의료기관의 장으로부터 인증에 소요되는 비용 징수

⑤ 이의신청

1. 의료기관 인증 신청한 의료기관장은 평가결과 또는 인증등급에 관해 보건복지부장관에게 이의신청
2. 이의신청기간: 평가결과 또는 인증등급을 통보받은 날부터 30일 이내
3. 이의신청 방법 및 처리결과 통보는 이의신청 내용을 조사한 후 처리결과를 이의신청 받은 날부터 30일 내에 해당 의료기관장에게 통보

⑥ 의료기관 인증의 취소

1. 거짓이나 그 밖의 부정한 방법으로 인증 또는 조건부인증을 받은 경우(인증이 취소된 날로부터 1년 이내 인증 신청 불가)
2. 의료기관 개설 허가가 취소되거나 폐쇄명령을 받은 경우
3. 의료기관의 종별 변경 등 인증 또는 조건부인증의 전제나 근거가 되는 중대한 사실이 변경된 경우

(2) 지도와 명령

① 의료기관이나 의료인에게 지도와 명령

보건복지부장관, 시·도지사는 보건의료정책을 위해 또는 국민보건에 중대한 위해가 발생하거나 발생할 우려가 있는 경우

② 업무개시 명령

보건복지부장관, 시·도지사, 시장·군수·구청장은 정당한 사유 없이 진료를 중단하거나 의료기관 개설자가 집단으로 휴업·폐업하여 환자 진료에 막대한 지장을 초래하거나 초래할 우려가 있는 경우

(3) 개설허가 취소 등

① 1년의 범위에서 의료업 정지, 개설 허가 취소 또는 의료기관 폐쇄

1. 개설 신고나 허가한 날부터 3개월 이내에 정당한 사유없이 업무를 시작하지 아니한 때
2. 무자격자에게 의료행위를 하게 하거나 의료인에게 면허사항 외의 의료행위를 하게 한 때
3. 업무검사 관계 공무원의 직무수행을 기피 또는 방해하거나 지도, 시정 명령을 위반한 때
4. 의료법인. 비영리법인, 준정부기관. 지방의료원 또는 한국보훈복지의료공단 설립허가가 취소되거나 해산된 때
5. 개설된 의료기관의 장소이전, 개설 신고 또는 허가사항의 변경, 폐업·휴업 신고와 진료기록부 등의 이관 또는 의료광고의 금지 등을 위반한 때
6. 시정명령을 이행하지 아니한 때
7. 약국개설자와 의료기관 개설자가 담합 행위 금지를 위반하여 담합행위를 한 때
8. 의료기관 개설자가 거짓으로 진료비를 청구하여 금고 이상의 형을 선고받고 그 형이 확정된 때 (의료기관 개설 허가 취소 또는 의료기관 폐쇄를 명해야 함)
9. 의료기관 개설에 따른 준수사항을 위반하여 사람의 생명 또는 신체에 중대한 위해를 발생하게 한 때

② 의료기관 개설·운영금지 기간

1. 개설 허가를 취소당하거나 폐쇄 명령을 받은 자: 명령일로부터 6개월 이내
2. 의료기관 개설자가 거짓으로 진료비를 청구하여 금고 이상의 형을 선고받고 그 형이 확정된 때: 취소당한 날이나 폐쇄 명령을 받은 날부터 3년

(4) 면허 취소와 재교부

① 면허취소 사유

1. 결격사유에 해당되었을 때
2. 3회 이상 자격정지처분을 받았거나 자격정지기간 중에 의료행위를 했을 때
3. 면허조건을 이행하지 아니한 경우
4. 면허증을 내어한 경우
5. 일회용 주사 의료용품을 재사용하여 사람의 생명 또는 신체에 중대한 위해를 발생하게 한 경우

② 면허 재교부

1. 면허가 취소 사유가 소멸되거나 개전의 정이 뚜렷하다고 인정되면 면허 재교부 가능
2. 취소 사유
 가. 면허조건을 이행하지 아니한 경우(1년 이내 재교부 불가)
 나. 3회 이상 자격정지처분, 자격정지기간 중 의료행위, 면허증 대여(2년 이내 재교부 불가)
 다. 의료법 또는 의료 관련 법령을 위반하여 금고 이상의 형을 선고받고 그 형의 집행이 종료되지 아니하였거나 집행을 받지 아니하기로 확정되지 아니한 자(3년 이내 재교부 불가)

(5) 의료인 자격정지(1년 이내 범위)

① 면허자격 정지 사항

1. 의료인의 품위를 심하게 손상시키는 행위를 한 때(품위손상행위 범위는 대통령령 으로 정함)
2. 의료기관 개설자가 될 수 없는 자에게 고용되어 의료행위를 한 때
3. 진단서. 검안서 또는 증명서를 거짓으로 작성하여 내주거나 진료기록부등을 허위로 작성한 때
4. 태아 성 감별 행위 등 금지를 위반한 경우
5. 의료인이 아닌 자로 하여금 의료행위를 하게 하거나 의료인에게 면허받은 사항 외의 의료행위를 하게 한 때
6. 의료기사가 아닌 자에게 의료기사의 업무를 하게 하거나 의료기사에게 그 업무 범위를 벗어나게 한 때
7. 관련 서류를 위조. 변조하거나 속임수 등 부정한 방법으로 진료비를 거짓 청구 한 때
8. 경제적 이익 등을 제공받은 때
9. 의료법에 따른 명령을 위반한 때

7.1.7. 벌칙

(1) 벌칙

① 10년 이하의 징역 또는 1억원 이하의 벌금

1. 제33제2항(의료기관 개설)을 위반하여 의료기관 개설하거나 운영하는 자

② 5년 이하의 징역 또는 5천만원 이하의 벌금

1. 면허증을 대여한 자
2. 의료기관의 의료용 시설·기재·약품, 그 밖의 기물 등을 파괴·손상하거나 의료기관을 점거하여 진료를 방해 또는 이를 교사하거나 방조한 자
3. 의료행위가 이루어지는 장소에서 의료인, 간호조무사 및 의료기사 또는 의료행위를 받는 사람을 폭행·협박하는 자(제12조3항)
 가. 상해: 7년 이하의 징역 또는 1천만원 이상 7천만원 이하의 벌금
 나. 중상해: 3년 이상 10년 이하의 징역
 다. 사망: 무기 또는 5년 이상의 징역

4. 전자처방전에 저장된 개인정보를 탐지하거나 누출·변조 또는 훼손하는 경우
5. 정당한 사유 없이 전자의무기록에 저장된 개인정보를 탐지하거나 누출·변조 또는 훼손한 경우
6. 무면허 의료행위를 한 자
7. 의료기관 개설 미자격자가 의료기관을 개설한 경우
8. 의료인이 2개 이상의 의료기관을 개설한 경우

③ 3년 이하의 징역 또는 3천만원 이하의 벌금

1. 정보누설금지
2. 기록의 열람, 내용 탐지에 응할 때
3. 영리를 목적으로 환자를 의료기관이나 의료인에게 소개·알선·유인하는 행위 및 이를 사주하는 행위
4. 보험회사, 상호회사, 보험설계사, 보험대리점 또는 보험중개사는 외국인 환자를 유치하기 위한 행위
5. 외국인 환자 유치에 대한 등록 등의 위반
6. 개설하려는 의료기관이 시설기준에 맞지 않게 하여 개설하는 경우
7. 병원급 부속의료기관을 관할하는 시·도지사의 허가를 받지 않는 경우
8. 의료인, 의료기관 개설자가 정당한 사유없이 업무개시명령을 거부한 경우
9. 개설 허가를 취소당하거나 폐쇄 명령을 받은 자가 금지기간 중 개설·운영한 경우
10. 의료지도원 및 그 밖의 공무원은 직무를 통하여 알게 된 의료기관, 의료인, 환자의 비밀을 누설할 경우
11. 안마사는 시·도지사에게 자격인정을 받지 않고 업무를 한 경우
12. 부당한 경제적 이익 등의 취득(취득한 경제적 이익 등은 몰수, 몰수할 없을 때는 그 가액을 추징)

※ 1., 2., 10.을 위반한 자에 대한 공소는 고소가 있어야 함

④ 2년 이하의 징역 또는 2천만원 이하의 벌금

1. 태아 성 감별 행위 등 금지 위반

⑤ 1년 이하의 징역 또는 1천만원 이하의 벌금

1. 진료, 조산의 거부
2. 직접 진할 검안을 한 의사·치과의사·한의사가 아닌 자가 진단서, 검안서 및 증명서 교부
3. 직접 조산한 의사·한의사·조산사가 아닌 자가 출생·사산 또는 사산증명서를 내준 경우
4. 인증을 받지 않고 인증 표시 또는 유사한 표시를 사용한 경우
5. 의료법인, 의료기관, 의료인이 아닌 자가 의료광고를 한 경우
6. 의료법인, 의료기관, 의료인 중 금지광고, 거짓이나 과장광고, 광고방법을 위반 한 자
7. 의료법인, 의료기관, 의료인 중 보건복지부 장관의 심의를 받지 않고 광고를 한 자
8. 폐업 또는 휴업 시에 입원 중인 환자를 이송할 때 환자의 권익보호조치 하지 않은 경우
9. 의료법인 임원 선임 관련하여 금품 등을 주고받거나 주고받을 것을 약속한 자

⑥ 500만원 이하의 벌금

1. 의료인·의료기관 또는 시장·군수·구청장에게 신고한 자가 아니면서 세탁물을 처리한 경우
2. 보건복지부령으로 정하는 바에 따라 위생적으로 보관·운반·처리하지 않은 자
3. 의사·치과의사 또는 한의사가 자신이 진찰하거나 검안한 자에 대한 진단서·검안서 또는 증명서 교부를 요구받은 때 정당한 사유 없이 거부한 경우
4. 의사·한의사 또는 조산사가 자신이 조산한 것에 대한 출생·사망 또는 사산증명서 교부를 요구받은 때 정당한 사유 없이 거부한 경우
5. 처방전에 따라 의약품을 조제하는 약사 또는 한약사가 문의한 때, 의사·치과의사 및 한의사가 응답하지 않은 경우
6. 의료인은 다른 의료인으로부터 진료기록의 내용 확인이나 환자의 진료경과에 대한 소견 등을 송부할 것을 요청받는 때 해당 환자나 환자 보호자의 동의를 받아 송부하지 않는 경우
7. 응급환자를 다른 의료기관에 이송할 때 내원 당시 작성된 진료기록의 사본 등을 이송하지 않는 경우
8. 진료기록부 등을 보건복지부령에 따라 보존하지 않는 경우
9. 의사·치과의사·한의사 및 조산사는 사체를 검안하여 변사한 것으로 의심되는 때 사체의 소재지를 관할하는 경찰서장에게 신고하지 않는 경우
10. 의료인이 아니면서 의사·치과의사·한의사·조산사 또는 간호사 명칭이나 이와 비슷한 명칭을 사용하는 경우
11. 의료인이 법에 따른 의료기관을 개설하지 아니하고는 의료업을 한 경우
12. 의원·치과의원·한의원 또는 조산원을 개설하려는 자가 보건복지부령에 따라 시장·군수·구청장에게 신고하지 않는 경우
13. 의료기관이 개설 장소를 이전하거나 개설에 관한 허가사항을 받지 않은 경우
14. 부속의료기관으로 병원급 의료기관을 개설할 때 관할하는 시·도지사의 허가를 받지 않은 경우
15. 각종 병원이 응급환자와 입원환자 진료 등에 필요한 당직의료인을 두지 않은 경우
16. 의료기관의 종류에 따르는 명칭을 사용하지 않는 경우(법 제42조 1항), 시·도지사의 허가없이 의료법인이 재산을 처분하거나 정관을 변경하려는 자
17. 의료법인이 아니면서 의료법인이나 이와 비슷한 명칭을 사용한 경우
18. 전문의가 아니면서 전문과목을 표시한 경우
19. 보건복지부장관이나 시장·군수·구청장의 시정명령을 위반한 자
20. 의료기관 개설자가 될 수 없는 자에게 고용되어 의료행위를 한 자

(2) 양벌규정

법인의 대표자나 법인 또는 개인의 대리인, 사용인, 그 밖의 종업원이 그 법인 또는 개인의 업무에 관하여 위반행위를 하면 그 행위자를 벌하는 외에 그 법인 또는 개인에게도 해당 조문의 벌금형을 과함

(3) 과태료

① 300만원 이하의 과태료

1. 세탁물 처리업무에 종사하는 사람에게 감염 예방에 관한 교육을 실시 아니한 경우
2. 신고를 하지 않고 진단용 방사선 발생장치를 설치·운영한 자
3. 안전관리책임자를 선임하지 아니하거나 정기검사와 측정 또는 방사선 관계 종사자에 대한 피폭관리를 실시하지 아니한 자선택진료에 관한 정보를 제공하지 아니한 자
4. 부대사업을 하려는 의료법인이 미리 의료기관 소재지 관할 시·도지사에게 신고하지 아니한 자

② 200만원 이하의 과태료

의료기관이나 의료인이 보고와 업무검사 사항을 보고하지 않거나 검사를 거부·방해 또는 기피한 자

③ 100만원 이하의 과태료

1. 개설된 의료기관이 개설 장소를 이전하거나 개설에 관한 신고, 허가사항 중 중요 사항의 변경신고를 하지 아니한 자
2. 휴업 또는 폐업 신고를 하지 아니하거나 폐업·휴업 신고 시 진료기록부등의 이관사항을 위반하여 진료기록부등을 이관하지 아니한 자
3. 의료기관의 유사명칭 또는 이와 비슷한 명칭을 사용한 자

7.2. 의료기사 등에 관한 법률

7.2.1. 목적 및 정의

(1) 목적

의료기사, 보건의료정보관리사 및 안경사의 자격·면허 등에 관하여 필요한 사항을 정함으로써 국민의 보건 및 의료 향상에 이바지함을 목적으로 함

(2) 용어 정의

① 의료기사: 의사 또는 치과의사의 지도 아래 진료나 의화학적 검사에 종사하는 사람

② 보건의료정보관리사: 의료 및 보건지도 등에 관한 기록 및 정보의 분류·확인·유지·관리를 주된 업무로 하는 사람

③ 안경사: 안경(시력보정용에 한정)의 조제 및 판매와 콘택트렌즈(시력보정용이 아닌 경우를 포함)의 판매를 주된 업무로 하는 사람

7.2.2. 의료기사의 종류 및 업무

(1) 의료기사의 종류(6종)

임상병리사, 방사선사, 물리치료사, 작업치료사, 치과기공사, 치과위생사

(2) 업무

① 임상병리사: 각종 화학적 또는 생리학적 검사
② 방사선사: 방사선 등의 취급 또는 검사 및 방사선 등 관련 기기의 취급 또는 관리
③ 물리치료사: 신체의 교정 및 재활을 위한 물리요법적 치료
④ 작업치료사: 신체적 · 정신적 기능장애를 회복시키기 위한 작업요법적 치료
⑤ 치과기공사: 보철물의 제작, 수리 또는 가공
⑥ 치과위생사: 치아 및 구강질환의 예방과 위생 관리 등

(3) 업무 범위와 한계

① 의료기사, 보건의료정보관리사 및 안경사의 구체적인 업무 범위와 한계는 대통령령으로 정함
② 의료기사 등의 업무

1. 보건의료정보관리사

의료기관에서의 의료 및 보건지도 등에 관한 기록 및 정보의 분류 · 확인 · 유지 · 관리에 관한 다음의 구분에 따른 업무

가. 보건의료정보의 분석
나. 보건의료정보의 전사(轉寫)
다. 암 등록
라. 진료통계 관리
마. 질병 · 사인(死因) · 의료행위의 분류
바. 그 밖에 의료기관에서의 의료 및 보건지도 등에 관한 기록 및 정보의 분류 · 확인 · 유지 · 관리에 관한 업무

2. 안경사

안경(시력보정용에 한정)의 조제 및 판매와 콘택트렌즈(시력보정용이 아닌 경우를 포함)의 판매에 관한 다음의 구분에 따른 업무

가. 안경의 조제 및 판매. 다만, 6세 이하의 아동을 위한 안경은 의사의 처방에 따라 조제 · 판매
나. 콘택트렌즈의 판매. 다만, 6세 이하의 아동을 위한 콘택트렌즈는 의사의 처방에 따라 판매
다. 그 밖에 안경의 조제 및 판매와 콘택트렌즈의 판매에 관한 업무

7.2.3. 면허 및 국가시험

(1) 면허

의료기사 등이 되려면 국가시험에 합격한 후 보건복지부장관의 면허를 받아야 함

(2) 국가시험 응시자격

① 대학 · 산업대학 · 전문대학에서 취득하려는 면허에 상응하는 보건의료에 관한 학문을 전공하고 졸업한 사람(단, 보건의료정보관리사의 경우 인정기관의 보건의료정보관리사 교육과정 인증을 받은 대학등에서 보건의료정보 관련 학문을 전공하고 보건복지부령으로 정하는 교과목을 이수하여 졸업한 사람)

② 보건복지부장관이 인정하는 외국의 해당하는 학교와 같은 수준 이상의 교육과정을 이수하고 외국의 해당 의료기사등의 면허를 받은 사람
③ 입학 당시 인정기관의 인증을 받은 대학 등에 입학한 사람으로서 그 대학 등에서 보건의료정보 관련 학문을 전공하고 보건복지부령으로 정하는 교과목을 이수하여 졸업한 사람은 졸업 당시 해당 대학등이 인정기관의 인증을 받지 못한 경우라 하더라도 보건의료정보관리사 국가시험 응시자격을 갖춘 것으로 봄

(3) 의료기사 등의 결격사유

① 정신질환자(전문의가 의료기사 등으로서 적합하다고 인정하는 경우에는 제외)하다
② 마약류 중독자
③ 피성년후견인, 피한정후견인
④ 형법 또는 보건의료관계법령을 위반하여 금고 이상 실형 선고를 받고 그 집행이 종료되지 아니하거나 면제되지 아니한 자

(4) 국가시험

① 매년 1회 이상 보건복지부장관이 실시
② 한국보건의료인국가시험원으로 하여금 국가시험을 관리

(5) 응시자격의 제한

① 의료기사등의 결격사유에 해당하는 자
② 부정한 방법으로 국가시험에 응시한 사람 또는 국가시험에 관하여 부정행위를 한 사람에 대하여는 그 시험을 정지시키거나 합격을 무효로 함
③ ②에 따른 시험이 정지되거나 합격이 무효가 된 사람은 그 다음에 치러지는 국가시험 응시를 3회의 범위에서 제한할 수 있음

[표 7-1] **국가시험 응시제한의 기준**

응시제한 횟수	시험정지·합격무효 처분의 사유 및 위반의 정도
1회	가. 시험 중에 대화, 손동작 또는 소리 등으로 서로 의사소통을 하는 행위 나. 허용되지 아니한 자료를 가지고 있거나 이용하는 행위
2회	가. 시험 중에 다른 응시한 사람의 답안지(실기작품의 제작방법을 포함) 또는 문제지를 엿보고 자신의 답안지를 작성하는 행위 나. 시험 중에 다른 응시한 사람을 위하여 답안 등을 알려주거나 엿보게 하는 행위 다. 다른 사람으로부터 도움을 받아 답안지를 작성하거나 다른 응시한 사람의 답안지 작성에 도움을 주는 행위 라. 답안지를 다른 응시한 사람과 교환하는 행위 마. 시험 중에 허용되지 아니한 전자장비, 통신기기, 전자계산기기 등을 사용하여 답안을 전송하거나 작성하는 행위 바. 시험 중에 시험문제 내용과 관련된 물건(시험 관련 교재 및 요약자료를 포함)을 주고받는 행위
3회	가. 대리시험을 치르거나 치르게 하는 행위 나. 사전에 시험문제 또는 답안을 타인에게 알려주거나 알고 시험을 치른 행위

(6) 면허의 등록 등

① 국가시험에 합격한 사람은 보건복지부장관에게 면허증 발급 신청
② 면허증 발급 신청받은 날부터 14일 이내에 면허증 발급

7.2.4. 의료기사 등의 의무

(1) 무면허자의 업무금지 등

① 의료기사 등이 아니면 의료기사 등의 업무를 하지 못함(단, 대학 등에서 취득하려는 면허에 상응하는 교육과정을 이수하기 위하여 실습 중에 있는 사람의 실습에 필요한 경우는 예외)
② 의료기사 등이 아니면 의료기사 등의 명칭 또는 이와 유사한 명칭을 사용 금지
③ 의료기사 등의 면허증은 타인에게 대여 못함

(2) 비밀누설의 금지

의료기사 등은 이 법 또는 다른 법령에 특별히 규정된 경우를 제외하고는 업무상 알게 된 비밀을 누설하여서는 안 됨

(3) 실태 등의 신고

① 의료기사 등은 대통령령으로 정하는 바에 따라 최초로 면허를 받은 후부터 3년마다 그 실태와 취업상황을 보건복지부장관에게 신고
② 보건복지부장관은 보수교육을 받지 아니한 의료기사등에 대하여 ①에 따른 신고를 반려할 수 있음
③ 보건복지부장관은 ①에 따른 신고 업무를 전자적으로 처리할 수 있는 전자정보처리시스템(신고시스템)을 구축·운영할 수 있음

7.2.5. 치과기공소, 안경업소 개설등록 등

(1) 치과기공소 개설등록 등

① 치과의사 또는 치과기공사가 아니면 치과기공소를 개설할 수 없음
② 치과의사 또는 치과기공사는 1개소의 치과기공소만을 개설
③ 치과기공소를 개설하려는 자는 특별자치시장·특별자치도지사·시장·군수·구청장에게 개설등록
④ ③에 따라 치과기공소를 개설하고자 하는 자는 시설 및 장비를 갖추어야 함

(2) 치과기공사 등의 준수사항

① 치과기공사는 치과기공물제작등 업무를 수행할 때 치과의사가 발행한 치과기공물제작의뢰서에 따라야 함
② 치과의사 및 치과기공소 개설자는 치과기공물제작의뢰서를 보존(2년).

(3) 안경업소 개설등록 등

① 안경사가 아니면 안경을 조제하거나 안경 및 콘택트렌즈의 판매업소(안경업소)를 개설할 수 없음
② 안경사는 1개의 안경업소만을 개설
③ 안경업소를 개설하려는 사람은 특별자치시장·특별자치도지사·시장·군수·구청장에게 개설등록

(4) 폐업 등의 신고

치과기공소 또는 안경업소의 개설자는 폐업을 하거나 등록사항을 변경한 경우에는 지체 없이 특별자치시장 · 특별자치도지사·시장·군수·구청장에게 신고

7.2.6. 중앙회

(1) 중앙회

① 의료기사등은 대통령령으로 정하는 바에 따라 그 면허의 종류에 따라 전국적으로 조직을 가지는 단체(중앙회)를 설립해야 함
② 중앙회는 법인으로 함
③ 중앙회에 관하여 이 법에 규정되지 아니한 사항은 민법 중 사단법인에 관한 규정을 준용

(2) 감독

① 보건복지부장관은 중앙회나 그 지부가 다음의 어느 하나에 해당하는 때에는 정관의 변경 또는 시정을 명할 수 있음
1. 정관이 정하는 사업 외의 사업을 한 때
2. 국민의 보건 및 의료향상에 장애가 되는 행위를 한 때
3. 보건복지부장관으로부터 국민의 보건 및 의료 향상에 따른 요청을 받고 협조하지 아니한 때
② 보건복지부장관은 감독상 필요한 경우 중앙회나 그 지부에 대하여 그 업무에 관한 사항을 보고하게 할 수 있음

(3) 보수교육

① 보건기관·의료기관·치과기공소·안경업소 등에서 각각 그 업무에 종사하는 의료기사등(1년 이상 그 업무에 종사하지 아니하다가 다시 업무에 종사하려는 의료기사등을 포함)은 보건복지부령으로 정하는 바에 따라 보수교육을 받아야 함
② 보수교육의 시간 · 방법 · 내용 등에 필요한 사항은 대통령령으로 정함
1. 보수교육의 시간: 매년 8시간 이상
2. 보수교육의 방법: 대면 교육 또는 정보통신망을 활용한 온라인 교육

7.2.7. 면허 취소, 자격 정지

(1) 면허 취소

보건복지부장관은 의료기사등이 다음 각호에 해당한 때 그 면허를 취소할 수 있으며 ① 항의 경우

는 면허를 취소

① 의료기사등의 결격사유에 해당하게 된 때
② 타인에게 의료기사등의 면허증을 대여한 때
③ 치과기공물제작의뢰서에 따르지 않고 치과기공물제작등 업무를 한 때
④ 면허자격 정지기간 중에 의료기사등의 업무를 행하거나 3회 이상 면허자격 정지 처분을 받은 때

(2) 면허증의 재발급

① 법 제5조제1호부터 제3호까지의 사유(결격사유)로 면허가 취소된 경우: 취소의 원인이 된 사유가 소멸되었을 때
② 법 제5조제4호의 사유(보건의료관련법규를 위반하여 금고 이상 형 선고받고 형집행이 종료 또는 면제되지 않은 경우)로 면허가 취소된 경우: 해당 형의 집행이 끝나거나 면제된 후 1년이 지난 사람으로서 뉘우치는 빛이 뚜렷할 때
③ 면허증 대여, 면허자격정지 또는 면허효력정지 기간에 업무를 하거나 3회 이상 면허자격정지 또는 면허효력정지 처분을 받아 면허가 취소된 경우: 면허가 취소된 후 1년이 지난 사람으로서 뉘우치는 빛이 뚜렷할 때
④ 치과기공물제작의뢰서에 따르지 않고 치과기공물제작등 업무를 하여 면허가 취소된 경우: 면허가 취소된 후 6개월이 지난 사람으로서 뉘우치는 빛이 뚜렷할 때

(3) 자격의 정지

보건복지부장관은 의료기사 등이 다음에 해당하는 때 6월 이내의 기간을 정해 면허자격을 정지시킬 수 있음

① 품위를 현저히 손상시키는 행위를 한 때
② 치과기공소 또는 안경업소의 개설자가 될 수 없는 자에게 고용되어 치과기공사 또는 안경사의 업무를 행한 때
③ 기타 이 법 또는 이 법에 의한 명령에 위반한 때

(4) 시정명령

① 특별자치시장·특별자치도지사·시장·군수·구청장은 치과기공소 또는 안경업소의 개설자가 다음에 해당되는 때에는 위반된 사항의 시정을 명할 수 있음
  1. 시설 및 장비를 갖추지 못한 때
  2. 안경사가 콘택트렌즈의 사용방법과 유통기한 및 부작용에 관한 정보를 제공하지 아니한 경우
  3. 폐업 또는 등록의 변경사항을 신고하지 아니한 때
② 보수교육의 시간·방법·내용 등에 관한 사항을 위반하여 보수교육을 실시하거나 실시하지 아니한 경우

(5) 개설등록의 취소 등

① 특별자치시장·특별자치도지사·시장·군수·구청장은 치과기공소 또는 안경업소의 개설자가 다음에 해당할 때에는 6개월 이내의 기간을 정하여 영업을 정지시키거나 등록을 취소할 수 있음

1. 2개 이상의 치과기공소 또는 안경업소를 개설한 경우
2. 거짓광고 또는 과장광고를 한 경우
3. 안경사의 면허가 없는 사람으로 하여금 안경의 조제 및 판매와 콘택트렌즈의 판매를 하게 한 경우
4. 영업정지처분을 받은 치과기공소 또는 안경업소의 개설자가 영업정지기간에 영업을 한 경우
5. 치과기공사가 아닌 자로 하여금 치과기공사의 업무를 하게 한 때
6. 시정명령을 이행하지 아니한 경우

② ①에 따라 개설등록의 취소처분을 받은 사람은 그 등록취소처분을 받은 날부터 6개월 이내에 치과기공소 또는 안경업소를 개설하지 못함

7.2.8. 벌칙

(1) 벌칙

① 3년 이하의 징역 또는 3천만원 이하의 벌금

1. 의료기사등의 면허없이 의료기사등의 업무를 행한 자
2. 타인에게 의료기사 등의 면허증을 대여한 자
3. 의료기사 등의 규정에 위반하여 업무상 알게 된 비밀을 누설한 자(비밀누설의 죄는 고소가 있어야 공소를 제기할 수 있음)
4. 치과기공사의 면허 없이 치과기공소를 개설한 자
5. 치과의사가 발행한 치과기공물제작의뢰서에 따르지 아니하고 치과기공물제작등 업무를 행한 자
6. 안경사의 면허 없이 안경업소를 개설한 사람

② 300만원 이하의 벌금

1. 의료기사등의 면허없이 의료기사등의 명칭 또는 이와 유사한 명칭을 사용한 자
2. 2개소 이상의 안경업소 또는 치과기공소를 개설한 자
3. 등록을 하지 아니하고 안경업소를 개설한 자
4. 안경 및 콘택트렌즈를 안경업소 외의 장소에서 판매한 안경사
5. 영리를 목적으로 특정 안경업소 또는 안경사에 고객을 알선·소개 또는 유인한 자

(2) 과태료

① 500만원 이하의 과태료

1. 시정명령을 이행하지 아니한 자

② 100만원 이하의 과태료

1. 실태와 취업상황에 관한 신고를 하지 아니한 자
2. 폐업신고를 하지 아니하거나 등록사항의 변경신고를 하지 아니한 자
3. 보고를 하지 아니하거나 검사를 거부·기피 또는 방해한 자

7.3. 감염병의 예방 및 관리에 관한 법률

7.3.1. 총칙

(1) 목적

국민 건강에 위해가 되는 감염병의 발생과 유행을 방지하고, 그 예방 및 관리를 위하여 필요한 사항을 규정함으로써 국민 건강의 증진 및 유지에 이바지함

(2) 용어 정의

① 감염병

제1급감염병, 제2급감염병, 제3급감염병, 제4급감염병, 기생충감염병, 세계보건기구 감시대상감염병, 생물테러감염병, 성매개감염병, 인수공통감염병 및 의료관련감염병을 말함

② 감염병 구분 및 종류

[표 7-2] **국가시험 응시제한의 기준**

구분	특성 종류	
제1급감염병	생물테러감염병 또는 치명률이 높거나 집단 발생의 우려가 커서 발생 또는 유행 즉시 신고하여야 하고, 음압격리와 같은 높은 수준의 격리가 필요한 감염병(갑작스러운 국내 유입 또는 유행이 예견되어 긴급한 예방·관리가 필요하여 보건복지부장관이 지정하는 감염병을 포함)	
	가. 에볼라바이러스병 나. 마버그열 다. 라싸열 라. 크리미안콩고출혈열 마. 남아메리카출혈열 바. 리프트밸리열 사. 두창 아. 페스트 자. 탄저	차. 보툴리눔독소증 카. 야토병 타. 신종감염병증후군 파. 중증급성호흡기증후군(SARS) 하. 중동호흡기증후군(MERS) 거. 동물인플루엔자 인체감염증 너. 신종인플루엔자 더. 디프테리아
제2급감염병	전파가능성을 고려하여 발생 또는 유행 시 24시간 이내에 신고하여야 하고, 격리가 필요한 감염병(갑작스러운 국내 유입 또는 유행이 예견되어 긴급한 예방·관리가 필요하여 보건복지부장관이 지정하는 감염병을 포함)	
	가. 결핵(結核) 나. 수두(水痘) 다. 홍역(紅疫) 라. 콜레라 마. 장티푸스 바. 파라티푸스 사. 세균성이질 아. 장출혈성대장균감염증 자. A형간염 차. 백일해(百日咳)	카. 유행성이하선염 타. 풍진 파. 폴리오 하. 수막구균 감염증 거. b형헤모필루스인플루엔자 너. 폐렴구균 감염증 더. 한센병 러. 성홍열 머. 반코마이신내성황색포도알균 (VRSA) 감염증 버. 카바페넴내성장내세균속균종 (CRE) 감염증

구분	특성 종류
제3급감염병	그 발생을 계속 감시할 필요가 있어 발생 또는 유행 시 24시간 이내에 신고하여야 하는 다음 각 목의 감염병(갑작스러운 국내 유입 또는 유행이 예견되어 긴급한 예방·관리가 필요하여 보건복지부장관이 지정하는 감염병을 포함)
	가. 파상풍 나. B형간염 다. 일본뇌염 라. C형간염 마. 말라리아 바. 레지오넬라증 사. 비브리오패혈증 아. 발진티푸스 자. 발진열 차. 쯔쯔가무시증 카. 렙토스피라증 타. 브루셀라증 파. 공수병 하. 신증후군출혈열 거. 후천성면역결핍증(AIDS) 너. 크로이츠펠트-야콥병(CJD) 및 변종크로이츠펠트-야콥병(vCJD) 더. 황열 러. 뎅기열 머. 큐열 버. 웨스트나일열 서. 라임병 어. 진드기매개뇌염 저. 유비저 처. 치쿤구니야열 커. 중증열성혈소판감소증후군 (SFTS) 터. 지카바이러스 감염증
제4급감염병	제1급감염병부터 제3급감염병까지의 감염병 외에 유행 여부를 조사하기 위하여 표본감시 활동이 필요한 감염병
	가. 인플루엔자 나. 매독(梅毒) 다. 회충증 라. 편충증 마. 요충증 바. 간흡충증 사. 폐흡충증 아. 장흡충증 자. 수족구병 차. 임질 카. 클라미디아감염증 타. 연성하감 파. 성기단순포진 하. 첨규콘딜롬 거. 반코마이신내성장알균(VRE) 감염증 너. 메티실린내성황색포도알균 (MRSA) 감염증 더. 다제내성녹농균(MRPA) 감염증 러. 다제내성아시네토박터바우마니균 (MRAB) 감염증 머. 장관감염증 버. 급성호흡기감염증 서. 해외유입기생충감염증 어. 엔테로바이러스감염증 저. 사람유두종바이러스 감염증
기생충감염병	기생충에 감염되어 발생하는 감염병으로서 정기적인 조사를 통한 감시가 필요하여 보건복지부령으로 정하는 감염병을 말한다. 다만, 갑작스러운 국내 유입 또는 유행이 예견되어 긴급히 예방·관리가 필요하여 보건복지부장관이 지정하는 감염병을 포함
	가. 회충증 나. 편충증 다. 요충증 라. 간흡충증 마. 폐흡충증 바. 장흡충증
세계보건기구 감시대상감염병	세계보건기구가 국제공중보건의 비상사태에 대비하기 위하여 감시대상으로 정한 질환으로서 보건복지부장관이 고시하는 감염병
	가. 두창 나. 폴리오 다. 신종인플루엔자 라. 중증급성호흡기증후군(SARS) 마. 콜레라 바. 폐렴형 페스트 사. 황열 아. 바이러스성 출혈열 자. 웨스트나일열

구분	특성 종류	
생물테러감염병	고의 또는 테러 등을 목적으로 이용된 병원체에 의하여 발생된 감염병 중 보건복지부장관이 고시하는 감염병	
	가. 탄저 나. 보툴리눔독소증 다. 페스트 라. 마버그열	마. 에볼라열 바. 라싸열 사. 두창 아. 야토병
성매개감염병	성 접촉을 통하여 전파되는 감염병 중 보건복지부장관이 고시하는 감염병	
	가. 매독 나. 임질 다. 클라미디아 라. 연성하감	마. 성기단순포진 바. 첨규콘딜롬 사. 사람유두종바이러스 감염증
인수공통감염병	동물과 사람 간에 서로 전파되는 병원체에 의하여 발생되는 감염병 중 보건복지부장관이 고시하는 감염병	
	가. 장출혈성대장균감염증 나. 일본뇌염 다. 브루셀라증 라. 탄저 마. 공수병	바. 동물인플루엔자 인체감염증 사. 중증급성호흡기증후군(SARS) 아. 변종크로이츠펠트-야콥병(vCJD) 자. 큐열 차. 결핵
의료관련감염병	환자나 임산부 등이 의료행위를 적용받는 과정에서 발생한 감염병으로서 감시활동이 필요하여 보건복지부장관이 고시하는 감염병을	
	가. 반코마이신내성황색포도알균 (VRSA) 감염증 나. 반코마이신내성장알균(VRE) 감염증 다. 메티실린내성황색포도알균(MRSA) 감염증	라. 다제내성녹농균(MRPA) 감염증 마. 다제내성아시네토박터바우마 니균(MRAB) 감염증 바. 카바페넴내성장내세균속균종 (CRE) 감염증

③ 감염병의사환자

감염병병원체가 인체에 침입한 것으로 의심이 되나 감염병환자로 확인되기 전 단계에 있는 사람

④ 병원체보유자

임상적인 증상은 없으나 감염병병원체를 보유하고 있는 사람

⑤ 감시

감염병 발생과 관련된 자료 및 매개체에 대한 자료를 체계적이고 지속적으로 수집, 분석 및 해석하고 그 결과를 제때에 필요한 사람에게 배포하여 감염병 예방 및 관리에 사용하도록 하는 일체의 과정

⑥ 역학조사

감염병환자, 감염병의사환자 또는 병원체보유자(이하 "감염병환자등"이라 한다)가 발생한 경우 감염병의 차단과 확산 방지 등을 위하여 감염병환자등의 발생 규모를 파악하고 감염원을 추적하는 등의 활동과 감염병 예방접종 후 이상반응 사례가 발생한 경우 그 원인을 규명하기 위하여 하는 활동

⑦ **예방접종 후 이상반응**

예방접종 후 그 접종으로 인하여 발생할 수 있는 모든 증상 또는 질병으로서 해당 예방접종과 시간적 관련성이 있는 것

⑧ **고위험병원체**

생물테러의 목적으로 이용되거나 사고 등에 의하여 외부에 유출될 경우 국민 건강에 심각한 위험을 초래할 수 있는 감염병병원체로서 보건복지부령으로 정하는 것

⑨ **관리대상 해외 신종감염병**

기존 감염병의 변이 및 변종 또는 기존에 알려지지 아니한 새로운 병원체에 의해 발생하여 국제적으로 보건문제를 야기하고 국내 유입에 대비하여야 하는 감염병으로서 보건복지부장관이 지정하는 것

(3) 의료인 등의 책무와 권리

① 의료인 및 의료기관의 장 등은 감염병 환자의 진료에 관한 정보를 제공받을 권리가 있고, 감염병 환자의 진단 및 치료 등으로 인하여 발생한 피해에 대하여 보상받을 수 있음
② 의료인 및 의료기관의 장 등은 감염병 환자의 진단·관리·치료 등에 최선을 다하여야 하며, 보건복지부장관 또는 지방자치단체의 장의 행정명령에 적극 협조해야함
③ 의료인 및 의료기관의 장 등은 국가와 지방자치단체가 수행하는 감염병의 발생 감시와 예방·관리 및 역학조사 업무에 적극 협조해야 함

7.3.2. 기본계획 및 사업

(1) 감염병 예방 및 관리 계획의 수립

① 보건복지부장관은 감염병의 예방 및 관리에 관한 기본계획을 5년마다 수립·시행
② 기본계획에 포함되어야 하는 사항
  1. 감염병 예방·관리의 기본목표 및 추진방향
  2. 주요 감염병의 예방·관리에 관한 사업계획 및 추진방법
  3. 감염병 전문인력의 양성 방안
  4. 의료기관 종별 감염병 위기대응역량의 강화 방안
  5. 감염병 통계 및 정보의 관리 방안
  6. 감염병 관련 정보의 의료기관 간 공유 방안
  7. 그 밖에 감염병의 예방 및 관리에 필요한 사항
③ 특별시장·광역시장·도지사·특별자치도지사와 시장·군수·구청장은 기본계획에 따라 시행계획을 수립·시행
④ 보건복지부장관, 시·도지사 또는 시장·군수·구청장은 기본계획이나 시행계획의 수립·시행에 필요한 자료의 제공 등을 관계 행정기관 또는 단체에 요청
⑤ ④에 따라 요청받은 관계 행정기관 또는 단체는 특별한 사유가 없으면 이에 따라야 함

(2) 감염병관리위원회

① 감염병의 예방 및 관리에 관한 주요 시책 심의를 위해 보건복지부에 감염병관리위원회를 설치

② 위원회의 심의사항

1. 기본계획의 수립
2. 감염병 관련 의료 제공
3. 감염병에 관한 조사 및 연구
4. 감염병의 예방·관리 등에 관한 지식 보급 및 감염병환자등의 인권 증진
5. 해부명령에 관한 사항
6. 예방접종의 실시기준과 방법에 관한 사항
7. 감염병 위기관리대책의 수립 및 시행
8. 예방·치료 의약품 및 장비 등 사전 비축, 장기구매 및 생산에 관한 사항
9. 예방접종 등으로 인한 피해에 대한 국가보상에 관한 사항
10. 그 밖에 감염병의 예방 및 관리에 관한 사항으로서 위원장이 위원회의 회의에 부치는 사항

(3) 위원회의 구성

① 위원회는 위원장 1명과 부위원장 1명을 포함하여 30명 이내의 위원으로 구성

② 위원장은 질병관리본부장이 되고, 부위원장은 위원 중에서 위원장이 지명하며, 위원은 다음 각 호의 어느 하나에 해당하는 사람 중에서 보건복지부장관이 임명하거나 위촉.

1. 감염병의 예방 또는 관리 업무를 담당하는 공무원
2. 감염병 또는 감염관리를 전공한 의료인
3. 감염병과 관련된 전문지식을 소유한 사람
4. 비영리민간단체가 추천하는 사람
5. 그 밖에 감염병에 관한 지식과 경험이 풍부한 사람

7.3.3. 신고 및 보고

(1) 의사 등의 신고

① 의사, 치과의사 또는 한의사는 다음에 해당하는 사실이 있으면 소속 의료기관의 장에게 보고하고, 해당 환자와 그 동거인에게 보건복지부장관이 정하는 감염 방지 방법 등을 지도 (의료기관에 소속되지 아니한 의사, 치과의사 또는 한의사는 그 사실을 관할 보건소장에게 신고)

1. 감염병환자등을 진단하거나 그 사체를 검안한 경우
2. 예방접종 후 이상반응자를 진단하거나 그 사체를 검안한 경우
3. 감염병환자등이 제1급감염병부터 제3급감염병까지에 해당하는 감염병으로 사망한 경우

② 감염병병원체 확인기관의 소속 직원은 실험실 검사 등을 통하여 감염병환자등을 발견한 경우 그 사실을 감염병병원체 확인기관의 장에게 보고

③ 보고를 받은 의료기관의 장 및 감염병병원체 확인기관의 장은 제1급감염병의 경우에는 즉시, 제2급감염병 및 제3급감염병의 경우에는 24시간 이내에, 제4급감염병의 경우에는 7일 이내에 보

건복지부장관 또는 관할 보건소장에게 신고

④ 육군, 해군, 공군 또는 국방부 직할 부대에 소속된 군의관은 소속 부대장에게 보고하여야 하고, 보고를 받은 소속 부대장은 제1급감염병의 경우에는 즉시, 제2급감염병 및 제3급감염병의 경우에는 24시간 이내에 관할 보건소장에게 신고

⑤ 표본감시 대상이 되는 제4급감염병으로 인하여 감염병환자등을 진단하거나 그 사체를 검안한 경우 또는 감염병환자등이 제1급감염병부터 제3급감염병까지에 해당하는 감염병으로 사망한 경우에는 보건복지부장관 또는 관할 보건소장에게 신고

(2) 그 밖의 신고의무자

① 다음에 해당하는 사람은 제1급감염병부터 제3급감염병까지에 해당하는 감염병이 발생한 경우에는 의사, 치과의사 또는 한의사의 진단이나 검안을 요구하거나 해당 주소지를 관할하는 보건소장에게 신고

1. 일반가정에서는 세대를 같이하는 세대주(세대주가 부재 중인 경우 그 세대원)
2. 학교, 병원, 관공서, 회사, 공연장, 예배장소, 선박 · 항공기 · 열차 등 운송수단, 각종 사무소 · 사업소, 음식점, 숙박업소 또는 그 밖에 여러 사람이 모이는 장소로서 보건복지부령으로 정하는 장소의 관리인, 경영자 또는 대표자

② 신고의무자가 아니더라도 감염병환자등 또는 감염병으로 인한 사망자로 의심되는 사람을 발견하면 보건소장에게 알려야 함

③ 신고의 방법과 기간 및 통보의 방법과 절차 등은 보건복지부령으로 정함

(3) 보건소장 등의 보고

① 신고를 받은 보건소장은 관할 특별자치도지사 또는 시장 · 군수 · 구청장에게 보고하여야 하며, 보고를 받은 특별자치도지사 또는 시장 · 군수 · 구청장은 이를 보건복지부장관 및 시 · 도지사에게 각각 보고

② 보고의 방법 및 절차 등에 관하여 필요한 사항은 보건복지부령으로 정함

(4) 인수공통감염병의 통보

① 신고를 받은 특별자치도지사(특별자치도의 동지역에 한정) · 시장(구를 두지 아니하는 시의 시장, 도농복합형태의 시에 있어서는 가축 등의 소재지가 동지역인 경우에 한정) · 구청장(도농복합형태의 시의 구에 있어서는 가축 등의 소재지가 동지역인 경우에 한정) · 읍장 또는 면장은 가축전염병 중 다음에 해당하는 감염병의 경우에는 즉시 질병관리본부장에게 통보

1. 탄저
2. 고병원성조류인플루엔자
3. 광견병
4. 그 밖에 대통령령으로 정하는 인수공통감염병(동물인플루엔자)

7.3.4. 감염병감시 및 역학조사 등

(1) 감염병 표본감시 등

① 보건복지부장관은 감염병 발생의 의과학적인 감시를 위하여 질병의 특성과 지역을 고려하여 보건의료기관이나 그 밖의 기관 또는 단체를 감염병 표본감시기관으로 지정

② 표본감시의 대상이 되는 감염병은 제4급감염병으로 함

③ 질병관리본부장은 감염병이 발생하거나 유행할 가능성이 있어 관련 정보를 확보할 긴급한 필요가 있다고 인정하는 경우 공공기관의 장(건강보험심사평가원 및 국민건강보험공단)에게 정보제공을 요구

(2) 실태조사

보건복지부장관 및 시 · 도지사는 감염병의 관리 및 감염 실태와 내성균 실태를 파악하기 위하여 실태조사를 실시

(3) 역학조사

① 질병관리본부장, 시·도지사 또는 시장·군수·구청장은 감염병이 발생하여 유행할 우려가 있다고 인정하면 지체 없이 역학조사를 하여야 하고, 그 결과에 관한 정보를 필요한 범위 에서 해당 의료기관에 제공

② 질병관리본부장, 시 · 도지사 또는 시장 · 군수 · 구청장은 역학조사를 하기 위하여 역학조사반을 각각 설치

(4) 건강진단

성매개감염병의 예방을 위하여 종사자의 건강진단이 필요한 직업에 종사하는 자와 성매개감염병에 감염되어 그 전염을 매개할 상당한 우려가 있다고 시장·군수·구청장이 인정한 자는 성매개감염병에 관한 건강진단을 받아야 함

(5) 해부명령

질병관리본부장은 국민 건강에 중대한 위협을 미칠 우려가 있는 감염병으로 사망한 것으로 의심이 되어 시체를 해부하지 아니하고는 감염병 여부의 진단과 사망의 원인규명을 할 수 없다고 인정하면 그 시체의 해부를 명할 수 있음

7.3.5. 고위험병원체

(1) 고위험병원체의 분리 및 이동 신고

감염병환자, 식품, 동식물, 그 밖의 환경 등으로부터 고위험병원체를 분리하거나 이미 분리된 고위험병원체를 이동하려는 자는 지체 없이 고위험병원체의 명칭, 분리된 검체명, 분리 일시 또는 이동계획을 보건복지부장관에게 신고

(2) 고위험병원체의 반입 허가 등

감염병의 진단 및 학술 연구 등을 목적으로 고위험병원체를 국내로 반입하려는 자는 대통령령으로 정하는 요건을 갖추어 보건복지부장관의 허가를 받아야 함

7.3.6. 예방접종

(1) 필수예방접종

① 특별자치도지사 또는 시장 · 군수 · 구청장은 다음의 질병에 대하여 관할 보건소를 통하여 필수예방접종을 실시

1. 디프테리아	2. 폴리오	3. 백일해
4. 홍역	5. 파상풍	6. 결핵
7. B형간염	8. 유행성이하선염	9. 풍진
10. 수두	11. 일본뇌염	12. b형헤모필루스인플루엔자
13. 폐렴구균	14. 인플루엔자	15. A형간염
16. 사람유두종바이러스 감염증		
17. 그 밖에 보건복지부장관이 감염병의 예방을 위하여 필요하다고 인정하여 지정하는 감염병(장티푸스, 신증후군출혈열)		

② 특별자치도지사 또는 시장·군수·구청장은 필수예방접종업무를 관할구역 안에 있는 의료기관에 위탁

③ 특별자치도지사 또는 시장·군수·구청장은 필수예방접종 대상 아동 부모에게 보건복지부령으로 정하는 바에 따라 필수예방접종을 사전에 알려야 함

(2) 임시예방접종

① 특별자치도지사 또는 시장 · 군수 · 구청장은 다음에 해당하면 관할 보건소를 통하여 임시예방접종을 실시

1. 보건복지부장관이 감염병 예방을 위하여 특별자치도지사 또는 시장 · 군수 · 구청장에게 예방접종을 실시할 것을 요청한 경우
2. 특별자치도지사 또는 시장 · 군수 · 구청장이 감염병 예방을 위하여 예방접종이 필요하다고 인정하는 경우

② 제1항에 따른 임시예방접종업무의 위탁에 관하여는 제24조제2항을 준용

(3) 예방접종의 공고

특별자치도지사 또는 시장·군수·구청장은 임시예방접종을 할 경우에는 예방접종의 일시 및 장소, 예방접종의 종류, 예방접종을 받을 사람의 범위를 정하여 미리 공고해야 함

(4) 예방접종에 관한 역학조사

① 질병관리본부장: 예방접종의 효과 및 예방접종 후 이상반응에 관한 조사

② 시·도지사 또는 시장·군수·구청장: 예방접종 후 이상반응에 관한 조사

(5) 예방접종피해조사반

① 예방접종으로 인한 질병·장애·사망의 원인 규명 및 피해 보상 등을 조사하고 제3자의 고의 또는 과실 유무를 조사하기 위하여 질병관리본부에 예방접종피해조사반을 설치

② 예방접종피해조사반의 설치 및 운영 등에 관하여 필요한 사항은 대통령령으로 정함

(6) 예방접종 완료 여부의 확인

① 특별자치도지사 또는 시장·군수·구청장은 초등학교와 중학교의 장에게 예방접종 완료 여부에 대한 검사 기록을 제출하도록 요청

② 특별자치도지사 또는 시장·군수·구청장은 유치원의 장과 「영유아보육법」에 따른 어린이집의 원장에게 영유아의 예방접종 여부를 확인하도록 요청

③ 특별자치도지사 또는 시장·군수·구청장은 ①에 따른 제출 기록 및 ②에 따른 확인 결과를 확인하여 예방접종을 끝내지 못한 영유아, 학생 등이 있으면 그 영유아 또는 학생 등에게 예방접종을 해야 함

(7) 예방접종약품의 계획 생산

① 보건복지부장관은 예산의 범위에서 감염병의 예방접종에 필요한 수량의 예방접종약품을 미리 계산하여 제조업자에게 생산하게 할 수 있음

② 보건복지부장관은 예방접종약품의 생산에 드는 비용의 전부 또는 일부를 해당 의약품 제조업자에게 미리 지급할 수 있음

7.3.7. 감염 전파의 차단 조치

(1) 감염병 위기관리대책의 수립 · 시행

① 보건복지부장관은 감염병의 확산 또는 해외 신종감염병의 국내 유입으로 인한 재난상황에 대처하기 위하여 위원회의 심의를 거쳐 감염병 위기관리대책을 수립 · 시행

(2) 감염병관리기관의 지정 등

① 시·도지사 또는 시장·군수·구청장은 의료기관을 감염병관리기관으로 지정

② 지정받은 의료기관의 장은 감염병을 예방하고 감염병환자등을 진료하는 시설을 설치(일정규모 이상의 감염병관리기관에는 감염병의 전파를 막기 위하여 전실(前室) 및 음압시설(陰壓施設) 등을 갖춘 1인 병실을 설치)

(3) 감염병위기 시 감염병관리기관의 설치 등

① 보건복지부장관, 시 · 도지사 또는 시장·군수·구청장은 감염병환자가 대량으로 발생하거나 감염병관리기관만으로 감염병환자등을 모두 수용하기 어려운 경우에는 다음 각 호의 조치를 취할 수 있음

1. 감염병관리기관이 아닌 의료기관을 일정 기간 동안 감염병관리기관으로 지정
2. 격리소 · 요양소 또는 진료소의 설치 · 운영

② 감염병관리기관의 장은 감염병관리시설을 설치

(4) 감염병에 관한 강제처분

① 보건복지부장관, 시·도지사 또는 시장·군수·구청장은 해당 공무원으로 하여금 다음에 해당하는 감염병환자등이 있다고 인정되는 주거시설, 선박·항공기·열차 등 운송수단 또는 그 밖의 장소에 들어가 필요한 조사나 진찰을 하게 할 수 있으며, 그 진찰 결과 감염병환자 등으로 인정될 때에는 동행하여 치료받게 하거나 입원시킬 수 있음

(5) 업무 종사의 일시 제한

① 감염병환자 등은 보건복지부령으로 정하는 바에 따라 업무의 성질상 일반인과 접촉하는 일이 많은 직업에 종사할 수 없고, 누구든지 감염병환자등을 그러한 직업에 고용할 수 없음

② 성매개감염병에 관한 건강진단을 받아야 할 자가 건강진단을 받지 아니한 때에는 해당 직업에 종사할 수 없으며 해당 영업을 영위하는 자는 건강진단을 받지 아니한 자를 그 영업에 종사하게 하여서는 아니됨

(6) 건강진단 및 예방접종 등의 조치

① 보건복지부장관, 시·도지사 또는 시장·군수·구청장은 다음에 해당하는 사람에게 건강진단을 받거나 감염병 예방에 필요한 예방접종을 받게 하는 등의 조치를 할 수 있음

1. 감염병환자등의 가족 또는 그 동거인
2. 감염병 발생지역에 거주하는 사람 또는 그 지역에 출입하는 사람으로서 감염병에 감염되었을 것으로 의심되는 사람
3. 감염병환자등과 접촉하여 감염병에 감염되었을 것으로 의심되는 사람

Chapter 7

의료관계법규 예상문제

01 **의료법의 목적에 관하여 서술한 내용으로 옳은 것은?**

① 의료요원의 업무를 규정하여 국민건강수준의 향상에 이바지
② 국민의료에 필요한 사항을 규정하여 국민의 건강을 보호·증진
③ 의료체계 확립을 통해 국민에게 양질의 의료서비스 제공
④ 양질의 의료서비스 제공을 통해 국민건강의 안녕을 달성

정답 ②

해설 의료법 제1조(목적): 국민의료에 필요한 사항을 규정함으로써 국민의 건강을 보호하고 증진하는 데에 목적이 있다.

02 **의료법에 따른 입원시설의 제한을 받지 않는 의료기관은?**

① 요양병원 ② 한방병원 ③ 병원 ④ 치과병원

정답 ④

해설 의료법 제3조의2(병원등) 병원·치과병원·한방병원 및 요양병원(이하 "병원등"이라 한다)은 30개 이상의 병상(병원·한방병원만 해당한다) 또는 요양병상(요양병원만 해당하며, 장기입원이 필요한 환자를 대상으로 의료행위를 하기 위하여 설치한 병상을 말한다)을 갖추어야 한다.

03 **다음은 의료인의 의무에 관한 설명이다. 옳지 않은 것은 ?**

① 의료인은 환자 또는 보호자에게 요양방법을 지도하여야 한다.
② 의약품을 투여할 필요가 있다고 인정하면 처방전을 작성하여 환자에게 내주어야 한다.
③ 간호를 하면서 알게 된 다른 사람의 비밀을 누설하지 못한다.
④ 의료인은 진료기록부를 대통령령에 따라 보관하고 관리할 수 있다.

정답 ④

해설 의료법 제22조(진료기록부 등) 의료인이나 의료기관 개설자는 진료기록부등을 보건복지부령으로 정하는 바에 따라 보존하여야 한다.

04 **다음 중 의료인의 결격사유로 볼 수 없는 것은?**

① 정신질환자 ② 향정신성의약품중독자
③ 피성년후견인·피한정후견인 ④ 과태료 처분을 받은 자

정답 ④

해설 의료법 제8조(결격사유 등)

1. 「정신건강증진 및 정신질환자 복지서비스 지원에 관한 법률」 제3조제1호에 따른 정신질환자. 다만, 전문의가 의료인으로서 적합하다고 인정하는 사람은 그러하지 아니하다.
2. 마약·대마·향정신성의약품 중독자
3. 피성년후견인·피한정후견인
4. 이 법 또는 「형법」 제233조, 제234조, 제269조, 제270조, 제317조제1항 및 제347조(허위로 진료비를 청구하여 환자나 진료비를 지급하는 기관이나 단체를 속인 경우만을 말한다), 「보건범죄단속에 관한 특별조치법」, 「지역보건법」, 「후천성면역결핍증 예방법」, 「응급의료에 관한 법률」, 「농어촌 등 보건의료를 위한 특별 조치법」, 「시체해부 및 보존에 관한 법률」, 「혈액관리법」, 「마약류관리에 관한 법률」, 「약사법」, 「모자보건법」, 그 밖에 대통령령으로 정하는 의료 관련 법령을 위반하여 금고 이상의 형을 선고받고 그 형의 집행이 종료되지 아니하였거나 집행을 받지 아니하기로 확정되지 아니한 자

05 **의료법에서 의료기관을 몇 종으로 구분하고 있는가?**

① 5종 ② 9종 ③ 10종 ④ 13종

정답 ②

해설 의료기관(9종): 의원, 한의원, 치과의원, 조산원, 병원, 치과병원, 한방병원, 요양병원, 종합병원

06 **'갑' 환자의 진료기록부에 관한 내용을 '을'의료인이 지인관계에 있는 '병'에게 고지하므로 발생되는 의료인 의무 위반사항은 ?**

① 진료거부금지 ② 정보 누설 금지
③ 요양방법의 지도 ④ 기록열람

정답 ②

해설 의료법 제19조(정보 누설 금지) ① 의료인이나 의료기관 종사자는 이 법이나 다른 법령에 특별히 규정된 경우 외에는 의료·조산 또는 간호업무나 제17조에 따른 진단서·검안서·증명서 작성·교부 업무, 제18조에 따른 처방전 작성·교부 업무, 제21조에 따른 진료기록 열람·사본 교부 업무, 제22조제2항에 따른 진료기록부등 보존 업무 및 제23조에 따른 전자의무기록 작성·보관·관리 업무를 하면서 알게 된 다른 사람의 정보를 누설하거나 발표하지 못한다.

07 **의료인의 실태와 취업상황 신고는 누구에게 하는가?**

① 보건복지부장관 ② 시·도지사
③ 보건소장 ④ 시·군·구청장

정답 ①

해설 의료법 제25조(신고) ① 의료인은 대통령령으로 정하는 바에 따라 최초로 면허를 받은 후부터 3년마다 그 실태와 취업상황 등을 보건복지부장관에게 신고하여야 한다.

08 **의료법에서의 진료에 관한 기록과 그 보존기간을 연결한 것으로 옳지 않은 것은?**

① 처방전-1년 ② 수술기록-10년
③ 환자명부-5년 ④ 방사선 사진 및 소견서-5년

정답 ①

해설 제15조(진료에 관한 기록의 보존): ① 환자명부:5년 ② 진료기록부:10년 ③ 처방전:2년 ④ 수술기록:10년 ⑤ 검사소견기록:5년 ⑥ 방사선사진 및 그 소견서:5년 ⑦ 간호기록부:5년 ⑧ 조산기록부:5년

09 **의료법에 준하여 원격의료를 원격지 의사의 원격 의료하에 현지의 의료인이 진료한 경우 환자 진료에 문제가 발생했을 때 환자에 대한 책임소재로서 옳은 것은?**

① 원격지 의사의 지시에 따랐으므로 원격지 의사와 현지 의사의 공동 책임이다.
② 당시 진료기록과 관련 자료를 종합하여 판단해야 하는 것이 일반적인 학설이다.
③ 원격지 의사 과실을 인정할 만한 명백한 근거가 없으면 현지 의사가 책임을 져야한다.
④ 원격지 의사 책임소재는 현지 의사는 1/3의 책임을 지는 것으로 관련 조치를 취한다.

정답 ③

해설 제34조(원격의료): ④ 원격지 의사의 과실을 인정할 만한 명백한 근거가 없으면 환자에 대한 원격지 의사 책임에도 불구하고 현지 의사에게 있는 것으로 본다.

10 **의료인의 의무에 관한 설명으로 옳지 않은 것은?**

① 진료의 요구를 받을 때는 정당한 이유없이 진료를 거부할 수 없다.
② 환자의 치료 경유서의 열람 요구에 응할 필요가 없다.
③ 태아의 성감별을 목적으로 임산부를 진찰해서는 안된다.
④ 간호에서 취득한 타인의 비밀을 발표하지 못한다.

정답 ②

해설 의료법 제21조 제1항 환자는 의료인, 의료기관의 장 및 의료기관 종사자에게 본인에 관한 기록의 전부 또는 일부에 대하여 열람 또는 그 사본의 발급 등 내용의 확인을 요청할 수 있다, 이 경우 의료인, 의료기관의 장 및 의료기관 종사자는 정당한 사유가 없으면 거부하여서는 아니 된다.

11 의료기관 개설자가 집단 휴업으로 환자 진료에 막대한 지장을 초래하여 의료기관 개설자에게 업무개시 명령을 할 수 있는 자로 옳은 조합은?

① 보건복지부장관

② 보건복지부장관 또는 시·도지사

③ 시·도지사 또는 시장·군수·구청장

④ 보건복지부장관, 시·도지사 또는 시장·군수·구청장

정답 ④

해설 의료법 제59조(지도와 명령) 제2항: 보건복지부장관, 시·도지사 또는 시장·군수·구청장은 의료인이 정당한 사유 없이 진료를 중단하거나 의료기관 개설자가 집단으로 휴업하거나 폐업하여 환자 진료에 막대한 지장을 초래하거나 초래할 우려가 있다고 인정할 만한 상당한 이유가 있으면 그 의료인이나 의료기관 개설자에게 업무개시 명령을 할 수 있다

12 의료법인 설립 취소 요건이 아닌 것은?

① 정관으로 정한 사업이외의 사업을 할 때

② 보건복지부장관이 감독을 위하여 내린 명령을 위반했을 때

③ 의료법인이 설립한 의료기관이 개설허가가 취소되었을 때

④ 설립된 날로부터 3년 이내에 의료기관을 개설하지 않았을 때

정답 ④

해설 의료법 제51조(설립 허가 취소) 보건복지부장관 또는 시·도지사는 의료법인이 다음 각 호의 어느 하나에 해당하면 그 설립 허가를 취소할 수 있다.

1. 정관으로 정하지 아니한 사업을 한 때
2. 설립된 날부터 2년 안에 의료기관을 개설하지 아니한 때
3. 의료법인이 개설한 의료기관이 제64조에 따라 개설허가를 취소당한 때
4. 보건복지부장관 또는 시·도지사가 감독을 위하여 내린 명령을 위반한 때
5. 제49조제1항에 따른 부대사업 외의 사업을 한 때

13 의료법 규정에 따라 행정기관이 처분을 하고자 할 때 청문해야 하는 사유는?

가. 의료기관 폐쇄 명령　　나. 시설, 장비 등의 사용 금지
다. 개설허가 취소　　라. 면허 정지
마. 의료기관 인증 또는 조건부 승인 취소

① 가, 나, 다　　② 가, 다

③ 나, 라　　④ 가, 나, 다, 마

정답 ④

해설 의료법 제84조(청문): 보건복지부장관, 시·도지사 또는 시장·군수·구청장은 다음 각 호의 어느 하나에 해당하는 처분을 하려면 청문을 실시하여야 한다.

1. 인증의 취소
2. 설립 허가의 취소
3. 의료기관 인증 또는 조건부인증의 취소
4. 시설·장비 등의 사용금지 명령
5. 개설허가 취소나 의료기관 폐쇄 명령
6. 면허의 취소

14 의료 기사 등에 관한 법률 시행령에서 의무기록사 업무로 옳은 것은?

① 의무기록 및 정보를 유지·관리, 확인 업무에만 종사
② 의무기록 정보의 관리 업무에만 종사
③ 의무기록의 전산화 및 관리 업무에 종사
④ 의무기록정보의 확인 업무에 종사

정답 ①

해설 의료기사등에 관한 법률 시행령 제2조(의료기사, 보건의료정보관리사 및 안경사의 업무 범위 등) 보건의료정보관리사 업무범위는 다음과 같다.

가. 의료기관에서의 의료 및 보건지도 등에 관한 기록 및 정보의 분류·확인·유지·관리에 관한 다음의 구분에 따른 업무
 1) 보건의료정보의 분석
 2) 보건의료정보의 전사(轉寫)
 3) 암 등록
 4) 진료통계 관리
 5) 질병·사인(死因)·의료행위의 분류

나. 그 밖에 의료기관에서의 의료 및 보건지도 등에 관한 기록 및 정보의 분류·확인·유지·관리에 관한 업무

15 의료기사 등의 국가시험은 ( )으로 정하는 바에 의하여 매년 1회 이상 실시하는가?

① 보건복지부령 ② 국무총리령
③ 대통령령 ④ 국가시험관리기관

정답 ③

해설 제6조(국가시험): ① 국가시험은 대통령령이 정하는 바에 의하여 매년 1회 이상 보건복지부장관이 실시한다.

16 치과기공물제작의뢰서의 보존기간은?

① 6개월간 ② 1년간 ③ 2년간 ④ 3년간

정답 ③

해설 의료기사 등에 관한 법률 시행규칙 제12조의5(치과기공물제작의뢰서) 치과의사 및 치과기공소 개설자는 치과기공물제작의뢰서를 각자 2년 동안 보존하여야 한다.

17 다음 중 의료기사 등에 관한 법률의 벌칙 규정에 적당치 않은 것은?

① 무면허의료기사행위 3년 이하의 징역 또는 3천만원 이하의 벌금
② 의료기사 등이 아니면서 의료기사 등의 명칭 사용 시 500만원 이하의 벌금
③ 안경사면허 없이 안경업소를 개설할 때 3년 이하의 징역 또는 3천만원 이하의 벌금
④ 검사결과를 사실과 다르게 판시할 때 300만원 이하의 벌금

정답 ④

해설 ④는 품위손상행위로서 벌금형 없이 면허자격정지 사유임(법22조)

18 의료기사 등의 면허취소 사유가 아닌 것은?

① 면허증을 대여한 때
② 2회에 걸쳐 자격정지처분을 받은 자
③ 자격정지 처분기간 중 의료기사의 업무를 행한 때
④ 마약법을 위반하여 금고 이상의 형을 선고 받은 때

정답 ②

해설 의료기사 등에 관한 법률 제21조(면허의 취소 등) 면허자격정지 또는 면허효력정지 기간에 의료기사 등의 업무를 하거나 3회 이상 면허자격정지 또는 면허효력정지 처분을 받은 경우

19 **재활의원에 고용된 물리치료사가 재활치료를 목적으로 진료를 하여 물리치료사는 3년 이하의 징역형을 선고받았다. 이때 재활의원의 개설자인 의사에게 어떤 처벌이 주어질 수 있는가?**

① 300만원 이하의 벌금 ② 500만원 이하의 벌금
③ 1,000만원 이하의 벌금 ④ 3,000만원 이하의 벌금

정답 ④

해설 의료기사 등에 관한 법률 제32조(양벌규정) 법인의 대표자나 법인 또는 개인의 대리인, 사용인, 그 밖의 종업원이 그 법인 또는 개인의 업무에 관하여 제30조 또는 제31조의 위반행위를 하면 그 행위자를 벌하는 외에 그 법인 또는 개인에게도 해당 조문의 벌금형을 과(科)한다. 3년 이하의 징역은 3천만원 이하의 벌금형과 동일

20 **감염병의 예방 및 관리에 관한 법률의 목적으로 옳은 것은?**

> 국민 건강에 위해가 되는 감염병의 ( )과 ( )을 방지하고, 그 예방 및 관리를 위하여 필요한 사항을 규정함으로써 국민건강의( ) 및 ( )에 이바지함을 목적으로한다.

① 증진, 발생. 유행, 향상 ② 발생, 향상, 유행, 증진
③ 증진, 발생, 향상, 유행 ④ 발생, 유행, 증진 ,유지

정답 ④

해설 감염병 예방 및 관리에 관합 법률 제1조(목적) 국민 건강에 위해가 되는 감염병의 발생과 유행을 방지하고, 그 예방 및 관리를 위하여 필요한 사항을 규정함으로써 국민 건강의 증진 및 유지에 이바지함을 목적으로 한다

21 **생물테러감염병 또는 치명률이 높거나 집단 발생의 우려가 커서 발생 또는 유행 즉시 신고하여야 하고, 음압격리와 같은 높은 수준의 격리가 필요한 감염병은?**

① 제1급감염병 ② 제2급감염병
③ 제3급감염병 ④ 제4급감염병

정답 ①

해설 "제1급감염병"이란 생물테러감염병 또는 치명률이 높거나 집단 발생의 우려가 커서 발생 또는 유행 즉시 신고하여야 하고, 음압격리와 같은 높은 수준의 격리가 필요한 감염병을 말한다. 다만, 갑작스러운 국내 유입 또는 유행이 예견되어 긴급한 예방·관리가 필요하여 보건복지부장관이 지정하는 감염병을 포함한다.

22 **의료기관에 소속되지 아니한 의사 또는 한의사가 감염병환자등을 진단하였을 때의 조치는?**

① 관할 경찰서장에게 신고 ② 질병관리본부장에게 신고
③ 해당 시장·군수·구청장에게 신고 ④ 관할 보건소장에게 신고

정답 ④

해설 감염병의 예방 및 관리에 관한 법률 제11조(의사 등의 신고) 제1항 의사, 치과의사 또는 한의사는 소속 의료기관의 장에게 보고하여야 하고, 해당 환자와 그 동거인에게 보건복지부장관이 정하는 감염 방지 방법 등을 지도하여야 한다. 다만, 의료기관에 소속되지 아니한 의사, 치과의사 또는 한의사는 그 사실을 관할 보건소장에게 신고하여야 한다

23 **감염병 발생 및 유행 여부 또는 예방접종 후 이상반응에 관한 긴급한 조사가 필요한 경우 역학조사를 실시하는 자는?**

① 보건소장 ② 시·도지사
③ 시장·군수·구청장 ④ 질병관리본부장

정답 ④

해설 감염병의 예방 및 관리에 관한 법률 시행령 제13조(역학조사의 시기)
· 질병관리본부장이 역학조사를 하여야 하는 경우
가. 둘 이상의 시·도에서 역학조사가 동시에 필요한 경우
나. 감염병 발생 및 유행 여부 또는 예방접종 후 이상반응에 관한 조사가 긴급히 필요한 경우
다. 시·도지사의 역학조사가 불충분하였거나 불가능하다고 판단되는 경우

24 **감염병의 예방 및 관리에 관한 기본계획을 수립·시행하는 자와 시기는?**

① 보건복지부장관: 3년
② 보건복지부장관: 5년
③ 질병관리본부장: 3년
④ 질병관리본부장: 5년

정답 ②

해설 감염병의 예방 및 관리에 법률 제7조(감염병 예방 및 관리 계획의 수립 등)
① 보건복지부장관은 감염병의 예방 및 관리에 관한 기본계획을 5년마다 수립·시행

25 **역학조사반의 자격요건이 아닌 것은?**

① 약사
② 예방접종을 담당하는 공무원
③ 위생분야에 종사하는 공무원
④ 의료인

정답 ③

해설 감염병의 예방 및 관리에 관한 법률 제60조2(역학조사관) 방역, 역학조사 또는 예방접종 업무를 담당하는 공무원, 의료인, 약사, 수의사 등 감염병·역학 관련분야 전문가v

Certificate of
Medical
Information
Administrator

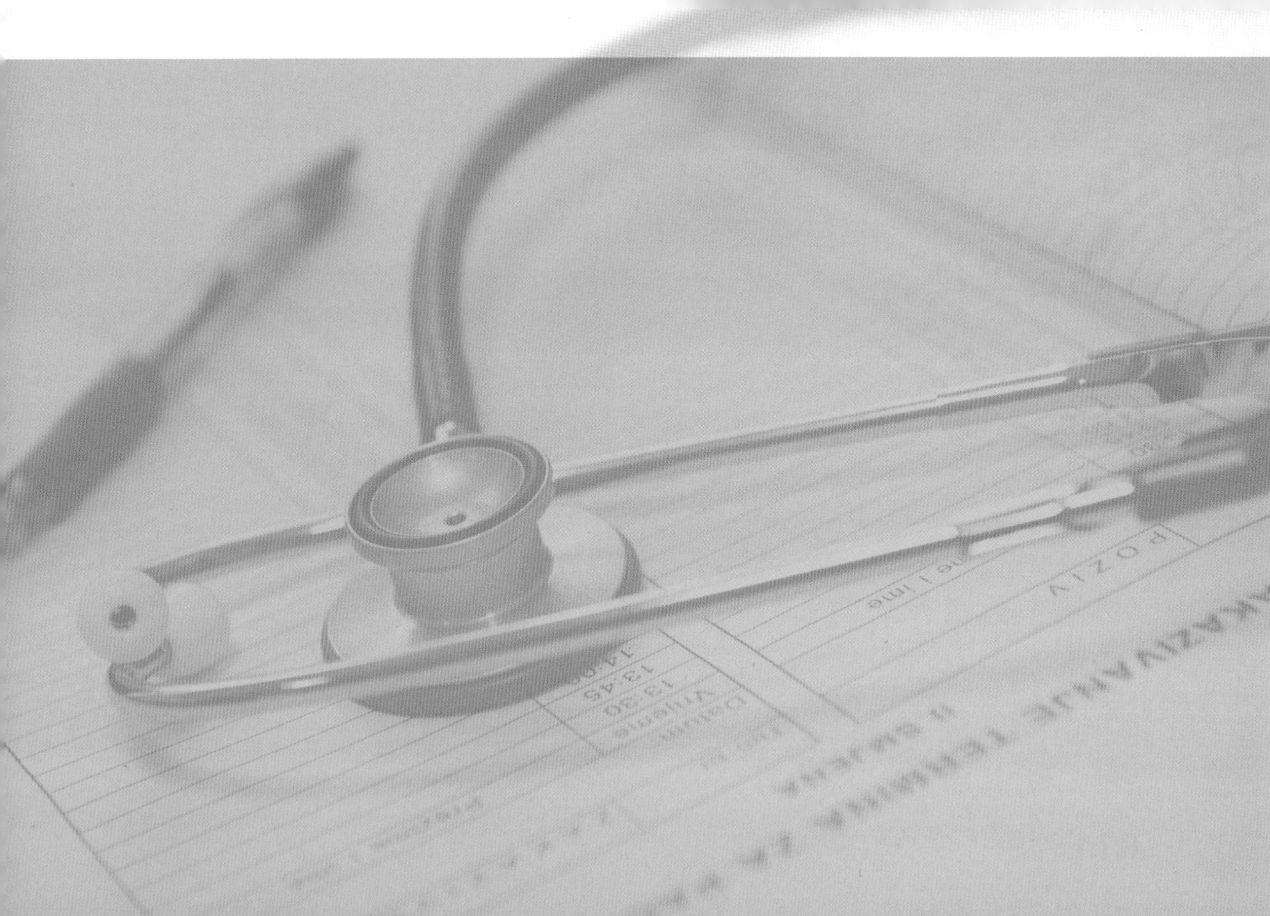

CHAPTER 8
공중보건

Chapter 8

공중보건

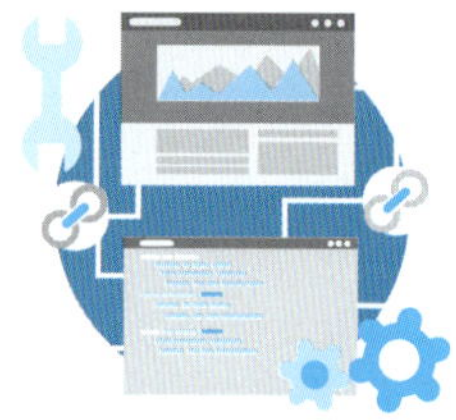

8.1 개론, 역학, 감염병 관리

8.1.1. 개론

- 보건: 건강을 온전하게 잘 지키는 일. 병의 예방, 치료 따위로 사람의 건강과 생명을 보호하고 증진하는 것
- 보건학: 건강을 온전하게 잘 지키는 일을 연구하는 학문
- 공중보건학: 보편적인 사람들의 건강을 온전하게 잘 지키는 일(집단: 지역사회주민)의 건강을 연구하는 학문
- 공중보건사업: 지역사회의 사회적·환경적 요인에 의한 질병의 예방과 건강의 유지·증진을 위하여 지역사회 전체 주민을 대상으로 실시되는 모든 보건사업

(1) 건강의 정의

① 세계보건기구(World Health Organization, WHO)은 건강을 "Health is a complete state of physical, mental and social well-being and not merely the absence of disease or infirmity"라고 정의함. 즉, 건강이란 단순히 질병이 없고 허약하지 않은 상태만을 의미하는 것이 아니라, 육체적·정신적·사회적 안녕의 완전한 상태를 의미함

② 소극적 차원
단지 질병이 없는 상태: Health is merely the absence of disease of infirmity

③ 적극적 차원
신체적, 정신적, 사회적 안녕: Health is a complete state of complete physical, mental and social well-being

※ 오타와 선언(1986): 건강은 매일매일의 삶의 원천, 신체적인 능력을 포함한 사회적이고 개인적인 자력을 중시하는 긍정적인 생각

※ 미국의 사회학자 파슨즈: 건강은 각 개인이 사회적인 역할과 임무를 효과적으로 수행할 수 있는 최적의 상태

(2) 건강의 요인과 건강개념의 변화

① 건강결정요인

병인(agent), 숙주(host), 환경(environment)

[표 8-1] 주요결정요인

대분류	소분류		결정요인
병인 (agent)	생물학적		바이러스, 세균, 곰팡이, 기생충 등
	물리적		온열, 한냉, 방사선, 이상기압 등
	화학적		영양소, 농약, 화학약품 등
	정신적		스트래스, 노이로제 등
숙주 (host)	생물학적	선천적	성, 연령, 인종, 유전적 요인
		후천적	영양상태, 과거의 환경폭로, 면역수준 등
	사회적	경제적	직업 유무, 작업환경, 교육수준, 거주환경, 가족상태 등
		건강행태	흡연, 음주, 식이, 육체적 운동, 일상활동, 작업형태 등
환경 (environment)	물리화학적		기상, 계절, 지리, 오염 정도, 소음 등
	생물학적		감염성 질병의 매개물(유해곤충)
	사회경제적		교육제도, 의료제도, 사회적 관습, 의료시설, 의식주, 정치제도

② 건강개념의 변화

- 생태학적 모델: 병인, 숙주, 환경과의 상호 균형 상태를 건강
- 사회·생태학적 모델: 개인의 유전적 요인과 경험적 요인을 포함하는 숙주요인들과 물리적 환경, 사회적 환경을 포함하는 외부 환경적 요인, 그리고 개인적 행태요인들이 건강을 결정
- 세계보건기구모델: 신체적, 정신적, 사회적 안녕이 완전한 상태가 건강
- 전인적 모델(hositc model): 환경적 요인, 유전적 요인, 생활행태요인, 보건의료서비스조직요인 등의 결합

③ 레벨과 클라크(Leavell & Clark, 1965)의 질병의 자연사와 예방단계

예방차원	1차 예방		2차 예방		3차 예방
질병단계	I. 비병원성기	II. 초기병원성기	III. 불현성 감염기	IV. 발현성 감염기	V. 회복기
질병과정	무병기	전병기	증병기	진병기	정병기
	병원, 숙주, 환경의 상호작용	병인자극의 형성	숙주의 감염	질병	회복/사망
예비적 조치	건강증진(금연/절주/식이/운동) 환경위생 영양개선	특수예방 예방접종 (적극적 예방)	조기진단 조기치료 (건강검진)	악화장비를 위한 치료	재활 사회복귀

(3) 공중보건학의 정의

조직적인 지역사회의 노력을 통하여 환경위생관리, 감염병 관리, 개인위생에 관한 보건교육, 질병의 조기발전과 예방적 치료를 할 수 있는 의료 및 간호서비스의 체계화. 모든 사람이 자기 건강을 유지하는 데 적합한 생활수준을 보장받도록 사회제도를 발전시킴으로써 ① 질병을 예방(preventing disease)하고, ② 수명을 연장(prolonging life)하며, ③ 신체적 정신적 효율을 증진(promoting health efficiency)하는 기술과 과학

※ 공중보건, 예방의학, 치료의학의 차이점

내용	공중보건	예방의학	치료의학
대상	지역사회 주민	개인 및 가족, 지역사회 주민	개인
목적	· 질병예방, 수명연장 · 육체적, 정신적 건강 및 효율 증진	· 질병예방, 수명연장 · 육체적, 정신적 건강 및 효율 증진	· 개개인의 건강증진
책임소재	공공조직의 책임	개인에게 책임	개인에게 책임
목표	건강과 관련된 전영역	예방	치료

(4) 공중보건학의 범위와 과제

- 환경관리 분야: 환경위생, 식품위생, 환경오염, 산업보건 분야 등
- 역학 및 질병관리 분야: 역학, 감염병 관리, 기생충질환 관리, 비감염성 질환 관리, 치과 질환 관리 분야 등
- 보건관리 분야: 보건행정, 보건교육, 모자보건, 사회보장 및 건강보험제도, 노인장기요양제도, 보건영양, 인구보건, 가족계획, 보건통계, 정신보건, 의료벙보, 응급의샤사고 관리 분야 등

(5) 공중보건학의 역사와 발전과정

① 고대기

- 미신 혹은 종교적으로 건강 문제 해결(신벌설)
- 장기설, 4액체설(혈액, 점액, 황담즙, 흑담즙)

② 중세기(암흑기: 395~1500)

- 감염병의 범세계적 유행(pandemic): 나병, 흑사병, 천연두, 디프테리아, 홍역 등 전염병 유행
- 페스트로 인해 당시 유럽 인구의 1/4 사망, 40일간 교통 차단
- 방역의사, 빈민구제의사, 경찰의사 활동이 활발
- 검역의 시초, 검역소 설치: 최초의 검역법 제정 383년 마르세이유(Marseilles)

③ 여명기(요람기: 1500~1850)

- 문예부흥, 근대과학기술의 태동, 산업혁명으로 공중보건의 기초가 확립된 시기
- 영국이 그랜트는 최초의 출생사망 통계보고(1662)
- 영국의 의사 제너의 우두접종법(1798) 발견
- 영국의 채드윅은 1842년 노동자 계층의 위생상태 보고서
- 영국: 1948년 세계 최초의 공중보건법(Public Health Act) 제정. 추후 공중보건국으로 세계최초 보건부 설치됨(1919)

④ 확립기(세균학 시대: 1850~1900)

- 세균학의 발달과 면역학 분야의 발전으로 예방의학적 개념이 확립된 시기
- 영국의사 스노우: 마취술과 위생적인 치료 부분에 대한 선구자(역학의 아버지)
- 독일 비스마르크 유럽사회에서는 최초로 국가 차원의 사회보장에 관한 계획을 고안하고 실시. 세계 최고 질병보험법(1883), 산업재해보험법(1884), 연금보험법(1889) 제정
- 독일 의학자 코흐: 탄저균(1877), 결핵균(1882), 콜레라균(1883) 발견
- 프랑스 파스퇴르: 미생물 발효와 질병의 원인 증명. 광견병(1984), 탄저병(1881), 닭콜레라(1883) 등에 대한 백신을 처음 만듦
- 미국: 1872년 최초의 공중보건협회 창설

⑤ 발전기(탈미생물학 시대: 20세기 이후)

- 보건학의 전문적 분화와 체계적 종합화. 탈미생물학의 시대로 사회학적 경제학적 개념이 공중보건학에 추, 사회보장제도 확충, 포괄적인 보건의료의 필요성 대두
- 국가적인 공중보건 관련 법령과 제도를 체계화함
- 보건소 제도의 확대보급과 국가 간의 보건문제해결을 위한 WHO 발족(1948)
- WHO의 대표적 사업(일차보건의료사업): 카자흐스탄 알마아타에서 선언된 2000년까지 모든 인류에서 건강 실현 목표
- 리우선언, 의제 21(Agenda21), 지구온난화방지협약, 생물다양성보존협약 등
- 오타와 선언(1986): 건강증진을 위한 오타와 헌장 마련
- 건강증진사업은 현재 주로 금연, 절주, 운동, 영양 중심으로 추진. Health Plan 2010

8.1.2. 역학

(1) 역학의 정의

epidemiology = epi(upon)+ demos(people or population) + logos(science or study)

① 역학은 인간집단을 대상으로 그 속에서 질병의 발생, 분포, 유행 경향의 양상을 밝히고(기술역학) 그 질병의 분포 및 경향을 결정하는 요소들을 규명함으로써(분석역학) 원인을 규명하고 질병의 발생 원인을 탐구하고 그 예방과 관리대책을 연구하는 학문. 궁극적 목적은 질병발생 원인을 규명함으로써 질병을 예방하는 것. 현대의 감염병, 비감염성 질환, 각종 암, 심장질환 당뇨병 등 건강과 관련된 모든 분야

② 역학의 역할

- 질병발생의 원인 규명
- 보건사업의 기획과 평가자료 제공
- 질병의 임상연구의 활용
- 건강수준과 질병발생 양상에 관한 기술
- 질병발생과 유행 감시
- 질병의 자연사 연구
- 연구전략 개발

③ 역학적 연구방법 분류

- 실험연구, 관찰연구
- 관찰연구: 기술역학, 분석역학
- 분석역학: 단면조사연구, 환자대조군 연구, 코오트연구

(2) 역학의 분류

① 기술역학(descriptive epidemiology: 1단계 역학)

인간집단에서 발생하는 질병의 규모, 분포 및 경향 등을 인적(who), 지역적(where), 시간적(when), 원인적(what) 특성에 따라 기술하여 조사, 연구하는 기획적 역학조사

- 인간 및 사회적 특성(연령, 성별, 인종, 결혼 여부, 경제적 상태, 직업, 가족상태)
- 시간적 특성(질병 유행의 주기적/계절적 변화)
- 지역적 특성(국가나 지역사회, 도시/농촌 특성)

② 분석역학(analytic epidemiology: 2단계 역학)

기왕조사, 추적조사, 계획조사 기술역학을 토대로 질병발생과 질병발생의 요인 혹은 속성과의 인과관계를 증명하기 위한 역학. 가설을 검정하는 역학

- 실험역학: 인체실험, 동물실험
- 관찰역학: 단면적 연구, 환자-대조군 연구, 코호트연구(폭로-비폭로 연구), 전향성 및 후향성 연구

※ 코호트(Cohort): 같은 특성을 가진 인구 집단

③ 실험역학(experimental epidemiology)

연구자가 사람을 직접 연구대상으로 하는 실험적 연구로 그 결과를 직접 사람에게 적용하여 질병의 예방과 진단 및 치료에 활용할 수 있도록 수행하는 연구. 예) 임상시험, 지역사회 개입연구, 실험실 실험연구

(3) 관찰 역학 조사방법

① 단면적 연구(cross sectional study)

- 단면조사
- 일정한 인구집단을 대상으로 특정한 시점이나 기간 내에 그 질병과 그 인구집단이 가지고 있는 속성과의 관계를 찾아내는 연구조사방법

② 환자-대조군 연구(case-control study)

- 후향성 조사, 병력조사
- 질병발생의 요인이나 속성이 대조군과 환자군 간에 비교검토연구로 유의한 차이가 있는 인과관계를 규명하는 조사방법

③ 코호트 연구(cohort study)

- 폭로-비폭로 연구, 전향성 조사
- 특정 기간에 질병발생의 원인과 관련되어 있다고 생각되는 인구집단과 관련이 없는 인구집단 간에 질병발생률을 비교 분석하는 연구방법

④ 전향성 및 후향성 조사

- 전향성 조사연구(prospective study)는 앞으로 일어날 것을 미리 조사함(사전조사). 원인 ⇒ 결과(현재의 원인이 향후 결과에 대한 연구)
- 후향성 조사연구(retrospective study)는 발생한 질병의 과거를 추적 조사하여 원인을 찾음(추적조사). 결과 ⇒ 원인(현재의 결과에 대한 원인 규명)

(4) 전향성 및 후향성 조사의 장단점

조사방법	장점	단점
후향성 조사 (대조군 조사, 병력 조사)	· 비용이 적게 듦 · 대상사 수가 직음 · 빠른 시일 내에 결론을 얻음 · 희귀한 질병조사에 적합	· 정보 수집이 불확실함 · 대조군의 선정이 어려움 · 상대위험도밖에 얻지 못함
전향성 조사 (코호트 조사, 비폭로 조사)	· 속성, 요인에 편견 제거됨 · 발병률 추론 · 귀속위험도, 상대위험도 측정 · 여러 결과를 동시에 얻음	· 장기적인 조사기간 · 많은 비용 · 대상자 탈락이 가능 · 요인분류의 착오 가능 · 진단방법과 기준의 변동이 가능 · 희귀한 질병조사는 불가능

(5) 상대위험도

상대위험도(RR) = (a / a+b) ÷ (c / c+d) = a(c+d) ∗ ad ÷ c(a+b) ∗ cb

※ 폐암 관련 코호트 연구에서 흡연자 1,000명 중 20명, 비흡연자 1,000명 중 1명 폐암 발생 시 상대위험도

구분	폐암발생	폐암 미발생	전체
흡연자	a 20	b 980	a+b 1,000
비흡연자	c 1	d 999	c+d 1,000

- 상대적 위험도 : 20/1,000 ÷ 1/1,000 = 0.02 ÷ 0.001= 20
- 지속 위험도 : 10/1,000 - 1/1,000 = 19/1,000 = 0.019

※ 진단검사의 타당성(validity)

- 민감도(감수성, sensitivity): 실제 병이 있는 사람을 어떤 진단 검사법으로 검사한 후 병이 있다고 판정할 수 있는 능력
- 특이도(특이성, specificity): 어떤 진단 검사법으로 검사한 후 병이 없는 사람을 병이 없다고 판정할 수 있는 능력 또는 확률

(6) 성인병의 역학적 특성

① 주요발생원인: 지나친 흡연, 음주, 잘못된 식습관, 스트레스 축적, 각종 유해환경에 반복적 노출, 내분비계통의 이상변화, 면역학적 기전의 변화, 고령화 등이 원인

② 발생시점: 중년기 이후

③ 잠재기간: 수년 또는 수십 년의 긴 세월을 두고, 만성적인 경과를 거쳐 서서히 진행

④ 비가역적 병적 변화

(7) 감염병의 역학적 특성

구분	발생률	유병률
급성감염병	높음	낮음
만성감염병	낮음	높음

(8) 수인성 감염병의 역학적 특성

① 수인성 감염병은 물이나 음식물에 들어 있는 세균에 의해 전염되는 병(예, 콜레라, 장티푸스, 세균성 이질, 장출혈성대장균감염증 등)

② 계절과 관계없이 발생하며 환자 발생이 폭발적. 발병률과 치명률이 낮음

(9) 역학조사의 순서

① 기술역학적 조사: 환자진단 확인 → 유행 여부 확인 → 발생일시 확인 →지리적 분포 확인 → 환자 인적특성 확인

② 분석적 역학조사: 유행의 가설 설정 → 가설검증

8.1.3. 감염병 관리

(1) 감염병 관리의 발전사

- 질병: "한 유기체의 정상적인 생명기능을 방해하거나 변형시키는 손상"이라고 정의
- 감염병 발전사: 종교설 시대 → 점성설 시대 → 장기설 시대 → 접촉감염설 시대 → 미생물병인설 시대
  ① 종교설 시대(신벌설 시대, religious era): 질병의 치료 또는 관리방법은 악령을 진정시키고 악마를 추출하는 것
  ② 점성설 시대(astrology era): 질병의 발생이 환경과 어떤 물리적 상태와 관련이 있다고 믿었던 시대(별자리 등)
  ③ 장기설 시대(miasma theory era): 장기설은 말 그대로 나쁜 공기에 의해 질환이 발생한다는 이론. 바람을 따라 전파되는 유독물질 때문에 질병이 전파된다는 설
  ④ 접촉감염설 시대(contagious communicable theory era): 한사람으로부터 다른 사람으로 감염될 수 있다고 믿음
  ⑤ 미생물병인설 시대(bacteriological era): 현미경의 발명으로 일부 질병이 현미경적 미생물에 의한 것이라는 사실. 병원체 발견(탄저균, 결핵균, 콜레라 병원체 발견). 질병예방을 위한 백신 개발

- R. Koch: 탄저균, 콜레라균(vibrio cholera), 결핵균(tubercle bacillus)
- E. Jenner: 우두종두법(1798년)
- L. Pasteur: 탄저균백신(1883년), 광견병백신(1884년) 개발

※ 질병발생의 다요인설

- 삼각형 모형(3대 요인): 병인(agent), 숙주(host), 환경(environment)
- 수레바퀴 모형(wheel model): 인간과 환경과 상호관계 설명
- 거미줄(원인망) 모형(web of caustion): 질병발생은 여러 가지 원인이 서로 연관되어 발생

※ 오늘날의 질병발생: 다요인설(agent + host + environment)

(2) 질병성립의 3대 요소

숙주(면역), 병인(병원체), 환경(사회)

① 전염원

전염을 일으킬 수 있는 병원체를 가지고 있어서 감수성 있는 숙주에게 병원체를 전염시킬 수 있는 근원이 되는 모든 것. 환자, 보균자, 전염동물, 토양 등 병원소와 오염식품 등 전염원의 작용을 할 수 있는 모든 것을 의미

② 전염경로

전염원에서 감수성이 있는 숙주에게 병원체가 운반되는 과정

- 직 · 간접에 의한 접촉감염
- 공기전파(비말감염)
- 동물에 의한 전파

• 개달물 전파

③ 감수성이 있는 숙주

감염병에 대한 저항성이 낮은 상태. 즉 면역성이 없어 감염이 잘 되는 숙주

(3) 감염병 유행의 3대 조건

① 감염원으로서 질적, 양적으로 충분한 병원체
② 감염경로는 감염원과 숙주를 연결시키는 전파체가 많이 존재
③ 감수성이 높은 숙주집단이 큼

(4) 감염병의 유행양식(역학의 4대 현상)

① 시각적 현상(time factors)

- 추세변화(10~수십 년 주기): 장티푸스(30~40년), 디프테이라(10~24년)
- 주기적 변화(순환변화, 수년~단기간): 홍역(2~3년), 백일해(2~4년)
- 계절적 변화: 하계(소화기계 질환), 동계(호흡기계 질환) 발생빈도, 조류독감
- 불규칙 변화: 외래 감염병의 국내 침입 시 돌발적 유행. 메르스, 콜레라, 조류독감

② 지리적 현상

산발적 〈 지방병적 〈 유행병적 〈 범발적

③ 생물학적 현상

연령, 성병, 인종, 사회경제적 상태와 직업에 따른 유행 양상이 다를 수 있음

④ 사회적 현상 : 인구밀도, 직업, 문화, 거주 등

(5) 감염병 발생 및 유행

감염병 발생의 6단계

① 병원체
② 병원소
환자, 인간보균자, 동물병원소, 무생물병원소(흙, 먼지 등)
③ 병원체 탈출
④ 전파
직접전파, 간접전파
⑤ 숙주로 침입
⑥ 숙주의 감수성
일반적 건강상태, 영양, 유전적 요인, 면역상태

(6) 병원체

병원체의 병독성과 감염력

① 세균(bacteria) ② 바이러스(virus) ③ 리케치아(rickettsia) ④ 기생충(parasite) ⑤ 스피로헤타

(spirochaeta) ⑥ 곰팡이 ⑦ 클라미디어(chlamydia)

(7) 병원소(reservoir)

① 인간 병원소

환자, 무증상자, 보균자

- (현증)환자: 병원체에 감염되어 자각적・타각적으로 임상증상이 있는 모든 사람(은닉환자, 간과환자, 전구기 환자, 현성환자 등)
- 보균자: 자각적으로나 타각적으로나 임상증상이 없는 병원체 보유자로서 전염원으로 작용하는 감염자
  - 회복기(병후)보균자(convalescent carrier): 감염병을 경과하고 그 임상증상이 전부 소실되었음에도 불구하고 병원체를 배출하는 자(장티푸스, 세균성 이질, 디프테리아)
  - 잠복기 보균자(incubatory carrier): 잠복기간 중에 병원체를 배출하여 전염성을 가지고 있는 자(디프테리아, 홍역, 백일해)
  - 건강보균자(health carrier): 병원체의 감염을 받고도 전혀 임상 증상을 나타내지 않고, 발병하지 않는 건강자와 구별이 어려운 보균자(폴리오, 디프테리아, 일본뇌염). 감염병 관리상 가장 관리가 어려움

② 동물 병원소

동물이 병원체를 보유하고 있어 인간숙주에게 전염시키는 전염원

- 쥐: 페스트, 살모넬라증, 서교증, 발진열
- 개: 광견병
- 양: 탄저, 파상열
- 돼지: 일본뇌염, 파상열
- 조류: 결핵, 살모넬라증
- 고양이: 살모넬라증, 서교증

③ 토양

토양은 신균뉴와 파상풍 병원소 역할

(8) 병원체 탈출

- 호흡기계 탈출: 호흡기계 감염병(폐결핵, 폐렴, 백일해, 홍역, 수두, 천연두 등)
- 소화기계 탈출: 소화기계 감염병(이질, 콜레라, 장티푸스, 파라티푸스, 폴리오 등)
- 비뇨생식기계 탈출: 성병
- 개방병소로 직접탈출: 한센병 등
- 기계적 탈출: 흡혈성 곤충에 의한 탈출과 주사기 등에 의한 탈출(발진열, 발진티푸스, 말라리아 등)

(9) 전파(transmission)

- 직접전파(direct transmission): 한센병 및 피부 질환 등과 같은 환자로부터 탈출한 병원체가 전파체의 중간역할 없이 감수성 보유자에게 직접 전파됨(기침이나 재채기, 대화를 통한 비말감염)
- 간접전파(indirect transmission): 병원체가 어떤 매개체를 통하여 전파되어 감염됨
  - 전파의 종류
    - 활성전파: 생물에 의한 매개로 전파(파리, 벼룩 등 절지동물, 패류나 담수어와 같은 중간숙주)
    - 비활성전파: 식품, 완구, 수술기구 등 무생물을 통한 전파(개달물: 손수건, 완구, 의복, 헌책 등)
  - 생물학적 전파
    - 증식형 파: 매개곤충 내 병원체가 수적 증식만 한 후 전파(페스트: 쥐벼룩/뎅기열: 모기 등)
    - 발육형 전파: 생활환을 지내면서 발육하여 전파(사상충증: 모기/로아로아: 흡혈성 등애)
    - 발육/증식형 전파: 매개곤충 내에서 병원체가 생활환의 일부를 거치면서 발육과 수적 증식을 하여 전파(말라리아: 모기/수면병: 체체파리 등)
    - 배설형 전파: 병원체가 매개곤충 내에서 증식한 수 장관을 거쳐 배설물로 배출된 것이 피부의 상처부위나 호흡기계 등으로 전파(발진티푸스: 이, 발진열과 페스트: 벼룩 등)
    - 경란형 전파: 곤충난자를 통하여 다음 세대까지 전파(록키산홍반열과 재귀열: 진드기 등)

(10) 숙주로 침입

① 감수성: 숙주에 침입한 병원체에 대하여 감염이나 발병을 막을 수 없는 상태

② 감수성지수(접촉감염지수): 두창 95%, 홍역 95%, 백일해 60~80%, 성홍열 40%, 디프테리아 10%, 폴리오 0.1%

(11) 병원체의 병독성과 감염력

① 감염력: 병원체가 한 숙주에서 다른 숙주로 이행해 나가는 능력

② 병원성 = 발병자수/총 감염자수

③ 병독성 = (중증환자+사망자)/총 발병자수

(12) 면역의 종류

면역은 병원체의 침입에 대한 절대적인 방어를 의미하며, 저항력이 충분히 클 때 "면역"이라 함

① 선천면역(natural immunity): 인종, 풍속, 개인 특이성

② 후천면역(acquired immunity)

- 자연능동면역(natural active immunity): 각종 질환에 이환된 후 형성되는 면역
- 인공능동면역(artificial active immunity): 예방접종으로 얻어지는 면역
- 자연수동면역(natural passive immunity): 모체로부터 태반이나 수유를 통해서 얻는 면역
- 인공수동면역(artificial passive immunity): 인공제제를 인체에 투입하여 질병에 대한 면역 생성

(13) 태반 감염

① 매독: 모체의 태반을 통하여 피부점막, 혈액으로 침입하여 발병되는 질병

② 풍진: 임신 초기에 이환되었을 때 태아에게 영향을 미치는 질병

(14) 검역감염병

콜레라, 페스트, 황열, 중증급성호흡기증후군(SARS), 조류인플루엔자, 인체감염증(AI), 신종인플루엔자 감염증(SI)

(15) 감염병 관리방법

① 감염병의 생성과정 6개 요소(병원체, 병원소, 병원체 탈출, 전파, 숙주로 침입, 숙주의 감수성) 중 어느 한 요소만을 제거하여 관리

② 전파 예방, 병원소 제거, 병원소 관리, 환경위생관리, 면역 증강 등

(16) 우리나라 급성감염병 관리 단계

① 1단계 관심(blue)단계: 유행감시

② 2단계 주의(yellow)단계: 신종 감염병의 국내유입이나 국내에서 발생하는 단계

③ 3단계 경계(orange)단계: 신종 감염병의 확산방지 및 대처방안을 계획, 점검하는 단계

④ 4단계 심각(red)단계: 신종 전염병 확산 징후 시 즉각 대응태세 돌입단계. 유행감시 활동을 하는 단계

참고) WHO의 급성 감염병 관리 6단계

1단계 : 동물간에서만 유행하는 단계

2단계 : 동물에게서 인간에게 감염

3단계 : 산발적이고 소규모로 유행

4단계 : 지역단위로 유행

5단계 : 1개 대륙, 2개 국가 이상 유행

6단계 : 2개 대륙 이상 유행

(17) 발생률과 유병률

① 발생률: 특정 기간 동안에 일정한 인구집단에서 새로 발생된 환자 수의 크기에 대한 비율

② 유병률: 어떤 시점(기간)에 일정한 집단에서 현재 질병에 걸려 있는 환자가 얼마나 발생하는가를 보여주는 비율

③ 유병률(P)와 발생률(I): P = I * D(D: 질병지속기간)

④ 급성감염병: 발병률이 높고 유병율이 낮은 역학적 특징을 가짐

⑤ 만성감염병: 발병률이 낮고 유병율이 높음

(18) 우리나라 법정감염병의 종류

① 제1급 감염병 - 감염병의 예방 및 관리에 관한 법률 [개정 2020. 1. 1.]

생물테러감염병 또는 치명률이 높거나 집단 발생의 우려가 커서 발생 또는 유행 즉시 신고하여야 하고, 음압격리와 같은 높은 수준의 격리가 필요한 감염병으로서 다음 각 목의 감염병을 말한다. 다만, 갑작스러운 국내 유입 또는 유행이 예견되어 긴급한 예방 · 관리가 필요하여 보건복지부장관이 지정하는 감염병을 포함

예) 에볼라바이러스병, 마버그열, 라싸열, 크리미안콩고출혈열, 남아메리카출혈열, 리프트밸리열, 두창, 페스트, 탄저, 보툴리눔독소증, 야토병, 신종감염병증후군, 중증급성호흡기증후군(SARS), 중동호흡기증후군(MERS), 동물인플루엔자 인체감염증, 신종인플루엔자, 디프테리아

② 제2급 감염병

전파가능성을 고려하여 발생 또는 유행 시 24시간 이내에 신고하여야 하고, 격리가 필요한 다음 각 목의 감염병을 말한다. 다만, 갑작스러운 국내 유입 또는 유행이 예견되어 긴급한 예방・관리가 필요하여 보건복지부장관이 지정하는 감염병

예) 결핵(結核), 수두(水痘), 홍역(紅疫), 콜레라, 장티푸스, 파라티푸스, 세균성이질, 장출혈성대장균감염증, A형간염, 백일해(百日咳), 유행성이하선염(流行性耳下腺炎),풍진(風疹), 폴리오, 수막구균 감염증, b형헤모필루스인플루엔자, 폐렴구균 감염증, 한센병, 성홍열, 반코마이신내성황색포도알균(VRSA) 감염증, 카바페넴내성장내세균속균종(CRE) 감염증

③ 제3급감염병

발생을 계속 감시할 필요가 있어 발생 또는 유행 시 24시간 이내에 신고하여야 하는 다음 각 목의 감염병을 말한다. 다만, 갑작스러운 국내 유입 또는 유행이 예견되어 긴급한 예방・관리가 필요하여 보건복지부장관이 지정하는 감염병

예) 파상풍(破傷風), B형간염, 일본뇌염, C형간염, 말라리아, 레지오넬라증, 비브리오패혈증, 발진티푸스, 발진열(發疹熱), 쯔쯔가무시증, 렙토스피라증, 브루셀라증, 공수병(恐水病), 신증후군출혈열(腎症侯群出血熱), 후천성면역결핍증(AIDS), 크로이츠펠트-야콥병(CJD) 및 변종크로이츠펠트-야콥병(vCJD), 황열, 뎅기열, 큐열(Q熱), 웨스트나일열, 라임병, 진드기매개뇌염, 유비저(類鼻疽), 치쿤구니야열, 중증열성혈소판감소증후군(SFTS), 지카바이러스 감염증

④ 제4급감염병

제1급감염병부터 제3급감염병까지의 감염병 외에 유행 여부를 조사하기 위하여 표본감시 활동이 필요한 다음 각 목의 감염병

예) 인플루엔자, 매독(梅毒), 회충증, 편충증, 요충증, 간흡충증, 폐흡충증, 장흡충증, 수족구병, 임질, 클라미디아감염증, 연성하감, 성기단순포진, 첨규콘딜롬, 반코마이신내성장알균(VRE) 감염증, 메티실린내성황색포도알균(MRSA) 감염증, 다제내성녹농균(MRPA) 감염증, 다제내성아시네토박터바우마니균(MRAB) 감염증, 장관감염증, 급성호흡기감염증, 해외유입기생충감염증, 엔테로바이러스감염증, 사람유두종바이러스 감염증

⑤ 기생충감염병

기생충에 감염되어 발생하는 감염병 중 보건복지부장관이 고시하는 감염병

(19) 감염병

① 소화기계 감염병

- 장티푸스: 제2급 감염병. 예방대책은 환자격리 등 환자관리, 분뇨 물, 음식 등 환경관리, 예방접종
- 콜레라: 제2급 감염병. 심한 위장장애와 전신증상을 호소. 예방대책은 해외유입감염병의 철저한

검역관리

- 세균성이질: 제2급 감염병. 세균성, 아메바성, 바이러스성으로 구분. 예방대책은 장티푸스와 같은 관리, 보균자는 식품을 다루는 업무나 환자의 간호에 종사할 수 없음
- 폴리오(소아마비): 제2급 감염병. 중추신경계 손상에 의한 영구적인 마비를 일으키는 급성 감염성 질환. 예방대책은 예방접종이 가장 중요. 예방접종은 혼합형(생균백신)이 좋으나, 불가능하면 사균백신 사용
- 파라티푸스: 제2급 감염병. 임상적으로 장티푸스와 흡사. 전파양식이나 관리방법도 장티푸스와 같으나, 경과기간이 짧은 것이 특징. 예방대책은 손 씻기 등 개인위생 청결, 끓인 음식, 보건교육과 예방접종, 급수시설이나 주방용 기구 정기적 소독

② 호흡기계 감염병

- 디프테리아: 제1급 감염병. 보균자 감염이 많은 감염병. 만4세 이하 환자가 전체의 60%. 병원소는 환자 및 보균자. 예방대책은 감염이 의심될 때 항독소, 환자격리 및 소독하는 것. 예방접종은 폴리오와 같은 간격으로 접종
- 백일해: 제2급 감염병. 9세 이하에서 많이 발생(특히 5세 이하 다발). 1세 이하에서 치명률 높음. 병원소는 환자 및 보균자. 예방대책은 예방접종. 디프테리아, 백일해, 파상풍을 동시에 실시하는 DPT 이용
- 홍역: 제2급 감염병. 1~2세 감염 많음. 3~6월 많이 발생. 열과 전신에 발진. 예방대책은 예방접종이 최선(1회 접종으로 95% 면역). 홍역환자와 접촉하고 6일 이내에 감마글로불린을 사용하면 효과적
- 두창(천연두): 제1급 감염병. 우리나라에서는 1960년 이후 발생하지 않음. 2002년 생물학적 테러에 대한 방역대책의 필요로 제4군 감염병으로 지정. 과거에는 "마마"라고 칭함. 예방대책은 예방접종과 검역
- 유행성이하선염(볼거리): 제2급 감염병. 접촉, 지말 혹은 공기전파를 통해 감염. 예방대책은 환자의 호흡기 격리와 예방접종(MMR) 실시가 중요(생후 12~15개월은 경구투여)
- 풍진: 제2급 감염병. 임신 초기에 이환되면 태아에게 영향. 기형아 분만
- 조류독감: 제1급 감염병. 조류가 걸리는 감염성 독감. 사람도 감염될 수 있기 때문에 문제가 됨

③ 절지동물 매개 감염병

- 절지동물에 의해서 인간에게 전파되는 질병
- 매개곤충: 패스트(벼룩), 발진티푸스(이), 일본뇌염(모기), 발진열(벼룩), 말라리아(모기), 사상충증(모기), 양풍병(진드기), 황열(모기), 유행성출혈열(진드기) 등

④ 동물매개 감염병

- 공수병: 제3급 감염병. 광견병으로 개에 물리면서 개의 타액에 있는 병원체 감염. 잠복기간은 2~3주
- 단저: 제1급 감염병. 소양 등 반추동물의 위생적 관리가 중요시되는 인수공통감염병으로 동물의 치명률이 75~100%에 달하는 가축병. 특히 소의 탄저가 가장 많음
- 렙토스피라증: 제3급 감염병. 들쥐 등의 설치류 박멸이 중요한 관리방법

8.2 만성병질환 관리

8.2.1. 성인병(생활습관병)

- 만성질환 정의: 대부분 질환이 발생하는 장기간의 기간이 경과하여 발생하며, 장기간의 의료처치 또는 보호를 요하는 상태나 질병
- 만성질환은 갑작스러운 증상 없이 서서히 병이 발생하여 치료나 치유에도 오랜 시간이 걸리는 질환을 총칭
  예) 암, 심장질환, 동맥경화증, 고혈압, 악성종양, 당뇨병, 만성폐쇄성폐질환, 퇴행성관절염 등
- 특성(strauss): 장기적이고, 여러 가지 면에서 불확실하며, 합병증이 발생할 수 있는 복합적 질환. 다양한 보조적 서비스를 필요로 하며, 경제적으로 상당한 비용이 발생

(1) 성인병(생활습관병)

비전염성 질병, 만성질병, 악성신생물(암), 뇌졸중, 고혈압, 당뇨병, 간경화, 만성신장염

(2) 발생요인

- 연령, 유전적 요인, 비만증, 약물복용, 성별, 인종 등
- 지속적 증가의 원인: 나쁜 환경의 반복적 노출, 내분비계 면역학적 변화

(3) 성인병(생활습관병)의 예방대책

- 식생활의 개선
- 식염의 섭취를 1일 10g 이하로 줄이기(3~8g이 적당)
- 규칙적인 운동
- 충분한 수면과 휴식
- 음주절제
- 흡연절제

(4) 대표적인 만성질환

- 고협압증(hypertension)
- 뇌졸중(cerebral apoplexy)
- 허혈성심장질환(ischemic heart disease)
- 당뇨병(diabetes melitus)
- 악성신생물(암: cancer)
- 아토피 증상
- 기타 만성질환

8.2.2. 비전염성 질환의 발생요인

(1) 유전적 요인

유전적, 비전염병 질환으로 혈우병, 고혈압, 특수한 암, 당뇨병, 알레르기, 정신발육지연, 특수 감각기 장애 등의 유전적 요인의 질환

(2) 습관적 요인

과식이나 과다지방식 등의 식이법과 운동부족은 질병의 근원이 되는 요인

(3) 기호의 요인

담배연기는 타르(tar)를 비롯하여 CO, 니코틴이 주성분, 마약

(4) 심리적 요인

근심, 걱정, 불안, 공포

(5) 사회적 요인

사회경제적 요인에 따른 질병의 양상

(6) 직업적 요인

직업에 따른 요인으로 질병 발생(광부: 폐암/화학공업 종사자: 방광암 등)

(7) 공해요인

대기 및 수질오염으로 인한 만성질환 유발

(8) 자연환경 요인

노양과 수목, 기후, 풍토 등의 자연환경이 질환을 유발(눈병, 알러지 등)

8.2.3. 성인병 종류 및 예방

성인병이 높아지는 원인

- 생활 수준의 향상과 환경개선
- 식생활 습관의 변화
- 면역기전 변화
- 인구 구조의 고령화
- 산업화에 따른 생활 내용의 변화
- 환경 호르몬으로 인한 내분비계 이상

대책: 집단검진, 환자등록, 홍보교육

(1) 고혈압

① 한국순환기협회 고혈압 기준: 최고혈압 160mmHg, 최저혈압 95mmHg

② WHO 고혈압 기준: 정상 120~80mmHg, 고혈압 165~95mmHg, 요주의 140~90mmHg

※ 고혈압의 4대 병발증(증상): 뇌졸중, 신장장애, 동맥경화, 망막장애

(2) 뇌졸중

- 뇌졸중은 동맥경화증과 고혈압증의 합병증으로 주로 발생. 뇌의 급격한 순환장애에 기인
- 뇌졸중의 원인: 혈관 안에서 혈액이 굳어서 된 고형물이 형성되는 혈전증, 혈관 및 림프관 속으로 운반되어 온 부유물이 혈관 내로 들어가 혈관의 협착 또는 폐색을 일으키는 색전증과 출혈 등이며, 고혈압, 심장질환, 당뇨병, 동맥정맥 기형 또는 동맥류 등도 뇌졸중의 원인
- 뇌졸중의 유발인자: 당뇨, 고혈압, 고지혈증

① 뇌출혈

- 원인: 뇌실 내의 세동맥 파열로 혈액이 주위의 신경조직을 손상시킴으로써 지각 및 운동기능의 마비 초래, 기온의 급변, 급격한 추역, 과로, 배변 시의 복압에 의한 혈압의 급상승 등
- 증상: 의식장애, 반신불수

② 뇌혈색전증: 혈관 내 혈정현상의 원인, 60세 이상의 노년층에서 많이 발생

③ 뇌막하출혈: 뇌표면막의 혈관이 출혈해서 급격한 두통, 구토, 의식장애 발생

(3) 악성종양

정상세포 이외의 세포가 생체기능에 필요도 없이 증식하여 인접 정상조직을 파괴하고 기계적, 내분비적 혹은 화학적으로 장애를 일으키며 원발부위에서 다른 부위로 전이되어 증식하는 능력을 가진 질환군

① 발생(병인적)요인: 화학적 물질과 최기형적 물질로 암을 유발될 수 있음

② 화학발암물질: 콜타르(coal tar), 아스팔트, 천연의 파라핀 기름, 윤활유, 연료용 기름, 방향족 아민류(amn)의 벤졸, 니켈, 크롬, 비소 등이 발암물질로 알려져 있음

※ 암으로 인한 사망률

- 전체: 위암 〉 간암 〉 폐암 〉 자궁경부암 〉 대장암
- 남성: 위암 〉 간암 〉 폐암 〉 대장암 〉 식도암
- 여성: 자궁경부암 〉 위암 〉 간암 〉 폐암 〉 대장암

(4) 심장병

① 협심증, 심근경색 등

② 원인 : 관상동맥경화증, 고혈압성, 류마티스성 등

※ 동맥경화증 : 동맥의 내벽 파괴, 지방성 물질에 의한 혈관 내벽의 국소적 축적

(5) 당뇨병

체내 탄수화물의 대사 이상으로 소변에 정상 이상의 당이 함유되어 나오는 질환

① 1차성 당뇨병: 원인이 불분명하고 유전과 관계있다고 알려짐

② 2차성 당뇨병: 취장, 간, 중추신경계 질환의 복합현상

③ 소아형 당뇨병: 인슐린 양의 감소, 비만아에서 주로 발생

④ 성인형 당뇨병: 인슐린의 기능장애, 중년 이후 발생(특이하게 한국의 발생률이 40대 〉 50대 〉 30대 순)

- 당뇨병 증상: 3대 증상(다식, 다갈, 다뇨), 피로감, 산혈증, 합병증 유발
- 2형 당뇨병: 주로 소아나 청소년들에게 발병하는 특징이 있어 "소아당뇨" 또는 치료에 반드시 인슐린을 사용해야 하므로 "인슐린 의존성 당뇨병"이라고 불림

(6) 신경통

감각신경의 신경경로에서 나타나는 증상

① 좌골 신경통: 척추디스크 원인. 허리, 발목, 다리 통증, 20~25세. 주로 남성

② 삼차 신경통: 삼차신경 부위(눈 옆, 턱 사이) 통증, 35세 이상. 주로 여성

③ 늑간 신경통, 설인신경통, 후두신경통, 상완신경통

(7) 류마티스

① 골관절 중심의 운동기관에 여러 증상이 모인 질환

② 류마티스성 관절염(좌우대칭 손발 저림), 강직성 척추염, 골관절염

※ 성인병의 예방대책

- 식생활의 개선: 식염의 섭취를 1일 10g이하로 줄이기(3~8g이 적당)
- 규칙적인 운동
- 충분한 수면과 휴식
- 흡연 절제

-병인이 병원소로 접근하는 질환: 감염병, 급성질환

-병인이 병원소로 접근하지 않는 질환: 만성질환, 성인병

8.2.4. 노인보건

① 고령화에 따른 노인 3대 문제

- 경제능력 부족, 질병, 소외
- 65세 이상 노인의 인구치(구성비): 1991년(7.2%), 2000년(10.2%), 2020년(18.4% 예상)

② 노화현상 특징

보편성, 내인성, 점진성, 쇠퇴성, 전신위축, 색소침착, 혈관 탄력성 감퇴 등

③ 노인성 질환

관절염, 고혈압, 청력장애(저하), 심장질환, 시력장애(저하), 당뇨병, 노인성 치매, 류마티스, 위·십이지장궤양 등

8.2.5. 고령화 사회

① 고령화 사회(aging society): 65세 이상의 인구가 총인구의 7% 이상 차지

② 고령사회(aged society): 65세 이상 인구가 총인구의 14% 이상 차지

③ 초고령사회(post-aged society): 65세 이상 인구가 총인구의 20% 이상 차지(후기고령사회)

8.3 보건관리(보건행정, 인구, 보건통계 등)

8.3.1. 보건행정

(1) 조선시대

조선 태종: 제생원(대민업무 수행), 의녀제도를 만들어 제생원에 근무, 오늘날 간호사 제도와 유사

- 내의원: 왕실의 의료 담당
- 전의감: 일반 의료행정과 의사고시를 관장
- 전형사: 의약, 제사 등의 업무를 관장
- 혜민서: 일반 서민의 의료를 담당
- 활인서: 도성 밖의 동·서에 배치하여 도성 내의 감염병 환자를 치료함
- 제생원: 향약수납, 병자구료업무, 태종 때는 의녀제도 신설함
- 종약색: 종약사무
- 치종청: 종기 등의 외부질환 치료

(2) 보건행정

- 공중보건의 목적을 달성하기 위해서 공공의 책임하에 국민의 생명연장, 질병예방 및 육체적, 정신적 효율의 증진을 도모하기 위해서 수행하는 활동을 말함
- 특성: 공공성, 사회성, 보건의료에 대한 가치의 상충, 행정대상의 양면성, 과학성과 기술성, 봉사성, 조장성 및 교육성
- 조장성: 보건행정의 원활한 수행은 국민들의 자발적인 참여를 전제. 국민 스스로 질병예방과 건강증진을 위해 노력하도록 저장해야 소기의 목적을 달성할 수 있음
- 조직: 보건복지부와 행정자치부의 복수행정체계을 가짐. 시·도립병원에 대한 인사권은 시·도지사에 있음. 일선 의료기관에 대한 인사권은 그 기관의 장에서 있음

(3)공중보건 사업

① 중앙보건행정의 중요성(중앙정부 책임하에 수행해야 하는 중요한 이유)

- 지역단위만으로 불가능하거나 의미가 없는 경우(전국구적인 감염병 관리)
- 정부 각 부처 간의 조직이나 기술 인력의 협력 없이는 불가능한 경우가 있음(상호협조)
- 보건사업의 중첩을 피하고
- 법적 규제만으로 불가능하기 때문

※ 단점: 지역사회의 특성에 맞는 사업을 할 수 없다는 점

② 보건사업을 지방정부 책임하에 실시한다면 지역사회 특성에 맞는 사업을 할 수 있음

(4) 보건행정 계획의 종류

PPBS, OR, SA, PERT

① PPBS: Planing Programming Budgeting System(계획, 사업, 예산, 체계)

② OR: Operation Research(운영 연구)

③ SA: System Analysis(체계분석)

④ PERT: Performance Evaluation and Review Technique(사업, 평가, 검사, 기술)

(5) 조직의 원칙

조직의 기능을 충실히 하기 위한 7가지 원칙

① 조정의 원칙: 조직원의 집단적 노력을 질서정연하게 하여 행동 통일의 수단과정

② 목적의 원칙: 명확한 목적 아래 장단기 목적, 하부 조직의 단기 목적 명확히 설정

③ 분업의 원칙: 전문화, 기능화, 동질화

④ 명령통일의 원칙: 모든 명령은 한 사람의 상위자에 의해서 내려져야 함(책임소재 분명)

⑤ 계층 간의 원칙: 계층 간의 체계를 확립하여 업무를 능률적으로 수행

⑥ 일치의 원칙: 권한과 책임은 일치되어야 함

⑦ 통솔범위의 원칙: 피감독자의 능력, 업무의 성질, 근무 장소의 분산도 등을 고려해야 정함

(6) 보건기획 과정 순서

목표설정 → 상황분석 → 대안검토 → 집행 → 평가

(7) 공중보건 사업수행의 3대 요소

보건관계법규, 보건행정, 보건교육

(8) 예방사업

① 1차 예방사업: 질병예방(예방접종), 보건교육, 건강증진

② 2차 예방사업: 질병진단 및 치료활동

③ 3차 예방사업: 재활, 사회복귀

(9) 보건교육 목적

건강문제에 대해 스스로 인식하여 자신의 건강을 증진시키고, 건강이 지역사회 발전에 중요함을 인식하노록 하는 것. 가장 중요하고 능률적인 것이 보건교육임

(10) 보건교육

① 정의: "건강에 과한 지식을 교육이라는 수단을 통해 개인, 집단 또는 지역사회주민의 행동을 바람직한 방향으로 바꾸어 놓은 것이다."라고 R.Frout(그라우트) 교수가 정의함

② 보건교육의 일반적인 습득과정: 새로운 사실, 잘못된 사실을 알게(awareness)되고, 관심(interest)을 갖게 되고, 알게 된 새로운 사실에 대해서 스스로 평가(evaluation)해 보게 함. 또한, 실제로 시도(trial)해 보게 되며, 채택(adoption)하여 실천하게 함

③ 보건교육의 방법(대상을 중심으로)

- 개인접촉방법(individual contact): 노인층이나 저소득층에 적합한 방법, 가정방문, 진찰, 건강상담, 편지 등의 방법으로 신행됨

- 집단접촉방법(group contact)
  - 강연회: 강연자의 강연할 내용을 대상자 그룹에 대해서 강연내용을 전달함
  - 집단토론(group discussion): 10~20명으로 구성되며 각자 의견 발표 후 사회자가 전체 의견을 종합함
  - 심포지엄(symposium): 여러 사람의 전문가가 각자의 입장에서 각각 개별 주제에 관하여 발표하는 것
  - 패널디스커션(panel discussion): 단일 주제에 대해 몇 사람의 전문가가 청중 앞 단상에서 자유롭게 토의함
  - 버즈세션(buzz session): 집회의 참석자가 많은 경우, 전체를 몇 개의 분단으로 누어서 토의시키고 다시 전체회의에서 종합하는 분단토의방법
  - 역할극(role playing): 교육내용을 청중 앞에서 실연기함으로써 시청각 보건교육에 효과를 얻는 방법

(11) 학교보건의 중요성

① 학교는 지역사회의 중심적인 역할을 함

② 보건교육을 가장 능률적으로 수행할 수 있음

③ 학부모에게 간접적인 보건교육이 이루어지는 곳

※ 학생들의 건강문제 책임은 일차적으로 학교보건요원에게 있음[학교보건요원: 학교의사(치과의사), 학교약사, 보건교사 및 담임교사, 초등학교에서는 담임교사의 역할이 가장 중요]

(12) 개인적 접촉은 통한 보건교육 방법

① 저소득층, 노인층에 적합

② 강습회, 집단토론과 비슷한 효과를 얻을 수 있는 방법은 진답접촉방법에 해당

③ 위생 감독관이 업주에게 지도 시에 적용할 수 있음

④ 가정방문, 건강상담, 진찰 등의 방법으로 수행 가능

(13) WHO(세계보건기구, World Health Organization)

① 뉴욕에서 개최된 국제보건회의의 의결에 의해 WHO 헌장이 제정(1946.6.19.~7.22.)

② 국제연합의 WHO 발족(1948.4.7.)

③ 보건의날: 4월 7일

④ 대한민국: 65번째 회원국으로 가입(1949.8.17.)

⑤ 조직: UN의 경제사회이사회 산하의 전문기관

⑥ 본부: 스위스 제네바(Geneva)

⑦ 6개의 지역사무국

- 동지중해지역(본부, 이집트 알렉산드리아)
- 동남아시아지역(본부, 인도 뉴델리)
- 서태평양지역(본부, 필리핀 마닐라) 한국
- 남북아메리카지역(본부, 미국 워싱턴DC)

- 유럽지역(본부, 덴마크 코펜하겐)
- 아프리카지역(본부, 콩고 브라자빌)

(14) WHO가 규정한 보건행정의 범위

보건통계, 보건교육, 환경위생, 감염병 관리, 모자보건, 의료, 보건간호

(15) WHO의 국가보건제도의 구성요소 5가지

① 보건자원의 개발
② 자원의 조직화
③ 경제적 재원
④ 보건행정(정부의 통제)
⑤ 보건의료서비스의 전달

8.3.2. 인구

- 인구동향(동태)조사 항목: 인구의 규모와 주고변동 등에 관한 조사 명칭을 동태조사에서 동향조사
- 조사사항: 출생, 사망, 혼인, 이혼, 기아, 실종선고, 혼인 취소 등

(1) 재생산율

① 인구의 순재생산율: 1(인구의 증감이 없음), 1.0 이하(인구 감소), 1.0 이상(인구 증가)
② 재생산율: 여자가 일생 동안 낳은 여자아이의 평균수
③ 순재생산율: 어머니의 사망을 고려하고 반영함

(2) 인구 유형

① 봉쇄인구(폐쇄인구): 어떤 지역에 인구 유입과 유출은 없고 출생과 사망으로 인한 인구 변동만 발생하는 경우
② 안정인구: 연령별 출생율과 연령별 사망률이 일정불변하여 충분한 시간이 경과된 후에도 출생 및 사망 질서가 일정하게 형성되는 인구 구성 상태
③ 정지인구: 인구의 증가나 감소가 없는 일정불변의 크기를 유지하는 인구
④ 개방인구: 인구 유입과 유출, 자연 증감이 있는 인구

(3) 인구 구성 형태

인구 구성은 남녀별, 연령별 구성을 결합하여 관찰
① 피라미드형: 인구증가형(출생률 〉 사망률)
② 종형: 인구정지형(출생률, 사망률 모두 낮음)
※ 4세 이하 인구가 65세 이상 인구의 두 배 정도
③ 항아리형: 인구감퇴형(출생률 〈 사망률), 선신국형
④ 별형: 인구유입형, 도시형(생산성 인구가 도시로 유입)
⑤ 기타형, 표주박형, 호로형, 농촌형: 인구유출형(생산성 인구가 빠져나감), 생산연령인구가 다수 유출되는 형태

(4) 출생률

① 보통출생률: 조출생률, 사산아 비포함
   연간 출생아수 / 인구 * 1,000
② 일반출생률: 가임여성인구의 출생률, 생식가능 여성인구 1,000명당 출생률
③ 합계출산: 합계생산율, 한 여성이 일생 동안 낳은 아기의 수

(5) 피임방법

① 정자의 질내 침입방지법: 성교중절, 콘돔 사용 등
② 정자의 자궁내 침입 및 착상방지법: 화학적인 방법. 국소적으로 젤리, 크림, 정제접 등. 스폰지, 다이어프램, 질세척법 등
③ 생리적 방법: 생리주기 이용법, 기초체온 이용법 등
④ 경구적 피임약 투여법: 합성된 스테로이드 호르몬 이용법. 배란을 억제하는 방법

(6) 모성사망의 주된 원인

임신중독증, 분만전후 출혈, 산욕열
※ 가임연령은 15~49세이고, 임신·분만·산욕기(출산 후 몸조리)는 6~8주
   모성사망비(maternal mortality ratio)
      = 당해연도 모성사망자수 / 당해연도 연간 출생아수 * 100,000

(7) 영아사망률

① 출생아 1,000명당 1년 이내에 사망하는 수(사망자수)를 나타내는 보건지표
② 그 지역사회의 환경위생, 의료수준, 모자보건 상태 및 영양상태를 반영하기 때문에 종합적인 보건지표로서 개발도상국이나 후진국에서는 영아사망에 대한 통계가 부정확하여 산출에 어려움이 발생함

(8) 임신중독증의 3대 증상

부종, 단백뇨, 고혈압

(9) 당뇨병 증상

3대 증상(다식, 다갈, 나뇨), 피로감, 산혈증, 합병증 유발

(10) 인구부양비율(dependency ratio)

부양연령인구와 피부양연령인구의 비율
유년부양비 + 노년부양비 또는 (0~15세 인구 +65세 이상 인구) / 15~65세 인구) * 100
① 부양인구: 15세부터 ~64세까지의 생산연령인구
② 피부양인구: 15세 미만의 유소년인구 + 65세 이상의 노년인구
③ 부양비: 인구의 연령구조를 반영하기 때문에 한 사회의 사회경제구조를 개발적으로 파악하고 전망하는 데 유용함. 선진국이 개발도상국에 비해 유년부양비율이 낮음

(11) 기초대사량(basal metabolic rate, BMR)

① 생명을 유지하기 위하여 필요한 최소한의 에너지 대사량

② 성과 연령이 동일한 건강인의 기초대사량은 체표면적에 비례

③ 성, 연령, 신장, 체중에 의해 달라지는 기초대사량의 표준과 측정한 기초대사률의 차를 측정 기초대사량으로 나눈 값

(12) 건강수명(disability adjusted life expectancy)

① 세계보건기구가 종래 발표하면 평균수명에 수명의 질이라고 할 수 있는 건강상태를 반영한 것으로 평균수명에서 병이나 부상 등의 평균 장애기간을 차감한 기간

② 질병의 경중에 따라 건강이 좋지 않았던 햇수를 산출하여 이를 전체 평균수명에서 뺀 것으로 사망 시까지는 순수하게 건강한 삶을 살았던 기간을 말함

(13) 평균여명(평균수명)

연령에 도달한 사람이 그 이후 몇 년 동안이나 생존할 수 있는가를 계산한 평균생존연수. 특히 출생 시 평균여명을 평균수명이라고 일컬음. 이는 사람과 밀접한 관계가 있으며 잔여평균수명을 예측하고 있는 지표

(14) 임신 전 필수 예방접종

A형 간염, B형간염, MMR(풍진, 홍역, 볼거리), 수두, 파상풍, 백일해, 디프테리아, 독감, 자궁경부암 등

(15) 보건영양

① 구루병(rickets): 비타민 D 부족

② 각기병(beriberi): 비타민 B1 부족

③ 펠라그라(pellagra): 니아신 부족

④ 콰시오코르(kwashiokor): 단백질 섭취 부족

(16) 생체 내에서 칼슘 성분을 대체하는 방사선 물질: 세슘

① 칼륨(kalium)은 라틴어, 포타슘(potassium: K1)은 영어, 칼륨이 체내에서 염분(나트륨)과 상호작용을 하여 균형을 이루게 되며, 칼륨은 24종의 동위 원소가 알려져 있으며, 3종이 자연적으로 산출됨

② 세슘은 칼륨과 비슷한 화학적 성질을 가지므로 생체 내에서 마치 칼륨처럼 흡수되어 위험함

8.3.3. 보건통계 및 기타

(1) 보건통계

보건사업의 계획에 필요한 사전평가나 사업진행평가 및 결과평가에 활용하는 등 다양하게 이용됨

① 보건통계업무의 목적

- 지역사회나 국가의 보건수준평가에 이용

- 보건사업의 필요성을 결정, 사업의 계획, 진행, 결과평가에 이용
- 우선순위 결정
- 보건입법 및 보건사업에 대한 공공지원을 촉구할 수 있음
- 지역사회주민 건강수준평가
- 보건사업 우선순위를 결정해주고 보건사업기술발전에 기여
- 보건사업의 행정활동에 지침이 될 수 있음
- 자료제공
- 보건사업의 성패를 결정하는 자료, 보건사업의 기초자료가 됨

※ 신뢰도 측정의 일관성을 말하며, 반복되는 측정에서 어느 정도 동일한 결과를 얻어 내는지 그 정도를 의미. 안정성, 일관성, 예측가능성, 정확성, 의존가능성 등으로 표현됨

(2) 지역사회 보건사업의 평가원칙

① 명확한 기준이 명시되어 있고, 지속적이어야 함
② 객관적이고 장·단점을 지적해야 함
③ 계획에 관계된 사람, 사업에 참여한 사람, 기타 평가에 영향을 받을 모든 사람은 제외
④ 평가자료는 알아보기 쉽게 정리하고 차후 교육에 반영해야 함

(3) 보건사업 평가요소

① 업무량: 양적평가로서 참여한 인원수 등 숫자로 헤아릴 수 있는 유형의 결과를 알아봄
② 효율성: 효과지표는 교육 실시 전 이미 바람직한 행동을 하고 있던 사람의 비율과 교육 후 바람직한 행동으로 변화를 일으킨 비율을 알아봄으로써 교육의 성공 여부를 측정하는 것

(4) 포괄적인 보건의료(comprehensive health care service)

지역사회의 모든 인구집단을 대상으로 하는 건강관리 방안으로 질병의 치료뿐만 아니라 예방, 재활, 건강증진 활동 등 인간의 전 생애적 생활개념의 건강관리를 목적으로 함. 자연과학+사회과학의 통합과학. 질병의 조치발견, 조기치료, 무능력화, 예방, 재활 및 건강증진 활동 등이 건강확보를 위한 포괄적인 접근임

(5) 보건수준 비교 3개 지표

① 평균수명: 동일 출생 인구집단의 각급 연령이 앞으로 생존할 수 있는 기간으로서 0세의 평균여명을 평균수명이라 함
② 보통사망률(CDR): 조사망률이라고도 하며 인구 1,000명당 1년간 사망자수를 표시함
③ 비례사망자수 : 연간 인구의 사망자수에 대한 50세 이상의 사망자수를 백분율로 표시한 지수

- 특수건강지표 : 영아사망률, 감염병사망률
- 생명표 : 생존수, 사망수, 생존율, 사망률, 사력, 평균여명
- WHO의 종합적 건강지표
- 비례사망지수, 조사망률, 평균수명
- 한 국가 및 지역사회 보건지표

- 영아사망률, 조사망률, 평균수명, 신생아사망률, 모성사망률, 질병이완율, 사인별 사망률, 유아사망률 등

(6) 주요 통계 공식

① 영아사망률: (생후 1년 미만 사망자수 / 연간 출생아수) * 1,000
※ 지역사회의 보건수준을 나타내는 대표적인 지표

② 모성사망률: (그 연도의 임신·분만·산욕과 관련된 사망자 수/ 어떤 연도의 출생아수) * 1,000
※ 임신, 분만, 산욕과 관계되는 합병증에 의한 사망이며, 임신 중에 생신 교통사고나 감염병은 제외됨

③ 신생아사망률: (연간 신생아 사망수(생후 28일 미만) / 연간 출생아 수) * 1,000

④ 조사망률(보통사망률): (그 해의 총 사망자수 / 어떤 연도의 연 중앙인구) * 1,000

⑤ 주산기사망: 임신 28주~생후 7일 미만의 신생아 사망

⑥ 1세 인구: 12개월 이상 만 28개월 미만의 인구

⑦ 병상회전율(회): 입원(퇴원)실인원수 / 평균가동병상수
※ 한 병상에 일정기간 내 몇명의 환자를 입원시켰는가를 나타냄

⑧ 병원이용률(%): (조정환자수 / 연가동병상수) * 100
※ 입원과 외래를 동시에 평가함

⑨ 병상이용(점유)률(%): (총 재원일수 / 연가동병상수) * 100
※ 가동병상수에 대한 병상이용환자수이 비율을 말함

⑩ 표준오차: 모집단에서 표본추출을 할 때 표본 집단의 평균과 모집의 평균 사이에는 오차가 발생하는데 그 차이를 정량화하는 것

⑪ 도수율: (재해건수/연노동시간수) * 1,000,000 또는 (재해건수/연노동일수) * 1,000,000
※ 산업재해의 지료의 하나로 노동시간에 대한 재해의 발생빈도를 나타냄

⑫ 건수율 : (재해건수 / 평균 실노동자) * 1,000
※ 산업재해의 지표의 하나로 노동자 수에 대한 재해 발생의 빈도를 나타냄

⑭ 비례사망자수(PMI): 연간 총 사망자수에 대한 50세 이상의 사망자수를 퍼센트(%)로 표시한 지수이며, 비례사망지수(PMI)가 높을수록 건강수준이 높음을 의미함

(7) α-index

① 영아사망률 / 신생아사망자수

② 영아기를 신생아 시기(생후 4주까지)와 그 이후의 시기로 나누어서 관찰하는 방법

③ 항상 1보다 크며, 1에 가까울수록 건강수준이 높음

④ 영아기간 중 신생아 사망이 영아사망의 전부(α-index가 1에 가까워질수록)라면, 신생아 고유질환에 의한 사망뿐이라는 뜻으로 대단히 높은 상태라고 할 수 있음

⑤ 국가나 지역사회의 건강수준을 평가할 수 있는 대표적인 지표로서는 영아사망율이 있으니, 디욱 세밀한 평가를 위해 α-index를 계산하고 그 값이 항상 1보다 크며, 1.0에 가장 가까운 때를 보건수준이 가장 높은 것으로 평가하고 있음. 출생아 1,000명당 1년 이내에 사망한 수가 10명 이하임을 보여줌

(8) WHO의 주요 기능

① 국제적인 보건사업의 지휘 및 조정
② 회원국에 대한 기술지원 및 자료 공급
③ 전문가 파견에 의한 기술자문 활동
⑤ 각국마다 자기 스스로 보건 문제를 해결할 수 있는 능력을 갖추도록 지원 노력

(9) 보건소 업무

① 국민건강증진·보건교육·구강건강 및 영양개선사업
② 감염병의 예방·관리 및 진료
③ 모자보건 및 가족계획사업
④ 노인보건사업
⑤ 공중위생 및 식품위생
⑥ 의료인 및 의료기관에 대한 지도 등에 관한 사항
⑦ 의료기사·의무기록사(보건의료정보관리사) 및 안경사에 대한 지도 등에 관한 사항
⑧ 응급의료에 관한 사항
⑨ 농어촌 등 보건의료를 위한 특별조치법에 의한 공중보건의사·보건진료원 및 보건진료소에 대한 지도 등에 관한 사항
⑩ 약사에 관한 사항과 마약·향정신성의약품의 관리에 관한 사항
⑪ 정신보건에 관한 사항
⑫ 가정·사회복지시설 등을 방문하여 행하는 보건의료사업
⑬ 지역주민에 대한 진료, 건강진단 및 만성퇴행성질환 등의 질병관리에 관한 사항
⑭ 보건에 관한 실험 또는 검사에 관한 사항
⑮ 장애인의 재활사업 기타 보건복지부령이 정하는 사회복지사업
⑯ 기타 지역주민의 보건의료의 향상·증진 및 이를 위한 연구 등에 관한 사업

(10) 1차 의료

① 비교적 간단한 의료적 조치로 해결할 수 있는 의료
② 1차 의료는 가정의를 포함한 숙련된 일반의사, 간단한 시설, 장비로 제공할 수 있는 의료를 말함. 예방접종이나 건강교육을 비롯하여 감기, 설사, 단순외상, 정상분만 등의 진료로 필수적인 보건의료를 말하며, 의원과 보건소가 1차 의료의 중심임

8.4 응급처치

8.4.1 응급처치

① 응급의료 관한 법률 제 2조에 의하면 "응급환자란 질병, 분만, 각종 사고 및 재해로 인한 부상이나 기타 위급한 상태로 인하여 즉시 필요한 응급처치를 받지 아니하면 생명을 보존할 수 없거나 심신상의 중대한 위해가 초래될 가능성이 있는 환자 또는 이에 준하는 자로서 보건복지부령이 정하는 자"를 말함.

② 응급처치란 응급환자에게 행하여지는 기도확보, 심박회복, 기타 생명의 위험이나 증상의 현저한 악화를 방지하기 위하여 긴급히 필요로 하는 처치

8.4.2 심폐소생술 생존사슬 단계 및 처치

'생존사슬'이란 심정지 환자를 소생시키기 위해서는 응급처치가 사슬처럼 신속하게 잘 이루어져야 한다는 개념

① 심정지의 예방과 조기발견

첫 번째 사슬은 '심정지의 예방과 조기발견'으로 심장, 뇌혈관 질환에 대한 위험인자를 줄여 심정지를 예방하고, 심정지가 발생했을 때는 심정지를 조기에 신속하게 인지하여 응급의료체계의 활성화 시간을 단축시키는 것

② 신속한 신고

두 번째 사슬은 '신속한 신고'로 심정지를 인식한 목격자가 119에 심고함으로써 응급의료체계를 활성화 시키는 것

③ 신속한 심폐소생술

세 번째 사슬은 목격자에 의한 '신속한 심폐소생술'로 뇌와 심장으로 가는 산소공급의 차단시간을 최소한으로 단축시키기 위해 목격자가 심속하게 심폐소생술 실시하는 것.

1분 안에 시행되면 가장 이상적이지만, 늦어도 4-6분 안에 가능한 빨리 시행되어야 함.

※ 심폐소생술 순서: 가슴압박(Circulation,C)→ 기도개방(Airway, A)→ 인공호흡(Breathing, B)

※ 심폐소생술 : 30회 1분에 100-120회 속도, 5cm 깊이로 가슴압박, 인공호흡 2회

④ 신속한 심장충격

네 번째 사슬은 심장충격기를 이용한 '신속한 심장충격'으로 심정 환자가 발생한 현장 주변에 비치되어 있던 심장충격기나 119구급차에 비치된 심장충격기를 이용하여 현장에서 신속하게 심장충격 처치를 실시하는 것

이 사슬은 3분 안에 시행되면 가장 이상적이지만, 늦어도 10분 안에 가능한 빨리 시행하는 것이 중요함

⑤ 효과적 전문소생술과 심정지 후 치료

다섯 번째 사슬은 '효과적 전문소생술과 심정지후 치료'로서 심정지 환자가 병원에 도착한 뒤 신속

하게 전문 의료진에 의한 전문소생술을 시행 받고, 소생 이후 적절한 치료 및 처리를 받는 것

※ 자료 인용 : 대한심폐소생협회 심폐소생술 2016년

8.5 환경과 건강

8.5.1 환경보건

(1) 환경

17세기 파스칼(Pascal, 1623-1662)이 중앙의 물체를 둘러싼 유동체라는 의미로 정의. 19세기 콩트(Conte, 1798-1857)믐 중앙에 있는 생명체를 에워싸고 있는 그 생물체의 생존에 필요한 외부 조건의 총체가 환경이라고 정의함. 의학에서의 환경은 폭넓게 해석되어 인간 또는 생물체와의 대응개념으로 이해되고, 건강에 영향을 미치고 있는 모든 요인

(2) 환경요소

자연적 환경, 사회적 환경

① 자연적 환경: 물리화학적 환경, 생물학적 환경

- 물리화학적 환경: 공기(기온, 기습, 기류, 기압, 매연, 가수), 물(강수, 수량, 수질), 토지(지온, 토지 조성), 빛(고아선, 자외선, 적외선, 방사선), 소리(음향, 소음)
- 생물학적 환경 : 설치류 모기 파리등의 유해곤충, 절지동물, 병원 미생물 등

② 사회적 환경: 인위적 환경과 협의의 사회적 환경

- 인위적 환경: 의복, 식생활 주택, 위생시설
- 사회적 환경: 정치, 경제, 종규, 교육 등

(3) 환경기본법(우리나라)

환경을 자연환경과 생활환경으로 분류. "자연환경"은 지하·지표(해양을 포함) 및 지상의 모든 생물과 이들을 둘러싸고 있는 비생물적인 것을 포함한 자연의 상태(생태계 및 자연경관을 포함)를 말함. "생활환경"은 대기, 물, 폐기물, 소음·진동, 악취, 일조 등 사람의 일상생활과 관계되는 환경을 말함

(4) 환경보건

환경적 요인에 의한 인간의 건강과 질병을 포괄하며, 건강에 영향을 줄수 있는 환경적인 인자들을 통제하고 평가하는 이론과 실천

(5) 환경오염

사람의 활동에 따라 발생되는 대기오염, 수질오염, 토양오염, 해양오염, 소음·진동 등으로서 사람의 건강이나 생활에 피해를 주거나 바람직하지 않은 상태로 변화되어 원하는 목적대로 환경을 사용할 수 없는 상태

(6) 환경보건의 역사

① 고대: 의학의 발전과 함께 이루어진 위생학의 발전
② 중세: 페스트 등의 전염병을 위한 검역법의 발전
③ 근대: 산업혁명 이전과 이후의 도시의 환경오염
④ 현대: 산업환경에서 일반환경의 오염으로 인식 전환

(7) 환경오염 사건

① 런던 스모그 사건(1952.12.):런던의 평상시 사망률 2.5배 초과. 2,851명 사망
② 이타이이타이병(itai-itai): 일본의 토야마현에서 만성 카드뮴 중독으로 발생
③ 미나마타병(minamata): 일본의 미나마타 공장에서 유기 수은중독으로 발생
④ 체르노빌 사건: 구소련의 원자력 발전소 폭발사고
⑤ 한국
- 울산, 온산공단지역 오염사고(1980년대)
- 낙동강 페놀오염사고(1991.3.14.)

⑥ 일본: 후쿠시마 원자력 발전소 사고(2011.3.11.)

8.5.2 생활환경과 오염

기후변화(빙하 감소, 홍수, 가뭄 및 사막화, 해수면 상승 등)와 그 원인(지구환경오염, 지구온난화 등)으로 급격한 기후변화로 인간의 건강에 영향을 미침

(1) 지구환경오염

① 황사: 중국과 몽골의 사막에서 발원하는 모래먼지가 강력한 편서풍에 의해서 우리나라와 일본, 심한 경우 북미지역까지 날아가는 현상
② 산성비(acid rain): 아황산과 질소산화물을 다양으로 포함하고 있는 침착물을 포괄. 산성비로 불리는 산성을 띄고 있는 비나 눈, 이슬과 같은 강수를 포함
③ 오존층 파괴: 전 지구의 오존이 10년에 약 4% 정도 꾸준히 감소현상 발생, 대기 중의 오존이 수산화기, 질산기, 염소원자, 브롬원자 등에 의해서 오존이 파괴되어 발생.
- 대책: CFC(프래온) 사용 금지, 냉방기나 냉장고 등에 사용된 냉매, 스프레이 등의 충진재(1980년대)
- 1987년 몬트리올 의정서 채택: 오존층 파괴물질의 생산과 소비 감축
- 우리나라는 2010년부터 오존층 파괴물질 생산과 소비가 완전히 금지

(2) 대기오염

대기오염물질은 다음과 같음

① 분진(particles): PM2.5의 분진에는 황산염, 질산염, 중금속 등이 높고 폐 깊숙이 침투하기 때문에 PM10보다 더 유해함
② 오존(O_3): 매우 반성성이 높은 물질로 기도를 자극 인체의 방어기전 방해

③ 아황산가스(SO_2): 산업화 초기 심각한 대기오염 런던 스모그의 주범

④ 질소산화물(NOx): 고온의 연소과정을 통해 생성, 자동차 배기가스가 주요 배출원

⑤ 일산화탄소(CO): 화석연료가 불완전 연소할 때 발생

⑥ 휘발성유기화합물(VOCs): 벤젠, 클로로포름, 메타놀, 사염화탄소, 포름알데하이드 등

⑦ 중금속(heavy metals): 대기 중의 카드뮴, 수은, 아연, 동, 납 등

(3) 실내공기오염

실내공기오염물질은 다음과 같음

- 입자상 오염물질
  - 미세먼지(PM10): 직경이 10마이크론 이하의 미세입자로 심폐질환 초래
  - 중금속(heavy metals): 부유분진에 중금속 입자가 흡착 농축되어 고농축의 중금속 함유
  - 석면(asbestos): 장시간 노출될 경우 석면폐증, 악성 중피종 및 폐암 등 발생시키는 유해물질
- 가스상 오염물질
  - 휘발성 유기화합물(volatile organic compounds, VOCs): 벤젠, 클로로포름, 메타놀, 사염화탄소, 포름알데하이드 등
  - 포름알데하이드(formaldehyde): 노출될 경우 눈, 코, 및 호흡기도에 만성자극을 일으킴. 정서적 불안정, 기억력 상실, 정신집중 곤란 등의 건강장애 야기
  - 라돈(rddon, Rn): 우라늄의 붕괴과정에서 발생되는 방사능물질, 장기적으로 폐암을 유발
  - 일산화탄소(CO): 실내 취사, 난방으로 인한 연소과정에서 발생, 흡연은 가장 일반적인 오염원, 만성적으로 성장장애, 만성 호흡기 질환 발생, 직업병 악화
  - 이산화탄소(CO_2): 호흡과 맥박이 빨라지고 열압 및 맥압 상승, 두통, 권태, 현기증, 구토, 불쾌감 초래
  - 오존(O_3): 오존에 반복 노출 시 폐에 피해, 기고나지 천식환자, 호흡기 환자, 어린이 노약자 등에게 호흡기 이상 초래시킴

(4) 먹는 물과 수질 오염

① 먹는 물의 수질 기준(우리나라): 2008년 현재 먹는 물의 수질 기준은 미생물에 관한 기준 6항목, 건강상 유해영향 무기물질에 관한 기준 13항목, 건강상의 유해영향 유기물질에 관한 기준 17항목, 소독제 및 소독 부산물질에 관한 기준 10항목, 심미적 영향 물질에 과한 기준 15항목으로 정함

예) 일반세균수, 대장균군, 불소(F), 암모니아성 질소, 질산성 질소, 총트리할로메탄류, 경도, 과망간산칼륨, 냄새와 맛(odor, taste) 색도(color), 음이온 개면활성제, 수소인온노도, 염소이온, 철, 탁도 등

② 수질오염의 원인

- 산소소모물질의 영향
- 부영양화 현상
- 병원균에 의한 연향
- 유독성 유기 또는 무기물질의 영향

- 지질 기타 원인에 의한 영향
- 방사능 물질

(5) 식품안전

① 식중독: 식품안전 고나리를 담당하는 보건복지부 식약청은 '식품의 섭취에 따른 건강 장애'를 식중독(food poisoning)으로 정의

② 식중독의 원인

- 미생물에 의한 식중독: 살모넬라, 황색포도상구균, 장염비브리오, 캠필러박터식중독
- 화학물질에 의한 식중독

③ 새로운 위협의 식품들

- 유전자재조합식품(Genetically Modified Organism, GMO): 한 생물체의 유용한 유전자를 빼내어 그 유전자를 갖고 있지 않은 생물체에 삽입하여 유용한 성질이 나타나게끔 하는 기술을 활용하여 만든 식품
- 프리온 단백질(Prion protein): 사람에게서 식품 섭취와 관련된 것으로 추정되는 질환(광우병, 변종 크로이츠펠트-야곱병 등)

8.5.3 산업보건 & 산업재해

(1) 산업보건

근로자들의 질병을 예방하고, 건강을 유지·증진시키는 학문과 활동

(2) 산업재해

근로자가 업무에 관계되는 건설물·설비·원재료·가스·증기·분진 등에 의하거나 작업 기타 업무에 기인하여 사방 노는 부상하거나 질병에 이환 되는 것

(3) 산업재해의 이론적 특성

① 하인리히 법칙과 도미노이론

하인리히(Heinrich) 1931년 산업재해의 예방이라는 저서에서 큰 재해, 작은 재해, 사소한 재해의 발생 비율 발표. 1:29:300의 비율로 발생됨

② 도미노이론

하인리히의 도미노이론이 버드(Bird)와 로프투스(Loftus)에 의해서 새롭게 발전된 것. 직접원인과 간접원인을 제거함으로써 사고를 예방할 수 있다는 이론

③ 다수요인이론(multiple factor theory)

그로스의 다수요인이론 4M(Man: 사람, Machine: 기계, Media: 매체, Management: 관리)

④ 인간요인 이론(human factor theory)

사고가 인간의 실수의 결과로 나타난다는 개념. 사람의 실수를 유발하는 세 가지 요인은 과부하, 부적절한 행동, 부적절한 반응

(4) 산업재해보험(우리나라)

① 1963년 "사회보장에 과한 법률"과 함께 재정된 산업재해 보상 보험법으로 시작. 강제사회보험의 형태를 채택하여 노동청에서 관장, 적용 범위를 계속 확대하여 왔으며, 1995년 노동부 산하의 근로복지공단에서 산재보험관리 운영을 담당함

② 산업재해보상보험의원리: 무과실책임주의, 정률보상방식, 사회보험방식, 현실우선주의

Chapter 8

공중보건 예상문제

01 지역사회의 보건수준을 평가하는 가장 대표적인 지표는 무엇인가?

① 보통사망률 ② 영아사망률
③ 질병이환율 ④ 평균수명

정답 ②

해설 • 출생아 1,000명당 1년 이내에 사망하즌 수(사망자수)를 나타내는 보건지표
• 영아사망률: 그 지역사회의 환경위생, 의료수준, 모자보건 상태 및 영양상태를 반영하기 때문에 종합적인 보건지표로서 개발도상국이나 후진국에서는 영아사망에 대한 통계가 부정확하여 산출에 어려움이 발생함

02 질병 발생의 3대 요인설에서 제시하는 인자에 해당되지 않는 것은?

① 병인 ② 숙주 ③ 환경 ④ 전파경로

정답 ④

해설 ※ 질병발생의 다요인설
• 삼각형 모형(3대 요인): 병인(agent), 숙주(host), 환경(environment)
• 수레바퀴 모형(wheel model): 인간과 환경과 상호관계 설명
• 거미줄(원인망) 모형(web of caustion): 빌병 발생은 여러 가지 원인이 서로 연관되어 발생
※ 오늘날의 질병발생: 다요인설(agent + host + environment)

03 역학의 목적과 관련성이 가장 적은 것은?

① 질병발생의 원인규명 역할
② 보건사업의 기획과 평가자료 제공 역할
③ 질병의 자연사를 연구하는 역할
④ 질병의 치료방법과 치료기술을 개발하는 역할

정답 ④

해설 역학의 역할과 목적
• 질병발생의 원인규명
• 보건사업의 기획과 평가자료 제공
• 질병의 임상연구의 활용
• 건강수준과 질병발생양상에 관한 기술
• 질병발생과 유행 감시
• 질병의 자연사 연구
• 연구전략 개발

04 감염병의 발생을 즉시 신고해야 하는 경우가 아닌 것은?

① 1급 감염병 ② 2급 감염병
③ 3급 감염병 ④ 4급 감염병

정답 ④

해설 4급 감염병은 기생충에 감염되어 발생하는 감염병으로 정기적인 조사가 필요하며 보건복지부령으로 정한 감염병으로 편충증, 요충증, 폐흡충증 등이 있다.

05 희귀한 질병에 대한 연구를 할 때 사용하는 역학조사방법으로 가장 적절한 것은?

① 단편조사 연구 ② 전향성 조사
③ 기술역학 ④ 환자-대조군 연구

정답 ④

해설 • 단면조사 : 정한 인구집단을 대상으로 특정한 시점이나 기간 내에 그 질병과 그 인구집단이 가지고 있는 속성과의 관계를 찾아내는 연구조사방법
• 환자-대조군 조사 : 질병 발생의 요인이나 속성이 대조군과 환자군 간에 비교 검토 연구로 유의한 차이가 있는 인과관계를 규명하는 조사 방법

06 동물 매개 감염병 중 인수공통감염병이 아닌 것은?

① 홍역 ② 결핵
③ 광견병 ④ 탄저병

정답 ①

해설 탄저병 : 제1급 감염병, 소양 등 반추동물의 위생적 관리가 중요시 되는 인수공통감염병으로 동물의 치명률이 75~100%에 달하는 가축병 특히 소의 탄저가 가장 많음

07 가장 능률적이고 효과적인 보건교육으로 가장 타당한 것은?

① 가정보건교육 ② 학교보건교육
③ 지역사회보건교육 ④ 전문적 보건교육

정답 ②

해설 학교보건 교육 : 학교는 지역사회의 중심적인 역할을 하며, 가장 능률적으로 수행할수 있음.

08 WHO에서 규정한 건강의 정의에서 안녕한 상태가 아닌 것은?

① 보건적으로 안녕한 상태 ② 육체적으로 안녕한 상태
③ 정신적으로 안녕한 상태 ④ 사회적으로 안녕한 상태

정답 ①

해설 WHO의 건강의 정의 : 신체적, 정신적, 사회적 안녕 : health is a complete state of complete physical, mental and social well-being

09 질병에 감염 후 질병을 이겨내어 생긴 면역은?

① 인공능동면역 ② 자연능동면역
③ 자연수동면역 ④ 인공수동면역

정답 ②

해설 후천면역(acquired immunity)
① 자연능동면역(natural active immunity) : 각종 질환에 이환된 후 형성되는 면역
② 인공능동면역(artificial active immunity) : 예방접종으로 얻어지는 면역
③ 자연수동면역(natural passive immunity) : 모체로부터 태반이나 수유를 통해서 얻는 면역
④ 인공수동면역(artificial passive immunity) : 인공제제를 인체에 투입하여 질병에 대한 면역 생성

10 역학 조사의 단면조사방법의 장점이 아닌 것은?

① 비교적 단시간에 결과를 얻을 수 있다. ② 대상 연구집단이 커야 한다.
③ 여러 질병과의 관련성을 조사할 수 있다. ④ 비용이 저렴하다.

정답 ②

해설 단면적 연구(cross sectional study) : 단면조사
일정한 인구집단을 대상으로 특정한 시점이나 기간 내에 그 질병과 그 인구집단이 가지고 있는 속성과의 관계를 찾아내는 연구조사방법으로 비교적 단시간에 저렴한 비용으로 여러질병과의 관련성을 조사할 수 있음

11 **감염병이 번세계적으로 유행한 시기로, 검역의 시초와 검역소가 설치되었던 시기는?**

① 고대기 ② 중세기 ③ 여명기 ④ 확립기 정답 ②

해설 중세기(암흑기 : 395~1500)
• 감염병의 범세계적 유행(pandemic):나병, 흑사병, 천연두, 디프테리아, 홍역 등 전염병 유행
• 페스트는 당시 유럽인구의 1/4 사망, 40일간 교통 차단
• 방역의사, 빈민구제의사, 경찰의사 활동이 활발
• 검역의 시초, 검역소 설치 : 최초의 검역법 제정 383년 마르세이유(Marseilles)

12 **세균학의 발달과 면역학 분야의 발전으로 예방의학적 개념이 확립된 시기는?**

① 고대기 ② 중세기 ③ 여명기 ④ 확립기 정답 ④

해설 확립기(세균학시대 : 1850~1900)
• 세균학의 발달과 면역학 분야의 발전으로 예방의학적 개념이 확립된 시기
• 영국의사 스노우 마취술과 위생적인 치료부분에 대한 선구자(역학의 아버지)

13 **감염병 발생을 이야기 하는 학술 중에 4액체설에서 논하는 4가지 액체가 아닌 것은?**

① 황담즙 ② 혈액 ③ 점액 ④ 공기 정답 ④

해설 4액체설(혈액, 점액, 황담즙, 흑담즙)

14 **인간집단에서 발생되는 질병의 규모, 분포 및 경향 등을 인적(who), 지역적(where), 시간적(when), 원인적특성(what) 특성에 따라 기술하여 조사, 연구하는 기획적 역학 조사 방법은?**

① 분석역학 ② 관찰역학
③ 인체실험 ④ 기술역학 정답 ④

해설 기술역학(Descriptive epidemiology : 1단계 역학)
인간집단에서 발생되는 질병의 규모, 분포 및 경향 등을 인적(who), 지역적(where), 시간적(when), 원인적특성(what) 특성에 따라 기술하여 조사, 연구하는 기획적 역학조사 방법

15 **기왕조사, 추적조사, 계획조사 기술역학을 토대로 질병 발생과 질병 발생의 요인 혹은 속성과의 인과관계를 증명하기 위한 역학, 가설을 검정하는 역학 조사 방법은?**

① 분석역학@@ ② 관찰역학
③ 인체실험 ④ 기술역학 정답 ①

해설 분석역학(Analytic epidemiology : 2단계 역학)- 기왕조사, 추적조사, 계획조사 기술역학을 토대로 질병 발생과 질병 발생의 요인 혹은 속성과의 인과관계를 증명하기 위한 역학, 가설을 검정하는 역학

16 **연구자가 사람을 직접 연구대상으로 하는 실험적 연구로 그 결과를 직접 사람에게 적용하여 질병의 예방과 진단 및 치료에 활용할 수 있도록 수행하는 연구 방법은?**

① 분석역학 ② 관찰역학
③ 실험역학 ④ 기술역학 정답 ③

해설 실험역학(experimental epidemiology)
연구자가 사람을 직접 연구대상으로 하는 실험적 연구로 그 결과를 직접 사람에게 적용하여 질병의 예방과 진단 및 치료에 활용할 수 있도록 수행하는 연구. 예)임상시험, 지역사회 개입연구, 실험실 실험연구

17 **특정기간에 질병 발생의 원인과 관련되어 있다고 생각되는 인구집단과 관련이 없는 인구집단 간에 질병발생률을 비교 분석하는 연구방법은?**

① 코호트 연구(cohort study) ② 단면적 연구
③ 3단계 조사 연구 ④ 메타 분석 연구

정답 ①

해설 코호트 연구(cohort study) : 폭로-비폭로 연구, 전향성 조사
특정기간에 질병 발생의 원인과 관련되어 있다고 생각되는 인구집단과 관련이 없는 인구집단 간에 질병발생률을 비교 분석하는 연구방법 가장 많음

18 **감염병 생성과정의 6대 요소에 포함되지 않는 항목은?**

① 병원체 ② 위생
③ 숙주의 감수성 ④ 새로운 숙주로의 침입

정답 ②

해설 감염병이 유행하려면 병원체 → 병원소로부터 병원체의 탈출 → 전파 → 새로운 숙주로의 침입 → 숙주의 감수성의 6개 요소가 연쇄적으로 작용해야

19 **감염병 관리상 관리가 가장 여려운 대상자는?**

① 건강한 보균자 ② 잠복기 보균자
③ 병후 보균자 ④ 은닉환자

정답 ①

해설 건강 보균자는 잠복기간 중 전염성을 가지고 있음

20 **예방접종으로 얻어지는 면역은?**

① 인공능동면역 ② 자연능동면역
③ 자연수동면역 ④ 인공수동면역

정답 ①

해설 후천면역(acquired immunity)
① 자연능동면역(natural active immunity) : 각종 질환에 이환된 후 형성되는 면역
② 인공능동면역(artificial active immunity) : 예방접종으로 얻어지는 면역
③ 자연수동면역(natural passive immunity) : 모체로부터 태반이나 수유를 통해서 얻는 면역
④ 인공수동면역(artificial passive immunity) : 인공제제를 인체에 투입하여 질병에 대한 면역 생성

21 **모체의 태반을 통하여 피부점막, 혈액으로 침입하여 발병되는 질병을 말하는 용어는?**

① 매독 감염 ② 태반 감염
③ 인체 감염 ④ 콜레라 감염

정답 ②

해설 태반 감염
• 매독 : 모체의 태반을 통하여 피부점막, 혈액으로 침입하여 발병되는 질병
• 풍진 : 임신 초기에 이환되었을 때 태아에게 영향을 미치는 질

22 **우리나라 급성감염병 관리단계에서 신종 전염병 확산 징후 시 즉각 대응태세 돌입단계, 유행감시 활동을 하는 단계는?**

① 1단계 관심(Blue)단계 ② 2단계 주의(Yellow)단계
③ 3단계 경계(Orange)단계 ④ 4단계 관심(Red)단계

정답 ④

해설 1단계 관심(blue)단계: 유행감시
2단계 주의(yellow)단계: 신종 감염병의 국내유입이나 국내에서 발생하는 단계
3단계 경계(orange)단계: 신종 감염병의 확산방지 및 대처방안을 계획, 점검하는 단계
4단계 관심(red)단계: 신종 전염병 확산 징후 시 즉각 대응태세 돌입단계, 유행감시 활동을 하는 단계

23 **다음중 제 3급 감염병이 아닌 것은?**

① 말라리아 ② 결핵
③ 한센병 ④ 파상풍

정답 ④

해설 제 3급 감염병
그 발생을 계속 감시할 필요가 있어 발생 또는 유행 시 24시간 이내에 신고하여야 하는 다음 각 목의 감염병을 말한다. 다만, 갑작스러운 국내 유입 또는 유행이 예견되어 긴급한 예방·관리가 필요하여 보건복지부장관이 지정하는 감염병
예) 말라리아, 결핵, 한센병, 성홍열, 수막구균성수막염, 레지오넬라증, 비브리오패혈증, 발진티푸스, 발진열, 쯔쯔가무시증, 렙토스피라증, 브루셀라증, 탄저, 공수병, 신증후군출혈열, 인플루엔자 후천성면역결핍증(AIDS), 매독, 크로이츠펠트-야콥병(CJD) 및 변종크로이츠펠트-야콥병(vCJD)

24 **제1급 감염병부터 제4급 감염병, 기생충감염병까지의 감염병 외에 유행 여부를 조사하기 위하여 감시활동이 필요하여 보건복지부장관이 지정하는 감염병으로 감염병의 예방 및 관리에 관한 법률 개정에서 삭제된 감염병은?**

① 1급 감염병 ② 4급 감염병
③ 3급 감염병 ④ 지정 감염병

정답 ④

해설 지정감염병은 제1급감염병부터 제4급감염병까지의 감염병 외에 유행 여부를 조사하기 위하여 감시활동이 필요하여 보건복지부장관이 지정하는 감염병으로 지정감염병은 감염병의 예방 및 관리에 관한 법률 (2020년 1.1일 시행)일부개정에서 삭제됨.

25 **다음 질병의 병원소로 적절하기 않은 것은?**

① 환자 ② 보균자
③ 오염된 음식 ④ 토양

정답 ③

해설 병원소란 병원체가 생활하고 증식하면서 다른 숙주에 전파시킬 수 있는 상태를 만들어 주는 장소로서 전염원 중에서도 궁극적인 전염원임. 종류로는 인간 병원소(현성감염자, 불현성감염자, 보균자), 동물병원소(척추동물), 토양

26 **병원체의 감염을 받고도 전혀 임상 증상을 나타내지 않고, 발병하지 않는 건강자와 구별이 어려운 보균자(폴리오, 디프테리아, 일본뇌염)을 무엇이라 하는가?**

① 건강보균자(health carrier)
② 회복기(병후)보균자(convalescent carrier)
③ 잠복기 보균자(incubatory carrier)
④ (현증)환자

정답 ①

해설 건강보균자(health carrier): 병원체의 감염을 받고도 전혀 임상 증상을 나타내지 않고, 발병하지 않는 건강자와 구별이 어려운 보균자(폴리오, 디프테리아, 일본뇌염)→ 감염병 관리상 가장 관리가 어려움

27 **한센병 및 피부 질환 등과 같은 환자로부터 탈출한 병원체가 전파체의 중간역활 없이 감수성 보유자에게 전파되는 방식을 무엇이라 하는가?**

① 증식형전파 ② 직접전파
③ 발육형전파 ④ 경란형 전파

정답 ②

해설 직접전파(direct transmission) : 한센병 및 피부 질환 등과 같은 환자로부터 탈출한 병원체가 전파체의 중간역활 없이 감수성 보유자에게 직접 전파됨(기침이나 재채기, 대화를 통한 비말감염

28 **병원체가 매개곤충 내에서 증식한 수 장관을 거쳐 배설물로 배출된 것이 피부의 상처 부위나 호흡기계 등으로 전파 방식은?**

① 배설형 전파 ② 증식형전파
③ 발육형전파 ④ 경란형 전파

정답 ①

해설 배설형 전파: 병원체가 매개곤충 내에서 증식한 수 장관을 거쳐 배설물로 배출된 것이 피부의 상처부위나 호흡기계 등으로 전파(발진티푸스: 이, 발진열과 페스트: 벼룩 등)

29 **병원체가 한 숙주에서 다른 숙주로 이행해 나가는 능력을 보여주는 것은?**

① 병원성 ② 감염력 ③ 병독성 ④ 전파성

정답 ②

해설 감염력: 병원체가 한 숙주에서 다른 숙주로 이행해 나가는 능력

30 **다음 중 검역 감역병이 아닌 것은?**

① 콜레라 ② B형간염
③ 중증급성호흡기증후군(SARS) ④ 조류인플루엔자

정답 ②

해설 검역감염병
콜레라, 페스트, 황열, 중증급성호흡기증후군(SARS), 조류인플루엔자, 인체감염증(AI), 신종인플루엔자 감염증(SI)

31 **일본의, 미나마타 공장, 유기 수은중독으로 발생으로 발생한 환경오염 질병은?**

① 이타이 이타이(itai-itai)병 ② 미나마타병(minamata)
③ 변종크로이츠펠트-야콥병(vCJD) ④ 보튤리늄독소증

정답 ②

해설 미나마타병(minamata): 일본, 미나마타 공장, 유기 수은중독으로 발생

32 **아황산과 질소산화물을 다양으로 포함하고 있는 침착물을 포괄하는 지칭으로 산성을 띄고 있는 비나 눈을 무엇이라 하는가?**

① 황사 ② 분진 ③ 오존 ④ 산성비

정답 ④

해설 산성비(acid rain): 아황산과 질소산화물을 다양으로 포함하고 있는 침착물을 포괄하는 지칭으로 산성비로 불리는 산성을 띄고 있는 비나 눈, 이슬과 같은 강수를 포함.

33 **인구구성형 중에서 개발도산국 인구구형은?**

① 별형 ② 피라밋형
③ 종형 ④ 항아리형

정답 ③

해설 개발도산국의 인구구형은 종형으로 인구 정지형(출생율, 사망률 모두 낮은 형)

34 **예방의 수준에서 1차 예방에 해당하는 구체적인 것은?**

가. 건강증진	나. 예방접종	다. 환경위생	라. 조기진단

① 가, 나, 다 ② 가, 다 ③ 나, 라 ④ 나, 다

정답 ①

해설 예방의 수준에서 1차 예방은 건강증진, 예방접종, 환경위생

35

행정관리 과정 중 고전적 조직의 7가지 원칙으로 기준에서 가장 거리가 먼 것은 ?

① 명령 통일의 원칙
② 조정의 원칙
③ 분업의 원칙
④ 권한 위임의 원칙

정답 ④

해설 조직의 원칙 : 조직의 기능을 충실히 하기 위한 7가지 원칙
- 조정의 원칙: 조직원의 집단적 노력을 질서정연하게 하여 행동 통일의 수단과정
- 목적의 원칙: 명확한 목적아래 장단기 목적, 하부 조직의 단기 목적 명확히 설정
- 분업의 원칙: 전문화, 기능화, 동질화
- 명령통일의 원칙: 모든 명령은 한 사람의 상위자에 의해서 내려져야 함(책임소재 분명)
- 계층 간의 원칙: 계층 간의 체계를 확립하여 업무를 능률적으로 수행
- 일치의 원칙: 권한과 책임은 일치되어야 함.
- 통솔범위의 원칙: 피감독자의 능력, 업무의 성질, 근무 장소의 분산도 등을 고려해야 정함.

36

조선시대에 일반 이료행정 및 의과 고시를 담당했던 부서는?

① 전의감
② 혜민서
③ 내의원
④ 할인서

정답 ①

해설
- 혜민서: 제도와 서민 구료사업을 담당하는 곳
- 전의감: 일반의료행정 및 의과고시를 담당하는 곳
- 내의원: 왕실의 의료를 담당하는 곳
- 할인서: 감염병을 담당했던 곳

37

성인병의 발생요인으로 가장 적당한 것은?

① 질병감염
② 유전, 비만 및 약물 복용
③ 낮은 보건교육 수준
④ 경제적 형편

정답 ②

해설 성인병의 역학적 특성
주요발생원인: 지나친 흡연, 음주, 잘못된 식습관, 스트레스 축적, 각종 유해 환경에 반복적 노출, 내분비계통의 이상 변화, 면역학적 기전의 변화, 고령화 등이 원인

38

성인병 발생이 높아지는 원인이 아닌 것은?

① 면역기전의 문제
② 생활수준의 향상과 환경 개선
③ 인구 구조의 고령화
④ 식생활 습관의 급속한 변화

정답 ①

해설 성인병의 주요발생원인: 지나친 흡연, 음주, 잘못된 식습관, 스트레스 축적, 각종 유해 환경에 반복적 노출, 내분비계통의 이상 변화, 면역학적 기전의 변화, 고령화 등이 원인

39

만성 감염병의 역학적 특성으로 가장 적절한 것은?

① 질병의 발생률이 높고, 유병율이 낮음
② 질병의 발생률이 낮고, 유병율이 높음
③ 계절과 관계없이 발생하며 환자발생이 폭발적
④ 물이나 음식물에 들어 있는 세균에 의해 전염되는 질환으로 대표적 질환은 콜레라

정답 ②

해설

구분	발생률	유병률
급성 감염병	높음	낮음
만성 감염병	낮음	높음

40 **생체 내에서 칼륨 성분을 대체하는 방사선 물질은 ?**

① 요오드 ② 세슘
③ 크립톤 ④ 벤젠

정답 ②

해설 칼륨(kalium)은 라틴어, 포타슘(potassium : K1)은 영어, 칼륨이 체내에서 염분(나트륨)과 상호작용을 하여 균형을 이루게 되며, 칼륨은 24종의 동위 원소가 알려져 있으며, 3종이 자연적으로 산출됨 세슘은 칼륨과 비슷한 화학적 성질을 가지므로 생체 내에서 마치 칼륨처럼 흡수되어 위험함

41 **공중보건 사업수행의 3대 요소가 아닌 것은?**

① 보건관계법규 ② 보건행정
③ 보건교육 ④ 보건조직

정답 ④

해설 공중보건 사업수행의 3대 요소 : 보건관계법규, 보건행정, 보건교육

42 **인구 구성에서 65세 이상의 인구가 총인구의 20%이상을 차지하는 사회는?**

① 고령화 사회(Aging Society)
② 고령사회(Aged Society)
③ 초고령사회(post-aged society)
④ 전기노인사회

정답 ③

해설 초고령사회(post-aged society): 65세 이상 인구가 총인구의 20%이상 차지(후기고령사회)

43 **조선시대에 오늘날 간호사 제도와 유사한 의녀 제도를 만들어 대민 업무를 수행하게 한 곳은?**

① 혜민서 ② 내의원
③ 활인서 ④ 제생원

정답 ④

해설 • 제생원 : 조선 태종 : 제생원(대민업무 수행), 의녀제도를 만들어 제생원에 근무, 오늘날 간호사 제도와 유사함

44 **보건행정분야 계획의 방법으로 사업, 평가, 검사, 기술을 의미하는 것은?**

① 델파이기법 ② PPBS
③ OR ④ PERT

정답 ④

해설 PERT : Performance Evaluation and Review Technique(사업, 평가, 검사, 기술)

45 **노인층과 거동이 불편한 층에게 가장 효과적인 보건 교육방법은?**

① 개인접촉 가정방문 ② 심포지엄
③ 강연회 ④ 집단토론

정답 ①

해설 보건교육에 직접 참여하기 힘든 이들에게는 직접방문이 가장 효과적임

46 **인구구성형 중에서 도시형, 인구유입형의 인구 구성형은?**

① 피라밋형 ② 별형
③ 종형 ④ 항아리형

정답 ②

해설 별형: 인구유입형, 도시형(생산성 인구가 도시로 유입)

47 **여성의 일반적인 임신 중독의 대표적인 3대 증상은?**

① 부종, 고혈압 단백뇨 ② 호흡장애, 부종, 단백뇨
③ 피로감, 산혈증, 부종 ④ 다식, 다갈, 다뇨

정답 ①

해설 3대 증상은 부종, 고혈압, 단백뇨

48 **모성사망의 주 원인이 되는 산욕기는 일반적으로 언제를 이야기 하는가?**

① 분만 후 7일 이내 ② 분만 후 2~3주
③ 분만 후 4~5주 ④ 분만 후 6~8주

정답 ④

해설 산욕기 : 해산으로 인한 상처가 완전히 낫고, 자궁이 평상시 상태가 되며 신체의 각 기관이 임신 전의 상태로 회복되기까지의 기간. 분만 후 6주까지 또는 산후 6~8주 간을 말함.

49 **모성사망의 주된 원인이 아닌 것은?**

① 임신 중독증 ② 각기병
③ 분만 전후 출혈 ④ 산욕열

정답 ②

해설 모성사망의 주된 원인 : 임신중독증, 분만전후 출혈, 산욕열

50 **국가나 지역사회의 건강 수준을 평가할 수 있는 대표적 지표로서 그 값이 항상 1보다 크며, 1.0에 가까운 때를 보건 수준이 가장 높은 것으로 평가하는 지표는?**

① 영아사망률 ② α-index
③ 비례사망지수 ④ 평균수명

정답 ②

해설 α-index : 국가나 지역사회의 건강수준을 평가할 수 있는 대표적인 지표로서는 영아사망율이 있으나, 더욱 세밀한 평가를 위해 α-index를 계산하고 그 값이 항상 1보다 크며, 1.0에 가장 가까운 때를 보건수준이 가장 높은 것으로 평가하고 있음

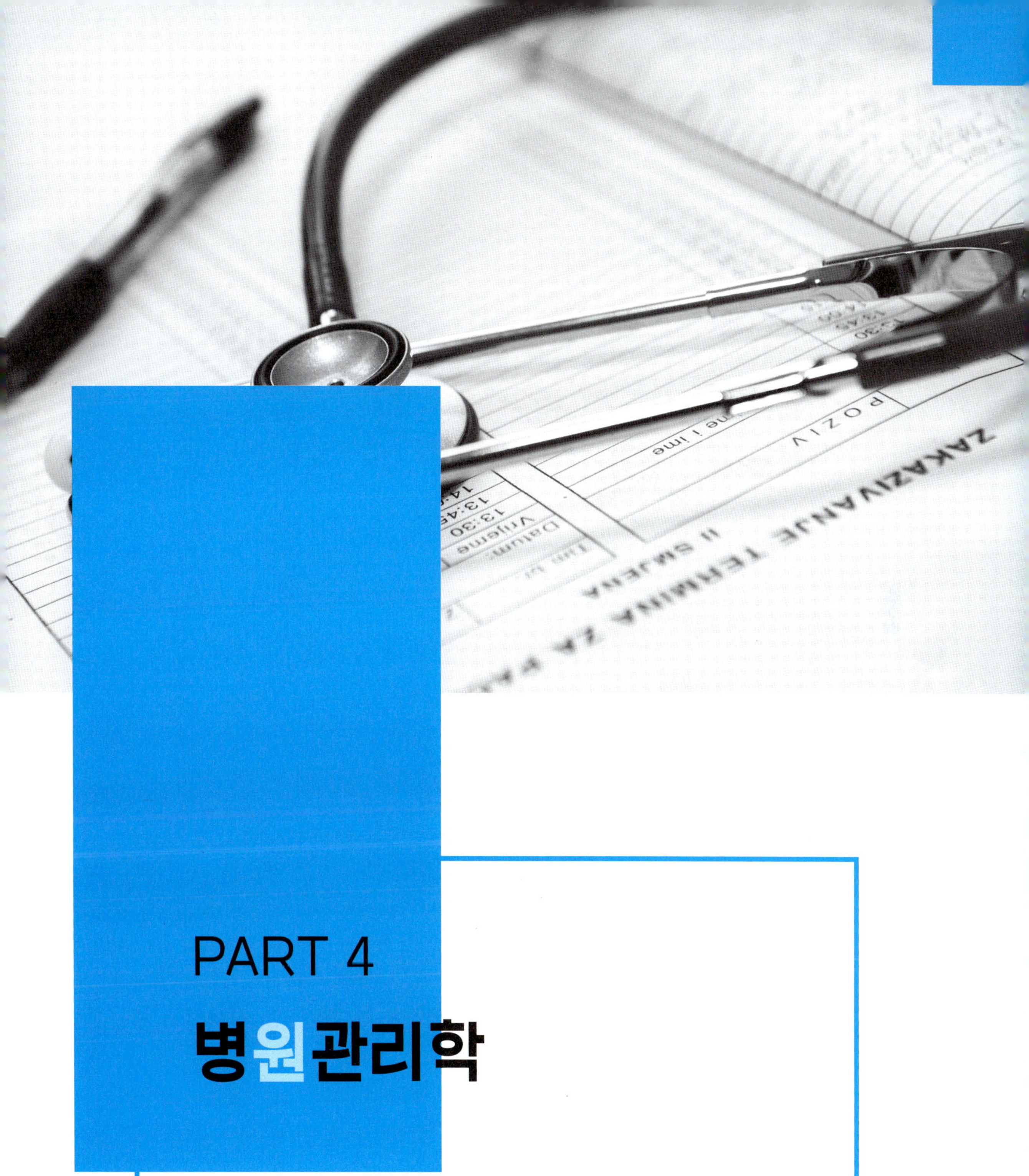

PART 4
병원관리학

Certificate of Medical Information Administrator

Certificate of
Medical
Information
Administrator

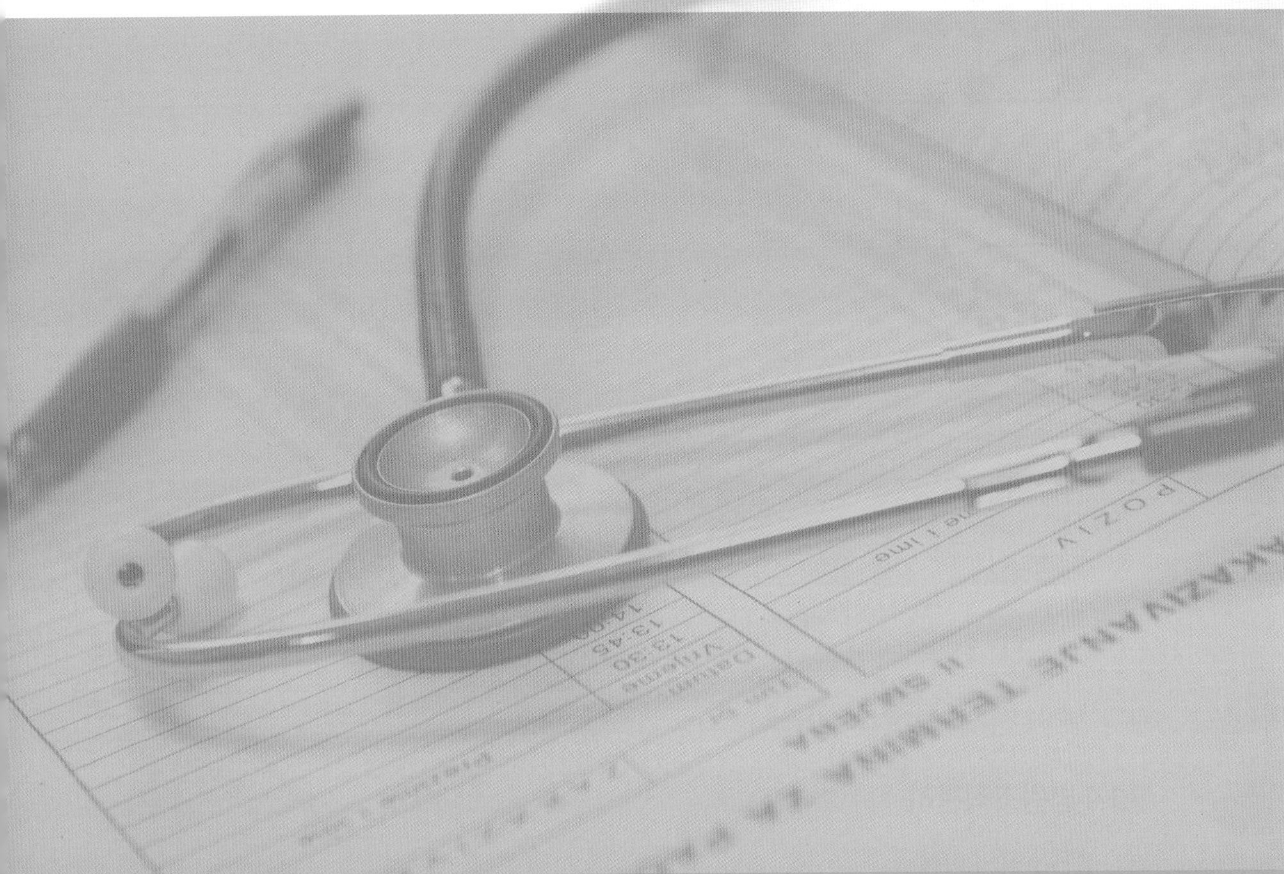

CHAPTER 9
병원관리학

Chapter 9

병원관리학

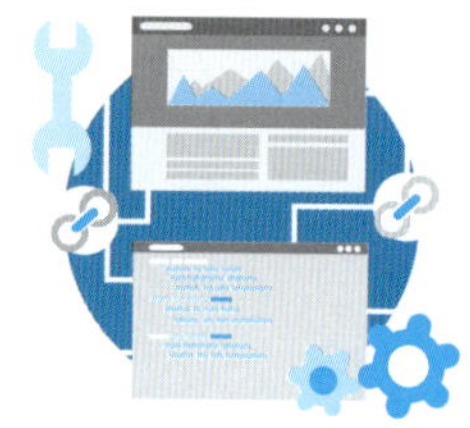

9.1 병원조직 및 인사관리

9.1.1 병원조직관리

(1) 병원조직의 이해

① 우리나라의 정의(의료법 제3조)

- 의료기관이라 함은 의료인이 공중 또는 특정 다수인을 위하여 의료·조산의 업(의료업)을 행하는 곳을 의미함

② 의료기관의 종별

종합병원, 병원, 치과병원, 한방병원, 요양병원, 의원, 치과의원, 한의원, 조산원

가. 종합병원 : 종합병원은 의사 및 치과의사가 의료를 행하는 곳으로서, 다음의 요건을 갖추고 주로 입원환자에 대하여 의료를 행할 목적으로 개설하는 의료기관

- 입원환자 100인 이상을 수용할 수 있는 시설을 갖추고
- 300병상 이상 이면 내과·외과·소아청소년과·산부인과·치과·영상의학과·마취통증의학과·진단검사의학과 또는 병리과, 그리고 정신과를 포함한 9개 이상의 진료과목
- 300병상 이하의 경우는 내과·외과·소아청소년과·산부인과 중 3개 진료과목과 영상의학과·마취통증의학과·진단검사의학과 또는 병리과를 포함한 7개 이상의 진료과목
- 각 진료과목마다 전속하는 전문의

나. 병원, 치과병원, 한방병원 : 의사, 치과의사, 한의사가 각각 그 의료를 행하는 곳으로서 입원환자 30인 이상을 수용할 수 있는 시설을 갖추고 주로 입원환자에 대하여 의료를 행할 목적으로 개설하는 의료기관(치과병원은 입원시설의 제한이 없음)

다. 요양병원 : 의사 또는 한의사가 그 의료를 행하는 곳으로서 요양환자 30인 이상을 수용할 수 있는 시설을 갖추고 주로 장기요양을 요하는 입원환자에 대하여 의료를 행할 목적으로 개설

하는 의료기관

라. 의원, 치과의원, 한의원 : 의사, 치과의사, 한의사가 각각 그 의료를 행하는 곳으로서 진료에 지장이 없는 시설을 갖추고 주로 외래환자에 대하여 의료는 행할 목적으로 개설하는 의료기관

마. 조산원 : 조산사가 조산과 임부·해산부·산욕부 및 신생아에 대한 보건과 양호지도를 행하는 곳으로서 조산에 지장이 없는 시설을 갖춘 의료기관

③ 병원의 기능

가. 임상치료 : 가장 우선적 기능

나. 재활치료

다. 질병관리

라. 응급처치(first aid)

마. 질병·재해예방

바. 건강증진 및 건강상담

사. 전문교육

아. 의학연구

④ 병원의 사회적 역할

가. 환자의 진단과 치료 : 가장 우선적 역할

나. 의학·의료기술의 연구

다. 의료인력의 교육과 훈련

라. 공중보건 기능

⑤ 최근에 대두된 역할

가. 의료이용자(환자)에게 양질의 의료를 가급적 저렴하게 제공

나. 의료제공자(직원)에게 직업생활의 질을 보장

다. 병원설립자(경영자)에게 설립목적의 달성과 투입자본의 안정성을 보장

라. 지역사회(국가)의 의학발전, 의료인 공급, 의료제도 개선 등의 임무 수행

(2) 병원조직의 특성

① 경영체로의 특성

가. 첫째, 병원조직의 사업목적은 진료와 예방, 교육과 사회봉사 등 매우 다양한 사업목적을 가진 조직체

나. 둘째, 복잡한 전환과정을 거쳐 서비스를 생산하는 조직으로서 환자의 진료행위를 위해 여러 직종의 전문적인 협력과 보조인력의 지원이 유기적으로 협력함으로써 가능

다. 셋째, 일반적인 조직은 자본집약적이거나 또는 노동집약적인 경우가 대부분이지만 병원은 건물, 설비, 고가 의료장비 등 대단히 자본집약적이고, 대부분의 서비스는 전문직을 가진 사람의 노동력에 의존 함

라. 넷째, 병원조직 서비스의 대상이 사람이고 사람에 따라 서비스의 내용이 각기 다를 뿐 아니라

객관적인 평가가 어렵기 때문에 생산된 서비스의 품질관리가 대단히 어려운 특징이 있는 조직

② 조직관리상의 특성

가. 첫째, 경영목적은 양질의 진료와 저렴한 진료로 상충적이다. 양질의 진료를 보다 저렴한 진료비로 제공해야 하는 상충적 요소를 배제하기 어려운 조직

나. 둘째, 서비스의 대상이 환자뿐만 아니고 지역사회, 전공의, 의학계 학생들이며, 질병의 특성상 진료가 확정적일 수 없으며, 진료 기타 업무 성과의 객관적 측정지표를 산출하기가 극히 곤란하여 병원조직은 과업관리가 어려운 특성

다. 셋째, 병원조직은 그 구성원이 매우 다양하다. 즉, 직종이 다양하고, 교육수준과 배경이 다양하며, 여성인력의 비중이 큼

라. 넷째, 관리체계상의 특징으로는 지배권이 진료와 관리로 2원적이고, 투입요소(인력, 시설, 물자) 관리의 복잡성과 관리정보의 복잡성 및 직종간 의사소통의 단절 등으로 인한 갈등 관리 기전이 없음

③ 인사관리상의 특성

가. 이질집단의 집합조직

나. 노동집약적 조직

다. 다양한 직종의 집합

라. 동기요인의 다양성

마. 통제와 조정의 어려움

바. 의존적·배타적 인간관계

9.1.2 병원인사관리

(1) 병원인사관리

① 병원인사관리의 의의

가. 병원조직의 목적달성에 필요한 인력을 획득하고 조직활동에 유용한 훈련 및 교육과정을 거쳐 동기를 부여하고 계속적으로 유지하여 가는 일련의 과정

나. 병원인적자원의 획득·개발·동기부여·유지의 네 가지 기능을 연속적으로 수행하는 일련의 관리과정

② 병원인사관리의 대두배경

가. 병원조직규모의 변화

나. 병원노동조합의 발전

다. 인적자원 확보와 활용

라. 국가개입과 환경변화

③ 병원인사관리의 내용

가. 개별적 내용

- 고용관리 : 모집, 선발, 배치
- 이동관리 : 전직, 승진, 이직, 징계
- 교육훈련관리
- 평가관리

나. 집단적 내용
- 임금관리
- 복리후생관리
- 인간관계관리
- 노사관계관리

(2) 직무분석과 직무평가

① 직무분석의 개념 및 목적

가. 직무분석의 개념
- 직무의 내용을 체계적으로 조직 내에서의 인적자원 관리에 필요한 직무정보를 제공하는 과정
- 직무에 대한 정보를 수집하고 수집된 정보를 분석하여 직무의 내용을 파악한 다음 각 직무의 수행에 필요한 지식, 능력, 숙련 및 책임과 같은 직무상의 제요건을 결정하는 과정

나. 직무분석의 목적
- 인간의 노동력을 과학적이고 합리적으로 관리하기 위한 기초작업 및 인사·노무관리의 제기능 분야의 활동을 효율적으로 수행하는데 필요한 정보를 제공하는 것

직무분석의 구체적인 목적
① 조직확립의 기초.
② 모집, 선발, 배치, 이동, 승진, 임면 등을 위한 기초자료 제공
③ 교육훈련 및 경력계획의 자료
④ 임금관리의 기초작업
⑤ 업무개선 및 조직합리화의 기초자료
⑥ 직무평가와 인사고과의 기초자료
⑦ 인사상담, 산업안전관리, 정원산정의 기초자료 제공

② 직무분석의 방법

가. 관찰법(observation method) : 직무분석을 수행하는 사람이 특정직무가 수행되고 있는 것을 관찰하고 내용을 기록하는 것

나. 면접법(interviewing) : 직무분석을 실시하는 담당자가 해당직무 수행자에게 면접을 실시하여 직무에 관한 정보를 획득하는 방법

다. 질문지법(questionnaire) : 직무수행자에게 질문지를 나누어 주어 답하게 함으로써 직무에 대한 정보를 획득하는 방법

라. 작업기록법(work sampling method) : 직무수행자가 매일 작성하는 작업일지나 메모사항을 가지고 해당 직무에 대한 정보를 수집하는 것

마. 중요사실 기록법(critical incidents method) : 직무수행자의 직무행동 가운데 성과와 관련하여 효과적인 행동과 비효과적인 행동을 구분하여 그 사례들을 수집하고, 이러한 사례로부터 직무성과에 효과적인 행동패턴을 추출하여 분류하는 방법

바. 종합법 : 앞에서 설명한 여러 방법 가운데 둘 이상을 사용함으로써 정보를 수집하는 일종의 혼합·절충식 방법

③ 직무기술서와 직무명세서

가. 직무기술서

- 직무분석 결과로 얻은 직무에 관한 내용, 성질, 수행방법, 직무행동 등에 관한 중요한 사실과 정보자료를 일정한 양식에 따라 정리해 기록한 문서

직무기술서의 요건

① 직무표식부문 : 직무명칭, 직무부서, 직무부호 등을 기록
② 직무개요부문 : 직무의 범위, 목적, 내용 등을 기록
③ 직무내용부문 : 직무의 수행방법 및 기간, 관계 활동 사항 등을 기록
④ 직무요건부문 : 기술 및 숙련에 관한 사항, 노력에 관한 사항, 책임 및 의무에 관한 사항, 인적 자격 및 작업조건에 관한 사항 등을 기록

나. 직무명세서

- 직무수행에 필요한 종업원의 행동, 기능, 능력, 지식 등을 일정한 양식에 기록한 문서
- 직무기술서를 기초로 채용, 배치, 승진, 평가 등 인사관리의 목적에 따라 필요한 자료를 추출, 편성해 작성한 양식

직무명세서의 요건

① 직무확인사항 : 직무명칭, 직무부서, 부호 등을 기록
② 직무내용(job content) : 직무수행방법, 수행기간, 관계 활동 사항 등을 기록
③ 인적요건(personality requirement) : 지식수준, 기술·숙련수준, 체력수준, 성격요건, 경험요건, 교육수준요건, 기타 인격적 요건 등을 기록

④ 직무평가

가. 직무평가의 의의

- 직무분석에 의해 작성된 직무기술서 또는 직무명세서를 기초로 하여 기업 내에서 각각의 직무가 가지는 상대적 가치(the relative worth of jobs)를 결정하는 체계적인 방법
- 각각의 직무가 지니는 책임도, 업무수행상의 곤란도 및 복잡도 등을 비교 평가하여 상대적인 서열을 매기는 기법

나. 직무평가의 목적

- 기업 내의 임금구조를 보다 합리적으로 유지하려는 것이 중요한 목적
- 조직의 상대적 임금격차를 합리적으로 결정하는 것이 주목적

다. 직무평가의 방법

- 서열법(ranking method) : 직무의 상대적 가치에 기초를 두고 직무의 중요도에 따라 순서를 정하는 방법
- 분류법(job-classification method) : 유사한 성격의 직무를 묶어서 몇 개의 직군으로 분류하고 각 직군의 등급을 정한 다음 해당 직무의 특성에 따라 직군별로 분류하는 방법
- 점수법(point rating method) : 몇 가지 평가요소를 선정하고 평가요소별로 가중치를 정한 다음 이에 따라 각 직무의 점수를 산정하는 방법
- 요소비교법(factor-comparison method) : 대표직무를 선정하여 평가요소별로 평가를 실시한 다음 평가대상 직무를 대표직무의 요소별 평가결과와 상호 비교하여 그 직무의 상대적 가치를 결정하는 방법으로 직무의 상대적 가치를 점수법의 점수 대신 임금액으로 평가하는 것이 특징. 즉, 임금액을 가지고 바로 평가점수화 할 수 있음

(3) 고용관리

① 고용관리의 개념

가. 유능한 인재를 찾기 위한 모집활동, 선발활동, 그리고 적재적소에 배치하는 활동

나. 광의의 고용관리 : 모집, 선발, 배치, 퇴직 및 해고에 이르기까지 모든 관리활동

다. 협의의 고용관리 : 모집, 선발, 배치의 세 가지 활동을 의미(일반적인 고용관리)

라. 고용관리의 전제조건

- 인력기획의 수립(양적인 조건) : 고용량에 관한 장·단기 계획수립
- 직무분석(질적인 조건) : 고용될 사람이 갖추어야 할 정신적·육체적 요건에 관한 명확한 규정

② 인력기획

- 필요한 수의 인력을 적시에 확보하기 위한 방안을 구체적으로 작성하는 것
- 현재 및 장래의 각 시점에서 기업이 필요로 하는 종류의 인원수를 사전에 예측하고 결정하여 이에 대한 사내·외의 공급인력을 예측하고 계획하는 것
- 필요한 수의 인력을 적시에 확보하기 위한 방안을 구체적으로 작성하는 것
- 병원에서 장·단기적인 미래에 요구되는 인력을 확보하는 과정

③ 인력의 수요예측

가. 하향적 접근방법(거시적 방법)

- 기업전체 또는 어떤 직장단위로 인력을 예측하는 방법
- 먼저 조직단위 전체의 인력을 예측하여 총원을 정하고, 이를 다시 인력의 종류로 분할하는 절차를 통해 진행
- 병원의 상위계층 주도 하에 인력전문가와 계량적 기법을 집중적으로 사용

나. 상향적 접근방법(미시적 방법)

- 실무부서 단위로 구성원의 직무를 분석하여 필요한 인력수요를 예측하고 이를 경영층에서 다시 종합하는 방법
- 작업의 표준시간, 1인당 업무량 등의 예측

④ 인력의 공급예측

- 인력의 공급예측은 먼저 사내인력의 현재 및 장래의 상태에 관한 예측을 해야 함

⑤ 정원의 개념

- 정원관리는 조직내부의 단위조직에 이르기까지 직위의 수를 정해두고 그 효율성을 점검하여 계속적으로 조정해 나가는 장치
- 정원의 분류
  a. 법정정원 : 법령에 의해 그 기준이 정해진 정원(의료법, 산업안전보건법령 등)
  b. 기구정원 : 조직기구가 변경되어 새로 생긴 부서에 관리자와 필요인력을 두어야 하는 경우
  c. 설비정원 : 시설이나 장비 및 설비의 신설에 따라 운영할 기술직을 채용해야 하는 경우
  d. 산정정원 : 업무량과 질적 측면을 분석하여 정원을 관리하는 것 - 일반적인 정원의 개념

⑥ 모집관리

가. 모집의 개념

- 선발을 전제로 하여 조직체가 필요로 하는 인력을 조직체 안으로 유인하는 과정
- 조직체의 목적달성에 기여할 수 있는 인력의 원천을 개발하고, 이들 인력으로 하여금 조직체에 관심을 가지고 조직체에서 일할 기회를 찾도록 만드는 과정

나. 모집에 대한 대안

- 초과근무(overtime)
- 외주용역(outsourcing, subcontracting)
- 임시고용(temporary employees)
- 근로자 파견제

다. 내부모집의 장단점

장점	단점
· 승진자의 사기 앙양 · 동기유발 · 능력개발 강화 · 정확한 능력평가 · 모집비용절감 · 외부모집을 하위직으로	· 모집범위의 제한 · 승진탈락자의 실망 · 승진을 위한 과대경쟁 · 인력개발 비용 · 조직경직화(침체화, 관료화)

라. 외부모집의 장단점

장점	단점
· 새로운 관점 · 새로운 정보·지식소유자 확보 · 인력개발 비용 절감 · 조직 노쇠현상 예방 · 조직 활성화 · 내부인력에 긍정적 자극	· 안정되기까지 적응기간 필요 · 부적격자 채용 위험성 · 인사권 남용 · 내부인력 사기저하

⑦ 선발관리

가. 선발의 개념

- 모집활동을 통해서 응모한 많은 취업희망자 중에서 조직이 필요로 하는 자질을 갖춘 사람을 선별하는 과정
- 최적의 인적 요소를 특정 직무에 짝지어주는(match) 과정

나. 선발과정

- 예비면접(preliminary interview)
- 지원서평가(review of application)
- 선발시험(selection test)
- 면접(interview)
- 신원 및 배경조회
- 신체검사
- 선발결정

다. 면접의 방법

- 집단면접(group interview) : 한 두 사람의 면접자가 여려 명의 지원자를 상대로 면접하는 방법
- 보오드면접(board interview) : 여러 명의 면접자가 한 사람의 지원자를 상대로 면접을 하는 방법(주로 전문직이나 고위직층을 선발할 때 이용)
- 스트레스 면접(stress interview) : 면접자가 지원자에 대하여 적대자로서의 역할을 하여 지원자를 수세에 몰리게 하고 그로 하여금 짜증나게 하거나 당황하게 만드는 방법

⑧ 배치관리

가. 배치의 의의

- 배치(placement)란 선발된 지원자를 적성, 희망, 능력에 따라 각 부서에 배속시켜 적절한 직무에 할당하는 것을 말하며 선발된 지원자는 조직체의 구성원으로서 계획된 직무에 배치 됨

나. 배치의 원칙

- 적재적소주의 : 어떤 사람이 그가 소유하고 있는 능력과 성격 등의 면에서 최고의 직위에 배치되어서 최고의 능력을 발휘하게 하는 것
- 실력주의 : 실력, 즉 능력을 발휘할 수 있는 영역을 제공하며, 그 일에 대해서 올바르게 평가하고 평가된 실력과 업적에 대해서 만족할 수 있는 대우를 하는 원칙
- 인재육성주의 : 사람을 성장시키면서 사용하는 방법으로 경력관리에 있어서 경력의 자각 및 자기관리와 관련
- 균형주의 : 직장 전체의 실력증진과 사기고양 등을 꾀하는 의미로서의 전체와 개인의 조화를 고려하는 것

(4) 인사이동관리

① 인사이동관리의 개념

가. 인사이동관리의 의의 : 인사이동이란 조직에서 직위의 위치를 변동시키는 것

나. 인사이동의 기본형태

- 수직적 이동 : 승진, 승급, 강등
- 수평적 이동 : 배치전환, 전직, 휴직

다. 인사이동관리의 구체적인 목표

- 인력보충
- 적정배치
- 인재육성
- 보상과 제재

② 승진관리

가. 승진의 개념

- 이동의 한 형태로서 조직에서 구성원이 직무서열 혹은 자격서열의 상승을 의미
- 직원이 현재보다 높은 단계의 책임과 권한이 부여된 직무로 옮기는 것을 의미
- 책임의 증가, 위신의 증대, 소요되는 기능의 확대, 임금의 증가 등을 수반하는 직무로 이동하는 것(지위의 상승과 함께 보수·권한·책임의 상승이 함께 수반)

나. 승진방침

- 연공서열주의 : 승진결정에 있어서 근속연수(근무경력)를 가장 중요시하는 방침으로 시간의 차이에 의해 승전에 우선권을 준다는 개념
- 능력(merit of competence)주의 : 승진결정에 있어서 개인의 능력을 가장 중요시하는 방침으로 직무성과에 관련된 능력 및 특성을 중요시 함

③ 전직관리

가. 전직관리의 의의

- 승진이 수직적인 인사인데 반하여 전직은 수평적인 이동으로서 책임과 신분, 그리고 기술과 보상에 있어서 현재의 직위와 대등한 직위로 옮겨가는 것을 의미

나. 전직의 목적

- 첫째, 병원내 각 조직의 인력안정을 기하는 것
- 둘째, 적재적소 원칙을 실현하는 것
- 셋째, 다양한 직무경험과 기술을 습득을 통하여 유능한 인력을 양성하는 것

④ 휴직과 이직관리

가. 휴직의 개념

- 휴직(lay off)은 일시적 또는 일정기간 동안의 고용단절을 의미

나. 이직의 개념

- 이직(seperation)은 영구적인 단절을 의미하며 사직과 퇴직, 그리고 해고의 여러 형태를 포함 함

다. 이직의 종류

- 사직(resignation or quit) : 직원 자신의 자발적인 의사에 의하여 고용관계를 단절하는 것
- 퇴직(retirement) : 정년 또는 일정기한이 차면 직장을 떠나는 것

- 해고(discharge) : 징계조치로서 병원이 직원과의 고용관계를 임의로 단절시키는 것

⑤ 사직관리/해고관리/퇴직관리

가. 사직 : 영구적인 고용관계의 단절로서 사원 개인의 형편에 의해 조직구성원이 자발적으로 조직체를 떠나는 것을 의미

나. 해고 : 영구적인 고용관계의 단절로서 사용자가 주도하는 것이며, 징계해고와 정리해고가 있음

다. 퇴직 : 직원의 연령과 관련하여 병원의 규정 또는 직원 자신의 의사에 따라 병원을 떠나는 것

⑥ 징계관리

가. 징계의 의의

- 직원으로부터 기대되는 일률적인 최저의 행동기준을 설정하고 이를 어기는 직원에 대하여 적절한 조치를 취하는 인사관리과정

② 징계의 목적(효과)

- 첫째, 예방적 효과
- 둘째, 행동개선 효과
- 셋째, 처벌효과
- 넷째, 신분보장효과

(5) 교육훈련과 경력개발

① 교육훈련관리

가. 교육훈련의 의미

- 교육은 특정 직무와 관련되지 않은 일반지식과 기초이론, 그리고 교양을 가르치는 것. 따라서 교육효과는 개인으로 하여금 자신의 생활환경에 대한 적응력을 높이고 조직이나 사회생활에 숙달하게 하여 장기적인 학습능력을 향상하는데 도움을 줌
- 훈련은 특정 직무와 관련된 학문적인 지식, 육체적 기능 등을 습득, 숙달시키는 것을 의미

나. 교육과 훈련의 차이

	추구하는 목표에 따른 차이	기대되는 결과에 따른 차이
교육	· 인간적, 보편적, 장기적 목표	· 보편적 학습 · 다양한 결과 · 장기적 효과
훈련	· 특정 직무 고유의 단기적 목표	· 특정 직무기능의 습득 · 특정한 결과 · 단기적 효과

다. 교육훈련의 목적

- 의료행위에 관련된 새로운 지식과 기술을 전달함으로써 유능한 인재를 육성하고, 인재육성을 통하여 조직의 기술을 축적함
- 의사소통의 원활화를 통하여 직원들이 서로 화합·협력하는 조직풍토를 확보함

- 직원들의 자기발전 욕구를 충족시키고 또 능력개발을 통해 그들의 성취동기를 육성
- 직원의 욕구불만을 해소하고 결근이나 이직 등의 조직에 유해한 사태의 발생을 방지
- 새로운 교육을 통해 급변해 가는 조직내·외 환경에 적응을 가능케 함

② 직장내 교육훈련과 직장외 교육훈련

가. 직장내 교육훈련(OJT)

- 직장내 교육훈련(OJT:on the job training)은 직장에서 구체적인 직무에 임하여 직속상사가 부하에게 직접적으로 개별지도를 하고 교육훈련을 시키는 방식을 말함
- 업무현장에서 동료선배가 피교육자에게 과업수행 방법을 보여주고, 피교육자에게 실행연습의 기회를 제공하며, 그 결과에 대해 피드백 하는 훈련기법

OJT 교육의 장단점

구분	내용
장점	· 훈련이 추상적이 아니고 실제적이다. · 실시가 Off-JT 보다 용이하다. · 훈련으로 학습 및 기술진보를 알 수 있어 직원의 동기를 유발할 수 있다. · 상사나 동료간 이해와 협동정신을 강화시킨다. · 적은 비용으로도 할 수 있다. · 훈련을 하면서 일을 할 수 있다. · 직원의 능력과 그에 부응한 훈련을 할 수 있다.
단점	· 유능한 상사가 반드시 유능한 교사는 아니다. · 일과 훈련 모두 소홀히 할 가능성이 있다. · 많은 직원을 일시에 훈련할 수 없다. · 통일된 내용과 같은 수준의 훈련을 할 수 없다. · 전문적인 고도의 지식과 기능의 전수가 어렵다.

나. 직장외 교육훈련(Off-JT)

- 직장외 교육훈련(Off-JT)이란 OJT 외의 모든 교육훈련을 말한다. 직장외 교육훈련은 교육훈련을 담당하는 전문 스탭의 책임 하에 이루어 짐. 직장에서 일상 업무를 떠나서 전문적으로 실시하는 직장외 훈련은 대규모 집합교육으로 실시
- 직장외 교육훈련은 현장의 작업과는 달리 직접적 관련을 갖지 않는 보편적이고 일반적인 작업에 대한 사고방식이나 작업의 개선방식 및 인간관계의 중요성과 같은 교육훈련을 하는데 적합

OFF-JT 교육의 장단점

구분	내용
장점	· 다수 직원에게 동시적 동일적 교육실시 · 전문적인 지도자의 교육훈련 · 업무부담에서 벗어나 높은 교육효과 · 참가자의 선의경쟁으로 교육효과 증대
단점	· 교육훈련의 결과를 현장적용 어려움 · 현업 중단의 어려움 · 경제적 부담 · 작업시간의 감소

③ 경력개발

가. 경력개발

- 조직내에서 개인의 경력목표 EH는 미래의 직위를 설정하고 이를 달성하기 위해 경력계획을 수립하고 조직의 욕구, 즉 조직의 목표와 개인의 욕구가 합치할 수 있도록 개인의 경력을 개발하는 활동

나. 경력개발의 필요성

- 개인과 조직의 유효성을 달성 : 즉 경력개발의 중요한 목적은 능력 있는 직원을 성장시킬 수 있는 프로그램을 설계하는 것
- 진부화를 방지 : 즉, 경영자와 직원의 부적절한 경력계획과 경력개발에 의한 훈련, 개발의 부족과 동기부여의 부족으로 발생하는 인력의 진부화(구식화)를 방지하도록 하는 것
- 이직율과 인건비를 감소
- 효율적인 인재확보 및 배치 : 즉 경력개발은 인재의 효율적 확보 및 배치를 목적으로 함
- 직원의 성취동기유발 : 즉 직원에게 승진 가능성을 제시함으로서 자기발전을 위한 명백한 목표를 갖고 자기능력을 발휘하도록 함

다. 경력개발의 원칙

- 적재적소의 원칙
- 승진경로의 원칙
- 후진양성의 원칙
- 경력기회 개발의 원칙

라. 경력단계모형

- 1단계(탐색단계) : 25세 이하의 1단계는 자아개념을 수립하고 미래에 자신이 무엇을 해야할 것인가의 경력지향을 결정
- 2단계(확립 및 전지단계) : 25~45세에 이르는 2단계는 일단 특정의 직무영역에 정착하는 시기
- 3단계(유지단계) : 45~65세의 3단계는 생산의 시기, 중년의 위기 혹은 중간경력위기
- 4단계(쇠퇴단계) : 65세 이상의 4단계는 조직에서의 은퇴를 준비하는 시기

(6) 인사고과

① 인사고과의 개념

가. 인사고과의 의의

- 인사관리체계 내에서 합리적인 인사관리를 수행하기 위하여 직원의 직위와 직급과 보직에 요구되는 근무성적이나 능력을 조직유용성의 관점에서 평가하여 승진, 배치전환, 교육 등 선발의 타당성을 검토하기 위한 기초자료로 활용하고, 이것을 피고과자에게 피드백하여 직원의 능력을 개발 향상시키며, 업적을 증대하도록 하는 수단으로서 개인을 평가하는 제도

나. 인사고과의 목적과 활용

- 적정배치 : 종업원의 적성, 능력 등을 가능한 정확히 평가하여 기업의 요청 및 종업원 각자의 성장의 기회를 충족시킬 것
- 인력개발 : 종업원의 현재능력 및 잠재능력을 평가하여 기업의 요청 및 종업원 각자의 성장의

기회를 충족시킬 것

- 공정보상 : 종업원의 능력 및 업적을 평가하여 급여, 상여, 승격, 승진 등에 반영함으로써 보다 적정한 처우를 실시하며, 의욕의 향상이나 업무성적의 증진에 이바지할 것

② 인사고과의 방법

가. 도시척도법(graphic scale method)

- 도시척도법은 우리 주위의 조직들에게서 흔히 적용되고 있는 가장 보편적인 인사고과 방법으로 직무의 특성에 따라 중요하다고 생각되는 여러 종류의 성과, 능력, 태도의 지표들로 고과요소를 선정하고, 각 요소마다 3~7단계의 측정척도를 설정하여 해당 점수에 체크하도록 하는 방법

나. 강제선택법(forced choice method)

- 강제선택법은 도시척도법에서 나타나기 쉬운 관대화 경향과 중심화 경향을 줄이기 위해 고안된 방법으로, 3내지 5개의 구체적인 문장을 주고 이들 문장 중 피고과자의 특성에 가장 가까운 문장을 강제로 고르게 하는 방법

다. 중요사건법(critical incident method)

- 중요사건법은 고과기간 동안에 고과요소들에 관련하여 피고과자가 보인 중요한 행동들을 기록해 두었다가 이를 중심으로 인사고과시 피고과자를 평가하는 방법

라. 대조법(checklist method)

- 대조법은 직무에 직결되는 특성이나 행동들에 대한 구체적인 문장들을 제시하고 이에 대하여 가부만 선택(check)하도록 하여 중심화 경향이나 관대화 경향을 최대한 줄이려고 시도하는 방법

마. 서열(책정)법(ranking method)

- 서열법은 각 고과요소들마다 강제로 여러 피고과자들을 비교하여 서열을 정하도록 하는 방법으로 중심화 경향이나 관대화 경향을 거의 완벽하게 피할 수 있으나 피고과자의 수가 많은 경우에는 사용하기 어려움

바. 행동기준고과법(BARS)

- 첫째, 직무기술서를 바탕으로 직무를 구성하는 핵심과업을 선정하고,
- 둘째, 선정된 핵심과업별로 과업수행수준을 5~10개의 척도로 구분하여 각각의 척도에 해당하는 과업수행상의 기준행동을 구체적으로 기술하며,
- 셋째, 고과자가 피고과자의 과업행동을 이런 과정을 통해 미리 설계된 기준행동 중에서 가장 가까운 행동을 선택함으로써 고과가 이루어짐

사. 평가센터제도(Assessment Center)

- 평가센터제도는 피고과자들을 10-15명의 소집단 단위로 구성하여 2-3일간에 걸쳐서 평가센터에서 집중 평가하여 그 잠재능력을 고과
- 평가센터에서 주로 활용되는 평가방법들에는 문제해결 시뮬레이션, 사례분석, 역할연기, 의사결정실습, 심층면접, 적성검사 등 실제 직무상황에서 필요한 다양한 실용적 능력에 대한 측정방법들이 포괄되어 있음

아. 목표 관리(MBO : Management By Objectives)

- 목표관리기법(MBO)은 동기부여방법 중의 하나로 사업계획을 보다 현실적으로 수립하기 위하여 목표에 의한 관리를 하는 방법

MBO의 단계

① 경영자는 관리책임자에게 관리책임자는 부하직원에게 병원의 목표를 알려준다.
② 직원은 병원의 목표하에 자기가 달성하려는 목표를 제시한다.
③ 제시된 목표는 검토, 수정, 보완되어 채택된다.
④ 채택 목표의 예산화 및 집행, 보고, 환류(feed back)

③ 인사고과에서 나타나는 오류

가. 고과자간의 차이

- 고과자간에 피고과자의 직무성과를 기억해 내는 능력과 이를 평가하는 기준이 다를 수밖에 없기 때문에 발생하는 오류

나. 현혹효과(halo effect)

- 현혹효과는 고과자가 피고과자를 평가할 때 한두 가지 요소를 평가하고 그 결과를 나머지 요소를 평가하는데 연결함으로써 발생하는 오류

다. 관대화경향(leniency)

- 관리자들은 인사고과에서 자기 부하들에게 낮은 점수를 주는 일이 쉽지 않으며 많은 관리자들은 될 수 있으면 부하들에게 좋은 점수를 주는 경향이 있다. 이러한 현상을 관대화 효과라고 함

라. 중심화 경향(central tendency)

- 중심화 경향은 인사고과 결과가 평균을 중심으로 지나치게 몰려 있는 현상을 말한다. 중심화 경향도 개인 간의 차별화가 부족하다는 점에서 관대화 효과와 유사

마. 비교효과(contrast effect)

- 관대화경향이 중심화경향과는 달리 상대고과 과정에서 나타나는 현상으로 개인 간의 비교에 너무 집착한 나머지 평가과정에서 직무성과 혹은 능력의 절대수준을 충분히 고려하지 못할 때 발생하는 오류

바. 편견(bias) 및 의도적 조작

- 출신학교, 출신지역, 직종에 대한 편견도 인사고과에 영향을 주고 고과결과에 오류를 가져옴

(7) 임금관리

① 임금관리의 의의

가. 근로기준법에 의한 임금의 정의

- 임금이란 "사용자가 근로의 대상으로 근로자에게 임금, 봉급, 기타의 어떠한 명칭으로든지 지급하는 일체의 금품"을 의미(근로기준법 제18조)

나. 근로자 측면에서 임금의 개념

- 경제적인 측면에서 생계를 유지하는 수입(income)의 원천 = 소득
- 사회적인 측면에서 근로자의 지위를 규정하며 조직 및 사회적 위신과 관계

다. 사용자 측면에서 임금의 개념
- 제품의 원가를 구성하는 기업의 비용 = 노무비
- 기업에 제공된 근로에 대하여 지불하는 대가

② 임금의 범위

가. 임금 = 임금총액 + 복리후생비
나. 임금총액 = 정액급여 + 초과급여 + 특별급여
- 정액급여 = 기본급 + 통상적 제수당(직책수당, 가족수당, 근속수당 등)
- 초과급여 = 변동적 제수당(연장근무수당, 휴일근로수당, 야간근무수당 등)
- 특별급여 = (상여금, 기말수당, 학자금지원 등)

다. 근로기준법상 기준임금 : 평균임금, 통상임금
- 통상임금 : 병원에서 일률적으로 직원 모두에게 지급하는 임금으로 수당, 상여금 등을 모두 포함한 임금이다. 임금=㉠+㉡+㉢+㉣, 평균임금=㉠+㉡+㉢, 통상임금=㉠+㉡

㉠ 기본급
㉡ 직무수당, 직급수당, 직책수당, 조정수당, 물가수당, 근속수당, 기술수당, 면허자격수당, 회계수당, 출납수당, 위험수당 등 정기적·일률적으로 지급하는 수당
㉢ 상여금, 정근수당, 시간외근로수당, 야간근로수당, 휴일근로수당, 연월차수당 등 변동적으로 지급하는 수당
㉣ 퇴직금, 휴업수당, 가족수당, 학비보조수당 등

- 평균임금 : 산정하여야 할 사유가 발생한 날 이전 3개월 동안에 그 근로자에게 지급된 임금의 총액을 그 기간의 총일수로 나눈 금액을 말한다(근로기준법 제2조 제1항 6항). 퇴직금, 휴업수당, 교통사고 등 재해보상금의 계산에 사용한다.

③ 임금수준

가. 임금수준의 의의
- 일국, 일산업, 일기업의 노동자 1인당에 지불된 임금액을 의미
- 조직체의 전반적인 임금의 평균 : 기업체의 임금총액을 그 기업체의 총 종사자수로 나눈 값
- 기업에서 임금수준의 문제는 경영면에서 볼 때 노동자 1인당의 평균노무비이며, 경영계획의 기초가 되고, 노동면에서는 근로자의 생활수준을 나타내는 생활비로 볼 수 있음

나. 임금수준의 결정요인

구분	내용
기업측 고려요소	· 지불능력(ability to pay)과 생산성(productivity)
종업원측 고려요소	· 생계비(cost of wage)와 생계임금
노동시장이나 사회적 측면	· 시장에서 통용되고 있는 임금(prevailing pay) · 수요공급과 관련된 시장요인(supply & demand market factor) · 노동조합의 교섭력(union bargaining power) · 직무의 난이도(job requirement)

④ 임금구조 : 임금격차

- 각각의 직무를 맡은 근로자 상호간의 임금격차의 관계
- 총임금을 어떤 기준에 의하여 얼마의 격차를 두고 배분하느냐를 의미
- 즉, 동일시점에서 각 기업의 임금수준을 여러 가지 요인별로 비교했을 때 상대적인 임금의 차이

⑤ 임금체계 : 구성항목

가. 연공급 : 연공급 체계란 임금이 근속을 중심으로 변화하는 것으로 기본적으로 생활급적 사고 원리에 따른 임금체계

나. 직무급 : 직무급 체계란 직무의 중요성과 곤란도 등에 따라서 각 직무의 상대적 가치를 평가하고 그 결과에 의거하여 임금액을 결정하는 것을 의미. 동일한 직무에 대해서는 동일한 임금을 지급한다는 원칙에 근거함

다. 직능급 : 직능급 체계는 직무수행 능력에 따라 임금의 사내격차를 만드는 체계이며, 능력급 체계의 대표적인 임금체계

- 직능급 = 연공급(인적요소) + 직능급(직무요소)

라. 능률급 : 능률급 체계란 업무를 얼마나 능률적으로 수행했느냐에 따라 임금액을 결정하는 것을 의미

마. 자격급 : 자격취득의 기준을 정한 후 취득여부에 따라서 급여지급 차이를 두는 제도

⑥ 임금형태 : 산정방법/지불방법

가. 임금형태의 의의

- 직원에 대한 임금산정방법이나 임금지급방법 등을 총괄한 개념으로서, 임금체계의 하위개념

나. 시간급제 = 고정급제(임금은 근로시간에 비례)

- 수행한 작업의 양과 질에는 관계없이 단순히 근로시간을 기준으로 하여 임금을 산정·지불하는 방식
- 단순시간급제, 복율시간급제, 계측일급제로 분류

다. 성과급제(out payment, piece-rate plan) = 능률급제(임금은 성과에 비례)

- 노동성과를 측정하여 측정된 성과에 따라 임금을 산정·지불하는 방식
- 개인성과급, 집단성과급으로 분류

⑦ 특수임금제도

가. 집단자극제(집단성과급제)

- 근로자 개개인을 중심으로 임금을 책정·지급하는 개인임금제도에 대립되는 것으로서 일정한 근로자 집단별로 임금을 산정하여 지급하는 제도

나. 순응임률제

- 생계비순응임률제 : 물가가 상승할 때 생계비에 순응하여 임금률을 자동적으로 변동 조절하는 제도
- 판매가격순응임률제 : 제품가격과 임금률을 관련시켜 제품의 판매 가격의 변동에 따라 임률도 변동되도록 하는 제도

- 이익순응임률제 : 이윤과 임금을 결부시키는 것으로서 이익지수가 변동한 때에는 거기에 순응하여 임금률을 변동·조정시키는 제도

다. 이익분배제

- 기본적 보상 이외에 각 영업 기마다 결산이익의 일부를 종업원에게 부가적으로 지급하는 제도

라. 성과분배제도

- 스캘런플랜 : 위원회에의 참여 등과 같은 종업원의 참여가 이 계획의 가장 중요한 면이다. (성과배분의 기초 - 생산액(매출액) 기준방식)
- 리커플랜 : 부가가치 액의 증가에 비례한 임금 상승은 전체 경제에 인플레 효과를 미치지 않는다. (성과배분의 기초 - 부가가치 기준방식)

(8) 복리후생제도

① 복리후생제도의 의의

가. 복리후생이란?

- 종업원의 사람의 질을 향상시키기 위해 지급되는 임금 이외에 실시되는 간적접인 모든 제공급부

나. 임금과 복리후생의 차이

- 임금은 "직접적 보수"이고, 복리후생은 "간접적 보수"이다.
- 이를 비용의 측면에서 살펴보면 "인건비 = 직접적 임금 + 간접적 임금(복리후생비)"

임금과 복리후생의 차이

구별요인	임금	복리후생
지급관리	사원의 업무성과나 근로시간을 기준으로 지급되는 직접보상	업무성과나 직무와는 무관하게 지급되는 간접보상
지급방식	개별사원마다 차등지급	조직구성원 전체 혹은 집단에서 동일하게 기회부여
지급요구	요구없이 당연한 노동대가로 지급	법정복리후생 이외에 사원이 요구하지 않으면 지급되지 않음
지급효과	고용관계를 기초로 한 것인 만큼 경제적 이윤을 회사에서 제공하고 임금을 받아서 경제생활에 사용	사원의 인간적 문화생활에 공헌하는 것이므로 경제적 만족보다는 심리적 만족을 얻고 공동체 의식을 높인다.

② 법정복리후생과 법정외복리후생

가. 법정복리후생

- 경영체가 법령에 따라 강제적으로(의무적으로) 실시해야 하는 시설이나 제도
- 사회보험 등 종업원을 고용하는 경우에 기업에 대하여 법률로 의무화시키고 있는 복리후생
- [종류] : 건강보험, 연금보험, 산업재해보험, 고용보험 등

나. 법정외복리후생

- 경영체내에서 법정복리후생과는 별도로 종사원에게 혜택을 주거나 필요에 따라 여러 가지 복리후생시설을 마련하여 운영하는 것
- 기업의 임의에 의해서 독자적·자율적으로 운영하는 복리후생제도
- [종류] : 주택, 급식, 의료보건, 학교, 도서관, 오락실, 문화체육시설 등의 입장에서 제공하는 사택, 급식, 의료보건, 공제, 오락시설 등

③ 복리후생프로그램의 유형

가. 선택적 복리후생 프로그램(Cafeteria Benefits Program)

- 전통적 복리후생 : 종업원들 각자가 그것을 이용하든지 이용하지 않든지 관계없이 모든 종업원에게 일률적으로 똑같은 복리후생제도를 적용하는 것
- 선택적 복리후생 : 다양한 복리후생 프로그램 가운데 종업원이 필요에 따라 자유롭게 선택할 수 있도록 하는 제도

나. 통합적 복리후생 프로그램(Wholistic Welfare Program)

- 경제적 문제보다 정신적 문제에 보다 높은 관심을 가지고 구성원들의 정신적 건강과 삶의 균형을 유지할 수 있도록 그의 가정과 인격체 전체를 보살피자는 제도

다. 라이프 사이클 복리후생 프로그램(Life Cycle Benefit Program)

- 사원의 초기 직장생활(20대)에서 정년퇴직을 할(60대) 때까지 변화하는 생활패턴에 맞추어 연령층에 따라서 복리후생 프로그램을 달리 제공해 주는 것
- "귀하의 일생 동안 생활보장을 해 줄 테니 안심하고 직장일에 전념하시오"라는 기본 개념에서 출발한 것

(9) 노사관계관리

① 노사관계의 개념

가. 노사관계의 의의

- 피고용자와 고용자, 그리고 경영자와 근로자 및 노동조합과의 관계로 정의된다. 여기서 노사관계는 생산성 측면에서 노무관리를 중심으로 하는 개별적 노사관계가 아닌 분배적 측면에서 산업평화를 목표로 하는 집단적 노사관계를 의미

나. 노사관계의 구조

- 정부
- 근로자(조합) : 노동3권(단결권, 단체교섭권, 단체행동권)
- 사용자(단체) : 경영대권

② 노동조합

가. 노동조합의 정의[노동조합 및 노동관계조정법 제2조의 정의]

- "노동조합이라 함은 근로자가 주체가 되어 자주적으로 단결하여 근로조건의 유지·개선과 근로자의 복지증진, 기타 경제적·사회적 지위의 향상을 도모함을 목적으로 조직하는 단체 또는 그 연합단체를 말한다."로 규정하고 있다.

나. 노동조합의 설립근거 : 노동 3권

- 단결권 : 노조설립
- 단체교섭권 : 자유롭고 대등한 단체교섭
- 단체행동권 : 자유로운 쟁의행위

③ 노동조합의 권력확보 수단

가. 숍제도(양적인 측면 : 조합원수 확보)

- 오픈숍(open shop) : 고용주가 종업원을 고용할 때 노조가입여부가 고용조건이 되지 않는 제도(조합원이나 비조합원이나 모두 고용할 수 있는 제도)
- 클로즈드숍(closed shop) : 결원보충이나 신규채용시 조합원 중에서만 고용할 수 있는 제도(조합가입이 고용의 전제조건으로서 가장 강력한 조합가입제도)
- 유니언숍(union shop) : 사용자의 자유로운 채용이 허락되나, 일단 채용된 일정한 견습기간이 지나 정식 종업원이 되면 조합에 가입해야 하는 제도(만약 조합이 제명하거나 본인이 가입을 거부하면 해고하여야 한다). 오픈숍과 클로즈드 숍의 중간형태
- 에이젼시숍(agency shop) : 대리기관 숍제도라고도 하며, 종업원들의 노조가입이 강제적으로 규정되지는 않지만 비조합원들도 조합비에 해당하는 금액을 정기적으로 내도록 하는 제도(비조합원들이 조합비는 내지 않고 혜택만 보려고 하는 무임승차(free rider) 현상을 막고 조합의 재정을 확충하기 위한 제도)
- 프리퍼렌셜숍(preferential shop) : 조합원 우선 숍제도라고 하며, 비조합원의 고용은 가능하지만 조합원에게 고용의 우선권을 주는 제도
- 메인트넌스숍(maintenance of membership shop) : 조합원 유지 숍제도라고 하며, 조합원이 되면 일정기간 동안 조합원으로서 머물러 있어야 한다는 제도

나. 체크오프제도(직적인 측면 : 자금 확보)

- 질적인 측면 : 자금 확보
- 조합원 2/3이상의 동의가 있으면 개별적 징수를 하지 않고 기업에서 급여계산시 일괄 공제하여 조합에 인도하는 방식

④ 단체교섭

가. 단체교섭의 의의

- 기업에 노동력을 제공하는 근로자의 단체인 노동조합이 그 조직을 토대로 하고 단결권, 단체행동권 즉 고용자 혹은 고용단체와 노동력의 거래조건(임금, 근로시간 및 기타 근로조건 등)을 일괄하여 교섭하는 것

나. 단체교섭의 기능

- 첫째, 집단적 노사관계의 핵심과정으로서 단체교섭에 의해 근로조건의 결정이 가능하다.
- 둘째, 경영활동에 대한 견제와 자극을 통해 경영효율증대가 가능하다.
- 셋째, 노사상호간의 장으로서 의사소통 내지 노사자치 및 산업민주주의의 유지기능을 가진다.

⑤ 단체협약 및 부당노동행위

가. 단체협약

- 노동조합과 사용자간에 근로조건 및 노동자의 경제적 지위 등 개별적, 집단적 노사관계에 관하여 문서로 합의하는 것

나. 단체협약의 유효기간

- 우리나라의 경우 임금협약은 1년, 단체협약은 2년의 유효기간을 인정하고 있음

다. 부당노동행위

- 근로자의 정당한 노동기본권리행위 또는 노동조합활동에 대하여 사용자가 방해행위를 하는 것을 의미 : 예) 황견계약

⑥ 쟁의행위

가. 근로자측 쟁의행위

- 파업(strike) : 목적을 쟁취하기 위하여 집단적으로 노동의 제공을 거부하는 행위
- 태업(sagotage) : 근로자들이 집단적이고 의도적으로 작업능률을 저하시키는 행위
- 불매운동(boycott) : 사용자 또는 그와 거래관계에 있는 제3자의 제품구입이나 시설이용을 거절한다든가, 사용자 또는 그와 거래관계에 있는 제3자와 근로계약의 체결을 거절할 것을 호소하는 투쟁행위
- 피케팅(picketing) : 파업을 효과적으로 수행하기 위하여 근로희망자들의 사업장 또는 공장의 출입을 저지하고 파업참여에 협력할 것을 호소하는 행위
- 준법투쟁 : 근로자가 법규정대로의 관리를 행사함으로써 그들의 주장을 관철시키고자 하는 쟁위행위로써 집단휴가의 실시, 시간외 초과근무의 거부, 정시출근, 정시퇴근 등의 행위

나. 사용자측 쟁의행위

- 직장폐쇄(lock-out) : 노사간의 의견불일치가 있는 경우 사용자가 자기의 주상을 관철하기 위하여 근로자 집단에 대하여 생산수단에의 접근을 차단하고, 근로자의 노동력 발휘를 조직적·집단적·일시적으로 거부하는 행위

9.2 병원회계 및 재무관리

9.2.1 병원회계관리

(1) 회계관리의 개념

① 회계의 정의

- 회계(會計) : 돈을 받을 사람(=채권자)과 돈을 줄 사람(=채무자)이 함께 모여(모일 會), 돈 계산(계산할 計)을 하는 것
- 미국회계학회(AAA ; American Accounting Association)의 정의(재구성)

> "회계란 기업, 학교 국가 등 이해관계자가 경제적인 의사결정을 합리적으로 할 수 있도록 경제실체의 경제활동에 관한 재무(회계)정보를 식별하고, 측정하여 기록하고, 전달하는 과정(process) 또는 수단이다."

② 회계의 이해관계자

기업의 이해관계자	주주(소유주), 채권자, 경영자, 노동조합, 세무서, 거래처, 소비자, 정책당국
외부의 이해관계자	자본주(투자결정), 채권자(신용결정), 세무서(과세결정), 정부의 정책당국(정책결정)
내부의 이해관계자	경영자(경영 의사결정)

③ 회계의 기능

가. 측정기능(measurement function)

- 회계정보를 식별(인식)하여 화폐가치로 측정(평가)하고, 분류·요약·기록하는 기능
- 식별(identification) : 경제활동 속에서 필요한 정보를 포착·선택하는 것을 의미
- 측정(measurement) : 선택된 정보에 수치를 부여하는 것을 의미

나. 전달기능

- 측정을 통해 산출된 정보를 이해관계자에게 전달(보고)하는 기능
- 내부보고(내부이해관계자) : 관리회계
- 외부보고(외부이해관계자) : 재무회계

④ 회계의 목적

- 회계의 기본목적을 한 마디로 요약하면 경제적 의사결정에 유용한 재무적 정보를 제공하는 것이라고 할 수 있으며, 이를 좀 더 자세히 설명하는 다음과 같음

> ① 경제적 의사결정에 유용한 재무적 정보제공
> ② 한정된 자원의 효율적인 사용을 위한 의사결정 정보의 제공
> ③ 조직의 인적·물적·제자원의 효과적인 지휘·통제를 위한 정보제공
> ④ 조직의 제자원을 관리·유지하고 그 결과를 보고
> ⑤ 사회적 기능과 통제의 촉진을 위한 정보제공

④ 회계의 종류

가. 재무회계

- 외부이해관계자에게 전달할 목적으로 수행되는 회계
- 주로 정보의 외부이용자들을 위한 외부보고

재무회계의 특징

① 첫째, 재무회계는 일정한 원칙, 즉 '일반적으로 인정되는 회계원칙(GAAP)'에 따라 행하여진다.
② 둘째, 재무회계는 정기적인 보고의 형태를 갖는다.
③ 셋째, 대체로 일정한 형식을 갖게 된다.
④ 넷째, 재무제표의 작성이 중심이 된다.
- 재무상태표 : 재무상태에 대한 보고
- 손익계산서 : 경영성과에 대한 보고
- 현금흐름표 : 현금흐름에 대한 보고
- 이익잉여금처분계산서(기본금변동계산서) : 이익잉여금(기본금)변동에 대한 보고

⑤ 다섯째, 과거지향적이며, 신뢰성이 중요시된다.

나. 관리회계

- 내부 이해관계자에게 전달할 목적으로 이루어지는 회계/합리적인 의사결정을 하는데 필요한 정보를 제공하는 회계

관리회계의 특징

① 첫째, 통일적인 개념이나 이론이 없다.
② 둘째, 재무회계와 같이 일반적으로 인정되는 회계원칙의 지배를 받지 않는다.
③ 셋째, 일정한 형식을 갖출 필요가 없다.
④ 넷째, 정기적인 보고가 아니라 수시로 필요에 따라 보고한다.
⑤ 다섯째, 주로 내부의 경영자에 대한 보고이다.
⑥ 여섯째, 미래지향적이며, 목적적합성이 중요시 된다.

다. 세무회계

- 경제실체가 세법에 따라 정부, 지방자체단체에 납부하는 법인세, 부가가치세, 관세, 지방세 등의 세금에 관련된 회계

세무회계의 특징

① 세무회계는 재무회계와 원가관리회계를 기초로 과세소득(과세표준) 계산, 세무신고서 작성, 세무계획, 세무관리를 다룬다.
② 세무회계는 각종 세법, 법령 등과 밀접하게 관련되어 있고, 정보의 주이용자가 정부(세무서)라는 점에서 재무회계와는 다소 차이가 있다.

⑤ 회계공준

가. 기업실체의 공준 : 기업 그 자체를 하나의 독립된 실체로 하여 그 기업에 관련된 사람이나 어떤 집단과 분리하여 회계기록 및 보고함

나. 계속기업의 공준 : 반대되는 증거가 없는 한 기업은 그의 목적과 계획들을 달성하기에 충분한 기간동안 존재한다고 가정하여 회계처리함

다. 화폐가치표시의 공준 : 화폐단위로 표시할 수 없는 것은 회계기록의 대상에서 제외

라. 수익비용대응의 공준 : 한 회계기간의 기업의 이익은 먼저 그 기간 동안에 벌어들인 수익을 인식하고 나서 이러한 수익을 발생시키기 위하여 희생된 비용을 인식하여 이를 수익에 대응시킴으로서 가장 잘 측정가능 함.(이익 = 수익 - 비용)

마. 회계기간의 공준 : 적시에 회계정보를 제공하기 위하여 기업활동의 기간을 일정한 단위(회계기간)로 구분

바. 수익인식의 공준 : 실제로 수익을 벌어들이는 활동이 있어야 하고, 벌어들인 수익을 객관적이고 신빙성 있게 측정할 수 있을 때에만 그 회계연도에 수익으로 인식함.(수익의 인식시점 - 발생주의)

사. 실제거래가격의 공준 : 기업의 자산과 부채는 제3자와 실제로 거래된 가격 또는 서로 합의된 가격으로 표시함

⑥ 회계원칙

가. 신뢰성의 원칙 : 회계처리 및 보고는 신뢰할 수 있도록 객관적인 자료와 증거와 의해 공정하게 처리해야 함

나. 명료성의 원칙 : 재무제표의 양식 및 과목과 회계용어는 이해하기 쉽도록 간단·명료하게 표시해야 함

다. 충분성의 원칙 : 중요한 회계처리방침과 회계처리기준 과목 및 금액에 관하여 그 내용을 재무제표상에 충분히 표시해야 함

라. 계속성의 원칙 : 회계처리기준 및 절차는 매기 계속하여 적용하고 정당한 사유 없이 이를 변경하여서는 안되며 기간별 비교가 가능하도록 하여야 함

마. 중요성의 원칙 : 회계처리와 재무제표 작성에 있어 과목과 금액은 중요성에 따라 실질적인 방법에 의해 결정해야 함

바. 안정성(보수주의)의 원칙 : 회계처리 과정에서 2개 이상의 선택 가능한 방법이 있는 경우 재무적 기초를 견고히 하는 방법으로 처리. “예상되는 손실은 모두 계상하고, 예상되는 이익은 계상하지 말라”

⑦ 병원회계의 특징

가. 첫째, 기금회계(fund accounting)가 많음

나. 둘째, 제3자 단체인 보험단체를 통하여 지급되는 의료수익의 비중이 매우 큼

다. 셋째, 이익잉여금처분계산서를 작성할 필요가 없음 → 기본금변동계산서 작성

라. 넷째, 원가계산하지 않고 재무제표를 작성 가능함

마. 다섯째, 병원은 투자의 대상이 아니므로 투자한 기업에 투자자산으로 계상하지 못하고 기부금으로 처리됨

바. 여섯째, 우리나라 병원의 설립형태는 법인의 경우가 많기 때문에 재무제표의 작성과 세무처리가 다름

(2) 회계의 기초개념

① 재무제표

- 재무제표 : 재무회계의 최종산출물(회계보고서)
- 기업이 회계기간 동안에 수행한 경영활동의 결과를 간결하게 요약한 재무보고서
- 작성목적 : 기업의 이해관계자들이 요구하는 다양한 형태의 정보제공
- 기본적인 재무제표

a. 재무상태표(B/S : Balance Sheet)
b. 손익계산서(I/S : Income Statement)
c. 이익잉여금처분계산서(SRE : Statement of Retained Earnings)
d. 현금흐름표 └→ (기본금변동계산서)
e. 자본변동표
f. 주석

② 재무상태표

- 일정시점에(재무상태표 작성일 현재)있어서 경영실체의 재무상태를 나타내는 회계보고서
- 재무상태표는 현재의 자산과 부채 및 자본(기본재산)의 잔액을 과목별로 정리한 표
- 재무상태표의 기본구조 : 자산 = 부채 + 자본(기본재산)

재무상태표

행복한 병원　　20XX년 12월 31일 현재　　(단위 : 원)

차 변	대 변
자 산	부 채
	자본(기본재산)
	이 익
자산합계	부채와 자본(기본재산) 합계

가. 자산(Assets)

- 거래 또는 사건의 결과로서 발생되고 특정 경영실체가 소유 또는 통제하고 있는 미래의 경제적 이익
- 미래의 경제적 효익을 화폐단위로 측정가능한 것

- 자산
  - 유동자산
    - 당좌자산
    - 재고자산
  - 비유동자산
    - 투자자산
    - 유형자산
    - 무형자산
    - 이현자산

자산의 분류

a. 유동자산

- 재무상태표일로부터 1년 이내에 현금화되는 자산

당좌자산	유동자산 중 생산 및 판매과정을 거치지 않고 직접 현금화 되는 자산
재고자산	유동자산 중 상품과 같이 판매활동을 거쳐야만 현금화가 되는 자산

b. 비유동자산

- 현금화하는 기간이 재무상태표일로부터 1년 이상 걸리는 자산

투자자산	투자활동을 목적으로 보유하는 자산
유형자산	영업활동을 목적으로 보유하는 자산 중 실체가 있는 자산
무형자산	영업활동을 목적으로 보유하는 자산 중 실체가 없는 자산
이연자산	지출의 효과가 장기간에 걸쳐서 지속되는 성질을 가지는 자산

나. 부채(Liabilities)

- 과거의 거래 또는 사건의 결과로서 특정 실체가 다른 실체에 대하여 미래에 자산을 이전하거나 용역을 제공하여할 현재의 의무로부터 발생된 경제적 효익에 대한 미래의 경제적 희생
- 회계 주체가 과거의 거래 결과로 장래에 자산이나 용역을 제공해야할 경제적 의무
- 부채 = 채권자 지분 : 부채는 채권자가 회계 주체의 자산에 의해 청구할 수 있는 권리(채권자의 청구권)
- 채권자 청구권은 소유주 청구권에 우선

부채 ─┬─ 유동부채
　　　└─ 비유동부채

부채의 분류

a. 유동부채

- 1년 이내에 이행되어야할 지급의무가 있는 부채

b. 비유동부채

- 1년 이후에 상환기일이 도래하는 부채

다. 자본(Capital)

- 자본 = 소유자 지분 : 기업자산에 대한 소유주의 청구권
- 유의점 : 비영리법인(병원)의 경우 자본에 대하여 소유주나 투자자의 지분이 존재하지 않음

a. 자본금

- 주주의 불입자본 중에서 정관에 자본금으로 확정되어 있는 금액

b. 자본잉여금

- 증자활동, 감자활동, 기타 자본과 관련된 자본거래에서 발생된 잉여금

c. 이익잉여금

- 유보이익이라고도 불리는 것으로서 기업의 이익창출 활동에 의하여 획득한 이익 중 배당금 등으로 사외에 유출되거나 자본계정에 대체되지 않고 사내에 유보된 부분

라. 재무상태표의 작성기준

a. 구분표시원칙

b. 총액주의원칙

c. 유동성 배열의 원칙

d. 1년 기준의 원칙

③ 손익계산서

- 일정기간 동안 경영실체의 경영성과를 나타내는 회계보고서
- 일정기간에 걸쳐 실현된 수익에서 비용을 인과관계에 따라 대응시켜 그 기간의 순이익을 산출한 내역
- 손익계산서의 기본구조 : 총비용+당기순이익=총수익
  총비용=총수익+당기순손실

손익계산서

행복한 병원 20XX년 1월부터 20XX년 6월 30일까지 (단위 : 원)

차 변	대 변
비 용	수 익
이 익	
비용과 이익의 합계	수익 합계

a. 수익 : 일정기간 동안 경영활동을 통해 벌어들인 금액

b. 비용 : 수익을 얻기 위하여 일정기간 동안 지출한 자산의 감소액

c. 손익 : 일정기간 동안 발생한 총수익에서 총비용을 차감한 금액

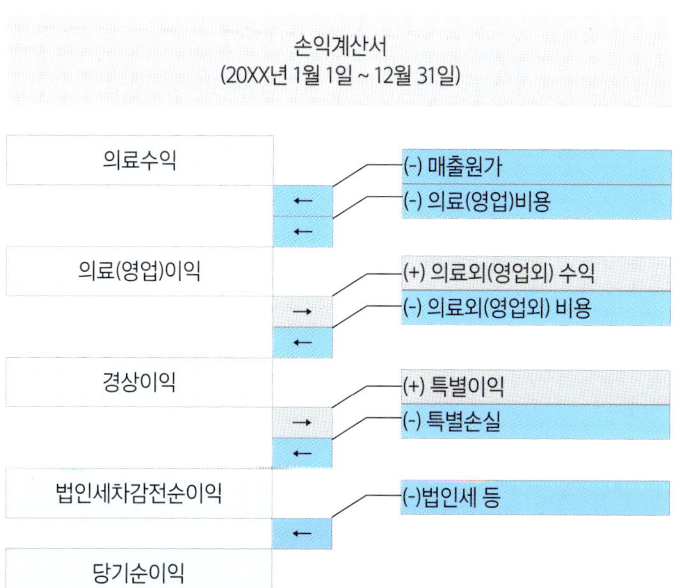

손익계산서에서 이익의 산출 방법

d. 손익계산서의 작성 기준

ㄱ) 발생주의의 원칙 ⇔ 현금주의

ㄴ) 수익비용대응의 원칙

ㄷ) 총액주의의 원칙

ㄹ) 이익구분표시의 원칙

④ 이익잉여금처분계산서[기본금변동계산서]

- 일정기간 동안 발생한 이익잉여금의 총 변동사항을 요약하여 보고하는 동적 회계보고서
- 이익잉여금의 원천 : 매 회계기간의 당기순이익
- 이익잉여금의 처분 : 이익잉여금의 사용용도를 지정해 주는 것
- 의료기관회계에서는 이익잉여금처분계산서를 작성하지 않고 기본금변동계산서를 작성

⑤ 현금흐름표

- 일정기간 동안 기업의 현금흐름, 즉 현금의 유입(inflows)과 유출(outflows)을 나타내는 회계보고서
- 일반적으로 손익계산서 상에 표시된 순이익과 현금보유액은 일치하지 않는다.
- 현금흐름표는 영업, 투자, 재무활동으로 인한 현금유입과 현금유출을 구분하여 표시하고, 이에 기초의 현금을 가산하여 기말의 현금을 산출하는 형식으로 표시

Ⅰ. 영업활동(operating activities)으로 인한 현금의 유입/유출
Ⅱ. 투자활동(investing activities)으로 인한 현금의 유입/유출
Ⅲ. 재무활동(financial activities)으로 인한 현금의 유입/유출
Ⅳ. 현금의 증가(감소)(Ⅰ+Ⅱ+Ⅲ)
Ⅴ. 기 초 현 금
Ⅵ. 기 말 현 금

⑥ 자본변동표

- 자본변동표란 자본의 크기와 그 변동에 관한 정보를 제공하는 재무보고서
- 자본항목 : 자본금, 자본잉여금, 자본조정, 기타 포괄손익누계액

⑦ 주석

- 재무제표상의 해당 과목 또는 금액에 기호를 붙이고 나외 또는 별지에 동일한 기호를 표시하여 그 내용을 명료하게 기재하는 것

(4) 회계기록의 원리

① 회계의 순환과정

가. 거래의 발생

나. 거래의 인식, 분석, 측정

- 분개 : 부기에서 거래의 내용을 차변과 대변에 나누어 적는 일→ 분개장(회계의 첫 번째 단계로서 거래가 발생했을 경우 장부에 기록하는 최초의 과정)

다. 거래의 집계, 요약
- 전기 : 계정 기입 절차 → 원장에 전기
- 시산표 작성
- 재고조사표 작성 및 수정분개
- 정산표 작성 : 선택적

라. 기말결산 : 장부(분개장, 원장, 보조부)의 마감과 재무제표의 작성

마. 회계정보 보고

거래식별	내부거래: 매입거래 등 외부거래: 감가상각비계상 등
↓	
분 개	분개장, 현금출납장, 매입장, 의료수익장 등
↓	
전 기	총계정원장, 보조원장
↓	
수정전 시산표	
↓	
수정분개 및 전기	원가의 배분/형가, 수익/비용의 이연
↓	
수정후 시산표	
↓	
재무제표	재무상태표, 손익계산서, 기본금변동계산서, 현금흐름표

회계의 순환과정

② 부기

가. 단식부기
- 자산, 부채, 자본, 수익, 비용의 증감을 일정한 원리나 원칙이 없이 현금의 유입과 유출이 있을 때마다 장부에 기록하는 것 → 가계부

나. 복식부기
- 어떠한 거래가 발생되었을 때 차변과 대변에 대차평균원리에 따라 동일한 금액으로 측정하여 기록하는 것 → 거래의 이중성/대차균형의 원리

단식부기	복식부기
상식적 방법으로 기록	원리·원칙에 따라 기록·계산·정리
현금 수지 및 채권·채무의 증감만 기록	모든 재산의 변동(증감) 상태 기록
소비경제(가계, 교회, 관청)에서 사용	기업에서 사용 → 기업회계
손익계산을 하지 않음	정확한 손익계산
정확성이 없고 비과학적	정확하고 과학적, 자기검증기능

③ 거래의 의의

가. 거래의 의의

- 회계 : 매일매일 사업활동으로 인하여 발생하는 수많은 거래들을 파악하여 분류→기록→종합한 후 이용자들의 의사결정에 필요한 정보를 제공하는 과정
- 거래 : 회계주체의 자산 또는 부채와 자본에 변동을 초래하는 경제적 사상으로서 화폐액으로 표현할 수 있는 것 → 회계기록의 대상

나. 거래의 예

- 예1 : 화재나 도난 같은 것은 거래로 볼 수 없으나 화재나 도난으로 인하여 자산의 감소를 초래하게 되므로 회계에서는 이를 거래로 보아 회계기록의 대상으로 남음
- 예2 : 종업원의 채용 및 해고, 경쟁병원의 출현, 유명한 의사의 채용, 경영자의 능력향상, 종업원의 사기앙양 등은 중요한 경제적 사건이라 할 수 있으나 이들이 자산에 미치는 영향을 화폐액으로 표시할 수 없기 때문에 회계의 기록대상인 거래로 보지 않음

거래가 아닌 것	거래인 것
· 상품을 주문하다.	· 상품을 도난당하다.
· 상품매매계약을 체결하다.	· 현금을 분실하다.
· 점포의 임대차계약을 체결하다.	· 화재로 상품이 소실되다.
· 은행에서 돈을 차입하기로 약속하다.	· 상품의 파손, 부패가 발생하다.
	· 외상대금을 못 받게 되다.

④ 거래의 종류

가. 반대측에 동일한 변동을 가져오는 회계상의 거래

- 자산의 증가 : 부채의 증가 또는 자본의 증가
- 자산의 감소 : 부채의 감소 또는 자본의 감소

나. 동일측에 반대의 변동을 가져오는 회계상의 거래

- 자산의 증가 : 다른 자산의 감소
- 부채의 증가 : 다른 부채의 감소 또는 자본의 감소
- 자본의 증가 : 다른 자본의 감소 또는 부채의 감소

차변	대변
자산의 증가	자산의 감소
부채의 감소	부채의 증가
자본의 감소	자본의 증가
수익의 감소	수익의 증가
비용의 증가	비용의 감소

⑤ 시산표

- 분개장에서의 기록 및 전기 등에 틀림이 없는가를 검증하는 표
- 대차균등의 원리(대차금액일치의 원리) : 복식부기의 자기통제기능 또는 자기검증기능
- 합계잔액시산표를 가장 많이 사용

⑥ 결산

- 회계기간중에 발생한 모든 거래를 바탕으로 당해 회계연도의 경영성과와 재무상태를 파악하기 위하여 재무제표를 작성하고 장부를 마감하는 일련의 절차

⑦ 수정분개 항목

- 재고자산의 기말재고액 → 당기소배액(사용액)에 의한 원가산출
- 수취채권(의료미수금, 단기대여금, 미수금 등)에 대한 대손충당금 설정
- 유가증권(단기매매증권)의 평가 → 단기매매증권평가손익 계상
- 유형자산의 감가상각 → 감가상각비 및 감가상각누계액 계상
- 무형자산의 감가상각 → 무형자산상각비 계상
- 현금과부족·가수금·가지급금·인출금계정 등의 가계정 정리
- 선급비용과 선수수익 계상 → 손익의 이연(당기분에서 차감)
- 미지급비용과 미수수익의 계상 → 손익의 예상(당기분에 가산)

(5) 의료수익과 비용의 회계관리

① 의료수익의 회계관리

가. 수익

- 병원이 고객인 환자에게 제공한 재료(약품 등)와 용역(진찰·수술)의 대가로 받을 권리가 생간 진료비 전체를 의미
- 예1) 외래환자가 병원에 와서 진찰·투약·임상검사를 받은 경우 총진료비가 10,000원이라면 10,000원은 의료수익이 됨 → [발생주의 회계]

나. 수입

- 진료비중 현금으로 입금된 것을 의미
- 예2) 예1에서 본인이 부담한 것이 6,000원이고, 나미지 4,000원은 공단으로부터 3개월 후인 그 다음 해에 입금이 되는 것이라면 당시에는 6,000원만을 수입(입금)으로 보고, 나머지 4,000원은 3개월 후에 수입이 또 있는 것으로 봄 → [현금주의회계]

② 의료비용의 회계관리

가. 비용

- 병원이 고객인 환자에게 의료서비스를 제공하기 위하여 투입한 재료(약품 등), 노력(의료진 등) 및 투입된 시설의 운영결과 발생한 원가를 의미
- 예1) 외래환자가 병원에 와서 진찰·투약·임상검사를 받은 경우 총진료비가 10,000원인데 이를 위하여 투입된 원가가 9,000원이면 이를 비용이라 함

나. 지출

- 현금의 직접 지출된 것만을 의미
- 예2) 1개월 인건비로 1,000,000원을 지출하였으면 지출순간에 비용이 1,000,000원이 발생한 것

9.2.2 병원재무관리

(1) 병원재무관리의 기초

① 병원재무관리의 의의

- 병원경영에 필요한 자금을 합리적으로 조달하여 금융비용을 최소화하고 그 조달된 자금을 효율적으로 운용하여 투자가치를 극대화하기 위한 의사결정을 수행하는 관리활동
- 화폐를 모체로 하여 병원의 모든 경영을 전반적인 관점에서 계획, 조정, 통제하는 통합적인 관리행위

② 병원재무관리의 기능

가. 자금조달기능

- 재무유동성을 유지하고 적정한 자본구조를 유지하여 자본수익성의 최대화를 도모하기 위한 자금획득의 일련의 계획체계를 의미
- 즉, 병원을 설립하거나 병원의 사업목적을 달성하기 위하여 운영하고 성장하는데 필요한 자본을 조달하는 기능

나. 자금운용기능 : 투자기능, 자산관리기능

- 조달된 자금을 사업목적에 따라 합목적적 또는 경제적으로 운영하는 순환과정에서 낭비를 없애고 적정하면서도 경제적인 운용이 되도록 통제하는 기능

다. 재무계획기능

- 재무계획은 경영계획의 시작으로 병원의 장·단기계획을 달성하는데 필요한 자금계획을 의미
- 자금의 조달과 운용에 대한 의사결정을 합리적으로 수행하기 위한 구체적인 계획으로 자금조달, 자금운영, 조달과 운용에 대한 평가 등에 대한 기능

라. 재무통제기능

- 예산제도를 통해서 병원의 경영활동을 계량적으로 통제하고자 하는 현대적 경영관리기법
- 합리적인 예산편성지침에 따라 예산을 편성하였지만 실행함에 있어서 예산차이가 발생하므로 각 부문의 활동을 조정하고 통제하는 관리기능

마. 재무자료분석기능

- 병원의 투자, 자본조달 및 자본 잉여금 결정을 비롯한 병원의 제반 의사결정에 필요한 정보를 제공하기 위하여 병원의 회계 및 재무자료를 분석하는 기능

④ 병원재무관리의 목표

가. 자본수익성

나. 재무유동성

다. 재무안정성

⑤ 병원재무관리 특성

가. 병원은 비영리조직으로서 영리추구는 금지되어 있다.

나. 의료법인이나 재단법인으로 설립된 병원의 경우 출연자는 이익에 대하여 배당을 받지 못하며, 청산 등의 경우 잔여재산 분배권도 갖지 못하며 구상권 또한 없음

다. 매일 발생하는 거래 가운데 대부분이 표준화가 곤란한 것이어서 성과측정을 위한 기준의 설정이 어려움

라. 진료거부를 할 수 없으며 선 진료 후 진료비를 청구하도록 되어 있어 의료 미수금이 과다하게 발생하므로 자금운용상 큰 부담이 되며 또한 대손발생률이 높음

마. 노동집약적인 면과 자본집약적인 특성 모두를 가지고 있음

(2) 자본예산

① 자본 예산

가. 사업계획을 수량으로 표시한 공식적 계획

나. 기업의 목표를 효율적으로 달성하기 위한 경영계획하에 장기간에 걸쳐 자본의 운용과 자본의 조달계획을 미리 수립하는 것

다. 투자효과가 1년 이상의 장기간에 걸쳐서 나타나는 투자의 총괄적인 계획 및 평가의 과정

② 자본예산의 중요성

가. 비유동자산에 대한 투자는 그 효과가 비교적 장기간에 걸쳐 나타나기 때문에 의사 결정에 융통성이 없기 때문

나. 비유동자산의 투자는 거액의 자금이 소요되어 투자결정이 기업의 존립에 영향을 미칠 수 있음

다. 자본예산을 수립 운영함으로서 수요에 신석한 대처와 양질의 설비를 구입할 수 있음

③ 비유동자산에 투자하는 시기

가. 판매 및 생산량이 증가되어 추가적인 비유동자산 투자가 필요할 때

나. 원가절감이나 품질향상을 위하여 비유동자산 투자가 필요할 때

다. 신제품 생산을 위하여 비유동자산 투자가 필요할 때

라. 현재의 비유동자산이 감소되어 더 이상 결제적으로 이용하기 곤란할 때

④ 자본예산의 구성항목

가. 건출시설비 : 대지구입비(취득세, 등록세, 중개인 수수료 등의 제반 공과금 고려). 설계비, 건축

설계비

나. 운영비 : 개원전 운영비, 개원후 운영비

다. 소요 운전자본

- 순운전자본 = 유동자산 - 유동부채
- 의료미수금, 재고자산, 기타 유동자산의 비중을 낮추는 방향으로 운영해야 함

(3) 투자가치의 평가방법

① 전통적 방법

가. 자본회수기간법

a. 회수기간(payback[payoff] period) : 투자비용을 회수하는 데 걸리는 기간

b. 회수기간법

- 투자안의 회수기간을 정하여, 산정된 회수기간을 기초로 투자결정을 하는 것. 최초의 투자액에 상당하는 금액을 그 투자로부터 기대되는 현금유입액으로 회수할 수 있는 기간
- 회수기간이 짧을수록 좋음
- 회수기간의 상한선이 정해져 있다면 그 기간 내에 들어오는 투자안에 대하여 투자함

c. 장점

- 자본회수기간을 용이하게 계산할 수 있음
- 이 방법을 쉽게 이해할 수 있음
- 투자자본의 회수대금을 현금유입에 계상하여 자금계획에 활용할 수 있음)기업의 유동성 강조)

d. 단점

- 투자액이 완전히 회수된 후에도 현금유입이 이루어지며, 잔존가치도 있을 수 있음을 무시하고 있음(투자보수율 산정이 어려움)
- 현금의 시간가치 무시
- 투자에 대한 조기회수를 강조하여 유동성이 강조된 반면, 투자의 정확한 수익률 무시

나. 평균 이익률법(average rate of return)

a. 개념 : 투자안의 내용연수에서 실현되는 연도별 세후 순이익을 단순 평균한 평균세후 순이익을 평균투자액으로 나눈 것

- 투자안의 평균이익률과 기업에서 내정된 목표 이익률을 비교하여 회계이익률이 이 목표 이익률보다 클 때 투자가치가 있음
- 평균이익률 $= \frac{\text{평균세후 순이익}}{\text{평균투자액}} \times 100$

b. 단점

- 현금흐름이 아닌 회계적 이익에 기초
- 장부상(회계상)의 순이익의 절대액만으로 계산하기 때문에 화폐의 시간적 가치 무시
- 목표이익률의 설정에 주관이 개입될 수 있음

② 할인현금흐름에 의한 투자가치평가

가. 순현재가치법(net present value method, 순현가법)

- 어떤 투자로부터 발생되는 현금유입을 그 기업의 최소한도의 기대수익률 k로 할인하여 현재가치화 한 후에 현금유입의 현재가치에서 현금유출의 현재기치를 뺀 순차액(현금유입액의 현재가치 - 현금유출액의 현재가치)
- $NPV = \sum_{t=0}^{n} \frac{CI_t}{(1+k)^t} - \sum_{t=0}^{n} \frac{CO_t}{(1+k)^t}$
  - CI_t : t 시점에서의 기대 현금수입
  - CO_t : t 시점에서의 기대 현금유출
  - k : 기대수익률(자본비용, 필수수익율)

나. 내부수익률법(internal rate of return, 투자보수율)

- 투자를 하여 미래에 예상되는 현금유입(cash inflow)의 현재가치와 그 투자에 수요되는 현금유출(cash ouflow)의 현재가치를 일치시켜주는 할인율
- $\sum_{t=0}^{n} \frac{CI_t}{(1+r)^t} = \sum_{t=0}^{n} \frac{CO_t}{(1+r)^t}$
  - CI_t : t 시점에서의 기대 현금수입
  - CO_t : t 시점에서의 기대 현금유출
  - r : 내부수익률(IRR)
- 내부수익률법의 장점은 시간가치를 고려하기 때문에 평균이익률법이나 회수기간법보다 합리적

다. 수익성지수법(benefit-cost ratio, B/C, 현금유출입비율법)

- 투자된 현금유출과 이 투자로부터 발생되는 현금유입을 비율로 환산하는 방법.
- 수익성지수(profitability index : PI) 또는 현재가치지수(Present value index : PVI)
- $\frac{\text{현금유입의 현재가치}}{\text{현금유출의 현재가치}} = \frac{\sum_{t=0}^{n} \frac{CI_t}{(1+r)^t}}{\sum_{t=0}^{n} \frac{CO_t}{(1+r)^t}}$
- PI의 값이 1보다 크거나 같으면 투자가치가 있는 것으로 평가되고, 1보다 적을 경우에는 투자가치가 없는 것으로 평가

9.3 병원물자 및 구매관리

9.3.1 병원물자관리

(1) 병원물자관리의 정의

- 물자(material)는 병원 내에서 소비되고 있는 모든 유형의 자산을 의미하며 회계학상 ① 재고자산으로 분류되는 약품, 진료재료, 의료소모비품, 급식재료 등의 재료와 ② 사무용품, 유류 등의 저장품 및 ③ 집기비품, 공기구비품, 기계설비, 의료기기, 차량운반구 등의 모든 유형비유동자산(토지, 건물, 구축물 제외)을 포함
- 병원물자관리란 병원경영에 필요한 물자의 선정, 소요판단, 구매, 저장, 분배, 정비, 처분 등의 기능을 합리적으로 수행할 수 있는 과학적인 관리활동. 즉, 환자진료의 목적을 달성하기 위한 업무수행에 있어서 필요한 물자의 공급과 효율적인 활용에 관한 모든 관리를 의미함

(2) 병원물자관리의 중요성

- 병원의 자산은 대부분 물자로 구성되어 있다. 병원에서는 이들 물자를 사용하거나 소비함으로써 진료활동을 수행할 수 있으며, 병원의 기본목표인 진료활동의 효율성 여부는 물자를 얼마나 효율적으로 관리하느냐에 따라 좌우됨. 특히 진료를 위해서는 고가의 의료장비와 물품이 소요되기 때문에 1차적으로 물자관리의 효율화가 요구됨
- 물자의 사용 및 소비는 비용으로 전환되어 나타나게 되는데, 이중 재료비는 병원에서 진료를 위해 소비되는 의약품, 진료재료, 급식재료, 의료소모비품 등의 비용으로 전체 의료비용 중 30%를 초과하는 것으로 나타남
- 물자의 사용과 소비는 재료비 이외의 항목으로 나타나게 되는데 사무용 소모품비, 비품비, 피복침구비, 수선 수리비, 연료비, 부품비 등과 의료장비 등의 감가상각비도 물자의 소비에 의한 비용을 의미함
- 또한 물자관리 비용에는 물자의 직접적인 사용이나 소비에 의한 비용만이 포함되는 것이 아니라 넓은 의미에서 물자관리 비용이란 물자의 구입, 보관, 불출, 사용 등에 종사하는 직원들의 인건비와 그 밖에 물자관리를 위한 모든 부대비용도 포함되어야 하기에 인건비와 관리비 중에서도 상당부분은 물자관리를 위한 비용에 해당

(3) 병원물자관리의 원칙

① 물품 청구시에 청구량, 청구시간, 청구장소 등에 하자가 없을 경우 물품을 즉시 불출
② 물자의 구매는 구입가격, 능률, 품질 등을 고려하여 신중하게 결정
③ 업자와의 접촉 창구를 일원화하고 병원의 구매정책을 주지시킴으로써 이들과의 관계 개선을 도모
④ 물자관리의 불필요한 기능을 제거함으로써 낭비 억제
⑤ 효과적인 물자관리계획을 수립

(4) 병원물자관리의 범위

① 청구관리 : 사용부서 청구서 작성 및 자동전산입력 단계
② 구매관리 : 시장조사, 입찰·계약, 발주단계
③ 입고관리 : 검수, 입고단계
④ 불출관리 : 불출요구 적정사용량 검토 및 출고단계
⑤ 재고관리 : 수불부(受拂簿), 소모결산자료 작성, 재고실사 단계

(5) 병원 재고관리의 의의

• 재고는 경제적 가치를 지닌 유휴자원으로 생산과 판매사이의 어떤 지점에서 정체된 유휴자원을 넓은 의미에서 재고에 해당함
① 진료에 투입된 자재 또는 의료장비
② 진료를 위한 의료소모품재고
③ 약품 등

(6) 효율적인 재고관리

① 재고관리기법의 도입
② 효과적인 제도의 도입 및 시행
③ 통제기능의 강화
④ 전산화를 통한 재고관리

(7) 창고관리의 원칙

① 보관위치를 쉽게 식별
② 물자의 보관은 종류별, 규격별로 분류·보관
③ 품질 보관에 유의
④ 출고 시에는 선입·선출법을 준수
⑤ 공간 활용을 최대화
⑥ 전문 창고담당 직원을 배치
⑦ 수불 카드의 정리는 합리적(일별, 월별 정리)으로 처리

9.3.2 병원구매관리

(1) 구매 관리의 기본 목표

① 최대한 저렴한 가격으로 물자를 구입하고
② 구입 물품의 품질이 보장되어야 하며
③ 약속된 기일 내에 납품이 이루어지도록 하는 데 있음

(2) 구매 관리의 기본 원칙

① 효과적인 관리와 감독이 이루어져야 함

② 건전한 구매가 이루어져야 함
③ 효과적인 구매체계를 수립하여 모든 구매 업무를 표준화 및 단순화 시켜야 함
④ 재고 품목 수는 최대한 축소되어야 함
⑤ 결과지향적인 구매관리가 이루어져야 함
⑥ 구매정책과 구매절차 등은 세밀하게 명문화되어 누가 구매관리를 담당하더라도 혼란이 야기되지 않아야 함
⑦ 물자관리기능이 적절히 전문화되어 견제와 균형이 이루어져야 함

(3) 병원구매 관리의 특징

① 약품의 대체성이 높음
② 의료진의 의사결정권이 많음
③ 품질 우선의 구매가 되어야 함
④ 물품의 거래가격을 통제 받음
⑤ 구매물품이 다품종 소량

(4) 병원구매 관리의 대상

① 약품 : 주사약, 내복약, 마취약 등

② 진료재료

가. 검사재료
나. 방사선재료
다. 동위원소재료
라. 치과재료
마. 수술재료
바. 위생재료
사. 혈액

③ 급식재료

④ 일반저장품

⑤ 의료소모품

가. 의료소모비품 : 1년 이상 사용 할 수 있으나 감가상각하지 않고 불출시 비용으로 처리되는 청진기, 혈압계 등
나. 의료소모품 : 의료기기의 소모성 부품 등
다. 피복침구

⑥ 미착(未着)재료 : 구입하였으나 아직 운송 도중에 있는 재료

⑦ 구매 관리 대상에서 제외되는 것

가. 직원채용
나. 자금

다. 부동산

라. 투기

마. 투자

바. 회사합병

(5) 구매계약 방법

① 공개경쟁입찰(일반경쟁계약)

- 공개경쟁입찰이란 입찰 및 계약에 관한 사항을 신문 또는 게시와 같은 방법에 의하여 일정기간 동안 일반에게 널리 공고함으로써 응찰자를 모집하고 입찰시에 상호 경쟁시켜 타당성 있는 입찰가격을 제시한 입찰자에게 낙찰시키는 방법

② 제한경쟁입찰(지명경쟁계약)

- 제한경쟁입찰은 특정한 가격을 구비한 업자만을 지명하여 경쟁입찰하는 방법. 이 방법은 계약의 성질 또는 목적상 특수한 설비, 기술, 자재, 물품 또는 충분한 신용과 실적이 있는 자가 아니면 계약의 목적을 달성하기 곤란하다고 판단될 때 실시함

③ 수의 계약

- 수의계약은 경쟁에 의하지 않고 계약 이행능력이 있다고 판단되는 특정인과 계약을 체결하는 방법

(6) 병원 구매관리의 목표

구매관리를 하는 목표는 적정한 거래처로부터 적정한 품질과 적정한 수량의 물자와 용역을 적기에 적정한 가격으로 구입하는 것

9.4 병원재무비율분석

9.4.1 안정성지표

① **기본재산비율**

- $$기본재산비율 = \frac{기본재산(총자본 - 부채)}{총자본} \times 100$$

② **타인자본의존도**

- $$타인자본의존도 = \frac{부채}{총자본} \times 100$$

③ **유동비율**

- $$유동비율 = \frac{유동자산}{유동부채} \times 100$$

④ **당좌비율**

- $$당좌비율 = \frac{현금예금 + 유가증권 + 의료미수금 + 받을\ 어음등의\ 당좌자산}{유동부채} \times 100$$

⑤ **비유동비율**

- $$비유동비율 = \frac{비유동자산}{기본재산} \times 100$$

⑥ **비유동장기적합율**

- $$비유동장기적합율 = \frac{비유동자산}{기본재산 + 비유동부채} \times 100$$

⑦ **이자보상율**

- $$이자보상율 = \frac{당기순이익 + 법인세비용 + 이자비용}{이자비용} \times 100$$

9.4.2 수익성 지표(Profitability Indicators)

① **총자본의료이익률**

- $$총자본의료이익률(\%) = \frac{의료이익}{총자본(= 기본재산 + 타인자본)} \times 100$$

② **의료수익이익률**

- $$의료수익이익률 = \frac{의료이익}{의료수익} \times 100$$

③ **총자본경상이익률**

- 총자본경상이익률 = $\dfrac{\text{경상이익}}{\text{총자본}} \times 100$

※ 경상이익은 의료이익에 의료외이익을 가산하고 의료외비용을 차감한 금액

④ **의료수익경상이익률**

- 의료수익경상이익률 = $\dfrac{\text{경상이익}}{\text{의료수익}} \times 100$

⑤ **총자본순이익률**

- 총자본순이익률(%) = $\dfrac{\text{당기순이익}}{\text{총자본(= 기본재산 + 타인자본)}} \times 100$

※ 당기순이익은 총수익에서 총비용을 차감한 금액임

⑥ **의료수익순이익률**

- 의료순익순이익률(%) = $\dfrac{\text{당기순이익}}{\text{의료수익}} \times 100$

9.4.3 활동성지표(Activity Indicators)

① **총자본회전률**

- 총자본회전률 = $\dfrac{\text{의료수익}}{\text{총자본}} \times 100$

② **총자본회전기간**

- 총자본회전기간(일수) = $\dfrac{\text{총자본}}{\text{의료수익}} \times 365\text{일}$

※ 보통은 분석대상기간이 1년이기 때문에 365일을 곱해줌

③ **재고자산회전율**

- 재고자산회전율(%) = $\dfrac{\text{의료수익}}{\text{평균재고자산}} \times 100$

※ 평균재고자산(=기초재고+기말재고)은 기간 중 매월말 재고자산의 평균치를 말함

④ **재고자산보유일수**

- 제고자산보유일수(일) = $\dfrac{\text{평균재고자산}}{\text{재료비 + 소모품비 + 연료비 + 피복구입비}} \times 365\text{일}$

⑤ **의료미수금회전율**

- 의료미수금회전율(%) = $\frac{\text{의료수익}}{\text{평균의료미수금}} \times 100$

또는 $\frac{\text{의료수익}}{(\text{기초미수금} + \text{기말미수금}) / 2} \times 100$

⑥ **의료미수금회전기간(Turn Periods of Patient Receivables)**

- 의료미수금회전기간(일수) = $\frac{\text{의료미수금잔액}}{\text{의료수익}} \times 365\text{일}$

9.4.4 성장성지표

① **입원, 외래, 의료수익증가율**

- 수익(입원, 외래, 의료수익)증가율(%) = $\frac{(\text{당기 - 전기})\ \text{수익}}{\text{전기수익}} \times 100$

② **총자본증가율**

- 총자본증가율(%) = $\frac{(\text{당기 - 전기})\ \text{총자본}}{\text{전기총자본}} \times 100$

③ **입원, 외래, 조정환자수 증가율**

- 환자(입원, 외래, 조정)수증가율(%) = $\frac{(\text{당기 - 전기})\ \text{환자수}}{\text{전기환자수}} \times 100$

※ 조정환자수는 모든 환자를 진료비를 근거로 하여 입원환자로 환산한 것으로서 다음식에 의해 계산됨

- 조정환자수 = 총재원일수 + 외래환자수 + $\frac{\text{외래환자 1인 1일당 평균진료비}}{\text{입원화자 1인 1일당 평균진료비}}$

Chapter 9 병원관리학 예상문제

01 **의료법에서 규정하고 있는 의료기관의 종별에 관한 설명이 아닌 것은?**

① 의원급 의료기관으로는 진료에 지장이 없는 시설을 갖춘 의원, 치과의원, 한의원, 조산원이 있다.
② 병원급 의료기관으로는 30인 이상을 수용할 수 있는 시설을 갖춘 병원, 치과병원, 한방병원, 요양병원이 있다.
③ 의사와 치과의사가 진료를 행하는 곳으로 입원환자 100인 이상을 수용할 수 있는 시설과 진료과목개설 요건을 갖춘 의료기관을 종합병원이라 한다.
④ 사업장의 소속직원, 그 가족, 기타 구성원 및 그 지역주민의 건강관리를 위하여 영리법인인 사업주가 개설하는 의료기관을 사업장 부속의료기관이라 한다.

정답 ①

해설 조산원은 의원급의료기관에 해당하지 않는 독립된 기관으로 분류한다.

02 **병원조직의 사회적 역할 중 가장 중요한 역할은?**

① 환자의 진단과 치료
② 의학·의료기술의 연구
③ 의료인력의 교육과 훈련
④ 공중보건 기능

정답 ①

03 **병원조직의 특성에 대한 설명으로 옳지 않은 것은?**

① 의료는 법적으로 비영리이며 공공재적인 성격을 띠고 있다.
② 의료는 기업에서와 같이 대량생산이나 주문생산이 가능하다.
③ 병원의 산출물은 다양하고 산출과정은 전문화되어 있다.
④ 병원의 기능은 항상성을 가지고 수행되어야 한다.

정답 ②

04 **병원인사관리의 특성이 아닌 것은?**

① 이질집단의 집합조직
② 노동집약적이며 자본집약적 조직
③ 동기요인의 단일성
④ 통제와 조정의 난이성

정답 ③

05 **병원인사관리의 대두배경으로 적합하지 않은 것은?**

① 병원노동조합의 발전
② 병원조직규모의 확대
③ 국가의 개입과 환경변화
④ 이질집단의 집합조직

정답 ④

06 **병원인사관리의 개별적 내용에 해당되지 않는 것은?**

① 고용관리 ② 교육훈련관리
③ 임금관리 ④ 인사이동관리

정답 ③

07 **직무기술서와 직무명세서와 작성을 용이하게 하고 책임과 권한의 한계를 명확히 할 수 있으며 채용부터 퇴직까지 개인적 자료를 제공함은 물론 교육훈련의 기초자료로도 활용될 수 있는 것은?**

① 직무분석 ② 직무평가
③ 인사고과 ④ 인사이동

정답 ①

08 **직무분석의 결과에 의거하여 직무수행에 필요한 종업원의 행동, 기능, 지식 등의 인적요건을 일정한 양식에 기록한 문서는?**

① 직무기술서 ② 직무명세서
③ 직무분석서 ④ 직무설명서

정답 ②

09 **다음 중 직무분석의 방법이 아닌 것은?**

① 면접법 ② 작업기록법
③ 중요사실기록법 ④ 요소비교법

정답 ④

10 **직무평가요소에 포함되기 곤란한 것은?**

① 어학성적 ② 숙련도
③ 책 임 ④ 작업조건

정답 ①

11 **고용관리에 해당하지 않는 것은?**

① 모집활동 ② 선발활동
③ 배치활동 ④ 교육훈련활동

정답 ④

12 **인력의 수요예측 방법 가운데 하향적 접근방법(거시적 방법)에 대한 설명을 옳지 않은 것은?**

① 기업 전체 또는 어떤 직장 단위로 인력을 예측하는 방법이다.
② 먼저 조직단위 전체의 인력을 예측하여 총원을 정하고, 이를 다시 인력의 종류로 분할하는 절차를 통해 진행된다.
③ 병원의 상위계층 주도 하에 인력전문가와 계량적 기법을 집중적으로 사용한다.
④ 작업의 표준시간, 1인당 업무량 등을 통해 인력의 수요를 예측한다.

정답 ④

13 **조직의 정원을 구분함에 있어 의료관계 법령 등에 의해서 설정된 정원을 나타내는 것은 어느 것인가?**

① 법정 정원 ② 기구 정원
③ 설비 정원 ④ 산정 정원

정답 ①

14 **인력공급시 외부모집의 장점에 해당하지 않는 것은?**

① 인력개발 비용절약 ② 새로운 정보, 지식제공
③ 조직 활성화 ④ 정확한 능력 평가

정답 ④

15 **모집에 대한 대안이 아닌 것은?**

① 임시고용 ② 외주용역
③ 근로자 파견제 ④ 조업단축

정답 ④

16 **면접방법 중 "여러 명의 면접자가 한사람의 지원자를 상대로 면접을 하는 방법으로서 주로 전문직이나 고위층을 선발할 때 주로 이용되는 방법은?"**

① 보오드 면접 ② 스트레스 면접
③ 집단면접 ④ 개별면접

정답 ①

17 **배치의 원칙에 해당되지 않는 것은?**

① 인재육성주의 ② 실력주의
③ 적재적소주의 ④ 불공정주의

정답 ④

18 **인사이동의 한 형태로 조직에서 구성원이 직무서열 혹은 자격서열의 상승을 의미하는 것은?**

① 승진 ② 전직 ③ 이직 ④ 휴직

정답 ①

19 **조직내에서 징계제도가 기대하는 효과에 대한 설명 중 적절하지 않은 것은?**

① 예방적 효과 ② 행동개선 효과
③ 의사소통의 증대 ④ 신분보장 효과

정답 ③

20 **직원의 교육훈련 목적으로 적절하지 않은 것은?**

① 인재육성을 통한 조직의 기술 축적 ② 직원들이 서로 협력하는 조직풍토 확보
③ 자기발전 욕구충족으로 성취동기 부여 ④ 직원의 욕구불만 증대

정답 ④

21 **OJT 교육의 장점이 아닌 것은?**

① 교육훈련이 실제적이다.
② 다수 직원에게 동시적으로 교육을 실시할 수 있다.
③ 상사나 동료의 이해와 협조를 강화촉진 시킨다.
④ 적은 비용으로도 교육을 실시할 수 있다.

정답 ②

22 **경력개발의 목적으로 적합하지 않은 것은?**

① 개인과 조직의 유효성 달성 ② 직원의 성취동기 유발
③ 이직율과 인건비 감소 ④ 효율적인 승진 집행

정답 ④

23 **다음 중 인사고과의 방법이 아닌 것은?**

① 도시척도법 ② 요소비교법
③ 강제선택법 ④ 중요사건법

정답 ②

24 **인사고과의 방법 중 다음의 예문은 어떤 방법을 설명한 것인가?**

- 첫째, 직무기술서를 바탕으로 직무를 구성하는 핵심과업을 선정한다.
- 둘째, 선정된 핵심과업별로 과업수행수준을 5~10개의 척도로 구분하여 각각의 척도에 해당하는 과업수행상의 기준행동을 구체적으로 기술한다.
- 셋째, 고과자가 피고과자의 과업행동을 이런 과정을 통해 미리 설계된 기준행동 중에서 가장 가까운 행동을 선택함으로써 고과가 이루어진다.

① 평가센터방법(assessment center)
② 목표관리법(management by objective)
③ 행동기준고과법(behaviorally anchored scales)
④ 도식척도법(graphic rating method)

정답 ③

25 **인사고과 과정에서 관대화경향이나 중심과경향과는 달리 상대고과 과정에서 나타나는 현상으로 개인간의 비교에 너무 집착한 나머지 평가과정에서 직무성과 혹은 능력의 절대수준을 충분히 고려하지 못할 때 발생하는 오류는?**

① 현혹효과 ② 관대화 경향 ③ 중심화 경향 ④ 비교효과

정답 ④

26 **인사고과의 방법 중 관대화 경향이나 중심화 경향을 줄이기 위해서 사용하는 인사고과방법은 무엇인가?**

① 대조표법 ② 강제할당법
③ 중요사건법 ④ 도식척도법

정답 ②

27 **평균임금에 대한 설명을 옳은 것은?**

① 사유가 발생한 날 이전 3개월간에 그 근로자에 대하여 지급된 임금의 총액을 그 기간의 총일수로 나눈 금액
② 사유가 발생한 날 이전 12개월간에 그 근로자에 대하여 지급된 임금의 총액을 그 기간의 월로 나눈 금액
③ 사유가 발생한 날 이전 1개월간에 그 근로자에 대하여 지급된 임금의 총액을 그 기간의 총일수로 나눈 금액
④ 사유가 발생한 날 이전 6개월간에 그 근로자에 대하여 지급된 임금의 총액을 그 기간의 총일수로 나눈 금액

정답 ①

28 **임금을 통상임금과 평균임금으로 구분할 때, 다음 중 통상임금에 포함되지 않는 것은?**

① 기본급 ② 직무수당
③ 면허자격수당 ④ 휴일근로수당

정답 ④

29 **조직체의 전반적인 임금의 평균을 의미하는 것으로 일국, 일산업, 일기업의 노동자 1인당에 지불된 임금액을 무엇이라 하는가?**

① 임금수준 ② 임금구조 ③ 임금체계 ④ 임금형태 정답 ①

30 **임금수준의 결정요인 가운데 노동시장이나 사회적 측면에서의 결정요인이 아닌 것은?**

① 생계비와 생계임금 ② 시장에서 통용되는 임금
③ 직무의 난이도 ④ 노동조합의 교섭력 정답 ①

31 **직무의 중요성과 곤란도 등에 따라서 각 직무의 상대적 가치를 평가하고 그 결과에 의거하여 임금액을 결정하는 임금체계는 무엇인가?**

① 연공급 ② 성과급 ③ 능률급 ④ 직무급 정답 ④

32 **생계비순응입률제에 임금률에 반영되는 항목은 무엇인가?**

① 물가 ② 판매가격 ③ 이익 ④ 성과 정답 ①

33 **복리후생의 성격에 대한 설명 중 틀린 것은?**

① 임금이 직접적인 보수라면 복리후생은 간접적인 보수이다.
② 임금은 노동대가의 지급이고, 복리후생은 노동대가 외의 지급이다.
③ 복리후생은 직원들이 행하는 근무의 질이나 능률에 따라 다르게 주어진다.
④ 복리후생은 직원집단을 대상으로 지출하는 집단임금이다. 정답 ③

34 **다음 중 법정복리후생의 예가 아닌 것은?**

① 건강보험 ② 생활시설 ③ 산재보험 ④ 고용보험 정답 ②

35 **노동조합법에서 규정한 3대 권리에 해당되지 않는 것은?**

① 단결권 ② 단체교섭권
③ 단체행동권 ④ 단체감사권 정답 ④

36 **단체협약의 유효기간은? 2**

① 1년 ② 2년 ③ 3년 ④ 5년 정답 ②

37 **쟁의행위 가운데 다음 중 성격이 다른 것은?**

① 불매동맹 ② 태업 ③ 직장폐쇄 ④ 파업 정답 ③

38 **다음 쟁의행위의 가운데 목적을 생취하기 위하여 집단적으로 노동의 제공을 거부하는 행위는?**

① Sabotage(태업) ② Boycott(불매운동)
③ Picketing(시위) ④ Strike(파업) 정답 ④

39 **회계에 관한 설명으로 옳지 않은 것은?**

① 회계란 경제실체의 경제활동에 관한 회계정보를 측정하고 기록하여 전달해주는 기능
② 경영실체란 기업이나 정보, 병원과 같은 경제활동을 영위하는 하나의 독립된 단위
③ 회계에서 이해관계자는 경영자나 기업체 구성원을 제외한 제3자를 의미
④ 회계에서는 경제활동을 거래라고도 한다.

정답 ③

40 **재무회계의 특징에 해당되지 않는 것은?**

① 재무회계의 주목적은 해당 기업의 재무정보를 제공하는데 있다.
② 재무회계는 정기적인 보고의 형태를 갖는다.
③ 병원 내부의 경영자를 위한 보고가 주목적이다.
④ 대체로 일정한 형식을 갖게 된다.

정답 ③

41 **회계의 일반원칙으로 적당하지 않은 것은?**

① 신뢰성의 원칙 ② 안전성의 원칙
③ 계속성의 원칙 ④ 가용성의 원칙

정답 ④

42 **회계공준의 내용 중 적당하지 않은 것은?**

① 기업실체의 공준은 그 기업 자체가 존재한다고 하는 가정이다.
② 회계기간의 공준은 회계의 측정과 보고를 필요로 할 때 기간을 정하여 수시로 행한다는 공준이다.
③ 수익인식의 공준은 경영활동을 영속적으로 수행한다고 보는 가정이다.
④ 화폐가치표시의 공준은 회계상 측정의 대상을 모두 화폐적으로 정보를 표시한다는 가정이다.

정답 ②

43 **의료기관회계의 특징에 대한 설명으로 옳은 것은?**

① 기금회계가 많이 이용된다.
② 기업회계와 마찬가지로 이익이잉여금처분계산서를 작성한다.
③ 재무제표를 작성하기 위해서는 반드시 원가계산을 하여야 한다.
④ 의료법인은 비영리법인이므로 법인세를 부과하지 않는다.

정답 ①

44 **"예상되는 손실은 모두 계상하고, 예상되는 이익은 계상하지 말라"는 회계원칙은 어느 원칙과 같은 내용을 갖고 있는가?**

① 수익 비용 대응의 원칙 ② 수익인식의 원칙
③ 안정성의 원칙 ④ 중요성의 원칙

정답 ③

45 **기본재무제표에 해당하지 않는 것은?**

① 재무상태표 ② 손익계산서
③ 원가계산서 ④ 자본변동표

정답 ③

46 **다음은 무엇에 대한 설명인가?**

일정 기간 동안 경영실체의 경영성과를 나타내는 회계보고서

① 재무상태표　② 손익계산서
③ 현금흐름표　④ 기본금변동계산서　정답 ②

47 **재무상태표와 손익계산서는 어떤 형식으로 연결되어 있는가?**

① 현금으로 연결되어 있다.　② 자산으로 연결되어 있다.
③ 이익으로 연결되어 있다.　④ 수익으로 연결되어 있다.　정답 ③

48 **재무상태표의 작성 기준이 아닌 것은?**

① 구분표시의 원칙　② 총액주의 원칙
③ 유동성배열의 원칙　④ 발생주의 원칙　정답 ④

49 **다음은 무엇에 대한 설명인가?**

과거의 거래 또는 사건의 결과로서 특정 실체가 다른 실체에 대하여 미래에 자산을 이전하거나 용역을 제공하여야할 현재의 의무로부터 발생된 경제적 효익에 대한 미래의 경제적 희생

① 자산　② 자본　③ 부채　④ 이익　정답 ③

50 **손익계산서작성기준에서 이익을 구분하여 표시할 때 구분하여 나타내어야 할 이익이 아닌 것은?**

① 의료이익　② 의료외이익
③ 경상이익　④ 당기순이익　정답 ②

51 **발생주의 하에서 의료수익의 인식기준시점은?**

① 환자가 퇴원하였을 때이다.
② 병원에서 환자에게 의료 서비스를 제공한 때이다.
③ 환자로부터 진료비를 받았을 때이다.
④ 본인부담금을 받았을 때와 청구하였을 때이다.　정답 ②

52 **비유동자산과 유동자산을 나누는 기준은?**

① 6개월　② 12개월　③ 18개월　④ 24개월　정답 ②

53 **유동자산에 해당되지 않는 것은?**

① 당좌자산　② 재고자산　③ 투자자산　④ 현금　정답 ③

54 **재고자산에 해당되지 않는 것은?**

① 약품 ② 의료장비 ③ 진료재료 ④ 급식재료 정답 ②

55 **환자를 진료하고 환자 부담분 20,000원은 현금으로 받고 공단부담금 80,000원은 아직 청구하지 아니하여서 받지 않았다. 이 때 공단부담금을 처리하는 계정과목은?**

① 의료미수금 ② 미수수익
③ 미수금 ④ 처리할 필요 없음 정답 ①

56 **의료수익에 해당하지 않는 것은?**

① 입원수익 ② 외래수익
③ 기타의료수익 ④ 의료부대수익 정답 ④

57 **병원의 경상이익은 얼마인가? (의료수익 : 10억원, 의료비용 : 5억원, 의료외이익 : 1억원, 의료비용 : 2억원)**

① 3억원 ② 4억원 ③ 5억원 ④ 6억원 정답 ②

58 **회계상의 거래가 아닌 것은?**

① 화재로 인하여 건물이 소실되다.
② 약품의 분실로 인하여 자산이 감소되다.
③ 토지를 구입하고 계약금을 지불하다.
④ 업체로부터 책상 100개를 납품받기로 계약하다. 정답 ④

59 **다음 거래요소 중 차변요소에 속하는 것은?**

① 자산 감소 ② 부채 감소 ③ 자본 증가 ④ 수익 발생 정답 ②

60 **분개장에서 분개된 거래가 총계정원장에 바르게 전기되었는지의 정확성 여부를 대차평균의 원리에 따라 검증하기 위하여 작성하는 것은?**

① 재무상태표 ② 손익계산서 ③ 시산표 ④ 정산표 정답 ③

61 **병원재무관리의 목표에 해당되지 않는 것은?**

① 수익성 ② 유동성 ③ 안정성 ④ 성장성 정답 ④

62 **다음 중 투자안의 경제성 평가방법에 해당되지 않는 것은?**

① 내부수익률법 ② 순현재가치법
③ 적정이익률법 ④ 평균이익률법 정답 ③

63 **투자가치 평가방법 중 가장 합리적인 평가방법은?**

① 평균이익률법 ② 자본기간회수법
③ 내부수익률법 ④ 순현재가치법 정답 ④

64 재무비율 산출공식으로 옳지 않은 것은?

① 유동비율(%) = (유동자산/유동부채) × 100
② 당좌비율(%) = (당좌자산/유동부채) × 100
③ 공정비율(%) = (비유동자산/기본재산) × 100
④ 총자본회전율(%) = (총자본/의료수익) × 100

정답 ④

65 재무비율 산출공식으로 옳지 않는 것은?

① 유동비율(%) $= \frac{\text{유동부채}}{\text{유동자산}} \times 100$

② 당좌비율(%) $= \frac{\text{당좌재산}}{\text{유동부채}} \times 100$

③ 비유동비율(%) $= \frac{\text{비유동자산}}{\text{기본자산}} \times 100$

④ 부채비율 $= \frac{\text{부채}}{\text{기본재산}} \times 100$

정답 ①

66 당좌비율의 산출공식은?

① (당좌자산 ÷ 유동부채) × 100
② (당좌자산 ÷ 비유동부채) × 100
③ (당좌자산 ÷ 부채총계) × 100
④ (당좌자산 ÷ 자기자본) × 100

정답 ①

67 부채를 자기자본으로 나눈 재무비율은?

① 부채비율(debt to equity ratio)
② 자기자본비율(net worth to total assets)
③ 비유동비율(fixed ratio)
④ 이자보상비율(interest coverage ratio)

정답 ①

68 병원의 '비유동비율이 높다'는 의미의 해석으로 가장 올바른 것은?

① 자기자본에 비해 비유동자산에 대한 투자규모가 크다.
② 자기자본에 비해 유동자산에 대한 투자규모가 크다.
③ 부채에 비해 비유동자산에 대한 투자규모가 과다하다.
④ 부채에 비해 유동자산에 대한 투자규모가 과다하다.

정답 ①

69 유동성에 대한 설명 중 틀린 것은?

① 유동성이란 병원의 단기지급능력을 의미한다.
② 유동성이 좋다는 것은 유동부채에 비해 유동자산이 많다는 것을 의미한다.
③ 유동성을 측정하기 위한 주요지표로는 유동비율과 당좌비율이 있다.
④ 유동성을 좋게 하기 위해서는 재고자산을 많이 증가시켜야 한다.

정답 ④

70 레버리지비율에 속하는 것은?

① 유동비율
② 총자본회전율
③ 의료수익증가율
④ 비유동비율

정답 ④

71 **재무레버리지 분석에 대한 설명으로 올바르지 않은 것은?**

① 장기지급능력을 나타낸다.
② 레버리지(leverage)란 지렛대를 의미한다.
③ 지렛대의 효과처럼 손익확대 되는 효과를 의미한다.
④ 재무레버리지 효과는 자본의 사용으로 인한 손익확대의 효과를 의미한다. 정답 ④

72 **병원의 구매관리 특징 중 틀린 것은?**

① 제품의 가격을 우선으로 구매한다.
② 사용자의 물품대체성이 높다.
③ 거래가격을 통제받는다.
④ 구매물품의 다품종, 소량주문형태이다. 정답 ①

73 **구매관리의 기본원칙 중 옳지 않은 것은?**

① 물자관리 기능이 효과적으로 이루어지기 위해서는 구매와 검수, 재고관리, 대금지급 등은 통합되어 업무가 수행되어야 한다.
② 효과적인 구매시스템을 수립하여 모든 구매업무를 표준화 및 단순화시켜야 한다.
③ 효과적인 관리와 감독이 이루어져야 한다.
④ 재고품목수는 최대한 축소되어야 한다. 정답 ①

74 **병원물자관리의 대상이 아닌 것은?**

① 재고자산 ② 일반저장품
③ 의료기기 ④ 병원건물 정답 ④

75 **ABC관리방법에 대한 설명 중 올바르지 않은 것은?**

① 물품의 재고자산을 관리하는 방법이다.
② 전체 품목 사용량 중 가장 많은 품목 50%만을 중점 관리하는 방법이다.
③ 파레토의 법칙을 응용한 것이다.
④ 물품별 사용금액이 가장 큰 품목을 순서대로 나열한 다음, 그 중에서 10%~20%에 해당하는 상위 품목만을 중점적으로 관리하는 방법이다. 정답 ②

해설 ABC분석방법에 의한 관리방법은 주요품목을 중점적으로 관리함으로써 노력과 비용을 줄이고 반면에 최대의 관리효과를 얻고자 하는 기법이다. 이것은 경제학자인 파레토에 의해서 개발된 것으로서 일명 '파레토의 법칙'이라고 한다. 즉, 병원에서 소비하는 모든 물품을 품목별 단가가 큰 것부터 차례로 나열한 다음 위에서부터 전체 품목수중 10%에 해당하는 품목을 A품목, 10~20%의 품목을 B품목, 나머지를 C품목이라고 할 때 A품목과 B품목의 금액은 전체의 80~90%내외에 달하게 되므로 품목수로는 10~20%에 불과한 A품목과 B품목에 대해서만 중점 관리를 잘하여도 전체 자산 비중의 80~90%를 관리하게 되는 것이다.

76 **취득가격이 1,000,000원, 내용 년수가 5년인 의료장비의 연도별 감가상각비(정액법의 경우)는?**

① 200,000원 ② 180,000원
③ 250,000원 ④ 150,000원 정답 ①

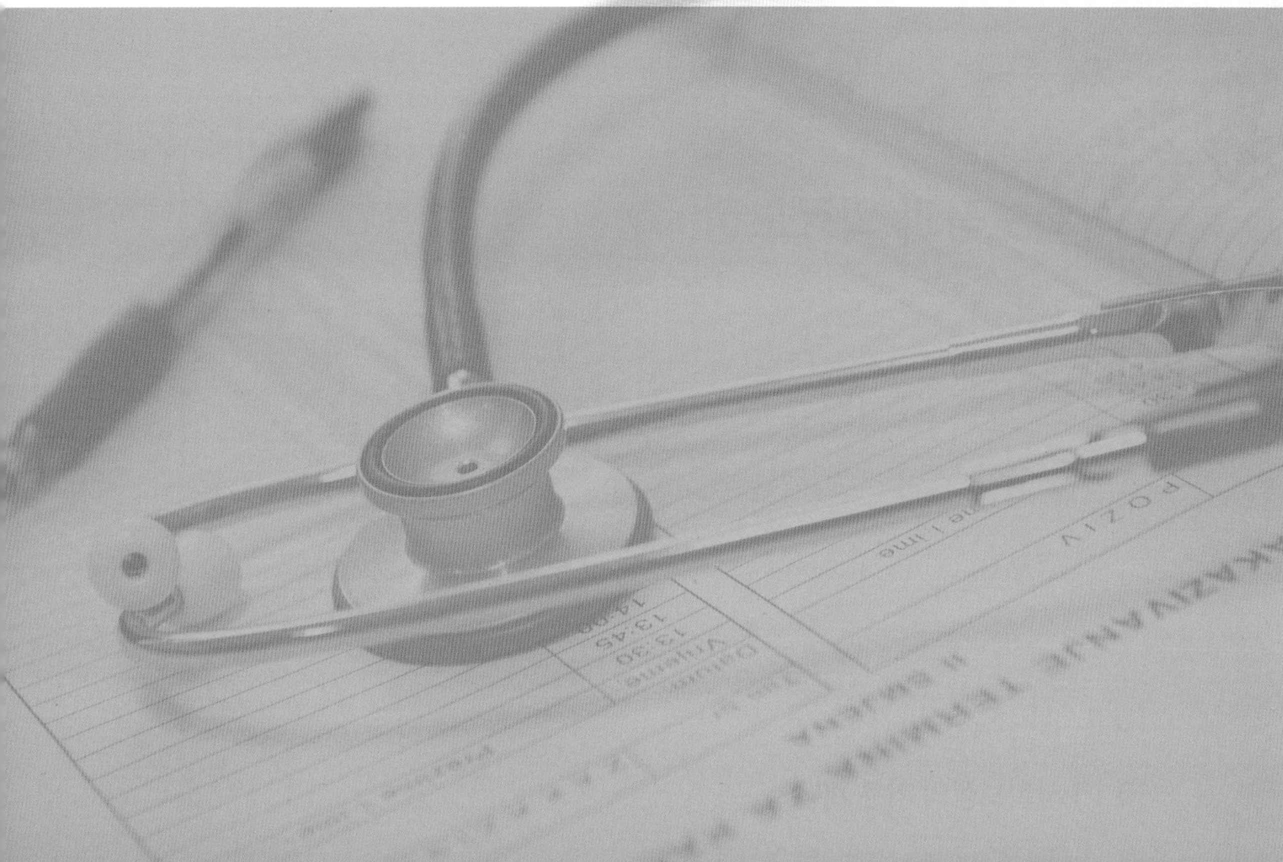

CHAPTER 10
사회보장과 의료보장

Chapter 10

사회보장과 의료보장

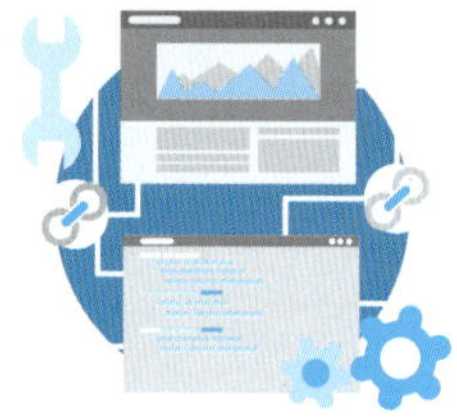

10.1 사회보장의 개념

10.1.1 사회보장의 기본 개념

(1) 사회보장(social ecurity)의 어원적 의미

사회보장, 즉 social security라는 용어에서 Security의 어원인 se(=without, 해방)+cura(=care, 근심 또는 괴로워하는 것). Social Security는 사회적 불안을 제거한다는 의미함

① 경제학적 입장: 경제적으로 박약하여 사회적 구호를 필요로 하는 사람들에게 보건적 또는 경제적 보장을 해주는 일체의 사회적 조치

② 정치적 입장: 사회정책의 한 부문으로 국민의 생존권 실현을 위하여 국민의 생활을 보장하는 국가 정책

③ 법률학적 입장: 국가의 책임으로 국민의 생활상의 각종 장해를 제거하여 인간다운 생활환경의 형성과 국민의 생존 내지 생활보장을 목적으로 하는 종합적인 법제도

(2) 우리나라 「사회보장기본법」 제2조에서의 "사회보장의 기본이념"

① 모든 국민이 다양한 사회적 위험으로부터 벗어나 행복하고 인간다운 생활을 향유할 수 있도록 자립을 지원

② 사회참여·자아실현에 필요한 제도와 여건을 조성

10.1.2 사회보장의 정의

(1) 우리나라에서 사회보장의 정의

「헌법」 제34조에서는 국민의 인간다운 생활을 할 권리와 동 권리를 실현하기 위한 사회복지 증진 의무를 규정하고 있음

① 모든 국민은 인간다운 생활을 할 권리를 가진다.

② 국가는 사회보장·사회복지의 증진에 노력할 의무를 진다.
③ 국가는 여자의 복지와 권익의 향상을 위하여 노력하여야 한다.
④ 국가는 노인과 청소년의 복지향상을 위한 정책을 실시할 의무를 진다.
⑤ 신체장애자 및 질병·노령 기타의 사유로 생활능력이 없는 국민은 법률이 정하는 바에 의하여 국가의 보호를 받는다.
⑥ 국가는 재해를 예방하고 그 위험으로부터 국민을 보호하기 위하여 노력하여야 한다.

또한, 「사회보장기본법」제3조에서는 "출산, 양육, 실업, 노령, 장애, 질병, 빈곤 및 사망 등의 사회적 위험으로부터 모든 국민을 보호하고 국민 삶의 질을 향상시키는 데 필요한 소득·서비스를 보장하는 사회보험, 공공부조, 사회서비스"라고 규정하고 있음

- 사회보험: 국민에게 발생하는 사회적 위험을 보험방식에 의하여 대처함으로써 국민건강과 소득을 보장하는 제도
- 공공부조: 국가 및 지방자치단체의 책임 하에 생활유지 능력이 없거나 생활이 어려운 국민의 최저생활을 보장하고 자립을 지원하는 제도
- 사회복지서비스: 국가·지방자치단체 및 민간부문의 도움이 필요한 모든 국민에게 복지, 보건의료, 교육, 고용, 주거, 문화, 환경 등의 분야에서 인간다운 생활을 보장하고 상담, 재활, 돌봄, 정보의 제공, 관련 시설의 이용, 역량 개발, 사회참여 지원 등을 통하여 국민의 삶의 질이 향상되도록 지원하는 제도
- 평생사회안전망: 생애주기에 걸쳐 보편적으로 충족되어야 하는 기본욕구와 특정한 사회위험에 의하여 발생하는 특수욕구를 동시에 고려하여 소득·서비스를 보장하는 맞춤형 사회보장제도

10.1.3 사회보장의 필요성

(1) 전통적 상호부조제도의 붕괴

상호부조제도는 국가와 시대에 따라 차이가 있고, 각종 종교단체, 공제조합, 기타 혈연, 지연, 직업을 중심으로 다양하게 이루어져 왔음. 이러한 전통적인 상호부조제도는 물질문명의 발달, 인구의 증가, 개인주의의 발달 등으로 점차 붕괴되기 시작하였고 그 대신 근대국가에 의한 사회보장제도가 그 기능을 대신 수행하게 됨

(2) 산업구조 변화로 근로자수의 증가

산업이 발달할수록 산업구조가 변화되어 1차 산업의 종사자 수보다 2차·3차 산업에 종사하는 근로자의 수가 증가 함. 1차 산업인 농업, 임업, 수산업에 있어서의 취업자, 자영업자 등은 실업자가 되는 경우가 적고, 세대주가 상병으로 일을 못하게 되거나 사망하여도 가족 가운데 누군가가 대신하여 일할 수 있게 됨

(3) 사회체제 및 국민생활의 안정

개인의 기본적 욕구를 충족하지 못하는 자는 사회에 대한 불만을 가지게 되며, 이러한 자들이 많아지면 집단행동으로 발전하여 사회적 안정이 깨지게 됨. 따라서 사회구성원간의 연대의식을 제고시

켜 국민들의 생활을 보장하고 사회적 안정을 유지하기 위해서 사회보장제도가 필요함

(4) 국민의 생존권 실현

우리나라는 「헌법」제32조에 ① 모든 국민은 인간다운 생활을 할 권리를 가진다. ② 국가는 사회보장·사회복지의 증진에 노력할 의무를 진다. ③ 생활능력이 없는 국민을 법률이 정하는 바에 의하여 국가의 보호를 받는다 라고 규정하고 있음

10.1.4 사회보장의 목적

(1) 사회보장의 전통적 목적(Roy Sainsbury, 1999)

① 빈민구제: 결핍에 대한 대책으로서의 사회보장

② 욕구충족: 노인, 아동, 장애인 등 사회적 욕구가 큰 집단을 위한 사회적 대책으로서의 사회보장

③ 소득유지와 소득보전: 연금과 건강보험. 일을 하여 소득이 있을 때 사회보험에 가입하여 보험료를 내고, 노후나 질병으로 소득이 중단 또는 감소되었을 때 사회보험급여를 받음으로써 소득을 유지

④ 보상: 산재보험

⑤ 재분배: 공공부조는 소득계층 간 재분배(수직적 재분배), 가족수당은 수평적 재분배(소가족에서 대가족으로), 연금은 세대 간 재분배(청년세대에서 노인세대로)

[표 10-1] 소득재분배의 유형

유형	내용
사적 재분배	· 민간부문 안에서 자발적 동기에 의해 이루어지는 현금의 이전 · 가족구성원 간의 소득이전, 친인척이나 친지 간의 소득이전, 각종 민간보험이나 기업복지
공적 재분배	· 정부의 소득이전 메커니즘 · 사회보험, 사회복지서비스, 조세
수직적 재분배	· 부자로부터 빈민으로의 소득이전
수평적 재분배	· 유사한 총소득을 가진 가족 간의 소득이전. 사회적으로 요구의 차이가 있는 것으로 인정된 가족(소가족에서 대가족으로의)간의 이전도 포함
우발적 재분배	· 우발적 사고(재해, 질병 등)를 당하지 않은 집단으로부터 우발적 사고를 당한 집단으로의 소득이전
장기적 재분배	· 생애에 걸쳐 발생하는 재분배 · 적립방식의 연금
단기적 재분배	· 현재 드러난 사회적 욕구의 충족을 위해 현재의 자원을 사용하여 소득재분배를 기하는 것 · 공공부조
세대 내 재분배	· 젊은 시절의 소득을 적립해 놓았다가 노년기에 되찾는 것 · 적립방식 연금
세대 간 재분배	· 청년세대에서 노인세대로의 소득이전 · 부과방식 연금

(2) 티트머스(P. Titmuss)의 재분배

소득재분배가 일어나는 시간을 기준으로 하여 장기적 재분배와 단기적 재분배로 나눔.

① 단기적 재분배: 현재 드러난 사회적 욕구의 충족을 위해 현재의 자원을 사용한 소득재분배 예) 공공부조

② 장기적 재분배: 생애에 걸쳐 발생하는 재분배 예) 적립방식의 연금

10.1.5 사회보장의 기능

(1) 최저생활의 보장

사회보장이 보장하는 생활수준은 최저생활이며 이것은 생리적 한계에 있어서 생활뿐만 아니라 사회적 한계에 있어서 최저생활을 의미함. 최저생활이란 고정적인 수준으로 보기는 어렵고 이론적 생계비나 물가상승률을 고려하여 과학적으로 책정해야 함. 따라서 그 수준은 시대와 국가에 따라서 변화하며 국민의 국민소득이 증가하면 당연하게 최저생활수준도 향상되는 탄력적 수준이 되어야 함

(2) 국민경제의 안정

사회보장은 국민경제를 성장시키고 경제변동을 완화하는 기능. 소득보장이 강한 사회보험의 경우 재원의 갹출과 급여사이에 시간적인 격차가 있기 때문에 조성된 기금이 산업발전을 위한 자금으로 이용될 수 있으며, 잉여구매력을 흡수하거나 구매력을 유지시킴으로써 경제안정에 기여 할 수 있음

(3) 소득재분배 효과

소득재분배는 사회보장제도와 조세제도에 의하여 가능하다. 사회보장제도에 의한 소득재분배의 형태는 다음과 같이 여러 가지로 구분할 수 있음

① 계급 간 소득재분배: 생산수단을 소유한 자본가와 노동을 제공하는 근로자 사이의 소득재분배를 의미

② 계층 간의 소득재분배: 고소득 계층으로부터 저소득 계층으로 소득을 이전시키는 것

③ 계층 내의 소득재분배: 동일한 소득 계층내에서 소득을 이전시키는 것

④ 시간적 소득재분배: 개인이 소득 또는 지출을 시간적으로 배분하는 것

⑤ 공간적 소득재분배: 지역간의 소득재분배를 말한다. 도시와 농촌, 상공업지역과 농어촌지역 간에 소득의 이전이 이에 해당

사회보장의 기능을 정리해 보면 다음과 같음

① 빈곤의 예방과 구제

② 삶의 질 향상

③ 사회계층 간의 갈등 완화

④ 인간다운 생활의 조건 확보

⑤ 소득의 재분배

⑥ 정치 · 경제 · 사회의 안정에 기여

10.1.6 사회보장의 원칙

여기서는 일반적으로 자주 인용되는 베버리지의 원칙, 미국의 사회보장법의 원칙, ILO의 원칙, 세계노동조합연맹의 원칙들을 정리·소개하고자 함

(1) 베버리지(W. Beveridge)의 정의

사회보험과 관련 서비스(Social Insurance and Allied Services, 1942)라는 이른바 "베버리지 보고서"에서는 "요람에서 무덤까지(from the cradle to the grave)"를 통해 인간다운 생활의 보장을 선언하였음. 이는 제2차 세계대전 후 유럽과 미국의 각 사회보장정책에 커다란 영향을 끼친 보고서로서, 1941년 6월 영국 전시 내각이 창설한 "사회보험 및 관련 서비스에 관한 위원회"가 작성하여 1942년에 제출한 보고서로, 정식 명칭은 "사회보험과 관련사업(Social Insurance and Allied Services)". 당시 위원장인 W. H. 베버리지의 이름을 따서 베버리지 보고서라고 명명하게 되었음

(2) 사회보험의 성공을 위한 3가지 전제조건과 6가지 원칙

베버리지 보고서의 사회보험은 6대 원칙, 즉 최저 수준의 정액급여(flat rate of subsistence benefit), 정액보험료(flat rate of contribution), 행정책임의 통일(unification of administrative responsibility), 급여의 충분성(adequacy of benefit), 포괄성, 분류화(classification)에 의해 운영되는 것을 주장함

① 정액급여: 소득수준, 직업, 재산과 같은 사회・경제적 수준과 가족 수나 연령 및 성별과 같은 인구학적 차이에 관계없이 모든 사람에게 동일한 액수의 급여를 제공
② 정액갹출(기여): 갹출(기여)은 소득에 관계없이 동일
③ 행정책임의 통일: 모든 사회보장제도의 관리운영을 국가가 담당
④ 충분성의 원칙(급여의 적절성): 급여금액과 지급기간의 충분성. 다시 말해서 다른 도움없이 사회보험급여만으로도 국민최저생활이 보장
⑤ 포괄성의 원칙: 전 국민을 사회보험의 대상으로 하며, 보편주의와 동일
⑥ 분류화의 원칙: 사회보험의 대상자를 생활방식, 고용형태, 소득원의 차이, 가정주부, 아동, 노인 등 다양한 집단별로 분류

(3) 미국의 사회보장법

루즈벨트 대통령이 경제공황을 극복하기 위해 실시한 뉴딜정책은 3R, 즉 구호(relief), 개혁(reform), 경제회복(recovery)으로 구체화되었으며, 이 중 구호의 일환으로 사회보장법이 제정됨

미국의 사회보장법에서는 사회적 충분성과 함께 개인적 형평성의 원칙을 매우 중시함

① 충분성의 원칙: 인간의 기본적 욕구를 충족시키기 위해 빈민에게 부조를 제공하는 것
② 형평성의 원칙: 개개인은 자신이 기여한 바에 비례하여 급여를 받아야 한다는 것
③ 개개인의 생계곤란을 공동체적으로 해결하고자 하는 사회보장제도를 도입하면서도 개인주의 또는 자유주의적 요소를 가미

10.1.7 ILO의 원칙

(1) 국제노동기구의 정의

"기본적으로는 질병, 출산, 산업재해, 실업, 장해, 노령 및 사망에서 기인하는 소득의 정지 또는 중대한 감소에 따라 발생하는 경제적 · 사회적 곤궁(困窮)에 대해 일련의 공적 조치에 의하여 사회가 그 구성원에게 제공하는 보호를 의미하고, 또 의료보호의 제공 및 아동을 부양하는 가족에 대한 원조를 의미한다."

(2) ILO의 원칙

국제노동기구의 사회보장 원칙이란 어떤 불변의 일관된 기본 원칙이 따로 설정되어 있는 것이 아니라 그간의 일련의 노력으로 부분적으로 산재되어 있던 것들이 1952년 "사회보장의 최저기준에 관한 조약(Convention Concerning Minimum Standards of Social Security)"에서 보험의 급여수준에 관한 세 가지 기본원칙과 아울러 사회보장 비용부담의 공평성 원칙을 제시함

① 보험의 급여수준에 관한 원칙

- 급여비례의 원칙: 공적, 사회적 물가와 비례해서 급여가 상승
- 급여균일의 원칙: 법정 최저 급여 제도(최저 임금제 시급)
- 가족 부양수준의 원칙

② 비용부담의 공평성의 원칙

사회보장비용은 공동부담 원칙을 채택하고 있으며, 사회보장비용은 피보험자계층의 경제적 상태를 고려하여 결정해야 함. "국제사회보장회의"에서 결의된 원칙은 다음과 같음

- 사회적 권리로서 평등성
- 사회적 사고의 포괄성
- 적용대상의 포괄성
- 전(全)국민의 무료 의료보장
- 노동자 무기여(無寄與)
- 사회보장의 관리운영 참여성
- 급여수준의 적절성
- 사회보장 수급권의 지속성

(3) 세계노동조합연맹의 원칙

1945년 파리에서 결성된 대표적인 비정부 차원의 국제기구인 "세계노동조합연맹(World Federation of Trade Union)"은 1961년 채택된 "사회보장헌장"에서 사회보장의 기본원칙을 다음과 같이 5가지로 규정함

① 근로자의 무기여 원칙
② 의료의 사회화 원칙
③ 보험사고의 포괄성 원칙
④ 적용대상의 포괄성 원칙
⑤ 급여의 무차별성 원칙

(4) 라로끄의 정의

프랑스 노동성장관이었으며, 1945년 프랑스 사회보장계획의 중심인물이었던 라로끄(Pierre Laroque)는 사회보장을 "근로자 대중에 대한 생활수단의 지속적인 보장이며 적어도 모든 경우에 있어 적당한 최저생활의 보장"이라며, 사회보장을 다음 3가지 정책의 조합이라고 정의함

① 무엇보다도 완전고용을 목적으로 한 경제정책

② 질병에 대한 설비와 조치의 하나인 의료정책

③ 사회보장이란 경제적으로 개인 및 가족의 소득에 영향을 미치는 모든 조건을 고려한 소득재분배정책

10.1.8 사회보장의 형태

레자(Rejda)는 사회보장의 형태로 사회보험, 공공부조, 보편주의 수당, 공적 개인저축계정을 포함시키고 있음

(1) 사회보험

우리나라의 경우 국민건강보험, 국민연금, 고용보험, 산업재해보상보험의 4대 사회보험으로 구성됨

[표 10-2] **사회보험의 개념과 특성**

시행주체	대상	목표	방법	재원
국가	국민	국민의 건강과 소득의 보장	· 국민에게 발생하는 사회적 위험을 보험방식으로 대처 · 현금 · 현물서비스 제공	보험가입자의 보험료, 국가의 재정

(2) 공공부조(公共扶助, public assistance)

공공부조는 일종의 구빈(救貧)제도로 ,빈민(貧民)에 대한 현금급여, 의료부조, 사회서비스(가족문제에 대한 상담, 직업알선, 거주지원, 지역사회보호, 가정봉사 등)를 제공함. 이는 국민의 권리로서 최저생활을 보장받는 제도이며, 조세에 의하여 그 재원이 조달됨

① 대상: 빈민에 한정하며, 빈민여부를 가리기 위해 자산조사가 필요함. 보통 사회보험의 비대상자가 대상

② 급여혜택: 대상자의 재정상태와 욕구에 따라 결정

③ 재정: 정부의 일반세입으로 충당

④ 사회보험을 보완

[표 10-3] 공공부조의 개념과 특성

시행주체	대상	목표	방법	재원
국가 및 지방자치단체	생활유지능력이 없거나 생활이 어려운 국민	· 최저생활의 보장 · 자립 지원	현금과 현물서비스 제공	조세

[표 10-4] 사회보험과 공공부조의 비교

	사회보험	공공부조
목적	질병, 노령, 재해, 실업 등의 사회적 위험에 대한 사전적 · 예방적 대응책	빈곤에 대한 사후적 대응책
대상	모든 참여자가 피보험자이고, 특정시점부터 일부만 수혜자가 됨	직접 참여자(빈곤층)는 모두 수혜자
재원	지정된 조세, 기여금으로 재원을 조달	정부의 일반조세에서 재원을 조달
수급권리	법적권리	법적권리
급여	급여의 양을 예측 가능 법적 규정에 의해 수급여부 및 수급액이 정해짐	급여의 양을 예측 불가능 신청자의 수요에 따라 법으로 정해진 금액을 지급
자산조사의 필요성	욕구조사, 자산조사가 불필요	항상 욕구조사, 자산조사가 필요

(3) 보편주의 수당

수급자의 소득, 고용, 재산과 관계없이 모든 시민과 주민에게 정액의 현금급여를 제공하며, 재정은 조세에서 충당

예) 노령수당과 가족수당

(4) 공적 개인저축계정

공적 강제저축제도

예) 싱가포르, 말레이시아 등에서 시행되고 있다.

10.1.9 미국 사회보장청의 분류

(1) 현금급여

소득유지 프로그램이라고도 하며, 소득의 상실을 현금으로 보전

① 고용관련제도

② 보편주의 프로그램

③ 자산조사 프로그램

(2) 현물급여

입원, 의료서비스, 재활서비스와 같은 현물의 서비스

10.1.10 국제노동기구(ILO)의 분류

건강보험, 연금, 산재보험, 실업보험과 같은 4대 사회보험과 보편주의 급여인 아동수당과 사실상 동일함

[표 10-5] 사회보장의 형태

베버리지	Rejda	미국 사회보장청	ILO
· 사회보험 · 공공부조 · 보편주의 수당 · 민간보험	· 사회보험 · 공공부조 · 보편주의 수당 · 공적 개인저축계정	· 사회보험 · 공공부조 · 보편주의 수당 · 기타: 법정 민간보험, 공적 공제기금, 고용주 책임제도	· 사회보험 · 아동수당

(1) 우리나라 사회보장기본법에 의한 분류

[표 10-6] 사회보장제도의 유형 비교

구분	사회보험	공공부조	사회복지서비스
주체	정부(보험자)	정부 (중앙 · 지방자치단체)	사회복지법인
객체	국민	빈민	요보호자
내용	연금보험, 산재보험, 의료보험, 실업보험, 가족수당	생계보호, 의료보호, 교육보호, 자활보호, 장제보호, 해산보호	수용보호, 아동복지, 노인복지, 부녀복지, 장애자복지
재원	기여 · 갹출금	조세	재정보조금 · 현금

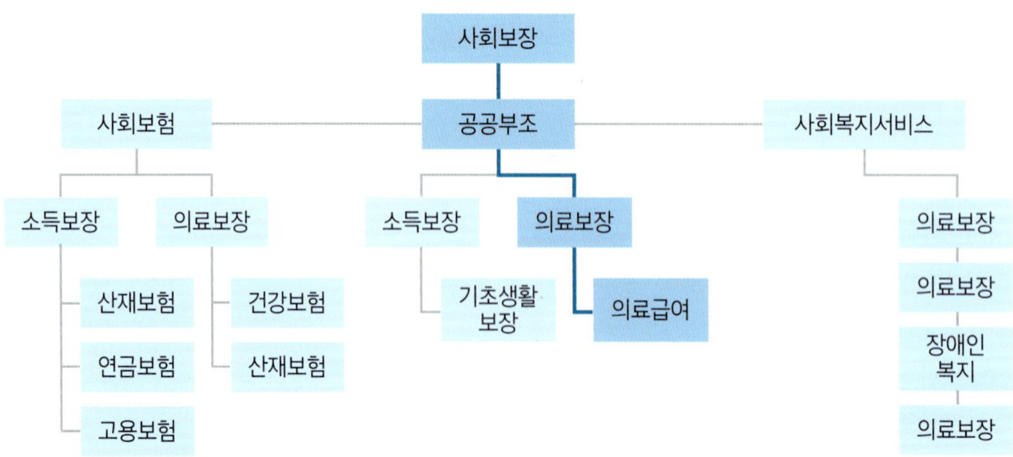

[그림 10-1] 우리나라의 사회보장 유형

[표 10-7] **우리나라 4대 사회보험의 주요특성**

구분	국민연금	국민건강보험 (건강보험)	고용보험	산업재해보상보험 (산재보험)
시행년도	1988년	1977년	1995년	1964년
기본성격	소득보장	질병치료	실업급여	산재보상
급여방식	현금급여(소득비례)	현물급여(균등급여)	현금급여(소득비례)	현물(균등급여)·현금(소득비례)
재정	적립방식	부과방식 이원화	적립방식	순부과방식
관리단위	개인별	사업장·세대별 관리	사업장별	사업장별
보험료 관장	보건복지부장관	보건복지부장관	고용노동부장관	고용노동부장관
자격관리방식관리	직장·지역통합관리	직장·지역통합관리	사업별 관리	사업별 관리
보험료 부과단위	사업장·지역(개인별)	사업장·지역(세대별)	사업장	사업장

10.1.11 사회보험과 사보험

(1) 보험의 정의 및 종류

① **사보험:** 보험관계자의 경제적 이익을 목적으로 한 영리적 보험 예) 생명보험, 화재보험, 교육보험, 자동차보험

② **사회보험:** 사회적으로 정형화된 사회적 사고에 대처하기 위하여 보험방식을 이용하여 미리 갹출을 하고 이들이 사고를 당하였을 때 급여를 해주는 제도 예) 의료보험, 연금보험, 산재보험, 실업보험

(2) 사회보험의 개념

① 사회보험(social insurance)의 정의

국가가 보험의 형식으로 국민에게 발생하는 사회적 위험을 대처하는 것으로서 운영주체가 국가가 되는 강제보험

② 사회보험의 개념

사회보험은 보험기술을 이용하여 사회복지정책을 실현하려는 경제사회제도. 즉, 국민을 대상으로 질병, 노령, 실업, 사망, 기타 신체장애 등으로 인하여 활동능력의 상실과 소득의 감소가 발생하였을 때 보험방식에 의하여 그것을 보장하는 제도이며, 빈곤화를 예방하기 위한 목적

사회보험은 연금, 건강보험, 산재보험, 실업보험을 포함하는데, 흔히 이를 4대 사회보험이라 함

③ 사회보험의 기능

- 경제적 문제를 완화시키는 효과적인 국가시책
- 재분배적 기능을 통해 수입의 유지와 형평을 도모하고, 구매력의 지속성을 견지함으로써 생활안정과 산업발전을 촉진

- 빈곤의 예방과 노동력의 회복과 유지 및 발전의 수단
- 기여금들은 재투자의 재원이 된다. 직접적으로는 사회투자의 재원이 되며, 간접적으로는 국가의 생산투자의 재원으로 활용
- 최저생활을 보장함으로써 인간의 가치와 존엄을 보존하고, 자조(自助)와 자주(自主) 및 자립(自立) 정신을 양양
- 사회연대의식을 고양시키고 불안의 해소를 위한 국민적 협동의식을 고조시킴으로써, 사회질서의 유지와 합리적 산업생활에 기여

(3) 사회보험의 특징

① Rejda(1999)

- 강제적 프로그램
- 사회적 위험에 대비하기 위한 최저소득보장제도
- 개인적 형평성보다는 사회적 충분성을 중시
- 급여수준과 소득수준은 직접 관련이 없다
- 급여는 권리이며, 자산조사가 없다
- 사전에 규정된 욕구에 따라 급여가 제공
- 사회보험 재정은 그 수혜자인 피용자와 자영업자 그리고 피용자를 고용하는 고용주가 책임
- 급여는 법으로 규정
- 사회보험은 정부가 주도
- 재정의 완전적립이 불필요

② Kingson과 Berkowitz(1993)

- 사회적 충분성을 중시
- 개인적 형평성을 존중
- 법정급여: 법적 권리에 의한 급여
- 대상자의 보편성: 강제가입원칙에 의해 모든 국민을 포괄
- 재정의 안전성: 정부의 권위와 징세권에 의거하여 재정조달의 안정성을 확보
- 개인과 정부 사이의 관계 공고화: 제도의 유지를 위한 정부와 시민 간의 상호책임

(4) 사회보험과 사보험의 비교

① 사회보험의 보험요소(Rejda, 1999)

- 위험분산
- 손해의 우연성
- 위험의 이전
- 배상

② 사회보험과 사보험의 공통점(Rejda, 1999)

- 위험의 이전과 분산을 목적으로 함

- 가입대상, 급여, 재정 등과 관련된 모든 조건을 특정화하고 규정함
- 급여자격과 총액에 대한 정확한 수학적 계산이 필요
- 프로그램의 운영에 필요한 비용을 충당하기에 충분한 보험료와 보험금 지급을 전제로 함
- 사전에 결정된 급여를 제공
- 가입자의 경제적 보장을 목적으로 함

③ 사회보험과 사보험의 차이

- 사회보험은 영리를 목적으로 하지 않음
- 사보험이 특정 개인의 욕구를 충족시키는 반면, 사회보험은 일반복지, 개인의 존엄성, 가족과 사회의 안정과 같은 사회의 욕구를 충족
- 사보험은 영리를 지향한다는 점에서 경제제도의 하나(금융제도)이고, 사회적 위험에 대한 대응과 소득재분배를 지향하는 사회보험은 비영리적 사회복지제도의 하나임

[표 10-8] **사회보험과 사보험의 차이점**

사회보험	사보험
강제가입	임의가입
최저소득 보호	개인적 필요와 지불능력에 따라 보호받는 양이 다름
보험급여 제공의 근거가 법에 명시되어 있는 법정급부	보험급여를 제공하는 근거는 사적계약에 있는 계약급부
정부독점	경쟁 체제
강제가입이므로 개별적 보험계약이 필요없음	보험회사와 가입자간의 개별적 보험계약이 필요
복지요소에 초점	보험요소에 초점
인플레이션에 대한 대책 가능	인플레이션에 취약

10.1.12 사회보장법

(1) 사회보장법의 종류

① 사회보험법

사회보험법은 보험적 방법을 사용하며, 재원은 보험료 중심

② 사회부조법

사회부조법은 보험적 방법을 사용하지 않으며, 재원은 조세 중심으로 보험료 갹출을 요건

③ 금전급여법과 현물급여법

급여를 현금과 현물로 하는 가에 따라 금전급여법과 현물급여법으로 구분

④ 보편적 급여법과 특별적 급여법

보편주의 원칙에 의해 대상자를 전국민을 대상으로 하는 가와 특정대상자만을 대상

⑤ 방빈법(防貧法)과 구빈법(救貧法)

사회적 위험에 대비하여 사전(事前) 대비책인 방빈법과 사회적 위험에 대한 사후적(事後的) 대응책인 구빈법

(2) 사회복지관련 기본법

① 사회보장기본법

「사회보장기본법」은 "사회보장에 관한 국민의 권리와 국가 및 지방자치단체의 책임을 정하고 사회보장정책의 수립·추진과 관련 제도에 관한 기본적인 사항을 규정함으로써 국민의 복지증진에 이바지하는 것"을 목적으로 함

② 사회복지사업법

「사회복지사업법」은 "사회복지사업에 관한 기본적 사항을 규정하여 사회복지를 필요로 하는 사람에 대하여 인간의 존엄성과 인간다운 생활을 할 권리를 보장하고 사회복지의 전문성을 높이며, 사회복지사업의 공정·투명·적정을 도모하고, 지역사회복지의 체계를 구축함으로써 사회복지의 증진에 이바지함"을 목적으로 함

(3) 사회보험 관련법

① 산업재해보상보험법

산업재해보상보험사업을 행함으로써 근로자의 업무상의 재해를 신속하고 공정하게 보상

② 국민건강보험법

1998년에는 지역 · 직장과 공무원 및 사립학교교직원의 의료보험체계를 통합한 국민건강보험법이 마련되어 1999년 2월 8일 공표되고 2000년 1월 1일 시행

③ 국민연금법

전 국민을 가입대상으로 하여 1998년 12월 31일에 전문개정됨. 이 법은 "국민의 노령·폐질 또는 사망에 대하여 연금급여를 실시함으로써 국민의 생활 안정과 복지 증진에 기여함을 목적으로 하는 법률"

④ 고용보험법

고용보험의 시행을 통하여 실업의 예방, 고용의 촉진 및 근로자의 직업능력의 개발·향상을 도모하고, 국가의 직업 지도·직업 소개 기능을 강화하며, 근로자가 실업한 경우에 생활에 필요한 급여를 실시

(4) 공공부조 관련법

① 국민기초생활보장법

국민기초생활보장법은 생활이 어려운 사람에게 필요한 급여를 실시하여 이들의 최저생활을 보장하고 자활을 돕는 것을 목적으로 함

② 의료급여법

기존의 의료보호(1977년 제정)를 대체한 것으로 빈민(貧民)인 국민기초생활보장 대상자뿐만 아니

라 국가유공자, 인간문화재, 이재민, 의상자(義傷者) 및 의사자(義死者) 유족, 귀순북한동포 등 국가가 무상으로 의료서비스를 제공해야할 만한 사유가 있는 사람도 대상으로 하고 있다는 점에서 국가의료보장제도라고 할 수 있음

(8) 사회복지서비스 관련법

① 아동복지법
② 노인복지법
③ 장애인복지법
④ 모자복지법과 한부모가족지원법
⑤ 성매매방지 및 피해자보호 등에 대한 법률
⑥ 영유아보육법

10.2 의료보장의 개념

10.2.1 의료보장제도

의료보장이란 국민의 건강유지와 증진을 목표로 예방, 치료 및 사회복귀 등과 같은 종합적인 보건의료서비스의 제공 기회를 균등하게 보장하기 위해 국가가 주도하는 공적 시책. 의료보장제도에는 의료급여, 상병급여, 실업급여, 노령급여, 업무상재해급여, 가족급여, 출산급여, 장애급여, 유족급여 등이 해당함

(1) 보험가입방법에 따른 분류

① 강제적 사회보험: 본인의 의사가 배제되고 법률
② 임의적 사회보험: 민간의료보험으로 본인의사에 의해 가입이 결정
③ 공적부조에 의한 방식: 의료급여에 해당

(2) 우리나라의 의료보장제도

우리나라의 의료보장에는 건강보험, 의료급여, 산업재해보상보험, 공무상 요양 등이 있으며, 의료보장은 대상자의 특성에 따라 그 체계가 분류됨

① 건강보험은 소득계층을 대상으로 하되 정기소득계층과 부정기소득계층으로 구분
② 의료급여는 소득이 없거나 적은 계층, 국가유공자(상이군경, 독립유공자 또는 4 · 19의거 부상자 등)를 대상
③ 산업재해보상보험은 근로자 중 업무상재해를 당한 자를 대상
④ 공무상 요양은 공무원이나 사립학교교직원 중 공무 또는 직무수행 중 재해를 입은 자를 대상

(3) 민간의료보험

민간건강보험은 주로 본인부담금에 보험금을 지급하는 보험. 담보 내용은 현행 건강보험 적용대상에서 제외되는 고가(高價)장비 검사, 상급병실 이용료, 선택진료료를 보상하고, 입원 때 발생하는 입원실료, 수술비 등 입원비용을 일정 한도 안에서의 지급

10.2.2 의료보장제도의 분류

의료보장제도는 각국의 고유한 문화와 전통을 배경으로 하는 역사적 산물로서 단순 분류에는 어려움이 있으나 일반적으로 OECD는 의료보장제도의 형태에 따라 3가지로 분류함

- 국민보건방식(National Health Service, NHS)
- 사회보험방식(National Health Insurance, NHI)
- 민간보험방식(Consumer Sovereignty Model, CSM)

이들 3가지 형태의 의료보장제도 중 공적 의료보장제도로는 국민보건방식(NHS)과 사회보험방식(NHI)이 있음

(1) 국가보건서비스방식(National Health Service, NHS)

① 재원(財源)의 대부분을 국세 및 지방세로 조달하고 의료체계도 국가 책임

② 영국, 스웨덴, 이탈리아 등

③ 정부가 일반조세로 재원을 마련하여 모든 국민에게 무상으로 의료를 제공(universal type)하는 국가의 직접적인 의료관장 방식으로 일명 조세방식 또는 베버리지 방식

(2) 사회보험방식(National Health Insurance, NHI)

사회보험방식(NHI)은 의료비에 대한 국민의 자기 책임의식을 견지하되 이를 사회화하여 정부기관이 아닌 보험자가 보험료로써 재원을 마련하여 의료를 보장하는 방식으로 독일의 비스마르크가 창시하여 비스마르크 방식

최초 동질성을 갖는 국민이 보험집단을 형성하여 보험료를 갹출하여 질병으로부터 경제적 파탄을 방지하고자 한 방식으로 일본, 서독, 프랑스, 한국 등이 채택

사회보험방식(NHI)과 국가보건방식(NHS)의 차이점을 표로 정리하면 [표 10-10]과 같음

(3) 민간보험방식(Consumer Sovereignty Model, CSM)

민간보험방식은 사회정책적 차원의 제도는 아니고, 공적건강보험의 단점을 보완해서 의료서비스의 질을 향상시켜 개인의 요구에 의해 임의로 가입하는 사적건강보험제도

생명보험회사, 손해보험회사, 건강보험회사가 속하는 민영보험회사 그리고 공제조합, 비영리보험조합 등이 속하는 민간보험관리단체에 의해 운영

[표 10-10] **사회보험방식(NHI)과 국가보건방식(NHS)의 비교[건23]**

구분		사회보험방식(NHI)	국가보건방식(NHS)
적용 대상 관리		국민을 임금소득자, 공무원, 자영업자 등으로 구분 관리(극빈자 별도 구분)	전 국민을 일괄 적용(집단 구분 없음)
재원 조달		보험료, 일부 국고지원	정부 일반조세
의료 기관		일반 의료기관 중심 - 의료의 사유화 전제	공공의료기관 중심 - 의료의 사회화 전제 (의료비: 공무원)
급여 내용		치료 중심적	예방 중심적
진료보수 산정방법		행위별 수가제 또는 총액계약제 등	일반 개원의는 인두제-병원급은 의사 봉급제
관리 기구		보험자(조합 또는 금고)	정부기관(사회보험청 등)
채택 국가		독일, 프랑스, 네덜란드, 일본, 한국 등	영국, 스웨덴, 이탈리아, 캐나다 등
장·단점	기본 이념	의료비에 대한 국민의 1차적 자기 책임의식 견지(국민의 정부의존 최소화)	국민의료비에 대한 국가 책임견지, 전국민 보편적용(국민의 정부의존 심화)
	국민 의료비	의료비 억제기능 취약	의료비 통제효과 강함
	보험료 형평성	· 보험자간 보험료 부과의 구체적 형평성 확대가능 · 보험자가 다수일 경우 보험자간 재정 불균형 발생 우려	조세에 의한 재원조달로 소득재분배 효과(선진국) - 단, 조세체계가 선진화 되지 않은 경우 소득역진 초래
	의료 서비스	· 상대적으로 양질의 의료 제공 · 첨단 의료기술 발전에 긍정적 영향	· 의료의 질 저하 · 입원 대기환자 급증(대기시간 장기화, 개원의의 입원의뢰 남발) · 민간보험 가입 증가로 국민의 이중 부담 초래
	연대의식	가입자간 연대의식 강화	가입자간 연대의식 희박
	관리운영	· 보험자중심 자율운영(대표기구를 통한 가입자의 조합운영 참여보장) · 정부기관 직접관리(가입자의 운영 참여 배제)	· 정부기관 직접관리(가입자의 운영참여 배제) · 직접 관리운영비 부분적 축소(보험료 징수비용이 조세관리비용으로 전가)

10.2.3 급여 범위 및 제공방법

(1) 의료서비스 급여 범위

건강보험제도에 있어서 보험사고가 발생했을 경우 피보험자가 일정 약정하에 받는 금전 또는 서비스

직접급여는 보험자가 직영하는 의료기관에서 피보험자에게 의료를 공급하는 방법. 간접급여는 현물급여와 상환제도(의료비의 지급)

(2) 급여제공 범위

의료보장제도에서 가장 중요한 것은 의료서비스 급여이며, 급여제공방법에 따라 현금 배상형, 제3자 지불제형(직접 서비스형), 변이형으로 구분함

① 현금 배상형(상환제, 환불제)

피보험자가 자유의사에 따라 의료기관을 이용하고, 진료비를 지불한 후 보험자에게 제출하면, 약정한 비율의 현금을 보험급여로 상환받는 형태. 대표적 나라는 프랑스가 해당함

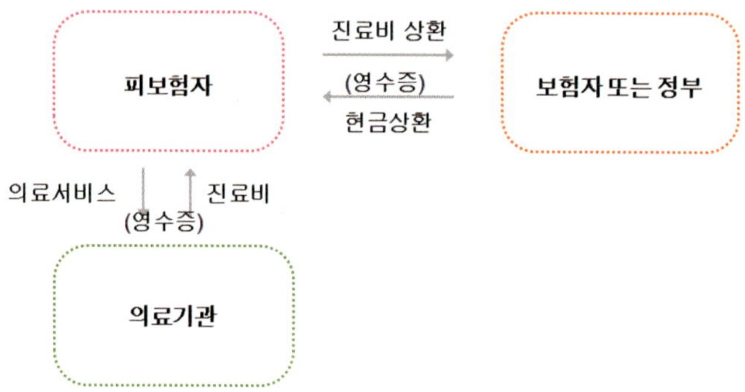

[그림 10-2] **현금 배상**

② 제3자 지불제형(직접 서비스형)

피보험자가 의료기관을 이용할 때, 진료비를 부담하지 않거나 일부만 부담하고, 의료기관이 나머지 진료비를 보험자에게 청구하면, 보험자가 심사하여 지불하는 급여제공방법. 대표적 나라는 한국, 독일, 일본 등이 해당

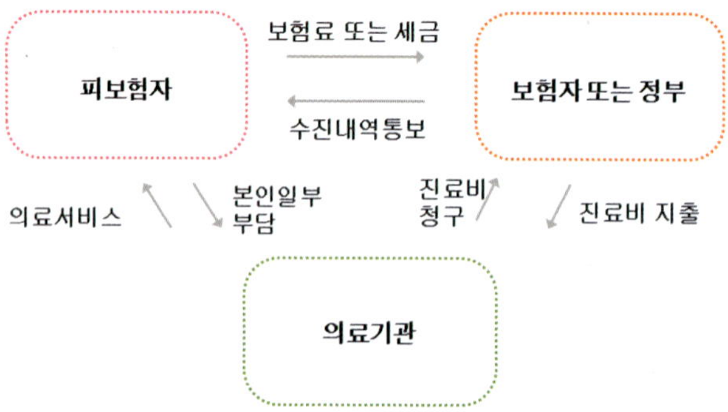

[그림 10-3] **제3자 지불제형**

③ **변이형**

변이형 급여제공방법은 보험자가 의료기관을 직접 소유하거나 타 의료기관과의 계약에 의해 피보험자들에게 포괄적 의료서비스를 제공하여 의료비를 절감하는 방법. 대표적 나라는 미국, 여러 남미 국가 등이 해당

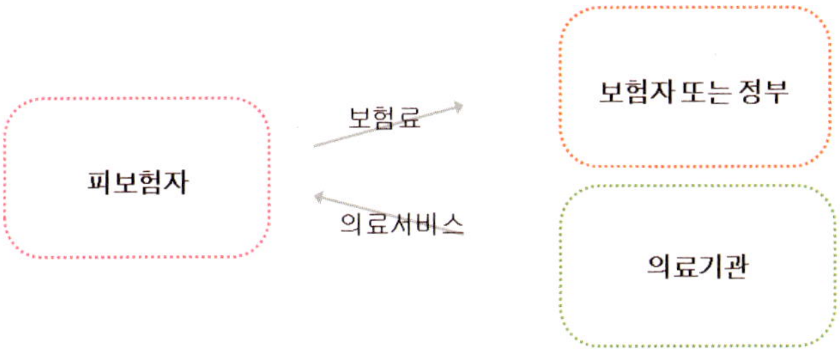

[그림 10-4] **변이형**

10.2.4 진료비 지불방법

(1) 행위별 수가제(Fee-For-Service, FFS)

① 의료기관이 환자에게 모든 의료서비스를 항목별로 계산한 다음, 그 총액으로 진료비를 책정하는 방법

② 점수제, 성과불제

③ 의료공급자가 진료행위 및 서비스항목, 소요재료, 의약품별로 가격을 정하는 제도이기 때문에 의료를 이용하는 환자 측이나 의료를 공급하는 의사 측에서 절대적으로 요구되는 양질의 의료가 보장되며, 또한 의료의 연구개발 동기가 원칙적으로 부여됨

④ 의료서비스의 양과 질을 최대화하려는 경향이 있어 의료의 발전에 기여

⑤ 진료비가 진료의 양에 비례하기 때문에 진료의 양을 임의로 증가시킬 수 있는 유인동기가 내재하고 있다. 즉 의사가 수입을 증대시키기 위하여 의료서비스의 양을 필요 이상으로 증가시켜 과잉진료에 의한 진료비용을 상승시킬 수 있음

⑥ 진료수가 및 약가 등의 세분화에 따른 진료비용의 청구업무절차가 복잡

(2) 총액계약제(global budgeting)

① 행위별수가제의 단점인 의료비 지출증가를 조절하기 위해 시도된 제도로 보험자와 의료기관이 일정기준에 따라 진료비 총액을 협상하여 이를 의료기관에 일괄 지급하는 방식

② 자율적인 규제를 통하여 적정진료를 촉진시킨다. 한 의사가 과잉진료로 부당청구를 하게 되면 다른 의사의 진료비 배분이 감소되므로 자율적으로 규제가 가능해짐

③ 지역 간 의사 수의 편중문제를 자율적으로 해소 가능

④ 진료비 심사지불을 의사단체에서 하므로 분쟁이 비교적 적음

(3) 포괄수가제(case-payment)

① 한 가지 치료행위가 기준이 아니고, 환자가 어떤 질병의 진료를 위하여 입원했는 가에 따라 질병군(또는 환자군)별로 미리 책정된 일정액의 진료비를 지급하는 제도로 환자가 병원에서 어떤 치료를 받든지 입원일수와 질병의 정도(중증도)에 따라 미리 정해진 진료비를 요양기관에 지불하는 제도

② 의료비 상승을 억제하게 된다. 꼭 필요한 의료서비스만 하게 되고 불필요한 투약, 입원기간의 연장을 막음으로써 의료비의 절감을 도모할 수 있음

③ 의료서비스가 최소화되거나 규격화되는 경향

④ 의료기관의 진료원가를 고려하여 중증환자나 장기환자의 기피현상 우려

(4) 인두제(capitation)

문자 그대로 의사가 맡고 있는 환자 수, 즉 자기의 환자가 될 가능성이 있는 일정지역의 주민 수에 일정금액을 곱하여 이에 상응하는 보수를 지급 받는 방식

- 질병의 치료보다는 질병예방에 관심을 기울임
- 환자와 지속적인 관계를 유지
- 행정적 업무나 절차가 간단하여 관리운영이 간편
- 의료서비스의 양을 최소화하여 과소진료의 우려
- 환자의 후송이 늘어남
- 의사의 수입이 제한적

(5) 봉급제(salary)

① 전국민보건서비스(NHS) 체계나 사회주의국가와 같은 국영의료체계의 병원급 의료기관의 근무의(勤務醫)에게 주로 적용되는 방식으로 농·어촌 등 벽·오지에 거주하는 국민이라도 쉽게 필요한 때 의료서비스를 제공받을 수 있으나 그 진료수준은 낮은 편

[표 10-11] **우리나라의 진료비 지불방식**

유형		적용 범위
행위별수가제		일반적인 입원과 외래진료 [행위료(9,363), 치료재료(25,741), 약제(21,081)로 구성(2016년 5월) 별 산정]
포괄수가제	질병군정액제	4개 진료과의 7개 질병군 입원진료에서 사용
	신포괄수가제	559개 질병군 41기관 시범사업(2016년 5월 기준)
	환자군별 입원 일당 정액제	요양병원 입원환자
일당 진료비		의료급여환자의 정신과 입원진료
방문당 진료비		· 수진자가 보건기관을 방문하여 진료를 받는 경우 · 진료요청에 의해서 의료인력이 환자가정을 방문하여 진료를 행하는 경우

[표 10-12] **우리나라의 진료비 정액수가 실시현황[D16]**

구분	질병군별 포괄수가제		일당[방문당] 정액수가				
	7개 질병군	신포괄	보건기관 수가	정신과 정액수가	혈액투석 정액수가	요양병원 정액수가	완화의료
시행시기	1997.2[주]	2009.4[시범]	1977.7	1978.2	2001.11	2008.1	2015.7
대상	건강보험	건강보험, 의료급여	건강보험, 의료급여	의료급여	의료급여	건강보험, 의료급여	건강보험
	입원	입원	외래	입원, 외래	외래	입원	

[주] 1997년 시범사업 이후, 2012년 7월 병원과 의원, 2013년 종합병원과 상급종합병원으로 전면 도입

[표 10-13] **진료비 지불방식의 장단점**

지불방식	특징	장점	단점
행위별 수가제	진료행위마다 항목별로 가격을 책정하여 진료비를 지불하는 방식	환자에게 충분한 양질의 의료서비스 제공 가능 신의료기술의 도입이 용이하여 제도 수용성 및 임상연구 발전에 기여 의료의 다양성이 반영될 수 있어 의사·의료기관의 제도 수용성이 높음	환자에게 많은 진료를 제공하면 할수록 의사 또는 의료기관의 수입이 늘어나게 되어 과잉진료, 과잉검사 등을 초래할 우려가 있음. 과잉진료 및 지나친 신의료 기술 등의 적용으로 국민의료비 증가 우려 수가 구조의 복잡성으로 청구오류, 허위·부당청구 우려, 진료비 청구 및 심사 등 관리업무 복잡
포괄 수가제	환자가 입원해서 퇴원할 때까지 발생하는 진료에 대하여 질병마다 미리 정해진 금액을 지불하는 방식	병원경영과 진료의 효율화 과잉진료, 의료서비스 오남용 억세 요양기관과 진료비 심사기관과의 마찰 감소 진료비 청구방법의 간소화 진료비 지급기간 단축 진료비의 예측 가능성 향상	비용을 줄이기 위하여 서비스 제공을 최소화하여 의료의 질적 수준 저하와 환자와의 마찰 우려·조기 퇴원 실제보다 중증도가 높은 질병군으로 청구 기능 우려 신의료기술 등의 도입 지연
봉급제	의료인의 근무경력, 기술수준, 근무 의료기관의 종별 및 직책에 따라 보수를 결정하고 지급하는 방식	과잉진료 예방 진료수준 향상	개인적 경제적 동기가 적어 진료의 질을 높인다거나 효율성 제고 등의 열의가 낮음 관료화, 형식주의화, 경직화 등 으로 진료의 질 저하 가능성
인두제	의사가 맡고 있는 환자 수에 비례하여 보수를 사전에 결정·지급하는 방식	진료비 지불의 관리 운영이 편리 진료비용의 사전 예측 가능 자기가 맡은 주민에 대한 예방의료, 공중보건, 개인위생 등에 노력 국민의료비 억제 가능	의사들의 과소 진료 우려 고급의료, 최첨단 진료에 대한 경제석 유인책이 없어 신의료기술의 적용 지연 중증 질병환자의 등록기피 발생 우려

총액 계약제	일정기간동안 의료 공급자가 제공하는 의료 서비스에 대한 총비용을 사전에 계약하여 지불하는 방식	과잉 진료·청구의 시비가 줄어들게 됨 진료비 심사·조정과 관련된 공급자 불만이 감소 됨 의료비 지출의 사전 예측이 가능하여 보험 재정의 안정적 운영 가능 의료 공급자의 자율적 규제 가능	보험자 및 의사 단체간 계약 체결의 어려움 상존 전문과목별, 요양기관별로 진료비를 많이 배분 받기 위한 갈등 유발 소지 신기술 개발 및 도입, 의료의 질향상 동기가 저하되며, 의료의 질 관리가 어려움 (과소 진료의 가능성)

[표 10-14] **주요국의 진료비 지불제도**

구분	의원급	병원급
한국	행위별수가제 일부 DRG 실시	행위별수가제 일부 DRG 실시
독일	총액계약제 보험자단체와 보험의협회가 진료비 총액을 연간 계약하고 그 총액을 보험의 협회에게 일괄하여 지불함 보험의협회에서 개개 의사에게 수가표를 기준으로 행위별수가제로 지불	입원비용 특정의 요양에 대하여 건당 포괄수가제(DRG), 특정요양비 제도 등 실시 상기 이외의 환자: 1일당 정액 진료비 (병원별 총액예산) 자본조달 비용 주정부 보조
프랑스	선불 상환 방식에 의한 행위별수가제 (총액규제 실시) 의사조합과의 전국 협약을 통해 총액범위 내의 외래진료비 지급	공적병원 총액계약제(1984년~) 민간병원 환자 1일당 입원료로서 정액 지불(일부진료에 대한 포괄수가제 실시)
일본	행위별 수가제	행위별 수가제 DRG 시범 사업 중
대만	총액 계약제 치과외래(1998.07.),한방(2000.07.) 의과외래(2001.07.),병원(2002.07.) 인두제, 포괄 수가제	행위별 수가제 일부 포괄수가제 실시
미국	행위별 수가제 진료보수점수표에 의거 상대가치수가(RBRVS)방식으로 지불 인두제	DRG
영국	인두제	병원 근무의는 공무원으로서 봉급제 독립 채산 방식의 병원 운영

10.3 의료급여

10.3.1 의료급여제도의 개요

(1) 우리나라의 의료급여제도

① 법의 개요

의료급여제도는 생활유지능력이 없거나 경제능력을 상실한 사람들을 대상으로 정부가 의료서비스를 제공하는 공공부조제도로, 저소득층의 의료보장을 통한 건강증진과 복지향상을 목적으로 하는 사회보장제도

② 의료급여의 특징

- 국가에 의해 행해지는 공적 의료부조
- 일반조세 수입
- 선별적인 프로그램
- 공적원조 프로그램

(2) 수급권자

① 용어 정의

- "수급권자"라 함은 의료급여를 받을 수 있는 자격을 가진 사람을 말함
- "의료급여기관"이라 함은 수급권자에 대한 진료·조제 또는 투약 등을 담당하는 의료기관 및 약국 등을 말함
- "부양의무자"라 함은 수급권자를 부양할 책임이 있는 사람으로서 수급권자의 1촌의 직계혈족 및 그 배우자를 말함

② 수급권자의 유형(법 제3조, 영 제2조와 제3조)

수급권자는 1종 수급권자와 2종 수급권자로 구분

10.3.2 의료급여사업

(1) 의료급여사업의 운영체계

① 보장기관

의료급여에 관한 업무는 수급권자의 거주지를 관할하는 특별시장·광역시장·도지사와 시장·군수·구청장이 수행함. 주거가 일정하지 아니한 수급권자에 대하여는 그가 실제 거주하는 지역을 관할하는 시장·군수·구청장이 수행함

② 의료급여심의위원회

의료급여사업의 실시에 관한 사항을 심의하기 위하여 보건복지부에 중앙의료급여심 의위원회, 시·도 및 시·군·구에 각각 의료급여심의위원회를 둠

③ 업무의 위탁

- 진료비 심사: 건강보험심사평가원
- 진료비 지급: 국민건강보험공단

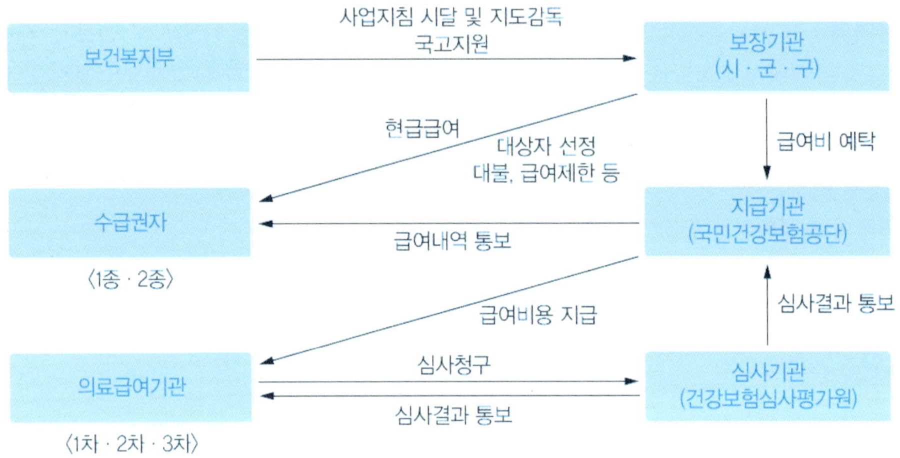

[그림 10-5] **의료급여 관리운영체계**

(2) 급여의 내용과 기준

① 급여범위

의료급여의 범위는 건강보험과 동일하나 건강보험에 제외되어 있는 영안실 안치료를 급여함. 「장애인복지법」에 의한 등록장애인의 의료보장구는 의료급여기관에서 구입하여 지급하고, 상한가를 초과하는 금액은 본인이 부담

② 급여의 내용

- 의료급여
- 요양비
- 장애인보장구
- 건강검진
- 비급여

(3) 의료급여의 절차

① 개요

의료급여제도에서는 의료자원의 효율적 활용과 대형병원으로의 환자 집중현상 방지, 의료급여 기금의 재정안정화를 기하기 위하여 자신이 부담하는 건강보험과는 달리 3단계의 급여절차

의료급여 수급권자가 의료급여를 받고자 하는 경우에는 먼저 제1차 의료급여기관, 제2차 의료급여

기관, 제3차 의료급여기관의 순서로 단계적으로 이용하여야 하며, 반드시 의료급여의뢰서를 발급받아 단계별로 제출해야 함. 의료급여 의뢰서는 그 발행일로부터 7일 이내(공휴일 제외)에 의료급여기관에 제출함

② 관련 규정

의료급여절차(「의료급여법 시행규칙」 제3조제1항 및 제2항)

10.4 국민건강보험

10.4.1 국민건강보험법

(1) 개요

① 의의와 특성

건강보험은 질병으로 인한 소득의 중단(병이 나서 결근하게 되어 못 받게 되는 봉급)이나 질병치료에 소요되는 진료비를 보장해 주는 제도, 질병 그 자체를 치료해주는 의료보장제도가 아니라 질병으로 인한 소득 상실 부분을 보전해 주는 소득보장제도

② 국민건강보험법의 특성

- 강제가입
- 형평성
- 보험급여의 균등
- 단기보험
- 수익자 부담
- 보험료징수의 강제성

[표 10-15] **우리나라 건강보험제도의 연혁**

시기	주요내용
의료보험의 도입	1963년, 「의료보험법」 제정
강제적용의 도입	1977년, 500인 이상 사업장 근로자에 대한 강제적용
지역단위에의 도입	1981년, 지역의료보험사업 시범 실시
전 국민 의료보험 실현	· 1988년, 농어촌지역 의료보험 전면 실시 · 1989년, 도시지역으로 의료보험 확대 실시 → 전국민 의료보험시대 개막
의료보험의 통합	· 1998년, 「국민건강보험법」 제정 · 2003년, 지역·직장재정 통합 운영

10.4.2 건강보험제도

(1) 건강보험제도의 관리조직

① 보험자(insurer)

보험자는 보험료 징수와 급여 지급 등 건강보험 관리운영을 맡아서 하는 기구로 대부분의 나라에서는 공법상의 기구 또는 준자치적 비정부기관이 담당

우리나라 건강보험의 보험자는 국민건강보험공단으로 통합방식을 채택

- **국민건강보험공단(보험자)**
  - 건강보험의 보험자는 국민건강보험공단임
  - 요양급여의 주체는 국민건강보험공단임
  - 국민건강보험공단의 이사장의 임명권은 대통령임

- **업무 등**
  - 가입자 및 피부양자의 자격관리
  - 보험료 기타 이법에 의한 징수금의 부과·징수
  - 보험급여의 관리
  - 가입자 및 피부양자의 건강 유지·증진을 위하여 필요한 예방사업
  - 보험급여비용의 지급
  - 자산의 관리·운영 및 증식사업
  - 의료시설의 운영
  - 건강보험에 관한 교육훈련 및 홍보
  - 건강보험에 관한 조사연구 및 국제협력
  - 이 법에서 공담의 업무로 정하고 있는 사항
  - 「국민연금법」, 「 고용보험 및 산업재해보상보험의 보험료징수 등에 관한 법률」, 「임금채권보장법」 및 「 석면피해구제법」에 따라 위탁받은 업무
  - 그 밖에 이 법 또는 다른 법령에 따라 위탁받은 업무
  - 그 밖에 건강보험과 관련하여 보건복지부장관이 필요하다고 인정한 업무

② 심사평가기구

요양기관이 제공한 의료서비스와 서비스비용의 적정성을 객관적이고 공정하게 심사·평가하여 공단이 지급할 비용을 확정하는 역할

③ 회계

국민건강보험공단은 직장가입자와 지역가입자의 재정을 통합하여 운영

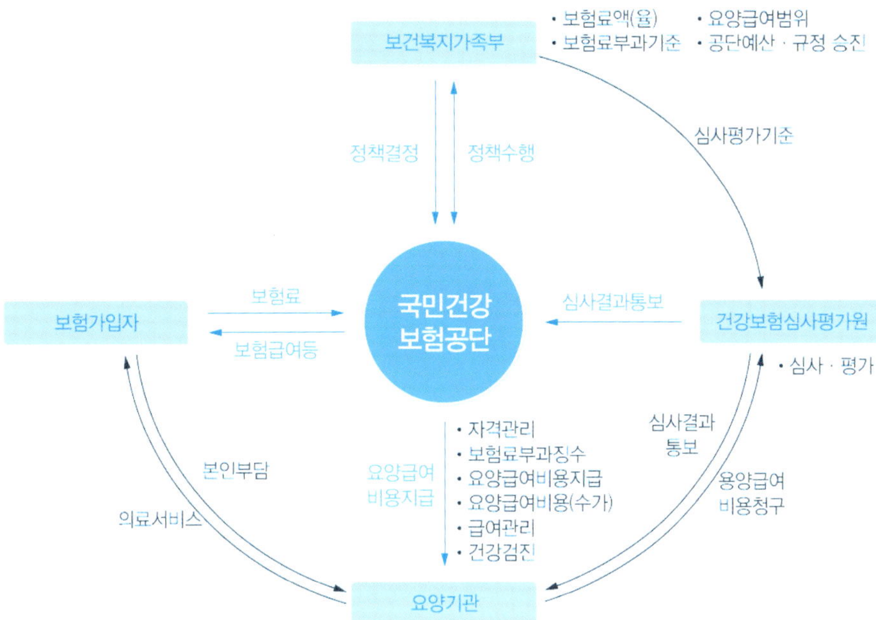

[그림 10-6] **국민건강보험 관리운영 체계**

(2) 건강보험정책심의위원회

건강보험정책에 관한 다음 각 호의 사항을 심의·의결하기 위하여 보건복지부장관 소속으로 건강보험정책심의위원회를 둠

- 요양급여의 기준
- 요양급여비용에 관한 사항
- 직장가입자의 보험료율
- 지역가입자의 보험료부과점수당 금액
- 그 밖에 건강보험에 관한 주요 사항으로서 대통령령으로 정하는 사항

① 건강보험법상의 정의

- 근로자: 직업의 종류와 관계없이 근로의 대가로 보수를 받아 생활하는 사람(법인의 이사와 그 밖의 임원을 포함)으로서 공무원과 교직원을 제외한 사람
- 사용자
  - 근로자가 소속되어 있는 사업장의 사업주
  - 공무원이 소속되어 있는 기관의 장으로서 대통령령으로 정하는 사람
  - 교직원이 소속되어 있는 사립학교「(사립학교교직원 연금법」 제3조에 규정된 사립학교)를 설립·운영하는 자
- 사업장: 사업소 또는 사무소
- 공무원: 국가 또는 지방자치단체에서 상시 공무에 종사하는 사람
- 교직원: 사립학교나 사립학교의 경영기관에서 근무하는 교원과 직원

② 건강보험 대상

- 피용자, 자영업자, 공직자(공무원, 교직원, 군인 등) 등 일정한 소득원을 가진 경제활동인구와 그 부양가족으로서 보험료를 부담하고, 욕구가 발생(질병, 출산, 사망 등)하면 급여를 받음
- 정의
  - 피보험자: 보험료를 부담하는 사람
  - 피부양자: 피보험자의 부양가족
  - 피보험대상자: 피보험자와 피부양자를 합한 것

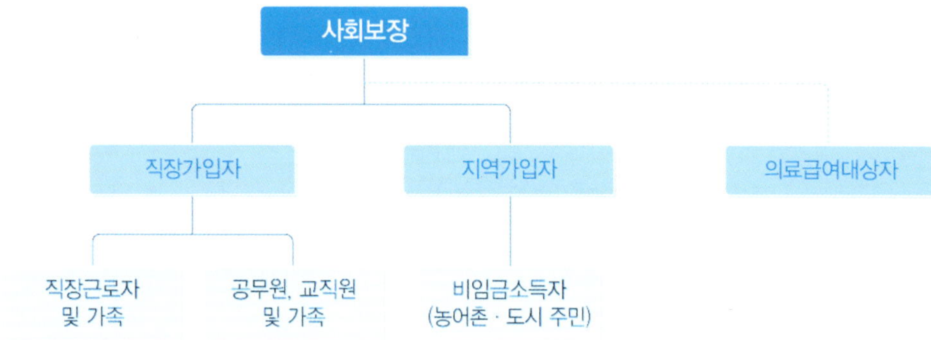

[그림 10-7] **국민건강보험법 적용대상의 구조**

(3) 건강보험 급여관리

① 보험급여

건강보험의 적용을 받는 가입자 및 피부양자에게 공단이 각종 형태로 실시하는 의료서비스

② 보험급여의 형태

- 현물급여: 요양기관(병·의원)등으로부터 본인이 직접 제공받는 의료서비스 일체로 요양급여와 건강검진
- 현금급여: 질병이나 출산으로 인해 일을 중단함으로써 봉급을 받지 못하는 경우 이를 보전(대체로 사유발생 당시 소득의 50~75%, 부양가족 수에 따라 증감)해 주는 것으로 가입자 및 피부양자의 신청에 의하여 공단에서 현금으로 지급
- 법정급여: 법에 의해서 당연히 해주어야 하는 급여
- 임의급여: 법에 규정한 요양급여 외에 대통령이 정하는 바에 의하여 지급되는 급여

(4) 보험급여의 종류

① 요양급여
② 건강검진
③ 요양비
④ 장애인 보장구 급여비
⑤ 부가급여
⑥ 진료비 본인부담제

⑦ 보험급여의 제한 ⑧ 급여의 정지
⑨ 구상권 ⑩ 부당이득금
⑪ 현역병 등에 대한 요양급여비용의 지급

(5) 보험료 건강보험 재원조달 체계

직장근로자(직장가입자)와 농·어민, 도시자영자(지역가입자)의 보험료, 국고와 건강증진기금으로 재원을 조달

10.5 노인장기요양보험

10.5.1 노인장기요양보험의 개요

(1) 장기요양보험의 필요성

노인장기요양보험은 노령이나 기타 질병에 의해 거동이 불편하여 타인의 도움과 보호가 필요한 사람의 사회적 보호, 즉 장기요양보호(long-term care)의 비용을 사회보험방식으로 조달하기 위한 제도. 노령화로 인한 정부와 건강보험의 재정부담과 깊은 관련이 있음

(2) 장기요양보호의 정의

OECD에서는 장기요양보호를 "의존적 상태에 있거나 생활상의 장애를 지닌 노인을 대상으로 장시간에 걸쳐 일상생활 수행 능력을 도와주기 위해 제공되는 모든 형태의 보호서비스"로 정의

(3) 건강보험과 노인장기요양보험의 차이(노인을 대상으로)

건강보험은 치매·중풍 등 질환의 진단, 입원 및 외래 치료, 재활치료 등을 목적으로 주로 병·의원 및 약국에서 제공하는 서비스를 급여 대상으로 하는 반면, 노인장기요양 보험은 치매·중풍의 노화 및 노인성 질환 등으로 인하여 혼자 힘으로 일상생활을 영위하기 어려운 대상자에게 요양시설이나 재가장기요양기관을 통해 신체활동 또는 가사 지원 등의 서비스를 제공하는 제도

[표 10-16] **건강보험과 노인장기요양보험의 비교**

구분	건강보험	노인장기요양보험
급여대상	치매·중풍 등 질환의 진단, 입원 및 외래치료, 재활치료 등을 목적으로 주로 병·의원 및 약국에서 제공하는 의료서비스	치매·중풍의 노화(老化) 및 노인성 질환 등으로 인하여 혼자 힘으로 일상생활을 영위하기 어려운 대상자에게 요양시설이나 재가(在家)장기요양기관을 통해 신체활동 또는 가사(家事)지원 등을 제공하는 복지서비스
목적	노인의 질병을 치료(cure)	장기간의 보호가 필요한 노인을 케어(care)
법적근거	의료법	노인복지법

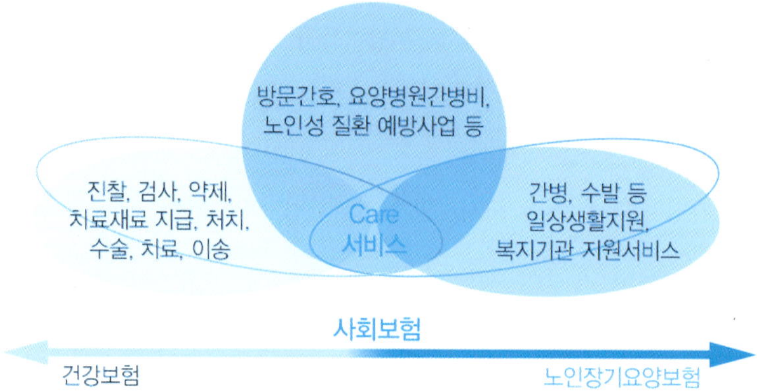

[그림 10-8] **건강보험과 노인장기요양보험과의 차이점**

[표 10-17] **노인장기요양보험과 노인복지서비스의 차이점**

구분	노인장기요양보험제도	기존 노인복지서비스 체계
주체	정부, 민간부문, 가입자, 지역사회 등 다양한 주체	국가와 지방자치단체(일부 민간 참여)
서비스 대상	· 보편적 제도 · 장기요양이 필요한 65세 이상 노인 및 치매노인 등 노인성 질환을 가진 64세이하의 국민	· 특정대상 한정(선택적) · 국민기초생활보장수급자를 포함한 저소득층 위주
서비스 선택	수급자 및 부양가족의 선택에 의한 서비스 제공	지방자치단체장의 판단(공급자 위주)
재원	장기요양보험료 + 국가 및 지방자치단체부담 + 이용자 본인부담	정부 및 지방자치단체 부담
서비스	· 시설급여 · 재가급여(방문요양, 방문목욕, 방문간호, 주야간보호, 단기보호 등) · 특별현금급여(가족요양비, 특례요양비, 요양병원간병비 등)	시설·재가서비스를 제공하나, 서비스 질에 대한 관리 미흡
시설에 대한 지원방식	· 시설급여 및 재가급여 제공자는 비용을 수가산정방식을 적용하여 건보공단에 청구 · 건보공단은 청구된 장기요양급여 및 비용 등의 적정여부 심사 후 지급	지방자치단체를 통하여 시설 입소인원 또는 연간 운영비용을 기준으로 정액 지급(사후정산)

10.5.2 노인장기요양보험제도

(1) 노인장기요양보험법

① 제도의 개요

노인장기요양보험법은 고령이나 노인성 질병 등의 사유로 일상생활을 혼자서 수행하기 어려운 노인 등에게 제공하는 신체활동 또는 가사활동 지원 등의 장기요양급여에 관한 사항을 규정하여 노후의 건강증진 및 생활안정을 도모하고 그 가족의 부담을 덜어줌으로써 국민의 삶의 질을 향상하도록 함을 목적으로 함

[표 10-18] **노인장기요양보험 도입의 기대효과**

노인의 삶의 질 향상	· 비전문적 가족 요양 ⇒ 계획적 전문적 요양, 간호 · 신체기능 호전, 사망률 감소, 삶의 질 향상
가족의 부양부담 경감	· 요양시설은 급여비용의 20% 부담 - 월 100~200만원 → 40~60만원(식비 포함) · 재가서비스는 월 한도액 범위 내 사용금액의 15% 부담
여성 등 비공식 요양인의 사회 · 경제활동 활성화	· 여성 등 비공식 요양인의 기회비용과 노동손실 감소 · 사회 전체적인 경제적 편익과 경제·사회활동 증가
사회서비스 일자리 확대 및 지역경제 활성화	· 요양보호사, 간호사 등 고용창출효과 - 요양보호사 자격 취득자 118만명 중 약 26만명 활동 중 (2014. 3월 신고기준) · 지역 요양시설 확대 '06년 815개소 → '14년 3월 시설급여기관 4천개, 재가급여기관 약 2만개소 지정·운영 중
노인의료 및 요양의 전달체계 효율화	· 급성기 병상 → 요양병원 → 요양시설로 서비스 전달체계 효율화 및 노인의료비 설삼효과 기대

② 정의

- 노인 등: 65세 이상의 노인 또는 65세 미만의 자로서 치매 · 뇌혈관성질환 등 대통령령으 로 정하는 노인성 질병을 가진 자
- 장기요양급여: 6개월 이상 동안 혼자서 일상생활을 수행하기 어렵다고 인정되는자에게 신체활동 · 가사활동의 지원 또는 간병 등의 서비스나 이에 갈음하여 지급하는 현금 등
- 장기요양사업: 장기요양보험료, 국가 및 지방자치단체의 부담금 등을 재원으로 하여 노인 등에게 장기요양급여를 제공하는 사업
- 장기요양기관: 재가장기요양기관으로서 장기요양급여를 제공하는 기관
- 장기요양요원: 장기요양기관에 소속되어 노인 등의 신체활동 또는 가사활동 지원 등의 업무를 수행하는 자

③ 장기요양보험사업

장기요양보험사업은 보건복지부장관이 관장하며, 장기요양보험사업의 보험자는 국민건강보험공단으로 한다. 장기요양보험의 가입자는「 국민건강보험법」에 따른 가입자

④ 장기요양보험료의 징수

장기요양보험료는 「국민건강보험법」에 따른 보험료(이하 "건강보험료")와 통합하여 징수함. 이 경우 공단은 장기요양보험료와 건강보험료를 구분하여 고지하여야 하며, 통합 징수한 장기요양보험료와 건강보험료를 각각의 독립회계로 관리

(2) 급여대상 및 등급판정

① 급여대상

노인장기요양보험은 65세 이상 노인 또는 65세 미만 노인성 질환자(치매, 중풍, 파킨슨병 등)로서 거동이 현저히 불편하여 장기요양이 필요한 자를 대상

② 장기요양 등급판정기준

등급판정은 "건강이 매우 안좋다.","큰 병에 걸렸다." 등과 같은 주관적인 개념이 아닌 "심신의 기능상태에 따라 일상생활에서 도움(장기요양)이 얼마나 필요한가?"를 지표화한 장기요양인정점수를 기준으로 함

치매특별등급은 인지기능장애와 문제행동(Behavioral and Psychological Symptoms of Dementia, BPSD)으로 일상생활 수행에 어려움을 겪는 노인(65세 미만 치매환자포함)을 대상으로 함

[표 10-20] **요양등급별 상태**

요양등급	상태상	판정기준	조사표
요양 1등급 (最重症)	· 하루 종일 침대 위에서 생활하는 자로 스스로 움직일 수 없는 와병상태 · 일상생활에서 전적으로 다른 사람의 도움 필요	장기요양인정점수가 95점 이상인 자	체위변경, 식사하기, 일어나 앉기 등 ADL에서 6개 이상 완전 도움
요양 2등급 (重症)	· 일상생활에서 상당부분 다른 사람의 도움 필요 · 휠체어를 이용하지만 앉은 자세를 유지하지 못함 · 하루 중 대부분의 시간을 침대 위에서 지내는 경우가 많음	장기요양인정점수가 75점 이상 95점 미만인 자	식사하기, 일어나 앉기, 세수하기, 양치질하기 등 ADL에서 5개 이상 부분 도움
요양 3등급 (中等症)	· 일상생활에서 부분적으로 다른 사람의 도움이 필요 · 다른 사람의 도움을 받아야만 외출 가능	장기요양인정점수가 60점 이상 75점 미만인 자	양치하기, 세수하기 등 ADL에서 3~5개 정도 부분 도움
요양 4등급	일상생활에서 일정부분 다른 사람의 도움이필요	장기요양인정점수가 51점 이상 60점 미만인 자	
요양 5등급 (치매특별 등급)	인지기능 장애와 문제행동(BPSD)으로 일상생활 수행에 어려움을 겪음	장기요양인정점수가 45점 이상 + 의사소견서	
등급 외 (經症)	식사 · 배설 · 옷 벗고 입기 모두가 대체로 자립이나, 생활관리능력이 저하하는 등으로 가끔 지원 필요		목욕, 옷 벗고 입기 등 ADL에서 1~2개 부분도움

[표 10-21] **요양욕구 5개 영역, 요양인정 52개 조사항목**

영역	항목		
신체기능 (12항목)	· 옷 벗고 입기 · 식사하기 · 일어나 앉기 · 화장실 사용하기	· 세수하기 · 목욕하기 · 옮겨 앉기 · 대변 조절하기	· 양치질하기 · 체위변경하기 · 방 밖으로 나오기 · 소변 조절하기
인지기능 (7항목)	· 단기 기억장애 · 날짜 불인지 · 장소 불인지 · 나이·생년월일 불인지	· 지시 불인지 · 상황 판단력 감퇴 · 의사소통·전달 장애	
행동변화 (14항목)	· 망상 · 환각, 환청 · 슬픈상태, 울기도 함 · 불규칙수면, 주야혼돈 · 도움에 저항	· 서성거림, 안절부절못함 · 길을 잃음 · 폭언, 위협행동 · 밖으로 나가려 함 · 의미 없거나 부적절한 행동	· 물건 망가트리기 · 돈/물건 감추기 · 부적절한 옷 입기 · 대/소변 불결 행위
간호처치 (9항목)	· 기관지 절개관 간호 · 흡인 · 산소요법	· 경관 영양 · 욕창간호 · 암성통증간호	· 도뇨관리 · 장루간호 · 투석간호
재활 (10항목)	운동장애(4항목)		관절제한(6항목)
	· 우측상지 · 우측하지 · 좌측상지 · 좌측하지		· 어깨관절 · 팔꿈치관절 · 고관절 · 무릎관절 · 손목 및 수지관절 · 발목관절

[표 10-22] **8개 서비스군**

신체수발	**청결**	세면도움, 구강관리, 몸 청결, 머리감기, 몸 단장, 기타 청결관계 서비스
	배설	이동보조, 배뇨도움, 배변도움, 기저귀 교환, 기타 배설관련 서비스
	식사	상차리기, 식사보조, 음료수 준비, 기타 식사관련 서비스
	기능보조	일어나 앉기·서 있기 연습도움, 기구사용 운동보조, 이동도움, 체위변경, 신체기능 유지 등 기능보조
	간접지원	청소, 세탁, 설거지, 요리 및 식사준비, 의사소통, 침구린넨 교환, 환경관리, 주변정돈, 물품, 장보기, 산책, 외출시 동행, 기타 가사지원 서비스
행동변화대응		배회, 불결행위, 폭언·폭행 등 행동변화에 대한 대처, 그 밖의 행동변화에 대응
간호처치		관찰 및 측정, 투약 및 주사, 호흡기 간호, 피부간호, 영양간호, 온냉요법, 배설간호, 의사진료 보조, 기타 간호처치
재활훈련		신체기능 훈련, 기본동작 훈련, 일상생활동작 훈련, 물리치료, 언어치료, 작업치료, 기타 기능훈련

Chapter 10 사회보장과 의료보장 예상문제

01 **사회보험의 목표가 아닌 것은?**

① 경제의 안전성 ② 빈곤의 추방
③ 주요 사회적 덕목의 보존 ④ 정치적 자유 보장

정답 ④

해설 사회보험은 주로 경제적 안정성확보가 그 목표이다.

02 **사회보험과 공공부조간의 차이점이 아닌 것은?**

① 빈곤의 증명 ② 대상자 범위
③ 범위의 예측 ④ 사회보장

정답 ④

해설 사회보장은 공통점이며, 불명예, 수급자격 조건과 범위의 예측은 차이점이다.

03 **다음 사보험에 대한 설명으로 틀린 것은?**

① 사보험은 계약자유의 원칙이다.
② 사보험 가입은 임의성을 띈다.
③ 사보험은 인플레이션 위험으로부터 안전하다.
④ 개인의 적정성을 원칙으로 한다.

정답 ③

04 **사회보험과 사보험의 유사점이 아닌 것은?**

① 가입의 요건
② 수급자격 요건과 범위가 수학적 계산에 의존
③ 보험료 납입을 조건으로 함
④ 위험의 공동대처

정답 ①

해설 가입의 요건에서 사회보험은 강제성을 사보험은 임의성을 띈다.

05 **사회보험의 사보험적 요소가 아닌 것은?**

① 공동출자 ② 위험전가
③ 손실보상 ④ 사회적 공평성

정답 ④

해설 사회적 공평성은 사회보장제적 요소이다.

06 **사회보험의 특징이 아닌 것은?**

① 가입이 강제성을 띈다. ② 최소수준의 수입을 보장한다.
③ 수익자 부담원칙이 적용되지 않는다. ④ 사회적 형평성을 지향한다.

정답 ③

해설 수익자 부담원칙이 적용된다.

07 사회보험제도의 특성이 아닌 것은?

① 가입이 임의적이다.
② 급여의 범위는 법률에 정한다.
③ 정부가 관리한다.
④ 수급대상 근로자, 사용자 양측이 비용부담한다. 정답 ①

해설 가입이 강제적이다.

08 사회보장제도의 운영원칙이 아닌 것은?

① 모든 필요국민에게 적용 ② 연계성과 전문성의 제고
③ 민주성의 확보 ④ 형평서의 유지 정답 ②

해설 사회보장기본법 제24조에서는 ①, ②, ③을 운영원칙으로 삼고 있다.

09 사회보장법의 기능과 가장 거리가 먼 것은?

① 산업평화의 유지 기능 ② 빈곤의 예방과 구제기능
③ 자본주의 경제의 자동안정화 기능 ④ 소득재분배적 기능 정답 ①

해설 ④ 노동조합 및 노동관계조정법의 기능 중 한가지이다.(노조법 제1조 참조)

10 다음 중 사회보장법의 기능으로 보기 어려운 것은?

① 소득재분배 기능 ② 노조활성화 기능
③ 경제활성화 기능 ④ 체제안정화 기능 정답 ②

해설 사회보장제도가 잘 구비되어 생활안정과 고용안정이 달성되면, 노동조합의 역할이 상대적으로 줄어들게 되어 노동조합운동이 침체하게 된다.

11 사회보장법의 이념과 가장 거리가 먼 것은?

① 성장제일주의 ② 만인형제주의
③ 공동체주의 ④ 인간존엄사항 정답 ①

해설 사회보장법의 이념은 성장제일주의 내지 경제제일주의와는 거리가 멀다.

12 다음 중 공적 부조의 성격에 관한 설명으로 잘못된 것은?

① 보험적 방법을 사용하지 않는다.
② 제원조달은 조세를 중심으로 하고 있다.
③ 급여에는 자산요건이나 소득요건이 요구되지 않는다.
④ 무각출제도를 채택하고 있다. 정답 ③

해설 사회보험의 급여에서는 자산요건이나 소득요건이 요구되지 않으나, 공적 부조나 사회복지에서는 이러한 요건이 요구된다.

13 다음 중 공적 부조에 속하는 법률은?

① 장애인복지법 ② 국민연금법
③ 고용보험법 ④ 기초생활보법 정답 ④

해설 수익자 부담원칙이 적용된다.

14 사회보험에 관한 설명 중 잘못된 것은?

① 원래 노동보험을 중심으로 발달해 있다.
② 우리나라의 경우 사회보험방식의 사회보장제도는 1970년대에 완비되었다.
③ 사적보험과 다른 점은 무엇보다도 보험가입이 강제된다는 데 있다.
④ 공적부조와 더불어 대표적인 사회보장방식의 하나이다. 정답 ②

해설 강제가입, 국가관리, 국고부담이라는 3가지 기본원리에 근거하는 사회보험 중 국민연금(노령보험), 건강보험, 산재보험, 고용보험을 4대 사회보험이라 하는데, 이 중 건강보험과 산재보험은 60년 초부터 실시되었으나, 사회보험의 대표인 국민연금은 1988년, 고용보험은 1995년에 비로소 실시되었다.

15 사회보장법을 처음 실시한 국가는?

① 미국 ② 영국 ③ 독일 ④ 프랑스 정답 ②

해설 근대최초의 사회보장법은 1601년 영국의 엘리자베스 구빈법이며, 사회보험은 1883년 독일의 비스마르크에 의한 질병보험법이다.

16 다음 중 사회보험의 종류가 아닌 것은?

① 건강보험 ② 고용보험 ③ 산재보험 ④ 화재보험 정답 ④

해설 사회보험-건강보험, 국민연금, 산재보험, 고용보험

17 보건의료서비스의 특징이 아닌 것은?

① 수요발생이 불규칙하다. ② 생산의 분배성이 가능하다.
③ 공급의 비탄력성이 발생할 수 있다. ④ 질병발생의 예측이 불가능하다. 정답 ②

해설 보건의료서비스의 특징은 의료수요발생의 불규칙하고 질병발생의 예측이 불가능하며 공급의 비탄력성이 발생할 수 있고 외부효과가 존재한다. 또한 항상성을 유지해야 하고 생산의 분배가 어렵다.

18 사회보험방식(NHI)과 국가보건서비스(NHS)방식을 비교 설명한 것 중 옳지 않는 것은?

① NHS는 대부분이 국세와 지방세로 조달된다.
② NHS는 입원대기환자가 증가한다.
③ NHI는 국민의 정부의지를 최소화하는데 있다.
④ NHI는 상대적으로 의료의 질이 저하될 우려가 있다. 정답 ④

해설
- 국민건강보험방식(National Health Insurance, NHI) : 의료비에 대한 국민의 자기 책임의식을 견지하되 이를 사회화하여 정부기관이 아닌 보험자가 보험료로 재원을 마련하여 의료를 보장하는 방식으로 비스마르크방식이라고 한다. 정부는 대부분 후견적 지원과 감독을 행하게 된다(독일, 프랑스, 일본, 한국).
- 국민보건서비스방식(National Health Services, NHS) : 국민의 의료문제는 국가가 책임져야 한다는 관점에서 정부의 일반조세로 재원을 마련하여 모든 국민에게 거의 무상으로 의료를 제공하는 방식이다(영국, 스웨덴, 이탈리아).
- 민간보험방식(Consumer Sovereignty Model) : 보험회사들이 각 개인과 계약을 맺어 계약 당사자가 질병에 걸릴 경우 보험금으로 진료비를 대납하는 제도이다(미국).

19 다음 중 수급자격의 적용범위가 아닌 것은?

① 귀속적 욕구 ② 조세감면여부
③ 보상 ④ 자산조사욕구 정답 ②

해설 수급자격의 적용범위는 귀속적 욕구, 보상, 진단적 차등, 자산조사욕구이다.

20 다음 중 의사와 의료기관에 대한 국민의 자유선택권을 보장하는 보건의료체계의 유형인 것은?

① 자유기업형 ② 관료주의형
③ 사회보장형 ④ 사회주의형

정답 ①

해설
- 자유기업형(free enterprise system): 기업으로 보건의료를 전달하는 형태로서 국민이 의료기관을 자유롭게 선택할 수 있다.
- 사회보장형(social security system): 정부주도이며, 정부중앙조직 속에 보건의료서비스 전체를 총괄하는 기구가 있어 보건계획 및 자원의 효율적인 활용이 가능하다.
- 사회주의형(socialistic system): 의료조직 자체가 조직적이며 체계적이고 자원의 활용도가 높은 편이다.

21 다음 중 산재보험의 종류로 다른 것은?

① 장애급여 ② 유족급여 ③ 요양급여 ④ 간병급여

정답 ①

해설 산재보험의 종류로는 요양급여, 휴업급여, 장해급여, 유족급여, 간병급여가 있다.

22 의료비를 정부기관이 아닌 보험자의 보험료로 마련하는 방식은?

① 자유기업방식 ② 민간보험방식 ③ NHS ④ NHI

정답 ④

해설 국민건강보험방식은 정부기관이 아닌 보험자가 보험료로 재원을 마련하여 의료를 보장하는 방식이다.

23 다음 중 행위별수가제의 설명이 아닌 것은?

① 의료서비스의 단위당 가격에 서비스의 양을 곱한 만큼 보상하는 방식이다.
② 의료비상승을 억제하고 의료비를 절감시킨다.
③ 의사와 환자간의 친밀한 관계를 유지된다.
④ 의사의 재량권과 자율성이 크다.

정답 ②

해설 행위별 수가제(fee for service): 제공된 의료서비스의 단위당 가격에 서비스의 양을 곱한 만큼 보상하는 방식으로 진료보수가 진료내용과 진료의 양에 의해 결정된다. 이 방식은 의사의 재량권과 자율성이 크고 의사와 환자간의 친밀한 관계가 유지될 수 있고 의료서비스의 양과 질을 최대화시킬 수 있다. 그러나 과잉 진료, 의료서비스 남용의 우려, 의료비상승등의 문제점을 가지고 있다.

24 다음 중 포괄수가제의 특징이 아닌 것은?

① 진단명에 따라 진료비를 미리 정해 놓는다.
② 의료비상승을 억제시킨다.
③ 의료인의 경력, 기술수준에 따라 보수가 결정된다.
④ 가격을 산정하지 않고 건당 일정액을 산정한다.

정답 ③

해설 포괄수가제(diagnosis related group) - 의료서비스 항목을 분리해서 가격을 산정하지 않고 건당 일정액을 산정하는 방식이다. 이 방식은 보험자와 의료인사이의 적정진료여부에 대한 마찰을 줄일 수 있다. 그러나 서비스가 최소화 · 규격화하는 경향이 있고, 행정직의 진료진에 대한 간섭요인이 증대할 수 있다.

25 의료인이 맡고 있는 주민 수에 일정금액을 곱하여 보수가 결정되는 방식은?

① 인두제 ② 행위별수가제 ③ 포괄수가제 ④ 봉급제

정답 ①

해설 인두제(capitation): 의료인이 맡고 있는 주민의 수에 일정금액을 곱하여 보수가 결정되는 방식으로 진료의 계속성이 크고, 비용이 상대적으로 저렴하며, 예방에 보다 많은 관심을 기울이게 하고, 행정업무의 절차가 간편하다.

26 **1차 보건의료에 대한 설명으로 옳은 것은?**

① 복잡한 시설, 장비의 제공 ② 전문의의 의료제공
③ 필수적인 보건의료의 제공 ④ 전염병 위주의 치료

정답 ③

해설 1차 보건의료는 인간의 건강 생명유지를 위한 기본적이고 1차적으로 충족되어야 하는 의료를 말한다.

27 **1차 보건의료체계의 설명 중 다른 것은?**

① 국민건강유지 ② 질병예방
③ 조기발견 ④ 재활치료

정답 ②

해설 1차 보건의료체계는 국민의 기본적인 건강을 유지하고 증진시키며 질병을 예방하고 이를 조기에 발견하는 등의 건강관리요구에 대처하기 위한 건강교육, 개인 및 환경위생의 계몽, 정기 및 수시진찰이 사업의 주요내용이다.

28 **다음 중 건강보험의 필요성에 대한 설명이 아닌 것은?**

① 과중한 의료비 부담의 경감
② 국민간의 균등한 의료혜택 제공
③ 국민에 대한 건강권 실현
④ 저소득층에 대한 의료이용확대

정답 ④

해설 건강보험제도는 각각 자기 능력에 맞게 보험료를 조금씩 내고 국민건강보험공단은 그 돈을 모아 두었다가 이러한 불의의 사태가 발생하였을 때 지출함으로써 모든 국민에 대한 균등한 의료혜택을 제공한다.

29 **사회보험으로서의 건강보험의 특징이 맞는 것은?**

① 법률에 대한 강제가입 ② 능력에 따른 보험료의 균등한 부과
③ 보험급여의 차등한 혜택 ④ 가입자의 보험료 전액부담

정답 ①

해설 건강보험은 일정한 법적 요건의 충족되면 본인의 의사에 관계없이 법률에 의한 강제 가입한다.

30 **의료급여수급권자 거주지에 관한 업무를 행할 수 있는 자는?**

① 시 · 도지사 ② 시장 · 군수 · 구청장
③ 경찰서장 ④ 보건복지가족부장관

정답 ②

해설 의료급여에 관한 업무는 수급권자의 거주지를 관할하는 시장 · 군수 · 구청장이 행한다.

31 **전국민의료보험이 실시된 연도는?**

① 1963년 12월 16일 ② 1977년 7월 1일
③ 1979년 1월 1일 ④ 1989년 7월 1일

정답 ④

해설
- 1970년: 근로자, 군인, 공무원부터 강제가입
- 1977년 7월: 의료보험사업이 사회보험방식으로 시행
- 1989년 7월 1일: 전국민의료보험실시

32 **다음 중 건강보험의 급여대상이 아닌 것은?**

① 질병 ② 부상
③ 사망 ④ 교통사고

정답 ④

33 **건강보험에서 요양급여를 행하는 곳은?**

① 보험자 ② 가입자
③ 보건복지부 ④ 요양기관

정답 ④

34 **우리나라 건강보험의 특징으로 옳지 않는 것은?**

① 법률에 의한 강제 가입 ② 보험급여의 균등
③ 장기보험 ④ 보험료징수의 강제성

정답 ③

35 **건강보험의 보험자는?**

① 국민건강보험공단 ② 보건복지부장관
③ 건강보험심사평가원장 ④ 요양기관의 장

정답 ①

36 **국민건강보험법상 건강보험사업을 관장하는 자는?**

① 건강보험심사평가원장 ② 국민건강보험공단
③ 보건복지부장관 ④ 요양기관의 장

정답 ②

37 **건강보험의 유형 중 직접서비스형에 대한 설명이 다른 것은?**

① 피보험자가 진료비의 일부만을 부담한다.
② 제3자 지불방식이라고 한다.
③ 피보험자들의 의료기관 선택권이 제한될 소지가 있다.
④ 영국에서 보편적으로 채택하고 있다.

정답 ④

해설 직접서비스형은 보험자와 피보험자 이외에 요양기관이 참여하는 3자 참여방식이 된다. 피보험자는 보험료를 내고 요양기관을 이용한 후 본인일부부담금을 제외한 나머지 부분을 보험자에게 청구하며 보험자는 이를 심사한 후 지급하는 방식이다.

38 **건강보험에서 가입자 또는 피부양자가 그 자격을 상실한 날로부터 며칠이내에 다른 가입자의 피부양자로 신고하여야 하는가?**

① 40일 이내 ② 30일 이내 ③ 14일 이내 ④ 10일 이내

정답 ②

해설 건강보험가입자 또는 피부양자는 자격을 상실한 날로부터 30일 이내에 다른 가입자의 피부양자로 신고하여야 한다.

39 **국민건강보험공단의 설명 중 옳지 않은 것은?**

① 보험료의 부과 고지・징수하는 업무
② 가입자와 피부양자의 자격관리 업무를 담당
③ 요양기관에서 청구한 진료비용 청구심사업무를 담당
④ 정부를 대신하여 건강보험 업무를 관리하는 공적법인 성격인 비영리특수법인

정답 ③

해설 국민건강보험공단은 국민의 질병・부상에 대한 예방, 진단, 치료, 재활과 출산, 사망 및 건강증진에 대해 보험급여를 실시하고 가입자 및 피부양자의 자격관리, 보험료의 부과・징수, 보험급여의 관리, 가입자 및 피부양자의 건강의 유지・증진을 위하여 필요한 예방사업, 보험급여비용의 지급, 자산관리・운영 및 증식사업, 의료시설의 운영, 건강보험에 관한 교육 훈련 및 홍보, 건강보험에 관한 조사 연구 및 국제협력, 기타 건강보험과 관련하여 보건복지가족부장관이 필요하다고 인정한 업무 등과 같은 주요 업무를 시행한다.

40 **다음 중 요양급여항목에 해당하는 것은?**

가. 진찰・검사	나. 예방・재활	다. 이송	라. 건강검진

① 가, 나, 다 ② 가, 다 ③ 나, 라 ④ 라

정답 ①

해설 가입자 및 피부양자의 질병・부상・출산 등에 대하여 진찰・검사, 약제・치료재료의 지급, 처치 수술기타의 치료, 예방재활, 입원, 간호, 이송 등의 요양급여를 실시한다.

41 **건강보험에 있어서 법정급여에 해당되지 않는 것은?**

① 요양비 ② 장제비 ③ 건강진단 ④ 요양급여

정답 ②

해설
- 현물급여 - 요양급여, 건강검진
- 현금급여 - 요양비, 장애인보장구급여비, 본인부담액보상금

42 **다음 중 공공부조에 속하는 것은?**

① 사회보험 ② 실업급여
③ 의료급여 ④ 산업재해보험

정답 ③

해설 의료급여는 국민기초생활보장 수급자와 일정수준 이하의 저소득층을 대상으로 의료문제를 해결할 수 없는 경우에 국가재정으로 의료혜택을 주는 공공부조제도이다.

43 **보험급여제한내용에 해당되지 않는 것은?**

① 교도소 기타 이에 준하는 시설에 수용되어 있을 때
② 보험료의 체납 시
③ 문서, 기타 물건의 제출을 거부하거나 질문 또는 진단을 기피한 때
④ 고의 또는 중대한 과실로 인한 범죄행위에 기인하거나 고의로 사고를 발생시킨 때

정답 ①

해설 보험급여의 제한
- 고의 또는 중대한 과실로 인한 범죄행위에 기인하거나 고의로 사고를 발생시킨 때
- 업무상 또는 공무상 질병・부상・재해로 인하여 다른 법령에 의하여 국가 또는 지방자치단체로부터 보험급여에 상당하는 급여를 받거나 보험급여에 상당하는 비용을 지급받게 되는 때
- 보험료를 대통령이 정하는 기간 이상 체납한 지역가입자에 대하여 보험료를 완납할 때까지 보험급여를 실시하지 아니할 수 있다.

44 **가입자의 자격취득 및 상실을 확인할 수 있는 자는?**

① 보험자(공단) ② 보건복지가족부장관
③ 피보험자 ④ 심의조정위원회

정답 ④

해설 보험자 - 보험을 관리 운영하는 주체로 자격관리, 재정관리, 급여관리 등을 한다.

45 **다음 중 가입자의 자격상실 사유가 되지 않는 것은?**

① 사망한 때 ② 1년 이내 기간을 정해 사용되는 근로자
③ 국적을 상실한 때 ④ 의료급여대상자로 된 때

정답 ②

해설 가입자의 자격상실
- 사망한 날의 다음날
- 국내에 거주하지 않게 된 날의 다음 날
- 의료급여 수급권자가 된 날
- 국적을 잃은 날의 다음날
- 직장가입자의 피부양자가 된 날

· 건강보험의 적용을 받고 있던 자로서 유공자 등 의료보호대상자가 된 자가 건강보험의 적용 배제 신청을 한 날

46 **가입자가 제3자의 행위로 인해 보험급여를 받았을 경우, 그 급여에 소요된 비용의 한도 내에서 구상권을 얻게 되는 자는?**

① 피해 당사자 ② 가해자
③ 보험자 ④ 피해가족의 가입자

정답 ③

해설 구상권을 행사하는 것은 보험자가 부담하지 않아도 될 비용을 제3자 행위에 의하여 부담하게 된 것이므로 보험사고의 원인책임자인 제3자로부터 그 부담분을 사후적으로 보전하려는 취지이다.

47 **다음 중 건강보험의 급여대상이 아닌 것은?**

① 질병 ② 부상 ③ 사망 ④ 교통사고

정답 ④

해설 국민건강보험법제1조: 국민의 질병 · 부상에 대한 예방 · 진단 · 치료 · 재활과 출산 · 사망 및 건강증진에 대하여 보험급여를 실시함으로써 국민보건을 향상시키고 사회보장을 증진함을 목적으로 한다.

48 **국민건강보험법의 보험급여 대상으로 옳지 않은 것은?**

① 재활과 출산 ② 부상에 대한 예방
③ 종합검진 ④ 사망

정답 ③

49 **다음 중 요양기관에 해당되지 않는 것은?**

① 의료법에 의하여 개설된 의료기관
② 의료법에 의하여 등록된 조산원
③ 약사법에 의하여 설립된 한국희귀의약품센터
④ 지역보건법에 의한 보건소 · 보건의료원 및 보건지소

정답 ②

해설 요양기관의 종류
① 의료법에 의하여 개설된 의료기관
② 약사법에 의하여 등록된 약국
③ 약사법에 의하여 설립된 한국희귀의약품센터
④ 지역보건법에 의한 보건소 · 보건의료원 및 보건지소

50 **다음 중 1차 의료기관이 행하는 의료급여의 내용이 아닌 것은?**

① 외래진료 ② 입원진료
③ 간단한 외과적 처치 ④ 통원진료가 가능한 질병의 치료

정답 ②

해설 보건복지부장관은 공익 또는 국가시책 상 의료급여기관으로 적합하지 아니하다고 인정되는 의료기관으로서 대통령령이 정하는 의료기관은 의료급여기관에서 제외할 수 있다.

51 **포괄적 보건의료의 개념이 아닌 것은??**

① 질병예방 및 치료사업 ② 치료기술의 개발 및 규격화
③ 재활서비스 및 사회복귀 ④ 건강증진 활동

정답 ②

해설 포괄적보건의료란 지역사회의 모든 인구집단을 대상으로 하는 건강관리 방안으로 질병의 조기발견 및 조기치료, 질병 및 장애발생 예방, 재활서비스 및 사회복귀 등 포괄적인 의료활동을 의미.

52 우리나라의 사회보장제도 중 공공부조 형태의 의료보장제도는?

① 신기술 개발을 통한 치료수준 향상
② 갑작스러운 의료비 부담으로부터의 국민 보호
③ 효율적인 보건의료자원의 활용
④ 의료서비스의 접근성 확보

정답 ①

해설 의료보장제도는 국민의 건강권을 보호하기 위하여 요구되는 보건의료서비스를 국가나 사회가 제도적으로 제공하는 것이다.
OECD의 의료보장제도 분류: 사회보험방식, 국민보건서비스 방식, 민간보험방식

53 의료보장제도의 궁극적인 목표가 옳지 않은 것은?

① 건강보험
② 의료급여
③ 산재보험
④ 자동차보험

정답 ②

해설
- 공공부조(public assistance): 자력으로 생계를 유지할 수 없는 자들의 생활을 그들이 자력으로 생활할 수 있을 때까지 국가가 재정자금으로 보호하여 주는 일종의 구빈제도.
- 사업내용: 기초 생활보호, 의료급여, 취로사업 등 영세민 생계 보호사업(구호사업), 보훈사업, 사회복지 서비스(social welfare service)

54 보건의료서비스의 사회경제적 특성이 아닌 것은?

① 공급자의 무지
② 수용의 불확실성
③ 생산자의 독점현상
④ 외부효과의 존재

정답 ①

해설 사회복지서비스는 사회보장의 중심을 이루는 대인적 사회서비스로서 사회적으로 불우하고 열악한 위치에 있는 아동, 노인, 여성(부녀) 및 장애인 등에 관한 사회문제에 대해 전문적인 지식과 방법을 활용한다.

55 의료수요를 증가시키는 요인으로 거리가 먼 것은?

① 건강에 대한 관심 고조
② 경제수준의 향상
③ 노인인구의 증가
④ 생산비용의 증가

정답 ④

해설 의료수요 증가요인은 소득의 증가, 노인인구의 증가, 소득향상으로 건강에 대한 관심 고조 및 의료서비스 공급요인의 증가이다.
의료인력, 장비 등의 공급이 늘어날 때 의료수요가 증가한다.

56 의료비 상승의 원인으로 옳지 않은 것은?

① 고가 의료기기의 사용 증가
② 예방 의료서비스에 대한 투자 증대
③ 의료기술의 발전
④ 전반적인 물가 상승

정답 ②

해설 예방 의료서비스에 대한 투자 증대는 의료비 절감효과가 있다.

57 건강보험제도에 관한 설명으로 옳지 않은 것은?

① 건강보험은 사회보장체계상 국가부조에 해당된다.
② 질병, 부상, 분만, 사망 등에 대하여 보험급여를 해주는 제도이다.
③ 과중한 의료비 부담을 경감시켜 주기 위한 제도이다.
④ 예측 불가능한 상병에 대해 위험을 분산시켜주는 제도이다.

정답 ①

해설 국가부조: 국가나 지방 공공단체가 생활 능력이 없는 사람에게 최저한도의 생활수준을 보장하기 위하여 보호 또는 원조를 행하는 일

58 **만성질환관리료를 산정할 수 있는 요양기관은?**

① 의원 ② 병원
③ 종합병원 ④ 종합전문요양기관

정답 ①

해설 만성질환 관리료란? 의원에서 고혈압, 당뇨병 등의 상병으로 인해 의료기관에 지속적으로 내원하는 재진환자에 대해서 교육·상담 등을 통해 환자가 자신의 질병을 이해하고 합병증을 예방할 수 있도록 관리체계를 수립한 경우에 산정합니다.

59 **건강보험기준 요양기관에서 입원으로 간주하는 기준 시간은?**

① 5시간 이상 ② 6시간 이상
③ 7시간 이상 ④ 10시간 이상

정답 ②

60 **노인장기요양보험의 시행 시기는?**

① 1977년 7월 1일 ② 1989년 7월 1일
③ 2000년 7월 1일 ④ 2008년 7월 1일

정답 ④

해설 고령이나 노인성 질병 등의 사유로 일상생활을 혼자서 수행하기 어려운 노인 등에게 신체활동 또는 가사활동 지원 등 장기요양급여를 제공하는 사회보험제도다. 그동안 가족에게만 지워진 노인부양이라는 짐을 사회가 나눠 '품앗이'하겠다는 뜻에서 2008년 7월부터 시행됐다.

61 **노인장기요양보험 대상자로 옳지 않은 것은?**

① 65세 이상의 노인
② 65세 미만은 노인성 질환을 가진 자로서 거동이 현저히 불편하여 장기요양이 필요한 자
③ 치매, 뇌혈관성 질환, 파킨슨병 질환을 가진 65세 미만 자
④ 당뇨병 질환을 가진 65세 미만 자

정답 ④

해설 65세 이상 노인 또는 노인성 질환을 가진 65세 미만의 국민이 신청가능 다만, 65세 미만자는 장기요양 인정 신청서와 의사 소견서를 동시에 제출

62 **장기요양보험의 보험료에 관한 내용으로 옳지 않은 것은?**

① 국민건강보험공단은 장기요양사업에 사용되는 비용에 충당하기 위하여 장기요양보험료를 징수한다.
② 장기요양보험료는 「국민건강보험법」건강보험료와 통합하여 징수한다.
③ 국민건강보험공단은 통합 징수한 장기요양보험료와 건강보험료를 각각의 통합회계로 관리 해야한다.
④ 국민건강보험공단은 장기요양보험료와 건강보험료를 구분하여 고지해야 한다.

정답 ③

63 **장기요양보험료 산정방법으로 옳은 것은?**

① 건강보험료액 × 장기요양보험료율
② 보수월액 × 장기요양보험료율
③ 표준보수월액 × 장기요양보험율
④ 연급여액 × 장기요양보험료율

정답 ①

해설 노인장기요양보험의 가입자는 국민건강보험법상의 가입자와 동일하다. 단, 외국인근로자 등이 신청하는 경우 장기요양보험가입자에서 제외할 수 있다. 국민건강보험료액에 장기요양보험료율을 곱한 보험료를 부담한다.

64 장기요양급여의 종류에 관한 내용으로 옳지 않은 것은?

① 재가급여 ② 시설급여
③ 장제급여 ④ 특별현금급여

정답 ③

해설 노인장기요양보험은 1~5등급의 장기요양인정을 받은 자는 장기요양인정서가 도달한 날부터 장기요양급여를 받을 수 있는데, 이 장기요양급여는 크게 재가급여, 시설급여, 특별현금급여로 나뉜다.

65 시설급여를 제공하는 장기요양기관의 지정은 어느 곳에서 받는가?

① 국민건강보험공단 ② 시장·군수·구청장
③ 건강보험심사평가원 ④ 도지사

정답 ②

해설 장기요양기관을 운영하려는 자는 시장.군수.구청장으로부터 지정을 받아야 한다. 시장.군수.구청장은 장기요양기관을 지정하려는 경우, 장기요양기관을 운영하려는 자의 장기요양급여 제공이력, 받은 행정처분의 내용, 기관 운영계획 등을 검토하여 지정하여야 한다.

66 장기요양기관의 급여비용 청구는 어느 기관에 하는가?

① 건강보험심사평가원 ② 국민건강보험공단
③ 보건복지부 ④ 근로복지공단

정답 ②

67 장기요양인정·장기요양등급 등 이의신청은 어느 곳에 하는가?

① 건강보험심사평가원 ② 국민건강보험공단
③ 시·군·구청 ④ 근로복지공단

정답 ②

68 장기요양 인정 유효기간은?

① 1년 ② 2년 ③ 3년 ④ 4년

정답 ①

해설 노인장기요양보험법 시행령 제8조(장기요양인정 유효기간) ① 법 제19조제1항에 따른 장기요양인정 유효기간은 1년으로 한다. 다만, 법 제20조에 따른 장기요양인정의 갱신 결과 직전 등급과 같은 등급으로 판정된 경우에는 그 갱신된 장기요양인정의 유효기간은 다음 각 호의 구분에 따른다.

69 단기요양보호 급여를 받을 수 있는 기간은?

① 1회 60일 ② 1회 90일
③ 1회 120일 ④ 1회 150일

정답 ②

70 장기요양급여의 범위 등에서 제외(비급여대상)되는 내용으로 옳지 않은 것은?

① 식사재료비
② 상급침실 이용에 따른 추가비용
③ 이·미용비
④ 방문목욕비용

정답 ④

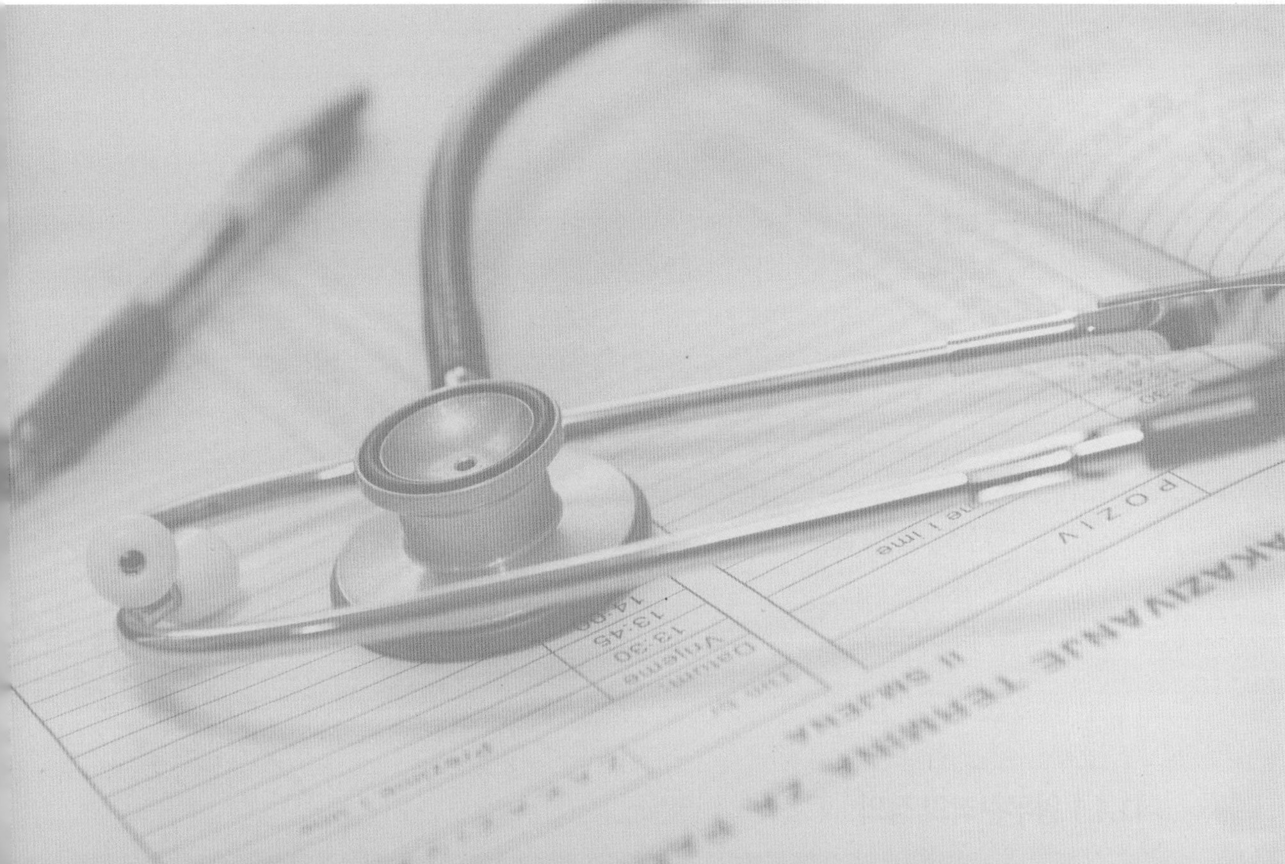

CHAPTER 11
원무관리

Chapter 11

원무관리

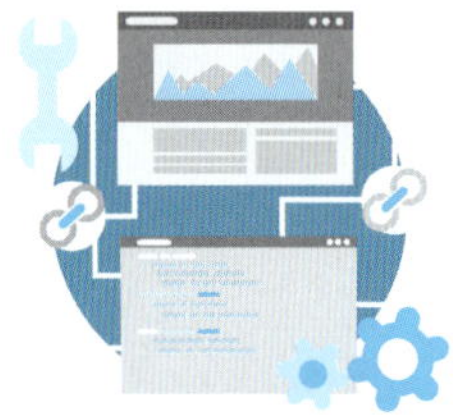

11.1 원무관리의 개념

11.1.1 원무관리의 정의

(1) 정의

- 원무관리에서 "원무"는 "병원사무(hospital office, hospital administration)"를 줄인 말
- "원무"는 병원조직의 목표를 유지, 발전하기 위해 인적자원 및 물적자원의 조달과 이를 통한 성과 향상을 위해 수행하려는 행위
- "관리(management)"는 병원의 목적 달성을 위한 의료서비스 생산활동을 계획하고 통제하는 작업을 의미
- "원무관리"는 병원행정사무(hospital administration management) 혹은 병원사무관리(hospital office management)를 의미함
- 다시 말해, 원무관리는 병원에서 이루어지는 기록, 계산, 분류, 정리 등의 방법을 활용하여 병원에 필요한 자료를 수집, 처리, 분석, 전달, 보관하는 정보처리활동
- 통상적으로 원무관리라 함은 병원이 사무활동 중에서도 환자진료에 필요한 수속절차를 원활하게 진행하기 위한 환자관리(외래/입원), 진료비관리(접수/수납), 진료지원(보험/청구) 등의 업무를 의미함

(2) 원무관리 세부 종류

구체적인 원무관리의 종류에는 다음과 같다.

① 외래(OPD) 부분: 외래진료접수, 외래진료비계산, 외래수납, 진료예약, 증빙서류

② 입원(IPD) 부분: 입원수속, 퇴원수속, 입원진료비계산, 병실이동, 진료과 전환, 증빙서류

③ 청구(ISSUE) 부분: 진료비 본인부담금(환자)의 청구 · 수납 · 정리, 보험자(국민건강보험공단) 부담 진료비 청구, 입금

11.1.2 원무관리의 발전 요인

(1) 국내 병원의 현황

- 보건복지부는 2021년부터 시작되는 제4기 상급종합병원 지정 의료기관의 수를 2019년 현재 42개에서 최소 50개로 대폭 늘어날 가능성이 높아짐
- 2019년 현재, 10개 진료권역(서울권, 경기서북부권, 경기남부권, 강원권, 충북권, 충남권, 전북권, 전남권, 경북권, 경남권)도 20개로 확대될 전망
- 2019년 현재, 우리나라에 의료기관의 총 병상수[1]는 701,582개(병실수 176,702개)에 달함
- 이 중 상급종합병원의 병상수는 44,980개, 종합병원 107,772개, 병원 37,346개, 요양병원 302,221개, 의원 57,874개, 치과병원 107개 등으로 구축되어 있음
- 이는 고령사회로 진입을 앞둔 우리나라는 요양병원이 전체 병상수의 43.0%를 차지하고 있으며, 종합병원이 15.4%, 의원이 8.2%, 상급종합이 6.4% 순으로 차지함
- 병상 수만으로도 규모적인 면에서 국내 병원의 규모는 엄청난 규모로 대형화되었으며, 병원에서의 환자의 증가에 따라 병원의 고유 업무량 및 인력이 증가하고, 직원수의 증가, 분업화, 전문화, 다양화에 의한 조직적인 통제를 필요로 함

[표 11-1] **상급종합병원 지정명단(2019년 11월 현재)**

진료권역	지정기관명
서울권(13)	강북삼성병원, 건국대학교병원, 경희대학교병원, 고려대학교의과대학부속구로병원, 삼성서울병원, 서울대학교병원, 연세대학교의과대학강남세브란스병원, 재단법인아산사회복지재단서울아산병원, 중앙대학교병원, 학교법인고려중앙학원고려대학교의과대학부속병원(안암병원), 학교법인가톨릭학원가톨릭대학교서울성모병원, 학교법인연세대학교의과대학세브란스병원, 한양대학교병원
경기 서북부권(4)	가톨릭대학교인천성모병원, 길병원, 인하대학교의과대학부속병원, 순천향대학교부속부천병원
경기 남부권(4)	고려대학교의과대학부속안산병원, 분당서울대학교병원, 아주대학교병원, 한림대학교성심병원
강원권(1)	연세대학교원주세브란스기독병원
충북권(1)	충북대학교병원
충남권(3)	단국대학교의과대학부속병원, 충남대학교병원, 순천향대학교부속천안병원
전북권(2)	원광대학교병원, 전북대학교병원
전남권(3)	전남대학교병원, 조선대학교병원, 화순전남대학교병원
경북권(5)	경북대학교병원, 계명대학교동산병원, 대구가톨릭대학교병원, 영남대학교병원, 칠곡경북대학교병원
경남권(6)	학교법인인제대학교부산백병원, 경상대학교병원, 고신대학교복음병원, 동아대학교병원, 부산대학교병원, 양산부산대학교병원,
전국합계	총 42기관

※출처: 국민건강보험공단_건강보험심사평가원통계연보 2019

1) 국가통계포털(KOSIS) 건강보험통계: 종별 입원실 현황(2011~2019)

[표 11-2] **소재지별 의료기관 현황**

요양기관 소재지 시도별	2017														
	계	상급종합병원	종합병원	병원	의원	치과병원	치과의원	조산원	보건의료원	보건소	보건지소	보건진료소	한방병원	한의원	약국
계	91,545	43	301	2,995	30,938	231	17,376	26	15	241	1,315	1,904	312	14,111	21,737
서울	22,043	14	43	336	8,155	65	4,797	4	-	25	4	-	44	3,602	4,954
부산	6,572	4	25	335	2,279	22	1,256	2	-	16	11	5	9	1,113	1,495
대구	4,906	4	8	174	1,712	18	868	-	-	8	9	8	2	869	1,226
인천	4,324	3	16	132	1,496	6	881	3	-	10	27	27	22	636	1,065
광주	2,771	2	20	135	915	12	600	-	-	5	1	10	99	318	654
대전	2,941	1	9	97	1,057	6	513	1	-	5	7	8	7	510	720
울산	1,780	1	7	85	592	3	379	-	-	5	8	11	3	284	402
세종	415	-	-	8	147	1	72	-	-	1	10	7	-	65	104
경기	19,319	5	56	592	6,600	35	3,956	8	1	45	125	161	45	2,987	4,703
강원	2,463	1	14	78	743	4	383	1	2	16	99	129	3	350	640
충북	2,658	1	11	86	847	3	407	1	-	14	94	158	6	389	641
충남	3,564	2	11	135	1,055	11	528	-	2	14	150	233	6	519	898
전북	3,706	2	11	161	1,143	3	560	-	4	10	149	241	29	502	891
전남	3,323	1	22	155	931,	7	465	3	3	19	214	326	24	364	789
경북	4,376	-	19	199	1,260	15	640	1	2	23	223	311	5	622	1,056
경남	5,225	2	23	270	1,594	19	865	1	1	19	174	222	8	800	1,227
제주	1,159	-	6	17	412	1	206	1	-	6	10	47	-	181	272

※출처: 국가통계포털(KOSIS): 요양기관 현황(2017년)

(2) 국내 병원 통계

- 국내 의료기관의 수는 국가통계포털(KOSIS.kr)을 통해 조사된 결과에 따르면, 91,545개소
- 가장 많은 수를 나타내고 있는 의료기관은 의원급 의료기관(30,938개)인데, 전체 의료기관의 33.8%에 해당하며, 다음으로는 약국(21,737개)이 23.7%, 치과의원(17,376개)이 19.0%, 한의원(14,111개)이 15.4%, 병원(2,995개)이 3.3%, 보건진료소(1,904개)가 2.1%, 보건지소(1,315개)가 1.4%, 종합병원(301개)이 0.3%, 상급종합병원(43개)이 0.05% 등으로 구성
- 단, 2019년 현재 상급종합병원은 42개임

(3) 병원의 세분화

- 국내 의료기관은 앞서 표에서 보는 바와 같이 상급종합병원, 종합병원, 병원, 의원, 치과병원, 치과의원, 조산원, 보건의료원, 보건소 보건지소, 보건진료소, 한방병원, 한의원, 약국 등 14개 항목으로 세분화되어 구분함
- 의료기관의 형태는 크게 '공공의료기관'과 '민간의료기관'으로 구분
- 국내 의료기관은 민간의료기관의 비율이 훨씬 더 높은 비율로 구성되어 있음
- 통계청 자료에 의하면 국내 민간의료기관 대비 공공의료기관의 비중은 5.7%에 불과하며, 병상수의 점유율도 10.0%에 불과함

[표 11-3] **시도별 공공의료기관 현황**

시도별	2018					
	의료기관수			병상 수		
	전체 의료기관 (개소)	공공의료기관 (개소)	공공의료기관 비중(%)	전체 의료기관 (개)	공공의료기관 (개)	공공의료기관 비중(%)
전국	3,937	224	5.7	641,044	63,924	10.0
서울	507	21	4.1	74,931	8,333	11.1
부산	386	10	2.6	66,138	4,009	6.1
대구	206	9	4.4	34,060	3,654	10.7
인천	188	8	4.3	29,403	1,380	4.7
광주	264	8	3.0	38,080	2,753	7.2
대전	122	7	5.7	20,933	3,129	14.9
울산	96	1	1.0	14,322	130	0.9
세종	8	1	12.5	923	0	0.0
경기	752	30	4.0	117,977	9,096	7.7
강원	101	20	19.8	15,913	3,882	24.4
충북	115	10	8.7	19,978	2,917	14.6
충남	167	14	8.4	25,638	3,601	14.0
전북	212	12	5.7	36,433	3,466	9.5
전남	216	22	10.2	39,084	5,228	13.4
경북	236	24	10.2	41,839	4,512	10.8
경남	338	22	6.5	60,884	6,385	10.5
제주	23	5	21.7	4,508	1,449	32..1

※출처: 국가통계포털(KOSIS): 시도별 공공의료기관 현황(2018년)

- 국내 의료기관의 진료과목도 점차적으로 늘어나면서 현재는 26개 전문과목으로 세분화됨
- 국내 전문의 수는 86,302명(2019년 현재)으로 양적면에서도 크게 증가함

[표 11-4] **진료과목별 전문의 현황**

전문과목별 전문의 수	2019											
	전체	상급 종합병원	종합 병원	병원	요양 병원	의원	치과 병원	치과 의원	한방 병원	보건 의료원	보건소	보건 지소
전체	86,302	12,520	16,593	10,704	5,372	40,102	28	0	241	129	370	243
전문과목	내과, 신경과, 정신건강의학과, 외과, 정형외과, 신경외과, 흉부외과, 성형외과, 마취통증의학과, 산부인과, 소아청소년과, 안과, 이비인후과, 피부과, 비뇨의학과, 영상의학과, 방사선종양학과, 병리과, 진단검사의학과, 결핵과, 재활의학과, 핵의학과, 가정의학과, 응급의학과, 직업환경의학과, 예방의학과											

※출처: 국가통계포털(KOSIS): 진료과목별 지역별 전문의 현황(2019년)

(4) 병원의 전문화

- 병원의 전문화는 전문과목을 집중적으로 운영하는 의료기관에 인증을 하는 전문병원제도로도 발전함
- 매 3년마다 지정하는 전문병원제도(2011년 11월 시행)는 의료법 제3조의5(전문병원 지정)에 의거하여 보건복지부장관은 병원급 의료기관 중에서 특정 진료과목이나 특정 질환 등에 대하여 난이도가 높은 의료행위를 하는 병원을 전문병원으로 지정할 수 있음
- 이러한 전문병원제도는 병원의 기능적으로 세분화하고 전문화하는데 큰 역할을 함

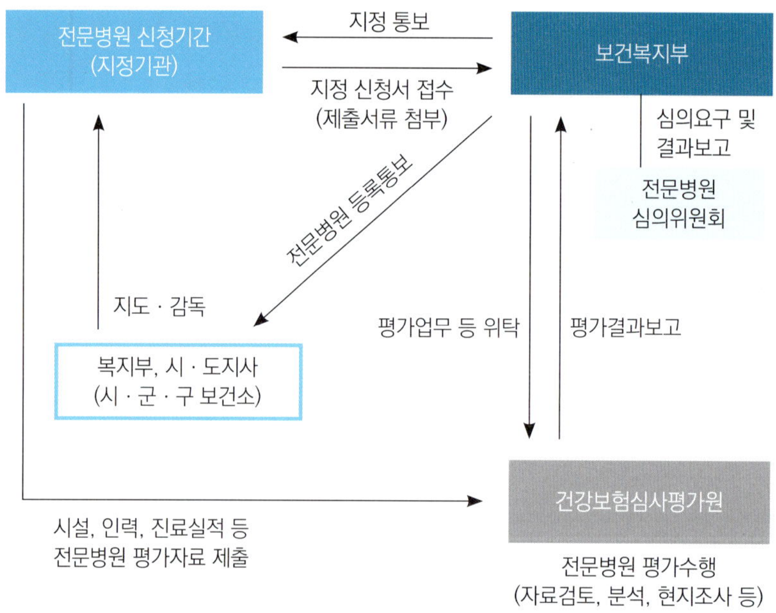

[그림 11-1] **전문병원 지정 체계**

※출처: 보건복지부(mohw.go.kr): 홈>정책>보건의료>보건의료정책>전문병원 지정

- 전문병원제도는 보건의료체계의 효율성을 제고하기 위한 사회적요구와 의료기관의 기능을 새롭게 재정립할 수 있는 계기를 마련했으며, 병원의 전문화 및 특성화를 통해 중소병원의 경쟁력을 확보하는데 역할
- 전문병원제도에 의한 전문병원 지정 분야는 크게 질환별(12개분야) 분야와 진료과목별(8개분야) 분야로 구분
- 전문병원으로 지정받기 위해서는 지정기준(절대평가)을 충족하고 지역별, 분야별 균형을 고려하여 '전문병원심의위원회'의 심의를 거쳐 보건복지부장관이 지정
- 전문병원 지정기준에는 환자구성비율, 진료량, 필수진료과목, 의료인력, 병상, 임상 질지표, 의료서비스 수준 등으로 수행
- 2019년 현재(3기) 총 108개소(병원 99개, 한방병원 9개)가 전문병원 인증기관으로 등록되어 있음

[표 11-5] **전문병원 질환별, 진료과목별 지정분야**

구분	지정분야	인증로고
질환(12개 분야)	관절, 뇌혈관, 대장항문, 수지접합, 심장, 알코올, 유방, 척추, 화상, 주산기, 한방중풍, 한방척추	
진료과목(8개 분야)	산부인과, 소아청소년과, 신경과, 안과, 외과, 이비인후과, 재활의학과, 한방부인	

※출처: 보건복지부(mohw.go.kr): 정책>보건의료>보건의료정책>전문병원 지정

11.1.3 원무관리의 대상과 관리자 역할

(1) 원무관리 대상

- 원무관리의 대상은 의료기관을 이용하는 환자(고객)의 입장에서 바라보는 시각이 가장 합리적인 대상 구분 방법임
- 의료서비스 대상(환자)과 직접적인 연관성을 갖는 대면접촉(직접접촉)과 비대면접촉(간접접촉) 업무로 구분
- 창구업무는 환자와 직접 접촉하여 즉시 처리가 필요한 서비스 접점의 업무
- 창구지원업무는 창구업무를 원활하게 수행할 수 있도록 지원하는 기능을 포함한 사후관리 업무
- 또한, 행정관리업무는 환자의 진료 및 진료비와 관련된 병원만의 고유한 사무에 해당하며, 원무관리 전반에 관한 기획 및 통제기능을 포함한 업무를 의미함

[표 11-6] **원무관리 대상 업무**

구분	기능/업무	업무	내용
대상	대면접촉 (직접접촉)	창구 업무	· 진료접수(등록), 진료비 계산, 수납(입원/외래/검진), 입 · 퇴원수속 · 제증명 발급, 안내업무
		창구지원 업무	· 의무기록관리, 진료처방제도, 환자고충처리 · 진료비청구(건강보험/노인장기요양보험/의료급여/산재보험/자동차보험) 병상관리 · 입 · 퇴원 대장관리, 미수금관리(외래미수금/퇴원미수금)
		행정관리 업무	· 진료행정, 진료수가관리, 의료보장제도관리 · 병원통계 작성 · 분석 · 보고 · 병원만족도 조사
	비대면접촉 (간접접촉)	차트관리 업무	· 보건의료정보(의무기록) 관리
기능	작업기능	의료 업무	
		시설 업무	
	사무기능	직접 사무	
		관리 사무	

(2) 원무관리자 역할

- 의료기관의 전문화, 대형화, 세분화 됨에 따라 원무업무는 분야별 전문가가 필요함
- 원무관리자는 의료서비스 대상자인 환자(고객)의 심리적 안정감을 줄 뿐만아니라, 의료서비스 응대를 빠르고 정확하게 처리해야 함
- 또한, 원무관리자는 해당 서비스를 표준화하고 최소의 비용으로 가능하도록 설계해야 함
- 원무관리자는 병원사무에 관련한 원무통계, 의료관계법률, 유형별 보험(국민건강보험, 산업재해보상보험, 자동차손해배상 보장법)에 대한 전문적인 지식 요구
- 원무관리자는 의료분야에서 사용되는 의학용어, 한국표준질병사인분류코드(KCD), 치료재료, 의약품 수가 및 단가 등에 대한 정보처리 능력도 갖추어야 함
- 최근에는 의료기관 표준화(MeSH, SNOMED-CT, ICD, LOINC) 기술에 대한 이해도 필요

[표 11-7] **원무관리자 자격요건 및 역할**

구분	내용
역할	· 수가관리 및 진료비 산정 · 지속적인 의료서비스 제공 · 병원의 가치 극대화 · 의료진에게 적절한 인적서비스 제공 · 진료절차의 효율적 운영 · 병원의 이해관계자가 모두 만족할 수 있는 시스템 개발
자격요건	· 진료, 간호, 검사 등에 대한 기초지식 · 의료보장 유형별 법률 및 보건의료 관련 법률 지식 · 의료정보 기초지식 및 정보처리 기술 · 보건의료정책 및 의료기관 내외부 환경분석 및 전략 기법

11.1.4 원무관리를 의료기관 이용 고객 분류

(1) 의료기관 이용방법

의료기관을 이용하는 방법에는 크게 외래(Out Patient Department, OPD), 입원(In Patient Department, IPD), 응급(emergency, ER), 낮병동(day care) 등으로 구분한다.

① 외래

- 가장 빈번하게 이루어지는 의료기관 이용방법인데, 부상이나 질병의 진단 및 치료를 위해 방문하여 입원하지 않고 당일에 의료서비스를 받은 후 귀가하는 진료방식을 의미
- 입원에 비해 상대적으로 질병의 정도가 경미하거나 만성질환자가 이용하는 방식이라고 할 수 있음
- 일반적으로 의원급 의료기관은 외래중심으로 운영되는 경우가 많음

② 입원

- 부상이나 질병의 정도가 심각하여 의료기관에서 6시간 이상 머물러 진료 및 치료가 필요한 환자를 치료하는 진료방식을 의미
- 의료기관의 규모나 의료설비가 의원에 비해 상대적으로 크고 정밀하고, 의료진이 다수이고 보다 체계적인 구조를 갖는 것이 특징
- 환자(고객)의 진료를 담당하는 의사의 판단(오더)과 진료상 반드시 필요하다고 인정되는 경우에만 가능

③ 응급

- 각종 응급상태(질병, 분반, 사고, 재해)에 기인하여 부상이나 활력징후에 큰 문제가 발생하여 즉시 필요한 응급처치를 하지 않으면 생명 유지나 신체상의 중대한 위험이 발생할 것으로 판단되는 환자를 진료하는 방식
- 응급상황의 환자를 응급환자라고 하는데, 응급환자를 응대할 수 있는 의료기관은 "응급의료에 관한 법률"에 명시된 기준에 따라 응급의료센터(중앙/권역/전문/지역), 권역외상센터 등으로 설치할 수 있음
- "응급의료에 관한 법률"에 따라 응급의료기관은 허가병상 수의 100분의 1 이상(병의원은 1병상 이상)의 예비병상을 갖추어야 함

④ 낮병동

- 외래와 입원의 중간형태라고 할 수 있는데, 이는 입원수속을 통해 입원을 하지만 낮 동안에만 병원에서 진료하고 귀하하는 진료방식
- 일반적으로, 간단한 수술이나 시술, 정신질활, 항암제 투여, 심혈관계 중재적시술, 혈관조영술 등이 이에 해당

[표 11-8] **응급환자로 분류할 수 있는 응급증상 분류**

구분	내용
응급증상	가. 신경학적 응급증상: 급성의식장애, 급성신경학적 이상, 구토·의식장애 등의 증상이 있는 두부 손상 나. 심혈관계 응급증상: 심폐소생술이 필요한 증상, 급성호흡곤란, 심장질환으로 인한 급성 흉통, 심계항진, 박동이상 및 쇼크 다. 중독 및 대사장애: 심한 탈수, 약물·알콜 또는 기타 물질의 과다복용이나 중독, 급성대사장애(간부전·신부전·당뇨병 등) 라. 외과적 응급증상: 개복술을 요하는 급성복증(급성복막염·장폐색증·급성췌장염 등 중한 경우에 한함), 광범위한 화상(외부신체 표면적의 18% 이상), 관통상, 개방성·다발성 골절 또는 대퇴부 척추의 골절, 사지를 절단할 우려가 있는 혈관 손상, 전신마취하에 응급수술을 요하는 중상, 다발성 외상 마. 출혈: 계속되는 각혈, 지혈이 안되는 출혈, 급성 위장관 출혈 바. 안과적 응급증상: 화학물질에 의한 눈의 손상, 급성 시력 손실 사. 알러지: 얼굴 부종을 동반한 알러지 반응 아. 소아과적 응급증상: 소아경련성 장애 자. 정신과적 응급증상: 자신 또는 다른 사람을 해할 우려가 있는 정신장애

응급증상에 준하는 증상	가. 신경학적 응급증상: 의식장애, 현훈(어지럼증) 나. 심혈관계 응급증상: 호흡곤란, 과호흡 다. 외과적 응급증상: 화상, 급성복증을 포함한 배의 전반적인 이상증상, 골절·외상 또는 탈골, 그 밖에 응급수술을 요하는 증상, 배뇨장애 라. 출혈: 혈관손상 마. 소아과적 응급증상: 소아 경련, 38℃ 이상인 소아 고열(공휴일·야간 등 의료서비스가 제공되기 어려운 때에 8세 이하의 소아에게 나타나는 증상을 말한다) 바. 산부인과적 응급증상: 분만 또는 성폭력으로 인하여 산부인과적 검사 또는 처치가 필요한 증상 사. 이물에 의한 응급증상: 귀·눈·코·항문 등에 이물이 들어가 제거술이 필요한 환자

※출처: 응급의료에 관한 법률 시행규칙 제2조(응급환자)

(2) 진료비지불제도(진료수가) 종류

- 진료비지불제도[2)]란 진료의 대가로 의료공급자에게 지불되는 보상 방식을 의미
- 일반적으로 지불제도는 의료의 질, 의료비, 진료비 심사 및 관리방식에 결정적인 영향을 미침
- 우리나라는 진료비지불에 있어서 의료공급자(의료인, 의사)와 의료기관에 대한 지불내용으로 구분되는데 일반적으로 의료공급자에 대한 보수 지불은 주로 의료행위라는 전문기술에 대한 보상을 목표로 함
- 의료기관에 대한 보수지불은 시설, 장비, 물자, 운영비용 등 투입(input) 비용에 대한 보상을 의미
- 대체로 한 나라의 지불제도는 지불제도의 기본형 하나에 속하기 보다는 그 나라의 실정에 맞게 변형된 것이나 혼합형태로 사용함
- 진료비지불제도의 종류에는 크게 실거래가 상환제, 상대가치수가제, 행위별수가제, 포괄수가제, 인두제, 봉급제, 일당진료비방식, 총액계약제 등이 있음
- 진료비지불제도는 국가별로 상황에 맞춰 채택하여 사용하고, 우리나라는 행위별수가제를 근간으로 하면서 포괄수가제를 점차적으로 늘려가는 방식을 사용함

[표 11-9] **진료비 지불제도**

구분	내용
실거래가 상환제	· 주로 의약품에 대하여 의약품이 거래되는 요양기관(의료기관)의 약가이윤 확보동기를 없애고 의약품의 과잉투약을 제거하여, 보험재정 및 국민의료비 절감을 위한 제도 · 의료기관은 매 분기 품목별 가중평균 실구입가를 다음 분기 두 번째 달부터 3개월 동안 진료분 약제비로 산정하고 새로 고시되는 기준약를 상한선으로 설정하는 제도
상대가치 수가제	· 자원기준상대가치체계(RBRVS, resource based relative value scale, USA)를 우리나라에 맞게 재고안한 방식으로 의사의 업무량 상대가치와 진료비용 상대가치를 합산하여 이를 환산지수로 곱해서 수가를 산정하는 방식
행위별 수가제 (fee-for-service)	· 행위별수가제는 진료에 소요되는 약제 또는 재료비를 별도로 산정하고, 의료인이 제공한 진료행위 하나하나 마다 항목별로 가격을 책정하여 진료비를 지급하도록 하는 제도 · 가장 보편적이고 시장접근적인 방법으로서 대부분의 자본주의 경제체제를 가진 국가에서 채택

2) 건강보험심사평가원(HIRA,OR.KR): 제도·정책〉보험제도〉진료비지불제도

	· 의료인이 제공한 시술내용에 따라 값을 정하여 의료비를 지급하는 것으로서 전문의의 치료방식에 적합. 위중하거나 진료에 시간이 많이 걸리며 특수한 기술이 필요한 질병이나 진료재료가 많이 소요되는 질병에 대하여는 정확히 그만큼 많은 진료비를 의료인에게 지급하는 방식 · 일반 상행위의 원칙이 가장 많이 적용되는 방식으로서 의료인이 가장 선호하는 방식 · 적은 횟수의 더 철저한 검사보다는 짧고 빈도가 많은 진료를 유도하게 함
포괄 수가제 (bundled-payment DRG)	· 포괄수가제는 한 가지 치료행위가 기준이 아니고, 환자가 어떤 질병의 진료를 위하여 입원했는가에 따라 질병군(또는 환자군)별로 미리 책정된 일정액의 진료비를 지급하는 제도 · 미국에서 의료비의 급격한 상승을 억제하기 위하여 1983년부터 DRG(Diagnosis Related Groups)에 기초를 둔 선불상환제도로 개발하였고 연방정부가 운영하는 메디케어 환자의 진료비지급방식으로 사용 · 의료비용의 사전예측이 가능하기 때문에 장기입원에 대한 인센티브를 제거 가능 · DRG지불제도하에서는 현재와 같은 행위별 심사는 약화되는 대신에 의료기관들의 진단명조작이나 의료의 질 저하를 방지하기 위한 활동(모니터링 등)을 담당하는 기능이 필요해지며 이것을 현재의 심사기구가 수행 · Upcoding 등 방지를 위하여 각 의료기관의 입원율, 재원일수, 입원건수, 중증도지표 등의 지속적인 모니터링을 통해 문제의 소지가 있는 의료기관이 포착되면 이에 대한 정밀심사를 하는 방안 등 보험심사기구에서 설정한 종합적인 감시가 필요
인두제 (capitation)	· 인두제는 문자 그대로 의사가 맡고 있는 환자수, 즉 자기의 환자가 될 가능성이 있는 일정지역의 주민수에 일정금액을 곱하여 이에 상응하는 보수를 지급 받는 방식의 제도 · 주민이 의사를 선택하고 등록을 마치면, 등록된 주민이 환자로서 해당 의사의 의료서비스를 받던지 안 받던지 상관없이 보험자 또는 국가로부터 각 등록된 환자수에 따라 일정수입을 지급 받음 · 인두제는 기본적이고 비교적 단순한 1차 보건 의료에 적용되며, 의료전달체계의 확립이 선행 · 주치의사 또는 가정의의 1차 진료 후에 후송의뢰가 필요한 경우에만 전문의의 진료가 가능(영국의 일반가정의에게 적용되는 방식)
봉급제 (salary)	· 사회주의국가나 영국과 같은 국영의료체계의 병원급 의료기관의 근무의에게 주로적용되는 방식으로 농·어촌 등 벽·오지에 거주하는 국민이라도 쉽게 필요한 때 의료서비스를 제공받을 수 있으나 그 진료수준은 낮은 제도 · 법·제도상으로 공공의료의 혜택을 모든 국민이 받을 수 있게 되어 있으나, 제한된 의료시설 및 인력때문에 의사의 윤리적 기준이 낮은 나라의 경우 개인적인 친밀관계나 뇌물수수관계에 따라 의료혜택의 기회가 부여될 여지가 있음 · 봉급제의 단점은 의사의 관심이 환자진료 보다는 승진 또는 더 높은 보수를 위해서 승진결정권을 가진 상사나 고위공직자의 만족에 맞추어지는 모순을 내포함
일당진료비 방식 (daily charge or per diem fee)	· 주로 병원의 입원진료에 적용되는 방식으로 투입자원이나 서비스강도의 차이를 두지 않고 진료 1일당 수가를 책정하여 진료기간에 따라 진료비 총액이 결정되는 제도 · 일당진료비 방식도 일종의 포괄수가제로 보는 경우도 있음 · 일당진료비의 종류 - 의사의 보수를 포함한 전체비용을 포괄하는 방식으로 질병의 종류나 전문분야 등을 구분하지 않고 모든 입원환자에게 동일한 일당 진료비를 부과하는 방법 - 의사의 진료서비스에 대한 보수를 제외한 병원의 전체비용을 포괄하는 방식(의사의 진료비는 행위별 수가 제를 적용하고 병원에 대한 진료비 상환은 일당으로 산정하여 지불) - 의사의 보수를 포함한 전체 비용을 포괄하여 일당진료비를 산정하되 전문과별 또는 특별진료서비스에 대해 차별 수가를 적용하는 방식 · 총액예산을 토대로 일당진료비제가 채택될 경우, 병원은 정해진 기간내의 총비용을 늘려 일당진료비를 높이도록 하거나, 환자진료일수를 늘려 병원의 수입을 증가시킬 우려가 있음

	· 비용절감을 위해 서비스의 질을 낮추거나, 환자진료일수를 늘려 수입을 극대화할 수도 있음 · 수가표나 제공되는 서비스 항목에 관한 표도 불필요하기 때문에 진료비의 지불을 위한 행정 관리비용이 비교적 적게 지출되는 장점이 있으며, 병원 측면에서는 일당진료비 협상을 위한 상세한 회계체계만 갖추면 됨. 다만, 모든 병원의 회계시스템이 동일해야만 보험자가 병원간의 비용을 비교할 수 있음
총액계약제 (global budget)	· 보험자 측과 의사단체(보험의협회)간에 국민에게 제공되는 의료서비스에 대한 진료비 총액을 추계하고 협의한 후, 사전에 결정된 진료비 총액을 지급하는 방식으로(의사단체는 행위별 수가기준 등에 의하여 각 의사에게 진료비를 배분함) 독일의 보험의에게 적용되는 방식 · 총액계약제는 전체 보건의료체계 또는 보건의료체계의 특정 부문에 국한하여 적용이 가능 · 전체 보건의료체계 또는 총액계약제가 적용되는 보건의료 부문의 비용에 대한 효과적 조정이 가능하므로, 진료의 가격과 양을 동시에 통제 및 조정함으로써 진료비 지출 증가 속도를 조절하고 예측 가능 · 그러나, 이 제도는 의료서비스 제공자가 과소진료를 제공하거나 건강상태가 좋지 못한 환자를 기피하는 현상도 발생할 수 있음 · 국가별로 인구의 고령화로 인해 의료비 지출을 제한하기 좋은 방식으로 인식하여 이상적인 지불제도로 많은 연구가 이루어지고 있음

※출처: 건강보험심사평가원(hira.or.kr): 제도·정책>보험제도>진료비지불제도

11.1.5 보험제도별 특징

국민건강보험(건강보험), 산업재해보상보험(산재보험), 자동차손해배상보장(자동차보험)의 운영주체, 운영목적, 가입방법(강제성), 위험분산효과, 수급권리에 대한 특징 등으로 설명할 수 있음

[표 11-10] **보험별 특징**

항목	국민건강보험(건강보험)	산업재해보상보험 (산재보험)	자동차손해배상보장법 (자동차보험)
운영주체	국가 (국민건강보험공단, 보험자)	국가 (근로복지공단)	기업 (보험회사, 공제조합)
운영목적	사회보장	사회보장	이윤추구
보험가입	강제가입 (의무가입,전국민)	강제가입 (사업주가 의무적으로)	임의가입 (개인이 가입, 책임보험은 의무)
위험분산	전국민 대상	사업주, 근로자 대상	자동차 운전대상자
수급권리	법적 수급권	법적 수급권	계약적 수급권

※출처: 산업재해보상보험 및 자동차보험청구실무(이재홍 외, 수학사, pp.281., 2020.2.)

(1) 국민건강보험법

- 목적: 국민의 질병 · 부상에 대한 예방 · 진단 · 치료 · 재활과 출산 · 사망 및 건강증진에 대하여 보험급여를 실시함으로써 국민보건 향상과 사회보장 증진에 이바지함을 목적으로 함[국민건강보험법 제1조(목적))

- 보건복지부장관 의무: 보건복지부장관은 국민건강보험사업을 주관하며, 국민건강보험종합계획(보험정책, 보장성강화, 중장기 재정 전망, 보험료 부과체계, 요양급여비용, 건강증진사업, 취약계층 지원, 건강보험 통계, 정보관리)을 수립
- 요양급여: 국민건강보험은 가입자와 피부양자의 질병, 부상, 출산에 대하여 진찰및검사, 약제및치료재료의 지급, 처치·수술 및 그밖의 치료, 예방 및 재활, 입원, 간호, 이송 등 7가지 항목에 대한 요양급여를 실시[국민건강보험 제41조(요양급여)]

[표 11-11] **국민건강보험의 특징**

항목	국민건강보험(건강보험)
적용대상	상시 1인 이상의 근로자를 사용하는 사업장에 고용된 근로자(연령제한 없음), 사용자, 공무원, 교직원, 시간제근로자
제외대상	① 의료급여법에 따라 의료급여를 받는 자 ② 독립유공자예우에관한법률 및 국가유공자등 예우및지원에관한법률에 의하여 의료보호를 받는 자 ③ 1월 미만의 기간 동안 고용되는 일용근로자 ④ 하사(단기복무자에 한함) · 병 및 무관후보생 ⑤ 선거에 의하여 취임하는 공무원으로서 매월 보수 또는 이에 준하는 급료를 받지 아니하는 자 ⑥ 비상근 근로자 또는 1월간의 소정 근로시간이 60시간 미만인 단시간근로자(교직원 · 공무원 포함) ⑦ 소재지가 일정하지 아니한 사업장의 근로자 및 사용자 ⑧ 근로자가 없거나 비상근 근로자 또는 1월간의 소정 근로시간이 60시간 미만인 단시간근로자만을 고용하는 사업장의 사업주
가입처리기관	국민건강보험공단 관할지사
가입취득시기	① 근로자: 적용사업장에 사용된 날 ② 사용자: 적용사업장의 사용자가 된 날 ③ 공무원: 공무원으로 임용된 날 ④ 교직원: 교원은 해당학교에 교원으로 임명된 날, 직원은 해당학교 또는 그 학교경영기관에 채용된 날 ⑤ 일용근무자 -1월을 초과하여 사역결의 되는 자: 최초 사역일 -1월 이내의 기간을 정하여 계속 사역결의 되는 자: 최초 사역일로부터 1월을 초과하는 날
가입신고기한	자격취득일로부터 14일 이내

※출처: 4대사회보험 정보연계센터(4infure.or.kr): 센터소개>4대사회보험소개>4대사회보험민원업무>가입대상

(2) 자동차손해배상 보장법

- 목적: 자동차의 운행으로 사람이 사망 또는 부상하거나 재물이 멸실 또는 훼손된 경우에 손해배상을 보상하는 제도를 확립하여 피해자를 보호하고, 자동차사고로 인한 사회적 손실을 방지함으로써 자동차운송의 건전한 발전을 촉진함을 목적으로 함[자동차손해배상 보장법 제1조(목적)]
- 특징: 자동차손해배상보장법(자동차보험)은 사보험(민간보험)의 성격을 가지기 때문에 강제성을 갖지는 않음

• 자동차보험에 포함된 자동차손해배상책임보험(책임보험)은 공보험(공공보험)의 성격을 가진 보험으로 예외적으로 강제적 가입되는 의무보험

[표 11-12] **건강보험기준과 달리 적용되는 자동차보험진료수가 사항(제5조제2항제1호 관련)**

대분류	건강보험기준 및 응급의료기준 중 달리 적용되는 자동차보험 수가 항목
일반사항	[의료기관 종별가산율] 「건강보험 행위 급여・비급여목록표 및 급여 상대가치점수」의 제1편 제1부 "Ⅱ. 요양기관 종별가산율" 1항의 의료기관 종별에 따라 가산하는 비율을 다음과 같이한다. 1. 가목은 45% 2. 나목은 37% 3. 다목은 21% 4. 라목은 15%
제1장 기본진료료	[입원료] 「건강보험 행위 급여・비급여목록표 및 급여 상대가치점수」제1편 제2부 제1장 [산정지침] 2.입원료 등 라. (5) 및 (6)을 다음과 같이 한다. 1. 상급종합병원과 종합병원을 제외한 의료기관의 입원료(가-2)는 입원 51일째부터 150일까지는 해당 점수의 90%를 산정하고(산정코드 첫 번째 자리에 '8'로 기재), 입원 151일째부터 해당 점수의 85%를 산정한다.(산정코드 첫 번째 자리에 '9'로 기재), 2. 종합병원의 입원료(가-2)는 입원기간에 관계없이 해당 점수의 100%를 산정한다. 3. 상급종합병원의 입원료(가-2, 가-9가~다)는 입원기간에 관계없이 해당 점수의 100%에 병원관리료 100%를 가산하여 산정한다(산정코드 두 번째 자리에 '9'로 기재)
제5장 주사료	[주사료] 피하 또는 근육내주사(마-1)는 외래는 1일 1회, 입원은 1일 4회 이내만 산정한다. 다만, 응급을 요하거나 진료상 반드시 필요한 경우에는 예외로 한다. 수액제 주입로를 통한 주사(마-5-1)는 외래는 1일 1회, 입원은 1일 4회 이내만 산정한다.
제7장 이학요법료	[이학요법료] 표층열치료(사-101), 한냉치료(사-101-1), 경피적전기자극치료(사-104), 간섭파전류치료(사-104의 '주')는 수상일로부터 17일까지 외래는 1일 1회 2부위까지, 입원은 1일 2회 2부위까지 산정하며, 수상일로부터 18일 이후부터는 부위 불문하고 외래는 1일 1회, 입원은 1일 2회만 산정한다.
제9장 처치 및 수술료 등	[처치 및 수술료 등] 안면 또는 경부에 대하여 창상봉합술(자-2-가)을 시행한 경우에는 1회의 시술에 한하여 별도로 50,000원을 산정한다.(키-9, VI010) [처치 및 수술료 등] 「건강보험 행위 급여·비급여목록표 및 급여 상대가치점수」제1편 제2부 제9장 자-24 반흔구축성형술[운동제한이 있는 것], 저-21 자가 지방 혹은 진피-지방이식술, 자-13-1 색소레이저광선치료'는 다음의 키-10 반흔구축성형술, 키-11 자가 지방 혹은 진피-지방이식술, 키-14 레이저 반흔성형술로 산정한다. 키-10 반흔구축성형술 Release of Scar Contracture 주: 1. 운동제한유무와 관계없이 산정한다. 2. 안면성형술시 사용된 봉합사는 실구입가로 산정한다. 3. Z-plasty 혹은 W-plasty 등 국소피판에 해당하는 피부성형술을 시행한 경우 시술전 반흔 길이의 1.5배를 산정한다. 가. 안면(cm당) (1) 상급종합병원 100,000원(VI021) (2) 종합병원 80,000원(VI022) (3) 병원 70,000원(VI023) (4) 의원 60,000원(VI024)

	나. 기타부위(cm당) (1) 상급종합병원 70,000원(VI031) (2) 종합병원 60,000원(VI032) (3) 병원 50,000원(VI033) (4) 의원 40,000원(VI034) 키-11 자가 지방 혹은 진피-지방이식술 Autogenous Fat Graft or Dermo-Fat Graft 주: 2부위 이상 시술시 이식한 부위 면적을 합하여 산정한다. 가. $4cm^2$ 미만 511,800원(VI041) 나. $4cm^2$ 이상~$16cm^2$ 미만 716,520원(VI042) 다. $16cm^2$ 이상~$36cm^2$ 미만 921,240원(VI043) 라. $36cm^2$ 이상~$100cm^2$ 미만 1,535,400원(VI044) 마. $100cm^2$ 이상 2,047,200원(VI045) 키-14 레이저 반흔성형술 주: 2부위 이상 시술시 면적을 합산하며, 레이저 종류를 불문하고 산정한다. 가. 0~$25cm^2$ 미만 153,540원(VI071) 나. $25cm^2$ 이상~$100cm^2$ 미만 255,900원(VI072) 다. $100cm^2$ 이상~358,260원(VI073)
제14장 한방시술 및 처치료	[시술료] 온냉경락요법(하-70)은 수상일로부터 17일까지 외래는 1일 1회 2부위까지, 입원은 1일 2회 2부위까지 산정하며, 수상일로부터 18일 이후부터는 부위 불문하고 외래는 1일 1회, 입원은 1일 2회만 산정한다.
응급의료기준	[응급의료관리료] 응급의료수가기준의 2.산정기준 "가"항에 의거 응급실에서 응급환자 또는 응급실에 내원한 환자에게 응급처치 및 응급의료를 행한 경우 초일에 한하여 산정하되, 응급환자에 해당되지 않는 환자의 경우에도 보험회사등이 응급의료관리료 전액을 부담한다.

※출처: 법제처(law.go.kr): 자동차보험진료수가에 관한 기준(2019.07.23. 개정)

(3) 산업재해보상보험법

- 목적: 산업재해보상보험 사업을 시행하여 근로자의 업무상의 재해를 신속하고 공정하게 보상하며, 재해근로자의 재활 및 사회 복귀를 촉진하기 위하여 이에 필요한 보험시설을 설치 · 운영하고, 재해 예방과 그 밖에 근로자의 복지 증진을 위한 사업을 시행하여 근로자 보호에 이바지하는 것을 목적으로 함(산업재해보상보험법 제1조(목적)). 고용노동부장관은 산업재해보상보험법을 관장
- 산재급여의 종류: 산업재해보상보험법 상의 보험급여의 종류는 요양급여, 휴업급여, 장해급여, 간병급여, 유족급여, 상병보상연금, 장의비, 직업재활급여 등 8가지 항목에 대해 급여를 지급[산업재해보상보험법 제36조(보험급여의 종류와 산정기준)]
- 산재급여의 지급: 산업재해보상보험법 상의 요양급여는 근로자가 업무상 사유 부상을 당하거나 질병에 걸린 경우에 그 근로자에게 지급하는데 요양급여의 범위는 진찰및검사, 약제·진료재료·의지및보조기의 지급, 처치·수술·그밖의 치료, 재활치료, 입원, 간호및간병, 이송, 그밖에 고용노동부령에 정하는 사람 등 8가지 경우에 대하여 요양급여를 지급[산업재해보상보험법 제40조(요양급여)].

[표 11-13] 산업재해보상보험법의 특징

항목	산업재해보상보험법(산재보험)
적용대상	근로기준법에 따른 근로자
제외대상	「공무원연금법」, 「군인연금법」, 「선원법」·「어선원 및 어선재해보상보험법」 또는 「사립학교교직원연금법」에 의하여 재해보상이 행하여지는 자
가입처리 기관	근로복지공단 관할 지사
가입취득 시기	① 산재보험이 적용되는 사업장에 고용된 날 ② 산재보험 적용제외 근로자였던자가 산재보험의 적용을 받게 된 경우에는 그 적용을 받게 된 날 ③ 보험관계성립일 전에 고용된 근로자의 경우에는 그 보험관계가 성립한 날 ④ 사업종류 변경으로 자진신고 대상사업에서 부과고지 대상 사업장으로 변경된 경우 변경된 날 ⑤ 해외파견자가 국내 성립된 부과고지 사업장으로 복귀하는 경우 복귀한 날 ⑥ 특수형태근로종사자가 고용관계가 변동되어 일반 근로자가 되는 경우 일반근로자가 된 날 ⑦ 산재보험 고용정보신고제외자가 고용관계가 변동되어 신고 대상이 되는 경우 신고 대상이 된날 ⑧ 산재보험 적용제외 사업장이 적용사업장으로 변경되는 경우 보험관계가 성립한 날
가입신고 기한	사유 발생일이 속하는 달의 다음달 15일까지

※출처: 4대사회보험 정보연계센터(4infure.or.kr): 센터소개>4대사회보험소개>4대사회보험민원업무>가입대상

11.2 환자분류

11.2.1 진찰에 따른 환자분류

(1) 초진/재진

- 진찰료 정의: 의료기관을 이용하는 이용자(환자, 고객)에 대한여 질병이나 치료를 위해 해당 진료과목(진료상병)에서 의료인에게 진찰을 하는데 부담하는 비용을 의미
- 진찰료의 종류: 진찰료의 산정방법은 크게 초진진찰료와 재진진찰료로 구분
- 초진과 재진은 이전 진찰과의 현재 진찰의 상병과의 관계성 유무에 따라 결정
- 일반적으로 30일 이내 동일 상병으로 방문한 환자를 재진으로 산정
- 해당 질병 치료의 완료여부가 불분명하고 애매할 경우에는 90일 이내를 재진으로 판단
- 초진: 해당상병으로 동일 의료기관에서 동일 진료과목에 대하여 1명의 의사에게 진료받은 경험이 없는 진료를 의미
- 초진진찰료 이때 발생하는 진찰료를 의미. 다시 말해, 질병이나 부상으로 처음 의료기관을 이용할 때 산정되는 진찰료가 초진진찰료에 해당
- 재진: 해당 상병으로 동일 의료기관의 동일 진료과목에 대하여 1명의 의사에게 계속해서 진료를 받는 경우에 진료를 의미
- 재진진찰료는 이때 발생하는 진찰료를 의미하며, 완치여부에 따라 치료종결 후 30일 이내이면 재진이고 30일이 지나면 초진으로 산정

11.2.2 보험에 따른 환자분류

보험에 따라 환자를 분류하면, 국민건강보험환자, 의료급여(1종, 2종)환자, 산업재해보상보험환자, 자동자손배상보장환자, 공무상 요양환자, 비보험환자 등으로 구분할 수 있음.

(1) 국민건강보험 환자

- 정의: 국내 거주하는 모든 국민으로써 국민건강보험 가입자 또는 피부양자로 등록된 환자
- 병원에서 치료를 받을 경우 국민건강보험환자의 경우 건강보험증을 제시하거나 신분증(혹은 주민등록번호)을 제시하면 국민건강보험공단에 온라인으로 접속하여 신분을 확인한 후에 의료서비스를 제공받을 수 있음
- 개인적인 질병이나 부상에 의한 재활치료, 분만 등을 목적으로 내원한 환자를 국민건강보험환자로 등록함

(2) 노인장기요양보험 환자

- 정의: 2008년부터 시행한 노인장기요양보험제도는 건강보험제도와는 별개의 제도로 도입・운영되고 있는 사회보험제도
- 제도운영의 효율성을 도모하기 위하여 보험자 및 관리운영기관을 국민건강보험공단으로 일원화함
- 또한 국고지원이 가미된 사회보험방식을 채택하고 있고 수급대상자에는 65세 미만의 장애인이 제외되어 노인을 중심으로 운영
- 노인장기요양보험환자는 65세 이상의 노인으로 해당 요양기관에 입원치료를 받는 환자를 의미

(3) 의료급여(1종,2종) 환자

- 정의: 의료급여환자는 관련 법률에 의거하여 보건복지부 장관이 인정한 자로써 의료급여증을 제시하거나 신분증으로 국민건강보험공단으로부터 신분이 확인된 경우 의료서비스를 제공받을 수 있는자
- 대상: 의료급여환자는 생활을 유지하기 어려운 저소득층을 대상으로 국가가 기본적인 의료혜택(진찰, 수술 등)을 제공 받는 환자에 해당
  - -의료급여 1종: 외래, 입원 진료 시 전액무료
  - -의료급여 2종: 외래 진료 시 일부는 본인이 부담

(4) 산업재해보상보험 환자

- 정의: 산업재해보상보험(산재) 환자는 업무상 발생한 질병의 부상을 당한 자로써 근로복지공단으로부터 승인을 받은 환자를 의미
- 대상: 산업재해보상보험은 근로자를 사용하는 모든 사업에 적용되며 사업주는 산재보험관계의 보험 가입자로서 성립일로부터 14일 이내에 보험관계 성립신고의 의무와 매년 초일로부터 70일 이내에 보험료의 신고납부의무가 주어지며, 불이행할 경우에는 해당 사업장에 대하여 경제적, 행정적 제재를 취함

(5) 자동차손해배상보장 환자

- 정의: 자동차손해배상보장(자동차보험) 환자는 교통사고와 관련한 환자로써 자동차보험 보험자로부터 진료비 지불 보증서를 서면으로 받아 처리한 환자를 의미
- 특징: 자동차보험은 사회보험(공보험)인 국민건강보험, 산업재해보상보험 등과는 달리 가입이 강제적이지 않아 민간보험(사보험)에 해당하지만 실제로는 공보험적 성격을 가짐
- 종류: 자동차보험의 종류를 분류하면 크게 책임보험과 종합보험으로 구분함
  -책임보험: 자동차 소유자가 의무적으로 가입(공보험적 역할)
  -종합보험: 자동차 소유자가 임의 가입(사보험적 역할)

(6) 공무상 요양 환자

- 정의: 공무상 요양환자란 소방공무원이나 경찰, 군인 등의 공무원이 업무와 관련하여 질병이나 부상을 당하였을 경우 산업재해보상보험(산재보험)과 동일한 방법으로 처리하는 보험환자
- 이때 보험자는 공무원연금관리공단, 국방부, 사립학교교직원 연금관리공단이 처리

(7) 비보험 환자(일반수가 환자)

- 정의: 일반적으로 국민건강보험 가입자가 아닌 환자로 위의 항목에 해당하지 않는 환자
- 적용대상: 보험에 적용이 되지 않기 때문에 의료기관이 자체적으로 결정한 임의의 수가를 적용할 수 있는 환자를 의미하는데, 성형외과, 이비인후과, 치과 등 국민건강보험이 적용되지 않는 진료과목에서 비교적 많이 활용

11.3 의료수가

11.3.1 의료수가관리

- 우리나라는 현재(2019년)까지도 주요 수가형태는 행위별수가제이지만 내부적으로는 의료기관들이 의료비용을 절감하기 위해, 임상진료지침, 질향상 등의 관리의료의 양상을 보이고 있음
- 우리나라의 국민건강보험제도가 후불상환제도인 행위별수가제 범위 안에서 수행되고 있으면서 부분적으로 선불상환제도인 포괄수가제(Diagnosis Related Group, DRG)를 함께 사용하고 있다는 전제에서 국민건강보험제도의 이해가 필요함
- 우리나라의 포괄수가제는 1997년 시범사업으로 시작하여 2002년 1월부터 4진료과 8개 질병군에 제한을 두고 본격적으로 시행됨(2003년 9월부터 질식분만이 제외 되어 7개질병군으로 운영 중)
- 포괄수가제 적용 질병군은 아래의 4개 진료과 7개 질병군으로 병원에 입원(외래는 제외됨) 하여 수술을 받거나 출산한 경우에 적용
- 의료수가: 의사나 약사 등의 의료서비스 제공자로부터 국민건강보험공단과 환자가 의료서비스를 제공받은 경우에 지불해야하는 돈을 의미
- 의료수가는 환자에게 제공되는 의료서비스의 정도, 서비스제공자의 소득, 물가상승률 등의 경제지표에 따라 매년 국민건강보험공단과 의료인을 대표하는 단체가 합의하는 1년 단위의 단기보험에 의해 정해짐

[표 11-14] **진료비 지불제도별 장단점**

지불방식	장점	단점
행위별수가제 (Fee-for-service)	• 환자에게 충분한 양질의 의료서비스 제공 가능 • 신의료기술 및 신약개발 등에 기여 • 의료의 다양성이 반영될 수 있어 의사·의료기관의 제도 수용성이 높음	• 환자에게 많은 진료를 제공하면 할수록 의사 또는 의료기관의 수입이 늘어나게 되어 과잉진료, 과잉검사 등을 초래할 우려가 있음. • 과잉진료 및 지나친 신의료기술등의 적용으로 국민의료비 증가 우려수가 구조의 복잡성으로 청구오류, 허위 · 부당청구 우려
포괄수가제 (DRG, Bundled -payment)	• 경영과 진료의 효율화 • 과잉진료, 의료서비스 오남용 억제 • 의료인과 심사기구 · 보험자간의 마찰 감소 • 진료비 청구방법의 간소화 • 진료비 계산의 투명성 제고	• 비용을 줄이기 위하여 서비스 제공을 최소화하여 의료의 질적 수준 저하와 환자와의 마찰 우려·조기 퇴원 • DRG코드조작으로 의료기관의 허위·부당청구 우려 • 의료의 다양성이 반영되지 않으므로 의료기관의 불만이 크고 제도 수용성이 낮음
봉급제 (Salary)	• 의료서비스 제공을 위한 직접비용이 독립계약 하에서 보다 상대적으로 적음	• 개인적 경제적 동기가 적어 진료의 질을 높인다거나 효율성 제고 등의 열의가 낮음 • 관료화, 형식주의화, 경직화 등 우려 • 진료의 질적수준 저하
인두제 (Capitation)	• 진료비 지불의 관리 운영이 편리지출 비용의 사전 예측 가능 • 자기가 맡은주민에 대한 예방의료, 공중보건, 개인위생 등에 노력 • 국민의료비 억제 가능	• 의사들의 과소 진료 우려 • 고급의료, 최첨단 진료에 대한 경제적 유인책이 없어 신의료기술의 적용 지연 • 중증 질병환자의 등록기피 발생 우려
총액계약제 (Global-budget)	• 과잉 진료 · 청구의 시비가 줄어들게 됨 • 진료비 심사 · 조정과 관련된 공급자 불만이 감소 됨 • 의료비 지출의 사전 예측이 가능하여 보험재정의 안정적 운영 가능 • 의료 공급자의 자율적 규제 가능	• 보험자 및 의사 단체간 계약 체결의 어려움 상존 • 전문과목별, 요양기관별로 진료비를 많이 배분 받기 위한 갈등 유발 소지 • 신기술 개발 및 도입, 의료의 질향상 동기가 저하되며, 의료의 질관리가 어려움 (과소 진료의 가능성)

※출처: 건강보험심사평가원 [제도.정책]

[표 11-15] **국가별 의료비 심사지불제도 비교**

지불방식	의원급	병원급
한국	행위별수가제 - 일부 DRG 실시	행위별수가제 - 일부 DRG 실시
독일	총액계약제 - 보험자단체와 보험의협회가 진료비 총액을 연간 계약하고 그 총액을 보험의 협회에게 일괄하여 지불함 - 보험의협회에서 개개 의사에게 수가표를 기준으로 행위별수가제로 지불	총액계약제 - 보험자단체와 보험의협회가 진료비 총액을 연간 계약하고 그 총액을 보험의 협회에게 일괄하여 지불함 - 보험의협회에서 개개 의사에게 수가표를 기준으로 행위별수가제로 지불
프랑스	선불 상환 방식에 의한 행위별수가제 (총액규제실시) - 의사조합과의 전국 협약을 통해 총액범위 내의 외래진료비 지급	공적병원 - 총액계약제(1984년~) 민간병원 - 환자 1일당 입원료로서 정액 지불 병원급(일부진료에 대한 포괄수가제 실시)
일본	행위별 수가제	행위별 수가제 - DRG 시범 사업 중
대만	총액 계약제 - 치과외래(1998.07.),한방(2000.07.) - 외과외래(2001.07.),병원(2002.07.) 인두제, 포괄수가제	행위별 수가제 - 일부 포괄수가제 실시
미국	행위별 수가제 - 진료보수점수표에 의거 상대가치수가 - (RBRVS)방식으로 지불 인두제	DRG
영국	인두제	병원 근무의는 공무원으로서 봉급제 포괄수가제(PbR)

※출처: 건강보험심사평가원 [제도.정책]

11.3.2 국민건강보험

- 정의: 국민건강보험은 국민의 질병, 부상에 대한 예방, 진단, 치료, 재활과 출산, 사망 및 건강증진에 대하여 보험급여 실시함으로써 국민보건을 향상시키고 사회보장을 증진하는 것을 목적으로 하고 있으며, 국가 기관인 보건복지가족부가 관장하는 대표적인 공보험제도(국민건강보험법 제1조)
- 제정: 국내에서는 1963년 최초로 의료보험법이 제정됨. 이후 1989년 전국민의료보험이 시작되었으며, 2000년에 의약분업 시행, 2002년에는 국민건강보험의 재정악화에 의한 재정건전화특별법이 제정되어 사용되었으며, 2008년에는 노인장기요양보험이 시행됨.

(1) 국민건강보험 특징

- 국민건강보험은 국내에 거주하는 국민으로서 일부 적용 예외자를 제외한 사업장근로자, 공무원, 교직원, 지역거주자를 대상으로 함
- 다른 공보험이나 사보험에 비해 아래와 같은 특징을 가짐

① 의무적인 보험가입 및 보험료 납부

- 건강보험 가입자나 요양기관은 법률에 의해 강제 가입
- 보험료나 진료비에 대해서도 규정에 의해 강제적으로 적용

② 질병보험의 범주에 속함

③ 전국민보험의 성격

1989년 도시지역 가입자까지 적용 범위가 확대되면서, 실질적인 전국민을 대상으로 한 보험제도

④ 단기보험

1회계 연도를 기준으로 보험료를 계산하는 단기보험

⑤ 적용대상과 관리운영이 분리

- 적용대상은 모든 국민, 관리운영은 건강보험관리공단이 함(보험자)
- 적정성평가는 건강보험심사평가원이 함(규제자)

⑥ 보험료의 차등화

부담능력에 따른 건강보험 부담액이 차등화되어 있음

⑦ 가입자에게 동일한 혜택

보험 가입자는 보험료 납입 금액 등의 조건에 관계없이, 건강상태나 필요 의료행위에 따라 동등한 혜택

(2) 포괄수가제

- 요양급여 기준에 의해 국민건강보험의 의료수가는 병원이 건강보험심사평가원(심평원)에 청구하는 '제3자 지불방식'을 사용
- 우리나라의 수가 방식에는 진료행위별로 수가를 산정하는 행위별수가제(fee-for-service)와 진료의 내용과 입원기간에 상관없이 환자의 질병군에 따라 정해진 일정액을 진료비를 지불하는 포괄수가제(Diagnosis Related Group, DRG)를 일부 사용
- 포괄수가제의 적용대상은 4개 진료과 7개 질병군으로 적용대상은 다음과 같음
- 2009년부터 7개 질병군에 대한 문제점을 보완하여 전체 입원환자에게 가능한 신포괄수가제 모형을 개발하여 사용하고 있는데, 이는 기존의 포괄수가제와 행위별수가제의 혼합형에 해당
- 2013년 7월 이후 559개 질병군까지 확대하여 시범사업화 하고 있음
- 7개 질병군 포괄수가제는 비교적 단순한 일부 외과수술에만 적용
- 여기에 4대 중증질환(암·뇌·심장·희귀난치성질환)과 같이 복잡한 질환까지 포함시켜 더 많은 입원환자가 혜택을 받을 수 있게 한 것이 신포괄수가제에 해당함

[표 11-16] **포괄수가제의 내용(2013년 7월부터 시행)**

No	진료과목	내용
1	안과	① 수정체수술(백내장수술)
2	이비인후과	② 편도 및 아데노이드 수술
3	외과	③ 항문 및 항문주위수술(치질수술) ④ 서혜 및 대퇴부 탈장수술 ⑤ 충수절제술(맹장수술)
4	산부인과	⑥ 자궁 및 자궁부속기(난소, 난관) 수술(악성종양 제외) ⑦ 제왕절개분만

※출처: 건강보험심사평가원 [제도/정책]

[표 11-17] **포괄수가제의 장점**

대상	장/단점	내용
환자	장점	① 본인부담금이 줄어들고, 건강보험의 보장성(혜택)이 확대. ② 병원비를 미리 가늠할 수 있으며 계산도 간편. ③ 국민건강보험의 지속가능성에 기여 ④ 환자가 적정한 진료를 받게 함. ⑤ 과잉진료 차단
	단점	① 과소진료의 위험성 ② 적정진료 유/무에 대한 거부감과 두려움
의료기관	장점	① 꼭 필요한 진료만 하게 되어 의료기관의 경영 효율성 제고 ② 심평원과의 진료비 심사로 인한 마찰이 감소. ③ 병원의 진료비 청구와 계산방법 간소화. ④ 국민건강보험 진료비 청구 및 지급이 빨라짐.
	단점	① 환자에게 필요한 진료를 과소 진료하게 할 가능성 ② 적정진료 유/무에 대한 거부감

※출처: 건강보험심사평가원 [제도/정책]

[표 11-18] **포괄수가제 시범사업 현황**

구분	대상기관	사업기간	대상질병군
신포괄수가제 1차 시범사업	국민건강보험공단 일산병원(1개소)	2009.4.20 - 2010.6.30	20개 질병군 (전체 입원환자의 16%)
신포괄수가제 2차 시범사업	국민건강보험공단 일산병원(1개소)	2010.7.1 - 2011.6.30	76개 질병군 (전체 입원환자의 53%)
신포괄수가제 3차 시범사업	국민건강보험공단 일산병원(1개소)	2011.7.1 - 2012.6.30	553개 질병군 (전체 입원환자의 96%)
지역거점 공공병원 신포괄수가제 1단계 시범사업	부산, 대구 남원의료원(3개소)		76개 질병군

신포괄수가제 시범사업	국민건강보험공단 일산병원 및 전국 40개 공공병원(지방의료원, 적십자병원) (총합 41개소)	2011.7.1 - 2012.6.30	550개 질병군 (전체 입원환자의 94%)
포괄 · 신포괄수가제 통합모형	병의원 및 종합병원	2014년 이후	수요조사 및 확대 질병군 개발 이후 예정

※출처: 의료심사평가 선진화를 위한 미래전략(심평원)

(3) 국민건강보험의 법적 근거

- 국민건강보험법에 대한 근거법령은 아래와 같이 헌법, 사회보장기본법, 국민건강보험법, 국민건강재정건전화특별법 등에 근거함
- 각 법령에 대한 특징을 살펴보면 아래와 같음

① 헌법

- 대한민국헌법 제34조에 모든 국민은 인간다운 생활을 할 권리를 가지며, 국가는 사회보장, 사회복지의 증진에 노력할 의무를 진다고 규정하고 있고, 제36조에서는"모든 국민은 보건에 관하여 국가의 보호를 받는다"라고 명시되어 있음
- 국민건강보험은 국가가 헌법에 명시되어 있는 보건에 대한 국민보호 의무에 따라 시행되는 보험 제도

② 사회보장 기본법

- "사회보장기본법" 제3조(정의)에서 사회보장은 질병/장애/노령/실업/사망 등의 사회적 위험으로부터 모든 국민을 보호하고 빈곤을 해소하며 국민생활의 질을 향상시키기 위하여 제공되는 사회보험/공공부조/사회복지서비스 및 관련복지제도
- 사회보험은 "국민에게 발생하는 사회적 위험을 보험방식에 의하여 대처함으로써 국민건강과 소득을 보장하는 제도"라고 규정
- 또한 제24조(운영원칙)에서 "국가 및 지방자치단체는 사회보장제도를 운영함에 있어 이를 필요로 하는 모든 국민에게 적용하여야 한다"라고 명시
- 즉, 국가는 질병 등의 사회적위험으로부터 국민건강을 보호하기 위한 사회보장제도의 일환으로 국민건강보험 제도를 시행하는 것

③ 국민건강보험법

- 국민건강보험법은 국민의 질병/부상에 대한 예방/진단/치료/재활과 출산/사망 및 건강증진에 대하여 보험급여를 실시함으로써 국민보건을 향상시키고 사회보장을 증진함을 목적
- 이 법에는 국민건강보험제도 운영기관 및 운영방법, 국민의 수급권 등 권리보장, 적용대상 및 보험료 부담 의무 등 보험 운영을 위한 실질적인 내용이 명시

④ 국민건강재정건전화특별법

- '국민건강재정건전화특별법'은 국민건강보험의 재정적자를 조기에 해소하고, 재정건전화를 이른 시일 내에 달성하기 위하여 보험료 및 보험수가의 산정 등에 관하여 국민건강보험법에 대한 특례를 규정
- 국민건강보험에 대한 재정지원의 근거를 마련하기 위해 2002.1.19부터 2006.12.31 까지 5년간 한시적으로 시행되고 없어진 특별법
- 현재는 시행하고 있지 않음

(4) 국민건강보험의 기능과 역할

- 국민건강보험법은 의료보장, 사회연대, 소득재분배의 기능과 역할을 제공

① 의료보장 기능

- 국민건강보험은 피보험대상자 모두에게 필요한 기본적 의료를 적정한 수준까지 보장함
- 의료문제를 해결하고 누구에게나 균등하게 적정수준의 급여를 제공.

② 사회연대 기능

- 국민건강보험은 사회보험으로서 건강에 대한 사회공동의 책임을 강조하여 비용(보험료)부담은 소득과 능력에 따라 부담
- 가입자 모두에게 균등한 급여를 제공함으로써 사회적 연대를 강화하고 사회통합을 이루는 기능

③ 소득재분배 기능

- 질병은 개인의 경제생활에 지장을 주어 소득을 떨어뜨리고 다시 건강을 악화시키는 악순환을 초래
- 개인의 경제적 능력에 따른 일정한 부담으로 재원을 조성하고 개별부담과 관계없이 필요에 따라 균등한 급여를 제공하여 질병의 치료부담을 경감시키는 건강보험은 소득재분배 기능

(5) 국민건강보험의 주요 재원

- 건강보험은 보험료 납부의무자인 직장가입자(직장근로자) 또는 지역가입자(농어민, 도시자영업자)로부터 징수하는 보험료와 국고지원, 건강증진기금지원금 등이 재원
- 보험료는 가입자/사용자/국가 및 지방자치단체(의료급여의 경우)로부터 징수하는 금액이며, 건강보험 재원의 가장 큰 부분을 차지함
- 이를 정리하면 아래와 같다.

  ① 가입자의 보험료: 직장가입자 보험료 + 지역가입자 보험료

  ② 국고 지원: 당해연도 예상수입액의 14%

  ③ 건강증진기금: 당해연도 보험료 예상수입액의 6%(단, 부담금 예상수입의 65%이내)

[표 11-19] **국민건강보험료 및 장기요양보험료**

구분	직장가입자(사기업)	직장가입자(공무원/교직원)	지역가입자(농어촌/개인사업)
보험료 (법64조)	- 보수월액X보험료율 - 보수월액의 6.67%(2020년 기준, 매년 달라짐)		- 세대단위 산정 - 보험료 부과점수(법64조) X 점수당단가
부담주체 (법 76조)	- 근로자 50% - 사용자 50%	- 국가공무원(50%: 50%) - 사립학교(본인50%, 학교30%, 국가20%)	-개인100%
보험료 산정공식	- 소득월액보험료 산정 방법 직장가입자의 보수월액에 포함된 보수를 제외한 소득(보수외소득)이 연간 7,200만원을 넘는 경우, 해당금액을 12로 나누어 소득월액을 산정(연 7,800만원의 경우, 월 650만원)하며, 산정된 소득월액이 월 7,810만원을 넘는 경우에는 7,810만원을 상한으로 하여 보험료를 결정 - 소득월액 보험료 = 소득월액 × 보험료율 (6.67%) × 50/100 - 소득월액: 직장가입자의 보수월액에 포함된 보수를 제외한 소득으로 이자, 배당, 사업, 근로, 연금, 기타소득을 12로 나눈 금액(근로소득, 연금소득: 20% 적용)		- 산정보험료: 소득금액 연 500만원을 기준으로 가입자의 소득 또는 생활수준 및 경제활동참가율, 재산(전월세, 자동차포함)의 부과요소별 점수를 합산한 점수에 금액을 곱한 금액 - 경감율: 적용요건에 따라 10~50% - 증감보험료: 자격 소급변동 및 부과자료 조정 등에 의한 추가 또는 감액된 금액

※ 출처: 의료심사평가 선진화를 위한 미래전략(심평원)

(6) 국민건강보험료의 산출공식

- 국민건강보험료의 많은 비율을 차지하는 직장가입자의 직장보험료를 계산하는 수식을 정리하면 아래와 같음
- 실제로 국민건강보험료와 함께 상세징수되는 장기요양보험료까지 함께 보험료율 정산방식을 정리하였음(단, 앞서 언급한 바와 같이 국민건강보험료와 노인장기요양보험료는 매년 변함)

[표 11-20] **국민건강보험료 노인장기요양보험료 징수기준액(2020년기준)**

구분	기준액	보험요율	근로자	사업주
국민건강보험료	보수월액	6.67%	3.335%	3.335%
노인장기요양보험료	국민건강보험료	10.25	가입자부담 50%	사용자부담 60%

국민건강보험
- 보수월액 : 직장가입자가 당해연도에 받은 보수(월급) 총액을 근무월수(12개월)로 나눈 금액
- 월별 보험료액 상한(직장/지역 가입자의 소득월액 보험료액: 3,322,170원)
- 월별 보험료액 하한(직장가입자 18,600원, 지역가입자 13,980원)
- 2019년, 건강보험요율(6.46%), 노인장기요양보험요율(8.51%)
- 2020년, 건강보험요율(6.67%), 노인장기요양보험요율(10.25%)

※ 출처(1) : 의료심사평가 선진화를 위한 미래전략(심평원), 2020년 기준
출처(2) : 월별 건강보험료액의 상한과 하한에 관한 고시

① 보험료 산출 방법

• 국민건강보험료 = {소득월액 × 보험료율(6.67%)} × 50% (십원미만 버림)

※ 소득월액: 보수월액에 포함된 보수를 제외한 직장가입자의 소득으로 이자, 배당, 사업, 근로, 연금, 기타소득을 12로 나눈 금액(근로소득, 연금소득: 20% 적용)

• 장기요양보험료 = 소득월액보험료 × 장기요양보험료율 (십원미만 버림)

② 연도별 보험료율

[표 11-21] **연도별 보험료율**

적용기간	건강보험료율	장기요양 보험료율	적용기간	건강보험료율	장기요양 보험료율
2006.1. ~ 2006.12	4.48%	-	2014.1. ~ 2014.12	5.99%	6.55%
2007.1. ~ 2007.12	4.77%	-	2015.1. ~ 2015.12	6.07%	6.55%
2008.1. ~ 2009.12	5.08%	4.05%	2016.1. ~ 2017.12.	6.12%	6.55%
2010.1. ~ 2010.12	5.33%	4.78%	2018.1. ~ 2018.12.	6.24%	7.38%
2011.1. ~ 2011.12	5.64%	6.55%	2019.1. ~ 2019.12.	6.46%	8.51%
2012.1. ~ 2012.12	5.80%	6.55%	2020.1. ~ 2020.12.	6.67%	10.25%
2013.1. ~ 2013.12	5.89%	6.55%			

※ 출처: 국민건강보험공단, http://www.nhis.or.kr/static/html/wbda/b/wbdab0203.html

③ 경감된 장기요양보험료 산출 방법

경감된 장기요양보험료 = 장기요양보험료 - (장기요양보험료 * 30%) (십원미만올림)

④ 장기요양보험료 경감대상

• 직장가입자와 피부양자 중 노인장기요양보험법 제10조에 의한 수급자가 없고 장애인 또는 이와 유사한 가입자가 있는 경우

• 장애인: 장애인복지법 제32조에 따른 등록 장애인 중 장애 1~2급에 해당하는 자(30% 감면)

• 보건복지부장관이 정하여 고시하는 희귀난치성 질환 중 별표 1에 정한 질환(6종)을 가진 자(30% 감면)

• 감면대상 질환(6종): 지방산 대사장애, 글리코사미노글라이칸대사장애, 유전성 운동실조, 척수성 근위축 및 관련증후군, 다발성 경화증, 근육의 일차성 장애

• 국외근무자 경감: 가입자 보험료의 50%(국내에 피부양자가 있는 경우)

• 섬 · 벽지 경감: 가입자 보험료액의 50%

• 군인 경감: 가입자 보험료액의 20%

• 휴직자 경감: 가입자 보험료액의 50% (다만, 육아휴직자는 60%)

• 임의계속가입자 경감: 가입자 보험료액의 50% 종류가 중복될 경우 최대 경감률은 50%임(육아휴직자는 60%)

⑤ 보험료 부담비율

[표 11-22] **보험료 부담비율(2019년기준)**

구분	계	가입자부담	사용자부담	국가부담
근로자	6.67%	3.335%	3.335%	-
공무원	6.67%	3.335%	-	3.335%
사립학교교원	6.67%	3.335%	2.001%(30%)	1.334%(20%)

※ 출처: 국민건강보험공단, http://www.nhis.or.kr/static/html/wbda/b/wbdab0203.html

(7) 국민건강보험 관련기관

- 국민건강보험과 연관된 관련기관은 국민건강보험공단(www.nhic.or.kr), 건강보험심사평가원(심평원, www.hira.or.kr), 보건복지부(www.mw.go.kr) 등이 해당

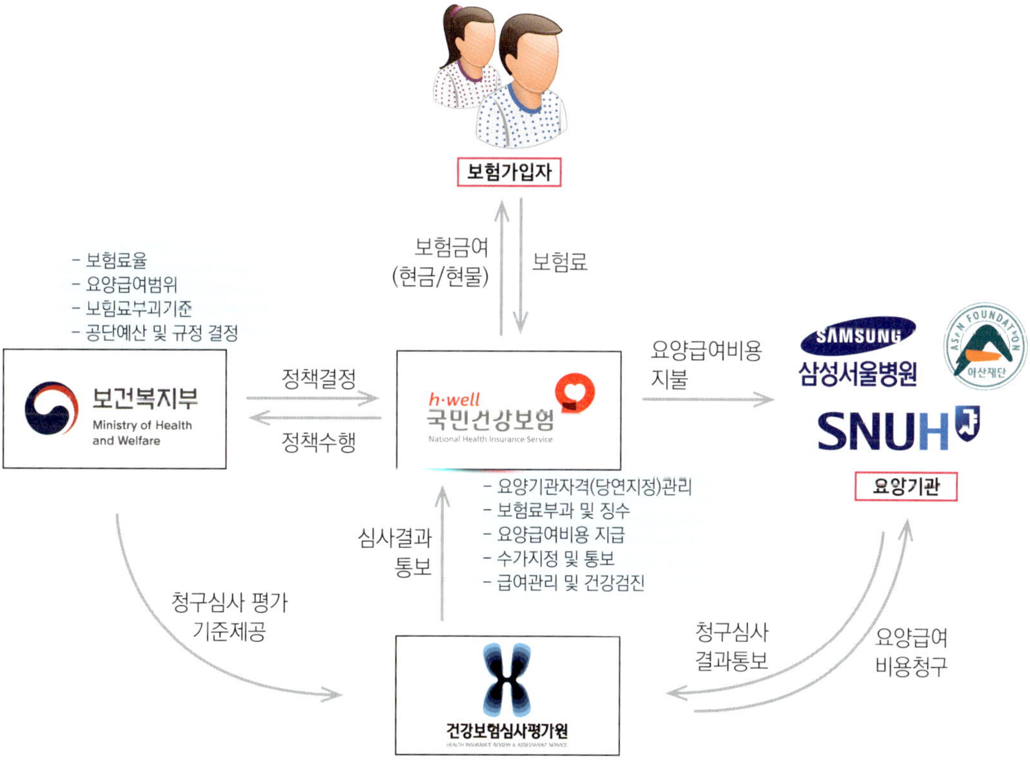

[그림 11-2] **건강보험 기관 및 역할**

※출처: 전자차트 '비트U차트'를 활용한 병원정보시스템 실무: 건강보험제도 및 의료법규 개요>국민건강보험제도의 개요

① 국민건강보험공단(www.nhic.or.kr)

- 가입자 및 피부양자의 자격관리, 보험료 부과 징수, 가입자의 건강증진 업무 추진, 의료서비스 가격을 요양기관과 계약으로 정하는 등 보험재정 관리 및 포괄적 국민건강보장 주체로서의 역할
- 일반적으로 '보험자(Insurer)'라고도 함

② 건강보험심사평가원(심평원, www.hira.or.kr)

- 요양기관이 제공한 의료서비스와 서비스비용의 적정성을 객관적으로 공정하게 심사, 평가하여 공단이 지급할 비용을 확정하는 기관
- 일반적으로 '규제자(Regulator)'라고도 함

③ 보건복지부(www.mw.go.kr)

- 국민건강보험은 국가사업이기 때문에 보건복지가족부 장관이 관장하며
- 건강보험 당사자에게 그 역할을 분담 내지는 위임하
- 보건복지가족부 내에 보험정책과, 보험급여과, 보험관리과에서 의료보험에 대한 정책을 개발, 수립하며, 심사평가원/국민건강보험공단에 대한 조직, 인사, 회계 등의 규정을 승인권 가짐
- 이 밖에 가입자/사용자/요양기관에 대한 실사, 심평원/공단에 대한 감독, 요양기관에 대한 업무정치처분권 등을 가짐
- 보건복지부의 명칭은 '보건부', '보건사회부', '보건복지부', '보건복지가족부' 등으로 수차례 변경되었다가 청소년과 가족의 기능을 여성부로 이관하고 2010년 3월부터 다시 보건복지부로 개명

(8) 진료비 본인일부부담제도

- 정의: 의료기관의 무분별한 이용으로 인한 의료관련 자원 낭비를 줄이고, 보험재정 보호를 위해 요양급여대상 항목에 대한 '본인일부부담제'를 시행
- 진료비 본인일부부담제란 진료비 부담액 중 지정진료료, 상급병실 차액, 식대, 초음파, MRI, 치과 보철료, 스케일링, 한방첩약 등 보험급여가 되지 않는 항목을 제외한 보험급여가 적용되는 항목에 대하여 총진료비 중 본인이 일부 부담하는 비용
- 본인부담율은 입원 진료에 대해서는 모든 의료기관에서 20%를 부담하게 되며, 외래 진료에 대해서는 의료기관 종별에 따라 아래 [표 11-23]과 같이 차등적으로 부담

[표 11-23] **외래진료시 요양급여 비용 중 본인부담율 및 부담액(2020.01. 기준)**

기관종별	소재지	환자구분	본인부담액
상급 종합병원	모든 지역	일반환자	- 진찰료 총액 + (요양급여비용 총액 - 진찰료총액) × 60/100. - 다만, 임신부 외래진료의 경우에는 요양급여비용 총액의 40/100, 1세 미만 영유아 외래진료의 경우에는 요양급여비용 총액의 20/100으로 한다.
		의약분업 예외환자	- 진찰료 총액 + (요양급여비용 총액 - 약값 총액 - 진찰료 총액) × 60/100 + 약값 총액 × 30/100. - 다만, 임신부 외래진료의 경우에는 (요양급여비용 총액 - 약값 총액) × 40/100 + 약값 총액 × 30/100, 1세 미만 영유아 외래진료의 경우에는 (요양급여비용 총액 - 약값 총액) × 20/100 + 약값 총액 × 21/100로 한다.

종합병원	동 지역	일반환자	- 요양급여비용 총액 × 50/100(임신부 외래진료의 경우에는 30/100, 1세 미만 영유아 외래진료의 경우에는 15/100)
		의약분업 예외환자	- (요양급여비용 총액 - 약값 총액) × 50/100(임신부 외래진료의 경우에는 30/100, 1세 미만 영유아 외래진료의 경우에는 15/100) + 약값 총액 × 30/100(1세 미만 영유아의 경우에는 21/100)
	읍 · 면 지역	일반환자	- 요양급여비용 총액 × 45/100(임신부 외래진료의 경우에는 30/100, 1세 미만 영유아 외래진료의 경우에는 15/100)
		의약분업 예외환자	- (요양급여비용 총액 - 약값 총액) × 45/100(임신부 외래진료의 경우에는 30/100, 1세 미만 영유아 외래진료의 경우에는 15/100) + 약값 총액 × 30/100(1세 미만 영유아의 경우에는 21/100)
병원, 치과병원, 한방병원, 요양병원	동 지역	일반환자	- 요양급여비용 총액 × 40/100(임신부 외래진료의 경우에는 20/100, 1세 미만 영유아 외래진료의 경우에는 10/100)
		의약분업 예외환자	- (요양급여비용 총액 - 약값 총액) × 40/100(임신부 외래진료의 경우에는 20/100, 1세 미만 영유아 외래진료의 경우에는 10/100) + 약값 총액 × 30/100(1세 미만 영유아의 경우에는 21/100)
	읍 · 면 지역	일반환자	- 요양급여비용 총액 × 35/100(임신부 외래진료의 경우에는 20/100, 1세 미만 영유아 외래진료의 경우에는 10/100)
		의약분업 예외환자	- (요양급여비용 총액 - 약값 총액) × 35/100(임신부 외래진료의 경우에는 20/100, 1세 미만 영유아 외래진료의 경우에는 10/100) + 약값 총액 × 30/100(1세 미만 영유아의 경우에는 21/100)
의원, 치과의원, 한의원, 보건의료원	모든 지역		- 요양급여비용 총액 × 30/100(임신부 외래진료의 경우에는 10/100, 1세 미만 영유아 외래진료의 경우에는 5/100). - 다만, 요양급여를 받는 사람이 65세 이상이면서 해당 요양급여비용 총액이 보건복지부령으로 정하는 금액을 넘지 않으면 보건복지부령으로 정하는 금액을 본인일부부담금으로 한다.
보건소, 보건지소, 보건진료소	모든 지역		- (요양급여비용 총액 - 약값 총액) × 30/100(임신부 외래진료의 경우에는 10/100, 1세 미만 영유아 외래진료의 경우에는 5/100) + 약값 총액 × 30/100(1세 미만 영유아의 경우에는 21/100). - 다만, 요양급여를 받는 사람이 65세 이상이면서 해당 요양급여비용 총액이 보건복지부령으로 정하는 금액을 넘지 않으면 보건복지부령으로 정하는 금액을 본인일부부담금으로 한다.

* ( )안의 숫자는 처방전을 발급하지 않고 치과를 이용할 경우 기준 금액
※ 참조: 국민건강보험법 시행령(제22조1항)

- 본인부담상한제는 연간 환자가 부담한 본인부담액이 연도별 상한액 기준을 초과할 경우 초과분을 가입자에게 환급하는 제도를 의미
- 아래 [표 11-24]는 본인부담상한제에 따른 10단계 소득분위를 소득수준에 따라 다시 7단계로 차등적용 상한액이 정해짐
- 본인부담상한액의 산정 계산식은 아래와 같다.

해당 연도 본인부담상한액 = 전년도 본인부담상한액 × (1 + 전국소비자물가변동률)

[표 11-24] **직장 · 지역가입자 본인부담 상한액(2020.01. 기준 예정)**

소득분위		1분위	2~3분위	4~5분위	6~7분위	8분위	9분위	10분위
2014년도		120만원	150만원	200만원	250만원	300만원	400만원	500만원
2015년도		121만원	151만원	202만원	253만원	303만원	405만원	506만원
2016년도		121만원	152만원	203만원	254만원	305만원	407만원	509만원
2017년도		122만원	153만원	205만원	256만원	308만원	411만원	514만원
2018년도	120일이하	80만원	100만원	150만원	260만원	313만원	418만원	523만원
	120일초과	124만원	155만원	208만원				
2019년도	120일이하	81만원	102만원	153만원	280만원	350만원	430만원	580만원
	120일초과	126만원	158만원	212만원				
2020년도	120일이하	81만원	101만원	152만원	280만원	350만원	430만원	580만원
	120일초과	125만원	157만원	211만원				

※ 참조: 국민건강보험법 시행령 요양급여비용 중 본인부담 상한액(제19조1항)

(9) 요양기관 종별가산율

- 정의: 의료기관의 종류에 따라 국민건강보험에 대한 청구가산 비율을 달리하는 제도
- 적용: 요양기관은 각 기관의 형태(종별)에 따라 건강보험, 산업재해보상보험, 의료급여, 자동차보험에 따라 각각 진료행위별 가산율이 다르게 적용
- 아래 [표 11-25]는 요양기관별 종별가산율을 비교한 테이블이다.

[표 11-25] **요양기관별 종별가산율**

요양기관종별	진료행위별 가산율(%)			
	건강보험	산재보험	의료급여	자동차보험
상급종합병원	30	45	22	45
종합병원, 치과대학부속병원	25	37	18	37
병원, 치과병원	20	21	15	21
의원, 치과병원	15	15	11	15

※ 참조: 국민건강보험공단

(10) 요양급여 기간

- 국민건강보험에서는 약물 오/남용에 따른 환자 본인 건강의 위해를 방지하고, 건강보험 재정의 누수를 방지하기 위해 요양급여기간의 제한을 두었으나, 2000년부터 요양급여일수를 365일로 하여 사실상 요양급여기간 제한이 폐지됨

(11) 급여의 제한 및 정지

- 건강보험에 가입되어 있다고 하더라도, 다음과 같은 사항에 대해서는 보험급여 지급을 제한할 수 있음

① 급여의 제한 사유

- 자신의 범죄행위에 기인하거나 고의로 사고를 발생시켰을 경우
- 부정한 방법에 의하여 보험급여를 받았거나 받게 하고자 할 때
- 정당한 이유 없이 보험자 또는 요양기관의 요양에 관한 지시를 따르지 아니할 때
- 다른 법령에 의하여 요양을 받거나 요양비를 지급받은 때
- 국민건강보험법 제62조 제4항의 규정에 의한 체납단위의 보험료를 대통령이 정하는 기간 이상 체납한 지역가입자

② 급여의 정지 사유

- 국외에 여행 중인 때 또는 국외에서 업무에 종사하고 있는 때
- 하사병 및 무관후보생으로 복무중인 때
- 교도소 기타 이에 준하는 시설에 수용되어 있는 때

11.3.3 의료급여

- 정의: 의료급여는 생활을 유지하기 어려운 저소득층을 대상으로 국가가 기본적인 의료혜택[진찰, 수술 등)을 의미(의료급여법 제1조(목적))
- 대상: 의료급여는 '국민기초생활보장법'에 따른 의료급여수급자, '재해구호법에 따른 이재민, 의사상 등 예우 및 지원에 관한 법률'에 따른 의료급여 대상자, '입양특례법'에 따른 국내에 입양된 18세 미만 아동, '독립유공자 혹은 국가유공자 등 예우 및 지원에 관한 법률'과 '보훈보상대상자 지원에 관한 법률'상에 적용을 받는 보훈당사자과 가족, '무형문화재 보전 및 진흥에 관한 법률'에 따른 국가무형문화재 보유자, '북한이탈주민의 보호 및 정차지원에 관한 법률'에 따른 탈북민과 해당 가족, '518만주화운동 관련자 보상 등에 관한 법률'에 따른 518피해지 및 기족, '노숙인 등의 복지 및 자립지원에 관한 법률'에 따른 노숙인, 그밖에 생활유지 능력이 없거나 생활이 어려운 사람으로써 대통령령이 정하는 사람(대상)으로 함
- 종류: 1종의료급여와 2종의료급여로 구분하며, 해당 급여는 국가나 지방자치단체가 시행(의료급여법 제3조제2항)

(1) 1종 의료급여 수급권자

① 「국민기초생활 보장법」에 따른 의료급여 수급자
② 「재해구호법」에 따른 이재민으로서 보건복지부장관이 의료급여가 필요하다고 인정한 사람
③ 「의사상자 등 예우 및 지원에 관한 법률」에 따라 의료급여를 받는 사람
④ 「입양특례법」에 따라 국내에 입양된 18세 미만의 아동
⑤ 「독립유공자예우에 관한 법률」, 「국가유공자 등 예우 및 지원에 관한 법률」 및 「보훈보상대상자

지원에 관한 법률」의 적용을 받고 있는 사람과 그 가족으로서 국가보훈처장이 의료급여가 필요하다고 추천한 사람 중에서 보건복지부장관이 의료급여가 필요하다고 인정한 사람

⑥ 「무형문화재 보전 및 진흥에 관한 법률」에 따라 지정된 국가무형문화재의 보유자(명예보유자를 포함한다)와 그 가족으로서 문화재청장이 의료급여가 필요하다고 추천한 사람 중에서 보건복지부장관이 의료급여가 필요하다고 인정한 사람

⑦ 「북한이탈주민의 보호 및 정착지원에 관한 법률」의 적용을 받고 있는 사람과 그 가족으로서 보건복지부장관이 의료급여가 필요하다고 인정한 사람

⑧ 「5 · 18민주화운동 관련자 보상 등에 관한 법률」 제8조에 따라 보상금등을 받은 사람과 그 가족으로서 보건복지부장관이 의료급여가 필요하다고 인정한 사람

⑨ 「노숙인 등의 복지 및 자립지원에 관한 법률」에 따른 노숙인 등으로서 보건복지부장관이 의료급여가 필요하다고 인정한 사람

⑩ 그 밖에 생활유지 능력이 없거나 생활이 어려운 사람으로서 대통령령으로 정하는 사람

⑪ 보건복지부장관이 정하여 고시하는 희귀난치성질환 및 중증질환(암환자, 중증화상환자) 등록자

⑫ 국민기초생활보장법 제5조2항에 의거한 국민기초생활보장 특례수급자

⑬ 국민기초생활보장법 시행령 제38조에 의거한 국민기초생활보장 시설수급자

(2) 2종 의료급여 수급권자

국민기초생활보장 수급자 중 의료급여 1종 수급권자 기준에 해당되지 않는 자

(3) 의료급여 본인부담비율

[표 11-26] **의료급여 입원 본인일부부담금(식대제외)**

의료급여기관	1종 수급권자	2종 수급권자	
		일반	장애인
제1차·2·3차 의료급여기관	무료	무료(장애인기금)의료급여 비용총액의 10%	무료(장애인기금)

※ 참조: 건강보험심사평가원: 제도정책>본인부담기준>의료급여 본인부담기준안내>본인부담률및부담액

[표 11-27] **본인부담률을 달리 운영하고 있는 특정 항목 본인부담률(입원)**

항목	대상	본인일부부담률
식대	일반	20%
	2종 장애인	20%
	중증질환자(V191, V192, V193, V268, V275, V247, V248, V249, V250, V273)	5%
	자연분만(F001)	무료
	6세미만 (F004: '17.9.30. 이전진료)	
	6세미만 (F019: '17.10.1. 이후진료)	
	행려환자	
2인실 입원	상급종합병원	50%

	종합병원·한방병원·병원(치과·요양병원* 제외)* 정신병원·의료재활시설은 포함 ('19.11.1.부터)	40%
3인실 입원	상급종합병원	40%
	종합병원·한방병원·병원(치과·요양병원* 제외)* 정신병원·의료재활시설은 포함 ('19.11.1.부터)	30%
치아홈메우기	2종 16세이상 18세이하인 자	5%

※ 참조: 건강보험심사평가원: 제도정책>본인부담기준>의료급여 본인부담기준안내>본인부담률및부담액

[표 11-28] **의료급여 외래 본인일부부담금(외래)**

의료급여기관			의료급여종별		
			1종 수급권자	2종 수급권자	
				일반	장애인
제1차 의료급여기관	의원(보건의료원)	그 밖의 외래진료	1,000원	1,000원	250원
		원내 직접조제	1,500원	1,500원	750원
		CT, MRI, PET	5%	15%	
	보건기관	그 밖의 외래진료	무료		
		원내 직접조제	무료		
	약국 및 한국희귀 필수의약품 센터	처방조제	500원		
		직접조제	900원		
		보건기관 처방조제	무료		
제2차 의료급여기관		그 밖의 외래진료	1,500원	의료급여비용 총액의 15%	무료 (장애인기금)
		원내 직접조제	2,000원		
		CT, MRI, PET	5%		
제3차 의료급여기관		그 밖의 외래진료	2,000원	의료급여비용 총액의 15%	무료 (장애인기금)
		원내 직접조제	2,500원		
		CT, MRI, PET	5%		

※ 참조: 건강보험심사평가원: 제도정책>본인부담기준>의료급여 본인부담기준안내>본인부담률및부담액

[표 11-29] 의료급여 외래 본인일부부담금(외래)

대상	의료급여 종별		관련 근거
	1종 수급권자	2종 수급권자	
등록 틀니 환자(65세 이상)	급여비용의 5%	급여비용의 15%	영[별표1]제1호 라목, 제2호 마목
등록 치과임플란트 환자(65세 이상)	급여비용의 10%	급여비용의 20%	영[별표1]제1호 마목, 제2호 바목
선별급여	급여비용의 30·50(60)·80·90%		영[별표1] 제3호 가목
한방 추나요법	급여비용의 30% 또는 80%	급여비용의 40% 또는 80%	영[별표1] 제3호 라목

※ 참조: 건강보험심사평가원: 제도정책>본인부담기준>의료급여 본인부담기준안내>본인부담률및부담액

11.3.4 산업재해보상보험(산재보험)

- 목적: 산업재해보상보험(산재보험)은 근로자의 업무상의 재해를 신속하고 공정하게 보상하며, 재해근로자의 재활 및 사회 복귀를 촉진하기 위하여 이에 필요한 보험시설을 설치·운영하고, 재해 예방과 그 밖에 근로자의 복지 증진을 위한 사업을 시행하여 근로자 보호에 이바지하는 것을 목적으로 함.(산업재해보상보험법 제1조(목적))
- 특징: 산업재해보상보험은 특히 업무를 수행하는 과정 중 발생한 사고의 결과 나타난 질병, 장해(대부분의 사회보장법에서는 기존에 "장해"에서 "장애"로 바꾸어 표현하고 있으나, 산재보험법에서는 장해라는 개념을 그대로 유지하고 있음), 부상, 사망을 보호하기 위하여 발생한 제도
- 역사: 최초의 사회보험법(1883년)과 산재보험법(1884년)은 비스마르크에 의해 독일에서 제정
- 우리나라는 1963년 법이 제정되었고,1964년에 산업재해보상보험을 시행하기 시작
- 오늘날의 4대 보험은 산업재해보상보험(1964년), 국민건강보험(1977년), 국민연금(1988년), 고용보험(1995년)을 시행하여 4대 사회보험을 완성
- 산업재해보상보험(산재보험)은 크게 산업재해보상보험법·시행령·시행규칙, 고용보험 및 산업재해보상보험의 보험료징수 등에 관한법률·시행령·시행규칙 등에 관련법으로 구성

[표 11-30] 포괄수가제의 내용(2013년 7월부터 시행)

산재관련 용어	의미
산업재해	- 업무상의 사유에 따른 근로자의 부상, 질병, 장해 또는 사망을 의미
근로자	- 직업의 종류와 관계없이 임금을 목적으로 사업, 사업장에서 노동을 제공하는 노동자
평균임금	- 휴업급여, 장해급여, 유족급여, 상병보상연금 및 장의비 등의 산재보험급여의 산정기초가 되는 금액으로서 근로기준법에 의한 평균임금 또는 고용노동부장관이 고시한 임금 - 산정해야 할 사유가 발생한 날 이전 3개월 동안에 근로자에게 지급된 임금 총액을 그 기간의 총 일수로 나눈 금액으로서 취업한 후 3개월 미만도 동일하며 일급단위로 산정 - 평균임금 = $\frac{\text{(산정사유발생일 이전 3개월 동안 지급된 임금총액)}}{\text{(산정사유발생일 이전 3개월 동안 총 일수)}}$

장해급여	- 업무상 재해를 당한 근로자가 요양 후 치유되었으나 정신적 또는 신체적 결손이 남게 되는 경우 그 장해로 인한 노동력손실보전을 위하여 지급되는 보험급여 - 근로자가 업무상의 사유로 부상을 당하거나 질병에 걸려 치유되었으나 신체에 정신적 또는 육체적 장해가 남아 장해급여 지급대상에 해당될 경우 장해등급에 해당되는 지급일수에 평균임금을 곱하여 지급
유족급여	- 근로자가 업무상 사유로 사망 시 또는 사망으로 추정되는 경우 그 근로자와 생계를 같이 하고 있던 유족들의 생활보장을 위하여 지급되는 보험급여이며, 장의비는 그 장제에 소요되는 비용으로 실비의 성질 - 근로자가 업무상 사유로 사망한 경우 그 당시 부양하고 있던 유족에게 급여를 지급하는 제도
휴업급여	- 업무상 재해를 당하거나 업무상 질병에 걸린 근로자가 요양으로 인하여 취업하지 못한 기간에 대하여 피재근로자와 그 가족의 생활보호를 위하여 지급하는 보험급여 - 평균임금의 70%를 1일당 휴업급여로 지급 - 다만, 평균임금의 70%가 최저보상 기준 금액의 80%보다 적거나 같은 경우에는 평균임금의 90%, 평균임금의 90%가 최저보상 기준 금액의 80%를 초과하면 최저보상 기준 금액의 80%, 평균임금의 90%가 최저임금액에 미달하면 최저 임금액을 1일당 휴업급여로 지급 - 업무상 사유에 의한 부상 또는 질병으로 취업하지 못한 기간(입원/통원)에 대하여 1일당 평균임금의 100분의 70에 해당하는 금액을 지급하는 제도
상병보상연금	- 요양개시 후 2년이 경과하여도 치유되지 아니하고 요양이 장기화됨에 따라 해당 피재근로자와 그 가족의 생활안정을 도모하기 위하여 휴업급여 대신에 보상수준을 향상시켜 지급하게 되는 보험급여
간병급여	- 요양을 종결한 산재근로자가 치유 후 의학적으로 상시 또는 수시로 간병이 필요하여 실제로 간병을 받는 자에게 보험급여를 지급하는 제도
요양급여	- 공단이 설치 또는 지정한 의료기관에서 요양을 하고 비용을 의료기관에 직접 지급하는 것을 원칙으로 하고 있지만, 부득이한 사유로 인해 근로자가 요양을 먼저하고 진료를 부담한 경우 및 급여의 성격상 근로자에게 직접 지급하여야 할 비용을 근로자에게 직접 지급하는 것

※ 참조: 산업재해보상보험법 제5조(정의)

(1) 산업재해보상보험(산재보험)의 특징

① 고용주 보험가입 강제성

- 재원인 보험료는 원칙적으로 사업주가 전액 부담하
- 보험계약관계에서 노동자가 아닌 사업주가 보험가입자가 되며 신고와 납부의무를 갖는 사회보험
- 상시 1인 이상의 근로자를 고용하는 사업장은 의무적으로 산재보험을 가입 의무. 이는 상용근로자뿐 아니라 일용근로자에게도 동일

② 무과실책임주의

사용자나 근로자의 과실유무에 상관없이 사업주의 책임으로 간주하여 사업주의 책임보험입장에서 보험급여를 지급

③ 정률보상에 의한 신속성 및 공정성

재해발생 당시 이전 3개월간의 임금총액을 그 일수로 나눈 1일 평균임금을 기초로 보험급여를 산

정하여 신속하고 공정한 보상을 확보

④ 생활보장급여의 적정보장

근로자의 휴업급여는 생활급여 성격을 갖고 있어서 노동부장관의 매년 고시하는 근로자의 최저 임금 이상의 장해급여, 유족급여를 최저기준 및 최고상한을 적용

⑤ 수급권의 보호

피해근로자 및 유족은 사업주에게 보상을 요구하는 것이 아니라, 국가에 대하여 보험급여 청구권을 행사하는 생활보장적 차원에서 법률에 의한 보호를 받음

⑥ 권리구제

보험급여와 관련된 법적분쟁을 전문적이고 신속하게 처리하기 위해 심사 및 재심사청구제도를 통한 수급권자를 보호

⑦ 현실우선주의

산재보험의 운영에 있어 보험료의 징수 및 보험급여의 지급과 관련하여 사업의 형태, 임금액 결정, 엄부수행성의 유무를 판단을 실질적인 근로관계나 계약내용, 사업주에의 종속여부, 실질적인 임금여부 등 현실에 우선하는 원리로 운영

(2) 장해급여의 종류 및 장해급여표

- 타 법률에서는 "장애"로 표현하하며, 산업재해보상보험법에서는 "장해"로 표현
- 종류: 장해급여에는 장해보상일시금과 장해보상연금으로 구분
- 급여표: 장해보상연금은 1~7급까지이며, 장해보상일시금은 장해등급표 상에 4~14급까지가 해당

[표 11-31] **장해급여표**

장해등급	장해보상연금	장해보상일시금	장해등급	장해보상연금	장해보상일시금
제1급	329일분	1,474일분	제8급		495일분
제2급	291일분	1,309일분	제9급		385일분
제3급	257일분	1,155일분	제10급		297일분
제4급	224일분	1,012일분	제11급		220일분
제5급	193일분	869일분	제12급		154일분
제6급	164일분	737일분	제13급		99일분
제7급	138일분	616일분	제14급		55일분

※ 참조: 산업재해보상보험법 별표2

[표 11-32] **장해급여 및 선택기준(연금 or 일시금)**

장해급여			
장해보상연금		장해보상일시금	
강제	선택	선택	강제
1급, 2급, 3급	4급, 5급, 6급, 7급	4급, 5급, 6급, 7급	8급, 9급, 10급,11급, 12급,13급,14급

※ 참조: 산업재해보상보험법

(3) 산업재해보상보험 요양급여 신청

- 신청: 산업재해보상보험의 요양급여 신청을 위해서는 우선 신청서를 작성
- 내용: 신청서에는 재해자의 인적사항, 소속 사업장, 재해발생 경위 등 기재하고 신청인(재해자)날인 등이 필요하며, 병원에 제출하여 요양급여신청서 뒷면에 의사소견서 작성도 필요
- 절차: 산업재해보상보험에 대한 재해여부에 대한 확인 및 결과통지는 요양급여의 신청을 받은 공단은 그 사실을 보험가입자에게 알리고, 보험가입자는 10일 이내에 의견 제출해야 하며, 업무상 사유에 의한 재해여부가 명확한 경우 7일 이내에 요양승인여부 결정 통지해야 함
- 또한, 업무내용이나 사고 경위 등에 대한 구체적 사실관계 확인이 필요할 경우 처리기간이 지연될 수 있으며 업무상 질병의 경우 업무와의 인과관계 확인에 오랜 기간이 소요될 수도 있음
- 승인 및 이의신청: 산업재해보상보험에서 신청한 요양급여가 '불승인' 통지를 받을 경우 이의신청은, 요양 불승인 처분을 받았을 경우 그 처분에 이의가 있을 때 처분이 있음을 안 날 부터 90일 이내에 처분지사를 경유하여 공단 산재심사실에 심사청구하거나 관할 행정법원에 행정소송 제기 기능

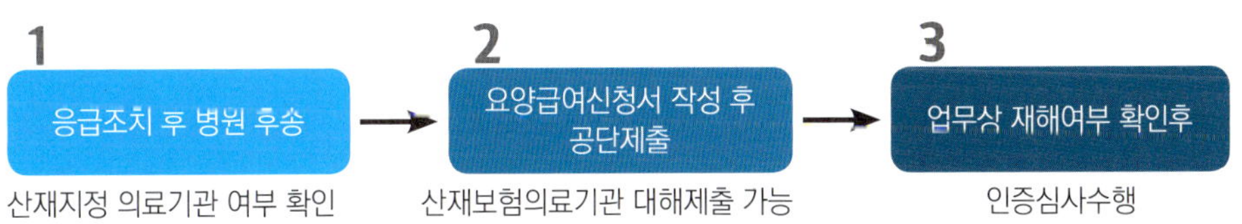

[그림 11-3] **산업재해보상보험 요양절차**

※참고: 근로복지공단(kcomwel.or.kr): 산재보상>요양절차>요양신청

[표 11-33] 보험별 입원료 차감제

종류	입원일수 산정비율	산정비율	입원일수 산정비율	
국민건강보험	1~15일	16~30일	31일 이상	
	100%	90%	85%	
요양보험	1~180일	181~360일	361일 이상	
	100%	95%	90%	
산업재해보상보험 자동차손해배상보장보험	1~50일	51~150일	151일 이상	비고
	100%	90%	85%	병 · 의원급
	해당점수의 100%에 병원관리료 100%를 가산			상급종합병원, 근로복지공단부속병원
	100%			종합병원

※참고문헌: 최신의료보험청구실무(장솔,김회창 2015), 사회보장과 건강보험(수학사, 이재홍 외)

11.3.5 자동차손해배상 보장법(자동차보험)

- 정의: 자동차손해배상보장법(자동차보험, 자동차손배법)이란 자동차의 차체에 대한 화재, 충돌, 도난, 운송상의 위험, 운전에 의한 타인의 신체 또는 재산상의 훼손에 의한 손해배상책임을 보장하는 종합적 성격의 보험제도
- 역사: 세계최초의 자동차보험은 1896년 미국에서 시작되었으며 우리나라는 1924년 미쓰이물산 경성지점의 자동차보험 영업이 시초
- 목적: 자동차손해배상보장법(자동차보험, 자동차손배법)은 자동차의 운행으로 사람이 사망 또는 부상하거나 재물이 멸실 또는 훼손된 경우에 손해배상을 보장하는 제도를 확립하여 피해자를 보호하고, 자동차사고로 인한 사회적 손실을 방지함으로써 자동차운송의 건전한 발전을 촉진함을 목적으로 함(자동차손해배상보장법 제1조(목적)
- 우리나라의 자동차 관련 보험에는 도로교통법, 자동차손해배상 보장법·시행령·시행규칙의 법률에 따름

(1) 자동차보험의 특징

- 자동차손해배상보장법(자동차보험)은 사회보험인 건강보험, 산재보험 등의 공보험의 성격과는 달리 사보험으로 강제적이지는 않지만 공보험적 성격을 지닌 사보험

① 책임보험: 자동차 소유자가 의무적으로 가입(공보험적 역할)

② 종합보험: 자동차 소유자가 임의 가입(사보험적 역할)

(2) 자동차보험의 종류

- 자동차보험은 주로 담보 종목별로 보험의 종류를 구분

[표 11-34] **자동차손해배상보장법(자동차보험) 가입 항목**

구분	내용
대인배상 I (책임보험)	- 책임보험으로 의무가입 - 사고로 다른 사람을 다치게 하거나 사망하게 한 경우 보상
대인배상 II (임의보험)	-대인배상 I 의 초과분 보상, 보통 무한선택
대물배상	- 사고당 1천만원은 의무가입 - 다른 차량이나 재물을 파손한 경우 보상, 보통 1억원 또는 2억원 선택수리비, 견인비, 대차료, 휴차료, 영업손실 보상
자기신체사고	- 피보험자가 죽거나 다친 경우 보상. - 자기신체사고(자손)와 자동차상해(자상) 중 선택에 따라 가입. 자손은 실제 치료비만 보상해서 충분한 보상을 받지 못하기 때문에 2~4만원의 추가 부담이 있지만 더 간편한 사고처리와 폭넓은 보장을 원한다면, 특히 가족 동승이 많다면 자상을 선택하는 것이 좋음. - 자상은 자손에 비해 지급금액, 지급기준 등 보장기능을 확대한 고보장 담보(실제 치료비, 위자료, 휴업손해, 기타 손해배상금 등 지급)
무보험차상해	- 운전 중이거나 보행 중 사고를 당했는데 무보험차, 뺑소니차, 대인배상 II 의 보상을 받지 못하는 경우 또는 종합보험 없는 차량을 타고가다 사고를 당한 경우에 최대 2억까지 보상받을 수 있음.
자기차량손해	- 자기차량사고로 인한 자기차량 손해 보상. - 손해액의 20%를 피보험자가 부담하되(자기부담금), 자기부담 하한선과 상한선이 있음. - 무사고운전 경력이 긴 경우 할증액이 매우 적으므로 할증기준금액을 50만원으로 해도 무방하나, 가입한지 10년 이하거나 몇 년에 한 번은 사고가 있는 경우 할증기준금액을 반드시 200만원으로, 그 외 차량상황에 따라 조금 다르나 대부분 200만원을 추천 차량이 매우 노후 되었다면 자차를 빼는 것도 보험료를 절약하는 방법.
법률비용특약	- 운전자보험이 필요한 경우 가입 고려. - 연간 2··5만원 정도의 별도 운전자보험을 가입하는 것보다 보장영역은 좁지만 상대적으로 매우 저렴 - 방어비용, 형사합의금, 벌금담보 등 적절한 특약을 추가 가능함.

※ 참조: 찾기쉬운 생활법령정보: 생활법령>손해보험>자동차손해보험의 의의 및 가입특례

① 대인배상I(책임보험)

- 자동차손해배상 보장법(자동차손배법)에 의한 손해배상책임의 이행을 보장하기 위해 타인의 사상에 손해배상책임을 위한 보상 보험을 위해 의무적으로 가입하는 강제보험
- 대물배상 1천만원을 의무적으로 포함
- 사망(2천만원~1억원), 부상(1급~14급, 2천만원~80만원), 후유장애(1급~14급, 630만원~1억원)

② 대인보상II

- 대인배상I(책임보험)이 체결된 경우에 가입되며 자동차사고로 인해 타인이 입은 재산상의 손해를 보상해주는 무제한 한도의 보험
- 사망(장례비 위자료, 상실수익액), 부상(치료비, 위자료, 휴업손해액, 구조수색비, 치료관계비용), 후유장해(위자료, 상실수익액, 개호비(가정간호비))

③ 자기신체사고(자손)

가입자가 자동차를 소유, 관리, 사용하는 동안에 가입자가 자신이 우연한 교통사고(단독사고)로 사망하거나 부상을 입었을 때의 보상체계

④ 대물배상

- 가입자가 자동차사고로 다른 사람의 재물을 없애거나 훼손하는 경우에 피해자에게 발생하는 직접손실비(수리비)와 간접손실비(대차료, 휴차료, 영업손실)에 대한 법률상 손해배상 책임
- 보상한도는 1사고 기준 2천만원, 3천만원, 5천만원, 1억원, 무한보상 등 4단계로 구분하여 지급

⑤ 플러스보험(자손, 자기차량손해의 보장성보험)

기존의 자동차보험의 담보 중에 보장내용이 취약한 '자기신체사고' 및 '사기차량손해'의 보장내용을 확대하고자 하는 보험

⑥ 가족운전자 한정특약(특별약관)

가족만 운전하는 경우에 가입하는 추가 보험의 형태

⑦ 무보험자동체에 의한 상해보험(특별약관)

영업용 자동차를 제외한 가입자가 무보험자동차(무적차량 포함)에 이해 발생한 사고로 보상을 받을 수 없을 때를 위한 보험

11.3.6 공무상 요양보험

(1) 공무상요양의 정의 및 대상

- 공무상 요양보험은 특별한 해당 이름으로 정의된 법이 있는 것은 아님
- 다만 '공무원연금법', '사립학교교직원연금법', '공무원재해보상법', '군인연금법', '공무상요양비 업무 훈령' 등에 법률에서 공무상 사망, 부상, 질병, 폐질 등이 발생할 경우에 해당 공무원연금공단이나 사립학교교직원 연금공단 등에서 요양급여를 청구할 수 있는 제도
- 실제로 '공무상요양'이란 용어가 적시된 법령은 '군인연금법'에만 존재하지만, 전반적으로 공적 업무에서 발생하는 요양급여 상황을 '공무상요양'으로 통용

아래 내용은 각 법률에서 정의하고 있는 요양관련 내용이다.

- 공무원연금법은 공무원의 퇴직, 장해 또는 사망에 대하여 적절한 급여를 지급하고 후생복지를 지원함으로써 공무원 또는 그 유족의 생활안정과 복지 향상에 이바지함을 목적으로 한다(공무원연금법 제1조(목적)).
- '공무원'은 '국가공무원법', '지방공무원법', 그밖에 법률에 따른 공무원을 의미하는데, 군인과 선거에 의해 취임하는 공무원은 제외한다(공무원연금법, 공무원재해보상법 제3조(정의)) .
- 사립학교교직원연금법은 사립학교 교원 및 사무직원의 퇴직 · 사망 및 직무로 인한 질병 · 부상 · 장해에 대하여 적절한 급여제도를 확립함으로써 교직원 및 그 유족의 경제적 생활안정과 복리향상에 이바지함을 목적으로 한다(사립학교교직원연금법 제1조(목적)). '교직원'이란 '사립학

교법' 제54조(임명)에 관한 사항이 관할청에 보고된 교원과 제70조(사무직원)에 임명원 사무직원을 의미한다.

- 공무원재해보상법은 공무원의 공무로 인한 부상 · 질병 · 장해 · 사망에 대하여 적합한 보상을 하고, 공무상 재해를 입은 공무원의 재활 및 직무복귀를 지원하며, 재해예방을 위한 사업을 시행함으로써 공무원이 직무에 전념할 수 있는 여건을 조성하고, 공무원 및 그 유족의 복지 향상에 이바지함을 목적으로 한다(공무원재해보상법 제1조(목적))
- 군인연금법은 군인이 공무상 질병이나 부상으로 인하여 진단, 약제 · 치료재 · 보철구의 지급, 처치 · 수술 · 그밖에 치료, 병원 · 요양소의 수용, 간호, 이송 등의 요양을 하는 경우에 공무상요양비를 지급한다. '공무상요양비'는 동일한 질병 또는 부상에 대하여 실제 요양기간이 2년을 넘지 아니하는 범위에서 그 요양에 필요한 금액으로 한다. 다만, 실제요양기간이 2년을 경과한 후에도 계속 치료가 필요하다는 의학적 소견이 있는 경우에는 대통령령으로 정하는 바에 따라 1년 이하의 기간을 단위로 요양기간을 연장할 수 있다(군인연금법 제30조의5(공무상요양비))

(2) 공무상요양비 지급범위

- 공무상요양비는 국가나 지방자치단체에서 비용을 전액부담하게 되는데, 급여의 적용범위는 '국민건강보험 적용급여', '산업재해보상보험 요양급여', '공무상 특수요양비' 등으로 구분하여 적용
- 공무상요양비에 대한 청구 방법은 급여(국민건강보험 본인부담금)는 별도의 청구절차 없이 국민건강보험공단에서 공상공무원에게 지급
- 비급여(산업재해보상보험급여, 특수요양비)의 경우에는 공상공무원이 직접 공단에 청구

[표 11-35] **공무상요양비 지급범위**

구분	내용
국민건강보험 적용급여	- 진료비, 약제비, 치료비 등
산업재해보상보험 요양급여	- 간호비(1~3등급), 이송비, 재활보조기구, 통합재활훈련 등
공무상 특수요양비	- 간호비(기본), 선택진료비, MRI촬영료, 초음파검사비, 상급병실차액, 부대경비, 흉터(반흔)수술비 등 (단, 공무상 질병/부상의 치료목적이 아닌거나 지급범위를 초과하는 금액은 지급대상이 아님)

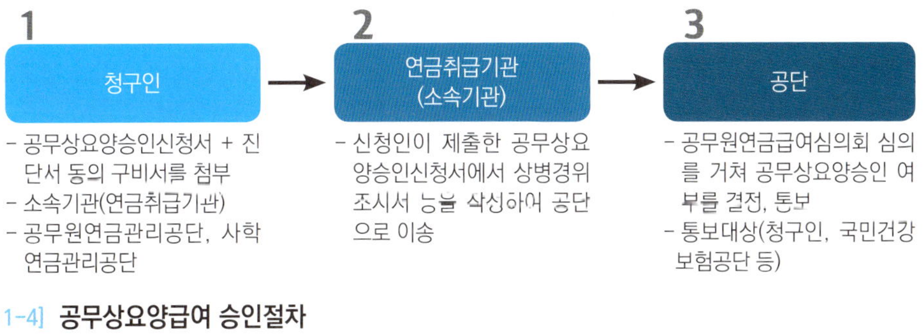

[그림 11-4] **공무상요양급여 승인절차**

※참고: 공무원연금공단(geps.or.kr): 재해보상>공무상요양>승인절차

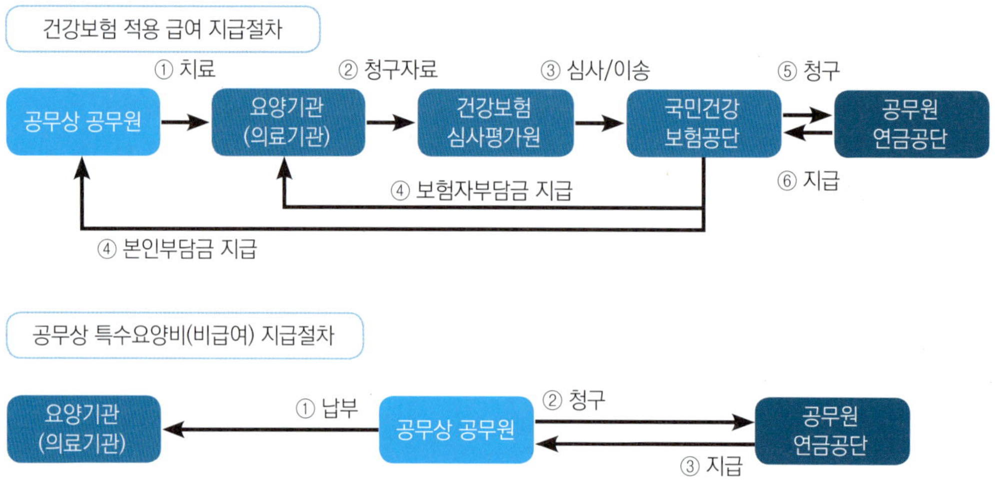

[그림 11-5] **공무상요양급여 요양비지급 절차**

※참고: 공무원연금공단(geps.or.kr): 재해보상>공무상요양>요양비지급

(3) 공무상재해 인정범위

① 공무수행 중 발생한 재해
② 공무수행의 연장행위로 인하여 발생한 재해
③ 근무상황적 요인과 관련하여 발생한 재해
④ 공무상 관로 및 부상으로 인하여 발생한 질병이나 재해

(4) 공무상재해 불인정

① 공무수행으로 볼 수 없는 순수한 사적행위로 인한 질병이나 재해
② 공무를 이탈한 상태에서 발생한 질병이나 재해
③ 의학적 소견상 당해 질병이 공무수행과 상관없이 악화되었다고 판단되는 경우
④ 타 법령에 의해 우선적 보상을 받는 질병이나 재해

11.3.7 요양급여비 청구

(1) 청구

- 내용: 국민건강보험법 제43조 제1항 및 제2항에 의거 요양기관의 요양급여비용 지급 청구는 국민건강보험공단에서 하고, 청구 내역에 대한 심사업무는 심사평가원에서 수행
- 다만, 요양기관의 비용청구 절차를 간소하게 하기 위하여 요양기관은 요양급여비용 청구서에 급여를 받은 자(건강보험 수급권자)에 대한 요양급여비용명세서를 첨부하여 심사평가원에 제출
- 건강보험심사평가원은 요양기관의 청구서를 검토하여 심사결정내역을 공단에 통보하게 되면, 공단에서 요양기관에 급여 비용을 지급함
- 요양기관에서 건강보험심사평가원에서 제출하는 요양급여비용명세서에는 가입자의 성명 및 건

강보험증번호, 요양급여를 받은 자의 성명 및 주민등록번호, 질병 또는 부상명, 요양개시 연월일 및 요양일수, 요양급여비용의 내용, 본인부담금 및 비용청구액, 처방전 내용 등을 기재해야 하며, 그 밖의 요양급여비용 청구방법, 요양급여비용심사청구서 및 명세서 서식/작성요령 등은 보건복지가족부장관이 정하여 고시함

(2) 심사업무

- 요양급여비용심사는 관계법령에서 정한 기준과 원칙에 근거하여 의학적으로 보편 타당하고, 경제적으로는 비용 효과적인 방법으로 요양급여가 행하였는지를 공정하고 객관적으로 판단하며, 과잉진료 서비스로 인한 과다진료의 억제와 부당한 진료비용의 지급을 방지하고 사회보험제도 내에서의 의료보장 취지에 합당한 적정 진료를 유도가 목적임
- 앞에서 말한 바와 같이 우리나라의 경우 국민건강보험이 실시되기 전에는 의료보험연합회에서, 그리고 그 이후에는 심사평가원에서 본 업무를 담당

① 심사기준

- 요양기관으로부터 요양급여비용명세서를 제출받으면, 행위별 요양급여비용 청구(DRG지불제도의 의한 요양급여를 산정하는 경우 제외)에 대해 심사평가원은 다음 기준에 따라 심사 진행
- 건강보험법 제 39조의 규정에 의하여 정하여진 요양급여의 기준
- 건강보험법 제42조의 규정에 의하여 정하여진 요양급여비용의 내역 및 사실 관계
- 보건복지가족부장관의 행정해석과 심사평가원장이 정한 심사지침

② 심사기간

- 심사평가원에서의 심사 업무는 서면청구 및 전산기록장치에 의한 자기매체(디스켓) 청구는 40일 이내, 전자문서교환방식(EDI)에 의한 청구는 15일 이내, DRG 청구의 3일 이내에 완료
- 이 기간은 심사평가원에서의 심사업무에 소요되는 시간이고, 요양기관에 청구 비용이 지급되기까지는 며칠이 더 소요

③ 우리나라의 심사지불방식

- 정의: 심사지불방식이란 의료공급에 대한 대가로 지불되는 의료비의 지불방식이며, 의료보험과 관련된 인력 및 서비스 공급 방식을 결정하는 방법
- 종류: 세계적으로 심사지불방식은 행위별수가제, 인두제, 봉급제, 포괄수가제, 총액계약제 등이 단독 또는 혼합된 형태로 사용
- 우리나라의 경우에는 행위별수가제를 기본 방식으로 채택하고 있으며, 보험 행위에 대한 포괄수가제는 2002년부터 7개 질병군(제왕절개분만, 편도선수술, 맹장염수술, 백내장수술(1997), 치질수술, 탈장수술, 자궁및자궁부속수술(2001))에 대해 요양기관에서 선택적으로 실시

④ DRG 구조 및 분류체계

- 구조: 1986년 미국의 HCFA-DRG를 근간으로 개발된 KDRG Version 1.0 이후 현재 개정된 DRG 분류체계(2010.7.)에 의해 우리나라는 "KDRG Version 3.x"을 사용하고 있다. KDRG(Koean DRG)는 6자리로 구성되어 있는데, 주요진단범위(Major Diagnosis Category, MDC) 23개 영역

으로 분류하며, 외과환자, 내과환자, 환자연령, 합병증, 동반질환 등의 여부에 따라 498개의 질환으로 재분류되어 있다. 이를 모두 합쳐 6자리로 KDRG는 구성

- 종류: 아래 그림에서 ADRG(Adjacent DRG)는 연령이나 CC(Complications)에 따른 세분화 이전의 질병군으로 앞쪽의 '3자리'를 의미한다. RDRG(Refined DRG)는 예일대학의 CC 구분없이 3개(내과환자) 혹은 4개(외과환자)의 하위그룹 구분코드방식을 의미.
- 아래, 예시의 KDRG 코드 'G08101'을 다시 정리하면 MDC(1번째자리 'G', 질병군범주 23개 사용가능), ADRG대분류(2-3번째자리 '08', 01~49는 외과계, 50~59는 내과적시술, 60~99는 내과계), ADRG소분류(4번째자리 '1', 1~9사용), 연령(5번째자리'1', 1은 10세, 2는 17세, 3은 34세, 4는 54세, 6은 64세 이상을 의미, 17세 초과는 '2', 만17세 이하는 '1', 연령에 관계없으며 '0'으로 표기), 중증도(6번째자리'1', 0은 합병증및동반상변 없음, 1은 중증의 합병증 동반, 2는 심각한 합병증동반을 의미) 등으로 구분할 수 있음.

[표 11-36] **포괄수가제 적용대상**

과목별	그룹	DRG적용 항목	일반명칭
안과	1군	수정체수술	백내장수술
이비인후과	2군	편도 및 아데노이드 수술	편도선수술
일반외과	3군	항문 및 항문주위 수술	치질수술
	4군	서혜 및 대퇴부탈장 수술	탈장수술
	5군	충수절제술	맹장수술
산부인과	6군	자궁 및 자궁부속기수술 (악성종양제외)	자궁관련수술
	7군	제왕절개분만	제왕절개수술

※참고 건강보험심사평가원(hira.or.kr): 1군, 3군, 4군은 외래에서 진료 받을 경우에도 포괄수가 대상이 가능함.

⑤ 심사방법

- 종류: 심사평가원에서 요양기관의 진료비 청구에 대한 심사는 지표심사, 정밀심사, 전문심사 등의 3가지 방법을 사용하고 있으며, 대부분의 의원급 의료기관은 지표심사에서 모든 심사업무가 종결 됨
- 지표심사: 증가하는 심사물량의 해소와 법정기일내 요양급여 비용심사/지급을 위하여 실시하고 있는 방법으로 진료건수의 상당부분을 차지하고 있는 외래 요양급여비용을 대상으로 동일 진료과목별, 상병별 전국평균 진료비와 비교하여 진료지표가 일정수준 이하인 기관에 적용
- 정밀심사: 입원 요양급여비용명세서와 지표심사를 제외한 외래 요양급여비용명세서를 대상으로 하여 요양급여비용명세서 건별로 진료내용의 적정성, 적합성 등을 정밀 심사하는 방법이며, 질병의 진행정도, 구체적 증상 등을 참조하여야 할 경우 진료기록부, 검사결과, 방사선 필름, 진료담당의사의 진료소견 등을 요청하여 심사하기도 함. 경우에 따라 심사위원이 요양기관을 직접 방문하여 급여 관련 자료의 확인과 진료담당의의 의견을 청취한 후 심사하는 현지 확인 심사제도도 운영

- 전문심사: 진료과목별 심사위원이 해당과목의 요양급여비용을 직접 심사하는 제도로서 정밀심사 대상기관 중 요양급여비용 특정지표 상위기관, 시술의 질적 수준에 따라 진료결과에 영향을 미칠 것으로 예상되는 수술, 의료제공자가 과잉진료/남용의 우려가 있는 경우, 가격이 높거나 부작용이 높은 약제 및 치료재료를 사용한 경우, 요양급여비용 명세서 건당 총 요양급여비용이 일정금액 이상 고객인 경우, 심사상 문제가 있는 기관, 심사직원 심사과정에서 전문의학적 판단을 필요로 하는 경우 실시함

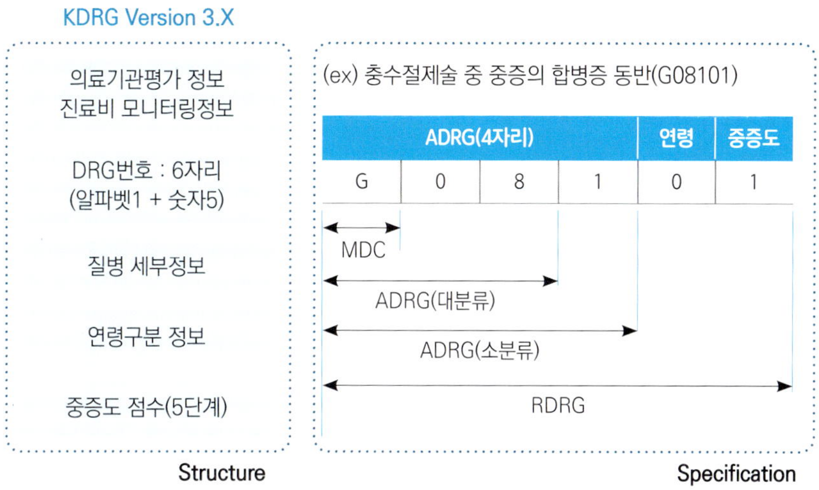

[그림 11-6] **KDRG 구조**

※참고: 요양기관 종합관리제 도입방안연구(2009, 김귀현, 근로복지공단노동보험연구원)

(3) 지급

- 요양급여비용 지급 업무는 공단(건강보험관리공단)에서 담당
- 공단은 청구서 접수내역 및 심사내역파일, 청구명세서와 요양급여비용 심사결과를 통보 받아, 지급전에 사전점검을 한 후 요양급여비용지급통보서에 의거하여 요양기관 또는 공급자에게 해당 요양급여비용을 지급
- 지급업무는 펌뱅킹 시스템(공단과 거래은행 간에 상호 연결된 전송망)을 통하여 요양급여비용 등 지급관련내역을 송/수신하여 입금예정일에 지급금액을 통보된 계좌에 입금

(4) 이의신청 및 심사청구

- 이의신청: 의료법 76조에 "가입자 및 피부양자의 자격/보험료 등/보험급여 및 보험급여비용에 관한 공단(심사평가원의 심사 결과)의 처분에 이의가 있는 자는 공단에 이의신청을 할 수 있다"고 명시되어 있다. 이의 신청은 특별한 경우가 아니면 처분이 있는 날로부터 90일 이내에 하여야 하며, 이의신청 및 이의신청에 대한 결정은 보건복지가족부령이 정하는 서식에 따름
- 결정기한: 공단과 심사평가원에 설치되어 있는 이의신청위원회는 이의신청을 받은 날로부터 60일 이내에 결정을 내려야 함

- 이의신청에 대한 결정에 불복: 보건복지가족부에 소속되어 있는 "건강보험분쟁조정위원회"에 심사청구를 할 수 있다. 심사청구는 처분이 있은 날로부터 90일 이내에 하여야 하며, 건강보험분쟁조정위원회는 심사청구를 받은 날로부터 60일 이내에 그 결정을 해야 함
- 공단 및 심사평가원의 처분은 공법(행정법)상의 처분임을 분명히 하고 그 소송 또한 행정소송 대상임을 규정, 국민이 신속히 권리구제를 받을 수 있도록 기존의 행정심판전치주의를 폐지
- 요양기관에서 공단 및 심사평가원의 처분에 불복이 있는 자는 이의신청이나 심사청구를 거치지 않고 직접 행정 소송을 제기할 수 있으며, 이의신청의 결정 또는 심사결정을 받은 단계에서도 직접 행정소송을 제기할 수 있도록 하고 있음

11.4 외래진료관리

11.4.1 외래진료의 정의

- 정의 : 외래진료(Outpatient Service)는 병원에 입원하지 않은 상태에서 병원 내의 각종 시설을 이용하여 의료에 관한 서비스를 이용하는 것을 의미함
- 입원환자에 비하여 상대적으로 질병이나 부상의 상태가 가벼운 상태에 행해지는 진료. 또한, 외래진료과는 OPD(Out-Patient Department)로 진료코드를 사용
- 가장 간단한 외래진료실을 통한 외래진료업무를 간략하게 살펴보면 아래 그림과 같은 흐름으로 설명할 수 있음

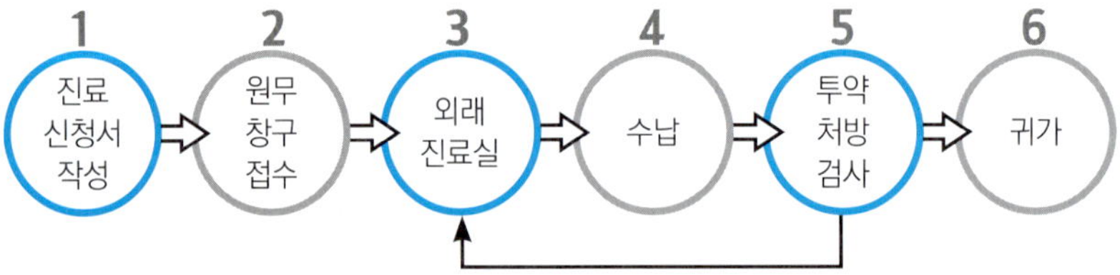

[그림 11-7] **외래진료(outpatient) 간략 흐름도**

※참고: 전자차트 '비트U차트'를 활용한 병원정보시스템실무(양옥렬/에듀팩토리/2019)

- 좀 더 자세한 외래진료업무의 일반적인 순서는 외래로 내원한 고객(환자)에 대하여 환자접수에서 진료대기, 외래진료실, 진찰, 검사, 원외처방전, 수납, 약국방문, 처방약 수령, 집으로 이동에 이르기까지의 1단계에서부터 20단계에 이르는 이 과정은 우리가 일반적인 내과에 방문하여 약국에서 약국을 수령할 때까지의 과정이 해당함

• 아래 그림은 처방전달시스템(전자차트, OCS)의 기본 구조를 표현한 그림으로 환자가 진찰을 받기 위한 최소의 환경 설정을 순서대로 도식화 함

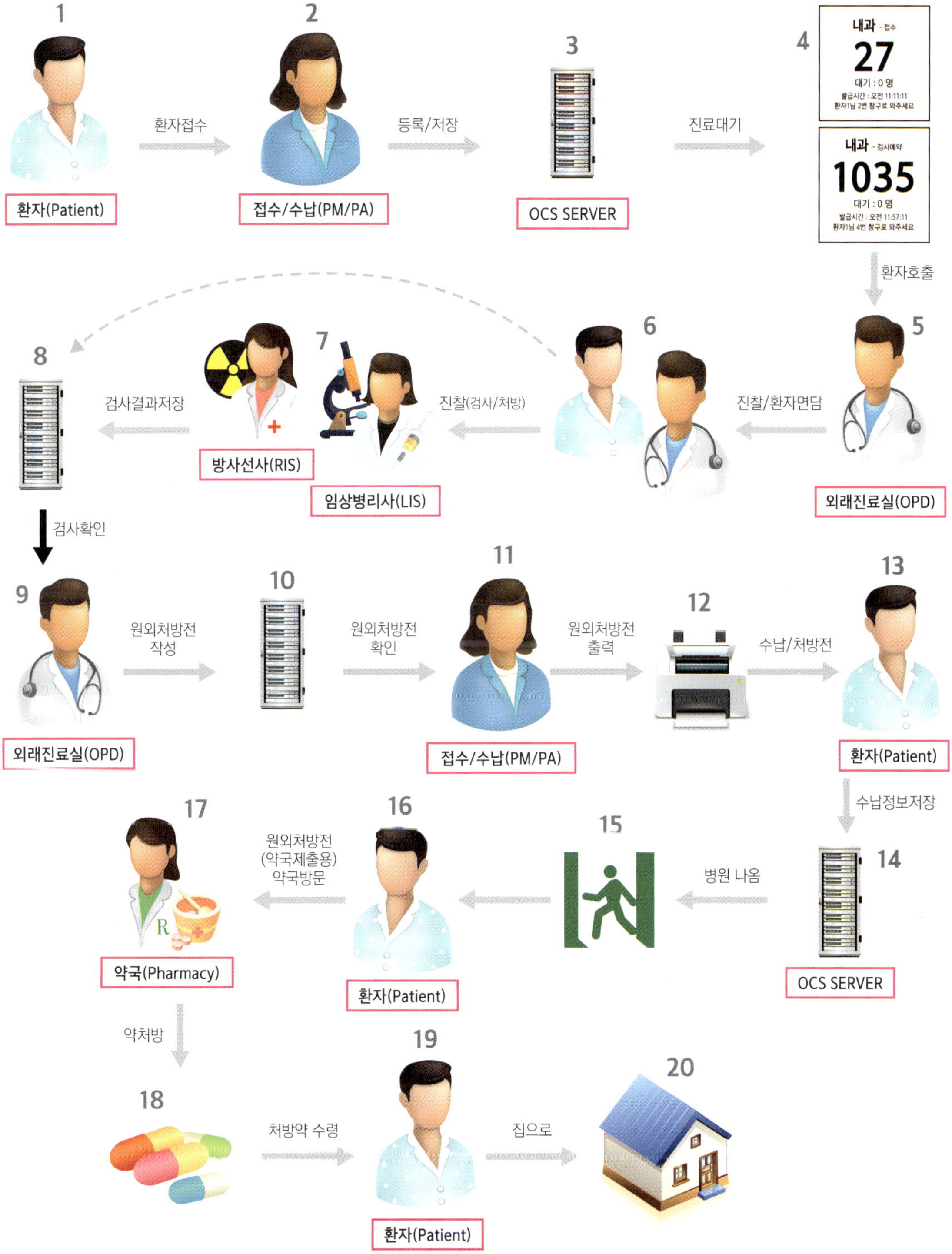

[그림 11-8] **외래진료(outpatient)단계별 OCS 작업 흐름도**

※참고: 전자차트 '비트U차트'를 활용한 병원정보시스템실무(양옥렬/에듀팩토리/2019)

11.4.2 외래진료 업무

(1) 진료접수

- 의료기관에서 외래 진료를 받고자 하는 환자(고객)는 진료신청서를 접수 창구에서 접수해야 함
- 기본적으로 진료신청서에는 진료과목, 의사명, 개인신상기본정보 의료보장(보험형태) 사항을 기재하는데, 그러나 이는 종이 형태로 진행되는 아날로그 방식의 진료신청방법에 해당
- 현재는 병원정보시스템을 통해 환자의 주민번호와 이름 정도로 접수 및 요양급여 신청/청구가 가능
- 만일, 건강보험환자가 아닌 요양급여형태가 의료급여, 산업재해보상보험, 자동차손해배상보험 등에 따라 의료전달체계는 달라질 수 있음
- 기본적인 의료전달체계(1단계, 2단계)에 따라 진료접수가 달라짐

① 1단계 진료기관(1단계 진료)

- 상급종합병원을 제외한 모든 의원, 병원, 종합병원에서 진료받는 것을 의미(단, 의료급여 환자의 경우 1단계 진료는 의원 및 보건소로 한정함)

② 2단계 진료기관(2단계 진료)

- 1단계 진료기관(1단계 진료)에서 진료를 받은 후 질병의 중증도가 높아서 높은 수준의 진료가 필요할 때 상급종합병원에서 진료를 받는 경우에 해당. 2단계 진료기관에서 진료를 받기 위해서는 반드시 1단계 의료기관에서 의사가 발급한 '요양급여의뢰서'와 진료신청서, 건강보험증과 함께 반드시 제출
- '요양급여의뢰서'는 1단계 의료기관의 진료담당의사(주치의), 군의관(군인의 경우)이 작성안 진료소견서를 의미
- 요양급여의뢰서의 유효기간은 발급일로부터 7일 이내(공휴일 제외)이며, 요양급여의뢰서와 동일한 기능을 하는 '종합검진'이나 건강진단결과 상의 이상소견이 기재된 '건강진단서'는 발급일로부터 60일까지 유효
- 또한, 산업재해보상보험, 자동자손해배상보장보험(자동차보험), 일반진료(비급여)의 경우에는 이러한 진료전달체계에 적용받지 않음

[표 11-37] **2단계 진료전달체계 예외사항**

구분	내용
2단계 진료 예외사항	① 응급환자(응급의료에 관한 법류 제2조제1호에 해당) ② 분만의 경우 ③ 치과에서 요양급여를 받는 경우 ④ 등록장애인 및 전문작업치료, 운동치료 등의 재활치료가 필요하다고 인정되는 재활의학과에서의 요양급여 ⑤ 가정의학과에서 요양급여를 받을 경우 ⑥ 해당 요양기관에서 근무하는 가입자가 요양급여를 받는 경우 ⑦ 혈우병환자가 요양급여를 받는 경우

※ 참조: 공무원연금공단(geps.or.kr): 재해보상>공무상요양>제도개요

(2) 자격관리

환자에게 적용할 의료보장유형에 따라 수가유형(국민건강보험, 의료급여, 산업재해보상보험, 자동차손해배상보험, 비보험 등)과 상해 원인을 파악하여 수진자격여부를 확인하는 과정

(3) 접수 등록/취소

- 수진자격여부를 확인하였다면, 접수절차를 진행하게 되는데, 접수절차는 병원정보시스템(HIS) 내에 존재하는 처방전달시스템(OCS)을 통해 접수가 완료 됨
- 또한, 해당 환자에 대한 의무기록지는 전자의무기록(EMR) 안에 환자코드(차트번호)를 중심으로 기록/저장되고, 저장된 해당 환자의 정보는 외래진료과로 전송되어 진료대기 명단으로 등록
- 환자코드(차트번호)는 의료기관마다 부여하는 방식이 다른데, 기본적으로 시스템 자동부여방식과 사용자 수동부여방식으로 구분 함
- 또 다른 방식으로는 일련번호방식, 단일번호방식, 환자유형별부여방식 등 다양하고, 의료기관마다 다르기 때문에 통일된 방식은 없음
- 환자코드(차트번호)에 대한 규칙은 의료기관마다 다르지만 의료급여 청구를 위해서는 환자의 보험유형별 코드는 정해져 있음

[표 11-38] **보험유형별 심평원 청구코드 및 진료과목코드**

보험유형		보험코드	진료과목코드							
			코드	진료과목	코드	진료과목	코드	진료과목	코드	진료과목
국민건강보험	일반	10	00	일반의	13	이비인후과	26	예방의학과	54	치주과
	차상위1종	11	01	내과	14	피부과	27	치과	55	치과보존과
			02	신경과	15	비뇨의학과	28	한방	56	구강내과
	차상위2종	12	03	정신건강의학과	16	영상의학과	40	약국	57	영상치의학과
의료급여	1종	21	04	외과	17	방사선종양학과	41	보건	58	구강병리과
	2종	22	05	정형외과	18	병리과	42	보건기관의과	59	예방치과
산업재해보상보험		31	06	신경외과	19	진단검사의학과	43	보건기과치과	60	치과소계
			07	흉부외과	20	결핵과	44	보건기관한방	61	통합치의학과
자동차손해배상보험		41	08	성형외과	21	재활의학과	49	치과	80	한방내과
일반(비보험)		51	09	마취통증의학과	22	핵의학과	50	구강안악면외과	81	한방부인과
선박보험, 해외보험		61	10	산부인과	23	가정의학과	51	치과보철과	82	한방소아과
			11	소아청소년과	24	응급의학과	52	치과교정과		
외국인		71	12	안과	25	직업환경의학과	53	소아치과		

※ 참조: 보건의료빅데이터개방시스템(opendata.hira.or.kr): 코드조회

(4) 외래진료실

- 외래진료실은 접수에서 외래환자 접수가 병원정보시스템 내에 처방전달시스템 상에 등록되면, 해당 진료과(등록과목)에 진료대기상태가 됨
- 전자의무기록지 역시 해당 진료과로 전달되어 이송되며, 외래진료실에서는 진료 대기 중인 환자가 진료상태로 변경되면 환자에 대한 의무기록도 자동으로 연동되어 검색, 등록, 수정 등이 가능해짐
- 외래진료실에서 이루어지는 업무에는 의사업무영역(진료, 처방전입력, 처방전발행, 진료예약, 입원결정 등)과 원무행정영역(진료과접수, 진료비계산 등)으로 구분하며, 복합영역(처방전발행, 진료예약)을 별도로 구분할 수도 있음
- 복합영역이란 의사나 원무과에서 병원정보시스템 상으로는 모두 설정이 가능

(5) 진료비 계산 및 수납

- 기본적으로 외래진료에 대한 진료비(본인부담금)는 의료기관의 종류(상급/종합/병원/의원 등)와 환자의 종류(건강보험/산정특례/차상위/65세이상노인 대상자 등)에 따라 다르게 산정
- 만1세~6세미만의 소아의 경우 일반환자 본인부담률의 70%(상급종합병원 진료시 진찰료: 전액부담)를 부담
- 조산아 · 저체중아의 경우 요양급여비용총액의 10%만을 본인부담(의원급의 경우 5%만 본인부담)
- 난임진료의 경우 요양급여비용총액의 30%(상급종합병원 진료시 진찰료:전액부담)를 부담
- 일반적으로 진료비 결재는 수납창구에서 수행하는 것이 일반적이지만 컴퓨터나 휴대폰을 이용한 온라인 진료비 결재, 무인수납기 결재도 가능
- 외래진료비는 '건강보험요양급여비용명세서'의 기본진료료 항목의 '진찰료'에서 정의되어 있는데, 진찰료는 외래에서 환자를 진찰할 경우에 처방전이 발행과는 관계없이 산정하며, 신규 내원 환자에 대한 초진진찰료, 중복방문한 환자에 대한 재진진찰료로 산정
- 진찰료는 '기본진찰료'와 '외래관리료'의 소정점수를 합하여 산정함을 원칙으로 함.(건강보험요양급여비용명세서, 행위 급여목록 · 상대가치점수 및 산정지침, 제1장 기본진료료(진찰료))

- 일반적으로 외래진료 주요 업무는 다음과 같다.
  ① 진료비 계산 및 수납
  ② 진료비 감면 확인(선택)
  ③ 처방내역 확인
  ④ 의약분업예외 사유 확인(선택)
  ⑤ 산정특례 등록 확인(선택)
  ⑥ 진료비 영수증 발행
  ⑦ 원외처방전 발행

(6) 진료비 환불

- 환불사유 발생: 요양급여의뢰서 사후제출, 보험유형 변경에 따른 환불, 검사 · 촬영에 대한 신청

후 개인이나 의료기관의 사정에 의해 취소된 경우, 입력오류, 처방내용변경 등에 따라 환불사유가 발생

- 진료비 환불: 진료 후에 진료비를 받고 영수증 발급이 완료된 상태에서 요청하는 경우를 의미

(7) 외래진료 통계

- 정의 : 외래진료에 대한 마감이 이루어지면 일일수납마감이 결정되며, 수납이 마감되면 가장 먼저 수행하는 통계가 "일일집계"임
- 의료기관에 따라 접수직원이 여러 명이라면 수납직원별로 구내 은행(지점) 등에 접수증을 받고 직접 인계함
- 일반적인 병 · 의원급 의료기관에서는 병원장에게 일일집계를 보고하는 경우가 일반적임

11.4.3 진료예약제

(1) 예약제도 대상

- 정의: 외래진료를 마친 고객(환자)이 다음 진료를 예약할 경우에 진료비계산과 동시에 필요에 따라 예약등록이 가능. 상급종합병원의 경우에는 진료예약콜센터(예약센터)를 통해 초진진료에 대한 예약을 신청받아야 진료가 가능
- 예약내용: 진료예약시에는 진료일자, 진료시간, 진료과목, 담당의사(주치의) 등의 정보를 입력
- 최근에 상급종합병원의 진료예약센터의 경우 전화예약 뿐만아니라, 방문예약, 인터넷을 이용한 예약, 휴대폰을 이용한 모바일 예약, QR코드를 이용한 예약 등 환자의 편의를 보다 개선한 다양한 방법의 예약이 가능해짐
- 의료기관의 진료예약에는 대상에 따라 외래진료예약, 건강검진예약, 입원예약, 검사예약, 치료예약, 시술및수술예약 등으로 구분하여 고객(환자)의 요청이나 담당의사의 지속적인 진료의 필요성이 협의된 상태에서 진행

(2) 진료예약제도의 장점

① 의료서비스 이용자 만족도 증가: 환자(고객), 보호자 등 진료대기 시간의 축소로 서비스개선 및 의료간접비 감소 효과

② 의료기관 업무처리 향상: 외래의 특성상 환자가 몰리는 특정시간대를 분산시켜 의료진, 외래진료부서, 외래 접수/수납창구 등의 부서에서 예측 가능한 업무분장이 가능해짐

③ 의료기관 인력관리 향상: 예약제도에 따라 업무처리 시간이 분산되므로 인한 인력관리 효율성 증대

④ 환자의 대기시간 감소: 의료기관 체류시간을 현저히 줄여, 대기시간 및 혼잡을 감소

⑤ 환자 만족도 증가: 특정 시간대 집중을 막고 분산된 업무처리로 대기시간 감소, 환자에 대한 치료시간 증가, 혼잡도 축소로 인한 만족도 증가

⑥ 환자 증가: 환자의 만족도가 증가에 따른 환자 증가 기대

(3) 진료예약 방법(순서)

- 상급종합병원에서의 외래 초진예약일 경우에는 건강보험증, 신분증, 1차요양기관 진료의뢰서 등을 지참한 후 예약이 가능. 이때 사용할 수 있는 예약방법은 방문(창구)예약, 전화예약, 인터넷예약, 모바일예약 등이 가능
- 상급종합병원에서의 외래 재진예약일 경우에는 방문(창구)예약, 전화예약, 인터넷예약, 모바일예약, 무인접수기예약 등이 가능
  ① 방문(창구)예약
  ② 전화예약
  ③ 인터넷예약
  ④ 모바일예약
  ⑤ 무인접수예약(재진예약)

11.5 입원진료관리

11.5.1 입원진료관리 정의

- 정의: 입원진료는 환자가 의사의 소견에 따라 소정의 절차를 거쳐 지속적으로 의료기관에 수용되어 최소 6시간 이상 진료를 받는 경우를 의미
- 입원진료관리 업무는 외래진료실이나 응급실, 혹은 타 병원으로부터 이관되어 온 환자를 병상에서 관리하기 위한 전반적인 관리 업무 전체를 의미
- 입원한 환자와 가족, 의사, 간호사, 방사선과, 임상병리과외에 모든 병원 내부 조직이 관련하여 치료와 관리에 필요한 서비스를 제공해
- 처방전달시스템(OCS, 전자차트) 관점에서 입원업무를 구분하면 입원환자접수(전환), 입원환자관리, 입원실관리, 진단서발급, 수납/퇴원처리 업무 등의 5가지 업무가 대표적임
- 그밖에도 구체적인 입원환자관리 업무에는 면회시간, 식이요법지도, 주치의 회진, 응급실호출, 외박/외출, 고객응대서비스 등의 세부적인 업무를 제공

(1) 입원환자 업무흐름

- 입원환자의 업무흐름은 환자접수, 내원방식확인, 입원결정, 입원수속, 병실입원 등의 순서로 구성
- 입원하고 있는 환자의 퇴원업무 흐름은 의사가 입원환자의 상태를 확인, 환자면담, 퇴원상담, 퇴원결정, 퇴원수속, 귀가 등의 순으로 진행

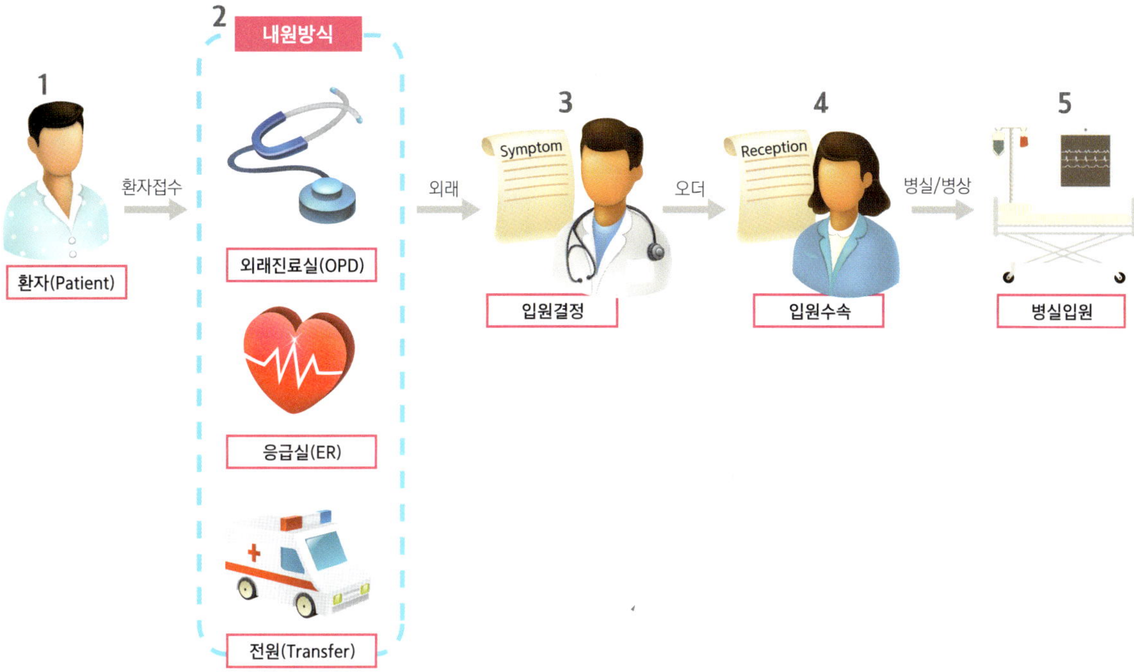

[그림 11-9] **처방전달시스템 측면에서 바라본 [입원수속] 절차**

※참고: 전자차트 '비트U차트'를 활용한 병원정보시스템실무(양옥렬/에듀팩토리/2019)

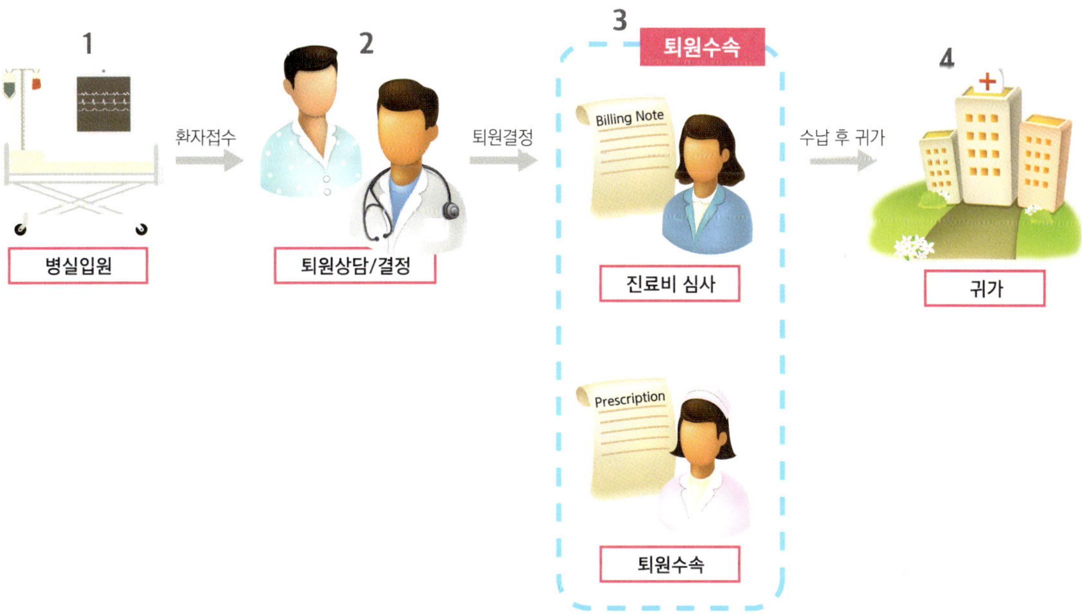

[그림 11-10] **처방전달시스템 측면에서 바라본 [퇴원수속] 절차**

※참고: 전자차트 '비트U차트'를 활용한 병원정보시스템실무(양옥렬/에듀팩토리/2019)

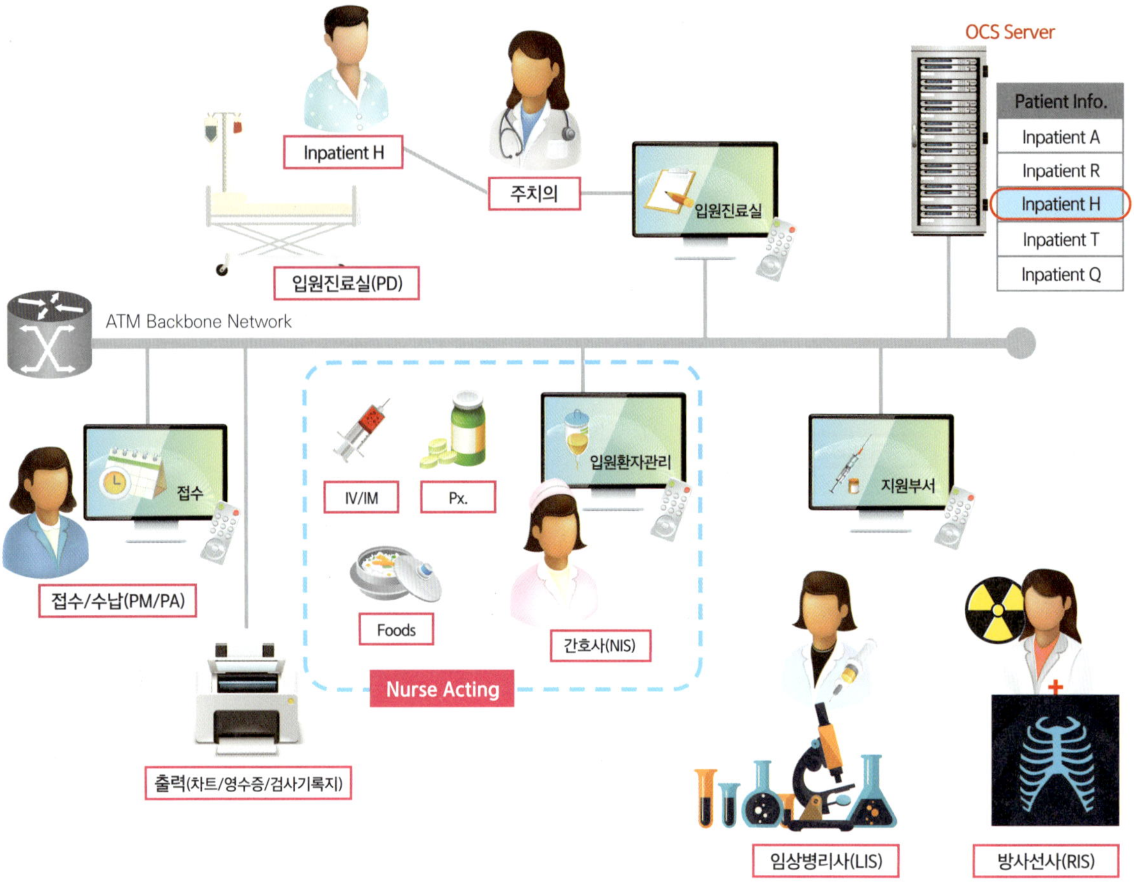

[그림 11-11] **처방전달시스템 측면에서 바라본 [입원진료] 시스템 구성도**

※참고: 전자차트 '비트U차트'를 활용한 병원정보시스템실무(양옥렬/에듀팩토리/2019)

(2) 병상관리 방식

- 입원환자를 위한 병상관리는 중앙집중식 관리방식과 진료과목별로 입원병상을 일종의 쿼터제 형태로 할당하여 관리하는 분산관리방식의 2가지 방식으로 구분
  ① 중앙집중식 관리
  ② 진료과별 분산관리

11.5.2 입원 · 퇴원수속 관리

- 입원 및 퇴원환자의 업무흐름은 을 위한 순서는 입원결정, 입원수속, 병실배정, 수술 및 시술 전 검사, 수술서약서, 입원 수술 및 시술 시행, 퇴원상담 및 결정, 퇴원통보(원무과), 퇴원계산, 귀가 등의 순으로 진행

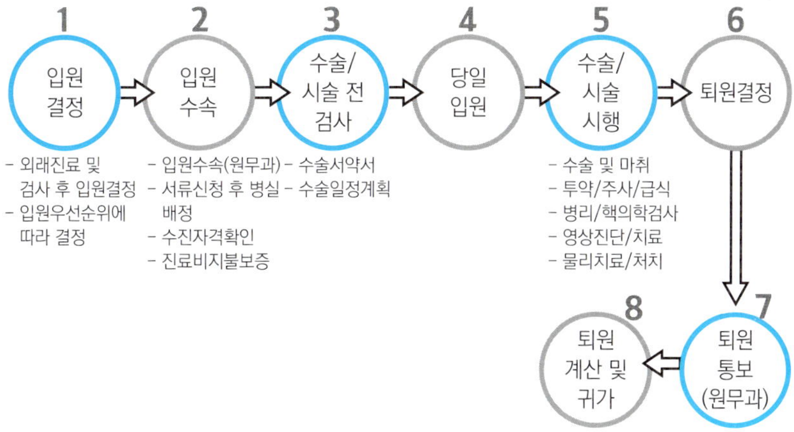

[그림 11-12] **입원진료 절차 프로세스**

※참고: 전자차트 '비트U차트'를 활용한 병원정보시스템실무(양옥렬/에듀팩토리/2019)

11.5.3 입원환자관리

(1) 입원결정

① 외래진료 상태에 따라 담당의사(주치의)가 입원결정서 발행

② 입 · 퇴원 결정서 발행 내용

- 담당의사가 발행
- 환자의 인적사항, 환자구분, 주치의, 진료과목, 입원경로, 병명, 증상, 입 · 퇴원 결정내용
- 즉시 입원수속 또는 발행순서별 대기(원무과 입원접수증 발급)

(2) 입원신청

① 의사의 입원결정에 따라 환자, 보호자가 창구 담당자에게 입원결정서 제출

② 창구 담당자는 입원결정서에 기재된 내용에 따라 필요한 절차를 수행

③ 창구 담당자는 입원대기자가 많거나 세부 설명이 필요한 경우에 충분한 정보를 습득하여 기록을 유지하는 적절한 조치가 필요함.

(3) 입원 우선순위 결정

① 응급수술이 필요한 환자

② 수술 예약이 결정된 환자

③ 응급실에 대기 중인 환자

④ 외래환자 중에 중증 환자

⑤ 접수순서에 의한 입원 순서가 결정된 환자

(4) 입원서약서 작성

- 정의: 입원서약서는 의료제공에 대한 대가인 진료비 납부는 물론이고 병원의 제 규정과 절차를 이행할 것을 약속하는 환자와 의료기관 간의 계약서

- 입원서약서에는 인적사항 외에도 건강보험증 내용, 연대보증, 분쟁 발생 시 관할법원 지정 등의 내용을 성실히 기록

(5) 병실배정

- 입원서약서가 작성되면 환자의 상태, 진료과목, 성별, 감염성질환여부, 희망병실여부에 따라 의료기관의 상황에 고려하여 병실을 배정
- 병실 배정에서 종합병원 및 상급종합병원의 입원실(2인실, 3인실)의 환자본인부담 비율이 2018년 7월1일부터 50% 수준으로 변경
- 따라서, 상급병실에 건강보험이 적용되면 입원료가 4인실 입원료*를 기준으로 3인실은 120%, 2인실은 150%(종합병원)~160%(상급종합)로 표준화되었다. 이에 따라 종합병원 3인실의 경우 30%, 2인실은 40%, 상급종합병원 3인실은 40%, 2인실은 50%의 본인부담률이 적용
- 입원료의 계산 공식은 다음과 같다.

  입원료 = 환자 부담금(입원료 × 본인부담률) + 건강보험공단 부담금

[표 11-39] **종별 · 인실별 입원료 본인부담률**

구분	1인실	2인실	3인실	4인실	5인실 이상
상급종합병원	비급여	50%	40%	30%	20%
종합병원		40%	30%	20%	20%

※ 참조: 건강보험심사평가원(hira.or.kr): 제도·정책>본인부담기준>의료급여>본인부담기준>본인부담률및부담액>입원진료

11.5.4 재원일수 관리

(1) 재원일수 정의

- 정의: 재원일수(LoS, Length of Stay)는 입원환자가 병원에 입원하는 기간을 의미
- 종류: 우리나라는 입원일자와 퇴원일자 중에 한쪽만을 입원일수로 계산하는 단입법을 사용
- 의료기관은 재원일수가 짧을수록 병상회전률이 높아져서 진료수익이 증가하고, 경영상태를 원활

(2) 재원일수 단축 목적

① 병상회전률 증가
② 진료수익 증가
③ 의료자원의 효율적 이용 증대
④ 환자본인부담 및 사회간접비용 감소
⑤ 환자의 입원대기 기간 감소

(3) 재원일수 단축 방법

① 장기 재원(입원) 발생원인 분석
② 수술 전 외래검사 및 수술예약 후 입원을 통한 단축

③ 상급종합병원에서 조기퇴원 및 협력병원으로 이송
④ 입원대기 중 검사를 미리 진행
⑤ 퇴원예고제 활용

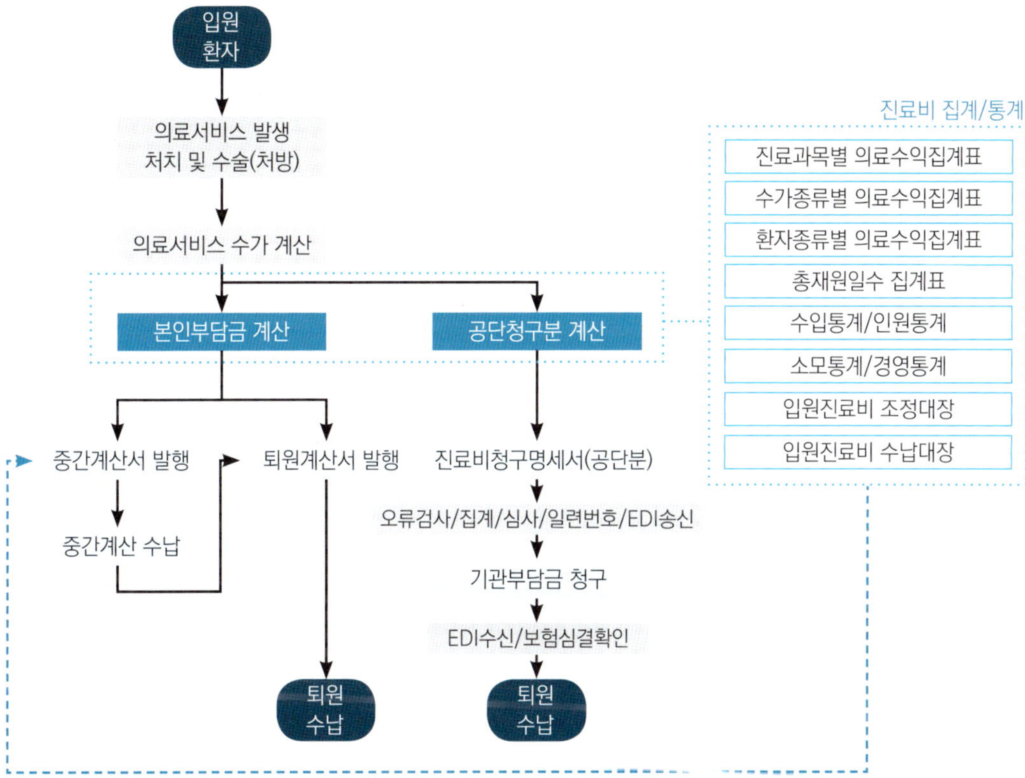

[그림 11-13] **입원 · 퇴원 진료비 청구 및 수납과정 흐름도**

※참고: 원무관리론(김수배 외/에듀팩토리/2019)

11.5.5 입원진료비 관리

- 의료기관의 수익 중에는 외래진료비와 입원진료비, 응급진료비, 건강검진비 등의 의료수익, 기타 의료수익이 가장 큼
- 여기에 매점, 장례식장, 임대사업 등을 이용한 의료외수익 등이 발생함. 그러나 대부분의 수익 중에 입원진료비가 차지하는 비율은 매우 높은 편
- 의료기관에 입원한 환자는 각종 검사, 처치및수술, 식대 등을 통해 본인부담금과 공단청구분을 구분하여 환자와 국민건강보험공단(혹은 근로복지공단)에 청구. 해당 입원진료비에 대한 청구 흐름은 그림과 같음

11.6 응급환자진료관리

11.6.1 응급의료 정의

(1) 응급환자 정의

- 정의: 응급환자란 질병, 분만, 각종 사고 및 재해로 인한 부상이나 그 밖의 위급한 상태로 인하여 즉시 필요한 응급처치를 받지 아니하면 생명을 보존할 수 없거나 심신에 중대한 위해(危害)가 발생할 가능성이 있는 환자 또는 이에 준하는 사람으로서 보건복지부령으로 정하는 사람(응급의료에관한 법률 제2조(정의))
- 응급실은 응급환자가 검사, 처치, 수술 등을 수행할 수 있는 인력과 시설을 갖춘 곳을 의미

[표 11-40] **응급관련 용어 정리**

용어	의미
응급환자	- 질병, 분만, 각종 사고 및 재해로 인한 부상이나 그 밖의 위급한 상태로 인하여 즉시 필요한 응급처치를 받지 아니하면 생명을 보존할 수 없거나 심신에 중대한 위해(危害)가 발생할 가능성이 있는 환자 또는 이에 준하는 사람
응급의료	- 응급환자가 발생한 때부터 생명의 위험에서 회복되거나 심신상의 중대한 위해가 제거되기까지의 과정에서 응급환자를 위하여 하는 상담 · 구조(救助) · 이송 · 응급처치 및 진료 등의 조치
응급처치	- 응급의료행위의 하나로서 응급환자의 기도를 확보하고 심장박동의 회복, 그 밖에 생명의 위험이나 증상의 현저한 악화를 방지하기 위하여 긴급히 필요로 하는 처치
응급의료종사자	- 관계 법령에서 정하는 바에 따라 취득한 면허 또는 자격의 범위에서 응급환자에 대한 응급의료를 제공하는 의료인과 응급구조사
응급의료기관	- 「의료법」 제3조에 따른 의료기관 중에서 이 법에 따라 지정된 중앙응급의료센터, 권역응급의료센터, 전문응급의료센터, 지역응급의료센터, 지역응급의료기관
구급차	- 응급환자의 이송 등 응급의료의 목적에 이용되는 자동차, 선박 및 항공기 등의 이송수단
응급의료기관 등	- 응급의료기관, 구급차등의 운용자 및 응급의료지원센터를 의미 함.
응급환자이용업	- 구급차 등을 이용하여 응급환자 등을 이송하는 업(業)을 말함.

※ 참조: 법제처(law.go.kr): 응급의료에 관한 법률

(2) 응급실 출입 제한

- 정의: 응급실은 신속한 진료와 감염예방을 위해 아래 항목에 해당하는 사람은 출입을 제한
  ① 응급실환자
  ② 응급의료종사자
  ③ 응급실 환자의 보호자로 진료 보조에 필요한 사람

11.6.2 응급환자 및 응급 증상

- 정의: 응급환자란 아래와 같은 응급증상이나 응급에 준하는 증상을 보이는 환자를 의미

[표 11-41] 응급증상 및 이에 준하는 증상

구분	의미
응급증상	① 신경학적 응급증상: 급성의식장애, 급성신경학적 이상, 구토 · 의식장애 등의 증상이 있는 두부 손상
	② 심혈관계 응급증상: 심폐소생술이 필요한 증상, 급성호흡곤란, 심장질환으로 인한 급성 흉통, 심계 항진, 박동이상 및 쇼크
	③ 중독 및 대사장애: 심한 탈수, 약물·알콜 또는 기타 물질의 과다복용이나 중독, 급성대사장애(간부전·신부전·당뇨병 등)
	④ 외과적 응급증상: 개복술을 요하는 급성복증(급성복막염·장폐색증 · 급성췌장염 등 중한 경우에 한함), 광범위한 화상(외부신체 표면적의 18% 이상), 관통상, 개방성 · 다발성 골절 또는 대퇴부 척추의 골절, 사지를 절단할 우려가 있는 혈관 손상, 전신마취하에 응급수술을 요하는 중상, 다발성 외상
	⑤ 출혈: 계속되는 각혈, 지혈이 안되는 출혈, 급성 위장관 출혈
	⑥ 안과적 응급증상: 화학물질에 의한 눈의 손상, 급성 시력 손실
	⑦ 알러지: 얼굴 부종을 동반한 알러지 반응
	⑧ 소아과적 응급증상: 소아경련성 장애
	⑨ 정신과적 응급증상: 자신 또는 다른 사람을 해할 우려가 있는 정신장애
응급증상에 준하는 증상	⑩ 신경학적 응급증상: 의식장애, 현훈(어지러움)
	⑪ 심혈관계 응급증상: 호흡곤란, 과호흡
	⑫ 외과적 응급증상: 화상, 급성복증을 포함한 배의 전반적인 이상증상, 골절 · 외상 또는 탈골, 그 밖에 응급수술을 요하는 증상, 배뇨장애
	⑬ 출혈: 혈관손상
	⑭ 소아과적 응급증상: 소아 경련, 38℃ 이상인 소아 고열(공휴일 · 야간 등 의료서비스가 제공되기 어려운 때에 8세 이하의 소아에게 나타나는 증상을 말한다)
	⑮ 산부인과적 응급증상: 분만 또는 성폭력으로 인하여 산부인과적 검사 또는 처치가 필요한 증상
	⑯ 이물에 의한 응급증상: 귀 · 눈 · 코 · 항문 등에 이물이 들어가 제거술이 필요한 환자

※ 참조: 법제처(law.go.kr): 응급의료에 관한 법률 시행규칙(제2조1)

11.6.3 응급의료기관의 종류

- 정의: 응급의료기관이란 「의료법」 제3조에 따른 의료기관 중에서 이 법에 따라 지정된 중앙응급의료센터, 권역응급의료센터, 전문응급의료센터, 지역응급의료센터, 지역응급의료기관 등을 의미(응급의료기관에관한법률 제2조(정의))

[표 11-42] 응급의료기관의 종류

구분	의미
중앙응급의료센터	보건복지부장관은 종합병원 중에서 중앙응급의료센터를 지정할 수 있음 1. 응급의료기관등에 대한 평가 및 질을 향상시키는 활동에 대한 지원 2. 응급의료종사자에 대한 교육훈련 3. 제26조에 따른 권역응급의료센터 간의 업무조정 및 지원 4. 응급의료 관련 연구 5. 국내외 재난 등의 발생 시 응급의료 관련 업무의 조정 및 그에 대한 지원 6. 응급의료 통신망 및 응급의료 전산망의 관리·운영과 그에 따른 업무 7. 그 밖에 보건복지부장관이 정하는 응급의료 관련 업무
권역응급의료센터	보건복지부장관은 상급종합병원 또는 300병상을 초과하는 종합병원 중에서 권역응급의료센터를 지정할 수 있음. 1. 중증응급환자 중심의 진료 2. 재난 대비 및 대응 등을 위한 거점병원으로서 보건복지부령으로 정하는 업무 3. 권역(圈域) 내에 있는 응급의료종사자에 대한 교육·훈련 4. 권역 내 다른 의료기관에서 제11조에 따라 이송되는 중증응급환자에 대한 수용 5. 그 밖에 보건복지부장관이 정하는 권역 내 응급의료 관련 업무
응급의료지원센터	보건복지부장관은 응급의료를 효율적으로 제공할 수 있도록 응급의료자원의 분포와 주민의 생활권을 고려하여 지역별로 응급의료지원센터를 설치·운영 1. 응급의료에 관한 각종 정보의 관리 및 제공 2. 지역 내 응급의료종사자에 대한 교육훈련 3. 지역 내 응급의료기관 간 업무조정 및 지원 4. 지역 내 응급의료의 질 향상 활동에 관한 지원 5. 지역 내 재난 등의 발생 시 응급의료 관련 업무의 조정 및 지원 6. 그 밖에 보건복지부령으로 정하는 응급의료 관련 업무
전문응급의료센터	보건복지부장관은 소아환자, 화상환자 및 독극물중독환자 등에 대한 응급의료를 위하여 중앙응급의료센터, 권역응급의료센터, 지역응급의료센터 중에서 분야별로 전문응급의료센터를 지정
지역응급의료센터	시·도지사는 응급의료에 관한 다음 각 호의 업무를 수행하게 하기 위하여 종합병원 중에서 지역응급의료센터를 지정 1. 응급환자의 진료 2. 제11조(응급환자이송)에 따라 응급환자에 대하여 적절한 응급의료를 할 수 없다고 판단한 경우 신속한 이송
권역외상센터	보건복지부장관은 외상환자의 응급의료에 관한 다음 각 호의 업무를 수행하게 하기 위하여 중앙응급의료센터나 권역응급의료센터, 전문응급의료센터 및 지역응급의료센터 중 권역외상센터를 지정 1. 외상환자의 진료 2. 외상의료에 관한 연구 및 외상의료표준의 개발 3. 외상의료를 제공하는 의료인의 교육훈련 4. 대형 재해 등의 발생 시 응급의료 지원 권역외상센터는 외상환자에 대한 효과적인 응급의료 제공을 위하여 다음 각 호의 요건을 갖추어야 한다. 이 경우 각 호에 따른 구체적인 요건은 보건복지부령으로 정한다. 1. 외상환자 전용 중환자 병상 및 일반 병상 2. 외상환자 전용 수술실 및 치료실 3. 외상환자 전담 전문의 4. 외상환자 전용 영상진단장비 및 치료장비 5. 그 밖에 외상환자 진료에 필요한 인력·시설·장비

지역외상센터	시·도지사는 관할 지역의 주민에게 적정한 외상의료를 제공하기 위하여 응급의료기관 중 지역외상센터를 지정할 수 있다
정신질환응급의료센터	보건복지부장관은 정신질환자(「정신건강증진 및 정신질환자 복지서비스 지원에 관한 법률」 제3조제1호에 따른 정신질환자를 말한다. 이하 같다)에 대한 응급의료를 위하여 응급의료기관 중 정신질환자응급의료센터를 지정
지역응급의료기관	시장·군수·구청장은 응급의료에 관한 다음 각 호의 업무를 수행하게 하기 위하여 종합병원 중에서 지역응급의료기관을 지정할 수 있다. 다만, 시·군의 경우에는 「의료법」 제3조제2항제3호가목의 병원 중에서 지정할 수 있다. 1. 응급환자의 진료 2. 제11조(응급환자이송)에 따라 응급환자에 대하여 적절한 응급의료를 할 수 없다고 판단한 경우 신속한 이송

※ 참조: 법제처(law.go.kr): 응급의료에 관한 법률 제6장(응급의료기관 등)

11.7 진료비 청구관리

11.7.1 진료비 심사

- 진료비 심사는 의료공급자가 비용청구 양식인 '진료비 청구명세서' 에 환자별로 진료한 내역과 비용을 청구하면서부터 시작됨
- 건강보험심사평가원(hira.or.kr)은 진료비청구업무간소화 및 진료비지급기간 단축으로 의료공급자 경영효율화 지원하는데 건강보험청구 방식을 전자청구(EDI)를 이용하면 15일의 심사기간을 적용받는다. 만일 심사가 서면청구일 경우 40일의 심사기간을 거침

(1) 청구명세서접수

의료공급자가 건강보험심사평가원의 진료비청구프로그램을 이용하여 청구 전에 청구파일을 점검하고 인터넷 망을 통해 건강보험심사평가원에 직접 청구하고 심사결과를 통보 받는 쉽고 편리한 청구운영서비스

(2) 전산점검

모든 청구명세서의 환자 상병코드, 청구코드 및 가격의 오류 등에 대한 점검이 전산프로그램에 의해 수행됨

(3) 인공지능 전산심사

- 정보통신기술(ICT) 기술과 심사직원의 심사 노하우를 접목하여 사람이 심사하는 것과 같이 로직화된 전산프로그램으로, 인공지능 자동화심사를 의미
- 모든 진료내역은 7단계 전산심사가 이루어짐

(4) 전문심사

- 착오청구 개연성이 높거나 전문의학적 판단이 필요한 건을 심사자가 직접 심사하는 것

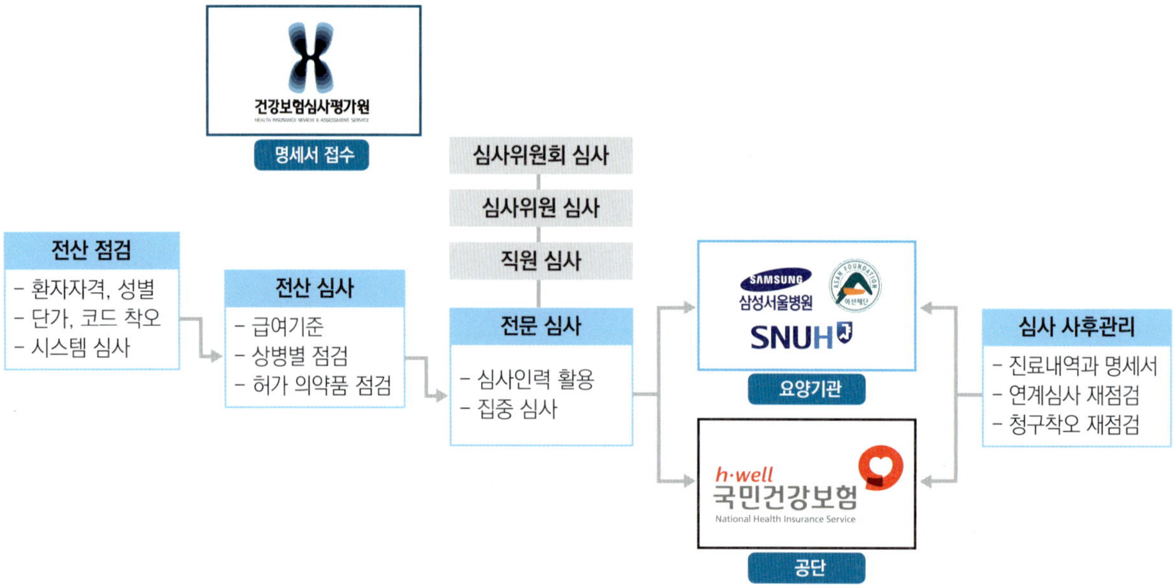
건강보험심사평가원
명세서 접수
심사위원회 심사
심사위원 심사
직원 심사
전산 점검
- 환자자격, 성별
- 단가, 코드 착오
- 시스템 심사
전산 심사
- 급여기준
- 상병별 점검
- 허가 의약품 점검
전문 심사
- 심사인력 활용
- 집중 심사
삼성서울병원
SNUH
요양기관
h·well
국민건강보험
National Health Insurance Service
공단
심사 사후관리
- 진료내역과 명세서
- 연계심사 재점검
- 청구착오 재점검

[그림 11-14] **건강보험심사평가원 건강보험청구 심사처리 절차**

※참고: 건강보험심사평가원(hira.or.kr): 기관소개>업무안내>진료비청구/심사운영

- 일차적으로 심사직원에 의한 심사가 이루어지고, 전문의학적 판단을 위해 해당분야 전문의사가 하는 심사위원 심사와 여러 전문가가 모여서 적정성 여부를 심사하는 심사위원회 심사 있음

(5) 심사 사후관리

- 심사가 완료된 건 중 수진자별, 진료기간별 또는 의료공급자 간 연계가 되지 않아 미처 급여기준 적용하지 못한 것에 대하여 추가적인 심사를 하여 지급된 비용을 환수 가능
- 의료공급자와 국민건강보험공단은 건강보험심사평가원의 심사결정에 대하여 수용할 수 없다고 판단되는 경우에 관련자료를 첨부하여 이의신청 가능

11.8 환자 진료실적 지표

11.8.1 외래환자 분석지표

(1) 외래환자 1인당 평균방문횟수(회)

진료량분석

$$\text{외래환자1인당 방문횟수(회)} = \frac{\text{진료과별 연외래환자수}}{\text{진료과별 실외래환자수}}$$

- 외래 환자의 구성비를 진료과별 또는 수가유형별로 구분하여 어떤 유형의 환자가 방문하고, 어느 진료과에서 어떤 종류의 환자를 많이 진료하는가를 분석하는 지표
- 이는 이용환자의 질병구성이나 의사에 대한 신뢰도 또는 진료행태를 파악하는 역할

(2) 외래환자 초진율(%)

진료량분석

$$외래환자초진율(\%) = \frac{초진환자수}{연외래환자수} \times 100$$

- 전체 외래환자 중 초진환자가 차지하는 비율
- 지역사회에 대한 병원의 신뢰도를 나타내는 지표로써 높을수록 신뢰도가 높고, 초진의 경우 각종 검사 촬영 등이 많아 수익적 측면에서 도움이 됨
- 이와 유사한 통계로는 병원에 처음 방문하는 신환만을 별도로 집계할 수 있으며, 일반적으로 초진율과 신환의 비율이 높을수록 지역사회에 대한 신뢰도가 높은 것으로 평가

(3) 응급환자율(%)

진료량분석

$$응급환자율(\%) = \frac{응급환자수}{연외래환자수} \times 100$$

- 응급센터 이용환자는 외래환자로 분류되어 총외래이용환자 중 응급실을 이용한 환자가 차지하는 비율
- 높을수록 병원으로서의 존재가치가 높으며, 응급센터 방문환자의 많은 부분이 입원을 하는 경향으로 입원환자의 유입경로로 활용되어 입원환자 확보에 많은 영향을 미침

11.8.2 입원환자 분석지표

(1) 100병상당 일평균 재원환자수(명)

진료량분석

$$100병상당\ 일평균\ 재원환자수(명) = \frac{총재원환자수 / 입원진료일수}{평균가동병상수 / 100병상}$$

- 입원 중인 평균재원환자수를 100병상 당 기준으로 계산한 것
- 과거와 현재의 병상 이용률이나 입원환자수를 비교하는 것
- 다른 병원의 일평균환자수와 비교에도 사용하며, 재원환자의 적정성 여부를 분석할 수 있는 지표
- 비율이 높을수록 병상가동율과 시설이용의 효율성이 높아짐

(2) 평균재원일수(일)

진료량분석

$$평균재원일수(일) = \frac{총재원일수}{실입원환자수}$$

- 환자가 입원하여 퇴원할 때까지 평균입원기간을 의미하며, 퇴원환자 연인원을 실 퇴원환자수로 나눈 것
- 일반적으로 평균재원일수가 짧을수록 진료수익은 증가하나, 병원 간에는 병명이나 진료과, 수술

등의 특성에 따라 많은 차이가 발생할 수 있으므로 단순 평균재원일수 비교는 의미가 없음
- 일반적으로 입원환자가 입원을 위해 대기하는 병원이라면 재원일수는 짧을수록 진료수익이 증가

(3) 병상회전율(회)

병상이용도분석

$$\text{병상회전율(회)} = \frac{\text{(실퇴원환자수)}}{\text{(평균가동병상수)}} = \frac{\text{(실입원환자수)}}{\text{(평균가동병상수)}}$$

- 병상운영의 효율성을 파악하기 위한 지표로서 일정기간의 실 퇴원환자수를 평균가동 병상수로 나눈 것
- 1개의 병상을 일정기간동안 몇 번이나 회전시켰는지를 나타내는 것으로 병상회전율이 높으면 재원일수가 단축되어 수익이 증대됨

(4) 병상회전기간(일)

병상이용도분석

$$\text{병상회전기간(일)} = \frac{\text{평균가동병상수}}{\text{퇴원실인원수}} \times 356\text{(일)}$$

- 병상을 1회전 시키는데 소요되는 기간으로 환자가 입원하여 퇴원한 후 다시 입원할 때까지 소요되는 기간을 의미
- 병상회전기간이 짧을수록 병상회전율이 높아지며, 신규 입원환자 교체율이 높기 때문에 병원이용율이 높아지고, 병원의 수익도 좋아짐

(5) 병상이용율(%)

병상이용도분석

$$\text{병상이용율(\%)} = \frac{\text{(연입원환자수)}}{\text{(가동병상수×365)}} \times 100 = \frac{\text{(평균재원환자수)}}{\text{(가동병상수)}} \times 100$$

- 일정기간동안 가동병상 중에서 입원환자가 차지하는 비율로서, 가동병상의 효율성을 측정하는 지표
- 병상이용율이 높다는 것은 병원이 가동하고 있는 병상의 활용도가 높음을 의미

(6) 병원이용율(%)

병상이용도분석

$$\text{병원이용율(\%)} = \frac{\text{조정환자수}}{\text{연가동병상수}} \times 100$$

- 일정기간동안 가동병상 중에서 조정환자수가 차지하는 비율로서, 가동병상의 효율성을 측정하는 지표
- 병원이용율이 높을수록 병상당 병원 전체의 환자이용율이 높다는 것을 의미하며, 병상은 병원의 인력과 시설을 반영시킨 병원규모를 나타내는 지표

11.8.3 외래·입원 결합분석지표

(1) 외래환자 입원율(%)

진료량분석

$$\text{외래환자입원율(\%)} = \frac{\text{실입원환자수}}{\text{연외래환자수}} \times 100$$

- 병원에 방문하는 총외래진료환자 중 실입원환자의 비율을 의미함
- 외래 환자 중 입원환자의 비율이 높으면 중증의 환자가 많이 찾는 것으로 해석할 수 있으며, 진료 능력이나 시설이 부족하여 외래환자가 다른 병원으로 이송하는 경우 병원에 대한 신뢰가 떨어지고 의료수익도 감소

(2) 응급환자율(%)

진료량분석

$$\text{응급환자율(\%)} = \frac{\text{응급환자수}}{\text{연외래환자수}} \times 100$$

- 응급실을 방문하는 총 방문환자 중에서 병원에 입원한 환자의 비율을 나타내는 지표
- 응급실을 방문하는 환자들은 대부분 응급증상이므로 입원율이 매우 높게 나타나며, 병원의 시설이나 지역, 의료인력 등에 의해 방문형태가 다르게 나타남

(3) 100병상당 일평균 재원환자수(명)

진료량분석 진료량분석

$$\text{100병상당 일평균 재원환자수(명)} = \frac{\text{총재원환자수 / 입원진료일수}}{\text{평균가동병상수 / 100병상}} \text{ 또는 } = \frac{\text{연외래환자수/외래진료일수}}{\text{병상수 / 100}}$$

- 하루 평균 입원환자수가 얼마나 되는지를 측정하는 지표

(4) 100병상당 일평균 외래수익(원)

진료수익분석

$$\text{100병상당 일평균 외래수익(원)} = \frac{\text{외래수익/외래진료일수}}{\text{평균가동병상수 / 100병상}}$$

- 하루 평균 외래환자수가 얼마나 되는지를 측정하는 지표이며, 일요일과 공휴일을 재외하면 약 290일 동안의 100병상당 외래수익을 나타냄

Chapter
11 원무관리 예상문제

1 **'원무관리'에 대한 설명이다. 틀린 것은?**

① '원무'는 병원사무(hospital office, hospital administration)를 줄여서 칭하는 용어이다.
② 병원에서 이루어지는 기록, 계산, 분류, 정리 등의 방법으로 필요한 자료를 수집, 처리, 분석, 전달, 보관하는 정보처리활동에 해당한다.
③ 통상적으로 원무관리는 병원사무활동 중에서도 환자진료에 필요한 수속절차를 원활하게 진행하기 위한 환자관리, 진료비관리, 진료지원 등의 업무를 의미한다.
④ 원무관리는 병원의 비임상조직에 해당하기 때문에 점차적으로 축소되고 있다. 정답 ④

해설 병원에서 처리해야할 원무관리의 업무는 보험종류(건보/자보/산재/비보험), 환자종류(입원/외래/내국인/외국인), 병원정보시스템(HIS) 등을 운용하기 위해 보다 전문적인 직업군으로 대두되고 있다. 또한, 병원의 조직은 임상조직과 비임상조직이 유기적으로 협력관계를 유지해야만 가치있는 의료업을 수행할 수 있다.

2 **국내 의료기관의 종류 중에 그 수가 가장 적은 것은?**

① 상급종합병원 ② 종합병원 ③ 의원 ④ 치과의원 정답 ①

해설 국가통계포털(KOSIS)에 따르면 국내 요양기관 중에 가장 적은 수는 상급종합병원(약42개, 2019년 현재)으로 전체 비율의 0.05%에 해당할만큼 매우 적은 수이다. 2019년 현재, 우리나라에 의료기관의 총 병상수 국가통계포털(KOSIS) 건강보험통계:종별 입원실 현황(2011~2019)는 701,582개(병실수 176,702개)에 달한다. 이 중 상급종합병원의 병상수는 44,980개, 종합병원 107,772개, 병원 37,346개, 요양병원 302,221개, 의원 57,874개, 치과병원 107개 등으로 구축되어 있다.

3 **국내 의료기관의 진료과목별로 전문의제도가 구축되어 있다. 전문의 전문과목에 해당하지 않는 것은?**

① 내과 ② 치과
③ 직업환경의학과 ④ 예방의학과 정답 ②

해설 2019년 현재, 국내 전문과목은 26개(내과, 신경과, 정신건강의학과, 외과, 정형외과, 신경외과, 흉부외과, 성형외과, 마취통증의학과, 산부인과, 소아청소년과, 안과, 이비인후과, 피부과, 비뇨의학과, 영상의학과, 방사선종양학과, 병리과, 진단검사의학과, 결핵과, 재활의학과, 핵의학과, 가정의학과, 응급의학과, 직업환경의학과, 예방의학과)가 있다.

4 **전문병원제도(2011.11.시행, 의료법 제3조의5(전문병원지정))는 질환별, 진료과목별로 특정질환에 대한 난이도가 높은 병원을 전문병원으로 지정하는 제도이다. 질환별 전문분야가 아닌 것은?**

① 관절, 뇌혈관, 대장항문, 수지접합 ② 심장, 알코올, 유방, 척추
③ 비뇨기, 피부, 골절, 마취 ④ 화상, 주산기, 한방중풍, 한방척추

정답 ③

해설 전문병원제도는 질환별(12개), 진료과목별(8개)로 특정질환에 대한 난이도가 높은 의료행위를 하는 병원을 의미한다. 질환별(12개)로는 관절, 뇌혈관, 대장항문, 수지접합, 심장, 알코올, 유방, 척추, 화상, 주산기, 한방중풍, 한방척추 등이 해당한다. 진료과목별(8개)로는 산부인과, 소아청소년과, 신경과, 안과, 외과, 이비인후과, 재활의학과, 한방부인 등이 해당한다.

5 **원무관리 대상 업무 중에 고객(환자)과 직접적인 접촉유무에 따라 대면접촉과 비대면접촉 업무로 나눌 수 있다. 대면접촉에 해당하지 않는 것은?**

① 창구업무
② 창구지원업무
③ 행정관리업무
④ 차트관리업무

정답 ④

해설 대상에 따른 원무관리의 업무는 대면접촉(창구업무/창구지원업무/행정관리업무)과 비대면접촉(차트관리업무)으로 구분할 수 있으며, 기능에 따른 원무관리에는 작업기능과 사무기능으로 구분할 수 있다.

6 **원무관리자의 자격요건 및 역할에 대한 설명이 틀린 것은?**

① 진료, 간호, 검사 등에 대한 기초지식
② 의료보장 유형별 법률지식
③ 보건의료정보정책 및 의료기관 내부/외부 환경분석 및 전략기법
④ 간호조무기술, 임상진단기초기술

정답 ④

해설 임상관련기술은 원무관리자의 자격요건에 해당하지 않음.

7 **응급환자로 분류할 수 있는 응급증상 중에 '신경학적 응급증상'이 아닌 것은?**

① 급성의식장애
② 급성신경학적 이상
③ 소아경련성 장애
④ 구토 · 의식장애 등의 증상이 있는 두부손상

정답 ③

해설 가. 신경학적 응급증상: 급성의식장애, 급성신경학적 이상, 구토·의식장애 등의 증상이 있는 두부 손상
아. 소아과적 응급증상: 소아경련성 장애 (응급의료에 관한 법률 시행규칙 제2조(응급환자))

8 **응급환자로 분류할 수 있는 응급증상 중에 '심혈관계 응급증상'이 아닌 것은?**

① 심폐소생술이 필요한 증상
② 급성호흡곤란
③ 심장질환으로 인한 급성 흉통, 심박동 이상 및 쇼크
④ 계속되는 각혈 및 급성위장관 출혈

정답 ④

해설 나. 심혈관계 응급증상: 심폐소생술이 필요한 증상, 급성호흡곤란, 심장질환으로 인한 급성 흉통, 심계항진, 박동이상 및 쇼크
마. 출혈: 계속되는 각혈, 지혈이 안되는 출혈, 급성 위장관 출혈

9 **설명에 해당하는 진료비 지불제도의 형태는?**

- 주로 의약품에 대하여 의약품이 거래되는 요양기관(의료기관)의 약가이윤 확보동기를 없애고 의약품의 과잉투약을 제거하여, 보험재정 및 국민의료비 절감을 위한 제도.
- 의료기관은 매 분기 품목별 가중평균 실구입가를 다음 분기 두 번째 달부터 3개월 동안 진료분 약제비로 산정하고 새로 고시되는 기준약를 상한선으로 설정하는 제도

① 실거래가 상환제　　② 상대가치 수가제
③ 행위별 수가제　　④ 포괄 수가제

정답 ①

해설
- 실거래가상환제: 주로 의약품에 대하여 의약품이 거래되는 요양기관(의료기관)의 약가이윤 확보동기를 없애고 의약품의 과잉투약을 제거하여, 보험재정 및 국민의료비 절감을 위한 제도
- 상대가치수가제: 의사의 업무량 상대가치와 진료비용 상대가치를 합산하여 이를 환산지수로 곱해서 수가를 산정하는 방식
- 행위별수가제: 진료에 소요되는 약제 또는 재료비를 별도로 산정하고, 의료인이 제공한 진료행위 하나하나 마다 항목별로 가격을 책정하여 진료비를 지급하도록 하는 제도
- 포괄수가제: 한 가지 치료행위가 기준이 아니고, 환자가 어떤 질병의 진료를 위하여 입원했는가에 따라 질병군(또는 환자군)별로 미리 책정된 일정액의 진료비를 지급하는 제도

10 **설명에 해당하는 진료비 지불제도의 형태는?**

- 보험자 측과 의사단체(보험의협회)간에 국민에게 제공되는 의료서비스에 대한 진료비 총액을 추계하고 협의한 후, 사전에 결정된 진료비 총액을 지급하는 방식
- 적용되는 보건의료 부문의 비용에 대한 효과적 조정이 가능하므로, 진료의 가격과 양을 동시에 통제 및 조정함으로써 진료비 지출 증가 속도를 조절하고 예측 가능
- 국가별로 인구의 고령화로 인해 의료비 지출을 제한하기 좋은 방식으로 인식하여 이상적인 지불제도로 많은 연구가 이루어지고 있음

① 봉급제　　② 총액계약제
③ 인두제　　④ 일당진료비방식

정답 ②

해설
- 총액계약제: 측과 의사단체(보험의협회)간에 국민에게 제공되는 의료서비스에 대한 진료비 총액을 추계하고 협의한 후, 사전에 결정된 진료비 총액을 지급하는 방식
- 봉급제: 사회주의국가나 영국과 같은 국영의료체계의 병원급 의료기관의 근무의에게 주로적용되는 방식으로 농・어촌 등 벽・오지에 거주하는 국민이라도 쉽게 필요한 때 의료서비스를 제공받을 수 있으나 그 진료수준은 낮은 제도
- 인두제: 의사가 맡고 있는 환자수, 즉 자기의 환자가 될 가능성이 있는 일정지역의 주민수에 일정금액을 곱하여 이에 상응하는 보수를 지급 받는 방식의 제도
- 일당진료비방식: 주로 병원의 입원진료에 적용되는 방식으로 투입자원이나 서비스강도의 차이를 두지 않고 진료 1일당 수가를 책정하여 진료기간에 따라 진료비 총액이 결정되는 제도

11 **우리나라에서 채택하고 있는 진료비지불제도를 모두 고르시오.**

가. 행위별수가제	나. 포괄수가제
다. 인두제	라. 총액계약제

① 가, 나　　② 가, 다
③ 가, 나, 다　　④ 가, 나, 다, 라

정답 ③

해설 우리나라는 현재 행위별수가제(FFS)에 단계적으로 포괄수가제(DRG)를 특정 질병군을 대상으로 사용하는 진료비지불제도의 특징을 보인다.

12 **국민건강보험에서 가입자와 피부양자에게 제공하는 7가지 요양급여 항목에 해당하지 않는 것은?**

① 진찰 및 검사 ② 약제 및 치료재료의 지급
③ 처치 · 수술 및 그밖의 치료 ④ 유족보상

정답 ④

해설 국민건강보험은 가입자와 피부양자의 질병, 부상, 출산에 대하여 진찰및검사, 약제및치료재료의 지급, 처치·수술 및 그밖의 치료, 예방 및 재활, 입원, 간호, 이송 등 7가지 항목에 대한 요양급여를 실시한다(국민건강보험 제41조(요양급여)).

13 **국민건강보험 적용대상이 아닌 것은?**

① 근로자(연령제한없음)와 사용자
② 공무원과 교직원
③ 하사(단기복무자에 한함) · 병 및 무관후보생
④ 시간제근로자

정답 ③

해설 국민건강보험의 적용 대상: 상시 1인 이상의 근로자를 사용하는 사업장에 고용된 근로자(연령제한 없음), 사용자, 공무원, 교직원, 시간제근로자

14 **국민건강보험 가입 제외대상에 해당하지 않는 것은?**

① 의료급여법에 따라 의료급여를 받는 자
② 상시 1인 이상의 근로자를 사용하는 사업장에 고용된 근로자(연령제한 없음)
③ 독립유공자예우에관한법률 및 국가유공자등 예우및지원에관한법률에 의하여 의료보호를 받는 자
④ 비상근 근로자 또는 1월간의 소정 근로시간이 60시간 미만인 단시간근로자(교직원 · 공무원 포함)

정답 ②

해설 국민건강보험 적용제외 대상
① 의료급여법에 따라 의료급여를 받는 자
② 독립유공자예우에관한법률 및 국가유공자등 예우및지원에관한법률에 의하여 의료보호를 받는 자
③ 1월 미만의 기간 동안 고용되는 일용근로자
④ 하사(단기복무자에 한함) · 병 및 무관후보생
⑤ 선거에 의하여 취임하는 공무원으로서 매월 보수 또는 이에 준하는 급료를 받지 아니하는 자
⑥ 비상근 근로자 또는 1월간의 소정 근로시간이 60시간 미만인 단시간근로자(교직원 · 공무원 포함)
⑦ 소재지가 일정하지 아니한 사업장의 근로자 및 사용자
⑧ 근로자가 없거나 비상근 근로자 또는 1월간의 소정 근로시간이 60시간 미만인 단시간근로자만을 고용하는 사업장의 사업주

15 **국민건강보험의 '가입취득시기'에 대한 설명이 틀린 것은?**

① 공무원: 공무원 국가시험에 합격된 날부터
② 근로자: 적용사업장에 사용된 날부터
③ 사용자: 적용사업장의 사용자가 된 날 부터
④ 교직원: 교원은 해당학교에 교원으로 임명된 날, 직원은 해당학교 또는 그 학교경영기관에 채용된 날

정답 ①

해설 국민건강보험의 가입취득시기 중 공무원은 '공무원으로 임용된 날부터' 이다.

16 **자동차손해배상보장법(자동차보험) 상에 요양기관 종별가산율이 가장 낮은 의원급의 비율은?**

① 15% ② 21%
③ 37% ④ 45%

정답 ①

해설 요양기관별 종별가산율

요양기관종별	진료행위별 가산율(%)			
	건강보험	산재보험	의료급여	자동차보험
상급종합병원	30	45	22	45
종합병원, 치과대학부속병원	25	37	18	37
병원, 치과병원	20	21	15	21
의원, 치과병원	15	15	11	15

※ 참조: 국민건강보험공단

17 **자동차손해배상보장법(자동차보험)은 사보험(민간보험)의 성격과 부분적으로 공보험(공공보험)의 성격을 가지고 있다. 공보험적 성격에 해당하는 항목은?**

① 자기신체사고
② 자동차손해배상책임보험(책임보험)
③ 무보험차상해
④ 자기차량손해

정답 ②

해설 책임보험(대인I)은 의무적으로 가입해야 하는 공보험적 역할을 한다.

18 **민간보험인 자동차손해배상보장법(자동차보험) 중 공보험적 성격에 해당하는 항목은?**

① 대인배상I ② 대인배상II
③ 자기신체손해(자손) ④ 자기차량손해(자차)

정답 ②

해설 대인배상I은 책임보험에 해당하는 의무가입항목(공보험적역할)이다. 대인배상I = 책임보험

19 **산업재해보상보험법(산재보험)에 적용되는 보험급여 항목에 해당하지 않는 것은?**

① 요양급여, 휴업급여
② 장해급여, 간병급여
③ 연금급여, 장애인보장구급여
④ 상병보상연금, 장의비

정답 ③

해설 산업재해보상보험법 상의 보험급여의 종류는 요양급여, 휴업급여, 장해급여, 간병급여, 유족급여, 상병보상연금, 장의비, 직업재활급여 등 8가지 항목에 대해 급여를 지급할 수 있다(산업재해보상보험법 제36조(보험급여의 종류와 산정기준)).

20 **산업재해보상보험법(산재보험)에 적용되는 보험급여 적용대상으로 올바른 것은?**

① '공무원연금법'에 따른 재해보상 대상자
② '군인연금법'에 따른 재해보상 대상자
③ '사립학교교직원연금법'에 따른 재해보상 대상자
④ '근로기준법'에 따른 근로자

정답 ④

해설 산업재해보상보험법(산재보험)에 따른 적용대상은 '근로기준법'에 따른 근로자만 가능하다.

21 [보기]에 해당하는 용어는?

> 해당 상병으로 동일 의료기관에서 동일 진료과목에 대하여 1명의 의사에게 진료받은 경험이 없는 진료를 받은 환자를 의미한다.

① 노인장기요양보험 환자 ② 국민건강보험 환자
③ 재진 환자 ④ 초진 환자

정답 ④

해설 초진환자는 해당상병으로 동일 의료기관에서 동일 진료과목에 대하여 1명의 의사에게 진료받은 경험이 없는 진료를 받은 환자를 의미한다. 재진환자는 해당 상병으로 동일 의료기관의 동일 진료과목에 대하여 1명의 의사에게 계속해서 진료를 받은 환자를 의미하는데, 완치여부에 따라 치료종결 후 30일 이내면 재진이라고 본다. 치료여부가 애매할 땐 90일이내까지 재진으로 본다.

22 [보기]에 해당하는 용어는?

> 65세 이상의 노인으로 해당 요양기관에 입원치료를 받는 환자를 통칭하는 용어

① 노인장기요양보험 환자 ② 국민건강보험 환자
③ 재진 환자 ④ 초진 환자

정답 ①

해설 노인장기요양보험환자는 65세 이상의 노인으로 해당 요양기관에 입원치료를 받는 환자를 의미. 노인장기요양보험은 2008년부터 시행한 노인장기요양보험제도는 건강보험제도와는 별개의 제도로 도입・운영되고 있는 사회보험제도

23 [보기]에 해당하는 용어는?

> 생활을 유지하기 어려운 저소득층을 대상으로 국가가 기본적인 의료혜택(진찰, 수술 등)을 제공 받는 환자

① 노인장기요양보험 환자 ② 의료급여 환자
③ 국민건강보험 환자 ④ 산업재해보상보험 환자

정답 ②

해설 의료급여환자는 생활을 유지하기 어려운 저소득층을 대상으로 국가가 기본적인 의료혜택(진찰, 수술 등)을 제공 받는 환자

24 [보기]에 해당하는 용어는?

> 소방공무원이나 경찰, 군인 등의 공무원이 업무와 관련하여 질병이나 부상을 당하였을 경우 산업재해보상보험(산재보험)과 동일한 방법으로 처리하는 보험환자

① 노인장기요양보험 환자 ② 국민건강보험 환자
③ 공무상요양 환자 ④ 비보험 환자

정답 ③

해설 공무상 요양환자: 소방공무원이나 경찰, 군인 등의 공무원이 업무와 관련하여 질병이나 부상을 당하였을 경우 산업재해보상보험(산재보험)과 동일한 방법으로 처리하는 보험환자를 의미한다. 이때 보험자는 공무원연금관리공단, 국방부, 사립학교교직원 연금관리공단이 처리한다.

25 **국민건강보험의 특징에 대한 설명이다. 설명이 틀린 것은?**

① 1963년 최초로 의료보험법이 제정되었다.
② 1989년 전국민의료보험이 시작되었다.
③ 2000년에 의약분업이 시행되었다.
④ 2018년 노인장기요양보험법이 시행되었다.

정답 ④

해설 국내에서는 1963년 최초로 의료보험법이 제정되었다. 이후 1989년 전국민의료보험이 시작되었으며, 2000년에 의약분업 시행, 2002년에는 국민건강보험의 재정악화에 의한 재정건전화특별법이 제정되어 사용되었으며, 2008년에는 노인장기요양보험이 시행되었다.

26 **국민건강보험의 특징에 대한 설명이다. 설명이 틀린 것은?**

① 의무적인 보험가입 · 보험료납부
② 전국민보험의 성격
③ 단기보험
④ 보험료 동등화

정답 ④

해설 국민건강보험의 특징
① 의무적인 보험가입 및 보험료 납부
② 보험료 동등화가 아니라 보험료는 소득에 따라 차등화한다.
③ 전국민보험의 성격
④ 단기보험
⑤ 적용대상과 관리운영이 분리
⑥ 보험료의 차등화
⑦ 가입자에게 동일한 혜택

27 **우리나라에서 시행하고 있는 포괄수가제(DRG) 항목 중에 외과적 수술에 해당하지 않는 것은?**

① 항문 및 항문주위수술
② 서혜 및 대퇴부 탈장수술
③ 제왕절개분만
④ 충수절제술

정답 ③

해설 포괄수가제 수술항목: 안과(수정체수술), 이비인후과(편도및아데노이드수술), 외과(항문및항문주위수술, 서혜및대퇴부탈장수술, 충수절제술), 산부인과(자궁및부속기수술, 제왕절개)

28 **포괄수가제의 장점에 해당하지 않는 것은?**

① 본인부담금이 줄어들고, 건강보험의 보장성(혜택)이 확대의 성격을 갖는다.
② 병원비를 미리 가늠할 수 없지만, 과다하게 책정되지는 않는다.
③ 환자가 적정한 진료를 받게 하는데 목적이 있다.
④ 의료인의 과잉진료를 차단하는 역할을 한다.

정답 ②

해설 포괄수가제의 장점
① 본인부담금이 줄어들고, 건강보험의 보장성(혜택)이 확대
② 병원비를 미리 가늠할 수 있으며 계산도 간편
③ 국민건강보험의 지속가능성에 기여
④ 환자가 적정한 진료를 받게 함
⑤ 과잉진료 차단

포괄수가제의 단점
① 과소진료의 위험성
② 적정진료 유/무에 대한 거부감과 두려움

29 국민건강보험의 기능에 포함되지 않는 것은?

① 의료서비스 차등적용 기능 ② 의료보장 기능
③ 사회연대 기능 ④ 소득재분배 기능

정답 ①

해설 국민건강보험의 기능:
① 의료보장 기능(균등한 적정수준 급여 제공)
② 사회연대 기능(균등급여로 사회적연대 및 사회통합 기능 제공)
③ 소득재분배 기능(치료비부담을 균등급여로 경감시키는 역할 제공)

30 국민건강보험의 재원마련방법에 포함되지 않는 항목은?

① 가입자의 보험료: 직장가입자 보험료 + 지역가입자 보험료
② 국고 지원: 당해연도 예상수입액의 14%
③ 건강증진기금: 당해연도 보험료 예상수입액의 6%
④ 국고 지원: 당해연도 예상수입액의 50%

정답 ④

해설 국민건강보험 주요재원:
① 가입자의 보험료: 직장가입자 보험료 + 지역가입자 보험료
② 국고 지원: 당해연도 예상수입액의 14%
③ 건강증진기금: 당해연도 보험료 예상수입액의 6%(단, 부담금 예상수입의 65%이내)

31 '국민건강보험료' 징수 산출공식은?

① 국민건강보험료 = {소득월액 × 보험료율(당해연도)} × 30% [십원미만 버림]
② 국민건강보험료 = {소득월액 × 보험료율(당해연도)} × 40% [십원미만 버림]
③ 국민건강보험료 = {소득월액 × 보험료율(당해연도)} × 50% [십원미만 버림]
④ 국민건강보험료 = {소득월액 × 보험료율(당해연도)} × 60% [십원미만 버림]

정답 ③

해설 국민건강보험료 = {소득월액 × 보험료율(당해연도)} × 50% [십원미만 버림]
ex) (2019년도 기준) 국민건강보험료 = {소득월액 × 보험료율(6.46%)} × 50% (십원미만 버림)

32 노인장기요양보험법에 따른 '장기요양보험료' 산출공식은?

① 장기요양보험료 = 소득월액(국민건강)보험료 ×보험료율(당해연도) [백원미만 버림]
② 장기요양보험료 = 소득월액(국민건강)보험료 × 장기요양보험료율(당해연도) [십원미만 버림]
③ 장기요양보험료 = 소득월액(국민건강)보험료 × 보험료율(당해연도)) [십원미만 버림]
④ 장기요양보험료 = 소득월액(국민건강)보험료 × 장기요양보험료율(당해연도) [백원미만 버림]

정답 ②

해설 장기요양보험료 = 소득월액(국민건강)보험료 × 장기요양보험료율(당해연도) [십원미만 버림]

33 국민건강보험료의 '사립학교교원'의 가입자부담:사용자부담:국가부담 비율이 올바른 것은?

① 20%: 30%: 50% ② 30%: 30%: 40%
③ 50%: 30%: 20% @@ ④ 50%: 20%: 30%

정답 ③

해설 사립학교교원의 국민건강보험료에 대한 부담은 가입자(50%): 사용자(30%): 국가(20%) 이다.

34 국민건강보험과 관련한 3개의 국가기관이 역할이 올바르게 짝지어진 것은?

① 국민건강보험공단(보험자): 건강보험심사평가원(정책 및 사업관장): 보건복지부(규제자)
② 국민건강보험공단(정책 및 사업관장): 건강보험심사평가원(규제자): 보건복지부(보험자)
③ 국민건강보험공단(규제자): 건강보험심사평가원(보험자): 보건복지부(정책 및 사업관장)
④ 국민건강보험공단(보험자): 건강보험심사평가원(규제자): 보건복지부(정책 및 사업관장)

정답 ④

해설 국민건강보험공단(보험자): 건강보험심사평가원(규제자): 보건복지부(정책 및 사업관장)

- 국민건강보험공단: 가입자 및 피부양자의 자격관리, 보험료 부과 징수, 가입자의 건강증진 업무 추진, 의료서비스 가격을 요양기관과 계약으로 정하는 등 보험재정 관리 및 포괄적 국민건강보장 주체로서의 역할
- 건강보험심사평가원: 요양기관이 제공한 의료서비스와 서비스비용의 적정성을 객관적으로 공정하게 심사, 평가하여 공단이 지급할 비용을 확정하는 기관
- 보건복지부: 국가사업이기 때문에 보건복지가족부 장관이 관장하며, 건강보험 당사자에게 그 역할을 분담 내지는 위임

35 아래 설명에 해당하는 용어는?

연간 환자가 부담한 본인부담액이 연도별 상한액 기준을 초과할 경우 초과분을 가입자에게 환급하는 제도를 의미한다.

① 구상권 ② 요양기관 종별가산제
③ 본인부담상한제 ④ 의료기관위탁제

정답 ③

해설 본인부담상한제는 연간 환자가 부담한 본인부담액이 연도별 상한액 기준을 초과할 경우 초과분을 가입자에게 환급하는 제도를 의미한다.

36 '1종 의료급여 수급자'에 대한 설명이다. 틀린 것은?

① 「국민기초생활 보장법」에 따른 의료급여 수급자
② 「입양특례법」에 따라 국내에 입양된 6세 미만의 아동
③ 「재해구호법」에 따른 이재민으로서 보건복지부장관이 의료급여가 필요하다고 인정한 사람
④ 「의사상자 등 예우 및 지원에 관한 법률」에 따라 의료급여를 받는 사람

정답 ②

해설 '1종 의료급여 수급권자' 종류:

① 「국민기초생활 보장법」에 따른 의료급여 수급자
② 「재해구호법」에 따른 이재민으로서 보건복지부장관이 의료급여가 필요하다고 인정한 사람
③ 「의사상자 등 예우 및 지원에 관한 법률」에 따라 의료급여를 받는 사람
④ 「입양특례법」에 따라 국내에 입양된 18세 미만의 아동
⑤ 「독립유공자예우에 관한 법률」, 「국가유공자 등 예우 및 지원에 관한 법률」 및 「보훈보상대상자 지원에 관한 법률」의 적용을 받고 있는 사람과 그 가족으로서 국가보훈처장이 의료급여가 필요하다고 추천한 사람 중에서 보건복지부장관이 의료급여가 필요하다고 인정한 사람
⑥ 「무형문화재 보전 및 진흥에 관한 법률」에 따라 지정된 국가무형문화재의 보유자(명예보유자를 포함한다)와 그 가족으로서 문화재청장이 의료급여가 필요하다고 추천한 사람 중에서 보건복지부장관이 의료급여가 필요하다고 인정한 사람
⑦ 「북한이탈주민의 보호 및 정착지원에 관한 법률」의 적용을 받고 있는 사람과 그 가족으로서 보건복지부장관이 의료급여가 필요하다고 인정한 사람
⑧ 「5・18민주화운동 관련자 보상 등에 관한 법률」 제8조에 따라 보상금등을 받은 사람과 그 가족으로서 보건복지부장관이 의료급여가 필요하다고 인정한 사람
⑨ 「노숙인 등의 복지 및 자립지원에 관한 법률」에 따른 노숙인 등으로서 보건복지부장관이 의료급여가 필요하다고 인정한 사람
⑩ 그 밖에 생활유지 능력이 없거나 생활이 어려운 사람으로서 대통령령으로 정하는 사람

⑪ 보건복지부장관이 정하여 고시하는 희귀난치성질환 및 중증질환(암환자, 중증화상환자) 등록자
⑫ 국민기초생활보장법 제5조2항에 의거한 국민기초생활보장 특례수급자
⑬ 국민기초생활보장법 시행령 제38조에 의거한 국민기초생활보장 시설수급자

37 **아래 설명에 해당하는 용어는?**

- 휴업급여, 장해급여, 유족급여, 상병보상연금 및 장의비 등의 산재보험급여의 산정기초가 되는 금액으로서 근로기준법에 의한 고용노동부장관이 고시한 임금을 의미한다.
- 사업재해를 산정해야 할 사유가 발생한 날 이전 3개월 동안에 근로자에게 지급된 임금 총액을 그 기간의 총 일수로 나눈 금액으로서 취업한 후 3개월 미만도 동일하며 일급단위로 산정한다.

① 평균임금 ② 유족급여 ③ 휴업급여 ④ 장해급여 정답 ①

해설 평균임금: 휴업급여, 장해급여, 유족급여, 상병보상연금 및 장의비 등의 산재보험급여의 산정기초가 되는 금액으로서 근로기준법에 의한 평균임금 또는 고용노동부장관이 고시한 임금. 산정해야 할 사유가 발생한 날 이전 3개월 동안에 근로자에게 지급된 임금 총액을 그 기간의 총 일수로 나눈 금액으로서 취업한 후 3개월 미만도 동일하며 일급단위로 산정

38 **산업재해보상보험법 상의 '장해등급'은 몇 단계로 구분되어 있는가?**

① 10등급 ② 14등급 ③ 20등급 ④ 25등급 정답 ②

해설 산업재해보상보험법 상의 '장해등급': 제1급 ~ 제14급

39 **산업재해보상보험법 상의 '입원료 차감제'에 따라 입원일수가 100일이라면 병·의원에서 받게되는 입원료 비율은?**

① 85% ② 90% ③ 95% ④ 100% 정답 ②

해설 보험별 입원료 차감제

종류	입원일수	입원일수	입원일수	
	산정비율	산정비율	산정비율	
국민건강보험	1~15일	16~30일	31일 이상	
	100%	90%	85%	
요양보험	1~180일	181~360일	361일 이상	
	100%	95%	90%	
산업재해보상보험 자동차손해배상보장보험	1~5일	51~150일	151일 이상	비고
	100%	90%	85%	병 · 의원급
	해당점수의 100%에 병원관리료 100%를 가산			상급종합병원, 근로복지공단부속병원
	100%			종합병원

※ 참조: 최신의료보험청구실무(장솔,김회창 2015), 사회보장과 건강보험(수학사, 이재홍 외)

40 **국민건강보험에 대한 요양급여 정구에 대한 규제자 역할을 하는 심사기관은?**

① 국민건강보험공단 ② 건강보험심사평가원
③ 근로복지공단 ④ 보건복지부 정답 ②

해설 건강보험심사평가원(심평원): 요양급여청구에 대한 심사를 통해 국민건강보험의 규제자 역할을 담당

41 요양기관은 건강보험 청구에 대한 '이의신청'을 며칠 이내에 시행해야 하는가?

① 30일 ② 60일
③ 90일 ④ 120일

정답 ③

해설 요양기관의 건강보험청구 처분에 대한 이의 신청은 특별한 경우가 아니면 처분이 있는 날로부터 90일 이내에 하여야 하며, 이의신청 및 이의신청에 대한 결정은 보건복지가족부령이 정하는 서식에 따라야 한다. 국민건강보험공단과 건강보험심사평가원에 설치되어 있는 이의신청위원회는 이의신청을 받은 날로부터 60일 이내에 결정을 내려야 한다.

42 요양기관에서 외래진료를 받을 때, 우리나라는 의료전달체계에 의해 진료를 받게 된다. 이때, 1단계 진료기관을 거치지 않고 바로 2단계 진료기관으로 진료를 받는 예외사항에 해당하지 않는 것은?

① 응급환자
② 분만
③ 내과에서 요양급여를 받는 경우
④ 가정의학과에서 요양급여를 받는 경우

정답 ③

해설 2단계 진료전달체계 예외사항

구분	내용
2단계 진료 예외사항	① 응급환자(응급의료에 관한 법류 제2조제1호에 해당) ② 분만의 경우 ③ 치과에서 요양급여를 받는 경우 ④ 등록장애인 및 전문작업치료, 운동치료 등의 재활치료가 필요하다고 인정되는 재활의학과에서의 요양급여 ⑤ 가정의학과에서 요양급여를 받을 경우 ⑥ 해당 요양기관에서 근무하는 가입자가 요양급여를 받는 경우 ⑦ 혈우병환자가 요양급여를 받는 경우

※ 참조: 공무원연금공단(geps.or.kr): 재해보상>공무상요양>제도개요

43 아래 설명에 가장적합한 진료실적지표는?

- 지역사회에 대한 병원의 신뢰도를 나타내는 지표
- 이 지표가 높을수록 병원의 신뢰도가 높음.
- 각종 검사, 촬영 등이 많이 발생하기 때문에 수익적 측면에서도 도움이 되는 지표

① 외래환자초진율 ② 응급환자율
③ 병상회전율 ④ 평균재원일수

정답 ①

해설 외래환자초진율은 지역사회에 대한 해당 의료기관의 신뢰도를 나타내는 지표이기 때문에 높을수록 신뢰도가 높고, 초진의 경우 각종 검사, 촬영 등이 많이 발생하기 때문에 수익적인 측면에서도 도움이되는 지표이다.

44 아래 [보기]의 지표를 확인한 후, '외래환자초진율(%)'로 올바른 것은?

- 초진환자수(100명) - 입원환자수(150명) - 재진환자수(50명)
- 조정환자수(80명) - 연입원환자수(300명) - 연외래환자수(500명)

① 16% ② 20% ③ 50% ④ 60%

정답 ②

해설 외래환자초진율(%) = (초진환자수 / 연외래환자수) x 100
= (100명 / 500명) x 100 = 20%

45 **아래 [보기]의 지표를 확인한 후, '병원이용율(%)'로 올바른 것은?**

- 입원환자수(100명)	- 퇴원환자수(80명)
- 외래환자수(500명)	- 조정환자수(150명)
- 연가동병상수(600병상)	- 평균가동병상수(350병상)

① 10.0% ② 16.7%
③ 25.0% ④ 42.9%

정답 ③

해설 병원이용율(%) = (조정환자수 / 연가동병상수) x 100
= (150명 / 600병상) x 100 = 25.0%

46 **병원에 내원하는 환자는 크게 외래환자와 입원환자로 구분할 수 있다. 이러한 환자를 하나의 환자로 변환하는 것을 조정환자라고 한다. 병원이용율이 높다는 것은 병원의 인력과 시설의 규모를 확인하고 환자이용율이 높다는 것을 확인할 수 있다. '병원이용율' 공식으로 올바른 것은?**

① (입원환자수 / 연가동병상수) × 100
② (조정환자수 / 평균가동병상수) × 100
③ (입원환자수 / 평균가동병상수) × 100
④ (조정환자수 / 연가동병상수) × 100

정답 ④

해설 병원이용율(%) = (조정환자수 / 연가동병상수) x 100

47 **병상회전율(회)을 구하는 공식은?**

① (실퇴원환자수 / 평균가동병상수)
② (평균가동병상수 / 퇴원실인원수) × 365(일)
③ (연입원환자수 / 가동병상수×365) × 100
④ (조정환자수 / 연가동병상수) × 100

정답 ①

해설 병상회전율(회) = (실퇴원환자수 / 평균가동병상수) = (실입원환자수 / 평균가동병상수)
→ 실입원환자수나 실퇴원환자수를 같은 의미로 보는 것은 입원한 환자는 언젠가는 반드시 퇴원하기 때문

48 **아래 [보기]의 지표를 이용하여 병상회전률(회)로 올바른 것은?**

- 실퇴원환자수(120명)	- 연퇴원환자수(360명)
- 평균가동병상수(40병상)	- 조정환자수(25명)
- 연가동병상수(240병상)	

① 2회 ② 3회
③ 6회 ④ 9회

정답 ②

해설 병상회전율(회) = (실퇴원환자수 / 평균가동병상수) = 120명 / 40병상 = 3회

49 응급센터를 이용하는 외래환자가 많을수록 병원의 존재가치가 높으며, 입원환자수가 증가하는 유입경로의 역할을 하는 것이 '응급환자율'이다. 응급환자율 공식으로 올바른 것은?

① (총재원일수 / 실입원환자수) × 100 ② (초진환자수 / 연외래환자수) × 100
③ (응급환자수 / 연외래환자수) × 100 ④ (연외래환자수 / 응급환자수) × 365(일)

정답 ③

해설 응급환자율 = (응급환자수 / 연외래환자수) x 100

50 아래 [보기]의 지표를 보고 '병상이용율'을 구하시오.

- 가동병상수(100병상) - 연가동병상수(300병상)
- 평균재원환자수(270명) - 월재원환자수(90명)

① 70% ② 80% ③ 90% ④ 110%

정답 ③

해설 병상이용율 = [(연입원환자수) / (가동병상수 x 365)] x 100
= (평균재원환자수 / 가동병상수) x 100 = (270 / 300) x 100 = 90%

51 보험유형별 건강보험심사평가원의 '청구코드'가 부여된다. '보험코드'가 올바르지 않은 것은?

① 국민건강보험 일반 : 10 ② 의료급여 1종: 21
③ 산업재해보상보험: 31 ④ 자동차손해배상보험: 51

정답 ④

해설 국민건강보험일반(10), 의료급여1종(21), 의료급여2종(22). 산업재해보상보험(31), 자동차손해배상보험(41)

보험유형별 심평원 청구코드

보험유형		보험코드
국민건강보험	일반	10
	차상위1종	11
	차상위2종	12
의료급여	1종	21
	2종	22
산업재해보상보험		31
자동차손해배상보험		41
일반(비보험)		51
선박보험, 해외보험		61
외국인		71

52 2019년 현재, '상급종합병원'의 병실별 입원료 본인부담률이 올바르지 않은 것은?

① 2인실: 50% ② 3일실: 40%
③ 4인실: 30% ④ 5인실 이상:10%

정답 ④

해설

구분	1인실	2인실	3인실	4인실	5인실 이상
상급종합	비급여	50%	40%	30%	20%
종합병원		40%	30%	20%	20%

종별 · 인실별 입원료 본인부담률
※ 참조: 건강보험심사평가원(hira.or.kr):

53 **의료법(제3조)에 의거한 응급의료기관에관한법률 제2조(정의))에서 정의한 응급의료기관의 종류에 해당하지 않는 것은?**

① 중앙응급의료센터 ② 권역응급의료센터
③ 응급의료지원센터 ④ 외상응급의료기관

정답 ④

해설 응급의료에 관한 법률 제6장(응급의료기관 등)에 의거한 응급의료기관에는 중앙응급의료센터, 권역응급의료센터, 응급의료지원센터, 전문응급의료센터, 지역응급의료센터, 권역외상센터, 지역외상센터, 정신질환응급의료센터, 지역응급의료기관 등이 해당한다. '외상응급의료기관'은 없다.

54 **응급의료기관의 종류 중에서 설치운영 관할자가 다른 곳은?**

① 중앙응급의료센터 ② 권역응급의료센터
③ 응급의료지원센터 ④ 지역응급의료센터

정답 ④

해설 중앙응급의료센터(보건복지부장관), 권역응급의료센터(보건복지부장관), 응급의료지원센터(보건복지부장관), 전문응급의료센터, 지역응급의료센터(시·도지사)

55 **응급의료기관의 종류 중에서 설치운영 관할자가 다른 곳은?**

① 권역외상센터 ② 정신질환응급의료센터
③ 전문응급의료센터 ④ 지역외상센터

정답 ④

해설 권역외상센터(보건복지부장관), 정신질환응급의료센터(보건복지부장관), 전문응급의료센터(보건복지부장관), 지역외상센터(시·도지사)

의료정보관리사

2006년 8월 20일 초판 발행
2008년 8월 20일 제2판 발행
2010년 3월 10일 제3판 발행
2012년 3월 20일 제4판 발행
2015년 3월 10일 제5판 발행
2020년 4월 20일 제6판 발행

지은이 : 한국의료정보교육협회
펴낸이 : 이상태
펴낸곳 : 청구문화사
주　소 : 03706 서울시 서대문구 성산로11길 15
전　화 : 02) 332-0541(代) FAX : 02) 337-9577
등　록 : 1990년 11월 2일 제9-247호

가격 45,000원

ISBN 978-89-5616-837-1 93510